影像科住院医师规范化培训必读

汪建华 邵国良 主编
杨晓明 王培军 主审

科学出版社

北京

内 容 简 介

本教材紧扣影像科住院医师规范化培训教学大纲，内容涵盖影像检查技术、影像诊断和介入放射学。编排结构模拟临床影像诊断过程，从采集、分析病史开始，着重分析病变影像学特征，最后提供手术病理或治疗转归结果。在概述环节，对相关疾病的流行病学、病理、临床及影像诊断要点进行归纳总结。本教材共100多万字，2000多幅影像图像，图文并茂，内容详实，要点突出，贴近实战，可读性强。

本教材主要供在影像专业基地接受规范化培训的住院医师使用，也可作为影像学专业实习生、研究生以及新入职影像科医生的启蒙读本。

图书在版编目（CIP）数据

影像科住院医师规范化培训必读 / 汪建华，邵国良主编 . —北京：科学出版社，2018.3
ISBN 978−7−03−055909−8

Ⅰ.①影⋯ Ⅱ.①汪⋯ ②邵⋯ Ⅲ.①影像诊断 Ⅳ.①R445

中国版本图书馆 CIP 数据核字（2017）第 306177 号

责任编辑：闵 捷
责任印制：谭宏宇 / 封面设计：殷 靓

科 学 出 版 社 出版
北京东黄城根北街 16 号
邮政编码：100717
http://www.sciencep.com
广东虎彩云印刷有限公司印刷
科学出版社发行 各地新华书店经销

*

2018 年 3 月第 一 版 开本：889×1194 1/16
2024 年 1 月第十五次印刷 印张：39
字数：1 016 000
定价：120.00 元
（如有印装质量问题，我社负责调换）

《影像科住院医师规范化培训必读》
编辑委员会

序

我国住院医师规范化培训（简称"住培"）是从 2015 年在全国范围内铺开的。在此之前，上海、浙江等省市已经进行了一些实践探索。目前，我国毕业后医学教育在制度建构、模式探索上取得实质性进展，先后出台了一系列相关的规章制度、评估标准和实施细则等。各省（市、自治区）根据所在地区的实际情况开展了卓有成效的工作，取得了一定的成绩，同时也暴露了一些不足。党的十九大报告指出：中国特色社会主义进入新时代，社会主要矛盾转变为人民日益增长的美好生活需要与不平衡不充分发展之间的矛盾。由于我国幅员辽阔，经济、社会以及医疗发展水平差异较大，不同地区、不同层级医院以及不同专业影像学基地之间的住培工作也存在发展不平衡不充分的状况。从总体上来看，与欧美发达国家相比，我国的住培工作还刚刚起步，制度还需进一步完善，培训质量有待进一步加强，同质化水平和规范教学水平还需进一步提升，教材和病例资料库建设亟需提上议事日程。

医学影像学是现代医学的重要组成部分，是发展最快、最前沿的学科之一，新的影像技术和理论不断涌现。我认为，新时代医学影像学最突出的两个时代特征是：①多模态、跨学科精准影像交叉融合速度明显加快；②大数据分析与人工智能辅助诊断迅猛发展。在这样的时代背景下，影像科医师面临了新的挑战，如培养和成才周期明显延长，需要掌握的交叉学科知识日益增多，临床工作压力不断增大，科研教学的要求显著提高等。

然而，万丈高楼起于平地，万里长征还是要一步一个脚印地走。对正在接受规范化培训的影像科住院医师们来说，不管时代如何变化，掌握基本影像技能和基本理论知识不会变。不论影像技术如何日新月异，掌握疾病的发病机制和科学的诊断思维不会变。目前供影像学专业基地的培训教材编写尚处于起步阶段。由汪建华博士和邵国良教授联合主编的《影像科住院医师规范化培训必读》一书，是从影像学专业基地自身特点和住院医师培训需求出发编写的一本教材。该书紧扣大纲，注重实战，创新开放，图文并茂，可读性较强，必将对影像科住培提供较大的帮助。

最后，我衷心祝贺两位主编携手带领团队完成这项细致而重要的出版工作，我也乐意向大家推荐这本书。

复旦大学附属华山医院　　　　　　　教授

2017 年 11 月 8 日于上海

前　言

住院医师规范化培训（简称"住培"）目前已经在全国范围内全面展开。影像科住培与临床医师住培不同，需要根据学科自身特点和多层次学员个性化需求，设计专门的培训方式和适用教材。实际工作中，我们发现符合上述需求的教材并不多，这是我们编写本教材的出发点。

在编写之初，我们团队确立了以《住院医师规范化培训教学大纲》（以下简称"大纲"）为准绳，以大纲要求掌握的病例为主线展开编写工作。当前，影像学发展日新月异，新理论新技术不断涌现，多模态精准成像技术和人工智能辅助诊断趋势明显。但我们认为，对影像科住培仍应该将重点放在医学影像学基础知识、基本技能和常见疾病基本诊断方法的学习上。本教材根据解剖部位分为十章，涵盖影像诊断和介入放射学，字数约 100 万字，图像 2000 多幅。在内容安排上，分为绪论和各论。绪论主要介绍医学影像学的发展历程与发展趋势，影像技术的应用等。各论部分每一章的第一节介绍基本的影像解剖学知识，运用了典型图片和准确的标注，便于初学者在较短的时间内掌握必要的影像解剖学知识，为后续的病例分析奠定基础。在第二节，简要介绍不同部位疾病的影像技术的合理应用、检查准备等，这对于非影像科专业住培学员而言具有重要意义，他们在影像科的学习时间很短，一般只有 1~3 个月，不可能在短期内全面掌握常见疾病影像学诊断知识。因此，对于这些住培学员，学习重点应放在影像技术的合理选择和检查准备等方面，有利于今后临床决策、多学科讨论以及与患者进行良好的沟通。第三节是主要病例，以模拟临床影像诊断过程进行编排，从病史开始，着重分析病变的影像特征，这与临床影像报告思考和书写过程接近。在影像分析之后，提供病例相关的临床诊治过程和最终结果，这与术后随访非常接近。在疾病概述里，我们对相关疾病的流行病学、病理和临床表现做简要介绍，重点放在影像表现特点分析和鉴别诊断，要点突出、层次分明。本教材的病例除《大纲》要求掌握的常见病种外，在延伸阅读部分。介绍了一些相对少见和疑难的病例，以拓宽住培学员的临床视野。本教材第十章是介入放射学，主要介绍肿瘤综合介入放射学的相关技术以及其他常见疾病的介入治疗。本教材注重参考相关疾病的最新诊治指南，同时将作者个人的临床经验和理解有机融入其中，便于住院医师接受最新知识，并借鉴专家实践经验。总结起来，本教材具有以下几个特点。

（1）编写思路和编排结构有一定创新：与传统《医学影像学》教材编写思路不同，本教材以住院医师为目标读者群，围绕大纲要求掌握的病例展开编写，重点放在常见疾病影像征象识别和分析诊断思维的培训上。尤其在主要病例部分，采用基于临床病例学习（case based learning, CBL）教学方法，模拟临床影像诊断过程进行结构编排，住院医师在阅读过程中，需要从采集和分析病史开始，重点分析病变的影像学特征，这与临床影像报告形成过程非常接近。为了拓展读者思维和知识，作者在述评部分，对相关疾病的流行病学、病理学和临床概况做简要介绍，重点放在影像特点分析和疾病鉴别诊断方面。这样的编排有利于调动阅读者的积极性，使其主动参与到病例分析中，不再像看教科书一样枯燥乏味。

（2）知识体系具有一定开放性：传统教科书介绍的往往是经典和定论的知识。而本书的知识体系具有开放性。一方面，参编团队中一些专家曾赴美英等发达国家的著名医学中心学习，他们将其他国家先进的教学理念和方法融入本教材。另一方面，本教材作者把相关疾病的最新诊治指南融入教材，把自己的理解和经验呈现给读者，这对住培学员来说既可以及时接触到新知识，还可以借鉴专家们的实践经验，这与以岗位胜任力为核心的住培目标是一致的，对临床决策能力培养具有重要价值。

（3）编写过程中体现教学相长的教学理念：在编写团队中，除了临床一线带教老师、资深影像专家外，还有8名正在接受住培的优秀住院医师。在导师指导下，阅读了大量文献，以在训学员的身份参与撰写相关章节。把教学相长的理念贯穿本教材编写过程中的做法是住培工作的应有之义。

本教材主要供正在接受规范化培训的住院医师和带教老师使用，也可作为影像专业实习生、研究生以及新入职影像科医生的启蒙读本。故此，我们希望本教材能够贴合住培学员，接近实战，能对年轻住院医师的成长起到真正帮助的作用。

在本教材编著过程中，我们得到了众多国内外知名专家教授的热情指导和提携。复旦大学冯晓源教授欣然为本书作序，字里行间渗透着先生殷切期盼和鼓励，令人振奋；美国西雅图华盛顿大学医学院杨晓明教授和同济大学王培军教授联袂对本书整体把关审阅，令拙著增色；中国人民解放军海军军医大学田建明教授、左长京教授在专业方面给予了许多精到的指点；美国南加州大学医学院徐志成教授、美国梅奥医学中心王维平教授在影像学教学理念方面予以指导；宁波大学医学院周文华教授、徐雷艇教授，宁波大学医学院附属医院麦一峰院长等院领导以及浙江省肿瘤医院领导为本教材出版提供了大力支持。此外，还有许多同道和朋友为本书出版提供各种帮助，在此一并表示最诚挚的谢意！

汪建华　邵国良

2017 年 12 月 28 日

目　录

第二章　头颈、眼耳鼻咽喉

第三章　胸部

第四章　心脏、冠状动脉、大血管

第五章　消化系统

279

第六章　肝胆胰脾

325

第七章 泌尿系统

第八章 女性生殖、乳腺

第九章 骨与关节

第十章 介入放射学

本书涉及的专业名词缩略语

以下 38 个医学影像学相关的专业名词缩略语在本书中会反复出现也是医学影像学中常用的词汇，希望读者能熟记并掌握。在本书中将直接使用英语缩写语。

缩略语	全称	中文
CT	computerized tomography	计算机体层摄影
MRI	magnetic resonance imaging	磁共振成像
CR	computed radiography	计算机 X 线摄影
DR	direct radiography	直接数字化摄影
DDR	direct digital radiography	直接数字化 X 线摄影
SPECT	single photon emission computed tomography	单光子发射计算机断层成像
PET	positron emission tomography	正电子发射断层显像
PACS	picture archiving and communication system	图片存档及通信系统
HIS	hospital information system	医院信息系统
RIS	radiology information system	放射信息系统
DSA	digital subtraction angiography	数字减影血管造影
CTA	CT angiography	计算机体层摄影血管造影
MRA	MR angiography	磁共振血管成像
fMRI	functional MRI	功能磁共振成像
MRS	magnetic resonance spectrum	磁共振波谱
MRU	MR urography	磁共振尿路造影
MRCP	MR cholangiopancreatography	磁共振胰胆管造影
MRM	MR myelography	MR 脊髓造影
PWI	perfusion weighted imaging	灌注加权成像
DWI	diffusion weighted imaging	弥散加权成像
BOLD	blood oxygenation level dependent	血氧水平依赖功能磁共振成像
DTI	diffusion tensor imaging	弥散张量成像
SE	spin echo pulse sequence	自旋回波脉冲序列
IR	inversion recovery	反转恢复序列
FSE	fast spin echo	快速自旋回波序列
GRE	gradient echo	梯度回波序列
EPI	echo planar imaging	平面回波序列
TR	time of repetition	重复时间
TE	time to echo	回波时间
RF	Radio-frequency pulse	射频脉冲
MPVR	multiplanar volume reconstruction	多平面容积重建
MIP	maximum inten sive projection	最大密度投影
MinP	minimum intensive projection	最小密度投影
MPR	multiplanar reformation	多平面重建
CPR	curve planar reformation	曲面重建
SSD	surface shaded display	表面遮盖法
VR	volume reformation	容积重建
CTVE	CT virtual endoscopy	CT 仿真内镜

绪 论

第一节 医学影像学的发展历程、现状与未来发展趋势

一、医学影像学的发展历程

1895 年，德国物理学家伦琴发现 X 线，随后很快就应用于人体检查，开创了放射学的先河，是医学影像学发展历程中的里程碑。在此后的一百多年里，医学影像学成为临床医学中发展最快的学科之一。近年来，医学影像学的发展更是日新月异，新理论、新技术和新设备不断涌现。相应地，医学影像学的作用和地位也发生了巨大的转变。回顾医学影像学发展的历程，有助于我们加深对影像学的认识，提升专业自信。从 X 线发现以来到 20 世纪 70 年代，X 线检查占据主导地位，广泛地用于临床，使得放射医学逐渐形成一个独立的学科，对临床疾病的诊断起着举足轻重的作用。20 世纪 60 年代出现影像增强技术，使得放射科医师从在黑暗房间的检查中彻底解放出来。

20 世纪 70 年代出现计算机体层摄影（CT）成像技术，该设备以高的密度分辨率使得放射科结束只能观察人体骨骼的历史，还能够观察人体的软组织病变，解决了传统 X 线难以解决的诊断难题，尤其是三维成像技术，为临床疾病的诊断和治疗开辟了广阔的前景。

20 世纪 80 年代出现磁共振成像（MRI）技术，它以更高的软组织分辨率和多方位多参数的检查技术，能够观察人体更加细微的病变，解决普通 X 线、CT 和心血管造影难以解决的问题，同时具有无辐射损伤和无创伤的特点，在人体的功能成像和分子水平上有其独特的优势。

20 世纪 80 年代兴起的介入放射学，它是在医学影像设备引导下，采用经皮穿刺、插管、造影、抽吸或切割等方法获取患者的影像学、病理学、生理学、细胞学和生物化学等资料，对疾病进行诊断和治疗，已成为继内科和外科后的第三大治疗学科。甚至有的介入诊疗技术已经成为某些疾病的主要治疗手段，改变了现代医学的诊疗模式，以一种新的模式造福于人类。

20 世纪八九十年代出现间接数字化 X 线摄影（CR）和直接数字化 X 线摄影（DDR）成像技术，使得放射科逐步进入数字化 X 线检查时代，在成像质量、工作效率、图像保存和劳动强度等方面显示极大的优越性；20 世纪 90 年代出现激光打印技术，使放射科技术人员彻底告别暗室手工冲洗胶片的历史，提高了工作效率，降低了劳动强度，保证了图像质量，并实现了数字化图像的传输和打印。

超声成像自 1942 年奥地利达西科（Dussik）使用 A 型超声探测颅脑以来，20 世纪五六十年代 M 型超声、B 型超声、多普勒超声迅速发展。目前超声成像已成为一种简便、实用、有效、无损伤的诊断工具。

放射性核素诊断是 1924 年罗特（Rodt）首先用于肝脏显像，20 世纪 50 年代出现了 γ 闪烁成像，70 年代单光子发射计算机断层成像（SPECT）与正电子发射断层显像（PET）投入临床使用，是目前用解剖形态方式进行功能、代谢和分子显像的重要技术之一。

20 世纪 90 年代后期出现了图片存档及通信系统（PACS），实现了医学影像的大融合，将各种数字化的图像串联起来，可进行数字化图像的远程传输和远程会诊，并与医院的医院信息系统（HIS）、放射信息系统（RIS）等进行联网，实现了数字化医院。

回顾历史，不难发现，医学影像学的发展大致经历了以下三个主要阶段：X 线学（1895 年～20 世纪 40 年代末）→放射学（20 世纪五六十年代末）→现代医学影像学（20 世纪 70 年代初至今）。当前，医学影像学已经从疾病的形态学诊断发展到

疾病的功能诊断，从大体形态诊断发展到分子水平诊断，从定位诊断发展到定性、定量和定期的诊断的转变。影像科也逐步从辅助临床诊断的科室发展到诊断与治疗并重的综合性科室，以至在医学影像学的基础上形成了医学影像诊断学、医学影像治疗学和医学影像技术学等亚学科。

二、医学影像学的现状

目前临床应用最多的医学影像检查方法是：光学成像，超声影像，放射影像（X 线、CT、MRI 和 DSA）和放射性核素显像。近年来，这些影像技术均有了长足的进展，在临床工作中发挥越来越重要的作用，本文主要对放射影像学的临床应用现状作一简要介绍。

在我国曾经长期使用的 X 线透视检查现已基本取消，X 线摄影以 DR 占主导地位。传统 X 线造影检查被多排螺旋 CT 和 MRI 所取代。首先是 X 线脊髓造影检查被 MRI 所取代；其次是多排螺旋 CT 和 MRI 结合光学内镜逐步取代 X 线消化道造影、经静脉肾盂造影和胆道造影等检查。数字减影血管造影（DSA）的诊断性血管造影检查逐步被 CT 血管成像（CTA）和 MR 血管成像（MRA）所取代。伴随设备的逐步普及，CT 已经成为临床（尤其急诊）最重要的影像检查方法。MRI 具有无创伤、无射线辐射危害、成像参数多、获得的信息量大、软组织对比度最佳等显著优点，是最活跃的影像学研究手段，已经成为很多重要疾病的确诊诊断方法。超声以其设备普及、价格低廉、无创伤、无射线辐射危害、可在病床旁边实施和便于复查等优点，成为目前临床应用最主要的影像学筛选检查技术。

当前医学影像学的发展呈现以下几个显著特点。

（一）成像速度更快

成像速度的提升在 CT 检查中体现最为明显，主要得益于探测器材料改进和集成化技术的应用。以 Philips 256 层极速 CT 机为例，扫描速度达 0.27 秒／圈。同级别其他厂家的 CT 速度也都达到了亚

毫秒级。成像速度提高对于临床具有重要意义，特别是与时间有关的影响因素大大降低。如：①对于心脏成像，时间分辨率、同步化、错层问题已基本解决。②增强扫描，上下层面增强的时相不一致的问题不再出现，得到纯动脉、纯静脉成像。③功能成像，过去不可能的事现在变成了现实。如脑、心、肾、胰、大部分肝脏进行全器官灌注成像可以实现。体部灌注第一次从科研走向临床实际应用。④运动功能的影像学评价，如呼吸运动、骨关节运动的动态表现能够完全观察。⑤射线剂量降低，由于 64 层及以上螺旋 CT 的广泛应用，CT 扫描速度加快，检查时间缩短，辐射剂量随之降低。以临床怀疑主动脉夹层行 CTA 检查为例，只需 10 秒左右扫描，即可采集从胸廓入口到腹股沟层面的整个躯干，包括肺动脉、静脉、心脏、主动脉及其他脏器在内的全部组织结构信息，极大方便了病情评估和治疗决策，同时患者接受的射线剂量较以往普通 CT 明显减少。此外，MRI 成像速度也不断加快，血管成像和心脏成像成为可能。

（二）图像更清晰、直观

①最初的 X 线图像非常模糊，分辨率低，而如今 DR 提供的图像分辨率明显提高，图像更加清晰。②第一代 CT 设备只能提供横断层面的二维影像。今天的 CT 已经发展为多层螺旋采集的方式，一次可以采集几百幅图像，层厚可以薄到亚毫米，随着广泛应用的增强扫描，还可以得到更好的人工对比，识别血管及微循环结构（强化）。③ MRI 图像质量提高迅速，以往的低场强 MRI 图像分辨率较低，清晰度受影响，而随着高场 MRI 系统的临床应用，新的序列和软件不断推出，其图像也更加清晰和直观。④同时，得益于计算机技术的进步，我们可以在较短时间内把上述的信息"重组"（reformation）为三维的、分别显示兴趣结构的、带有仿真色彩的，甚至以内镜的信息模式显示的"直观信息"。例如，一个重度创伤的患者往往是多发复合伤，可能会有骨折、颅脑损伤、内脏损伤、血管损伤及其他并发症。应用多层螺旋 CT 从头到脚

在数十秒内就可以完成采集，患者即可回病房做急症处理，而影像科医师可使用一次采集的信息分别显示出骨骼、颅脑、内脏、血管等结构与病变，并给急症医师提供"直观的"兴趣结构的三维的、彩色仿真的诊断信息。这样的信息已经超越了大体解剖学的可视能力，有的甚至达到了在手术刀或解剖刀下都不可能完全洞察的水平。

（三）功能更强大

当前放射影像学的另一个特征是功能更强大，提供更加多元化的信息。"直观性"信息可以提供的仍属于形态学范畴的信息，多元化信息则是指形态学以外的、以往的放射学方法不能提供的功能和分子影像信息。如①可反映局部循环状况改变的 CT、MRI 灌注成像及 MRI 扩散成像。这些技术可以反映兴趣结构的血流量、血容量、循环时间乃至水分子在细胞内、外扩散运动的改变，从而派生出一系列新的诊断信息，可用于脑、心肌等一些实质性脏器。②可显示脑白质纤维束走形及改变的 MR 张量成像。这实际上是 MR 扩散成像技术的延伸，可直接显示脑白质纤维束走行及改变。③脑功能成像，即狭义的 MR 功能性成像（fMRI）。如今，fMRI 已从最初简单识别主要功能脑区，发展到广泛用于神经病学、老年病学、生理学、心理学等各个领域。④心脏的功能成像。心肌的灌注成像（CT、MRI）可以显示某支冠状动脉闭塞后相应供血的心肌活性及治疗后恢复情况，直接指导心肌梗死的治疗；可以直接显示室厚度、心腔容积、每搏输出量、射血分数等功能参数，与形态学改变可密切结合。⑤心脏与其他动态功能器官的电影成像。能以电影方式动态显示器官的运动。⑥磁共振波谱（MRS）。依检测组织的化学成分在磁共振波谱上波形的出现及变化鉴别某些疾病，如前列腺癌与前列腺增生、脑肿瘤术后复发与术后改变等。⑦物质成分分析。能谱 CT 利用其单能量图像、基础物质图像、能谱曲线、有效原子序数等多种参数进行疾病的诊断及定量分析，不仅为我们提供了传统 CT 具有的人体解剖形态图像，并且利用其多参数成像实现了物质成分分析、鉴别、定量等。⑧融合性信息。指两种不同成像方法得到的信息经计算做图像融合处理，以强化信息价值的方式，如 PET-CT、SPECT-CT、MR-PET 等，主要是把核医学的信息与 CT 或 MRI 信息融合，可实现一次检查，同时完成解剖显示、功能分析和分子成像等多种功能，有助于更全面地了解疾病的多维度特征，并且对疾病诊断、分期、疗效评估和随访等都具有非常重要的价值。

（四）影像诊断准确性更高

以往影像诊断结论通常使用"印象"，即意味着需由主管的临床医师综合各方面的信息得出最终的"诊断"。事实上，即使是今天，这样的做法仍比较普遍。其实，临床上，放射影像学已可提供越来越多的诊断专一性信息，也就是说一些疾病通过影像学检查即可作出明确诊断。比如脑卒中表现的就诊患者，在 CT 应用的初始即可发现，而仅凭临床诊断出血性与缺血性脑卒中的错误概率竟达一半，故此后脑卒中患者必定先做 CT 检查。脑卒中患者做 CTA 或 MRA 还可同时显示闭塞的血管及部位；脑内囊性病变行 MR 扩散成像即可明确是肿瘤坏死还是脓肿；CT 冠状动脉成像不仅可显示狭窄，还可判断狭窄区斑块的性质及引起急性心脏事件可能的概率；PET-CT、SPECT-CT、PET-MRI 等可以显示不易察觉的或临床上仍属隐匿的肿瘤及发生于不易观察部位的转移性肿瘤等。这些精准的信息使得影像诊断的准确性更高，对临床的指导意义更大。

三、医学影像学的未来发展趋势

从医学影像学一百多年的发展历程来看，它深刻改变了人们对疾病的认识，有力地推动了临床相关学科的发展。医学影像学的未来发展也必将在更深程度和更广范围内影响和推动医学的发展。医学影像学未来发展的方向主要包括以下几点：

（一）影像融合趋势更加明显

不同的检查设备之间可以相互融合，如 CT 和

MR 图像的融合，可以解决 CT 对软组织分辨率不足，也可以弥补 MR 对钙化的不敏感；PET 和 CT 或 MRI 的融合，实现解剖显像和分子成像的融合。未来不同影像技术融合的趋势将更加明显，使得不同检查手段之间取长补短，达到全面、精准的诊断效果。

（二）网络影像技术应用将更加普遍

数字化图像采集系统包括 CT、MRI、DSA、数字胃肠机、DR、CR、超声等数字化影像设备，直接产生和输出高分辨率数字化原始图像，并按照符合标准格式上传至数据库服务器。通过院内局域网，还可将 PACS 接入到 HIS 和 RIS，使医院各科室间，甚至不同医院、不同地区、不同国家之间实现医疗影像资源和临床信息的共享与利用。随着信息科学的进展，影像学的数字化、PACS 和远程放射学、远程医学系统、智能型计算机和工作站、计算机辅助诊断（computer aided diagnosis，CAD）和治疗等的进展和实用化，使"网络影像学"（network imaging）成为现实。人工智能技术（如机器人），亦将应用于影像诊断和介入治疗的操作中。

（三）分子影像学

分子影像学向临床转化的进程加快。分子影像学（molecular imaging）作为一门医学影像技术和现代分子生物学相结合的新兴学科，是对人体内部生理或病理过程在分子水平上的无创、微创实时成像。它为疾病的早期发现和治疗提供了手段，并有望为精准诊断和治疗带来新突破。医学影像学终于从以解剖结构为成像基础的传统医学影像学发展到了建立在以细胞、分子结构和功能为成像基础的分子影像学时代，这代表了医学影像学的未来。分子影像学的临床转化，将对现代和未来医学模式产生革命性的影响。随着精准医疗理念的提出和实践，可以预见，分子水平的靶向显像、诊疗一体化探针的临床转化进程将大大加快。

（四）影像组学的发展

高通量地从 MRI、PET 及 CT 影像中提取大量高维的定量影像特征，并进行分析。影像组学（radiogenomics）的核心内容包括标准化的图像获取（可在不同患者间对比分析）、自动化的图像分析（从 3D、4D 图像中提取特征并量化）、分子图像的定量测量，以及影像组学和肿瘤预后及治疗反应的相关性。其核心理论基础是影像组学模型（特征），包含有病灶的生物学或医学数据信息，借此能为疾病的诊断、预后及预测提供有价值的信息。影像组学可以反映不同患者的肿瘤之间、同一患者的不同肿瘤组织间或同一肿瘤内部的基因异质性，符合精准医疗的大趋势，是未来影像学发展的重要方向。

（五）影像学诊疗一体化发展趋势将更加明显

建立在影像诊断和影像设备引导基础上的介入放射学已经实现了诊疗一体化。而且这种趋势未来将得到更充分的体现。如分子导航技术，诊疗一体化分子探针的构建与临床应用等。

总之，医学影像学是临床医师的眼睛和翅膀，在既往的医学科学发展进程中起到了引领潮头的作用。精准医疗，影像先行，医学影像学在未来的精准医学时代中必将起到更加重要的作用。作为即将迈入临床的住院医师来说，必须充分认识到医学影像学的价值，要有足够的专业自信，以更加饱满的精神，更加坚定的信念学好医学影像学、用好医学影像学，为推动医学发展，造福人民做出自己的贡献！

第二节 医学影像技术概论

医学影像技术是影像诊断的基础，主要包括X线检查技术、CT检查技术、MRI检查技术、超声检查技术、影像核医学检查技术等。本节主要讨论常用影像技术基本原理及应用，影像对比剂相关知识以及医学影像学检查的安全问题。

一、常用医学影像技术的成像原理及应用

（一）X线成像原理及应用

X线是由高速运行的电子群撞击物体产生，需要具备三个条件：自由活动的电子群、电子群以高速运行、电子群突然受阻。其基本构造包括X线管、变压器和控制器。

近代X线管是热阴极真空管。阴极多是钨丝，阳极为钨靶。以低电压电流通过钨丝，使得钨丝发热产生电子，钨靶作为阳极。在两者之间施加高电压，使得电子群撞击钨靶，从而产生X线。高电压越高，则X线波长越短，穿透性越强，以千伏（kV）计算。低电压可以调节电子的数量，以毫安（mA）计算。

目前诊断用X线波长范围是0.008~0.031 nm，具有以下性质：①穿透性：指X线穿透不同密度的物质，并在穿透过程中受到不同程度的吸收。穿透性是X线成像的基础。②荧光效应：X线能激发荧光物质发出肉眼可见的荧光。这个特性是透视检查的基础。③摄影效应：胶片经X线照射后可以产生相应的图像。④电离效应：X线通过物质被吸收后使得组成物质的分子分解成正负离子。电离效应可以导致机体的损坏，所以要求检查时采取必要的防护措施。

X线的设备原理是利用人体各组织的密度和度不同对X线的衰减不同，来显示脏器形态。物质的密度和厚度是影响X线成像的主要因素。物质密度

高，对X线的吸收也多；同样厚度大，X线的吸收也多。由于人体组织天然的密度高低不同，形成天然的组织对比，从高到低分别是骨骼、软组织、脂肪和气体。通过对比剂的使用，可提高被检组织与周围组织的密度差别，进而扩大X线设备的诊断范围。

X线检查分为普通检查、特殊检查和造影检查三大类。普通检查包括透视和X线摄影。透视的主要优点是比较经济方便，可以直接观察器官的运动功能，缺点是不能显示轻微改变和观察较厚的部位，现已少用。摄影检查优点是显示结构清晰，并可作永久保存，缺点是不能观察运动功能。胃肠造影时将透视和摄影联合应用，相辅相成。特殊摄影检查目前临床应用较多的主要是软X线摄影，即钼靶摄影。由于波长较长，对软组织分辨率高，主要用于乳腺摄影。造影检查是将对比剂引入人体，从而使组织间产生密度差，进而显影的检查方法。对比剂主要分为X线容易通过的阴性对比剂，如水、气体等，以及X线不易通过的阳性造影剂，如钡剂、碘剂等。

数字X线检查技术包括CR、平板探测器成像的DR和DSA。① CR是使用可以记录并由激光读出的X线成像板作为成像载体的X线检查技术，该技术目前大多被DR取代。② DR又称直接数字化摄影，是以平板探测器经过数模转换后直接进入计算机进行数字成像的设备，不需要成像板和读出设备，使用方便，现已在临床广泛应用。③ DSA是影像增强技术，是将未造影影像和造影影像分别经过影像增强器增强，摄像机扫描矩阵化，经过模数转换成减影图像。数字化成像需要大量的数据技术和图像后处理，具有方便储存、传输、后处理的特点，但空间分辨率较模拟图像小。

（二）CT成像原理及应用

X线是对体部选定层面进行断层扫描，测定透

过的 X 线量，数字化后经过计算得出该层面组织各个单位容积的吸收系数，然后重建图像的一种成像技术。

CT 主要装置包括 X 线球管和探测器组成的扫描装置、计算机系统和图像显示与记录系统。X 线扫描与透过的 X 线测量方法因 CT 装置不同而异。

CT 图像是由一定数目的由黑到白不同灰度的小方块（像素）按矩阵排列所构成。这些小方块是反映相应单位容积的吸收系数。像素越小，数目越多，则构成的图像越细致。图像的像素大小和数目因 CT 装置不同而异。

计算机以 X 线扫描所得的信息，计算出每个单位容积的 X 线吸收系数（或称衰减系数 μ 值）。这个 μ 值再换算成 CT 值，作为表达组织密度的单位。规定将受测物质的衰减系数与水的衰减系数作为比值计算，水的吸收系数为 1，CT 值为 0 HU；人体中骨皮质密度最高，吸收系数为 2，CT 值为 1 000 HU；空气的衰减系数最低，为 0，CT 值为 −1 000 HU；其他组织根据密度不同，CT 居于 − 1 000 HU~ +1 000 HU 的 2 000 个分度之间。

窗技术是 CT 检查中用于观察不同密度正常或病变的一种显示技术，包括窗宽（window width）和窗位（window level）。由于各种组织或病变具有不同的 CT 值，因此想要显示某一组织结构细节时，需要选择适合观察的窗宽、窗位，以获得最佳显示。窗宽是 CT 图像上显示的 CT 值范围。窗位是窗宽的中心位置。窗宽增大，显示的组织结构增多，对比度降低；窗宽缩窄，显示的组织结构减少，对比度增加。欲观察某一组织结构时，一般以接近该组织的 CT 值作为窗位。

CT 的分辨率分为空间分辨力和密度分辨力，是判断 CT 性能和说明图像质量的两个指标。CT 的空间分辨力不如 X 线，但密度分辨力则远高于 X 线检查。在同一扫描层面内含有两种以上不同密度横向走行而又相互重叠的物质时，所测得的 CT 值不能如实反映其中任何一种物质的 CT 值，这种现象称为部分容积效应。在同一扫描层面内，与层面垂直的两个相邻且密度不同的物体，其物体边缘

部的 CT 值不能准确测量，结果在 CT 图像上，其交界的影像不能清楚分辨，这种现象称为周围间隙现象。

CT 检查方法有平扫、造影增强扫描及后处理技术应用。平扫分为普通扫描和特殊扫描。CT 平扫是指不需要注射造影剂的横断层面扫描，依据扫描部位和扫描要求选择合适的扫描层厚和扫描方式。扫描过程中对患者制动要求严格，以防止产生运动伪影。儿童或不能合作的患者可以给予镇定剂或麻醉。胸腹部 CT 扫描需要屏气。高速扫描和超高速扫描可以避免运动伪影。腹部扫描需要口服水或碘造影剂（如 3% 泛影葡胺）充盈胃肠道，以便更好地显示胃肠道壁的情况。特殊扫描技术主要包括薄层扫描、双源扫描、动态扫描、靶扫描、高分辨力 CT 扫描和多维图像重建，分别有各自独到的优点，尤其是近年来，双源 CT 扫描可以对人体组织成分进行分析并对某些特定物质进行成像，成为研究热点。

增强扫描是向血管内注入水溶性碘造影剂后再行扫描的检查方法。目的是提高病变组织和临近正常组织间的密度差，以显示平扫无法清晰显示的病变，通过病变的强化方式对病变进行诊断，一般采用静脉团注法。不同的患者、不同脏器和不同病变，增强扫描方案均有所不同。以肝脏增强扫描为例，往往需要三期动态增强。这是由肝脏双重血供特点和肝脏肿瘤血供特点决定的。原发性肝细胞肝癌的血供特点动脉期病变快速强化，延迟期快速退出，即所谓的"快进快出"表现。而血管瘤则多呈逐渐向心性强化的特点。因此，需要了解各部位解剖和主要疾病的血供特点，制订个性化扫描方案，以满足诊断需要。在后面各章节的检查技术部分将进一步阐述。

图像后处理重建技术：CT 图像后处理重建技术是将 CT 原始横轴位图像以二维或三维形式再现的过程。主要包括二维重建技术，如多平面重建（MPR）和曲面重建（CPR）；三维重建技术，如表面遮盖法（SSD）、最大密度投射重建、容积重建（VR）和 CT 仿真内镜（CTVE）等多种重建方法。

MPR是从原始轴位图像获得人体相应组织器官任意层面的冠状面、矢状面、横断面和斜面二维图像的后处理方法，它能真实地显示器官和组织的内部结构，病变的部位、形态、大小、密度和与周围的关系。MPR适用于显示全身各个系统组织器官的形态改变，尤其是对颅底、颈部、肺门、纵隔、腹部、盆腔内动静脉血管等解剖结构复杂部位和器官的病变性质、侵及范围、毗邻关系，以及小的骨折缝隙及骨折碎片和动脉夹层破口，胆道、输尿管结石的定位诊断等具有明显的优势。

CPR是MPR的一种特殊方式。可以选择在冠状面、矢状面和横断面框内按靶器官走行方向用鼠标追踪点击画出一条通过该器官轴线的曲线，即可将曲线所经过层面的体素数据重建成一幅展开的图像。CPR适于展示人体曲面结构的器官（如颌面骨、骶骨、走行迂曲的血管等）。应用曲面重建技术可以在同一幅图像上完整地显示单侧或双侧面神经管的全貌（图0-1）。结合颞骨的高分辨率平扫图像和MPR图像所见，更有助于面神经管及其周围病变的诊断。

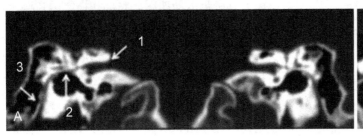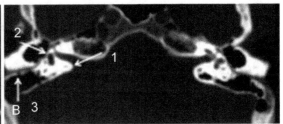

图0-1 面神经管曲面重建图像

A为轴位上勾画面神经管走行路径所获得的曲面图像；B为在冠状位上勾画面神经管走行路径所获得的曲面图像，实现在同一幅图像上完整地显示双侧面神经管的全貌。箭1为面神经管内听道段，箭2为鼓室段，箭3为乳突段

SSD是应用较早的三维图像后处理技术，与遮盖容积显示（SVR）不同的是，SSD是对高于所设定阈值的表面数据进行遮盖成像的。SSD主要用于气道、胃肠道、血管、胆囊等中空器官的显示。气管和肺的SSD是采用最小密度投影法，将含气的组织器官与周围的软组织区分开来，因此只有含气的气管和肺才能被重建出来。

MPVR技术包括最大密度投影（MIP）和最小密度投影（MinP）。现在最常用的是MIP技术。MIP技术选取最大密度像素进行总合投影，血管、钙化、骨骼和软组织以不同的灰阶显示出来。MIP可很好地显示血管与非血管间的差别，广泛用于血管成像。

VR图像内包括密度信息和空间信息，因此它结合了MIP和SSD的技术优点，图像显示非常类似常规血管造影。特别是16层以上CT的发展大大拓宽了多层螺旋CT（MSCT）在心脏领域的应用。

CTVE是检查空腔脏器病变的一种特殊的三维图像后处理技术。由于应用该技术重建后的图像效果类似于纤维内镜所见而得名。CTVE主要用于鼻腔、鼻旁窦、气管、支气管、胃肠道等中空器官病变的显示。

CT血管造影（CTA）：是将CT增强技术与薄层、大范围、快速扫描技术相结合，通过合理运用多种后处理技术，清晰显示全身各部位血管细节，具有无创和操作简便的特点，对于血管变异、血管疾病以及显示病变和血管关系有重要价值。后64排CT的CTA图像几乎与DSA血管造影图像相媲美，已成为血管病变筛查和术前诊断的主要手段。

CT脑血流灌注成像是基于CT增强基础上的特殊成像技术。在神经系统一章中有涉及，在此不再赘述。

上述重建方法各有优势和局限性，在疾病诊断中常需要综合运用（图0-2）。它的临床意义在于从多方位、多角度为影像专业和临床医生提供了更完整、直观和易读的反映人体内部组织器官解剖结构和病变情况的影像学信息。

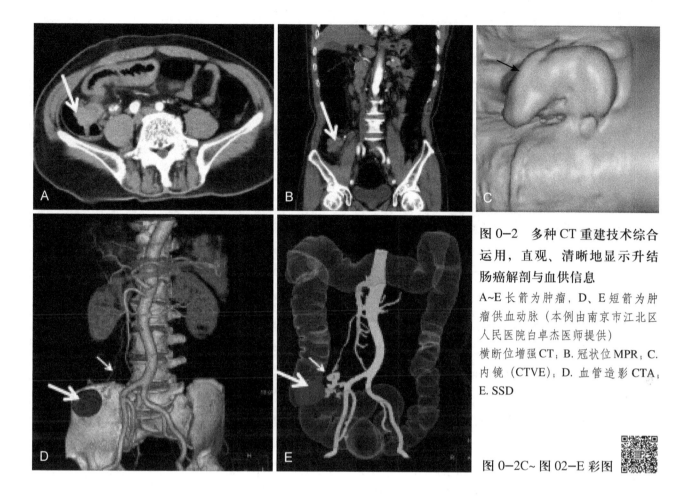

图 0-2 多种 CT 重建技术综合运用，直观、清晰地显示升结肠癌解剖与血供信息

A~E 长箭为肿瘤，D、E 短箭为肿瘤供血动脉（本例由南京市江北区人民医院白卓杰医师提供）

横断位增强 CT；B. 冠状位 MPR；C. 内镜（CTVE）；D. 血管造影 CTA；E. SSD

图 0-2C~ 图 02-E 彩图

（三）MRI 成像原理及应用

通过测量构成人体组织元素的原子核发出的 MR 信号实现人体成像，由于该技术涉及信息处理与分析，因此与计算机技术结合尤为紧密。MR 设备主要由主磁体、梯度线圈、射频发射器及 MR 信号接收器组成。这些设备负责 MR 信号的产生、探测与编码；模拟转换器、计算机、磁盘、磁带机等负责数据处理、图像重建、显示与存储。主磁体非常重要，磁场强度（场强单位为 T 或 G，1T=10 000 G）、磁场均匀性和稳定性影响 MR 图像的质量。通常用主磁体的类型来说明 MR 设备的类型。主磁体主要有三种：永久磁体、阻抗磁体、超导磁体。线圈主要有三种：梯度线圈、体积线圈、表面线圈。

MRI 成像原理：MRI 扫描设备向患者发射短促的无线电波，称为射频脉冲（RF）。质子吸收 RF 脉冲的能量，由低能级跃迁到高能级。氢原子核吸收射频能量并产生能级跃迁，能级跃迁即为磁共振过程。向患者发射 RF 脉冲，如 RF 脉冲与质子进动频率相同，就能把其能量传给质子，出现共振。中止 RF 脉冲，则由 RF 脉冲引起的变化很快恢复到原来的平衡状态，即发生了弛豫（relaxation）。

T_1 弛豫又称作纵向弛豫，其过程为纵向磁化恢复的过程。T_1 时间指的是纵向磁化恢复 63% 所需要的时间。T_2 弛豫称为横向弛豫，其过程为横向磁化，T_2 时间指的是横向磁化衰减 63% 所需要的时间。人体不同器官的正常组织与病理组织的 T_1、T_2 是相对恒定的，而且它们之间有一定的差别。这种组织间弛豫时间上的差别，是 MRI 的成像基础。获得选定层面中各种组织的 T_1、T_2 值，就可获得该层面中各种组织影像的图像。用信号接收器收集信息，数字化后输入计算机处理，将获得的每个体素的 T 值进行空间编码，再经转换器将每个 T 值转为模拟灰度而重建图像。

MR 的脉冲序列：是指在 MR 检查中反复施加的射频脉冲、梯度场及其信号采集时间等各个参数的设置及时序上的排列。重复时间（TR）指从一个脉冲序列到下一个脉冲序列的间隔时间；回波时间（TE）为产生宏观横向磁化矢量的脉冲中点至回波中点的时间间隔。改变 TR 和 TE，可以改变组织的质子密度、T_1 弛豫时间、T_2 弛豫时间对图像的影响以及组织间的信号对比。TR 的长短决定着能否显示组织间的 T_1 的差别。TR < 500 ms 为短 TR，TR > 1 500 ms 为长 TR；TE < 30 ms 为短 TE，TE > 80 ms 为长 TE。

T_1WI：由 T_1 差别形成的图像为 T_1 加权像。T_1 信号及图像由 TR 决定。T_1WI 选用短 TR（< 500 ms）；短 TE（15~25 ms）。

T_2WI：由 T_2 差别形成的图像为 T_2 加权像。T_2 信号及图像由 TE 决定。T_2WI 选用长 TR（1 500~2 500 ms）；长 TE（90~120 ms）。由质子密度差别形成的图像为质子密度加权像。质子密度信号及图像由 TR 决定，选用长 TR（1 500~2 500 ms）；短 TE（15~25 ms）。

MR 具有多参数成像的特点。在 T_1WI 显示解剖结构较好，在 T_2WI 显示的病变影像较好。虽然 MR 与 CT 图像一样是以不同的灰度显示，CT 图像的灰度是反映组织密度；而 MR 图像的灰度是反映组织的信号强度。MR 可获得人体横断面、冠状面、矢状面及任何方向断面的图像，有利于病变的三维定位。在 SE 序列，对一个层面施加 90° 脉冲时，该层面内的质子，如流动血液或脑脊液的质子，均受到脉冲的激发，中止脉冲后，接收该层面的信号时，血管内血液被激发的质子已流动离开受检层面，接收不到信号，这一现象称为流空现象。流空的血管腔呈黑色。

MR 的脉冲序列很多，主要成像序列包括：自旋回波脉冲序列（SE）、反转恢复序列（IR）、快速自旋回波序列（FSE）、梯度回波序列（GRE）以及平面回波序列（EPI）。

MR 相关的重要成像技术主要包括：MRA；MR 水成像，包括尿路成像（MRU）、胰胆管成像（MRCP）、脊髓成像（MRM）；脂肪抑制技术；fMRI 包括灌注加权成像（PWI）、弥散加权成像（DWI）、波谱成像（MRS）、血氧水平依赖功能磁共振成像（BOLD）、弥散张量成像（DTI）等。

（四）超声检查原理及应用

超声设备原理在于利用超声波的反射、折射、散射与衍射，以及多普勒效应，对回声携带的信息进行接收、放大和处理后，形成相应的图像。阵列声场延时叠加成像是超声成像中最传统、最简单的，也是目前实际应用最为广泛的成像方式。在这种方式中，通过对阵列的各个单元引入不同的延时，而后合成为一聚焦波束，以实现对声场各点的成像。由于相比于 X 射线以及其他手段损伤较小，该设备应用十分广泛，但成像清晰度相对受到制约。其主要分类有 A 型幅度显示，B 型幅度显示，D 型多普勒成像，M 型运动显示。

超声检查主要应用于对囊性、实质性脏器大小、形态及走向的监测；心脏、大血管及外周血管结构、功能与血流动力学状态的监测；介入性超声诊断和治疗已经在临床广泛应用。超声检查的优点主要是无创、可靠、便于动态观察、对小病灶有放大效应、经济方便。由于超声的物理特性，对于骨骼、肺和胃肠道显示较差。

（五）放射性核素显像原理与检查技术

放射性核素显像（radionuclide image）的原理是通过有选择地测量摄入人体内的放射性核素所发出的 γ 射线来实现成像，但可惜的是其分辨力很难达到 1.0 cm，图像较模糊，可对疾病的功能改变进行诊断，其临床应用设备种类很多，如单光子发射计算机断层成像 SPECT），正电子发射计算机断层显像（PECT），PECT 又简称 PET。其成像的基本特点是显示人体组织或器官的形态图像，反映人体生物生化过程，反映人体内组织或器官的功能状态，显示器官的动态图像。该检查技术有利于疾病的早期诊断和基础医学研究。

二、医学影像学检查中的安全问题

目前绝大部分影像学检查属于非侵袭性检查，但并不意味着它没有损害。事实上，医学影像学的发展历程中一直伴随着安全问题。在临床工作中，每一位医师必须充分了解和重视这些安全因素，以合理地运用影像学检查来解决临床问题，使患者获益最大化。影像学检查的安全问题主要包括：X线辐射与防护，对比剂应用安全及患者检查过程中的安全三个方面。

（一）X线辐射与防护

1. X线辐射

对机体的生物学效应可以产生不同程度的损害，部分是可以累积的，甚至成为不可逆的慢性放射病。所以在X线诊断工作中，必须采取相应的防护措施，包括工作人员和患者的防护。目前放射从业人员对辐射的认识比较充分，防护相对到位。但在检查过程中，技师对患者的防护意识比较薄弱，存在以下几个问题：①部分技师X线或CT扫描时经常不注意患者非检查部位和陪护人员的防护。②在检查前对育龄女性患者的生育情况核实不够，告知不充分。③在床边摄片时，未疏散或保护周围患者免于辐射影响等。另一方面，临床医师对影像学检查安全问题认识不足，存在以下几个问题：①过度放射检查。有的医师不经仔细病史询问和体格检查，过度依赖影像学检查，开具不必要或过多部位的放射检查。②对各种影像技术的优势与限度认识不清，不能合理运用各种影像技术解决临床问题，造成紧张的检查资源浪费。③对影像检查的适应证和禁忌证把握不严，尤其是对对比增强和金属植入患者MRI检查方面了解不充分。

X线辐射对健康的有害影响可以分为确定性效应和随机性效应。确定性效应是指辐射诱导的细胞死亡或功能障碍，当剂量超过一定阈值时才会发生。随机性效应与细胞的DNA损伤有关，可能引起癌症和遗传效应。随机性效应的发生具有随机统计性质，剂量越大，发生的概率越高。胎儿发育过程认为对射线高度敏感，当子宫受到射线照射后，可能会发生确定性和随机性效应。最容易发生确定性效应的时间是妊娠第2周至第20周，这个阶段的孕妇除非危及生命的情况，一般不推荐使用放射检查。

2. X线防护

针对诊断用医学成像电离辐射的防护目的是限制工作人员、患者和公众的辐射剂量，使辐射剂量低于发生确定性效应的水平，使随机性效应的发生概率限制在可以接受的尽可能低的水平。国际放射防护委员会提出防护三项基本原则：防护的正当性、最优化及个人剂量限制。

对X线的防护包括一次射线和散射线的防护。一次射线的阻挡物为隔光器及荧光屏上的铅玻璃。进行胃肠检查时，需要按照常规顺序操作，避免不必要的反复检查，缩短曝光时间。摄影时，利用隔光器和聚光筒减少散射线的产生。应特别注意保护生殖器和胎儿。检查室和控制室需做好防护设施，一般不应小于25 m²，高度不应低于3.5 m，检查室向周围开放的门窗亦要做好防护。应定期用放射剂量计对防护设备的标准作出鉴定，加强防护制度执行情况检查。工作人员需有岗前检查和定期体检，发现问题及时处理。

在应用电离辐射的医学成像中，患者的辐射风险和图像质量之间存在一个平衡问题。如何在保证图像质量的前提下尽可能减少患者所受到的辐射剂量成为研究热点。由于CT检查在世界范围内的应用越来越广泛，其成为了X线检查累积辐射剂量的最主要来源。CT机可以同时配备多种降低剂量的技术，如通过计算患者不同组织衰减系数来调节管电流的自动曝光技术，降低管电压、更新重建算法等低剂量CT技术，双源CT虚拟平扫技术等，可以起到降低辐射剂量的效果。

（二）各类对比剂介绍及安全问题

理想的对比剂应符合以下要求：无毒性，不引起机体反应；对比度强，显影清晰；使用方便，价格低廉；易于吸收和排泄；理化性能稳定，易于储存。到目前为止，还没有找到理想中的对比剂，几乎所有的对比剂都会引起不同程度的不适症状和不良反应。所有对比剂引起的急性非肾性不良反应基本相同，而急性肾性、迟发性及晚迟发性不良反应则有所不同。肾功能正常情况下，大部分对比剂在

24 小时内排出体外。若患者有严重的肾功能不全，则排泄会有不同程度的延迟。含铁对比剂与体内的铁一样进入体循环系统，含钆的肝胆特异性对比剂部分通过肝胆系统排泄，而含锰的对比剂则完全通过胆道排泄。钡剂或者含碘的口服对比剂不被胃肠道吸收。

1. 主要的 X 线、CT 对比剂

（1）气体　除了常用的空气外，还可以用氧气、二氧化碳和笑气（N_2O）。空气在人体内较其他气体吸收慢，便于追踪观察，但所引起的反应也较长。空气和氧气进入血液循环后可以引起空气栓塞，需要注意。气体造影主要用于蛛网膜下腔、关节腔、腹腔、腹膜后等处。

（2）钡剂　钡剂是由纯的硫酸钡粉制成的水钡悬浊液。钡糊黏稠度高，主要用于食管或胃肠道的黏膜造影，采用口服或灌肠使用。纯净硫酸钡为白色粉末，无毒性，通常不会被人体吸收，但可能溢出或反流进入肺部、纵隔、腹腔。

胃肠道检查禁用口服钡剂的情况：①有使用钡剂不良反应的既往史；②急性胃肠道穿孔；③食管气管瘘；④疑有先天性食管闭锁；⑤近期内有食管静脉破裂大出血；⑥咽麻痹；⑦有明确肠道梗阻。有以上禁忌证的患者，可以考虑使用水溶性碘对比剂。

胃肠道检查慎用口服钡剂的情况有：急性胃、十二指肠出血和习惯性便秘。

灌肠检查慎用钡剂的情况：①结肠梗阻；②习惯性便秘；③先天性巨结肠；④重症溃疡性结肠炎；⑤老年体弱的患者（如必须检查，建议检查后，将肠道钡剂灌洗清除）。

（3）碘类对比剂　可分为无机碘和有机碘剂。后者根据排泄方式不同分为尿排泄型和胆排泄型。胆排泄型，依据给药方式不同分为口服型和静脉型对比剂两种。在尿排泄型中根据对比剂在水中有无离子化而分为离子型和非离子型。离子型对比剂溶于水中后发生电离，渗透压高，不良反应发生率高，目前已经基本被非离子型对比剂替代。

非离子型对比剂在水溶液中不产生离子，故而可以降低渗透压，不良反应的发生率降低。目前第二代非离子型对比剂具有稳定性高、可溶性大和毒性小的特点。渗透压小于高渗对比剂的一半。另外，目前还有非离子型等渗剂，渗透压与人体相仿，不良反应发生率进一步降低。

2. MR 对比剂

主要包含能影响周围组织 MR 信号特性的顺磁性金属离子。顺磁性对比剂是阳性增强剂，通过缩短 T_1、T_2 弛豫时间，能增强组织在 T_1WI 上的信号，对 T_2WI 信号影响不大。超顺磁性离子在高浓度时可以降低周围组织的 T_2 信号强度，对 T_1 基本无影响。目前主要应用于临床的是钆类对比剂，包括钆二乙烯三胺五乙酸二甲基葡胺盐（Gd-DTPA）。超顺磁性氧化铁（SPIO）是主要应用的铁类对比剂，属于肝细胞特异性对比剂。MR 对比剂发生严重过敏反应的概率小于碘造影剂，但对于肾功能不全患者，不能使用钆类对比剂，以免引起肾毒性。

3. 超声对比剂

超声对比剂为血池示踪剂，克服常规超声的局限性，能实时显示组织的微血管结构，显示病变的动态增强模式，大幅增加了时间分辨率。由于超声对比剂具有良好的安全性和患者耐受性，对比增强可以反复进行。静脉注射超声对比剂通常是气体填充的微泡，平均直径小于红细胞，由生物相容的材料，包括蛋白质、脂质、含有气体的生物聚合物组成。

（三）对比剂不良反应及处理

少数情况下，对比剂会发生严重甚至致命的不良反应。不良反应类型包括：①特异质反应（微小剂量也能引起）；②化学毒性反应（与剂量相关）；③两种合并存在。影像科医务人员要学会初步判断不良反应的类型，及时采取有效措施应对。

大多数血管内对比剂引起的非肾性不良反应被认为是特异质反应或伪过敏反应，不可预测，也不存在剂量依赖性，可能涉及组胺和其他生物活性介质的释放。通常在注射对比剂的过程中或注射后立即出现这些不良反应，有对比剂不良反应史、哮喘、过敏体质、特异性体质及使用 β 受体阻滞剂的

患者发生概率高。特异质反应的严重程度差异很大，尽管没有证据证明对比剂引起的是 IgE 抗体的免疫反应，但与过敏反应和变态反应的临床表现一样。

轻度的不良反应可以有荨麻疹、面色潮红、喷嚏、恶心呕吐等。重度不良反应可出现面部水肿、咽喉及肺部水肿、支气管痉挛、哮喘或呼吸困难、癫痫、昏厥、瘫痪、心律失常、休克，甚至死亡。

不良反应的处理措施如下。

（1）急性不良反应 为对比剂注射后 1 小时内出现的不良反应。①恶心、呕吐：症状呈一过性，采用支持疗法；症状为重度、持续时间长的应考虑采用适当的止吐药物。②荨麻疹：散发的、一过性荨麻疹建议采用包括观察在内的支持性治疗；散发的、持续时间长的荨麻疹应考虑采用适当的肌内注射或静脉注射 H1 受体黏抗剂，但用药后可能会发生嗜睡和（或）低血压；严重的荨麻疹考虑使用肾上腺素（1∶1 000），成人 0.1~0.3 mL（0.1~0.3 mg）肌内注射；6~12 岁患儿注射 1/2 成人剂量；6 岁以下患儿注射 1/4 成人剂量。必要时重复给药。③支气管痉挛：氧气面罩吸氧（6~10 L/min），定量吸入 β₂ 受体激动剂气雾剂（深吸 2~3 次）。给予肾上腺素，血压正常时肌内注射 1∶1 000 的肾上腺素 0.1~0.3 mL（0.1~0.3 mg），有冠状动脉疾病或老年患者使用较小的剂量；患儿用量 0.01 mg/kg，最多不超过 0.3 mg。血压降低时肌内注射 1∶1 000 的肾上腺素 0.5 mL（0.5 mg），6~12 岁患儿采用 0.3 mL（0.3 mg）肌内注射；6 岁以下患儿肌内注射 0.15 mL（0.15 mg）。④喉头水肿：氧气面罩吸氧（6~10 L/min）；肌内注射 1∶1 000 肾上腺素，成人剂量为 0.5 mL（0.5 mg），必要时重复给药；6~12 岁患儿肌内注射 0.3 mL（0.3 mg）；6 岁以下患儿肌内注射 0.15 mL（0.15 mg）。⑤低血压：单纯性低血压：抬高患者双下肢，氧气面罩吸氧（6~10 L/min）。用普通生理盐水或林格乳酸盐快速静脉补液，无效时肌内注射 1∶1 000 肾上腺素，成人剂量为 0.5 mL（0.5 mg），必要时重复给药；6~12 岁患儿肌内注射 0.3 mL（0.3 mg）；6 岁以下患儿肌内注射 0.15 mL（0.15 mg）。⑥迷走神经反应（低血压和心动过缓）：抬高患者双下肢，经氧气面罩吸氧（6~10 L/min）。静脉注射阿托品 0.6~1.0 mg，必要时于 3~5 分钟后重复用药，成人总剂量可达 3 mg（0.04 mg/kg）；患儿剂量 0.02 mg/kg（每次最大剂量 0.6 mg），必要时重复给药，总量不超过 2 mg。用普通生理盐水或林格乳酸盐快速静脉补液。⑦全身过敏样反应：向心肺复苏小组求助；必要时行气道吸引；出现低血压时按上述处理低血压的方法给予抗组胺药物。

（2）迟发性不良反应 对比剂注射后 1 小时至 1 周内出现的不良反应为迟发性不良反应。对比剂给药后可出现各种迟发性症状（如恶心、呕吐、头痛、骨骼肌肉疼痛、发热），但许多症状与对比剂应用无关，临床须注意鉴别；与其他药疹类似的皮肤反应是真正的迟发性不良反应，通常为轻度至中度，并且为自限性。迟发性不良反应处理措施：对症治疗，方法与其他药物引起的皮肤反应治疗相似。

（3）晚迟发性不良反应 为通常在对比剂注射 1 周后出现的不良反应，或可引起甲状腺功能亢进，偶见于未经治疗的 Graves 病或结节性甲状腺肿患者、年老和（或）缺碘者。

（4）对比剂肾病（contrast-induced nephropathy，CIN） CIN 是指排除其他引起血清肌酐升高原因，血管内途径应用碘对比剂后 2~3 天内血清肌酐升高至少 44 μmol/L 或超过基础值 25%。肾功能不全的患者慎用碘类和钆类对比剂，如病情需要必须使用时，需经临床医师评估认可并在采取必要的保护措施的情况下应用。

（四）MR 检查中的安全问题

MR 检查没有电离辐射，也没有长期生物效应的报道。然而磁共振室的环境比较特殊，由于高磁场的存在，具有一定的潜在危险性。因此，临床医师在开具 MRI 检查时应掌握相关适应证与禁忌证。

1. MR 的临床适应证

（1）神经系统 神经系统疾病，包括颅脑肿瘤、脑血管疾病、颅脑外伤、颅内感染、脑退行性病变等，是 MR 检查的最佳适应证。相比 CT 检查，MR 可以提供更多的诊断信息，更早地发现脑血管意外。对脑内炎症性病变、退行性病变及脱髓鞘病变的显示是最敏感的影像学手段。MR 的多方位，多参数成像特点，能为中枢神经系统病变的定位定性诊断提供有力帮助。应用 MR 的一些新技术可以使脑血管疾病在早期得以诊断。此外还可以进行脑功能成像研究等。

（2）脊椎与脊髓　脊椎与脊髓的肿瘤、椎间盘突出、椎管狭窄、脊髓空洞等。

（3）头颈部及五官　对眼眶内肿瘤、内耳先天发育异常、鼻窦和鼻腔的炎症和肿瘤、鼻咽及口咽部肿瘤、甲状腺肿瘤、涎腺肿瘤、颈部肿块及颈部淋巴结转移等有较大诊断价值。

（4）心脏大血管　MRI 可以评价心脏的形态、功能，对各种先天性和获得性心脏病以及心包病变有较高的诊断价值。MRI 心肌灌注成像能对心肌梗死后心肌活性作出评估，冠状动脉造影能较为准确地评价冠状动脉的狭窄及其程度。此外，MR 还可显示主动脉瘤及夹层动脉瘤等大血管病变。

（5）胸部　MRI 对纵隔肿瘤、胸膜病变、肺癌分期等有较高的诊断价值，易于观察纵隔肿瘤及其与血管间的解剖关系，对中心型肺癌及其与肺门血管和肺门淋巴结的关系显示较好。最适合诊断肺段隔离症。

（6）腹部　MRI 对腹部脏器，如肝、胆、胰、脾、肾及肾上腺等疾病的诊断有很高的价值。对腹部脏器的占位性病变可作出比较明确的定位定性诊断，对良恶性病变的鉴别诊断具有明显的优势。MRCP 和 MRU，无需造影剂、无需插管，即可显示胰胆管系统和尿路系统，对发现胰胆管及尿道的梗阻性和非梗阻性扩张、了解梗阻部位和原因、发现先天畸形等有很大帮助。

（7）盆腔　能清楚地显示盆腔的解剖、结构，对男女盆腔的肿瘤、炎症、转移等病变能提供重要的诊断依据，是最佳影像学检查手段。

（8）肌肉骨关节系统　MRI 可清晰显示关节软骨、韧带、肌肉和肌腱，在关节病变的诊断中明显优于 CT，在一定程度上可代替有创性的关节镜检查。MRI 还可用于骨无菌性坏死的早期诊断。MRI 对骨的原发和转移性肿瘤的检出也很敏感。对肌肉病变及肌肉软组织内的肿瘤病变有很高的诊断价值。对于累及骨髓的病变，如肿瘤、白血病、感染及代谢性疾病的诊断具有较高价值，对骨转移瘤的发现早于核素等其他检查方法。

（9）乳腺　MR 对于乳腺疾病可以早期发现，对病变良恶性的诊断能提供较明确的诊断，特别是对乳腺癌的诊断很有帮助。

（10）MR 的特殊检查　包括磁共振血管成像（MRA、MRV）、胰胆管成像（MRCP）、尿路成像（MRU）、椎管脊髓成像（MRM）、弥散成像（DWI）、灌注成像（PWI）、磁敏感成像（SWI）、扩散张量成像（DTI）、磁共振波谱分析（MRS）以及心脏及冠脉成像、类 PET 技术等。

2. MR 的绝对禁忌证

1）带有心脏起搏器、神经刺激器、人工金属心脏瓣膜者。

2）带有动脉瘤夹者（非顺磁性如钛合金除外）。

3）有眼内金属异物、内耳植入、金属假体者、金属假肢、金属关节、体内铁磁性异物者。

4）妊娠 3 个月内的早期妊娠者。

5）重度高热者。

3. MR 的相对禁忌证

1）体内有金属异物（金属植入物、义齿、避孕环）、胰岛素泵等患者，如必须进行 MR 检查，应慎重或取出后行检查。

2）危重患者需要使用生命保障系统者。

3）癫痫患者（应在充分控制症状的前提下进行 MR 检查）。

4）幽闭恐惧症患者，如必须进行 MR 检查，应在给予适量镇静剂后进行。

5）不合作患者，如小儿，应在给予适量镇静剂后进行。

6）孕妇和婴儿应征得医生、患者及家属同意后再行检查。

综上所述，医学影像技术是影像学诊断的基

础，各专业的住院医师都需要了解常见影像技术原理和临床应用，选择合适的影像学检查方法解决临床问题。在推荐影像学检查时，要充分认识到影像学检查的优势与局限性，向患者宣教检查前的准备工作。影像科医师还需要特别重视患者在影像学检查中的安全问题。

第三节　医学影像技术的合理应用及检查准备概述

一、数字 X 线摄影

（一）检查原则

1. 焦点的选择

在不影响 X 线管负荷的原则下，尽量采用小焦点，以提高 X 线图像的清晰度。小焦点一般用于四肢、鼻骨、头颅的局部摄影；大焦点一般用于胸部、腹部、脊椎等较厚部位的摄影。

2. 源－像距离与物－像距离的选择

摄影时尽量使肢体贴近探测器，并且与探测器平行。摄影部位与探测器不能贴近时，根据 X 线机负荷相应增加源－像距离，同样可收到放大率小、清晰度高的效果。不能平行时，可运用几何学投影原理尽量避免影像变形。

3. 中心线及斜射线的应用

通常中心线应垂直于探测器，并对准摄影部位的中心。当摄影部位与探测器成角时，中心线应垂直肢体和探测器夹角的分角面，利用斜射线进行摄影。倾斜中心线的摄影体位，应使倾斜方向平行于滤线栅条，以避免栅条切割 X 线。

4. 滤线设备的应用

按照摄片部位的大小和源－像距离选用合适的滤线器。体厚超过 15.0 cm 或管电压超过 60 kV 时，需加用滤线器，并按滤线器使用的注意事项进行操作。

5. X 线管、肢体、探测器的固定

X 线管对准摄影部位后，固定各个旋钮，防止

X 线管移动。为避免肢体移动，在使肢体处于较舒适的姿势后给予固定。受检者保持肢体不动。探测器应放置稳妥，体位摆好后迅速曝光。

6. 曝光条件的选择

摄影前需要了解受检者的病史及临床诊断，根据摄影部位的密度和厚度等具体情况，选择较合适的曝光条件。婴幼儿及不合作的受检者应尽可能缩短曝光时间。

7. 呼气与吸气的应用

一般不受呼吸运动影响的部位（如四肢）不需屏气曝光；受呼吸运动影响的部位（如胸、腹部）需要屏气曝光。摄影前应训练受检者。

（1）平静呼吸下屏气　摄影心脏、上臂、肩、颈及头颅等部位，呼吸动作会使胸廓肌肉牵拉以上部位发生颤动，故摄影时可平静呼吸下屏气。

（2）深吸气后屏气　用于肺部及膈上肋骨摄影，这样可使肺内含气量加大，对比鲜明，同时膈肌下降，肺野及肋骨暴露于膈上较广泛。

（3）深呼气后屏气　深吸气后再呼出屏气，可以增加血液内的氧气含量，延长屏气时间，达到完全制动的目的。常用于腹部或膈下肋骨位置的摄影，呼气后膈肌上升，腹部体厚变薄，影像较为清晰。

（4）缓慢连续呼吸　曝光时，嘱受检者做慢而浅的呼吸动作，目的是使某些重叠的组织因呼吸运动而模糊，而需要摄影的部位则可以清楚显示，适用于胸骨斜位摄影。

（5）平静呼吸不屏气 用于下肢、手及前臂躯干等部位。

8. 长骨摄影

至少包括一个邻近关节，并使正、侧位关节显示在同一水平面上。进行骨病摄影时，适当加大照射野，尽量包括病变所累积的范围。

9. 脊柱摄影

利用棉垫等矫正物使受检者脊柱保持正常的生理曲度，并使 X 线与椎间隙平行，减少影像失真。当受检部位厚度相差悬殊时，利用 X 线管阳极效应或在体厚较薄的一侧放置楔形铝板进行补偿。

10. 照射野校准

尽量缩小照射野，照射面积不应超过探测器面积，在不影响获得诊断信息的前提下，一般采用高电压、低电流、厚过滤，可减少 X 线辐射剂量。

（二）检查步骤

1. 阅读申请单

认真核对受检者姓名、年龄、性别，了解病史，明确摄影部位和检查目的。

2. 确定摄影位置

一般部位采用常规位置摄影，特殊部位可根据受检者的具体情况加照其他位置（切线位、轴位等）。

3. 摄影前准备

拍摄腹部、下部脊柱、骨盆和尿路等部位平片时，必须清除肠道内容物。常用的方法有口服泻药法（如口服番泻叶或 25% 甘露醇）和清洁灌肠法。

4. 衣着处理

摄影前除去衣物或身体上可能影响图像质量的任何异物（如发卡、纽扣、胸罩、饰物、膏药等）。

5. 肠道准备

进行腹部盆腔和下部脊柱摄影时，应做好肠道清洁。

6. 训练呼吸动作

拍摄胸部、头部、腹部等易受呼吸运动影响的部位时，在摆位置前，做好呼气、吸气和屏气动作的训练，要求受检者配合。

7. 摆位置、对中心线

依摄片部位和检查目的摆好相应体位，尽量减少受检者的痛苦。中心线对准摄影部位的中心。

8. 辐射防护

做好 X 线防护，特别是性腺的辐射防护。

9. 选择源－像距离

按部位要求选择 X 线管与探测器的距离，胸部为 150~180 cm，心脏为 180~200 cm，其他部位为 90~100 cm。

10. 选定摄影条件

根据摄片部位的位置、体厚、生理和病理情况及机器条件，选择焦点、电压、电流、时间和距离等摄影条件。

11. 曝光

以上步骤完成后，确认控制台各曝光条件无误，然后曝光。

12. 数字图像处理与传输

对摄影部位的图像进行后处理，调节窗宽、窗位，使图像的密度和清晰对比度符合临床要求，必要时对图像进行裁剪，以适合打印的要求。图像处理满意后，将图像传到 PACS 供医师判读。

13. 图像后处理

根据临床要求，利用数字摄影后处理软件，对所摄图像进行处理，突出显示某些解剖结构。

（1）协调处理 将影像的对比度和密度调整到尽可能理想的状态，突出显示有用的信息，抑制无用信息。

（2）空间频率处理 图像平滑处理，即对高频分量进行衰减，消除图像噪声；图像锐化处理，即加强图像轮廓，使图像信息更易观察。

（3）动态范围处理 也称组织均衡技术，提高微细强度差异的可观察性，降低较大差异的幅度。

二、CT 检查技术

1. 设备准备

（1）检查室按照各类型设备的要求提供适宜的温度和湿度。

（2）依照 CT 设备开机的要求按步骤操作。

（3）按设备要求预热 X 线管。

（4）建议按设备要求进行空气校正。

（5）建议确保有足够的存储空间。如果有 PACS 系统，需要确保数据传输通畅。

（6）确保高压注射器处于完好待用状态。

（7）确保影像交付介质处于正常状态。

（8）定期做好 CT 设备的预防性维护（设备状态维护）。

（9）CT 室配备常规急救器械和药品。

2. 受检者准备

（1）受检者检查前，去除被检部位的金属饰品或可能影响 X 线穿透力的物品，嘱受检者在扫描过程中保持体位不动。

（2）不合作的受检者（如婴幼儿、躁动不安或意识障碍者），在 CT 扫描前给予镇静。

（3）根据检查部位做好检查前相关准备。胸、腹部检查前进行屏气训练，保证扫描时胸、腹部处于静止状态；胃肠道检查前饮水；颈部和喉部检查前告知受检者不能做吞咽动作；眼部检查前告知患者闭上双眼，尽量保持眼球不动，不能闭眼者让其盯住正前方一个目标。

3. 操作者准备

（1）掌握基本的影像学诊断知识，能根据受检者的特点、诊断的需要设置个性化的扫描流程与参数。

（2）熟练掌握 CT 机的性能和特点。

（3）落实"查对"制度。

（4）向受检者做好解释工作，消除其顾虑和紧张情绪，检查时取得受检者配合。

（5）能够及时发现检查过程中受检者的异常情况。熟练掌握心肺复苏术，在受检者发生意外时能及时参与抢救。

（6）熟悉影像危急值的范围。

4. 图像质量控制

（1）检查部位符合临床诊断需求。

（2）图像上无由于设备故障造成的伪影。

（3）图像采集和重建参数符合影像诊断的需求。

（4）预置合适的窗宽和窗位。

（5）图像标志显示完整。

（6）增强检查期相达到临床诊断要求。

5. 其他

（1）增强检查结束后，受检者留观 30 min。

（2）定期检查急救药品的有效期，并及时更新。

（3）如果受检者发生不良事件，及时做好记录并按要求上报。

（4）登记时核对受检者信息；人工发放结果时，需再次核对受检者的相关信息。

三、MRI 检查技术

1. 检查前准备

（1）核对申请单，确认受检者信息、检查部位、目的和方案。

（2）确认有无 MRI 检查禁忌证。

（3）对于有相对禁忌证及危重患者，做好急救准备。

（4）告知受检者检查流程、注意事项及呼吸配合等。

（5）受检者检查前更衣，确认无铁磁性金属物品（如推车、病床、轮椅、手机、手表、钥匙、首饰、硬币等）被带入扫描室。

（6）婴幼儿、躁动等不合作的受检者检查前给予药物镇静。

（7）做好增强检查前准备工作。

（8）做好 MRI 检查意外救治准备工作。

（9）根据具体检查项目做好相应检查前准备。

2. MRI 检查技术

MRI 成像时，MRI 各序列成像参数具有一定特征，根据 MRI 机型及各参数间的关系适当调整，变动范围应在同类序列的图像对比特征内。一般情况下，T_2WI 序列：TR>2 000 ms，TE 80~130 ms；SE 或 FSE T_1WI 序列：TR 300~800 ms，TE<30 ms；质子密度加权序列：TR>20 000 ms，TE<30 ms；液体衰减反转恢复序列（fluid attenuated inversion recovery，FLAIR）T_2WI（颅脑适用）：TR

8 000~10 000 ms，TE 80~130 ms，TI 2 000~3 000 ms；FLAIR T_1WI（颅脑适用）：TI 600~900 ms，TR 为 TI 的 2.5~3.0 倍，TE<30 ms。增强二维扫描序列一般要求与平扫二维序列的层面位置、层厚和层间一致。

参考文献

1. 刘玉清. 21 世纪医学影像学的展望——我国的现状和发展对策. 中华医学杂志, 2001, 81(7): 385–386.

2. 石明国, 宦怡, 李剑. 多层螺旋 CT 成像技术的新进展. 中华放射学杂志, 2015, 49(4): 249–251.

3. 石明国, 赵海涛. MRI 技术的新进展. 中华放射学杂志, 2015, 49(4): 251–253.

4. 中华医学会影像技术分会, 中华医学会放射学分会. 数字 X 线摄影检查技术专家共识. 中华放射学杂志, 2016, 50(7): 483–494.

5. 中华医学会放射学分会. CT 检查技术专家共识. 中华放射学杂志, 2016, 50(12): 916–928.

6. 中华医学会影像技术分会. MRI 检查技术专家共识. 中华放射学杂志, 2016, 50(10): 724–739.

（张雷　任方远　汪建华　邵国良）

第一章

头颅、脊髓

第一节 头颅、脊髓正常影像解剖

一、头颅 X 线解剖

颅盖骨由顶骨、颞骨岩部及额骨的垂直部、部分枕骨（枕内粗隆以上）组成。

两侧顶骨在中线相遇形成矢状缝，其前方与额骨相交构成冠状缝，后侧方与枕骨及颞骨鳞部相交构成人字缝及鳞状缝（图 1-1A）。

颅骨压迹主要有血管压迹、脑会压迹及蛛网膜压迹。颅骨血管压迹有脑膜中动脉沟、板障静脉沟、静脉窦及导静脉等，以脑膜中动脉沟最常见。脑膜中动脉压迹呈分支线状低密度影，起始部显示最清晰，从颅中窝迂曲上行（图 1-1B）。

正常成人人字缝宽带一般在 1.5 mm 以下，儿童不超过 2 mm。若其宽度超过 2 mm 或两次宽度相差在 1 mm 以上，可判定有颅缝分离。

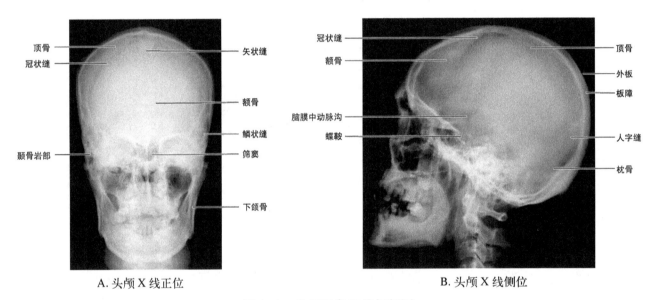

A. 头颅 X 线正位　　　　　　　　　　　B. 头颅 X 线侧位

图 1-1　头颅正常 X 线解剖图

二、头颅 CT、MRI 断层解剖

1. 颅底层面

主要结构：卵圆孔、棘孔、破裂孔、斜坡、颞骨岩部、颈静脉孔。

该层面前部呈开口向前的"V"形，正中为鼻中隔，向两侧依次为筛窦和眼眶，筛窦前方为鼻骨，眼眶内前部为眼球，后部为眶脂体（图 1-2A，图 1-2B）。翼腭窝位于眼眶后部，窝内含有脂肪并有上颌神经通过。层面中部为蝶骨体，蝶骨体中部可见含气蝶窦，蝶窦后方为枕骨基底部，两者呈前后关系，其上面构成斜坡。蝶窦两侧为蝶骨大翼，其后外侧缘处由前向后可见卵圆孔和棘孔，分别有下颌神经和脑膜中动脉通过。斜坡外侧、岩骨尖前方为破裂孔（图 1-2B，图 1-2C）。蝶骨大翼与眶外侧壁的颧骨借颧弓相连，颧弓和蝶骨大翼之间有咬肌和颞肌。层面中部外侧为外耳道。颞骨岩部呈"八"字形，相互之间借破裂孔软骨、蝶岩软骨结合和岩枕软骨结合连接。岩谷后外侧的乳突部内可见乳突小房（图 1-2C）。岩骨后部可见颈静脉孔，内有颈内静脉、舌咽神经、迷走神经和副神经通过。层面后部为颅后窝，其内见延髓、小脑半球下部、第四脑室、小脑扁桃体及小脑蚓部（图 1-2D，图 1-2E）。

破裂孔、卵圆孔、棘孔及斜坡均为重要解剖结构，鼻咽癌常侵犯这些结构，静脉孔区较常见的肿瘤为颈静脉球瘤，常伴有颈静脉孔及其邻近骨质的破坏。

2. 蝶窦上部层面

主要结构：桥小脑角池、脑桥、小脑、颞骨岩部尖、颞叶下极。

蝶骨体占据该层面中部，内部可见蝶窦，中间有骨性分隔。蝶骨体前方正中为鼻中隔，鼻中隔两侧为筛窦。筛窦两侧为眼球断面，眼球壁呈厚薄均匀的环状，即眼环。玻璃体位于眼环内呈均匀低密度影，晶状体位于玻璃体前方呈双凸透镜状高密度影（图 1-3A）。眼球后方为锥体形的眶脂体，其内正中可见视神经同行，眶内侧壁与筛窦间隔以菲薄的纸板，眶外侧壁有额骨眶突和蝶骨大翼构成，内、外直肌紧贴眶壁走向眶尖，视神经管在眶尖。位于蝶窦两侧有颞叶、颞骨鳞部及颞骨外侧的颞肌。蝶窦后方为斜坡，斜坡后外侧为颞骨岩部尖，后外方为乳突，其内可见乳突小房（图 1-3B），岩部的内后缘可见两侧对称的内听道，其内第Ⅶ、Ⅷ对脑神经 CT 上无法分辨，听神经瘤常伴内听道扩大。内听道后外方的骨性空腔为中耳鼓室。枕骨斜坡及岩骨后方为颅后窝，脑桥位于其前部，脑桥后方可见第四脑室，其向两侧延伸的部分呈三角形，两侧对称，位于脑桥、小脑中脚及岩骨之间，称为脑桥小脑角池（图 1-3C，图 1-3D）。位于脑桥小脑角池的常见病有听神经瘤、三叉神经瘤、脑膜瘤和胆脂瘤。

3. 蝶鞍层面

主要结构：垂体、海绵窦、第四脑室。

层面前部为额骨，额骨中部可见横行的额窦，中间有骨板分离。额窦外侧为尖朝向后内的锥形

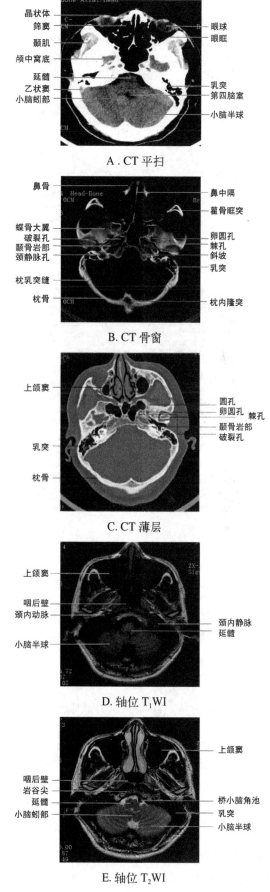

A. CT 平扫

B. CT 骨窗

C. CT 薄层

D. 轴位 T₁WI

E. 轴位 T₂WI

图 1-2 颅底层面断层影像解剖

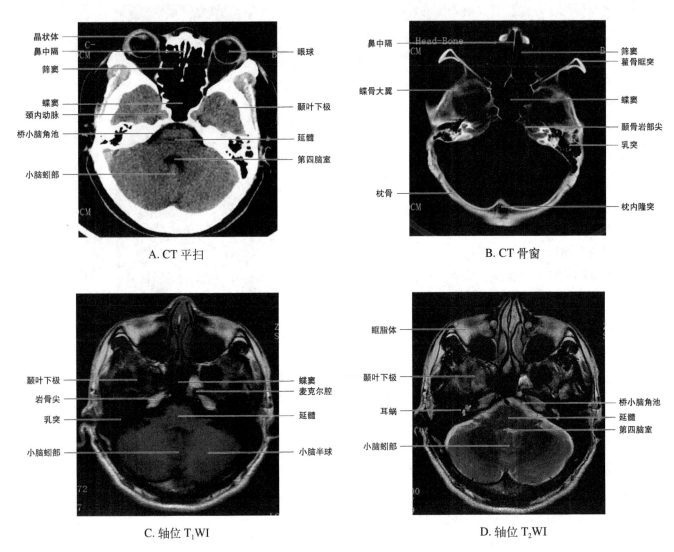

图 1-3 蝶窦上部层面断层影像解剖

眼眶，其内前部为眼球，眼球后方为眶脂体（图 1-4A）。两眼眶之间正中为鸡冠（图 1-4B）。颅前窝底的后方为蝶骨体，其内中部可见蝶窦，蝶窦后外侧为蝶骨小翼，后方为前床突，左右前床突之间为鞍结节，鞍结节与鞍背之间为垂体窝，内容脑垂体，后床突居鞍背两端（图 1-4C，图 1-4D）。蝶鞍两侧为海绵窦（图 1-4E），其内包含颈内动脉及第Ⅲ~第Ⅵ对脑神经。海绵窦外侧为颞叶，两者之间隔以海绵窦外侧壁。鞍背后方为桥前池及其后方的脑桥，桥前池内可见基底动脉断面，呈圆形稍高密度影（图 1-4A）。脑桥后方为第四脑室，呈半圆形或新月形。两侧小脑半球间为小脑蚓部（图 1-4A，图 1-4D）。

4. 鞍上池层面

结构：鞍上池、视交叉、中脑、环池、外侧裂池、大脑纵裂池。

鞍上池层面中部多数为六角星型，其前脚连大脑纵裂池，两个前外侧脚通外侧裂池，两个后外侧角延续为环池，后角为中脑双侧大脑脚之间的脚间池（图 1-5A，图 1-5C，图 1-5D）。鞍上池有 6 条边，前面是两侧额叶的底部，外侧边为颞叶钩回，后两边条为大脑脚。如后方为脑桥，则鞍上池呈五角星形，鞍上池内前部有视交叉、视束及漏斗，两侧有颈内动脉。乳头体位于鞍上池后部中脑前方。鞍上池两侧为颞叶，颞叶内侧部为杏仁体，杏仁体后方为海马，海马内后方向内突出的为海马旁回，海马外侧可见侧脑室颞角。在颞叶前方借外侧裂池与额叶相隔。鞍上池后方为中脑、中脑后部的中脑导水管及中脑两侧的环池。CT 骨窗显示此层面包含骨性结果主要为额骨、颞骨、顶骨（图 1-5B）。

5. 中脑导水管层面

结构：中脑导水管、第三脑室、外侧裂池、岛叶、上矢状窦、四叠体池。

中脑位于中央，其腹侧可见两侧大脑脚，大脑脚底有红核和黑质，中脑背侧可见左右稍隆起者为上丘，上丘后方为四叠体池。中脑顶盖的前方可见中脑导水管断面呈针孔样，中脑外侧为环池，中脑前方中间为第三脑室下部（图 1-6A），CT 骨窗显示此层主要骨性结构包括额骨、蝶骨大翼、颞骨、顶骨、枕骨（图 1-16B）。第三脑室下部两前外侧有尾状头及豆状核壳部，尾状核头及壳核部分相连，壳核的外侧为屏状核、岛叶及外侧裂池，再外侧为颞盖，其上部为颞上回，后部为颞中回。外侧裂池分隔前方的额叶和后方的颞叶。四叠体池后方有小脑上蚓及两侧呈倒"八"形的小脑天幕，天幕后方为直窦和上矢状窦（图 1-6C，图 1-6D）。

6. 基底节层面

结构：尾状核头、豆状核、内囊、外囊、丘脑、岛叶等。

双侧侧脑室前角呈倒"八"字向外前方伸展，前壁为胼胝体膝部，内侧壁为透明隔，外侧壁为尾状核头，透明隔后方与穹隆柱相连，穹窿柱与两侧背侧丘脑前部间为室间孔，沟通双侧侧脑室及第三脑室。尾状核头与背侧丘脑的外侧为"><"形的内囊，由前肢、膝及后肢组成，内囊与额盖、顶盖之间由内侧向外侧依次为豆状核、外囊、屏状核、最外囊、岛叶及外侧裂，胼胝体压部外侧有侧脑室三角区，内有脉络丛，常见钙化（图 1-7A，图 1-7C，图 1-7D）。CT 骨窗显示此层主要骨性结构包括额骨、顶骨及枕骨（图 1-7B）。

7. 尾状核体部层面

结构：尾状核体部、侧脑室体部、放射冠、额

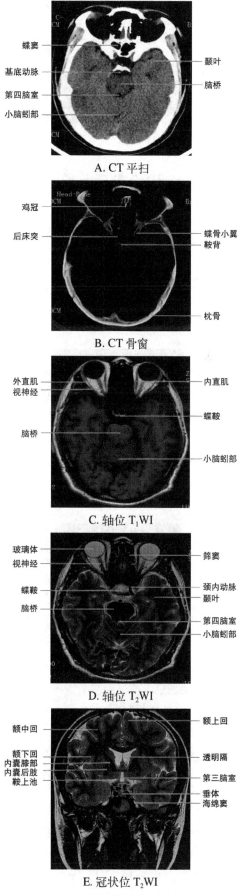

A. CT 平扫

B. CT 骨窗

C. 轴位 T$_1$WI

D. 轴位 T$_2$WI

E. 冠状位 T$_2$WI

图 1-4 蝶鞍层面断层影像解剖

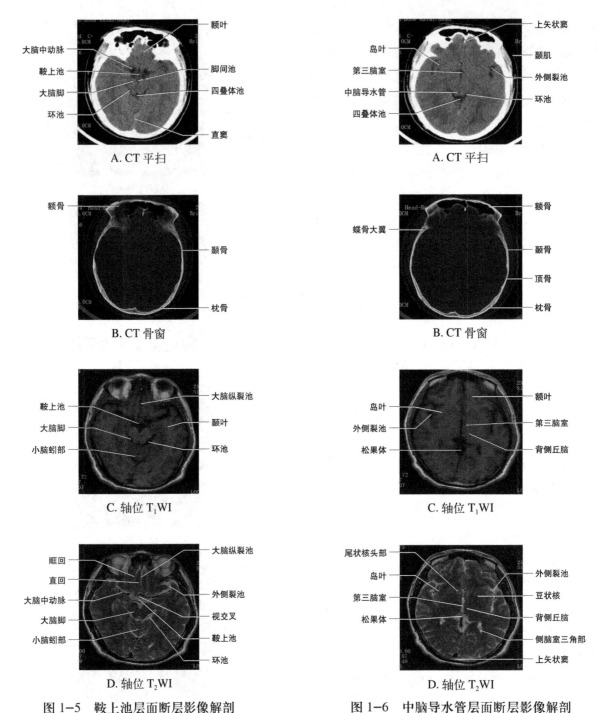

图 1-5　鞍上池层面断层影像解剖

图 1-6　中脑导水管层面断层影像解剖

叶、顶叶等。

双侧侧脑室体部呈凹缘向外的镰刀状，居中线两旁，以透明隔为界。尾状核体部紧贴于侧脑室体部外侧壁，其外侧为双侧大脑半球白质即放射冠，再外侧为岛盖。大脑半球内侧面被胼胝体分为前后两部，前部由前向后为额内侧回和扣带回，后部由前向后为扣带回、楔叶和舌回。大脑半球外侧面的脑回由前向后依次为额上回、中回、下回、中央前

回、缘上回、角回（图 1-8A，图 1-8C~ 图 1-8E）。CT 骨窗显示此层面主要骨性结构包括额骨、顶骨及枕骨（图 1-8B）。

8. 放射冠层面

结构：放射冠、胼胝体体部、侧脑室顶部、中央沟、扣带回。

两侧侧脑室顶部间以胼胝体体部及扣带回相隔。侧脑室顶部周围白质呈扇形放射状分布连接大

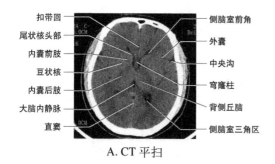

A. CT 平扫

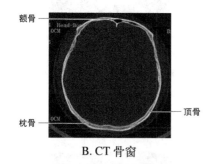

B. CT 骨窗

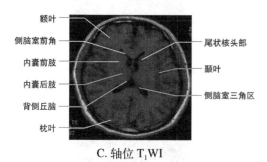

C. 轴位 T₁WI

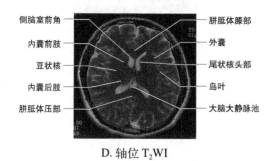

D. 轴位 T₂WI

图 1-7 基底节层面断层影像解剖

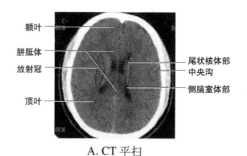

A. CT 平扫

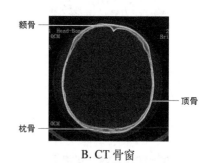

B. CT 骨窗

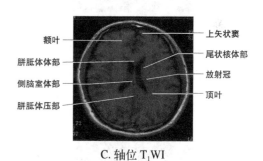

C. 轴位 T₁WI

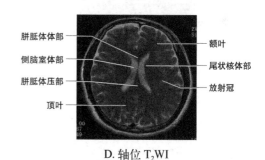

D. 轴位 T₂WI

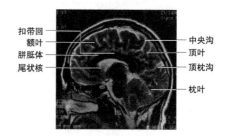

E. 矢状位 T₂WI

图 1-8 尾状核体部层面断层影像解剖

脑皮质及皮质下诸结构，为放射冠。大脑纵裂内有大脑镰及其前、后端的上矢状窦断面构成中线结构。大脑半球内侧面由前至后有额内侧回、扣带沟、扣带回、顶下沟、楔前叶、顶枕沟和楔叶。大脑半球外侧面由前之后为额上回、中回、下回、中央前回、中央沟、中央后回、缘上回、角回和枕叶（图1-9A，图1-9C，图1-9D）。CT骨窗显示此层面主要骨性结构包括额骨、顶骨及枕骨（图1-9B）。

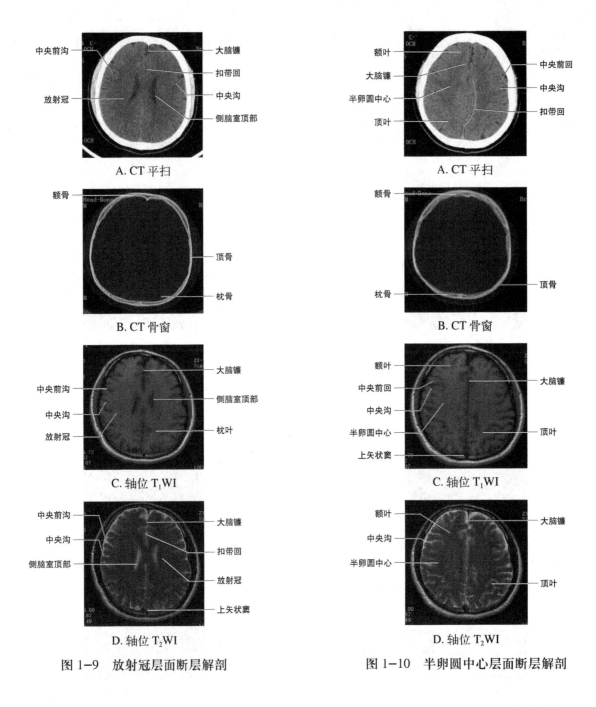

图 1-9　放射冠层面断层解剖　　　　　　图 1-10　半卵圆中心层面断层解剖

9. 半卵圆中心层面

结构：半卵圆中心、中央沟、额叶、顶叶、大脑镰。

中央结构为大脑镰及大脑纵裂，大脑纵裂前、后端为上矢状窦断面（图 1-10A，图 1-10C，图 1-10D）。CT 骨窗显示此层面主要骨性结构包括额骨、顶骨及枕骨（图 1-10B）。

10. 中央旁小叶层面

结构：中央沟、中央旁小叶、中央前回、中央后回。

大脑镰分隔左右大脑半球，此层面脑沟、脑回明显，脑沟深度正常不超过 5 mm，每一侧大脑半球中部可见中央沟，为额叶及顶叶分界线，中央沟前方有中央前回、中央前沟及额上回，后方有中央后回、中央后沟及顶上小叶，中央沟的内侧端为中央旁小叶（图 1-11A，图 1-11C，图 1-11D）。CT 骨窗显示此层面主要骨性结构包括额骨、顶骨，以及骨性结构之间冠状缝、矢状缝（图 1-11B）。

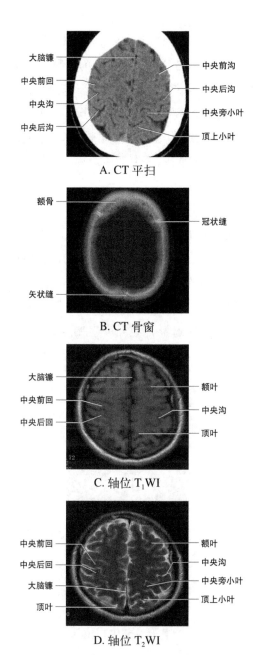

A. CT 平扫

B. CT 骨窗

C. 轴位 T_1WI

D. 轴位 T_2WI

图 1-11 中央旁小叶层面断层解剖

三、脊柱与脊髓正常影像解剖

成人脊柱由 24 块椎骨、1 块骶骨和 1 块尾骨构成，每个椎骨间由椎间软骨和椎间关节以及韧带连接。自上而下可分为颈段、胸段、腰段和骶尾段四部分。随着人体活动的重力作用，脊柱在出生后逐渐形成了三个生理变曲，即颈弯、胸弯和腰弯。颈弯和腰弯向前凸，脊柱从侧面看呈"S"形。

椎骨由前方的椎体和后方的椎弓两部分组成（图 1-12）。椎体约呈短圆柱状，内部为骨松质，外为薄层为骨密质。上、下椎体以软骨连成柱状，是椎骨承重的主要部分。椎弓在椎体后方。椎弓与椎体相连的部分叫椎弓根，稍细，上下各有一切迹，分别称椎上切迹和椎下切迹，椎下切迹较明显。相邻椎骨之间在椎弓根处的上、下切迹共同围成形成椎间孔，其中有神经和血管走行。椎弓的后部呈板状，叫椎弓板。左右椎弓板相连形成完整的椎弓。椎体和椎弓共同围成椎孔，各椎骨的椎孔连成贯穿脊柱的椎管以容纳和保护脊髓。

椎弓上有七个突：向后方伸出的一个叫棘突，多数可在背部正中线摸到；左右各伸出一个横突，棘突和横突都有韧带和肌肉附着；椎弓上下各有一对突起，叫上关节突和下关节突，相邻椎骨的上、下关节突相对，以关节面组成关节突关节。

因寰椎与枢椎之间，骶尾椎之间不存在椎间盘，所以全身的椎间盘只有 23 个。它们均位于两个椎体之间。椎间盘的总厚度为全脊柱总长的 1/4~1/5。腰部的椎间盘最厚，约为 9 mm。椎间盘由髓核、纤维环、软骨终板和 Sharpey 纤维环等构成。髓核由类黏蛋白为胶状蛋白基质的纤维软骨组织组成，含水量很高。髓核为纤维环所包裹，纤维

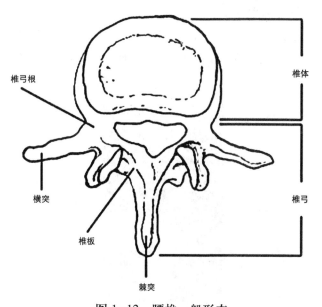

图 1-12 腰椎一般形态

（引自：Schwarzenberg R, 2014）

环的前部较后部宽，因此髓核的位置偏于后方，髓核的中心在椎间盘前后径中后三分之一的交界部，是脊柱运动轴线通过的部位。由于纤维环后部较窄，力量较弱，髓核易于向后方突出，但由于纤维环后方中部有后纵韧带加固，突出多偏于侧后方。软骨终板紧贴椎体上下缘，构成椎间盘髓核的上、下界。Sharpey 纤维环则位于椎间盘最外层，由胶原纤维构成。

脊髓是中枢神经的一部分，位于椎管内，呈长圆柱状，人的脊髓全长 41~45 cm。上端与颅内的延髓相连，下端呈圆锥形随个体发育而有所不同，成人脊髓终于第一腰椎下缘或第二腰椎上缘。因此，成人第 2 腰椎以下椎管内无脊髓组织，仅马尾及终丝。脊髓被膜由内向外依次为软脊膜、蛛网膜、硬脊膜。其中软脊膜紧贴脊髓表面，蛛网膜紧贴硬脊膜内面，软脊膜和蛛网膜之间的腔隙为蛛网膜下腔，其内充满脑脊液。硬脊膜由致密结缔组织构成，厚而坚韧，形成一长筒状的硬膜囊。硬脊膜与蛛网膜之间的腔隙为硬膜下腔，与椎管壁之间的间隙为硬膜外腔，内含丰富的血管、神经、淋巴和脂肪组织。

1. 颈椎

颈椎共 7 个，第 1、第 2 颈椎属特殊椎骨。一般颈椎的椎体较小，近似长方形，上、下关节突的关节面几乎呈水平位，椎孔大，呈三角形。横突根部生有横突孔，是颈椎最显著的特点。横突孔内有

椎动脉和静脉穿行。第 1 颈椎称为寰椎，呈环状，主要由前弓、后弓及侧块组成。第 2 颈椎称为枢椎，椎体向上有指状突起，称为齿突，与寰椎的齿突凹相关节，称为寰枢关节。正常情况下，两侧关节间隙及齿突与左右侧块之间的间隙均对称。标准投照位置下，若上述间标志中隙不对称，则提示寰枢关节脱位（图 1-13）。

X 线正位片上（图 1-14A），由于寰椎枢椎受颅骨影重叠影响而显示不清，其以下椎体形态相似，呈长方形。第 3~ 第 7 颈椎体上面侧缘的椎体钩与上位椎体的前后唇缘相接而形成钩椎关节，又称 Luschka 关节，Luschka 关节过度增生肥大可使椎间孔狭窄，压迫脊神经而产生相应症状。气管呈低密度影，位于椎体中央。侧位片上（图 1-14B），

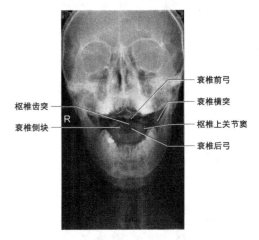

图 1-13　寰枢关节张口位 X 线解剖

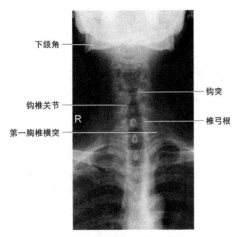

A. 颈椎 X 线正位

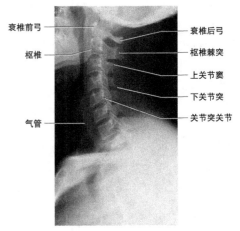

B. 颈椎 X 线侧位

图 1-14　颈椎 X 线解剖

各椎体顺序排列，整体稍向前凸。椎体后缘曲线连续，后方为棘突，第2颈椎（枢椎）棘突最粗大，第7颈椎棘突最长。

CT横断面上寰枢关节层面可见环状的寰椎，分为前弓、后弓及两侧的侧块（图1-15A）。寰椎横突较其他颈椎横突长且粗，横突孔内有椎动脉通过。寰椎前弓后方为枢椎的齿突，与前弓后的关节面构成寰枢关节。正常成人寰齿关节间隙＜3 mm，齿突到寰椎两侧侧块的距离相等，否则考虑寰椎关节半脱位可能。第4颈椎椎弓根层面可见椎管呈低

密度尖端朝后的三角形，椎弓根较短，脊髓横断面呈椭圆形（图1-15B）。

矢状面上可见脊髓上与延髓相连，下至第1腰椎下缘或第2腰椎上缘，在MRI上呈灰白影，脊髓周围环绕蛛网膜下腔，腔内充满脑脊液，在T_1WI上呈黑色（图1-16A），在T_2WI上呈亮白色（图1-16B）。硬脊膜在MRI上呈黑色影像，硬膜外脂肪组织呈亮白影。椎体间髓核由于含水量高，在T_2WI上呈亮白色（图1-16B），在T_1WI上呈黑色（图1-16A）。

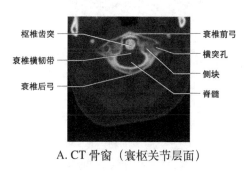

A. CT骨窗（寰枢关节层面）　　B. CT骨窗（椎体层面）

图1-15　颈椎CT解剖

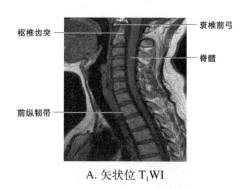 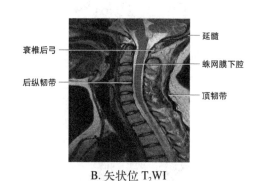

A. 矢状位T_1WI　　B. 矢状位T_2WI

图1-16　颈椎MRI解剖（矢状位）

2. 胸椎

胸椎位于胸腔后，分12块，形成脊椎中间部分，正位片上呈长方形，自上而下逐渐增大。其椎体上下面平坦，椎间隙宽度较均匀，椎弓根投影于椎体两侧，呈环形高密度影。上一胸椎棘突投影于椎间隙及下一椎体上部。胸椎椎体与肋骨构成肋椎关节。侧位上胸椎顺序后突，后缘弧线连续，椎间孔显示清晰（图1-17）。

横断面上（图1-18A），胸椎椎体呈心形，椎体横径与前后径相近，椎体内可见低密度粗线状椎

间静脉影，椎体两侧及较长的横突与两侧肋骨相关节。胸椎MRI矢状面表现如颈椎所述（图1-18B，图1-18C）。

3. 腰椎

腰椎椎体呈略大于胸椎的长方形。正位片上上下关节突显示清晰（图1-19A）。腰椎侧位略向前突（图1-19B），各腰椎间隙由上至下逐渐增宽，椎间孔大且清晰。在斜位片上（图1-19C）可显示位于上下关节突之间的椎弓峡部，正常腰椎附件的投影形似猎犬：猎犬嘴部为腰椎横突，耳部为上

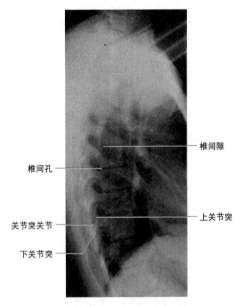

图 1-17　胸椎 X 线解剖（侧位）

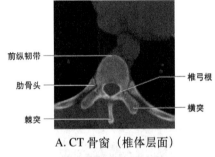

A. CT 骨窗（椎体层面）

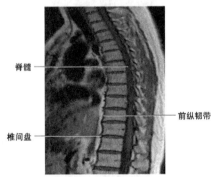

B. 矢状位 T$_1$WI

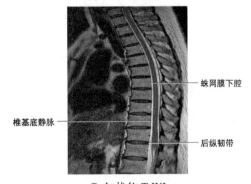

C. 矢状位 T$_2$WI

图 1-18　胸椎 CT 及 MRI 解剖

关节突，眼为椎弓根，颈部为椎弓峡部，前腿为下关节突，后腿为对侧下关节突，尾部为对侧上关节突，体部为椎板。椎弓峡部不连时，颈部出现一条纵行透亮带。

腰椎椎体横断面（图 1-20A）呈肾形，各段椎管形态不一。椎管狭窄，侧隐窝是椎管最狭窄部分，为神经根的通道，其宽度为椎体后缘至椎小关节前缘的垂直距离，正常＞ 3 mm，否则为侧隐窝狭窄。侧隐窝狭窄卡压神经根是腰腿痛的原因之一。

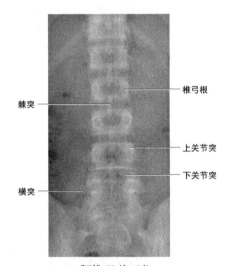

A. 腰椎 X 线正位

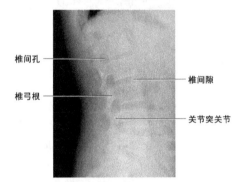

B. 腰椎 X 线侧位

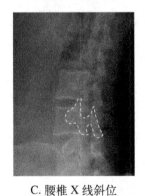

C. 腰椎 X 线斜位

图 1-19　腰椎 X 线解剖

腰 5 椎间孔最易引起侧隐窝狭窄，原因是：①椎间孔多呈三叶形；②侧隐窝明显，矢径可小至 2~3 mm；③上关节突增生变形较多。矢状面上可见椎体后缘中部有短条状凹陷，为椎静脉所在。胸椎 MRI 矢状面表现如颈椎所述（图 1-20B，图 1-20C）。

4. 骶尾椎

正位片上骶骨呈倒置的三角形，由中间部分和两侧翼部构成（图 1-21A）。中间部分可见骶椎棘突愈合后形成的骶中嵴，两侧翼部可见 4 对透亮骶孔影。翼部的耳状关节面与髂骨构成骶髂关节。尾骨（coccyx）呈三角形，由后面的 3~5 块尾椎接合而成，各尾椎间由软骨连接，约 40 岁后软骨消失。骶骨下缘与尾骨上缘形成骶尾关节（图 1-21B）。

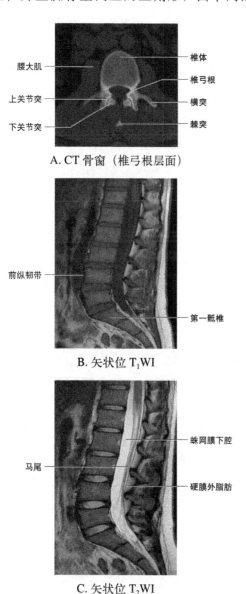

A. CT 骨窗（椎弓根层面）

B. 矢状位 T_1WI

C. 矢状位 T_2WI

图 1-20 腰椎 CT 及 MRI 解剖

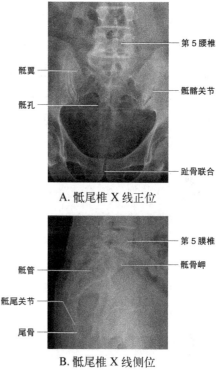

A. 骶尾椎 X 线正位

B. 骶尾椎 X 线侧位

图 1-21 骶尾椎 X 线解剖

（钟超 王思齐 廖海波）

第二节　医学影像技术的合理应用及检查准备

一、数字 X 线摄影

1. 头颅后前位

（1）适应证　①头颅先天性疾病；②颅骨炎症、肿瘤及肿瘤样病变；③外伤；④钙化性颅内占位疾病；⑤颅内压增高症。

（2）技术要点　受检者俯卧于摄影台上，两臂放于头部两侧，使头颅正中矢状面垂直于台面并与台面中线重合，中心线垂直对准枕外隆凸，经眉间垂直射入探测器中心。

（3）影像质量标准　①显示头颅正位影像，图像包括全部颅骨及下颌骨升支；②矢状缝与鼻中隔位于图像正中，眼眶、上颌窦、筛窦等左右对称显示，顶骨及两侧颞骨的影像对称；③颞骨岩部上缘位于眼眶正中或内听道显示眶正中，内听道显示清晰，两侧无名线距颅板等距离；④颅骨骨板及骨质结构显示清晰。

2. 头颅侧位

（1）适应证　同"头颅后前位"。

（2）技术要点　受检者俯卧于摄影台上，头部侧转，被检侧贴近台面，头颅矢状面与台面平行，瞳间线与台面垂直，下颌稍内收，听眶线与台边垂直，对准外耳孔前、上各 2.5 cm 处，垂直射入探测器中心。

（3）影像质量标准　①显示头颅侧位整体观影像，图像包括全部颅骨及下颌骨升支；②图像上缘包括顶骨，前缘包括额骨、鼻骨，后缘包括枕外隆凸；③蝶鞍位于图像正中偏前，蝶鞍各缘呈单线的半月状阴影，无双边影；④前颅凹底线重叠为单线，两侧乳突外耳孔、下颌骨小头基本重叠。

二、CT 扫描技术

1. 颅脑 CT 扫描技术

（1）适应证　颅脑急性出血、梗死、外伤、畸

形、积水、肿瘤、炎症及脑实质变性和脑萎缩等疾病。

（2）技术要点　取仰卧位，常规以听眦线或听眶上线为扫描基线，扫描范围从颅底至颅顶。一般行逐层扫描，层厚 5~6 mm，层间距 5~6 mm。常规增强扫描扫描参数与常规平扫相同。采用高压注射器经静脉团注对比剂，流率为 1.5~2.0 mL/s，观察动脉瘤、动静脉畸形等血管病变时，流率可达 3.0~4.0 mL/s，用量为 50~70 mL。根据病变的性质设置头部增强的延迟扫描时间，血管性病变延迟 25 s，感染、囊肿延迟 3~5 min，转移瘤、脑膜瘤延迟 5~8 min。颅脑 CTA 采用对比剂（流率为 4.0~5.0 mL/s，用量为 60~80 mL）+ 生理盐水（流率为 4.0 mL/s，用量为 30 mL）的注射方式。用薄层横断面数据进行 MPR，可获得脑组织的冠状面、矢状面、斜面图像。运用表面遮盖法（SSD）显示颅骨的骨折线、病变与周围解剖结构的关系等。CTA 三维图像重组：头部血管图像后处理常包括 MPR（CPR）、MIP、VR 及 SSD。

（3）影像质量标准　①脑组织窗：能够显示灰白质边界、基底神经节、脑室系统、中脑周围的脑脊液腔隙、静脉注射对比剂后的大血管和脑室脉络丛；②骨窗：能够显示颅骨的内板、外板和板障。

2. 鞍区 CT 扫描技术

（1）适应证　①普通 X 线检查发现鞍区病变，需进一步明确诊断者；②临床怀疑垂体肿瘤；③垂体瘤术后复查。

（2）技术要点　受检者体位同颅脑轴面扫描，扫描基线可用听眶线或听眦线，扫描范围从颅底至鞍顶，采用螺旋扫描方式，以最薄层厚进行无间隔重建，然后行冠状面、矢状面重组，重建层厚 3 mm，层间距 3 mm。增强扫描采用非离子型碘对比剂，用量 80.0~100.0 mL（或 1.5~2.0 mL/kg），注

射流率 2.5~3.0 mL/s。首先行 CT 平扫确定扫描范围，注入对比剂后 10 s 启动扫描，扫描 5~8 次。延迟时间一般设为注射对比剂后 35 s。垂体微腺瘤放大动态扫描能清楚地观察垂体微腺瘤及其与周围组织结构的关系。动态增强扫描可观察微腺瘤血供的全过程，有利于诊断微腺瘤。软组织窗窗宽 350~400 HU，窗位 35~45 HU；病变侵犯颅骨时需加照骨窗，骨窗窗宽 3 500~4 000 HU，窗位 500~700 HU。需重建鞍区冠状面、矢状面图像，重建层厚及层间距 ≤ 3 mm。

（3）影像质量标准　①软组织窗：能够显示鞍区软组织、脑灰白质边界、中脑周围的脑脊液腔隙、静脉注射对比剂后的大血管和脑室脉络丛；②骨窗：能够显示鞍区诸骨的结构，颅骨的内板、外板和板障。

三、MRI 检查技术

1. 颅脑常规 MRI 检查技术

（1）适应证　基本与 CT 扫描技术类似，MRI 在大部分颅脑疾病中有其优势。

（2）技术要点　头线圈或头颈联合线圈。仰卧位，头先进。以轴面为主，矢状面或冠状面为辅。扫描范围覆盖枕骨大孔至颅顶。fMRI、DWI、磁敏感加权成像（susceptibility weighted imaging，SWI）、MRS 等根据病变选择性使用。急性脑卒中患者必须扫描 DWI 序列。增强扫描序列采用轴面、冠状面和矢状面 T_1WI 序列，当病变紧邻颅底或颅盖骨时，增强后应加扫脂肪抑制 T_1WI。

（3）影像质量标准　①全脑两侧结构尽量对称显示；②无明显运动伪影；③覆盖全脑。

2. 鞍区 MRI 技术

（1）适应证　基本与 CT 扫描技术类似，MRI 在大部分垂体及鞍区疾病中较 CT 有优势。

（2）技术要点　头线圈或头颈联合线圈。仰卧位，头先进。基本原则为薄层、小 FOV、高分辨率扫描。以矢状面及冠状面为主，轴面为辅。扫描平面垂直于鞍底，范围包含鞍区和（或）病灶区域。增强扫描序列：①非垂体微腺瘤的鞍区病变可行常规增强扫描，选用冠状面、矢状面 fs-T_1WI 序列，辅以轴面扫描；②垂体微腺瘤行动态增强扫描，常选冠状面，不加脂肪抑制，时间分辨率 10~30 s/ 期或更短（根据设备性能条件设置，应保证图像分辨率满足诊断需要），时相 >6 期，总扫描时间 >2 min。动态增强扫描后行矢状面及冠状面常规增强扫描，加或不加脂肪抑制均可。

（3）影像质量标准　①清晰显示蝶鞍、垂体、垂体柄、视交叉、下丘脑、海绵窦、颈内动脉、大脑前动脉主干等结构，矢状面及冠状面最大化显示垂体柄长度；②无明显运动伪影，磁敏感伪影不影响鞍区影像诊断。

四、颅内动脉三维 -TOF-MRA

（1）适应证　颅脑动脉疾病，血管狭窄和闭塞情况，动 - 静脉畸形及其供血动脉和引流静脉，肿瘤血管情况及肿瘤压迫邻近血管情况等。

（2）技术要点　头线圈或头颈联合线圈。仰卧位，头先进。轴面三维 TOF 快速梯度回波序列。扫描范围以 Willis 环为中心，上至胼胝体顶，下至枕大孔，或包含靶血管区域。选用流动补偿、磁化传递、脂肪抑制和层面内插技术。

（3）影像质量标准　①显示颅内大脑前、中、后动脉血管及 Willis 环血管；②三维动脉最大强度投影 MIP 血管图清晰。

第三节 主要病例

一、脑血管疾病

病例 1

【简要病史】

患者，男，38 岁，突发右侧肢体乏力伴活动障碍 2 小时。

【影像资料】

见图 1-22。

【影像分析】

头颅 CT 平扫（图 1-22A）示脑内未见明显异常，12 小时后行 MRI 平扫检查，轴位 T_2WI（图 1-22B）、轴位 T_1WI 示右侧基底节区近内囊后肢处见斑片状 T_1 稍低信号（图 1-22C）、T_2 高信号影，边缘清晰，DWI 示同一部位弥散受限（图 1-22D），呈高信号。

【影像诊断】

右侧基底节区急性脑梗死。

【最终结果】

右侧基底节区急性脑梗死。

【疾病概述】

脑梗死（cerebral infarction）是一种缺血性脑血管疾病，其发病率在脑血管疾病中居首位，常见

有脑动脉闭塞性梗死和腔隙性脑梗死。

（一）脑动脉闭塞性脑梗死

脑动脉闭塞性脑梗死，主要是由于大或中等管径的动脉发生粥样硬化，继发血栓导致动脉管腔狭窄、闭塞，从造成供血区脑实质缺血缺氧梗死。其中大脑中动脉闭塞最为常见，其次为大脑后动脉、大脑前动脉及小脑的主要动脉，导致相应供血区脑组织缺血坏死。常见于 50~60 岁以上有患有动脉硬化、糖尿病、高脂血症者。

病理改变：发生梗死后 4~6 小时脑组织发生缺血、水肿，继而脑组织出现坏死。1~2 周后脑水肿逐渐减轻，坏死脑组织发生液化，梗死区出现吞噬细胞浸润，清除坏死组织，同时有胶质细胞增生和肉芽组织形成，8~10 周后形成含液体的囊腔，即软化灶。少数缺血性脑梗死在发病 24~48 小时后梗死区域可因再灌注而出血，发展为出血性脑梗死。

1. 临床表现

因梗死的部位不同而异。常见的临床表现包括"三偏"（偏瘫、偏身感觉障碍、偏盲）、失语等，小脑或脑干梗死时常出现共济失调、吞咽困难、呛咳等症状。

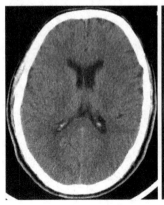 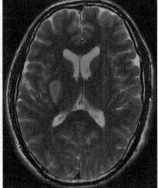 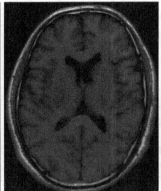 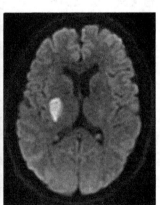

| A. CT 平扫 | B. 轴位 T_2WI | C. 轴位 T_1WI | D. 轴位 DWI |

图 1-22 右侧基底节急性脑梗死

2.影像表现

（1）X线　头颅X线片无任何价值。数字减影血管造影（digital subtraction angiography，DSA）检查一般仅用于拟行溶栓治疗的病例，不作为常规检查诊断手段。

（2）CT平扫

1）脑梗死在24小时内：CT检查可无阳性发现，或仅表现为模糊的低密度影。部分病例可于早期显示动脉致密征（大脑中动脉或颈内动脉等较大动脉某一段，由于血栓形成、栓塞而表现为密度增高，即高密度血管征）（图1-23）；大脑中动脉闭塞早期可出现岛带征（岛叶、最外囊和屏状核灰白质界面消失）（图1-24）。

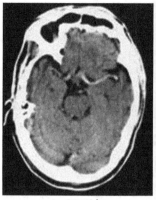 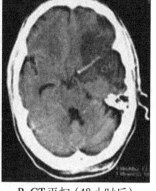

A. CT平扫　　　　　　B. CT平扫（48小时后）

图1-23　左侧大脑半球大面积脑梗死

CT平扫（图1-23A）示左侧大脑中动脉密度增高，其供血区未见明显异常密度影；48小时后复查CT（图1-23B）示左侧大脑中动脉仍呈高密度，其供血区见扇形低密度影，边缘清晰

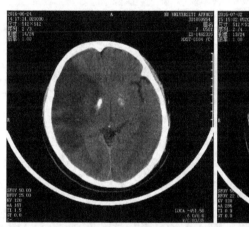 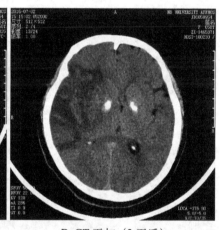

A. CT平扫（发病3小时）　　　　　　B. CT平扫（3天后）

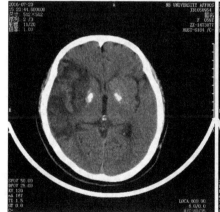 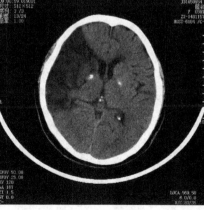 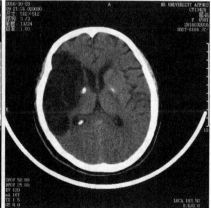

C. CT平扫（4周后）　　　　D. CT平扫（7周后）　　　　E. CT平扫（4月后）

图1-24　右侧大脑中动脉供血区大面积梗死

患者，女，58岁，因"突发意识不清伴左侧肢体乏力3小时"入院。急诊头颅CT示右侧大脑中动脉闭塞所致右侧额顶颞叶大面积梗死，中线结构左移，侧脑室受压变窄（图1-24A）。患者在发病后3天（图1-24B）、治疗后4周（图1-24C）、7周（图1-24D）、4个月（图1-24E）行头颅CT平扫复查，患者在发病后3天出现再灌注。治疗后病灶密度减低，出血逐渐吸收，边界变清楚，最终发展为软化灶

2）24小时后：CT可清楚显示低密度区，其范围与闭塞血管供血区相一致，同时累及皮髓质。梗死低密度区的大小、形态与闭塞血管有关，如大脑中动脉主干闭塞，病灶常呈三角形，尖端指向三脑室，底部朝向大脑凸面（图1-24）；大脑前动脉闭塞表现为大脑镰旁的长条状低密度影；大脑后动脉闭塞，在顶叶后部及枕叶大脑镰旁可见半圆形低密度区。血管闭塞可多发，因此低密度区的形态变异差别很大。此时可有占位效应，表现为同侧脑室受压，中线结构向对侧移位等改变。

3）梗死后2~3周：CT扫描可出现模糊效应，即病灶表现为等密度，不易被发现。这是因为脑水肿消失而吞噬细胞浸润，使组织密度增加，从而在CT上表现为等密度。

4）脑梗死晚期：坏死组织被清除而形成含液囊腔，密度更低，并出现相应部位的脑萎缩，表现为同侧脑室、脑池或脑沟扩大，中线结构向患侧移位等改变；梗死灶小的此改变可不明显。

5）增强扫描：亚急性期脑梗死由于模糊效应显示不清或不典型，可行CT增强扫描，梗死区可

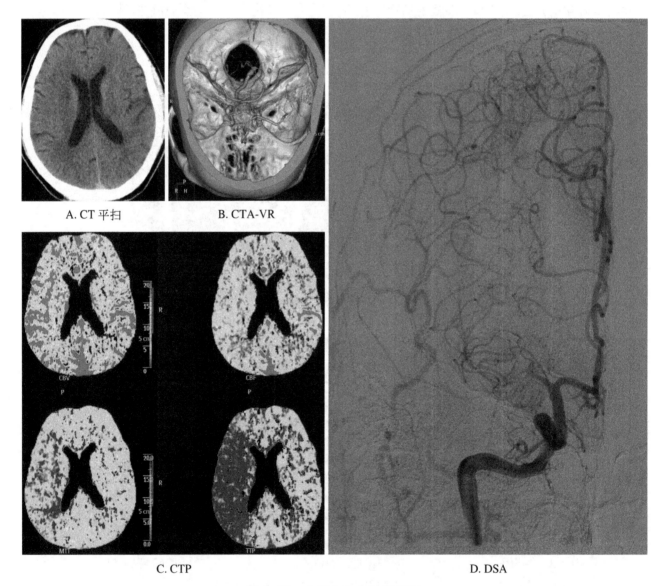

A. CT 平扫　　　　　　　　B. CTA-VR

C. CTP　　　　　　　　　　D. DSA

图 1-25　右侧大脑中动脉闭塞

患者，男，50岁，左下肢无力1天。CT平扫（图1-25A）示右侧基底节区见片状低密度影（白箭），边缘模糊，无明显占位效应；CTA容积再现技术（volume rendering, VR）（图1-25B）示右侧大脑中动脉闭塞。CTP（图1-25C）示右侧颞叶CBV、CBF下降，MTT、TTP延迟，提示大脑中动脉供血区尚未完全梗死。DSA（图1-25D）示右侧大脑中动脉闭塞

出现脑回状、条状强化，大多数为不均匀强化。梗死区强化是由于血脑屏障破坏、新生毛细血管和再灌注所致。增强扫描除非行 CT 血管造影 (CT angiography，CTA)、CT 灌注成像 (CT perfusion imaging，CTP) 检查，一般不推荐。

6) CTP：通过观察脑血流量 (cerebral blood flow，CBF)、脑血容量 (cerebral blood volume，CBV)、平均通过时间 (mean transit time，MTT) 和达峰时间 (time-to-peak，TTP) 等指标可对梗死灶的大小及其周围脑实质血流灌注情况进行判断，对指导临床治疗和观察疗效有重要的参考价值 (图 1-4、图 1-5)。

(3) MRI

1) 在脑梗死 6 小时内：由于细胞毒性水肿而扩散受限，DWI 即可显示梗死灶，呈高信号 (图 1-27C、图 1-28D)；此后发生血管源性水肿、细胞死亡、髓鞘脱失、血脑屏障破坏，T_1 与 T_2 弛豫时间延长，呈 T_1 低信号、T_2 高信号影。

2) 梗死 1~7 天：水肿进一步加重，占位效应更明显。梗死区仍呈 T_1 低信号、T_2 高信号影。但与之前相比，T_1 逐渐变短，这是由于水肿区蛋白含量升高所致。梗死晚期，小的病灶可完全不显示；大的病灶可形成软化灶，T_1、T_2 显著延长，类似于脑脊液的信号，呈 T_1 低信号、T_2 高信号影。

3) 应用 DWI 和灌注成像 (PWI)：不仅能诊断急性脑梗死，而且可以判断脑梗死周边缺血半暗带的存在，即指急性脑缺血后局部血流量降低，该处组织恢复血供后仍可以存活的区域。通常认为，当

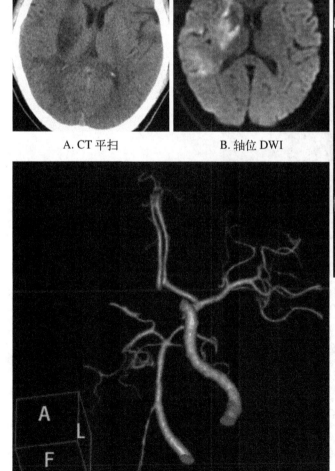

A. CT 平扫　　　　　　B. 轴位 DWI

C. CTA-VR

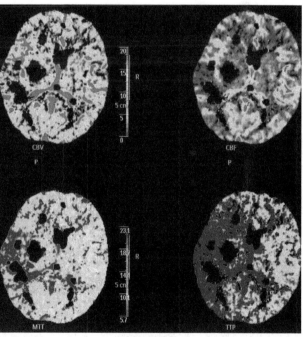

D. CTP

图 1-26　右侧基底节及部分额颞叶不可逆脑梗死

患者，男，60 岁，左侧肢体无力 3 天。CT 平扫 (图 1-26A) 示右侧基底节区低密度梗死区 (白箭)；MR 轴位 DWI (图 1-26B) 示右侧基底节区及颞叶弥散受限，呈不均匀性高信号，信号不均匀；CTA-VR (图 1-26C) 示右侧颈内动脉闭塞。CTP (图 1-26D) 示右侧颞叶 CBV、CBF 明显下降，MTT、TTP 明显延迟。右侧基底节区、部分额颞叶脑组织无灌注，提示不可逆性缺血坏死

PWI异常信号区域大于DWI异常信号区域时，两者不匹配的区域即为缺血半暗带，但有研究显示此结论并非完全正确。缺血半暗带的存在是可以进行溶栓治疗的指征之一。

3.诊断要点

（1）脑实质内在CT上呈低密度，在MRI上呈T_1低信号、T_2高信号影，与某一血管供血区相一致，呈楔形或扇形，同时累及皮质和髓质，增强扫

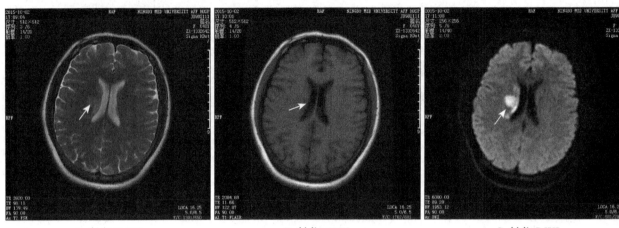

A. 轴位 T_2WI B. 轴位 T_1WI C. 轴位 DWI

图1-27　右侧基底节区急性梗死（白箭头）

MRI轴位T_2WI（图1-27A）、T_1WI（图1-27B）示右侧基底节区片状稍长T_1长T_2信号影，边界欠清，DWI（图1-27C）呈明显高信号，中线结构居中，无占位效应

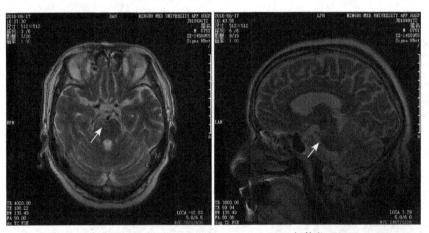

A. 轴位 T_2WI B. 矢状位 T_2WI

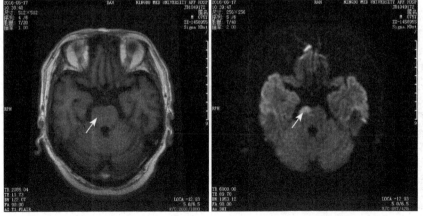

C. 轴位 T_1WI D. 轴位 DWI

图1-28　脑桥急性梗死（白箭头）

MRI轴位T_2WI（图1-28A）、矢状位T_2WI（图1-28B）、轴位T_1WI（图1-28C）示脑桥右侧部斑片状T_1稍低信号、T_2稍高信号影，边界欠清，DWI（图1-28D）呈明显高信号，脑干形态未见异常

描呈脑回状强化，为缺血性脑梗死的典型表现。

（2）急性期 CT 征象不明显或不典型，急诊 MRI 检查有重要价值。MRI 发现梗死灶比 CT 更敏感、更早，对于显示脑干、小脑的梗死灶优于 CT（图 1-29）。

4. 鉴别诊断

根据典型的 CT 和 MRI 表现结合病史可以明确诊断，表现不典型是应注意与星形细胞瘤、转移瘤、脑炎等相鉴别。脑肿瘤占位表现更显著，高级别星形细胞瘤多呈不规则强化，转移瘤常呈均匀或环形强化，均不同于脑梗死。脑炎常有发热等症状，病灶分布范围与脑动脉供血范围不一致；脑脓肿常呈规则的、厚薄均匀的环形强化，较易鉴别。

（二）腔隙性脑梗死

腔隙性脑梗死（lacunar infarction）是指脑穿支小动脉闭塞引起的深部脑组织较小面积的缺血性坏死。其病因主要是高血压和脑动脉硬化，好发于基底节区和丘脑，也可发生于脑干、小脑等部位，可多发。病灶直径 5~15 mm。

1. 临床表现

可有轻偏瘫、偏深感觉障碍等局限性症状，梗死部位不同，相应的临床表现也不尽相同，但总体上症状较轻且局限，预后好。

2. 影像表现

（1）CT 平扫　基底节区或丘脑区可见结节状低密度影，边界模糊或清楚，直径 10~15 mm，无明显占位征象，可多发（图 1-30）。

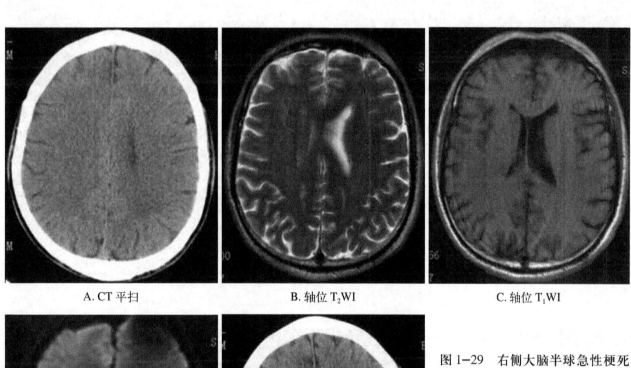

A. CT 平扫　　　　　　B. 轴位 T₂WI　　　　　　C. 轴位 T₁WI

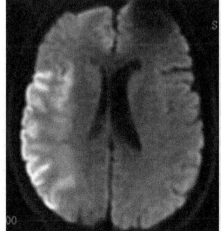

D. 轴位 DWI

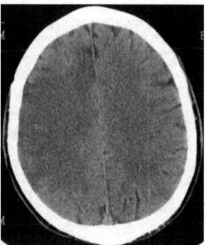

E. CT 平扫（6 小时后）

图 1-29　右侧大脑半球急性梗死（与大脑中动脉供血区一致）

急诊 CT（图 1-29A）未见明显异常，20 分钟后急诊 MRI 轴位 T₂WI（图 1-29B）、轴位 T₁WI（图 1-29C）未见明显异常信号影，同一时间 DWI（图 1-29D）右侧大脑半球大脑中动脉供血区弥散受限，呈斑片样高信号，边界欠清，6 小时后复查 CT（图 1-29E）示右侧大脑半球大脑中动脉供血区见大片略低密度影，边缘模糊

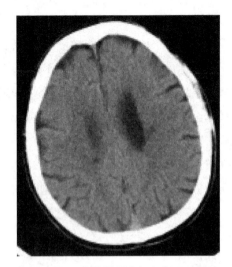

图1-30 腔隙性脑梗死（CT平扫）

患者，男，70岁，头晕一周。CT平扫示双侧侧脑室旁小结节状低密度影，边界模糊，无明显占位效应

（2）MRI 梗死灶呈结节状T₁低信号、长T₂高信号影，无占位征象，DWI对早期发现梗死灶有重要价值。MRI对于腔隙性脑梗死的检出比CT更敏感，能发现CT上难以发现的小病灶，特别是DWI检查更能发现早期腔隙性脑梗死（图1-31，图1-32）。

3. 诊断要点

基底节区、丘脑、脑干、小脑半球等部位的结节状病灶，在CT上为低密度，在MRI上呈T₁低信号、T₂高信号影，境界模糊，无明显占位效应，可多发，结合病史即可诊断腔隙性脑梗死。

4. 鉴别诊断

腔隙性脑梗死结合临床一般不难诊断，有时需

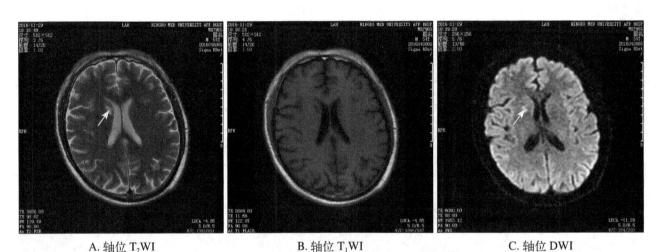

A. 轴位T₂WI   B. 轴位T₁WI   C. 轴位DWI

图1-31 腔隙性脑梗死

MRI轴位T₂WI（图1-31A）、轴位T₁WI（图1-31B）示右侧基底节区结节状T₁低信号、T₂高信号影，DWI（图1-31C）呈高信号，边界欠清

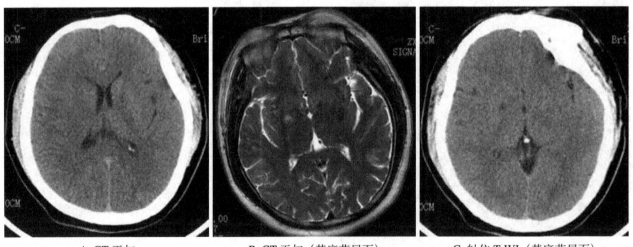

A. CT平扫   B. CT平扫（基底节层面）   C. 轴位T₂WI（基底节层面）

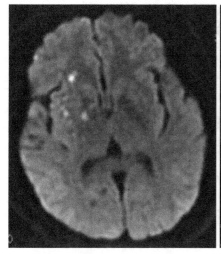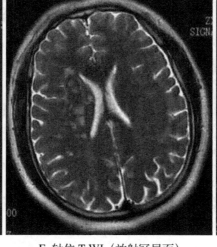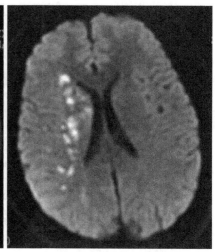

D. 轴位 DWI（基底节层面）	E. 轴位 T₂WI（放射冠层面）	F. 轴位 DWI（放射冠层面）

$$\text{D. 轴位 DWI（基底节层面）} \quad \text{E. 轴位 } T_2WI\text{（放射冠层面）} \quad \text{F. 轴位 DWI（放射冠层面）}$$

图 1-32　多发腔隙性脑梗死

患者，男，46 岁，口角歪斜伴左侧肢体无力 1 小时，既往有高血压病史。CT 平扫（图 1-32A，图 1-32B）示右侧基底节区结节状略低密度影，边缘模糊；MRI 轴位 T₂WI（图 1-32C，图 1-32E）右侧基底节区多发结节状 T₂ 稍高信号影，DWI（图 1-32D，图 1-32F）呈高信号

与血管周围间隙、软化灶鉴别，MRI 可以明确诊断；也可行 CT 增强扫描，但很少采用。

病例 2

【简要病史】

患者，男，44 岁，突发右侧肢体乏力、言语模糊 2 小时。

【影像资料】

见图 1-33。

【影像分析】

头颅 CT 平扫显示左侧基底节区见肾形高密度影，边缘清晰，周围见低密度水肿带，有轻度占位效应，左侧侧脑室及外侧裂轻度受压。

【影像诊断】

左侧基底节区出血（急性期）。

【后续影像资料】

该例在治疗过程中，分别于发病第 10 天及第 20 天后行头颅 CT 复查（图 1-34）。

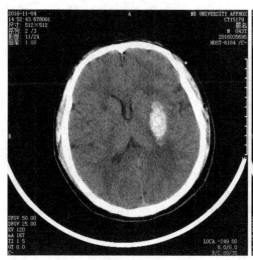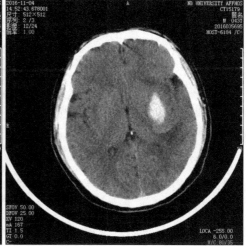

A. CT 平扫（侧脑室受压）	B. CT 平扫（外侧裂受压）

图 1-33　左侧基底节出血

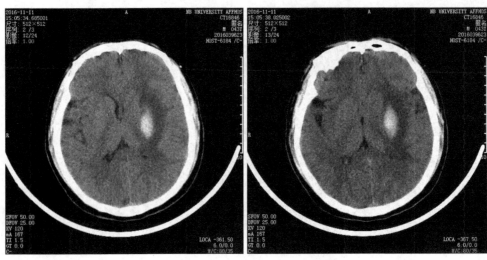

A. CT 平扫（第 10 天）　　　　　B. CT 平扫（第 20 天）

图 1-34　左侧基底节出血第 10、第 20 天后

分别为治疗后 10 天后（图 1-34A）及第 20 天后（图 1-34B）复查的头颅 CT 平扫。左侧基底节区血肿逐渐吸收变小，密度逐渐减淡，边界变模糊，而周围水肿带逐渐扩大，左侧侧脑室受压。中线结构轻度右移

【最终结果】

左侧基底节区高血压性脑出血。

【概述】

颅内出血（intracranial hemorrhage）主要包括高血压脑出血、动脉瘤破裂出血、脑血管畸形出血和脑梗死或脑血管栓塞后再灌注所致的出血性脑梗死等。出血可发生在脑实质内、脑室内和蛛网膜下腔，也可同时累及上述部位。年龄较大的儿童和青壮年以脑血管畸形出血多见，中年以动脉瘤破裂出血多见，而老年人则以高血压脑出血最常见。

（一）高血压脑出血

自发性脑内出血多继发于高血压、动脉硬化、动脉瘤、血管畸形、脑肿瘤等。以高血压脑出血最常见，出血好发于壳核、外囊、内囊、丘脑、脑桥和小脑半球，易破入脑室。多见于中老年高血压和动脉硬化患者

病理：脑出血属于出血性脑血管疾病，绝大多数是高血压小动脉硬化的血管破裂所致。血肿及伴发的脑水肿引起脑组织受压、软化和坏死。

1. 临床表现

常因情绪激动、体力劳动或过度疲劳等因素诱发。起病急，常有剧烈头疼、频繁呕吐、单侧肢体无力、意识障碍等，病情变化迅速。

2. 影像表现

（1）CT 平扫　血肿演变分为急性期、吸收期和囊变期，各期时间长短与血肿大小和患者年龄有关。

急性期（含超急性期）：表现为脑实质内肾形、类圆形或不规则形高密度影，边缘清晰，血肿周围水肿带轻或无水肿带，血肿较大者可有占位效应，同侧侧脑室受压，中线结构移位（图 1-35）。此

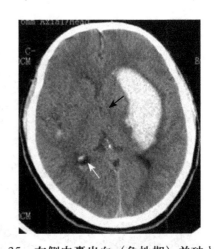

图 1-35　左侧内囊出血（急性期）并破入脑室

CT 平扫示左侧内囊区见肾形高密度影，边缘清晰锐利，周围见窄的水肿带，有占位效应，左侧侧脑室受压，中线结构轻度右移（黑箭头），右侧侧脑室内小液-液平面，上方呈低密度，是脑脊液，下方呈高密度，为血液（白箭头）

外，血肿可破入脑室，量多时可将脑室填满，呈铸型；血液较少时可出现分层现象，上为脑脊液，下为血液。血液进入蛛网膜下腔表现为脑沟、脑池的等或高密度影。当血肿压迫室间孔、中脑导水管或第四脑室时，或血块阻塞脑脊液通路时可引起脑积水（图1-36）。

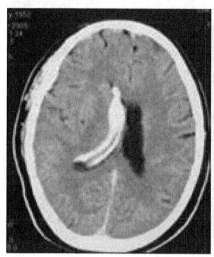
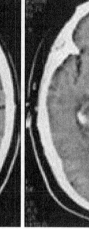
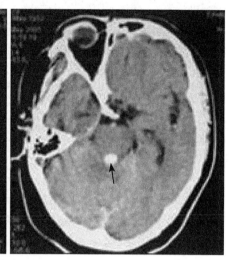

A. CT 平扫（破入右侧脑室）　　　B. CT 平扫（破入三脑室）　　　C. CT 平扫（破入四脑室）

图 1-36　右侧基底节出血（急性期）并破入脑室

CT 平扫示右侧基底节区见类圆形高密度影，边缘清晰，周围无明显水肿带，占位效应轻，中线结构无明显移位，双侧侧脑室、第三脑室及第四脑室内见脑室"铸型"样高密度影（箭头）

吸收期：3~7天后，血肿缩小，密度逐渐减低，中央仍呈高密度，边缘模糊，血肿周围水肿带增宽；小血肿可完全吸收。增强扫描病灶呈环形强化，一般不建议使用（图1-37）。

囊变期：2个月以后，血肿吸收呈类圆形或裂隙状低密度影，边缘清晰，血肿较大者常遗留大小不等的囊腔影并伴局部不同程度的脑萎缩。

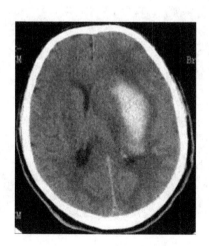

图 1-37　脑出血吸收期

与图 1-35 为同一病例，一周后复查 CT 示左侧内囊区血肿密度略降低，边缘模糊，周围水肿带增宽，占位效应加重，左侧侧脑室受压，中线结构右移

（2）MRI　MRI 在显示出血、判断出血期龄方面有独特优势，其信号强度与血肿内成分（血红蛋白、氧合血红蛋白、脱氧血红蛋白、正铁血红蛋白、含铁血黄素）的演变过程有关（表1-1）。

1）超急性期：血肿内红细胞完整，内含氧合血红蛋白和类似血液的蛋白溶液，在高场强 MR 成像时，呈等 T_1 长 T_2 信号；在低场强 MR 成像时，T_1WI 可以为高信号，这与低场强设备对蛋白的作用较为敏感有关。出血3小时可出现灶周水肿，血肿较大时也可出现明显占位效应。

2）急性期：完整的红细胞内氧合血红蛋白转变为脱氧血红蛋白，为顺磁性，可造成局部磁场不均匀，由于磁敏感效应加快了质子失相位，能显著缩短 T_2 值，血肿表现为 T_1 等信号 T_2 低信号影（图1-38）。

3）亚急性期：脱氧血红蛋白逐渐转变为顺磁性的正铁血红蛋白，T_1WI、T_2WI 均表现为周边环形高信号，中心低或等信号（图1-39）。随着红细胞继续溶解，出现游离正铁血红蛋白，脑血肿在 T_1WI、T_2WI 均为高信号（图1-40）。

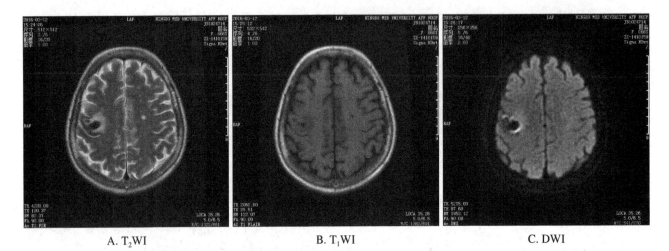

A. T$_2$WI   B. T$_1$WI   C. DWI

图 1-38　右侧额叶脑出血（急性期）

头颅 MRI 平扫 T$_2$WI（图 1-38A）、T$_1$WI（图 1-38B）示右侧额叶见结节状混杂信号影，呈 T$_1$ 等低信号、T$_2$ 低信号影，病灶周围见轻度长 T$_1$ 长 T$_2$ 水肿信号，DWI（图 1-38C）呈低信号，周围见环状高信号。另于双侧半卵圆中心见多发小斑片状稍长 T$_1$ 长 T$_2$ 脑白质脱髓鞘改变

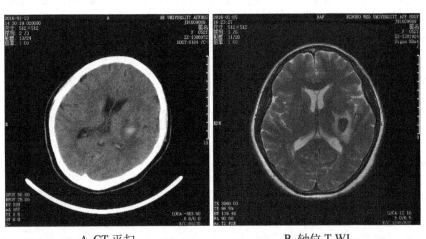

A. CT 平扫   B. 轴位 T$_2$WI

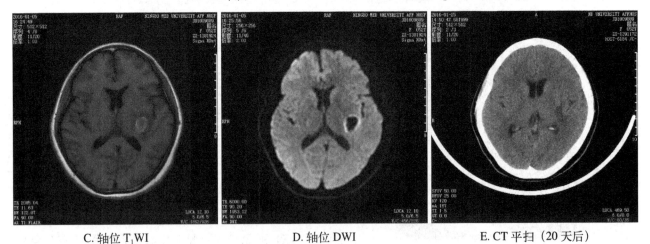

C. 轴位 T$_1$WI   D. 轴位 DWI   E. CT 平扫（20 天后）

图 1-39　脑出血（亚急性期）

头颅 CT 平扫（图 1-39A）示左侧基底节区见类圆形高密度影，边缘模糊，CT 值约 50 HU，病灶周围见环形低密度水肿带，左侧侧脑室稍受压；头颅 MRI T$_2$WI（图 1-39B）、T$_1$WI（图 1-39C）示左侧基底节区见类圆形 T$_1$ 等高信号、T$_2$ 低信号影，周围见环形 T$_1$ 低信号、T$_2$ 高信号水肿带，DWI（图 1-39D）呈低信号，周围呈环形高信号。20 天后复查 CT（图 1-39E）显示出血灶基本吸收消失，仅残留小片状稍低密度影

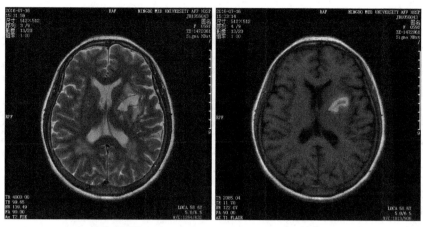

A. 轴位 T$_2$WI　　　　　　　　　B. 轴位 T$_1$WI

图 1-40　左侧基底节区脑出血（亚急性期后期）

患者，女，59 岁，头晕头痛。T$_2$WI（图 1-40A）示左侧基底节区病灶呈 T$_2$ 高信号影，血肿周围见不规则形环状水肿带，呈 T$_2$ 高信号影；T$_1$WI（图 1-40B）示血肿中心部位为低信号，边缘呈环形高信号

表 1-1　颅内血肿的分期及其 MRI 信号特点

分期	时间	红细胞状态	MRI 信号演变
超急性期	出血后 6 小时内	未破裂，氧合血红蛋白	血液未凝固，呈长 T$_1$ 长 T$_2$
急性期	出血后 3 天内	未破裂，脱氧血红蛋白	脱氧血红蛋白缩短 T$_2$ 值，T$_1$WI 变化不明显
亚急性早期	出血后 3~6 天	未破裂，正铁血红蛋白	正铁血红蛋白显著缩短 T$_1$ 值，T$_1$WI 表现为从周边向中央发展的高信号，T$_2$WI 仍为低信号
亚急性晚期	出血后 1~2 周	破裂，游离正铁血红蛋白	T$_1$WI、T$_2$WI 均为高信号，血肿周边开始出现含铁血黄素环（低信号）
慢性期	出血 2 周后	破裂，含铁血黄素	长 T$_1$ 长 T$_2$（软化灶）

4）慢性期：正铁血红蛋白发展为含铁血黄素（顺磁性物质），可缩短 T$_1$、T$_2$ 值，信号表现为：① T$_1$WI、T$_2$WI 均表现为高信号周围包绕一圈低信号环；② 血肿充分吸收，T$_1$WI、T$_2$WI 表现为斑点状不均匀稍低信号；③ 软化灶形成，长 T$_1$ 长 T$_2$ 改变，周围有低信号影环绕，T$_2$WI 显示更清晰。

3. 诊断要点

1）高血压脑出血多见于 50 岁以上的高血压患者。

2）常因情绪激动、活动时突然发病，有剧烈头痛、意识障碍、恶心呕吐等颅内高压症状。

3）CT 平扫为高密度影，MRI 上信号随血肿成分改变而变化，再结合临床，诊断较容易。

4）CT 是脑出血的主要检查手段，特别是超急性期和急性期，诊断正确率较高。MRI 对亚急性期晚期及慢性期脑出血特异性和敏感性高。

4. 鉴别诊断

根据典型的 CT、MRI 表现和临床的发病特点，脑出血容易诊断。CT 和 MRI 对脑出血的检查诊断有很强的互补性，为脑出血不同时期的鉴别诊断提供了有力的帮助。临床症状不明显的脑出血在吸收期 CT 检查时可表现为等密度，需与脑肿瘤、脑梗死及脑脓肿等疾病鉴别，MRI 因血肿的特征性信号改变对亚急性期及慢性期血肿的鉴别有一定参考意义。

另外对于非典型部位的脑出血一定要综合诊断，尤其是经治疗后占位效应不减轻或加重的，应高度重视并进一步检查除外肿瘤出血等，以免漏诊或误诊。

（二）蛛网膜下腔出血

蛛网膜下腔出血（subarachnoid hemorrhage, SAH）是由颅内血管破裂后，血液进入蛛网膜下腔所致。分为外伤性和自发性，自发性中以颅内动脉瘤（51%）、高血压动脉硬化（15%）和动静脉畸形（6%）最多见。以下主要叙述自发性 SAH，可发生于任何年龄，成人多见。

1.临床表现

特征性三联征（剧烈头痛、脑膜刺激征、血性脑脊液）。

2.影像表现

（1）CT 表现　CT 上的直接征象表现为脑沟、脑池内密度增高，出血量大时呈"铸型"样改变（图 1-41）。大脑前动脉破裂，血液多聚积于视交叉池、侧裂池前部；大脑中动脉破裂，血液多聚积于一侧外侧裂池附近，也可向内流；椎基底动脉破裂时血液主要聚积于脚间池和环池内（图 1-42）。间接征象可有脑积水、脑梗死、脑内血肿、脑室内出血、脑疝等。

（2）MRI 表现　MRI 上，24 小时内的急性 SAH 在 T_1WI 表现为稍高信号影，T_2WI 为稍低信号影，但其敏感性不如 CT。亚急性期可在蛛网膜下腔出现局灶性短 T_1 信号影。慢性期则在 T_2WI 上表现为含铁血黄素沉积形成的低信号影，具有特征性。

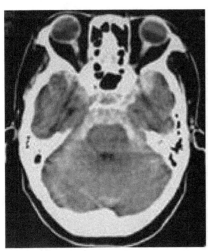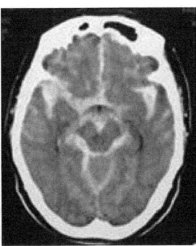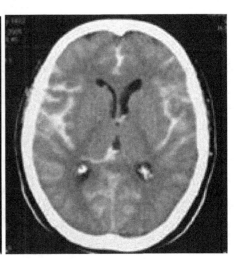

A. CT 平扫（小脑层面）　　　　B. CT 平扫（大脑脚层面）　　　　C. CT 平扫（基底节层面）

图 1-41　SAH（双侧多发脑沟、脑池大量出血）

桥前池、环池、四叠体池、小脑上池、鞍上池、纵裂池、双侧侧裂池及双侧大脑半球脑沟内见"铸型"样高密度影（箭头）

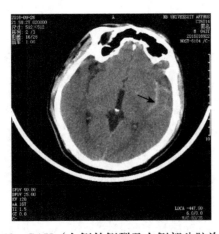

图 1-42　SAH（左侧外侧裂及左侧部分脑沟出血）

CT 平扫示左侧外侧裂及部分脑沟内见"铸型"样高密度影（箭头）

3.诊断要点

（1）根据典型 CT 表现和临床特点，SAH 多不难诊断。

（2）当出血量较少时影像学可以为阴性表现，腰穿脑脊液为血性可帮助诊断。

（3）MRI 对亚急性期和慢性 SAH 有重要诊断价值，优于 CT。

4.鉴别诊断

SAH 一般不需要鉴别诊断，但要注意区分是外伤性 SAH 还是自发性 SAH，因为在临床上部分患者就诊时说不清是先摔倒还是因头痛头晕后再摔倒，必要的进一步检查尤为重要，可行 CTA 或 DSA 检查除外脑动脉瘤等疾病。

病例 3

【简要病史】

患者，男，62 岁，头晕 2 小时，既往有冠心病，曾行支架植入术。

【影像资料】

【影像分析】

CT 平扫示双侧额叶、右侧颞叶脑表面沟裂内、右侧外侧裂池、环、鞍上池及纵裂池内见"铸型"样高密度影，鞍上池内见一类圆形结节状高密度影（箭头），大小约 11 mm×10 mm，形态规整。

【影像诊断】

SAH，大脑前动脉动脉瘤破裂考虑，建议 CTA 检查。

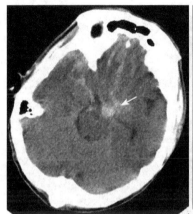 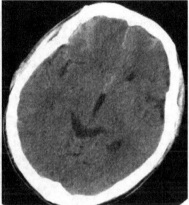 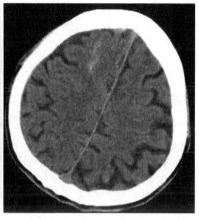

A. CT 平扫（鞍上池层面）   B. CT 平扫（外侧裂池层面）   C. CT 平扫（半卵圆中心层面）

图 1-43 SAH，动脉瘤破裂出血

【后续影像资料】

该例急诊行 CTA 检查（图 1-44），图 1-44A、1-44B 为多平面重建，图 1-44C、图 1-44D 为 CTA-VR 图像，显示前交通动脉动脉瘤（箭头）。

【最终结果】

前交通动脉动脉瘤。

【概述】

颅内动脉瘤（intracranial aneurysm）是指脑动脉的局限性异常扩大，发病率约为 0.9%。40 岁以后发病多见，女性略多于男性，约一半以上的自发性 SAH 是由动脉瘤破裂所致。颅内动脉瘤约 90% 起自颈内动脉系统，尤以前交通动脉多见，约 10% 起自椎－基底动脉系统。影像学上常根据动脉瘤的形态分为五种类型：①粟粒状动脉瘤；②囊状动脉瘤；③假性动脉瘤；④梭形动脉瘤；⑤壁间动脉瘤（即夹层动脉瘤）。

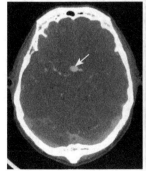 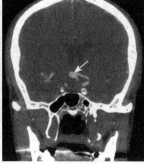 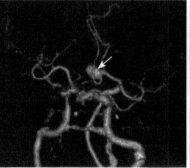 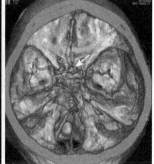

A. CTA   B. CTA 冠状位重建   C. CTA-VR   D. CTA-VR（含骨）

图 1-44 动脉瘤 CTA

图 1-44C，图 1-44D 彩图

1. 临床表现

动脉瘤未破裂时常无症状，部分病例可有头痛、脑神经压迫症状以及由于血栓形成导致的脑缺血或脑梗死症状。动脉瘤破裂则出现 SAH、脑内血肿的相应症状。

2. 影像表现

（1）DSA 是诊断动脉瘤最可靠且不可缺少的检查手段，也是进行介入栓塞治疗前必不可少的检查。常表现为动脉瘤起源于动脉壁一侧，向外突出呈囊状。根据瘤内有无血栓形成，动脉瘤可有不同的影像学表现。

（2）CT 无血栓动脉瘤在平扫时呈境界清楚的稍高密度影，增强后均匀强化，CTA 可三维立体显示动脉瘤及其与载瘤动脉的关系（图 1-45）。

部分血栓动脉瘤依据瘤腔内血栓的情况可有不同的 CT 表现。平扫时有血流的部分密度稍高，而血栓部分为等密度；增强后前者可见强化，而后者不强化。若血栓为偏心型，强化部分则表现为半圆形或新月形；若血栓位于血管腔内的周边，增强后动脉瘤中心的瘤腔和外层囊壁均可有强化，形成中央和外周高密度环、中间间隔呈等密度带，谓之为"靶征"。

完全血栓动脉瘤平扫时为等密度，其内可有点状钙化，瘤壁可有弧形钙化。增强后仅有囊壁环状强化，其内血栓不强化。

（3）MRI 动脉瘤 MRI 表现与其血流、血栓、钙化和含铁血黄素沉积有关。无血栓动脉瘤，T_1WI 与 T_2WI 为低或无信号。体积较大的动脉瘤，由于瘤内血流速度不一，流速快的部分出现流空效应，流速慢的部分呈等长 T_1 长 T_2 改变。动脉瘤内的血栓信号表现不一。MRA 可显示动脉瘤与载瘤动脉的关系。

颅内动脉瘤破裂出血可形成蛛网膜下腔出血或颅内血肿。

3. 诊断要点

1）根据 CT 和 MRI 的特征性表现及病变位置可作出诊断，尤其是 CTA 具有很高的特异性和敏感性。

2）脑血管造影是诊断动脉瘤的金标准，是最可靠且不可缺少的检查手段，但完全血栓化的动脉瘤常不能显示，而 CT、MRI 可显示。

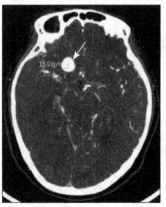

A. CTA   B. CTA 冠状位重建

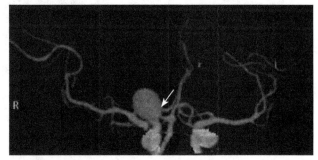

C. CTA-MIP（前后位）

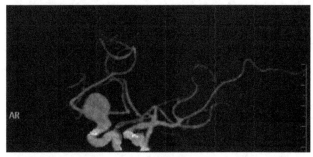

D. CTA-MIP（斜位）

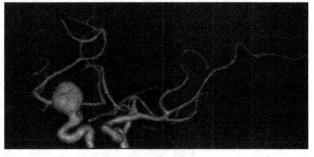

E. CTA-VR（斜位）

图 1-45 前交通动脉动脉瘤

CT 血管造影（CTA）示前交通动脉可见一囊袋样突起，大小约 15 mm×14 mm（箭头）

图 1-45E 彩图

4. 鉴别诊断

根据动脉瘤的好发部位和特征性表现，一般诊断不难，但发生在鞍区附近的动脉瘤，尤其是形成血栓的动脉瘤，有时需要与鞍区肿瘤如垂体瘤、颅咽管瘤、脑膜瘤等鉴别，根据增强前后的影像学表现并结合临床，常能鉴别。

病例4

【简要病史】

患者，女，12岁，头晕头痛伴抽搐。

【影像资料】

见图1-46。

【影像分析】

CT平扫左侧额叶呈边界不清的混杂密度影，内见条状及斑点状略高密度影，周围无低密度水肿带，无占位效应，正常额叶脑表面沟裂增宽；MRI轴位

T_1WI（图1-46B）、轴位T_2WI（图1-46C）及冠状位T_2WI（图1-46D）左侧额叶见多条迂曲的"蚯蚓"状均低信号影，内见小条状及结节状T_1高信号影，病灶周围无水肿，也无占位效应，脑表面见迂曲扩张的低信号血管影；DSA动脉期（图1-46E）示左侧大脑前动脉呈迂曲畸形血管团，静脉期（图1-46F）见多支迂曲扩张的引流静脉汇入上矢状窦。

【影像诊断】

左侧额叶动静脉畸形。

【最终结果】

左侧额叶动静脉畸形。

【概述】

脑血管畸形（cerebral vascular malformation）为先天性脑血管发育异常。一般分为四种类型：动静脉畸形（srteriovenous malformation，AVM）、毛细血管扩张症、海绵状血管瘤和静脉畸形。其中AVM

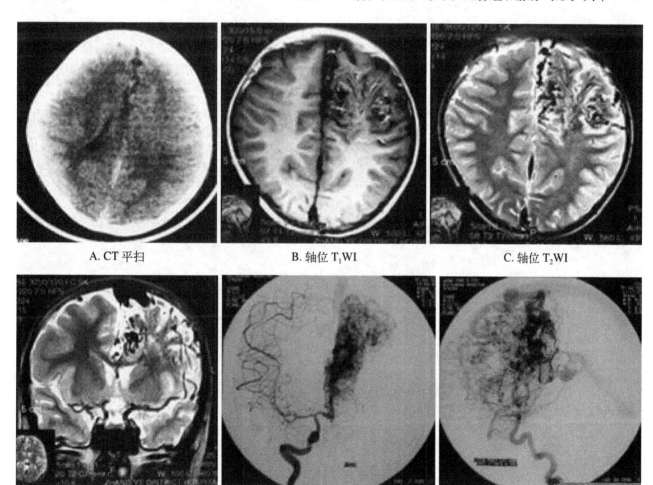

| A. CT平扫 | B. 轴位T_1WI | C. 轴位T_2WI |

| D. 冠状位T_2WI | E. DSA（动脉期） | F. DSA（静脉期） |

图1-46 动静脉畸形

最多见,好发于大脑前、中动脉供血区,有供血动脉、畸形血管团和引流静脉组成。毛细血管扩张症影像学诊断困难,需要病理诊断。

(一) AVM

本病可发生于任何年龄,约72%在40岁以前发病,绝大多数为单发,约85%发生于幕上,以大脑中动脉分布区最多见。病变中的畸形血管粗细不等呈团块状,有的血管壁仅一层内皮细胞,容易破裂出血。

1.临床表现

主要有出血、头痛和癫痫。此外,还可有颅内压增高、颅内血管杂音、突眼、精神症状和脑神经症状。

2.影像表现

(1) CT 和 MRI　CT 和 MRI 是诊断 AVM 首选的检查方法,尤其是 MRI。CT 平扫 AVM 常表现为边界不清的混杂密度影,其中可以见到点状或条状血管影、钙化灶及软化灶,无出血时病灶周围无脑水肿,也无占位效应。周围脑组织常有脑萎缩改变。增强扫描可见点状及条状血管强化影,也可显示粗大的引流静脉影。MRI 显示 AVM 的畸形血管团在 T_1WI、T_2WI 上均呈低或无信号。AVM 的引流静脉由于血流缓慢,可呈 T_1 低信号、T_2 高信号影;供血动脉均表现为低或无信号影。病变区内常可见到新鲜或陈旧的出血信号,在 T_1WI 上呈高信号,周围脑组织常有萎缩。MRA 可直接显示 AVM 的供血动脉、异常血管团、引流静脉及静脉窦(图1-25)。增强

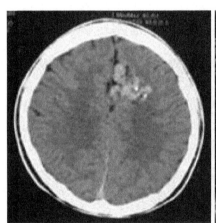

A. CT 平扫

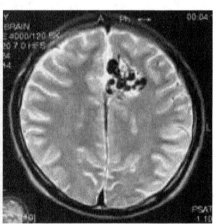

B. 轴位 T_1WI　　　　　　C. 轴位 T_2WI

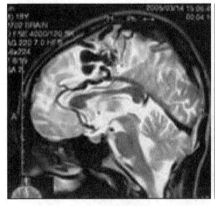

D. 矢状位 T_2WI

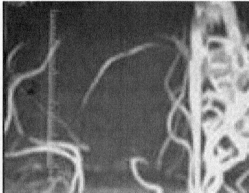

E. MRA-MIP

图1-47　左侧额叶动静脉畸形

CT 平扫(图1-47A)示左侧额叶见蚯蚓状及结节状高密度影,边缘清晰,内见结节状高密度钙化灶,邻近局部脑沟裂增宽;轴位 T_1WI(图1-47B)、轴位 T_2WI(图1-47C)和矢状位 T_2WI(图1-47D)示左侧额叶见多条迂曲的"蚯蚓"状均低信号影,内见小条状及结节状 T_1 高信号影,病灶周围无水肿,也无占位效应,脑表面见迂曲扩张的低信号血管影;MRA-MIP(图1-47E)示左侧额叶见迂曲的畸形血管团,供血动脉为左侧大脑前动脉,迂曲扩张的引流静脉汇入上矢状窦

扫描能更清楚显示 AVM，但对诊断意义不大。

（2）DSA 是诊断 AVM 的金标准，典型表现为动脉期可见粗细不等的迂曲血管团，供血动脉和引流静脉多增粗，引流静脉早期可显影。其优势在于诊断的同时可以做必要的栓塞治疗。

3. 诊断要点

AVM 在 CT 上的特征性表现为脑的表浅部位不规则的混杂密度影，无占位征象，增强后可见点状或线条状血管影。MRI 的特征性表现为团状或蜂窝状血管流空影。根据以上表现诊断多不难。脑血管造影是诊断 AVM 的重要方法，但 CT 和 MRI 对 AVM 的诊断有独特的优势，它可显示病灶本身及周围脑组织情况，并可反映畸形血管内的血流情况。

4. 鉴别诊断

由于 AVM 的典型表现，不伴发出血或明显的钙化时，多不需要与其他疾病鉴别。但当伴发明显出血时，常需要与高血压脑出血、海绵状血管瘤、动脉瘤破裂及肿瘤出血等鉴别；伴发明显钙化时则需要与少突胶质细胞瘤等以钙化为特征的肿瘤鉴别。

（二）海绵状血管瘤

海绵状血管瘤是比较常见的脑血管畸形。分为脑内型和脑外型，以脑内型多见。脑内型 80% 发生于幕上，最常见于额、颞叶深部髓质或皮髓交界区、基底节区；幕下以桥脑和小脑半球常见。多数为多发性。脑外型可发生于蛛网膜下腔、硬膜下、硬膜外等部位，一般多见于颅中凹。海绵状血管瘤是由扩张、衬有内皮的窦样间隙构成，窦样间隙排列紧密，无正常脑组织间隔，病变呈圆形或分叶状，几乎百分之百出血瘤内出血。

1. 临床表现

一般无临床症状，但因反复多次的出血，则可出现癫痫、头痛和局灶性神经功能障碍等症状、体征，有随病程延长逐渐加重的趋势。

2. 影像表现

（1）DSA 常无阳性表现。

（2）CT 平扫 为边缘清楚的圆形或类圆形高密度影，多不均匀。常无灶周水肿，无或有轻度占位效应。伴有出血时，病灶可短时间内增大出现明显占位效应，密度随出血的期龄而异。常伴有钙化，有时甚至可以完全钙化（图 1-48A）。增强扫描可有强化，强化程度与灶内血栓形成和钙化有关，血栓程度轻，钙化少则强化明显，反之亦然。

（3）MRI 为境界清楚的"爆米花"样或"桑葚"状混杂信号影，因反复多次出血，其周围可

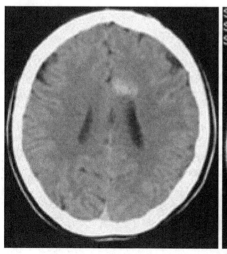
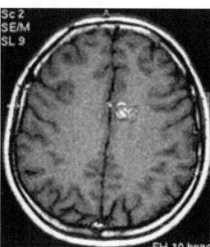
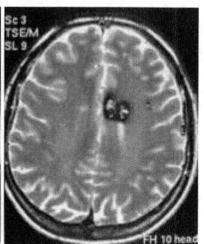

| A. CT 平扫 | B. 轴位 T₁WI | C. 轴位 T₂WI |

图 1-48 海绵状血管瘤

头颅 CT 平扫（图 1-48A）示左侧额叶见结节状高密度影，边缘模糊，周围无低密度水肿带，无明显占位效应，杂信号影；MRI 轴位 T_1WI（图 1-48B）、T_2WI（图 1-48C）示左侧额叶见"桑葚"状 T_1、T_2 均高信号影，境界清楚，周围可见 T_2 低信号环，其外侧还可见一类似信号的小结节（箭头）

见完整的由于含铁血黄素环沉着形成的 T_2 低信号环，具有特征性（图 1-48B，图 1-48C，图 1-28）。病灶内不同时期的出血是造成信号不均匀的主要原因。MR 磁敏感成像（susceptibility weighted imaging，SWI）常能更清晰地显示更小的病灶，境界尤为清楚。

3. 诊断要点

（1）CT 平扫表现　结节状或类圆形稍高或高密度影，内可有钙化，周围无水肿，无明显占位效应。

（2）MRI 典型表现　"桑葚"状或"爆米花"样高低混杂信号影，周围见环形 T_2 低信号影。

（3）CT 和 MRI 增强扫描　均可有强化，但意义不大。

4. 鉴别诊断

1）根据上述诊断要点海绵状血管瘤诊断多不难。

2）与肿瘤出血鉴别，后者常有瘤周水肿，占位效应较明显，周围多无由含铁血黄素形成的 T_2 低信号环。

3）脑外型海绵状血管瘤需与脑膜瘤鉴别，增强扫描都可以有明显强化，但 MRI 平扫脑膜瘤多呈 T_1、T_2 等灰质信号影，信号可不均匀，而海绵状血管瘤多呈 T_1 略低信号、T_2 略高或高信号，且信号多均匀，结合其他征象多可鉴别。

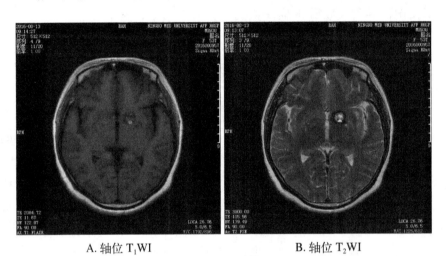

A. 轴位 T_1WI　　　　　　　B. 轴位 T_2WI

图 1-49　海绵状血管瘤

头颅 MRI 平扫示左侧基底节区见类圆形混杂信号影，呈爆米花样改变，境界清楚，周围可见 T2 低信号环

（三）静脉型畸形

静脉型畸形又称静脉血管瘤，是常见的脑血管畸形之一。确切的形成原因尚不清楚，可能不是真正的血管畸形，而是一种解剖变异或发育异常，即在脑动脉系统形成后，静脉停止发育并处在原始的胚胎髓静脉阶段，汇入一支粗大的引流静脉所形成。故现在多称为发育性静脉异常。好发于大脑和小脑的深部近脑室的白质内。约 1/3 的病例合并海绵状血管瘤。

1. 临床表现

临床上常无症状，偶因伴发海绵状血管瘤出血引起癫痫及颅内出血体征。

2. 影像表现

（1）DSA　动脉期表现正常，静脉期典型表现为扩张的髓静脉（即所谓的水母头，medusa head）呈伞状或辐射状汇入一支粗大的穿皮质引流静脉，具有特征性的诊断价值。

（2）CT 平扫　可无异常表现或可表现为线条状、类圆形略高密度影（图 1-50A）。增强扫描呈明显强化，有时可显示典型的水母状或伞状强化血管影。

（3）MRI　由于流空效应在 T_1WI、T_2WI 上可均呈圆形或线条状低信号影，有时由于血流缓慢可表现为 T_1 高信号影；由于 MRI 可以多方位成像，增强扫描多可显示典型的水母状或伞状强化血管影（图1-50B~图1-50E）。

3. 诊断要点

典型的"水母"状或伞状强化血管影为其典型表现，SWI往往可以作出明确的诊断。

4. 鉴别诊断

主要需要与脑肿瘤相鉴别，尤其是Galen静脉瘤较大时需要与脑膜瘤相鉴别。

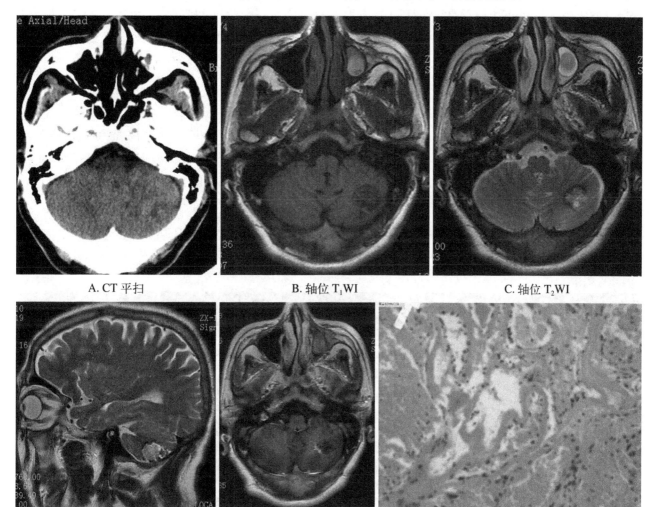

A. CT 平扫   B. 轴位 T₁WI   C. 轴位 T₂WI

D. 矢状位 T₂WI   E. 轴位 T₁WI 增强   F. 病理 HE 染色（×10）

图1-50　左侧小脑半球静脉畸形合并海绵状血管瘤

CT平扫（图1-50A）示左侧小脑半球见堆积的小结节状及条状高密度影，边缘模糊，轴位T₁WI（图1-50B）、轴位T₂WI（图1-50C）及冠状位T₂WI（图1-50D）示左侧小脑半球见结节状T₁等信号、T₂略高信号影，周缘见环形等信号影，以T₂WI明显，其后下缘见一条状T₁略高信号、T₂等信号影；MR增强扫描轴位T₁WI（图1-50E）示左侧小脑半球病灶不均匀性强化，其后缘见明显强化的血管影，呈典型的水母状或伞状。术后病理（图1-50F）静脉型畸形合并海绵状血管瘤伴出血

图 1-50F
彩图

（张静　邓生德　廖海波）

二、颅内肿瘤

病例 5

【简要病史】

患者，男，55岁，头痛、恶心和呕吐2周。

【影像资料】

见图1-51。

【影像分析】

MRI平扫轴位T₁WI（图1-51A）、T₂WI（图1-51B）示右侧额颞叶见叶以多发囊变、坏死为主的混杂信号肿块，肿块实性部分在 DWI（图 1-51C）上为高信号，肿块边界不清，周围脑实质见大片 T_1 稍低、T_2 稍高水肿信号影，邻近右侧侧脑室受压变扁，脑中线结构左移，提示大脑镰下疝形成。增强扫描（图 1-51D）示病灶呈不均匀性花环样强化，动脉自旋标记（arterial spin labeling，ASL）灌注伪彩图（图 1-51E）示肿块实性部分表现为红色显著高灌注区，肿瘤边缘为相对低灌注绿色区，而离肿瘤相对较远的水肿区为更低灌注的蓝色区域。

【影像诊断】

右侧额颞叶胶质母细胞瘤考虑。

【病理结果】

肿瘤部分区域坏死，周边瘤细胞呈栅栏样排列，异型性显著，小血管增生明显，为高级别的多形性胶质母细胞瘤（Ⅳ级）。

【最终结果】

多形性胶质母细胞瘤（Ⅳ级）。

【概述】

星形细胞瘤（astrocytic tumors）起源于星形胶质细胞，属于胶质瘤的一种，为最常见的颅内原发肿瘤，约占脑胶质瘤 75%。成人星形细胞瘤多见于幕上，而儿童则多见于幕下。发生在幕上多见于额叶及颞叶，顶叶次之，也可以累及两个以上脑叶，双侧大脑半球多发者少见。

按照 2007 年 WHO 中枢神经系统肿瘤分类（2007 World Health Organization Classification of Tumors of the Central Nervous System，2007 CNS WHO）标准，星形细胞瘤可以分为 Ⅰ～Ⅳ级，其中 Ⅰ～Ⅱ级归为低级别胶质瘤（low grade gliomas，LGG），Ⅲ～Ⅳ级归为高级别胶质瘤（High Grade

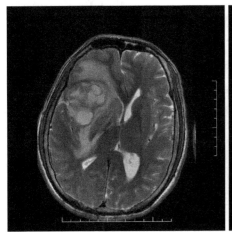

A. 轴位 T_1WI

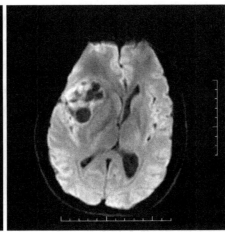

B. 轴位 T_2WI

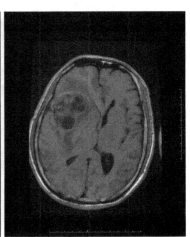

C. 轴位 DWI

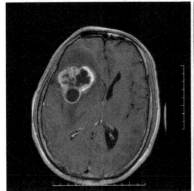

D. 轴位 T_1WI 增强

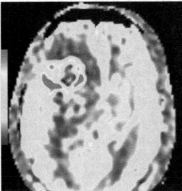

E. ASL

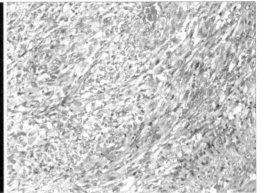

F. 病理 HE 染色（×10）

图 1-51 多形性胶质母细胞瘤

（本图片由南昌大学第二附属医院肖新兰教授友情提供，在此致谢）

图 1-51E，图 1-51F 彩图

Gliomas，HGG）。Ⅰ级分化良好，Ⅲ~Ⅳ级分化不良，为恶性，而Ⅱ级介于良、恶交界之间。2016年WHO中枢神经系统肿瘤分类（2016 World Health Organization Classification of Tumors of the Central Nervous System，2016 CNS WHO）针对大多数肿瘤在组织学分型的基础上增加了分子分型来分类，建立了分子时代CNS肿瘤诊断的新概念。

1. 临床表现

星形细胞瘤患者临床表现主要为肿瘤所致颅内压增高引起的局部神经症状及一些少见的非定位性症状和体征。主要包括偏瘫、头痛、呕吐、视神经盘水肿、视力视野改变、癫痫发作、复视和生命体征的改变等。高级别星形细胞瘤患者症状往往进展迅速，呈进行性加重；而低级别星形细胞瘤患者往往以癫痫为首先症状，且预后良好。

2. 影像表现

对于怀疑颅内肿瘤的患者，与CT检查相比，MRI具有更好的软组织分辨力，可以更清晰地显示肿瘤病理特征，同时MRI具有多平面成像特征，可以更好地对肿瘤进行空间定位。但是，对定性有重要价值的钙化CT显示要比MRI显示更清晰、敏感。

不同级别的星形细胞瘤MRI表现是不相同的：

1）Ⅰ~Ⅱ级星形细胞瘤的信号较均匀一致，T_1WI多呈稍低信号，T_2WI呈高信号，DWI呈等或稍高信号，增强后无或轻度强化（毛细胞型星形细胞瘤除外），并借此区分瘤体与周围水肿区域。但是，也有低级别星形细胞瘤可以发生囊变或者坏死，并可见附壁结节，增强后囊壁和附壁结节轻至中度强化（图1-52）。

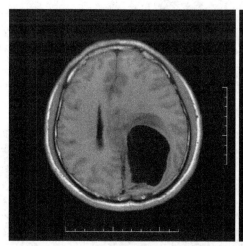
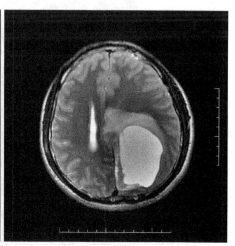

A. 轴位 T_1WI　　　　　　　B. 轴位 T_2WI

图1-52 星形细胞瘤Ⅱ级
（本图片由南昌大学第二附属医院肖新兰教授友情提供，在此致谢）
患者，男，42岁，头痛、呕吐1个月。MRI平扫轴位T_1WI（图1-52A）、T_2WI（图1-52 B）示左侧顶枕叶囊性占位，呈T_1低信号、T_2高信号影，内后壁可见T_1、T_2等信号壁结节（箭头），DWI（图1-52C）是病灶呈低信号，内后壁壁结节呈稍高信号，边界尚清，左侧侧脑室受压变扁，中线结构右移；增强扫描（图1-52D）示肿瘤后壁结节轻度均匀强化（箭头）。术后病理诊断：星形细胞瘤Ⅱ级

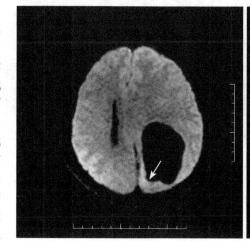
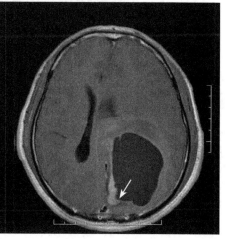

C. 轴位 DWI　　　　　　　D. 轴位 T_1WI 增强

2）Ⅲ～Ⅳ星形细胞瘤容易发生囊变、坏死及出血，信号更为混杂，T_1WI 多呈以低信号为主混杂信号，T_2WI 多呈不均匀高信号，DWI 肿瘤实体部分呈高信号，囊变或者坏死区呈低信号。由于肿瘤呈浸润性生长，边界往往不清。增强后由于肿瘤的丰富血供和血脑屏障破坏严重，表现为斑片状、线条状、花环样或者结节状明显强化（图 1-53）。

3. 诊断要点

1）肿瘤主要位于大脑白质区内，成人多见于幕上，儿童多见于幕下。

2）低级别星形细胞瘤坏死囊变少，密度/信号一般较均匀，占位效应轻，强化程度低。

3）高级别星形细胞瘤密度/信号复杂，坏死、囊变及出血较多，占位效应重，增强后呈不均匀性明显强化。

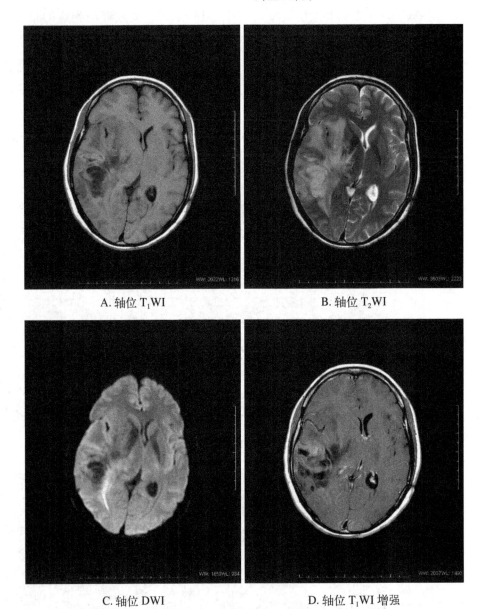

A. 轴位 T_1WI B. 轴位 T_2WI

C. 轴位 DWI D. 轴位 T_1WI 增强

图 1-53 间变性星形细胞瘤（Ⅲ级）

（本图片由南昌大学第二附属医院肖新兰教授友情提供，在此致谢）

患者，女，53 岁，头晕、头痛、癫痫发作 1 周。MRI 平扫轴位 T_1WI（图 1-53A）、T_2WI（图 1-53B）示右侧颞叶见不规则团块状 T_1 等低信号、T_2 稍高信号肿块影，信号不均匀，边缘不清；DWI（图 1-53C）示肿块局部呈条片状稍高信号，右侧侧脑室受压变扁，脑中线结构左移，提示大脑镰下疝形成，增强扫描（图 1-53D）示肿块呈不均匀轻度强化。术后病理诊断：间变性星形细胞瘤（Ⅲ级）

4）儿童幕下星形细胞瘤容易引起梗阻性脑积水，肿瘤多位于小脑半球和脑干。

4. 鉴别诊断

星形细胞瘤主要与单发转移瘤、近期发病脑梗死、脑脓肿及淋巴瘤相鉴别。

1）转移瘤一般有原发病灶，且病灶一般为多发，位于皮层及皮层下等脑实质浅表部位。

2）脑梗死的病变符合血管供血区分布，增强后扫描呈脑回样强化，病灶符合梗死发展规律。

3）脑脓肿增强后一般呈环形强化，环壁厚薄均匀，内外壁光滑，患者有发热等病史。

4）淋巴瘤一般多发，DWI 序列表现为均匀高信号，增强后肿块明显均匀强化。

延伸阅读

脑胶质瘤术前精准分级及 3D-PCASL 技术应用

精准医疗已经成为全球医学发展方向。由于不同级别脑胶质瘤治疗方案及预后是不同的，因此，脑胶质瘤术前分级准确性，对于预后判断和诊疗个体化实施至关重要。

尽管 MRI 平扫和增强在肿瘤的良恶性评估上能提供许多有价值的信息，例如囊变坏死、出血、占位效应并瘤周水肿、强化程度等。但大量临床经验表明，只依据常规 MRI 图像资料（平扫＋增强）无法做到对脑胶质瘤精准分级。譬如，明显强化并不能直接评估和确定肿瘤的恶性程度，利用常规 MRI 对 HGG、LGG 进行分级，灵敏度在 70%~90%，阳性预测值在 70% 左右。

近十年来，随着磁共振硬件及软件快速发展，新一代的成像技术和序列层现迭出，为胶质瘤准确的术前诊断分级提供了更多有价值的信息，譬如弥散加权成像（DWI）、弥散张量成像（DTI）、灌注加权成像（PWI）、磁敏感加权成像（SWI）、磁共振波谱分析（MRS）及血氧水平依赖功能磁共振成像测定（BOLD）、ASL 等，使我们对肿瘤的研究从定性到定量、从宏观到微观、从形态到功能发展，为肿瘤的精准术前分级提供了丰富的参考价值。

目前，脑胶质瘤研究的热点主要集中在反映肿瘤血管内皮细胞增生程度的灌注加权成像技术上。MRI 脑灌注成像方法主要包括 PWI 和 ASL。PWI 技术较为成熟，空间分辨力高，应用较广泛，常用参数有脑血容量（CBV）、脑血流量（CBF）等，其原理是通过静脉注入顺磁性对比剂后首过血管成像，它排除了对比剂在肿瘤实质内的渗漏与再循环

因素，对比剂的 T_1 缩短效应占主导，会影响灌注参数值，此外，PWI 极易出现磁敏感伪影。ASL 技术经历了连续性动脉自旋标记（Continuous arterial spin labeling，CASL）、脉冲动脉自旋标记（Pulsed arterial spin labeling，PASL）、3D-伪连续动脉自旋标记技术（3 dimensional pseudo-continuous arterial spin labeling，3D-PCAS）三个阶段的发展，技术趋于完美、成熟，在临床应用中迅速发展。Noguchi 等分析 35 例脑肿瘤的 ASL 的信号强度比发现，肿瘤灌注的信号强度百分比与肿瘤的微血管密度呈正相关（$rs=0.773$，$P<0.05$）。Hanna 等通过 3D-PCASL 技术对 28 例脑肿瘤分析发现，PCASL 技术完全可以替代 PWI 技术，而且，相对于 PWI 技术，PCASL 技术受磁敏感影响较小，它无需对比剂，这对肾功能差的患者来说尤为重要。Yeom 等对 54 例儿童脑肿瘤患者分析发现，PCASL 技术测量的 CBF 值在高级别和低级别脑肿瘤中有着显著的差异。国内廖海波等对 41 例脑胶质瘤患者研究发现，3D-PCASL 技术有助于提高脑胶质瘤术前分级准确率，而 TBF/ 对侧灰质的 rCBF 值为分级最佳参数值。

综上所述，相对于其他传统灌注技术（如 PET、SPECT、PWI），3D-PCASL 有较明显的优势，它绝对无创、无需造影剂、可重复性高、直接定量等优势相当明显，随着 MRI 硬件和软件的不断改进，如 3D 的采集技术、高场强的应用、多阵相控线圈及合适的延时标记时间等，其在全身的应用特别是在脑肿瘤的应用将越来越成熟。

病例 6

【简要病史】

患者，女，42岁，头晕、头痛、癫痫发作5天。

【影像资料】

见图1-54。

【影像分析】

CT平扫（图1-54A）示左侧顶枕叶不规则团块状低密度为主肿块影，内见少许斑片状等、稍高密度影及多发不规则条片状、斑点状钙化密度影（箭头）。MRI平扫轴位 T_2WI（图1-54B）、 T_1WI（图1-54C）示左侧顶枕叶见团块状 T_1 等低信号、 T_2 等高信号肿块影，双侧侧脑室受压变扁，胼胝体受压前移（箭头）；MR增强扫描轴位（图1-54D）、矢状位（图1-54E）及冠状位（图1-54F）示肿块实体部分条片状不均匀性明显强化。从上述CT与MRI图片对比表明，CT对钙化的显示更好（图1-54A），但是MRI对肿瘤的细节及与周边关系显示要比CT清晰。

【影像诊断】

左侧顶枕叶多发不规则钙化肿块，增强后明显不均匀强化，肿块占位效应明显，间变性少突胶质细胞瘤可能大。

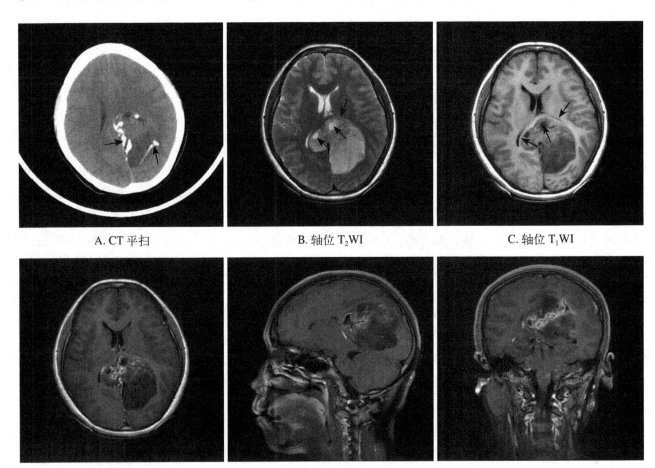

A. CT平扫　　　　　B. 轴位 T_2WI　　　　　C. 轴位 T_1WI

D. T_1WI 增强　　　　　E. T_1WI 矢状位增强　　　　　F. T_1WI 冠状位增强

图1-54　间变性少枝胶质细胞瘤

（本图片由宁波市李惠利医院傅丽辉副主任医师友情提供，在此致谢）

【病理及免疫组化结果】

见图1-54。

【最终结果】

结合影像学及病理免疫组化，考虑间变性少突

胶质细胞瘤，WHO Ⅲ级。

【概述】

少突胶质细胞瘤包括少突胶质细胞瘤（oligodendroglioma）和间变性少突胶质细胞瘤

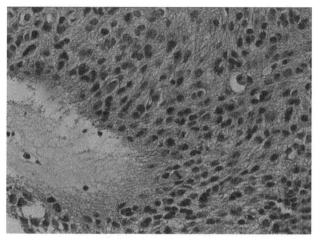

G. 病理 HE 染色（×200）

图 1-54 间变性少枝胶质细胞瘤

（左侧大脑枕叶）肿瘤细胞密度较高，有明显细胞异型性，核分裂增多，可见微血管增生及坏死，细胞核圆形深染，核周有空晕，细胞突起少，核分裂象易见。免疫组化 I 片：EMA（手工）（−）、GFAP（＋）、Ki-67（＋）15%、CD20（−）、CD38（−）、Nestin（＋）、NeuN（−）、NF（−）、Syn（−）、P53（弱＋）、Olig2（＋）

图 1-54G 彩图

（ananplastic aligodendroglioma），主要见于成人，起源于少突胶质细胞肿瘤，约占所有的脑胶质瘤的 10%~15%。2007 CNS WHO 把少突胶质细胞瘤归为 II 级，间变型少突胶质细胞瘤归为 III 级。少突胶质细胞瘤几乎只见于双侧大脑半球，最常见于额叶，肿瘤呈浸润性生长，常常累及大脑皮质和皮质下白质，绝大多数可见钙化，肿瘤深部可见囊变，但出血、坏死少见（图 1-55）。

1. 临床表现

少枝胶质细胞瘤临床症状缺乏特异性，因肿瘤大多生长缓慢、病程长，可表现为癫痫、头痛、头晕、呕吐、走路不稳及肢体无力等症状，但常以癫痫就诊。

MRI 相对 CT 检查具有多平面、软组织分辨力高、无辐射等优点，但 CT 对少枝胶质细胞瘤的钙化显示要比 MRI 敏感。

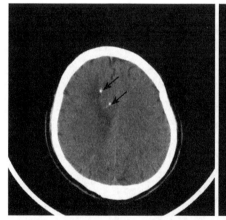

A. CT 平扫

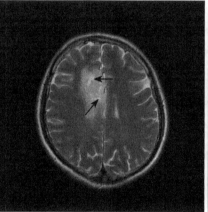

B. 轴位 T₂WI

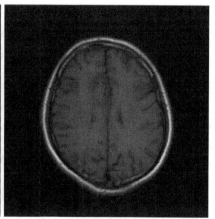

C. 轴位 T₁WI

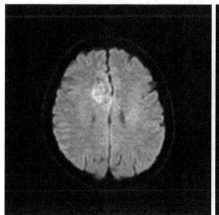

D. 轴位 DWI

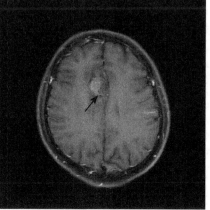

E. 轴位 T₁WI 增强

图 1-55 少枝胶突细胞瘤

患者，男，46 岁，头晕 20 余天，左侧肢体乏力加重半天。CT 平扫（图 1-55A）示右侧额叶等密度肿块影，内见结节状及条状钙化影图 1-55A 箭头，周围见低密度水肿影，边缘模糊；MRI 平扫轴位 T₂WI（图 1-55B）、T₁WI（图 1-55C）示肿块呈 T₁ 等低信号、T₂ 稍高信号影，信号不均匀，DWI（图 1-55D）呈稍高信号；增强扫描（图 1-55E 箭头）示肿块实体部分中度均匀强化。术后病理诊断：少枝胶突细胞瘤

2. 影像表现

（1）CT 平扫　少突胶质细胞瘤 CT 的典型表现为瘤体区见多发不规则团块状、斑点状、弯曲条带状钙化，间变性少突胶质细胞瘤钙化比例较少，但常有低密度囊变和高密度出血改变，且周围水肿更为明显，占位效应重。

（2）MRI　少突胶质细胞瘤在 MRI 上表现为 T_1WI 低信号、T_2WI 高信号，钙化在各序列表现均为低信号，周围无水肿或者仅有轻度水肿，占位效应轻，增强后一般不强化或者轻度强化。间变性少突胶质细胞瘤钙化不明显，但实体部分增强后均匀强化，少数可以环形强化，瘤体与水肿分界不清，占位效应明显。

3. 诊断要点

1）肿块多位于幕上脑白质内，以额叶最常见，颞叶、顶叶、枕叶次之。

2）较高的钙化率，70% 以上少枝胶质细胞瘤瘤体内有钙化改变，典型改变为弯曲条带状钙化灶占据瘤体大部。

3）肿块多呈圆形或者卵圆形，边界较清，瘤周水肿轻或者无，但间变性少枝胶质细胞瘤边界不清，水肿范围广泛，占位效应重。

4）少枝胶质细胞瘤囊变、坏死少见，增强后少枝胶质细胞瘤强化不明显，但间变性少枝胶质细胞瘤囊变、坏死多见，且囊变、坏死越大，级别越高，增强后明显不均匀强化。

4. 鉴别诊断

1）低级别少枝胶质细胞瘤需要与低级别星形细胞瘤鉴别。低级别星形细胞瘤发病年龄，发生部位较少突更深，水肿及占位效应较轻，多无强化，钙化很少见。

2）间变性少枝胶质细胞瘤需要与胶质母细胞瘤、淋巴瘤鉴别。胶质母细胞瘤发病年龄较大，坏死、囊变、水肿、占位效应及强化程度更明显，钙化比较少见。淋巴瘤多呈实性，坏死、囊变少见，钙化少见，较均质明显强化。

3）完全囊变的少枝胶质细胞瘤需要与脑脓肿、节细胞胶质瘤相鉴别。脑脓肿很少钙化，内囊液弥散呈高信号，增强呈环状强化。节细胞胶质瘤属良性肿瘤，境界清楚，占位效应、水肿较轻，典型表现为单个大囊加壁结节伴钙化。

病例 7

【简要病史】

患者，女，48 岁，头晕头痛 3 月余，加重伴步态不稳 20 天。

【影像资料】

见图 1-56。

【影像分析】

CT 平扫（图 1-56A）示第四脑室囊性低密度为主占位，内见少许斑点状高密度影（箭头）；MRI 平扫轴位 T_1WI（图 1-56B）、T_2WI（图 1-56C）示第四脑室见以囊性为主的混杂信号肿块影，囊性部分呈 T_1 低信号、T_2 高信号，实性部分呈 T_1 等信号、T_2 稍高信号及低信号影（箭头）；MR 增强扫描轴位（图 1-56D）、矢状位（图 1-56E）及冠状位（图

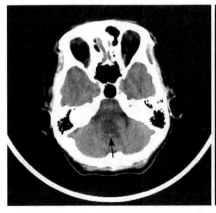 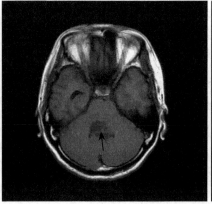 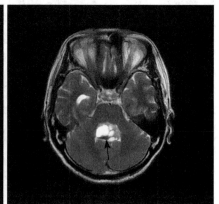

A. CT 平扫　　　　　　　　　　B. 轴位 T_1WI　　　　　　　　　　C. 轴位 T_2WI

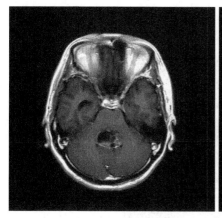 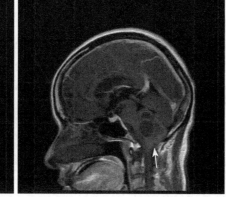 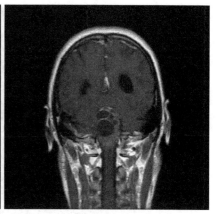

| D. 轴位 T_1WI | E. 矢状位 T_1WI 增强 | F. 冠状位 T_1WI 增强 |

图 1-56 间变性室管膜瘤（第四脑室）

（本图片由宁波市李惠利医院傅丽辉副主任医师友情提供，在此致谢）

1-56F）示肿块呈不分隔状、条状均匀性明显强化，肿块下缘突入枕骨大孔，幕上脑室系统积水扩张。

【影像诊断】

第四脑室囊实性肿块，室管膜瘤可能。

【病理结果】

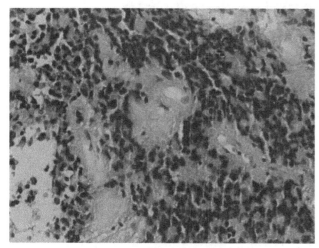

G. 病理 HE 染色（×200）

图 1-56 间变性室管膜瘤（四脑室）

间变型脑室管膜瘤。肿瘤细胞密度高，核分裂活跃，伴有微血管增生和栅栏状坏死，可见血管周围假菊形团结构

图 1-56G 彩图

【最终结果】

第四脑室间变性室管膜瘤（WHO Ⅲ级）。

【概述】

室管膜瘤起源于室管膜细胞肿瘤，包括室管膜瘤（ependymoma）和间变性室管膜瘤（anaplastic ependymoma），约占原发颅内肿瘤 5%。该病有两个发病高峰年龄，分别为 5 岁和 35 岁，可发生在脑室系统任何部位，但最常见于第四脑室，幕上室管膜瘤常位于脑实质内（图 1-57）。

2016 CNS WHO 将室管膜瘤归为 Ⅱ 级，间变性室管膜瘤归为 Ⅲ 级，同时增加了儿童最常见的 RELA 基因融合亚型（Ⅱ 级或者 Ⅲ 级）。

1. 临床表现

室管膜瘤无固定的临床表现和体征，多为局灶性症状，症状往往反映了肿瘤所侵及的部位。位于第四脑室的患者颅内压增高的出现较早，头疼大多为最早出现的症状；位于侧脑室内的肿瘤，因脑室的代偿作用，颅内压增高出现较晚，肿瘤侵及邻近部位，可产生该部位相应的症状和体征；第三脑室内室管膜瘤少见，因易引起阻塞性脑积水，主要表现为颅内压增高症状，其余的局灶性症状不多或出现较晚。

2. 影像表现

MRI 能够很好地显示颈髓和延髓交界区的病变，显示瘤体的钙化以 CT 为优。

（1）肿瘤瘤体 形态不规则，多呈囊实性，有钙化和出血；密度 / 信号多不均匀。

（2）梗阻性脑积水 室管膜瘤多位于脑室内，常伴脑积水，肿瘤易通过 Luschka 和 Magendie 孔

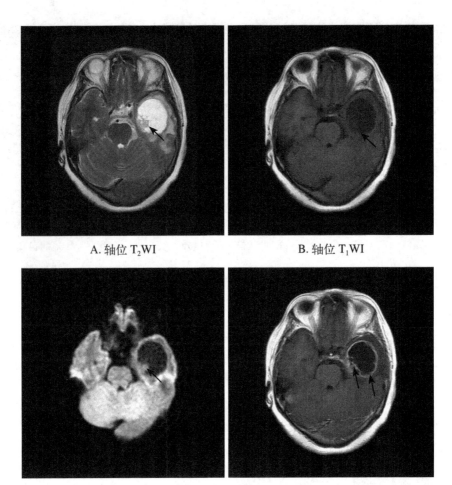

A. 轴位 T₂WI　　　　　　　　B. 轴位 T₁WI

C. 轴位 DWI　　　　　　　　D. 轴位 T₁WI 增强

图 1-57　间变性室管膜瘤（颞叶）

患者，女，59 岁，头晕半月，加重伴反应迟钝 2 天。MRI 平扫轴位 T_2WI（图 1-57A）、T_1WI（图 1-57B）示左侧颞叶见 T_1 低信号、T_2 高信号肿块影，内侧壁见不规则形 T_1、T_2 均等信号结节（箭头），周围见条片状 T_1、稍低信号、T_2 高信号水肿信号影；DWI（图 1-57C）示内侧壁结节呈等信号（箭头）；增强扫描（图 1-57D）示肿块呈环壁、分隔状强化，内侧壁结节不均匀强化（箭头）。术后病理诊断：间变性室管膜瘤

向下蔓延，通过枕大孔向尾侧呈舌样突出，压迫上颈髓的背面和侧面，即"钻孔征"。

（3）强化　室管膜瘤增强后多数为不均匀性强化。

（4）播散　室管膜瘤可沿脑脊液播散，表现为脑室内、脑膜多发结节或肿块影。

3. 诊断要点

1）肿瘤最多见于脑室内，且以第四脑室最常见，常伴脑积水。

2）瘤体囊变、坏死及钙化常见，在所有后颅凹肿瘤中，室管膜瘤钙化率最高，超过 50% 瘤体有钙化。

3）不均匀性明显强化。

4）"钻孔征"及沿脑脊液播散。

4. 鉴别诊断

（1）第四脑室室管膜瘤通常需与髓母细胞瘤及脉络丛乳头状瘤鉴别

1）髓母细胞瘤：髓母细胞瘤的恶性程度比较高，极少发生在成年人中，病程短，发展快，多起源于小脑蚓部，突向第四脑室，与脑干间常有一含脑脊液的间隙，增强扫描较室管膜瘤强化更明显，但囊变及钙化少见，病变信号较均匀一致，周围常有水肿区。

2）脉络丛乳头状瘤：第四脑室脉络丛乳头状瘤常见于成年人中，肿块常呈圆形或者类圆形，边缘呈现颗粒状或凹凸不平，信号相对较均匀；肿瘤

的界限清晰，周围被脑脊液所包绕，脑积水的症状发生早，且比较严重，脑室明显扩大，钙化多见，强化明显。

（2）局限在侧脑室内的室管膜瘤需与脑膜瘤及室管膜下瘤鉴别

1）脑膜瘤：通常位于侧脑室的三角区，多呈类圆形，形状规则，表面光整，信号均匀，强化明显。

2）室管膜下瘤：通常在室间孔的附近发生，大部分是完全处于侧脑室内，边界清楚，对周围的脑组织很少侵犯，钙化与脑水肿少见，在增强扫描的过程中不强化或轻微强化。

（3）幕上脑实质内室管膜瘤需与以下疾病鉴别

1）胶质母细胞瘤：好发于中老年人，常见于额颞叶，边界不清，特征性影像学表现为胼胝体受侵犯，肿瘤跨中线生长致双侧大脑半球受累，呈蝶翼状改变，病变易坏死、囊变，增强扫描明显边缘

强化或不规则强化，瘤周水肿及占位效应明显，增强扫描特征不规则花环样强化。

2）完全实性型肿块需与脑膜瘤鉴别：脑膜瘤与硬脑膜宽基底相连，具有"皮质扣压征"或"白质塌陷征"等脑外占位征象，增强扫描明显均匀强化，并见"脑膜尾征"。

3）少突胶质细胞瘤：好发于额叶，钙化是其特征性征象，多表现为条索状、弯曲条带样。

4）转移瘤：老年人常见，多位于皮髓质交界区，有原发肿瘤病史，肿瘤小而瘤周水肿明显。

病例 8

【简要病史】

患者，男，24 岁，突发癫痫一次入院。

【影像资料】

见图 1-58。

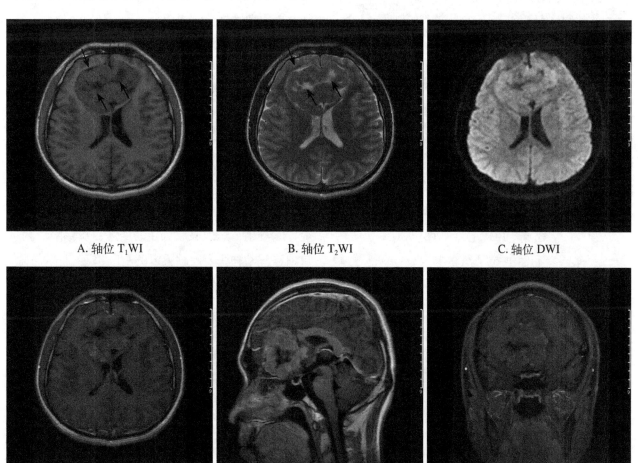

A. 轴位 T_1WI B. 轴位 T_2WI C. 轴位 DWI

D. 轴位 T_1WI 增强   E. 矢状位 T_1WI 增强   F. 冠状位 T_1WI 增强

图 1-58 脑膜瘤

【影像分析】

MRI 平扫轴位 T₁WI（图 1-58A）、T₂WI（图 1-58B）示前颅凹底见一类圆形 T_1、T_2 均等信号肿块影，见局限性 T_1 低信号、T_2 高信号区（粗箭头），边缘清晰，骑跨与大脑纵裂，周围脑实质及胼胝体受压移位；肿块周围见环形线状 T_1 低信号、T_2 高信号影，同脑脊液信号（细箭头）；DWI（图 1-58C）肿块呈等信号；MR 增强扫描轴位（图 1-58D）、矢状位（图 1-58E）及冠状位（图 1-58F）示肿块实性部分明显强化，囊变部分未见强化，邻近脑膜呈增厚、强化改变，肿块下缘紧贴前颅凹底及鞍结节。

【影像诊断】

前颅凹底肿块，鞍结节脑膜瘤可能。

【病理结果】

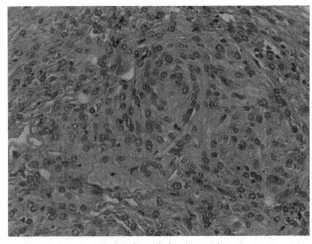

G. 病理 HE 染色（×200）

图 1-58 脑膜瘤

（大脑额部）脑膜瘤，WHO Ⅰ级。梭形细胞肿瘤，小灶呈旋涡状排列，免疫组化：Ki-67（+）2%、GFAP（−）、EMA（−）、PR（−）、Vimentin（+）、SSTR2（+）

图 1-58G 彩图

【最终结果】

脑膜瘤（WHO Ⅰ级）。

【概述】

脑膜瘤（meningioma）起源于蛛网膜颗粒细胞，在颅内肿瘤的发病率仅次于胶质瘤，占颅内原发肿瘤的 13%~26%。组织学分类包括脑膜上皮型、纤维型/成纤维型、过渡型和砂粒体型，而 2016 年

CNS WHO 分类将其分为 Ⅰ～Ⅲ级：Ⅰ级为脑膜瘤，Ⅱ级为不典型脑膜瘤，Ⅲ级为间变性脑膜瘤。脑膜瘤多见于成年人，男女比例约 1:2。

脑膜瘤可发生于颅内任何部位，大多数居脑外，偶可发生于脑室内。好发部位依次为矢状窦旁、大脑镰、大脑凸面（图 1-59）、嗅沟、鞍结节、蝶骨嵴、海绵窦、小脑幕、小脑桥角、斜坡和颅颈连接处等（图 1-60）。脑膜瘤一般为单发。多发性脑膜瘤和脑神经肿瘤多见于神经纤维瘤病Ⅱ型患者。

1. 临床表现

脑膜瘤生长过程缓慢、病程长，颅内压增高症状和局部体征出现比较晚，程度相对较轻，以癫痫作为首发症状较为常见，而颅底一些位于功能区的脑膜瘤可有相应的神经功能障碍，如位于蝶鞍区脑膜瘤对视交叉压迫，患者有相应的视觉功能障碍。

2. 影像表现

MRI 对脑外病变的定位、确定肿瘤血供状况、动脉包埋、静脉窦侵犯和病变周边扩散的情况明显优于 CT，但是，显示邻近肿瘤颅骨情况 CT 优于 MRI，CT 扫描一般作为 MRI 补充检查手段。

1）脑膜瘤是最常见的脑外肿瘤，脑外肿瘤的主要征象包括确诊征象和提示征象。

确诊征象包括：①脑实质与肿块之间出现脑脊液裂隙，局部蛛网膜下腔增宽。②邻近局部颅骨改变，以增生、压迫吸收为主。③脑白质塌陷，脑灰质内移。④肿块与硬脑膜以宽基底相连。

对脑外病变定位具有提示意义但非特异性的提示征象包括：①脑外病变沿颅骨内板生长。②伴邻近颅骨的骨质改变。③增强扫描邻近脑膜发生鼠尾状强化，即"硬膜尾征"（图 1-61）。

需要指出的是，这些征象也可以出现在表浅部位脑实质内病变。

2）在 CT 上，脑膜瘤表现为均匀高密度影，钙化常见，邻近骨质增厚或者吸收变薄。

3）在 MRI 上，脑膜瘤常呈 T_1、T_2 均等信号肿块影，DWI 一般为等或者高信号。肿瘤内部出血、囊变、坏死一般少见，周围常可见环状长 T_1、长 T_2

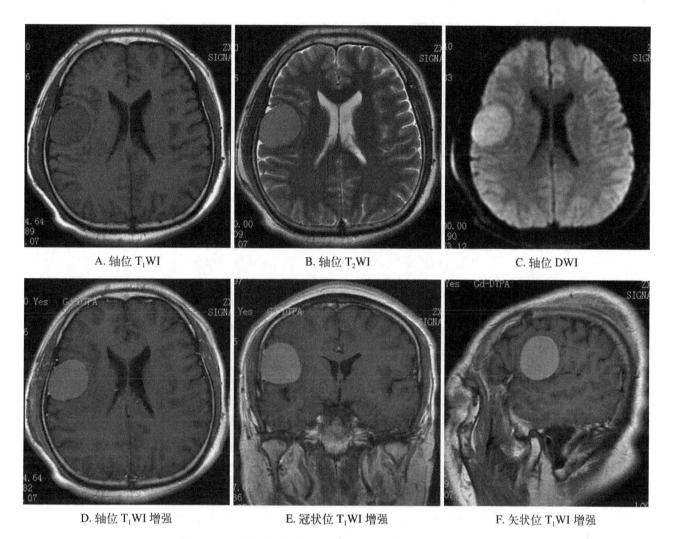

A. 轴位 T₁WI   B. 轴位 T₂WI   C. 轴位 DWI

D. 轴位 T₁WI 增强   E. 冠状位 T₁WI 增强   F. 矢状位 T₁WI 增强

图 1-59 右侧额部大脑凸面脑膜瘤（因外伤意外发现）

MRI 平扫轴位 T₁WI（图 1-59A）、T₂WI（图 1-59B）示右侧额部大脑凸面见一类圆形 T₁、T₂ 均等信号肿块影，信号均匀，边缘清晰，邻近脑实质受压移位；DWI（图 1-59C）肿块呈稍高信号；MR 增强扫描轴位（图 1-59D）、冠状位（图 1-59E）及矢状位（图 1-59F）示肿块明显均匀强化，外缘紧贴脑膜，局部脑膜强化。右侧额顶部头皮软组织肿胀（外伤所致）

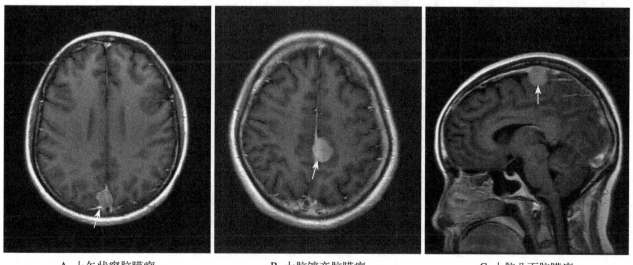

A. 上矢状窦脑膜瘤   B. 大脑镰旁脑膜瘤   C. 大脑凸面脑膜瘤

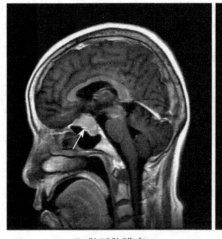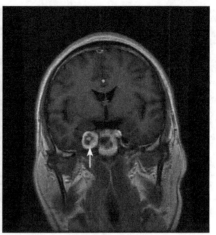

D. 鞍区脑膜瘤 　　　　　　　　　E. 右侧海绵窦旁脑膜瘤

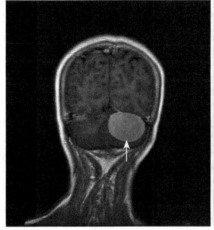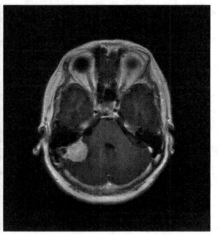

F. 小脑幕下脑膜瘤 　　　　　　　　G. 右侧桥小脑角区脑膜瘤

图 1-60　不同部位脑膜瘤（T₁WI 增强）

图 1-60A 示上矢状窦脑膜瘤，图 1-60B 示大脑镰旁脑膜瘤，图 1-60C 示大脑凸面脑膜瘤，图 1-60D 示鞍区脑膜瘤，图 1-60E 示右侧海绵窦旁脑膜瘤，图 1-60F 示小脑幕下脑膜瘤，图 1-60G 示右侧桥小脑角区脑膜瘤

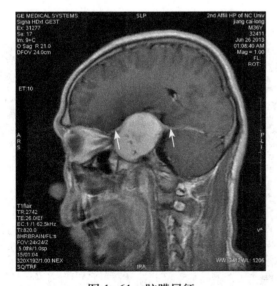

图 1-61　脑膜尾征

MR 增强扫描矢状位示脑膜瘤的"脑膜尾征"（箭头）

脑脊液信号影，邻近脑实质可受压并出现 T₁ 低信号、T₂ 高信号水肿影，间变性脑膜瘤也可以造成脑实质浸润改变。增强扫描常明显均匀强化，邻近脑膜强化即"硬膜尾征"。

对于一些位于矢状窦或者横窦脑膜瘤，MRA 及 MRV 可以显示肿瘤与静脉窦的关系，有利于手术方案的制订。一些功能性磁共振成像对脑膜瘤诊断提供了有用的信息。如氢质子波谱（H¹-MRS），可以发现脑膜瘤特征性丙氨酸峰（Ala），但只有不到 50% 的脑膜瘤具有这种波谱的表现。同时，由于脑膜瘤为脑外肿瘤，在 MRS 表现为 NAA 峰缺乏，Cho 峰下降及 Cr 峰升高。DTI 可以显示脑膜瘤与邻近神经纤维束关系，也有利于手术方案的制订。

3.诊断要点

1）成年女性多见。

2）具有脑外肿瘤的各种征象，如脑脊液环绕、宽基底、硬膜尾征、邻近颅骨改变、白质塌陷、邻近蛛网膜下腔增宽等。

3）肿块形态规则，多数呈类圆形，信号及密度均匀，增强后明显均匀强化，间变性脑膜瘤可强化不均匀。

4.鉴别诊断

脑膜瘤主要与血管外皮细胞瘤、转移瘤、垂体瘤、脊索瘤、淋巴瘤、脑神经鞘瘤相鉴别。

（1）血管外皮细胞瘤 一般呈分叶状，无钙化，无骨质增生，MRI 可见多发流空血管影（富血管肿瘤）。

（2）转移瘤 一般表现为多发，且有原发病灶。

（3）蝶鞍区垂体瘤 瘤较大时，出血、囊变及坏死多见，增强后明显不均匀强化，且一般患者激素检测有异常。

（4）脊索瘤 一般沿斜坡生长，与斜坡关系密切。

（5）淋巴瘤 表现为硬脑膜弥漫受侵、蛛网膜下隙受侵和多中心病灶。

（6）桥小脑区的脑神经鞘瘤 最大的特征是囊变、坏死和出血，且与相应的脑神经关系密切，增强扫描肿瘤实性部分明显强化。

病例 9

【简要病史】

女，40 岁，月经不规则，头痛、视物模糊 2 周。

【影像资料】

见图 1-62。

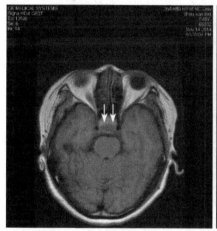

A. 轴位 T$_1$WI

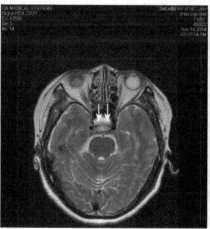

B. 轴位 T$_2$WI

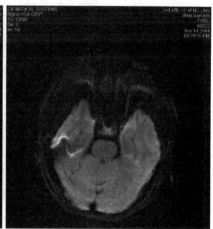

C. 轴位 DWI

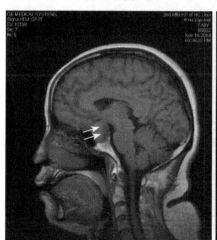

D. 矢状位 T$_1$WI

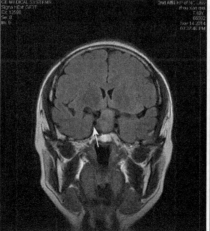

E. 冠状位 T$_1$WI

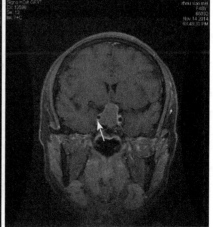

F. 冠状位 T$_1$WI 增强

图 1-62　垂体瘤

【影像分析】

图 1-62 MR 平扫轴位 T_1WI（图 1-62A）、T_2WI（图 1-62B）示鞍区一肿块影，边界清，肿块内可见液-液平面（短箭头），前半部呈 T_1 稍高信号、T_2 高信号，提示为出血成分，后半部在 T_1 等信号、T_2 稍高信号；DWI（图 1-62C）示肿块信号不均匀；MR 平扫矢状位 T_1WI（图 1-62D）、T_2-FLAIR（图 1-62E）示向上推压视交叉，向下压迫鞍底成局部凹陷改变，局部包绕右侧颈内动脉海绵窦段（图 1-62E，1-62F）（箭头）；增强扫描（图 1-62F）肿块呈环形明显强化，出血部分未见强化。

【影像诊断】

鞍区内囊性出血肿块，考虑垂体瘤卒中。

【病理结果】

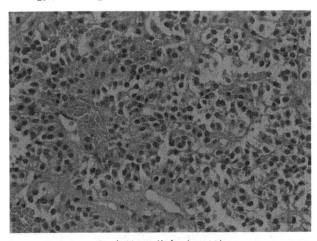

G. 病理 HE 染色（×100）

图 1-62　垂体腺瘤

垂体腺瘤。碎组织一块。肿瘤细胞大小较一致，排列成片、成巢或腺样、条索状，细胞核圆形至卵圆形，中等量胞质，胞质透亮或嗜碱性，染色质细腻，核仁不明显，核分裂难见

图 1-62G 彩图

【最终结果】

垂体瘤卒中。

【概述】

垂体腺瘤（pituitary adenoma）为鞍区内最常见的肿瘤，占所有颅内肿瘤的 10%，来源于垂体前叶的上皮组织，按照 2016 年 CNS WHO 分类标准，为良性腺瘤（Ⅰ级）。垂体腺瘤多见于成人，绝大部分见于 40 岁以上者，男女发病大致相等，但年轻女性以泌乳素微腺瘤多见（图 1-63）。

按照有无分泌激素功能，垂体腺瘤可分为有分泌激素功能（约占垂体腺瘤 75%）和无分泌激素功能（约占垂体腺瘤 25%）两类，其中有分泌激素功能垂体腺瘤又可分为分泌生长激素和泌乳素的嗜酸细胞瘤，以及分泌促肾上腺皮质激素、促甲状腺激素、促性腺激素等嗜碱细胞腺瘤；而无分泌激素功能的为嫌色细胞腺瘤。按照腺瘤的大小又分为微腺瘤（直径小于 10 mm）和大腺瘤（直径大于 10 mm）。一般来讲，微腺瘤多为有分泌激素功能的腺瘤，而大腺瘤一般无分泌激素功能。

1. 临床表现

垂体瘤的临床表现因肿瘤大小、是否具有激素活性、所分泌激素种类及与周围的关系不同而各异。具有激素分泌的腺瘤可以导致患者出现内分泌功能亢进的症状和体征，如泌乳素瘤分泌过度，可以导致女性患者的闭经、溢乳、不育、性欲低下及男性患者的阳痿等；大腺瘤多无分泌激素功能的，临床症状出现比较晚，如肿瘤向上生长推挤视交叉时可引起相应的视觉功能障碍，巨大肿瘤亦可以堵塞脑室系统，引起脑积水一系列临床表现（头痛、头晕、呕吐），另外瘤体出血可以引起垂体卒中综合征改变。不同类型垂体腺瘤临床治疗方法也是不同的，分泌泌乳素的一般首选药物治疗。

2. 影像表现

因 CT 易受颅底骨性结构伪影干扰，加之垂体体积较少，因此垂体的影像学检查，首选 MRI。MRI 能够清楚地显示肿瘤与大血管及周围结构关系，通常认为，采用冠状位显示垂体效果最佳，可以有效避开颈动脉、蝶窦和鞍上池部分容积效应的影响。对于鞍区较大肿瘤钙化的显示，CT 可以作为有效的补充。

1）垂体微腺瘤一般局限于垂体一侧，在 T_1WI 表现为低信号，伴出血时表现为高信号，在 T_2WI 表现高或者等信号。一般 PRL 腺瘤边界清晰，而 GH 和 ACTH 腺瘤边界欠清。肿瘤的一侧垂体高度增加，上缘膨隆，下缘鞍底凹陷，垂体柄偏向对侧。增强后早期强化程度稍低于正常腺垂体实质，而后期要高于正常腺垂体实质。

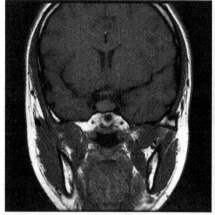
A. 冠状位 T_1WI

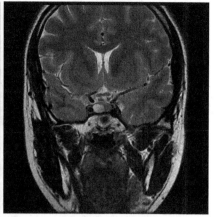
B. 冠状位 T_2WI

图 1-63 垂体微腺瘤

患者，女，26 岁，高泌乳素血症，月经不规则。MR 平扫冠状位 T_1WI（图 1-63A）、T_2WI（图 1-63B）示垂体右侧见一类圆形 T_1 等信号、T_2 高信号结节影，边界清晰，相应右侧垂体上缘膨隆，下缘鞍底稍凹陷，垂体柄轻度左偏（箭头），MR 增强扫描矢状位（图 1-63C）、冠状位 T_1WI（图 1-63D）示垂体内结节轻度强化，强化幅度低于正常垂体

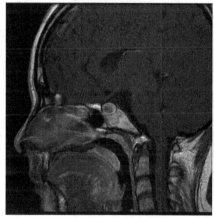
C. 矢状位 T_1WI 增强

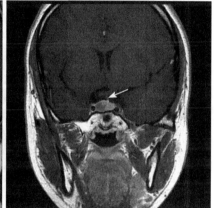
D. 冠状位 T_1WI 增强

2）垂体大腺瘤向鞍上生长，因受鞍膈的限制，肿块在冠状面和矢状位可表现为"葫芦"状或"堆雪人"样，显示"束腰征"（图 1-64）。肿瘤向上生长时常压迫视交叉，鞍上池受压、变形，甚至闭塞；也可突破鞍底向蝶窦生长，而正常垂体往往显示不清。肿瘤向两旁生长，可以局部甚至完全包绕双侧颈内动脉。Knosp 等根据颈内动脉海绵窦段（C4 段）及前床突段（C2）不同连线，将垂体腺瘤侵袭性分为 0~4 级来判断垂体腺瘤与海绵窦之间的关系。肿瘤的实体部分信号与脑灰质相似或者略低。但出现囊变、坏死及出血时，信号较为混杂。

图 1-64 垂体瘤
MR 增强扫描冠状位、矢状位 T_1WI 示"束腰征"（箭头）

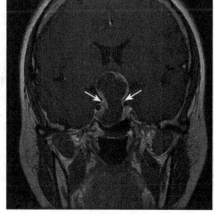
A. 冠状位 T_1WI

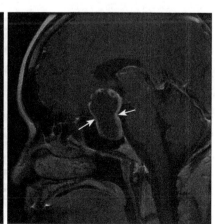
B. 矢状位 T_1WI

3. 诊断要点

（1）垂体微腺瘤诊断要点

1）垂体高度异常。

2）增强后病灶强化程度较正常垂体实质稍低。

3）垂体上缘局部膨隆，下缘鞍底骨质变薄、凹陷。

4）垂体柄的偏移。

（2）垂体大腺瘤诊断要点

1）蝶鞍增大和鞍内并向鞍外延伸、边界清晰的肿块，显示"束腰征"。

2）CT 多为等密度，MRI T_1WI 为等信号，T_2WI 为高信号。

3）明显均匀或者不均匀强化。

4）肿块与正常垂体实质分界不清。

4. 鉴别诊断

（1）垂体微腺瘤一般需要与垂体囊肿、甲状腺功能减退引起的垂体增生相鉴别

1）垂体囊肿增强后不强化。

2）甲状腺功能减退引起的垂体增生一般较弥漫，

垂体的高度相对均匀一致，根据肖新兰等对一组甲状腺功能减退引起的垂体增生患者研究发现，甲状腺功能减退引起的垂体增生高度一般要比垂体腺瘤略低。

（2）垂体大腺瘤主要与颅咽管瘤、脑膜瘤、动脉瘤相鉴别

1）垂体大腺瘤与颅咽管瘤虽然都表现为鞍区肿瘤，但如果肿瘤位于垂体内，往往提示为垂体腺瘤，颅咽管瘤钙化往往更常见。

2）位于鞍区的脑膜瘤常常紧贴颅骨生长，可见脑膜尾征，增强后常常明显均匀一致强化。

3）动脉瘤则由于流空效应而成低信号影，MRA 或者 CTA 可以发现其与动脉关系。

病例 10

【简要病史】

患者，男，65 岁，发现肺腺癌行化疗，头晕、头痛、呕吐 2 周。

【影像资料】

见图 1-65。

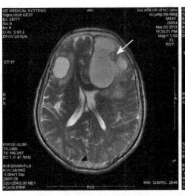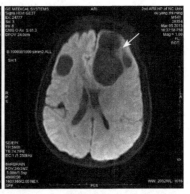

A. 轴位 T_2WI B. 轴位 DWI

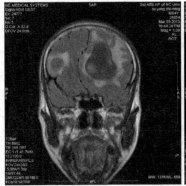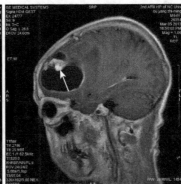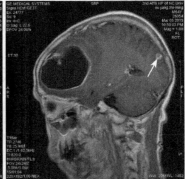

C. 冠状位 T_2FLAIR D. 矢状位 T_1WI 增强（强化结节）E. 矢状位 T_1WI 增强（枕叶皮层另一病灶）

图 1-65　肺癌脑转移

【影像分析】

MRI 平扫轴位 T_2WI（图 1-65A）示双侧大脑额叶多发囊性病灶，其中左侧囊性病灶内见附壁不规则结节影（箭头）；DWI（图 1-65B）显示囊性液体成分为低信号，附壁结节为稍高信号（长箭头）；冠状位 T_2FLAIR（图 1-65C）示囊性病灶周围脑实质大片状水肿高信号影，双侧侧脑室、胼胝体受压变形，中线结构右移；MR 增强扫描矢状位（图 1-65D，图 1-65E）示囊性病灶的壁呈环形强化，附壁结节明显强化（箭头），枕叶皮层下另见一类圆形环形强化结节（箭头）。

【影像诊断】

双侧额叶、左侧大脑枕叶多发病灶，结合肺癌病史，考虑脑转移瘤。

【最终结果】

肺腺癌脑转移。

【概述】

脑转移瘤（metastatic tumor of brain）为颅内常见的继发性肿瘤，常见于 40~70 岁，男性稍多于女性。

脑转移瘤一般为多发，少数为单发，颅内任何部分都可以发生，多见于灰白质交界处，这可能跟皮层供血动脉进入白质时管径变细，导致肿瘤分子容易滞留有关。脑转移瘤常见的原发部位依次是肺（40%~50%）、乳腺（15%~20%）、皮肤（5%~10%）和胃肠道（4%~6%）。转移病灶多数血供丰富，病灶内组织结构与原发病灶具有同源性。

1. 临床表现

脑转移瘤的临床表现取决于病灶的部位及水肿的程度，常见的临床表现主要有头痛、意识不清、偏瘫、癫痫、视觉障碍、眩晕、呕吐和失语等，但也有少部分患者没有神经系统症状。

2. 影像表现

对于易发生颅内转移的原发肿瘤患者，治疗前需要做颅脑的影像学检查以排外脑转移。MRI 对颅内脑转移的发现率要高于 CT，而对于一些小转移病灶或者是病灶掩盖于瘤周水肿的转移瘤则只能通过增强才能被发现，增加对比剂剂量可以提高 MRI 发现转移瘤的敏感性。

（1）瘤周水肿 脑转移瘤的特征性影像学表现为"小瘤灶、大水肿"，即瘤周的水肿与瘤体大小不成比例。但发生于基底节区、脑干及小脑半球的转移瘤周围水肿往往不明显或无水肿。

（2）瘤体强化 一般多发环形或结节状强化灶。不同类型转移瘤的强化是不同的，比如来自肺癌的通常表现为环形强化结节（图 1-66）；来自乳腺癌的多为结节状强化；来自于肾上腺癌主要为实性强化肿块内有小坏死灶。

（3）瘤内出血 病灶内有出血的常见于来自黑色素瘤、绒癌、甲状腺癌（图 1-67）和肺癌。

（4）脑膜转移 脑膜的转移表现为增强后脑膜的广泛增厚、粘连，并引起梗阻性脑积水。

3. 诊断要点

1）有原发病史。

2）病灶常常多发，且多位于灰白质交界处。

3）"小结节、大水肿"。

4）强化方式跟原发灶类似。

4. 鉴别诊断

多发病灶的脑转移瘤要与多发结核球、多中心脑胶质母细胞瘤相鉴别，而单发的脑转移瘤主要与星形细胞瘤、淋巴瘤等相鉴别。

（1）结核球 脑转移瘤有原发病灶，多发结核球有结核感染病史，临床表现为结核感染症状。

（2）多中心脑胶质母细胞瘤 多中心胶质母细胞瘤多位于白质内，信号或者密度更为复杂，强化更为不均匀，而转移瘤多位于皮层或者皮层下，一般呈环形强化。

（3）脑脓肿 DWI 技术有助于鉴别囊性转移与脑脓肿，相比囊性转移瘤，脑脓肿液性成分包含更多的黏液和脓液，其水分子受限比坏死性肿瘤更明显，呈明显高信号。

（4）淋巴瘤 淋巴瘤信号相对均匀，DWI 为明显高信号，增强后一般明显均匀强化。

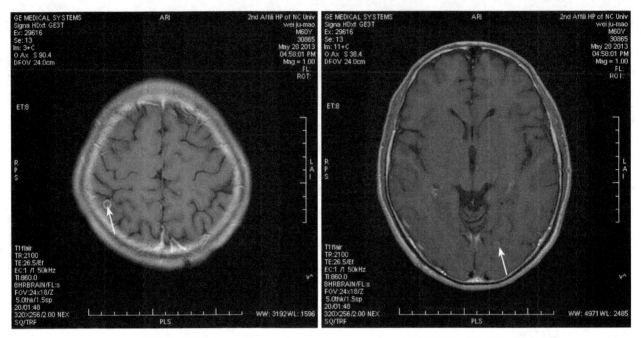

A. T₁WI 增强（顶枕叶）　　　　　　　　　　B. T₁WI 增强（经小脑蚓部层面）

图 1-66　肺癌脑转移

转移灶呈环状强化（箭头）

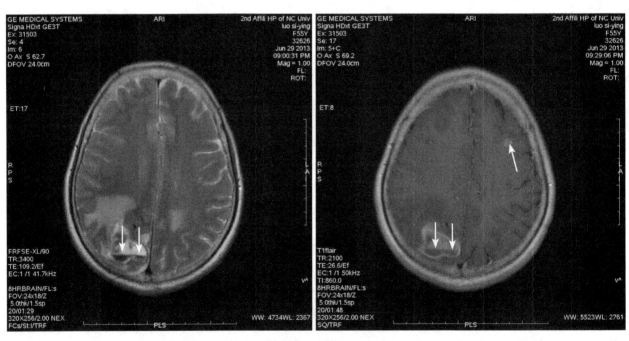

A. 轴位 T₂WI　　　　　　　　　　　　B. T₁WI 增强

图 1-67　甲状腺癌脑转移伴出血

MRI 轴位 T₂WI（图 1-67A）示右侧顶叶转移病灶内见液体－碎屑平面（箭头），周围见斑片状 T₂ 高信号水肿带；增强扫描轴位 T₁WI（图 1-67B）示病灶呈环形强化，其后部无强化区为血液成分（箭头），左侧额叶见一小类圆形结节病灶（箭头）

（廖海波　邓生德）

三、颅脑损伤

病例 11

【简要病史】

患者，男，52 岁，车祸致伤后头痛伴意识障碍 1 小时。

【影像资料】

见图 1-68。

【影像分析】

头颅 CT 平扫示双侧额叶，左侧顶、颞叶可见多发斑片状混杂高密度影，形态不一，边界不清，周围见低密度水肿影。左侧额叶及纵裂池内可见"铸型"样高密度影。左侧额顶部头皮下软组织肿胀。骨窗示左侧额、顶骨骨皮质不连续，可见透亮的骨折线影。

【影像诊断】

双侧额叶、左侧顶、颞叶多发脑挫裂伤，右侧额叶及左侧颞叶脑内血肿。

蛛网膜下腔出血。

左侧额、顶骨骨折。

【后续影像资料】

该患者在治疗过程中，分别于外伤后 7 天（图 1-69）、外伤后 1 个月（图 1-70）复查头颅 CT 平扫。

【影像分析】

外伤 7 天后复查：双侧额叶，左侧顶、颞叶仍可见斑片状高密度影，周围可见低密度水肿带；左侧额叶线状高密度影基本吸收。

外伤 1 个月后复查：双侧额叶，左侧顶、颞叶示以低密度为主，内见小斑片状略高密度影，头皮下软组织肿胀基本消失。

【影像诊断】

脑挫裂伤治疗后改变，双侧额叶、左侧顶叶及颞叶高密度影逐渐减少，提示出血灶逐渐吸收，软化灶形成。

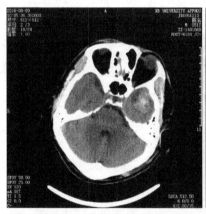

A. CT 平扫（第四脑室层面）

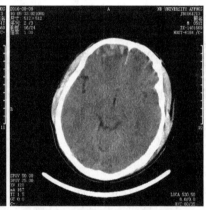

B. CT 平扫（小脑蚓部层面）

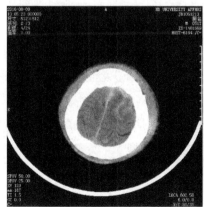

C. CT 平扫（额顶叶层面）

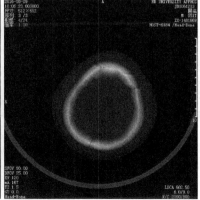

D. CT 平扫（骨窗）

图 1-68

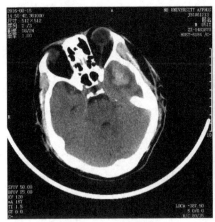 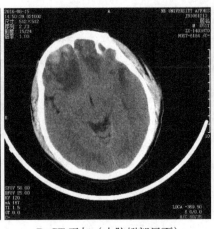 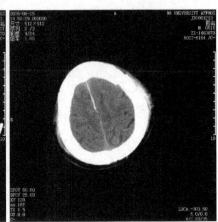

A. CT 平扫（第四脑室层面）　　　　B. CT 平扫（小脑蚓部层面）　　　　C. CT 平扫（额顶叶侧层面）

图 1-69　外伤后 7 天

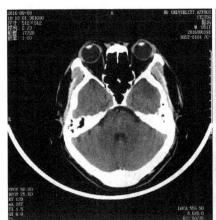 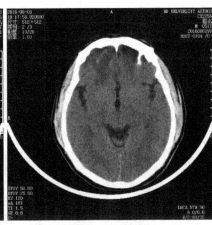 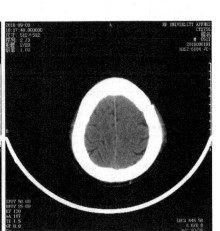

A. CT 平扫（第四脑室层面）　　　　B. CT 平扫（小脑蚓部层面）　　　　C. CT 平扫（额顶叶侧层面）

图 1-70　外伤后 1 个月

【最终结果】

双侧额叶，左侧顶、颞叶脑挫裂伤伴右侧额叶及左侧颞叶脑内血肿，左侧额、顶骨骨折；蛛网膜下腔出血。

【概述】

颅脑损伤（craniocerebral injury）一般可分为头皮软组织损伤、颅骨损伤和颅内组织损伤。临床上三种损伤常合并发生，其中脑实质损伤对患者预后起主要作用。外伤后可发生脑挫裂伤（contusion and laceration of brain）、弥漫型轴索损伤（diffuse axonal injury，DAI）、颅内血肿（intracranial hematoma）等，晚期可有脑积水、脑萎缩等。当颅脑损伤严重时，不仅需要明确颅骨损伤，更要了解脑实质损伤情况，确定有无脑挫裂伤及颅内血肿，因前者一般不

需要手术，而当血肿较大时多数需尽快手术治疗。

1. 影像表现

颅脑损伤首选 CT 检查，治疗后复查及随访也可首选 CT。MRI 对亚急性期和慢性期脑挫裂伤的显示优于 CT。

影像学诊断主要是从损伤的部位、范围、密度、程度、多发性等方面进行分析。

（1）CT

1）损伤区可见斑点状或结节状高密度出血灶，周围见不规则形低密度水肿区，也可形成广泛的脑水肿和脑内血肿。

2）占位效应：挫裂伤范围愈大，其占位效应愈明显。表现为邻近脑组织、脑室受压变形，中线结构移位，严重者可形成脑疝。

3）蛛网膜下腔出血（SAH）：严重的脑挫裂伤常合并有SAH，表现为大脑纵裂池、小脑幕下、脑沟、脑裂及脑池内的线状、条状高密度影（图1-71）。

4）弥漫性轴索损伤：脑实质弥漫性脑水肿和脑肿胀，灰白质分界不清，表现为广泛低密度区；脑室、脑池普遍受压变窄，脑实质内可见散在点状出血灶；中线移位少见（图1-72）。对于临床表现严重，而头颅CT未发现明显异常者，应考虑DAI的可能。

5）其他征象：如颅内血肿、颅骨骨折、气颅

等（图1-73，图1-74）。

6）后遗改变：晚期可出现脑萎缩表现。广泛性脑萎缩表现为患侧大脑半球体积减小，中线结构移向患侧；局限性脑萎缩表现为相邻脑沟、脑池及脑室的增宽加深，脑回变薄变窄，蛛网膜下腔增宽。

（2）MRI 脑挫裂伤的病灶信号改变随脑水肿、出血及损伤的严重程度而异。脑水肿呈长T_1长T_2表现。出血灶的信号表现随期龄而异（图1-75）。远期脑挫裂伤可以恢复正常，也可以形成软化灶，T_1和T_2弛豫时间延长伴有相邻部位脑萎缩。

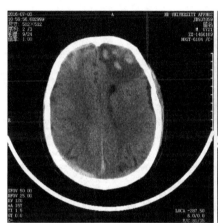 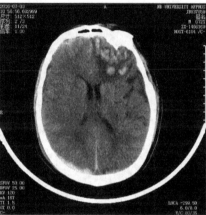 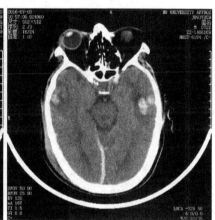

A. CT平扫（放射冠层面）　　　　B. CT平扫（基底节层面）　　　　C. CT平扫（脑桥层面）

图1-71 脑挫裂伤合并硬膜下血肿、SAH

头颅CT平扫示双侧额、颞叶见多发不规则结节状混杂高密度影；左侧侧脑室额角稍受压变形，中线结构居中；右侧枕部颅板下示新月形高密度影；双侧大脑半球部分脑沟、脑裂及大脑镰、小脑幕旁可见线条状高密度影

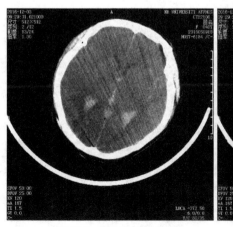 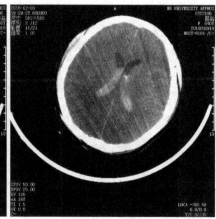

A. CT平扫（尾状核头层面）　　　　B. CT平扫（侧脑室体部层面）

图1-72 弥漫性轴索损伤

头颅CT平扫示脑组织肿胀，实质密度弥漫性减低，灰白质分界不清，中线结构基本居中。另可见侧脑室内积血，脑沟、脑裂内亦可见线状高密度影

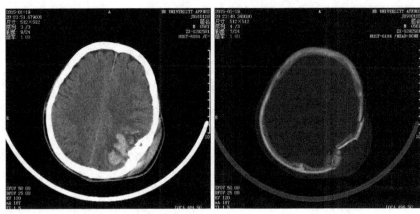

A. CT 平扫 B. CT 平扫（骨窗）

图 1-73　脑挫裂伤合并颅骨粉碎性骨折

头颅 CT 平扫（图 1-73A）示左侧顶枕叶见多发斑片状高密度影周围见低密度水肿带；左侧顶枕部头皮下软组织挫伤肿胀。骨窗（图 1-73B）示左侧顶骨、枕骨内外板不连续，呈粉碎状并向内凹陷

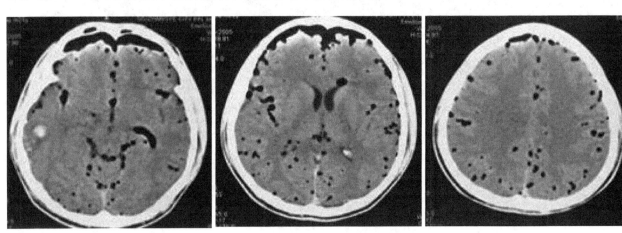

A. CT 平扫（小脑蚓部层面） B. CT 平扫（基底节层面） C. CT 平扫（半卵圆中心层面）

图 1-74　脑挫裂伤合并颅内积气

头颅 CT 平扫示右侧颞叶叶见结节状高密度影，周围见低密度水肿带；脑表面及脑池内见弥漫性新月形和小圆形气体密度影，提示颅底骨折

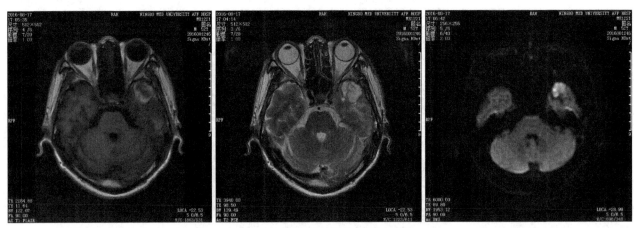

A. 轴位 T_1WI B. 轴位 T_2WI C. 轴位 DWI

图 1-75　脑挫裂伤伴血肿（亚急性期）形成

头颅 MRI 轴位 T_1WI（图 1-75A）、T_2WI（图 1-75B）示左侧颞叶见团块 T_1、T_2 均高信号灶，内部可见低信号影，DWI（图 1-75C）呈不均匀性高信号影，周围见环形低信号影

2. 诊断要点

1）常有明确的外伤史。

2）有头痛、恶心和呕吐等颅内压增高表现，可伴有意识障碍，并常伴有头皮血肿或挫裂伤。

3）CT 平扫急性期显示脑内斑片状高密度出血灶伴低密度水肿影及占位效应，可伴有颅内血肿、颅骨骨折、头皮血肿等。

3. 鉴别诊断

1）CT 作为颅脑外伤首选的检查方法，能比较敏感和清晰地显示脑挫裂伤程度及范围，一般诊断不难。

2）对于临床症状重且有昏迷而 CT 显示不明显或不严重的患者，要适时进行进一步检查，如 MRI 检查，除外 DAI 等。

3）对于仅有 SAH 的患者，应行 CTA 或 DSA 检查除外动脉瘤破裂出血等。

病例 12

【简要病史】

患者，男，45 岁，头颅外伤 1 天。

【影像资料】

见图 1-76。

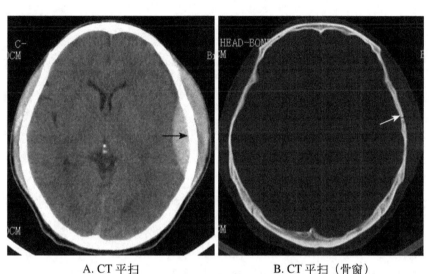

A. CT 平扫   B. CT 平扫（骨窗）

图 1-76 左侧颞部硬膜外血肿伴左侧颞骨骨折

【影像分析】

头颅 CT 平扫显示左侧颞部颅板下见一大小约 42 mm×12 mm 的梭形高密度影（箭头），边界清楚，邻近脑实质稍受压（图 1-76A）。左侧颞骨内外板不连续，可见线状透亮影（箭头）（图 1-76B）。

【影像诊断】

左侧颞部硬膜外血肿伴左侧颞骨骨折。

病例 13

【简要病史】

患者，男，89 岁，既往有脑出血病史，一般情况良好。

【影像资料】

见图 1-77。

【影像表现及分析】

头颅 MRI 平扫轴位 T_1WI（图 1-77A）、T_2WI（图 1-77B）示右侧额顶部颅骨内板下可见梭形以高信号为主的混杂信号影，DWI（图 1-77C）呈混杂信号，邻近脑实质及右侧侧脑室受压，中线结构基本居中（箭头）。

【影像诊断】

右侧额顶部硬膜外血肿。

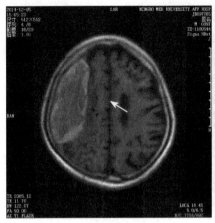
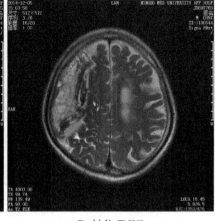
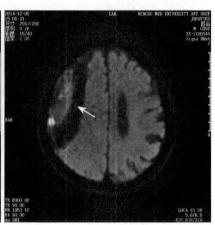

A. 轴位 T_1WI B. 轴位 T_2WI C. 轴位 DWI

图 1-77   右侧额顶部硬膜外血肿

病例 14

【简要病史】

患者，男，69 岁，头颅外伤。

【影像资料】

见图 1-78。

【影像表现】

头颅 CT 平扫显示右侧额、颞、枕骨内板下方及左侧颞、枕骨内板下方均可见新月形高密度影，密度不均（箭头）；右侧侧脑室受压变形移位，中线结构向左移位，右侧额颞叶部分脑沟、纵裂内可见线状高密度影（图 1-78A）。右侧颞部头皮下软组织挫伤肿胀。骨窗示右侧颞骨内外板不连续，可见两处透亮线影，断端稍错位（图 1-78B）。

【影像诊断】

右侧额、颞、枕部及左侧颞、枕部硬膜下血肿。

蛛网膜下腔出血。

右侧颞骨骨折伴头皮软组织挫伤肿胀。

【最终结果】

右侧额、颞、枕部及左侧颞、枕部硬膜下血肿伴蛛网膜下腔出血。

病例 15

【简要病史】

患者，男性，74 岁，外院头颅 CT 发现双侧额顶部慢性硬膜下血肿，进一步检查。

【影像资料】

见图 1-79。

【影像表现】

头颅 MRI 平扫轴位 T_1WI（图 1-79A）、T_2WI（图 1-79B）显示双侧额顶部颅骨内板下见新月形 T_1、T_2 均高信影，信号尚均匀，DWI（图 1-79C）

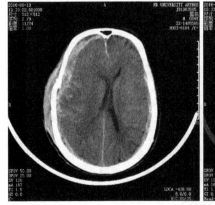
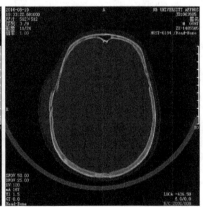

A. CT 平扫   B. CT 平扫（骨窗）

图 1-78   右侧额、颞、枕部及左侧颞、枕部硬膜下血肿伴蛛网膜下腔出血

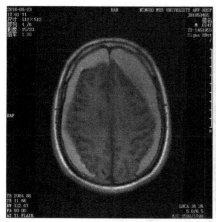
A. 轴位 T₁WI

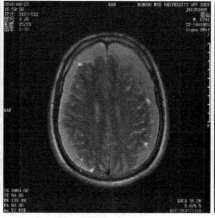
B. 轴位 T₂WI

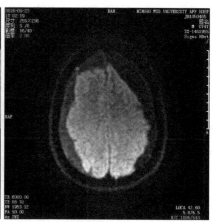
C. 轴位 DWI

图 1-79 双侧额顶部亚急性硬膜下血肿

呈低信号改变，双侧大脑半球脑实质受压向心性内移，双侧侧脑室受压变扁，中线结构基本居中。

【影像诊断】

双侧额顶部亚急性硬膜下血肿。

【概述】

颅脑外伤引起颅内继发性出血，当血液聚集在颅内达到一定体积（通常幕上出血 ≥ 20 mL，幕下出血 ≥ 10 mL）时可形成局限性占位性病变，即形成颅内血肿（intracranial hematoma），导致脑实质受压，颅内压增高。因受伤机制不同，血肿部位、出血来源和出血量有所不同，临床表现也有差异。按照血肿形成的部位不同，可将颅内血肿分为硬膜外血肿（epidural hematoma）、硬膜下血肿（subdural hematoma）及脑内血肿（intracranial hematoma）。按照病程及血肿形成的时间不同，可分为急性期、亚急性期和慢性期血肿。血肿可单侧单发、单侧多发，也可以是双侧多发，也有可能同时存在不同的血肿类型。CT 和 MRI 对硬膜外和硬膜下血肿均有显著诊断价值，急诊首选 CT 检查，具有简单、快捷、准确等优势。对于亚急性期和慢性期血肿，MRI 要优于 CT，同时由于没有颅骨的伪影和多方位成像的优势，对较小的或位于颅底的均能清晰显示，是 CT 检查的必要补充。

（一）硬膜外血肿

指颅内出血积聚于颅骨与硬膜之间，占颅脑损伤的 2%~3%，占全部颅内血肿的 25%~30%，仅次于硬膜下血肿。硬膜外血肿多发生于头颅直接损伤部位，常为加速性外伤所致，损伤部位多伴有颅骨骨折（64%~93%），骨折线常越过脑膜中动脉或其分支，以动脉性出血为主，也有静脉窦损伤出血或骨折处板障静脉出血。合并骨折者血肿内可有气体密度影。血肿常见于颞部，也可发生于额、顶、枕或后颅窝及纵裂等部位，可单发或多发，多不伴有脑实质的损伤。因硬脑膜与颅骨粘连紧密，故血肿的范围局限，呈梭形或双凸透镜形。

1. 临床表现

硬膜外血肿可继发于各种类型的颅脑损伤之后，且血肿部位各不相同，因此临床表现不一。头外伤后原发昏迷时间短，再度昏迷前可有中间清醒期，可出现颅脑高压征象，严重者出现脑疝体征。

2. 影像表现

（1）CT 平扫 脑平扫血肿表现为颅骨内板下双凸形高密度影，边界清楚锐利，血肿范围一般不超过颅缝，若骨折跨越颅缝，血肿亦可以跨过颅缝；血肿可骑跨大脑纵裂（图 1-80）。血肿大小不一，密度多均匀。血肿完全液化时可呈低密度。可表现为占位征象，侧脑室受压、变形，中线结构移位，多合并颅骨骨折（图 1-81），可合并脑挫裂伤、SAH 等。

（2）MRI 硬膜外血肿形态与 CT 表现相似，呈双凸形，边界锐利。血肿信号强度变化与血肿的

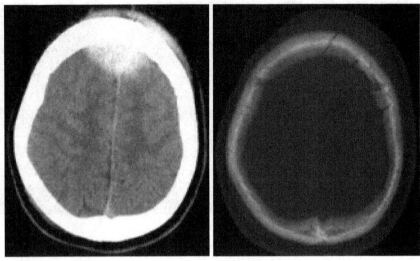

A. CT 平扫 B. CT 平扫（骨窗）

图 1-80　额部硬膜外血肿伴额骨骨折

头颅 CT 平扫示额骨内板下方一梭形高密度影（箭头），边界清楚，骑跨于大脑纵裂（图 1-80A），额部头皮软组织肿胀。额骨内外板不连续，可见线状透亮影（图 1-80B）

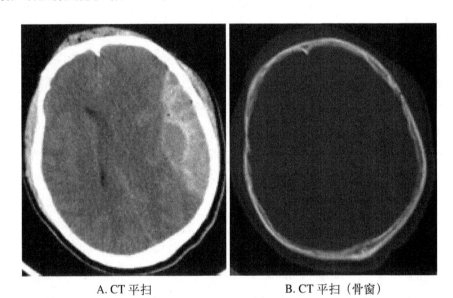

A. CT 平扫 B. CT 平扫（骨窗）

图 1-81　硬膜外血肿合并颅骨骨折

头颅 CT 平扫示左侧额顶骨内板下一梭形高密度影，边界清楚，密度不均匀，邻近脑实质受压，左侧侧脑室受压变形，中线结构右移，额部及左侧颞部头皮软组织肿胀。左侧颞骨内外板不连续，可见线状透亮影（箭头）

期龄及扫描设备的场强有关。血肿急性期，T_1WI 呈等信号，血肿内缘可见低信号硬膜，T_2WI 呈低信号；亚急性期和慢性期均呈高信号。

3. 诊断要点

1）外伤病史。

2）血肿紧贴颅内板成双凸形改变。

3）血肿范围不超过颅缝。

4. 鉴别诊断

主要与硬膜下血肿相鉴别，硬膜下血肿一般呈新月形改变，可超过颅缝。

（二）硬膜下血肿

指颅内出血积聚于硬脑膜和蛛网膜之间，占颅脑损伤的 5%~6%，占全部颅内血肿的 50%~60%。根据血肿形成时间可分为急性期、亚急性期和慢性期三类。硬膜下血肿多为减速性外伤所致，无颅骨骨折或骨折仅限于暴力部位。多为静脉、小动脉或由大脑向上矢状窦汇入的桥静脉撕裂出血，常与脑挫裂伤同时存在。额顶部最常见，常沿大脑凸面扩展，可跨越颅缝，但不越过中线，由于蛛网膜无张力，与硬脑膜结合不紧密，故血肿范围较广泛，形状多呈新月形或半月形，甚至可覆盖整个大脑半球。

1. 临床表现

急性硬膜下血肿病程短，症状重且进展迅速，多数为持续性昏迷且进行性加重。患者局灶性体征和颅内压增高症状出现早，生命体征变化明显，脑疝和去大脑强直出现较早。亚急性硬膜下血肿与急性硬膜下血肿类似，只是症状出现稍晚。慢性硬膜下血肿一般认为是静脉血缓慢渗透到硬膜下间隙所致，经过至少3周以上时间逐渐出现颅内压增高的症状，表现为慢性过程，出现类似于相应部位脑内肿瘤的症状，通常无明显颅脑外伤史。

2. 影像表现

（1）CT 脑平扫血肿表现为颅骨内板下方新月形或半月形高密度影，血肿密度由于血清渗出和脑脊液相混而不均匀，可呈以高密度影为主的混杂密度影。亚急性早期血肿仍呈高密度影，此后血肿密度逐渐减低。亚急性期后期及慢性期血肿可以表现为高、等、低或混杂密度影。由于血液成分沉淀，血肿上方为低密度，下方密度逐渐增高（图1-82）。

硬膜下血肿范围广泛，不受颅缝限制，因常合并有脑挫裂伤，故占位效应显著，表现为中线结构移位，患侧侧脑室受压变形移位（图1-82）。少数慢性硬膜下血肿可因纤维间隔而呈多房性，间隔的形成可能是血肿内机化粘连所致。

等密度的硬膜下血肿因与脑组织密度差别不明显，常需要通过其他征象进行区分。硬膜下血肿主要表现为占位征象，同侧脑室受压，中线结构可移位，甚至导致脑疝。双侧等密度硬膜下血肿CT显示更为隐蔽，由于密度变化不明显，两侧可同时压迫脑组织和脑室系统，中线结构又无显著移位，容易漏诊。以下征象可提示诊断：①双侧侧脑室对称

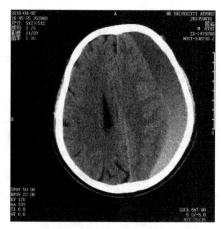

图1-82 左侧额顶颞枕部硬膜下血肿（慢性期）

患者头部外伤1个月后复查头颅CT示左侧额顶颞枕骨内板下可见新月形异常密度影，境界清楚，其内密度不均匀，前部CT值约16 HU，后部CT值约42 HU，邻近脑实质受压内移，左侧侧脑室受压变形，中线结构向右移位

性变小，体部呈长条形；②脑白质变窄内移，远离颅骨内板；③皮层邻近脑沟消失。诊断困难时可进一步行CT增强扫描。增强扫描可见与远离颅骨内板的皮层和静脉强化，亦可见到连续或断续的线状强化的血肿包膜（由纤维组织及毛细血管构成），从而可以清楚地勾画出包括等密度血肿在内的硬膜下血肿的轮廓。部分血肿在注射造影剂数小时后可见造影剂分层现象。

增强扫描仅限于亚急性或慢性硬膜下血肿，特别是对等密度的硬膜下血肿的诊断有帮助。但由于MR设备的日益普及，临床也已很少采用（图1-83）。

（2）MRI 硬膜下血肿的MRI信号随血肿的期龄而异。急性硬膜下血肿T_1WI呈等信号，T_2WI呈低信号。亚急性者T_1WI及T_2WI均呈高信号（图1-84），此时血肿在CT上有可能为等密度。当血肿逐渐发展为慢性期，T_1WI信号低于亚急性者，但仍高于脑脊液，T_2WI仍为高信号。增强扫描可见硬膜下包膜强化。

3. 诊断要点

1）常有明确的外伤史。

2）血肿紧贴颅骨内板呈新月形或半月形改变。

3）范围广泛，可跨越颅缝，不跨越中线。

4）占位效应重。

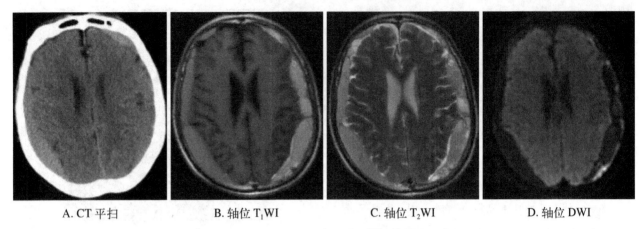

A. CT 平扫　　　　　B. 轴位 T_1WI　　　　　C. 轴位 T_2WI　　　　　D. 轴位 DWI

图 1-83　双侧额颞顶部亚急性期硬膜下血肿

头颅 CT 平扫（图 1-83A）示双侧侧脑室向心性缩小，中线结构居中，双侧额颞顶骨内板下方见弧形等密度影，内缘模糊，脑白质变窄内移，脑表面沟裂消失；MRI 平扫轴位 T_1WI（图 1-83B）、T_2WI（图 1-83C）示双侧额顶部颅骨内板下见新月形 T_1、T_2 均高信号影，左侧信号不均匀，有分隔；DWI（图 1-83D）右侧呈低信号影，左侧呈以低信号为主的混杂信号影

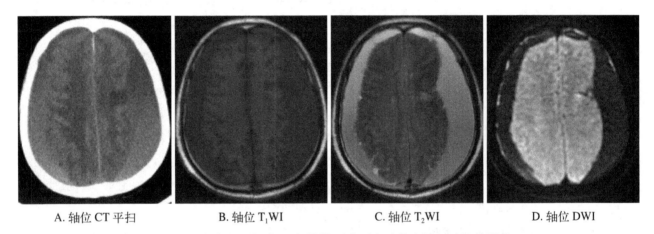

A. 轴位 CT 平扫　　　　　B. 轴位 T_1WI　　　　　C. 轴位 T_2WI　　　　　D. 轴位 DWI

图 1-84　双侧额颞顶部亚急性期硬膜下血肿伴左侧额叶脑挫裂伤

头颅 CT 平扫（图 1-84A）示双侧侧脑室向心性缩小，中线结构居中，双侧额颞顶骨内板下方见弧形等密度影，内缘模糊，脑白质变窄内移，脑表面沟裂消失，左侧额叶皮层下区见片状低密度影。MRI 平扫轴位 T_1WI（图 1-84B）、T_2WI（图 1-84C）示双侧额顶部颅骨内板下见新月形 T_1、T_2 均高信号影，左侧信号不均匀，有分隔，DWI（图 1-84D）呈低信号，左侧额叶皮层下区见斑片状 T_1 低信号、T_2 高信号影，后缘见条状 T_1 高信号影，DWI（图 1-84D）呈高低混杂信号影

4. 鉴别诊断

有时硬膜下血肿也可以表现为双凸形，与硬膜外血肿鉴别困难，通常硬膜外血肿范围较局限，多呈梭形，不跨越颅缝，多伴有颅骨骨折，硬膜下血肿范围广，多呈新月形，可跨越颅缝等，具体鉴别要点见表 1-2。

表 1-2　硬膜外血肿和硬膜下血肿的鉴别

鉴别点	硬膜外血肿	硬膜下血肿
形态	梭形、双凸形	新月形、半月形
分布及范围	局限，不跨越颅缝，可跨中线	广泛，可跨越颅缝，不跨中线
边界	与脑的交界面光整	与脑的交界面不光整

鉴别点	硬膜外血肿	硬膜下血肿
占位效应	相对较轻，范围大者明显	多明显
合并骨折	多	少

（张静　邓生德　廖海波）

四、神经系统变性疾病：多发性硬化

病例 16

【简要病史】

患者，男，66 岁，自觉头晕 3 年。

【影像资料】

见图 1-85。

【影像表现及分析】

头颅 MRI 平扫轴位 T_2WI（图 1-85A）、T_1WI

（图 1-85B）示双侧侧脑室旁脑白质见多发点条状、小斑片状稍长 T_1 长 T_2 信号影；矢状位 T_2-FLAIR（图 1-85C）示病灶呈高信号，走行基本与侧脑室外侧壁相垂直，边界欠清，占位效应不明显，中线结构居中；DWI（图 1-85D）示弥散无受限，未见异常信号。

【影像诊断】

双侧侧脑室周围多发异常信号，考虑多发性硬化。

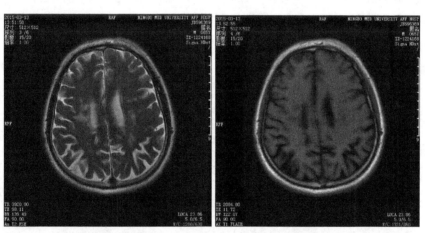

A. 轴位 T_2WI

B. 轴位 T_1WI

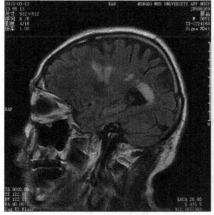

C. 矢状位 T_2FLAIR

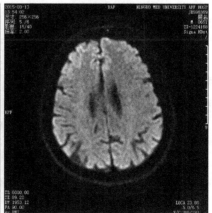

D. 轴位 DWI

图 1-85　多发性硬化

【最终结果】

多发性硬化。

【概述】

多发性硬化（multiple sclerosis，MS）是中枢神经系统常见的脱髓鞘性自身免疫性疾病，以病灶多发，病程反复恶化与缓解交替为特征，但总体趋势为进行性加重。病因不明确，可能与早年病毒感染引起自体免疫有关，也有可能与遗传或环境有关系，西方国家的发病率（30/10 万 ~40/10 万）明显高于东方国家（1/10 万 ~4/10 万）。随着磁共振技术在临床上的广泛应用，我国的 MS 检出率也在逐渐升高。

本病好发于 20~35 岁中青年，女性多于男性。国内的 MS 以白质软化坏死为主，一般起病较快，病程短，症状重。病理变化主要是髓鞘破坏，病灶周围可见淋巴细胞浸润和胶质增生。早期髓鞘崩解，小胶质细胞增生形成泡沫细胞，少突胶质细胞减少，血管周围淋巴细胞浸润，轴索保持。中期髓鞘崩解产物逐渐被吞噬细胞清除，形成坏死灶，轴索消失，少突胶质细胞缺乏。晚期病变区有胶质增生，周围有网状与胶原纤维增殖，少突胶质细胞几乎消失不见，形成灰色斑块。各期病理征象往往见于同一患者的不同部位，病灶多发，新旧不一，大小不一，从几毫米到几厘米不等。病变后期可有脑萎缩表现。

1. 临床表现

临床表现复杂多变，急性或亚急性起病，常为缓解与复发交替。临床上常有癫痫、单侧或双侧感觉或运动障碍、视神经炎及精神症状等。视神经损害可以是早期症状之一。脑脊液化验免疫球蛋白（IgG）的增高是病变活动的生化指标。约半数患者可出现脑电图异常，但为非特异性改变。

2. 影像表现

MS 斑块病灶常呈多发性，主要位于大脑半球的深部脑白质，常以两侧脑室周围室管膜下分布为主，尤其是前角和后角旁，偶尔也可见于脑干和小脑。病灶可以很小，也可以融合成较大病灶，并出现占位征象。

（1）CT 一般可直接显示病灶并反映病灶的不同时间与空间上的病理变化，平扫时病灶表现为低密度，但小的病灶在 CT 上常容易漏诊，不及 MRI 敏感。

（2）MRI MRI 是诊断 MS 最敏感且理想的一种检查方法，可显示 CT 不能显示的病灶，表现为 T_2WI 高信号，T_1WI 低信号，边界清楚，陈旧性病灶在 T_1WI 上有时表现为等信号。病灶常垂直于侧脑室壁，像手指一样平行于脑室周围白质内静脉的走行方向，即"直角脱髓鞘征"（图 1-63A、图 1-63C），这是因为脑室旁白质内的深髓静脉走行方向是直线性，与脑室壁垂直，其静脉回流入室管膜下静脉，MS 髓鞘破坏正是围绕着这些深髓静脉。

（3）MS 增强 CT 和 MRI 增强扫描急性期病灶呈点片状或环形强化，且平扫为等密度的部分也可以看到强化。激素治疗后，可因血脑屏障功能恢复而不强化。MS 强化无明显特征性，需与皮层下动脉硬化性脑病及其他一些脑白质病相鉴别。如占位效应很明显的病灶需与脑肿瘤鉴别。35%~50% 的患者出现脑萎缩征象。

（4）不同时期 MS 表现 MS 具有症状缓解与复发交替的特点。因此，各时期影像学表现可以在同一个患者的不同部位同时显示，即平扫病灶为等或低密度，增强扫描可同时看到有强化、无强化及晚期脑萎缩的表现。

（5）功能性 MRI 对 MS 诊断帮助

1）MRS 对不同时期 MS 诊断价值：急性斑块表现为 Cho 波明显升高，Cho/Cr 比例升高，可出现 Lip 波，MI 波和 Lac 波升高，Cr 波和 NAA 波明显降低，NAA/Cr 比值降低，NAA 波可在一定时间内部分恢复，少数急性斑块 NAA 波可正常。慢性斑块 Cho 波及 Cho/Cr 比值趋于正常，Lip 波和 Lac 波消失，不仅斑块内的 NAA 波降低，且斑块临近 T_2 加权图信号正常的白质 NAA 波也降低。

2）MRS 对静止斑块和活动性斑块诊断价值：两者病灶内 NAA/Cr 比值及 NAA/Cho 比值均降低，但病灶周围 T_2 加权图信号正常部位的 NAA/Cr 比值及 NAA/Cho 比值降低提示活动斑块。

3）MRS 对占位效应明显的 MS 斑块与肿瘤的诊断价值：二者的 Cho 均升高，且都可以出现 Lip 波和 Lac 波，但肿瘤的 NAA 波降低程度比 MS 斑块明显，另外 MI/Cr 比值升高提示 MS 斑块。

4）其他：DTI 可以反映白质纤维的破坏情况。

3. 诊断要点

1）常累及神经系统多个部位。

2）CT 平扫双侧侧脑室周围多发低密度灶，病灶新旧不一；T_1WI 呈等低信号，T_2WI 呈高信号，病灶多垂直于侧脑室，出现"直角脱髓鞘征象"；活动期病灶可强化。

3）病灶无占位效应。

4. 鉴别诊断

主要与多发性脑梗死、皮层下脑动脉硬化、免疫有关脑脊髓炎、脑转移瘤、脑炎等鉴别。

（张静 廖海波）

五、颅内感染

病例 17

【简要病史】

患者。男，65 岁，突发头痛 3 天，加重 1 天，自述 2 周前感冒、发热。

【影像资料】

见图 1-86。

【影像分析】

头颅 MRI 平扫轴位 T_1WI（图 1-86A）、T_2WI（图 1-86B）示右侧额叶一不规则团块状多房囊性占位，病灶内多发囊性成分呈 T_1 低信号、T_2 高信

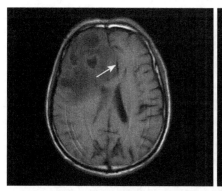 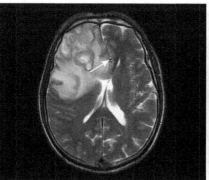 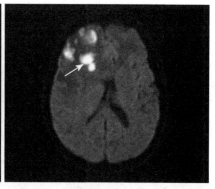

A. 轴位 T_1WI 　　　　　B. 轴位 T_2WI 　　　　　C. 轴位 DWI

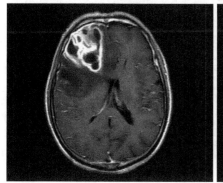 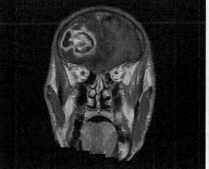 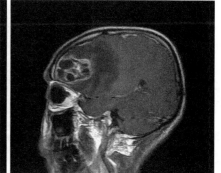

D. 轴位 T_1WI 增强 　　　E. 冠状位 T_1WI 增强 　　　F. 矢状位 T_1WI 增强

图 1-86 脑脓肿

（本图片由宁波市李惠利医院傅丽辉副主任医师友情提供，在此致谢）

号影，DWI（图 1-86C）呈明显高信号（箭头），周围见大片状 T_1 低信号、T_2 高信号水肿带；MR 增强扫描轴位（图 1-86D）、冠状位（图 1-86E）及矢状位（图 1-86F）示病灶分隔及囊壁明显强化，呈不规则的环形，囊性部分未见明确强化，邻近脑膜强化。周围脑实质及胼胝体、右侧侧脑室前角受压变扁，脑中线左移，提示大脑镰下疝形成（箭头）。

【影像诊断】

右侧额叶多房囊性占位，DWI 显示囊性部分为明显高信号，提示囊性部分浓稠度高，为脓液信号，增强后病灶呈分隔状和环壁强化，符合脑脓肿改变，考虑患者为老年男性，建议除外转移病灶。

【后续诊疗经过】

患者进一步行胸部、腹部 CT 及全身骨扫描，均未发现病灶，血常规提示白细胞轻度升高（10.0×10^9/L），患者 2 周前有"感冒、发热"病史，MRI 提示脑脓肿，病灶占位效应重，拟进一步手术治疗。

【病理结果】

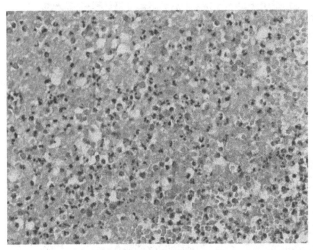

G. 病理 HE 染色（×10）

图 1-86 脑脓肿

手术病理：（右额叶）脑组织化脓性炎伴出血、充血及坏死，小血管周围淋巴细胞、浆细胞浸润，局灶胶质增生

图 1-86G 彩图

【最终结果】

脑脓肿。

【概述】

脑脓肿（brain abscess）是指化脓性细菌感染

引起的化脓性脑炎、慢性肉芽肿及脑脓肿，少部分也可由真菌或原虫侵入脑组织所致，是一种严重的颅内感染性疾病。病灶出现的位置取决于发病病因：额窦炎会导致额叶内或者下方的脑脓肿，而乳突炎症则导致颞叶或者小脑内脓肿，血源性感染可以出现在脑内任何位置，但以大脑中动脉供血区最常见，比如额叶、颞叶。常见的致病菌包括金黄色葡萄球菌、链球菌和肺炎球菌等。

Britt 和 Enzmann 把脑脓肿发展分为四个时期，即早期脑炎期、晚期脑炎期、早期脓腔形成和晚期脓腔形成期。每一时期的病理改变是不同的。早期脑炎期和晚期脑炎期病理因灰质血运丰富，炎症易在白质发展，病理表现为局灶性、边界不清的脑实质软化灶，可伴有脑坏死、水肿、血管充血、斑点状出血和血管周围炎症浸润。当脑炎病灶中心坏死区发生液化、病灶边界清楚、有胶原被膜包绕时便进入脑脓肿期，此期又分早期脓腔形成和晚期脓腔形成期，形成一个成熟的脓肿一般需要 2 周至几个月。典型的脓肿壁分内、中、外三层，内层为炎症细胞带，中层为肉芽和纤维组织，外层是增生的神经胶质层；脓腔内可呈液态、干酪或者凝块状。如果脓腔破溃外溢，则形成多房脓肿。

1. 临床表现

发热伴有颅内压增高或神经功能缺损症状常提示颅内感染可能，但临床上不少患者无发热，给其诊断造成一定困难，需及时行相关影像学检查。

2. 影像表现

（1）早期脑炎期和晚期脑炎期 CT 平扫表现为境界不清，形态不规则，密度不均的低密度影。增强扫描低密度影内可显示斑片状、小结节状强化影，也可不强化。MRI 能敏感检查组织水肿的变化，因此，对早期脑炎的检测要比 CT 敏感。T_2WI 显示早期脑炎病灶呈高信号，与周围水肿难以区分；T_1WI 显示脑炎病灶与周围脑实质相比呈等信号或者低信号，可伴有占位效应，表现为相应脑沟变浅、消失及邻近脑室的受压改变；同时 T_1WI 还可以显示病灶内呈高信号的亚急性出血改变，增强扫描后病灶可呈不均匀强化。

（2）早期脓腔形成和晚期脓腔形成期 CT平扫表现脓肿壁呈环形等或稍高密度影，轴位见大片状低密度水肿带，增强扫描脓肿壁呈环形明显强化，壁厚薄均匀。脑脓肿MRI具有特征性表现，T_1WI上，典型脑脓肿中心信号略高于脑脊液，周围脑水肿信号略低于正常脑实质，两者之间的脓肿壁呈等信号；T_2WI显示脓腔和周围水肿均为高信号，而脓壁为等或者稍低信号。增强扫描脓肿壁明显强化，呈均匀环形，无壁结节，中心脓腔不强化；由于脓液为黏稠液体，水分子在腔内运动明显受限，因此，DWI呈明显高信号（图1-87）。

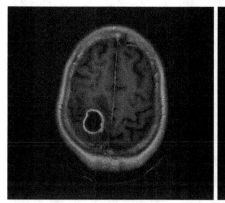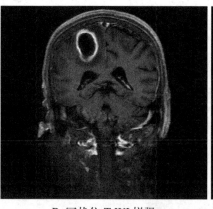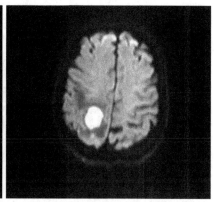

A. 轴位 T_1WI 增强　　　　B. 冠状位 T_1WI 增强　　　　C. 轴位 DWI

图1-87　右侧顶叶脑脓肿

MR增强扫描轴位（图1-87A）、冠状位（图1-87B）示右侧顶叶脑脓肿的厚壁环形强化，内壁光整无结节，DWI（图1-87C）示中心液化区为明显高信号，为脑脓肿特征改变

3. 诊断要点

1）发热等感染病史。

2）病灶可单发也可多发，常常位于白质内。

3）脓肿壁明显强化，呈均匀环形，壁厚薄均匀，且内壁光滑，无壁结节。

4）囊腔内为浓稠液态，DWI呈明显高信号。

4. 鉴别诊断

（1）脑脓肿主要与胶质瘤、单发转移瘤鉴别

1）胶质瘤低密度水肿区常局限于脑白质，坏死区囊内壁可见瘤结节，有明显占位效应；脑肿瘤的坏死囊变区以浆液性坏死物为主，其黏稠度相对较低，DWI多呈低信号。

2）脑转移瘤囊变的环形强化环壁常有局限性增厚或有壁结节，中央坏死囊变为较清亮的液体，囊内只包含肿瘤坏死组织碎屑，其内无或少见炎性细胞，腔内液体蛋白含量较少，液体黏稠度低，自由水较多，因此，水分子扩散运动相对较强，DWI呈低信号，另外，结合临床病史可明确诊断。

（2）多发脑脓肿与多发转移瘤鉴别

脓肿可见"子环征"，转移瘤以小结节、大水肿为主要特征，且有原发灶，结合临床病史，不难鉴别。

病例18

【简要病史】

患者，女，31岁。反复言语困难，肢体活动障碍发作1天余，近1月前有发热，有右外耳道疱疹病史。

【影像资料】

见图1-88。

【影像分析】

头颅MRI平扫轴位T_1WI（图1-88A）、T_2WI（图1-88B）示双侧半卵圆中心中后部、胼胝体（左侧为主）见大片状T_1稍信号、T_2稍高信号影（箭头），DWI（图1-88C）呈高信号（箭头），MR增强扫描轴位（图1-88D）、冠状位（图1-88E）及矢状位（图1-88F）示病灶及相应脑膜未见明显强化。

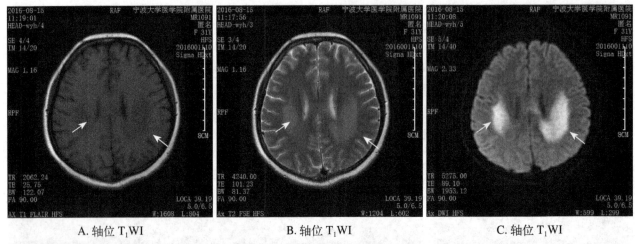

A. 轴位 T₁WI   B. 轴位 T₁WI   C. 轴位 T₁WI

D. 轴位 T₁WI 增强   E. 冠状位 T₁WI 增强   F. 矢状位 T₁WI 增强

图 1-88　病毒性脑炎

【初步影像诊断】

双侧大脑白质对称性异常信号，考虑病毒性脑炎，请结合相关化验并复查。

【脑脊液生化检查】

腰穿见无色透明脑脊液流出，测初压为 260 mmH₂O。脑脊液生化检查：钠 151 mmol/L；葡萄糖 5.56 mmol/L；乳酸脱氢酶 14 U/L。免疫球蛋白 IgG：免疫球蛋白 G 0.03 g/L。脑脊液 HIV+RPR、隐球菌、常规等未见明显异常。

【后续影像学资料】

结合影像学检查、脑脊液生化检查及患者疱疹病毒感染病史，临床考虑带状疱疹病毒脑炎可能，予以甲强龙针 500 mg，ivgtt，qd 冲击治疗，抗病毒、扩血管、活血化瘀、抗炎、调节免疫、营养神经等治疗，于 10 天后再行 MRI 检查（图 1-89）。

【最终结果】

带状疱疹病毒性脑炎。

【概述】

病毒性脑炎（viral encephalitis）是常见的中枢神经系统感染性疾病，以病毒感染脑实质为主，常累及脑膜（脑膜脑炎），有时还可累及脊髓及神经根（脑脊髓炎、脑脊髓神经根炎）。因儿童免疫系统和血脑屏障发育尚未成熟，故病毒性脑炎好发于儿童，但也可见于成人。常见的病毒感染主要是单纯疱疹病毒感染，其次为肠道病毒、带状疱疹病毒、巨细胞病毒、脊髓灰质炎病毒和柯萨奇病毒感染。病毒可以通过呼吸道、胃肠道或经昆虫叮咬等途径进入人体，在淋巴系统繁殖后，通过血液循环入侵神经系统。

1. 病理表现

病毒性脑炎基本病理改变主要包括以下三个时期。

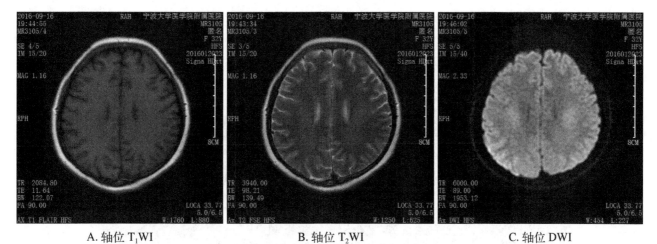

A. 轴位 T₁WI　　　　　　　B. 轴位 T₂WI　　　　　　　C. 轴位 DWI

图 1-89　病毒性脑炎（10 天后复查）

头颅 MRI 平扫轴位 T_1WI（图 1-89A）未见明显异常信号，T_2WI（图 1-89B）示双侧半卵圆中心中后部片状稍高信号影，DWI（图 1-89C）呈稍高信号，较前明显好转

（1）病变早期　脑血管改变和炎症反应，血管内皮细胞损害，早期主要为细胞毒性水肿，逐渐演变为血管源性水肿。

（2）病变进展期　病毒在神经细胞内不断增殖，继发神经细胞肿胀，严重者出现细胞不可逆性损伤。

（3）病变后期　神经组织发生局灶性液化溶解后形成大小不等的软化灶。

2. 临床表现

病毒性脑炎患者临床表现多样，没有特异性，主要体征有发热、头痛、呕吐和脑膜刺激征等，最终确诊主要依赖脑脊液病毒学和免疫学检查，但通过病毒学和免疫学检测病毒性脑炎耗时较长，且阳性率低，因此影像学检查对于病毒性脑炎早期诊断尤为重要，而 MRI 对病毒性脑炎诊断的敏感性和特异性均优于 CT。

3. 影像表现

（1）发病部位　脑内单发或者多发，常见于双侧大脑半球颞叶、岛叶及基底节 - 丘脑区，可累及脑干和小脑，呈对称或者不对称分布（图 1-90）。

（2）病变早期　脑组织处于水肿状态，主要表现为脑组织弥漫性肿胀，在 CT 可无阳性发现。MRI 对病变的显示较 CT 敏感，尤其是 T_2FLAIR 序列由于抑制了脑脊液信号，使得一些小病灶得以显示，表现为高信号；DWI 比常规 MRI 能更早地发现病灶，当出现细胞毒性水肿时水分子扩散受限，DWI 呈高信号。

（3）病变进展期　此时病灶主要位于皮层下及侧脑室周围白质，CT 表现为低密度灶；而在 MRI 上，呈 T_1 低信号、T_2 高信号影，当炎症渗出液内蛋白较多时，T_1WI 序列可表现为等或者稍低信号，边界不清。

（4）病变晚期　由于病灶内神经症状局部液化溶解，表现为大小不一软化灶，可出现相应脑组织萎缩改变。

（5）增强　病灶及相应脑膜呈轻 - 中度强化，在病变早期（2 周内）也可以不强化。

4. 诊断要点

1）呈急性或者亚急性起步，以精神意识障碍、癫痫为主要临床表现。

2）脑组织弥漫肿胀，侵犯以皮层灰质为主，急性脱髓鞘性脑炎则主要位于皮层下及侧脑室周围白质，呈对称性或者不对称性分布。

3）增强可不强化或强化。

4）T_2FLAIR 序列对病毒性脑炎诊断尤为重要，是必需的序列，病灶累及脑实质呈高信号改变。

5. 鉴别诊断

病毒性脑炎的主要鉴别诊断有：多发性硬化、

脑梗死及转移瘤。

1) 多发性硬化具有缓解、复发或者缓慢进展过程，急性期病灶有强化，一般发生于中青年女性患者。

2) 脑梗死病灶符合血管分布范围，老年人多见，有脑血管病史。

3) 转移瘤病灶多发，且有瘤结节，常有原发病史。

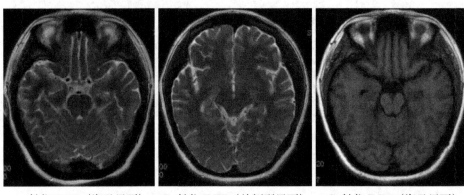

A. 轴位 T₂WI（海马层面）　　B. 轴位 T₂WI（外侧裂层面）　　C. 轴位 T₁WI（海马层面）

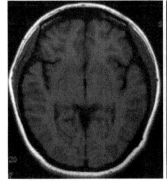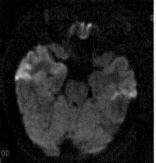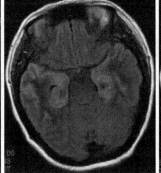

D. 轴位 T₁WI（外侧裂层面）　　E 轴位 DWI　　F. 轴位 T₂FLAIR（海马层面）G. 轴位 T₂FLAIR（外侧裂层面）

图 1-90　病毒性脑炎

头颅 MRI 平扫轴位 T₂WI（图 1-90A，图 1-90B）示双侧颞叶、岛叶及海马区见片状稍高信号影，边缘模糊，以右侧明显，轴位 T₁WI（图 1-90C，1-90D）仅在双侧海马区见小片状略低信号影，边缘模糊，DWI（图 1-90E）示双侧颞叶见小片状稍高信号；轴位 T₂FLAIR（图 1-90F，图 1-90G）示双侧颞叶、岛叶及海马区片状稍高信号影，边缘模糊，以右侧明显。T₂FLAIR 对病变及其范围的显示均较 T₂WI、T₁WI 及 DWI 敏感和清晰，甚至较 MR 增强扫描敏感和清晰（本例增强扫描病灶未见明显强化，故未展示增强扫描的图片）

（廖海波　邓生德）

六、椎管肿瘤

病例 19

【简要病史】

患者，男，16 岁。无明显外伤出现反复腰痛 2 个月，劳累和夜间均有发作，左下肢痛 1 个月，呈放射状，稍有麻木，活动后加重，无明显行走受限。

【影像资料】

见图 1-91。

【影像分析】

腰椎 MR 平扫矢状位 T₂WI（图 1-91A）及 T₁WI（图 1-91B）)示 L1~L2 平面椎管内见椭圆形异常信号，病灶呈膨胀性沿椎管纵轴生长，T₁WI 病灶呈低信号显示不清，T₂WI 与脊髓圆锥信号相比呈稍高信号，信号尚均匀，边界尚清，病灶上部

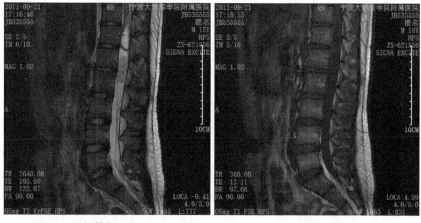

A. 矢状位 T₂WI   B. 矢状位 T₁WI

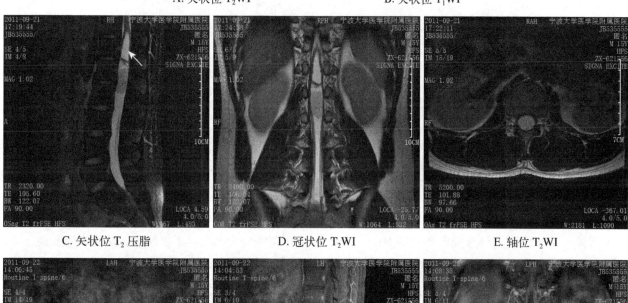

C. 矢状位 T₂ 压脂   D. 冠状位 T₂WI   E. 轴位 T₂WI

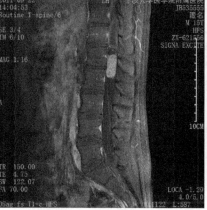
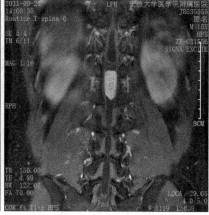

F. 轴位 T₁WI 增强   G. 矢状位 T₁WI 增强   H. 冠状位 T₁WI 增强

图 1-91 硬膜下室管膜瘤

分见半圆形脑脊液样信号影，矢状位压脂 T₂WI（图 1-91C）示脊髓圆锥部见"塔"形脑脊液样信号囊腔影（箭头），MR 平扫冠状位 T₂WI（图 1-91D）与轴位 T₂WI（图 1-91E）更好地显示病灶沿椎管纵轴中心性生长，相应马尾神经向两侧推移；MR 增强扫描轴位（图 1-91F）、矢状位（图 1-92G）、冠状位（图 1-91H）示病灶明显均匀强化，病灶上部囊性成分薄壁不均匀强化，病灶与脊髓及马尾神经关系显示更加清晰，病灶上方圆锥内囊腔影未见明显强化。

【影像诊断】

L1~L2 平面椎管内硬膜下肿瘤，首先考虑室管膜瘤并脊髓圆锥部空洞形成。

【手术结果】

本院手术，术中见肿瘤生长于终丝之上，肿瘤近端与脊髓圆锥关系密切，术后病理诊断：L1~L2 椎管内室管膜瘤。

【最终结果】

L1~L2 平面椎管内硬膜下室管膜瘤。

【概述】

椎管内肿瘤约占神经系统肿瘤的 15%，可发生在各个脊段。以 20~40 岁成人多见。按生长部位分为脊髓内、脊髓外硬膜下（内）和脊髓外硬膜外肿瘤三种，其中以脊髓外硬膜下（内）肿瘤最为常见，占 60%~70%。

椎管内脊髓内肿瘤以室管膜瘤、星形细胞瘤和血管网状细胞瘤多见。髓内肿瘤占椎管肿瘤的 10%~15%。

室管膜瘤（ependenoma）在成人脊髓内肿瘤病变中居第一位，约占全部脊髓内肿瘤的 60%，平均年龄 40 岁，可发生于脊髓任何节段，多见于腰骶段、脊髓圆锥和终丝，脊髓室管膜瘤起源于脊髓中央管室管膜上皮细胞或终丝的室管膜残留物。

1. 临床表现

由于肿瘤生长缓慢，一般临床体征较轻，可有颈部或者腰部疼痛，以及相应节段脊髓压迫神经体征。

2. 影像表现

室管膜瘤影像诊断主要从发病部位、肿块大小形态及生长方式、信号特征、增强扫描、继发改变等多方面进行分析。

1）发病部位好发于腰骶段、脊髓圆锥及终丝部位。

2）肿瘤大小形态及生长方式病灶沿脊髓或椎管长轴纵行中心性生长，肿瘤范围常常达多个椎体节段，呈梭形或椭圆形异常信号，病灶边界清晰。

3）肿瘤囊变坏死及出血常见，与脊髓信号相比，呈 T_1 低信号、T_2 高信号，信号不均匀，瘤内出血在 T_1WI 上呈高信号。

4）间接征象位于髓内室管膜瘤相应脊髓增粗，蛛网膜下腔受压变窄，终丝来源病灶马尾神经对称性向两侧受压推移。

5）增强扫描病灶实性部分明显强化，瘤内囊变部分壁强化。

6）继发改变包括肿瘤头端或尾端脊髓内空洞形成、中央管扩张及肿瘤随脑脊液种植转移。肿瘤头尾端脊髓空洞或中央管扩张增强后无强化。室管膜瘤种植转移文献报道较少。

3. 诊断要点

1）脊髓局限性增粗，T_1WI 为略低信号，T_2WI 为略高或高信号，信号常不均匀。

2）病灶范围大，周围水肿较明显。

3）从各个方位观察，病灶周围蛛网膜下腔变窄或闭塞。

4）继发性空洞常见，尤其是室管膜瘤。

4. 鉴别诊断

椎管内脊髓内肿瘤以室管膜瘤、星形细胞瘤和血管网状细胞瘤多见，所以主要是三者的鉴别诊断，对于年龄较大的患者还要注意与转移瘤等鉴别。

1）室管膜瘤可发生在脊髓的任何节段，包括圆锥和终丝，可沿蛛网膜下腔转移，病灶强化明显，脊髓空洞常见。

2）星形细胞瘤呈浸润性生长，病变范围更广泛，以颈胸段居多，与正常脊髓分界不清，可以出血和囊变，信号不均匀；多为不均匀强化，呈散在不规则斑点状强化，强化程度与肿瘤分级有关。

3）血管网状细胞瘤囊变明显，增强扫描可见壁结节，在病变部位髓内可见异常的小血管影（流空或强化）。

4）室管膜瘤手术可完全切除，预后好；而星形细胞瘤呈浸润性生长，预后较差。术前对二者的鉴别诊断对于治疗及预后评估有重要的临床意义。

病例 20

【简要病史】

患者，女，61 岁。患者半年前久坐后出现腰部酸痛，呈持续性，平卧缓解，负重、久坐后加重，劳累、腰部扭伤后腰痛加重 3 天，不能自行坐起、站立。

【影像资料】

见图 1-92。

【影像分析】

腰椎 MR 平扫矢状位 T$_2$WI（图 1-92A）及 T$_1$WI（图 1-92B）示 L1~L2 水平椎管内见椭圆形异常信号（箭），病灶边界清晰光整，与脊髓圆锥信号相比，T$_1$WI 稍低信号，T$_2$WI 高信号，信号不均匀，MR 压脂冠状位 T$_2$WI（图 1-92C）显示病灶位于椎管内脊髓左侧，同侧蛛网膜下腔增宽，相应马尾神经向右推移（箭头）；MR 增强扫描矢状位（图 1-92D）、冠状位（图 1-92E）轴位（图 1-92F）示病灶明显均匀强化，脊髓及马尾神经受压向右推移，未见明显硬脊膜尾征，未见肿瘤沿椎间孔向外生长，相应平面椎间孔未见明显扩大。

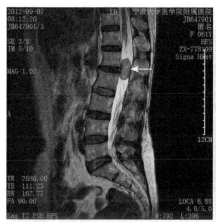
A. 矢状位 T$_2$WI

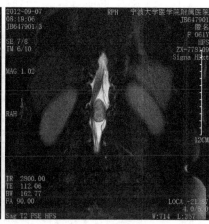
B. 矢状位 T$_1$WI

C. 冠状位 T$_2$WI

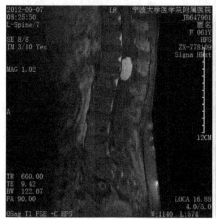
D. 矢状位 T$_1$WI 增强

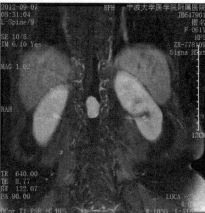
E. 冠状位 T$_1$WI 增强

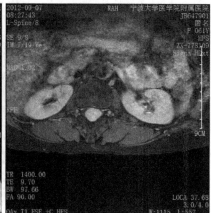
F. 轴位 T$_1$WI 增强

图 1-92 硬膜下神经鞘瘤

【影像诊断】

L1~L2 平面椎管内硬膜下肿瘤，神经鞘瘤首先考虑。

【手术结果】

术中触及 L1~L2 间隙水平硬膜下占位病灶，切开硬膜囊，分离后方马尾神经，显露肿瘤，仔细分离与肿瘤粘连的马尾神经，将肿瘤提出硬膜囊外，完整切除肿瘤，见肿瘤表面光滑、质中，术后病理诊断：神经鞘瘤，WHO Ⅰ级。

【最终结果】

L1~L2 平面椎管内神经鞘瘤。

病例 21

【简要病史】

患者，女，60 岁，胸部以下麻木不适 9 个月余，加重 2 个月。

【影像资料】

见图 1-93。

【影像分析】

胸椎 CT 平扫矢状位重建（图 1-93A）、冠状位（图 1-93B）示 T4 水平椎管内见椭圆形稍高密度影，内密度不均匀，见散在斑点状钙化影（箭头），临近椎体未见明显骨质破坏征象。MR 平扫矢状位 T₂WI（图 1-93C，图 1-93D）、T₁WI（图 1-93E）T4 椎体平面脊髓腹侧硬膜下见椭圆形异常信号（粗箭头），病灶边界清晰，与脊髓信号相比，T₁WI 呈稍低信号、T₂WI 呈等信号，相应病灶侧蛛网膜下腔增宽（细箭头）；MR 增强矢状位（图 1-93F）示病灶不均匀性明显强化，宽基底紧密附着于硬脊膜，临近硬脊膜强化呈硬脊膜尾征（箭头）；增强轴位图像（图 1-93G）示病灶于脊髓右前方，脊髓明显受压向左后推移（箭头），未见肿瘤沿椎间孔向外生长，相应平面椎间孔未见明显扩大。

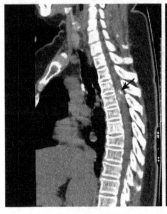
A. CT 矢状位重建

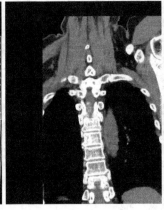
B. CT 冠状位重建

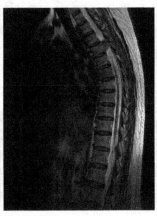
C. 矢状位 T₂WI

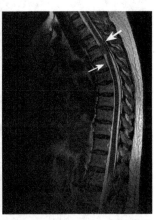
D. 矢状位 T₂WI（显示脊髓受压）

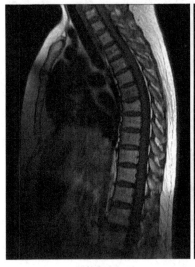
E. 矢状位 T₁WI

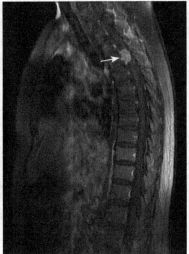
F. 矢状位 T₁WI 增强

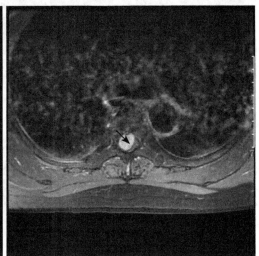
G. 轴位 T₁WI 增强

图 1-93　硬膜下脊膜瘤

【影像诊断】

胸椎椎管内髓外硬膜下肿瘤，首先考虑脊膜瘤。

【手术结果】

本院手术，术中触及 T4 水平硬膜下占位病灶，切开硬膜囊，见脊髓右方有一肿瘤占位。仔细分离、拨出肿瘤，分块切除肿瘤，见肿瘤大小约 3 cm×2 cm×2 cm，表面光滑，质较硬，色泽暗红，提示曾有出血。术后病理诊断：（T4 水平椎管内）脊膜瘤。

【最终结果】

（T4 水平椎管内）脊膜瘤。

【概述】

椎管内脊髓外硬膜下（内）肿瘤是最常见的椎管内肿瘤，占60%~70%。绝大多数为良性肿瘤，以神经鞘瘤、神经纤维瘤和脊膜瘤最多见。大多呈局限性缓慢生长，有完整包膜，与椎管内结构分界清楚，脊髓受压变形并向健侧移位。典型临床症状表现为神经根性疼痛，继而出现肢体麻木、酸胀感或感觉减退。

（一）神经鞘瘤

神经鞘瘤是椎管内髓外硬膜下最常见的肿瘤，发病年龄20~60岁，可发生于椎管任何节段，神经鞘瘤起源于神经鞘膜细胞，一般为单发，常位于脊髓背外侧。

1. 影像表现

神经鞘瘤影像诊断主要从发病部位、肿块大小形态及生长方式、信号特征、间接征象、增强扫描、继发改变等多方面进行分析。

1）可发生于椎管任何节段，常位于脊髓背外侧硬膜下间隙。

2）肿块位于硬膜下间隙，部分瘤体沿神经根梢生长至椎旁呈哑铃状改变，病灶边界清晰。

3）肿瘤钙化少见，以实性、囊实性及囊性为主，与脊髓信号相比，呈T_1低信号、T_2高信号，信号不均匀，囊变区呈脑脊液样信号改变，完全囊变时肿瘤易被脑脊液信号掩盖而显示不清。

4）间接征象病灶同侧蛛网膜下腔增宽，对侧蛛网膜下腔变窄，相应脊髓向健侧移位。

5）增强扫描病灶实性部分明显强化，囊变部分不强化，肿瘤完全囊变时囊壁呈不均匀环形强化（图1-94）。

患者，男，43岁，MRI平扫矢状位T_2WI（图1-94A）及T_1WI（图1-94B）示脊髓圆锥下方椭圆形异常信号，大部分囊变呈脑脊液样信号，壁厚薄不均匀，脊髓圆锥受压推移。MR增强矢状位（图1-94C），肿瘤坏死区未见强化，壁明显强化、厚薄不均。

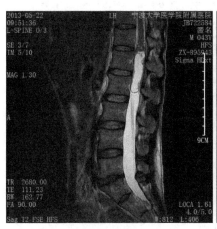
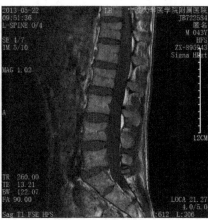
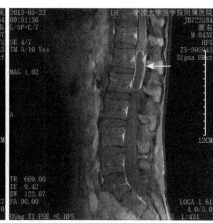

A. 矢状位T_2WI　　　　　　　　B. 矢状位T_1WI　　　　　　　　C. 矢状位T_1WI增强

图1-94　神经鞘瘤

2. 诊断要点

1）脊髓受压变形，并向对侧移位。

2）肿瘤同侧蛛网膜下腔增宽，而肿瘤对侧蛛网膜下腔变窄。

3）病灶较局限，边缘光滑清晰，坏死囊变常见，髓内一般无水肿。

4）病灶T_1WI和T_2WI接近等信号，坏死囊变T_2WI为高信号影。

5）增强扫描呈均匀一致强化；坏死囊变区不强化。

6）"钻孔征"常常沿神经根生长。

3. 鉴别诊断

椎管内脊髓外硬膜下（内）肿瘤以神经鞘瘤和脊膜瘤最多见，所以主要是两者的鉴别。

1）神经鞘瘤常伴有相应椎间孔扩大、椎弓根吸收破坏，瘤体常呈哑铃状，坏死囊变多见，不均匀性明显强化（图1-95）。

2）脊膜瘤以胸段多见，肿瘤以广基底与脊膜相连，信号均匀，界限清晰，增强扫描均匀一致强化，并出现脊膜增厚和强化（尾征）。

有文献报道肿瘤形态、邻近椎间孔扩大、肿瘤与硬膜面夹角、脊膜尾征、肿瘤内部坏死囊变、MRI信号强度及T₂WI信号混杂性等因素在脊膜瘤和神经鞘瘤之间的差异具有非常显著的意义。

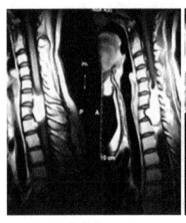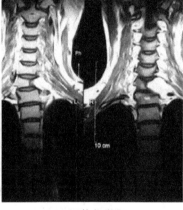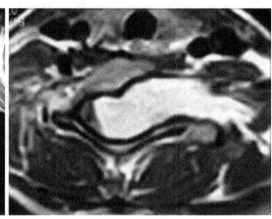

A. 矢状位 T₂WI　　　　　　B. 冠状位 T₂W　　　　　　C. 轴位 T₂WI

图1-95　C6~C7 水平神经鞘瘤

MR 平扫 + 增强扫描矢状位（图1-95A）冠状位（图1-95B）及轴位（图1-95C）示肿瘤沿 C6~C7 左侧椎间孔生长，呈"哑铃"状

（二）脊膜瘤

脊膜瘤（spinal meningioma, SM）是椎管内良性肿瘤，发病率占椎管内肿瘤第二位，仅次于椎管内神经源性肿瘤，主要起源于蛛网膜颗粒细胞，发病年龄以中老年为主，女性居多。

1. 影像表现

脊膜瘤影像诊断主要从发病部位、肿块大小形态及生长方式、CT及MR信号特征、增强扫描、硬脊膜尾征等多方面进行分析。

1）发病部位脊膜瘤以胸椎椎管内多见，绝大部分位于椎管内髓外硬膜下，少部分只位于硬膜外或同时累及硬膜内外。

2）肿块大小形态及生长方式肿块紧密附着硬脊膜，局限性生长，常呈圆形、椭圆形或"D"字形。

3）CT平扫脊膜瘤呈等或稍高密度，钙化常见。

4）MR信号特征平扫脊膜瘤具有特征性的表现，呈T₁WI等信号、T₂WI等或稍低信号，信号多较均匀，如肿瘤钙化明显时信号不均匀、见散在低信号区。

5）MR增强扫描无明显钙化脊膜瘤增强后明显均匀强化，肿瘤宽基底紧密附着于硬脊膜上，与硬脊膜成钝角，邻近硬脊膜增厚强化呈"硬脊膜尾征"。

6）间接征象肿瘤同侧蛛网膜下腔增宽，相应脊髓受压向对侧移位。

7）继发改变发生在颈椎椎管内脊膜瘤常常压迫而非侵犯脊髓，并产生脊髓水肿。

2. 诊断要点

1）常发生于胸段。

2）女性常见。

3）钙化常见。

4）脊膜尾征。

5）增强后均匀强化。

3. 鉴别诊断

主要与神经鞘瘤相鉴别，具体见神经鞘瘤部分。

病例 22

【简要病史】

患者，男，66岁，肺癌病史，右颈肩痛2个月。

【影像资料】

见图1-96。

【影像分析】

MR平扫矢状位T₂WI（图1-96A）、矢状位T₁WI（图1-96B）示T2~T3椎体水平面椎管内脊髓后方见长条形异常信号，病灶边界清晰，与脊髓信号相比，T₁WI呈等信号，T₂WI呈稍高信号，信号尚均匀，相应蛛网膜下腔受压变窄（细箭头），病灶与受压蛛网膜下腔间见线样T₂WI低信号硬脊膜影（粗箭头），即硬膜外征，另见T₂椎体及右侧椎弓信号不均，见不规则形T₁WI低信号T₂WI稍高信号影，MR平扫轴位（图1-96C）显示右侧椎间孔扩大，病灶沿右侧椎间孔向椎管外生长（箭头）。MR增强扫描矢状位（图D）显示病灶明显均匀强化，临近硬脊膜增厚强化明显（箭头），T₂椎体及右侧椎弓明显不均匀强化，增强冠状位（图1-96E）、轴位（图1-96F）更好地显示病灶沿右侧椎间孔向外生长，相应椎间孔扩大，病灶包绕部分脊髓，脊髓向左前推移（箭头）。

【影像诊断】

T₂椎体、右侧椎弓及椎管内硬膜外转移性肿瘤首先考虑。

【随访】

随访发现全身多发骨异常信号。

【最终结果】

T₂椎体、右侧椎弓及椎管内硬膜外转移性肿瘤。

【概述】

转移瘤（metastases）是髓外硬膜外常见恶性肿瘤之一，发病以中老年为主，多有原发恶性肿瘤病史，原发肿瘤以肺癌、乳腺癌、结肠癌多见。恶性肿瘤转移范围的准确评估是临床分期和治疗方案制订的重要依据，MRI是目前诊断髓外硬膜外病

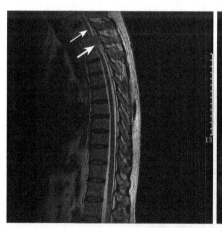

A. 矢状位 T₂WI

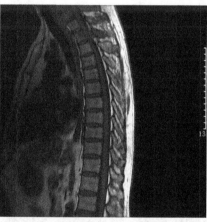

B. 矢状位 T₁WI

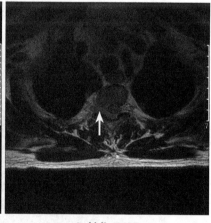

C. 轴位 T₂WI

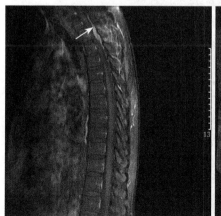

D. 矢状位 T₁WI 增强

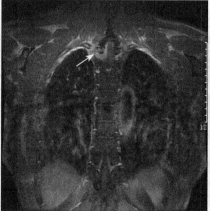

E. 冠状位 T₁WI 增强

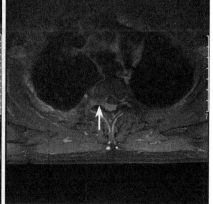

F. 轴位 T₁WI 增强

图1-96 肺癌椎管内转移

变的有效方案，结合增强扫描，更加准确地将椎管内病变的基本情况和与周围情况进行全面的定位、定性的分析。随着背景抑制全身弥散加权成像技术（whole body diffusiong weighted imaging，WB-DWI）等 MRI 技术的广泛应用，对椎管内转移瘤的发现率逐步提高。

1. 临床表现

转移瘤病情进展快，常伴疼痛感，多有神经根、脊髓受压引起的感觉及运动功能障碍。

2. 影像表现及诊断要点

椎管内转移瘤多由脊柱骨的骨转移直接侵犯、脑内肿瘤通过脑脊液种植及血行播散而来，椎管内硬膜外转移瘤的影像诊断主要从发病部位、肿块大小形态及生长方式、信号特征、增强扫描、间接征象、伴随征象等多方面进行分析。

（1）发病部位　硬膜及硬膜外间隙。

（2）肿块大小形态及生长方式　硬膜外转移瘤可单发或多发，形态以梭形、条带状为主，病灶边界清晰，轴位显示肿块经椎间孔向椎管外生长、形成不规则或哑铃状软组织肿块。

（3）信号特征　肿瘤囊变坏死少见，与脊髓信号相比，呈 T_1WI 等低信号 T_2WI 等高信号。

（4）间接征象　T_2WI 图像上在肿瘤与脊髓间常见低信号硬脊膜线，局部蛛网膜下腔受压变窄，脊髓明显受压。

（5）伴随征象　以邻近椎体及附件骨质破坏为主，呈 T_1WI 低信号 T_2WI 等或低信号，抑脂像呈明显高信号，可单发或多发椎体，椎体内及椎旁明显软组织肿块形成，椎体病理性压缩性骨折多见。

（6）增强扫描　强化特征与原发肿瘤相仿，椎体内转移及椎体转移多明显均匀强化。

3. 鉴别诊断

原发脊柱硬膜外淋巴瘤，如转移瘤无原发肿瘤病史，两者常常较难鉴别。

病例 23

【简要病史】

患者，男，61 岁，肢体乏力。

【影像资料】

见图 1-97。

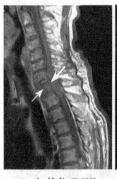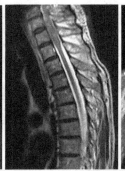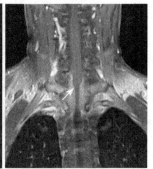

A. 矢状位 T_1WI　　B. 矢状位 T_2WI　　C. 冠状位 T_1WI 增强

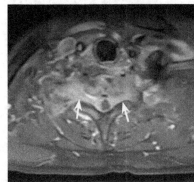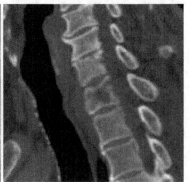

D. 轴位 T_1WI 增强　　　　E. CT 矢状位重建

图 1-97　椎管内硬膜外淋巴瘤

【影像分析】

MR 平扫矢状位 T_1WI（图 1-97A）、矢状位 T_2WI（图 1-97B）示 C7~T2 平面椎管内脊髓前方见纵行长条状异常信号（粗箭头），病灶边界欠清晰，与脊髓信号相比，T_1WI 呈等信号 T_2WI 呈等信号，信号尚均匀，相应脊髓前方蛛网膜下腔明显受压变窄，脊髓信号不均，内见小斑片状 T_1WI 高信号影，另见 T1 椎体信号不均，见弥漫性 T_1WI 低信号 T_2WI 等信号影（细箭头），椎体形态未见明显压缩改变。MR 增强扫描冠状位（图 1-97C）、轴位（图 1-97D）示病灶明显均匀强化，呈包鞘状环绕脊髓生长，脊髓明显受压变细（箭头），并沿两侧椎间孔向椎管外生长（粗箭头）、形成不规则椎旁软组织肿块，相邻椎体及附件见不均匀异常强化。CT 扫描矢状位重建（图 1-97E）显示 T1 椎体呈虫蚀状骨质破坏，椎体形态未见明显压缩。

【影像诊断】

C7~T2 平面椎管内硬膜外肿瘤并 T1 脊椎骨质破坏、侵犯脊髓，淋巴瘤可能大。

【手术结果】

术后病理诊断：淋巴瘤。

【最终结果】

C7~T2 平面椎管内硬膜外淋巴瘤并 T1 脊椎骨质破坏、侵犯脊髓。

【概述】

原发性脊柱硬膜外淋巴瘤（primary spinal epidural lymphoma，PSEL）是非常少见的结外淋巴瘤，约占脊柱硬膜外肿瘤的 9%，男性多见，发病年龄 40 岁左右。

1. 临床表现

临床表现主要为脊髓和神经根压迫症状。

2. 影像表现及诊断要点

原发性脊柱硬膜外淋巴瘤的影像诊断主要从发病部位、肿块大小形态及生长方式、信号特征、间接征象、增强扫描、伴随征象等多方面进行分析。

（1）发病部位　原发性脊柱硬膜外淋巴瘤好发于胸段椎管内硬膜外间隙。

（2）肿块大小形态及生长方式　沿脊髓长轴纵行生长于硬膜外间隙，肿瘤范围常达多个椎体节段，呈梭形或长条形软组织异常信号，病灶边界清晰，轴位显示肿块呈包鞘状环绕脊髓生长，脊髓明显受压，肿块经椎间孔向椎管外生长、形成不规则或哑铃状软组织肿块。

（3）信号特征　肿瘤囊变坏死少见，与脊髓信号相比，呈 T_1WI 等信号 T_2WI 等信号，信号尚均匀。

（4）间接征象　T_2WI 图像上在肿瘤与脊髓间常见低信号硬脊膜线，晚期病灶浸润脊髓显著时肿块边界不清，低信号硬脊膜线可以显示不清或中断，局部蛛网膜下腔受压变窄。

（5）增强扫描　肿块轻中度强化，强化均匀、无明显囊变坏死。

（6）伴随征象　包括脊髓浸润及邻近骨质改变。肿块呈不同程度环绕硬膜囊生长，脊髓受压浸润，见不规则异常信号及周围水肿，增强后脊髓浸润局部轻中度强化，周围水肿区不强化。肿块邻近受侵脊椎信号异常，呈弥漫或局灶性斑片状 T_1WI 低信号 T_2WI 等高信号，椎间盘轮廓存在，增强后骨质破坏区轻中度强化。

3. 鉴别诊断

脊柱硬膜外淋巴瘤影像上虽有一定的特征性，但术前作为第一诊断仍有难度，需要与以下疾病鉴别。

（1）转移瘤　硬膜外恶性肿瘤以转移瘤、淋巴瘤较为多见，转移瘤常常有原发肿瘤病史，MRI 上显示转移瘤以 T_1WI 低信号 T_2WI 高信号为主，强化方式与原发肿瘤相仿。

（2）少见的硬膜外脊膜瘤或特殊病理类型脊膜瘤　硬膜外的脊膜瘤或病理类型较少见的透明细胞脊膜瘤亦可呈侵袭性生长，生长方式及信号特点与淋巴瘤相仿，影像上难以鉴别。

（熊爱华　廖海波）

参考文献

《中国中枢神经系统胶质瘤诊断和治疗指南》编写组.中国中枢神经系统胶质瘤诊断和治疗指南(2012精简版).中华医学杂志,2012,92(33):2309-2313.

戴西件,刘碧霞,纪玉强,等.原发性椎管内硬膜外恶性淋巴瘤的MRI表现.实用放射学杂志,2013,29(11):1742-1745,1761.

邓平,吴晓牧.高血压脑出血病理生理机制研究进展.中华脑血管病杂志:电子版,2010,04(4):267-278.

杜铁桥,朱明旺,赵殿江,等.良性脑膜瘤MRI特征及病理类型与肿瘤复发的相关性分析.中华放射学杂志,2014,48(3):197-201.

段云云,李坤成,于春水,等.多发性硬化的磁共振波谱研究.中国医学影像技术,2006,22(1):67-69.

冯晓源.精准医疗,影像先行.中华放射学杂志,2016,50(1):1-2.

何璐,郭亮,胡春洪,等.垂体腺瘤MRI Knosp分级与Ki-67、P53、MMP-9的相关性分析.中华神经外科疾病研究杂志,2016,15(5):410-413.

黄磊,梁波,李雪莲,等.48例临床拟诊为病毒性脑炎的抗NMDAR脑炎10例回顾性诊断分析,中风与神经疾病杂志,2015,32(9):793-796.

李坤成.中枢神经系统磁共振成像.3版.郑州:河南科学技术出版社,2008:643-646.

李明洙,武文元,张占普,等.脑动静脉畸形出血相关因素探讨.中华神经外科杂志,2004,20(3):228-231.

李卫东,庄卫国.髓内星形细胞瘤与室管膜瘤的MRI诊断与鉴别诊断.现代肿瘤医学,2016,24(6):949-951.

梁晋社.核磁共振在椎管肿瘤诊断中的临床价值[J].中国实用医刊,2013,40(14):107-108.

廖海波,肖新兰,戴中强,等.3D-伪连续动脉自旋标记在脑胶质瘤微灌注应用.实用放射学杂志,2016,33(3):441-451.

刘乐,许尚文,刘学兵,等.33例不同级别少突胶质细胞瘤的MRI表现.功能与分子医学影像学杂志:电子版,2015,4(4):803-806.

刘彦荣,苏雪娟,小儿病毒性脑炎MRI诊断及鉴别诊断,中国CT及MRI杂志,2015,13(5):14-28.

刘一平,易自生,陈志斌.背景抑制弥散加权成像对体部恶性肿瘤诊断的应用评价.功能与分子医学影像学(电子版),2014,3(1):8-10.

陆紫微,田霞,孙琪,等.椎管内脊膜瘤和神经鞘瘤MRI鉴别[J].医学影像学杂志,2012,22(8):1250-1253.

倪萍,张英魁,史凯宁,等.全脑3D动脉自旋标记成像及其在颅内肿瘤病变中的应用.中国医疗设备,2013,1674-1633.

钱学江,刘中冲,刘兆芹,等.MRI单、双倍剂量与双倍剂量联合MT扫描对脑转移瘤的显示价值.临床放射学杂志,2016,35(9):1441-1444.

邱立军,卢洁,李坤成.脑缺血半暗带的磁共振成像研究进展.中华老年心脑血管病杂志,2011,(06):570-572.

沈天真,陈星荣.神经影像学.上海:上海科学技术出版社.2004.

唐勇,张雪林.脊髓室管膜瘤MRI特征分析及其鉴别诊断.临床放射学杂志,2006,25(5):409-411.

汪鹏.椎管内硬膜外原发恶性淋巴瘤的MRI表现.数理医药学杂志,

2009,29(9):1311-1312.

王大明,凌锋,李萌,等.颅内动脉瘤囊内栓塞结果影像学判断标准的探讨.中华外科杂志,2000,38(11):844.

王鸿帼,陆健.脑多发性硬化的MRI征象分析.实用放射学杂志,2002,18(11):937-939.

王京.探讨背景抑制快速全身磁共振弥散成像(WB-DWI)技术在评价恶性肿瘤全身转移的临床应用价值.世界最新医学信息文摘,2016,16(40):132-133.

王琪,李军,曹庆勇.脊髓内室管膜瘤的MRI表现.中国CT和MRI杂志,2016,14(1):8-9,26.

熊美连,曹代荣,王树,等.3.0T磁共振SWI对颅内海绵状血管瘤合并静脉血管瘤的诊断价值.中国CT和MRI杂志,2012,10(3):4-7,17.

徐裕,邓生德,王海涛,等.256层螺旋CT全脑灌注联合CTA在急性脑梗死诊断中的价值.医学影像学杂志,2014(03):358-361,384.

亚当,张敏鸣 格-艾放射诊断学.6版.北京:人民军医出版社,2015:1416-1425.

杨强,陈晋,刘军.卡麦角林治疗泌乳素型垂体瘤的研究进展.中国神经精神疾病杂志,2016,42(5):311-314.

鱼博浪.中枢神经系统CT和MR鉴别诊断.西安:陕西科学技术出版社,2014.

张繁,肖新兰.垂体瘤与原发性甲状腺功能减低致垂体增生的MRI鉴别.临床放射学杂志,2015,34(5):506-509.

张立华,袁慧书.脊膜瘤少见MRI征象分析.实用放射学杂,2012,28(8):1175-1178.

中华医学会神经病学分会脑血管病学组急性缺血性脑卒中诊治指南撰写组.中国急性缺血性脑卒中诊治指南2010.中华神经科杂志,2010,43(2):146.

中华医学会影像技术分会,中华医学会放射学分会.CT检查技术专家共识.中华放射学杂志,2016,50(12):916-928.

中华医学会影像技术分会,中华医学会放射学分会.MRI检查技术专家共识.中华放射学杂志,2016,50(10):724-739.

中华医学会影像技术分会,中华医学会放射学分会.数字X线摄影检查技术专家共识.中华放射学杂志,2016,50(7):483-494.

钟进,张云亭.MR扩散张量成像在急性脑梗死的临床应用.中华放射学杂志,2005,39(7):677-681.

周全中,曾珍,钱堃,等.幕上脑实质室管膜瘤CT、MRI表现及其病理基础.中国CT及MRI杂志,2016,14(3):21-24.

Britt RH, Enzmann DR. Clinical stages of human brain abscesses on serial CT scans after contrast infusion.Computerized tomographic, neuropathological, and clinical correlations. J Neurosurg, 1983, 59(6): 972-989.

C.F. Muccio, Caranci F, D'Arco F, et al. Magnetic resonance features of pyogenic brain abscesses and differential diagnosis using morphological and functional imaging studies: A pictorial essay. Journal of Neuroradiology, 2014, 41(7): 153-167.

Grotta J C. Carotid stenosis. New England Journal of Medicine, 2013,

369(24): 2360−2361.

Ho L, Vaienzuela D, Negahban A, et al.Primary spinal epidural non-Hodgkin lymphoma demonstrated by FDG PET/CT. Clin Nucl Med, 2010, 35(7): 487−489.

Järnum H, Steffensen E G, Knutsson L, et al. Perfusion MRI of brain tumours: a comparative study of pseudocontinuous arterial spin labelling and dynamic susceptibility contrast imaging. Neuroradiology, 2010, 52(4): 307−317.

Jarzabek M A, Sweeney K J, Evans R L, et al. Molecular imaging in the development of a novel treatment paradigm for glioblastoma(GBM): an integrated multidisciplinary commentary. Drug Discovery Today, 2013, 18(21−22): 1052−1066.

Jörg Klekamp, MD.Spinal ependymomas. Part 1: Intramedullary ependymomas: Neurosurg Focus, 2015, 39(2): 1−12.

Jr Orrison WW, Snyder K V, Hopkins L N, et al. Whole-brain dynamic CT angiography and perfusion imaging. Clinical Radiology, 2011, 66(6): 566−574.

K.W. Yeom, L.A. Mitchell, R.M. Lober, et al. Arterial spin-labeled perfusion of pediatric brain tumors. Ajnr American Journal of Neuroradidogy.

Khatib U, Beek D, Lees J.A, et al. Adults with suspected central nervous system infection: A prospective study of diagnostic accuracy. Joumal of Infection, 2017, 74: 1−9.

Kim DH, Kim JH, Choi SH, et al. Differentiation between intramedullary spinal ependymoma and astrocytoma: Comparative MRI

analysis[J]. Clin Radiol, 2014, 69(1): 29−35.

Knosp E, Steiner E, Kitz K, et al. Pituitary adenomas with invasion of the cavernous sinus space: a magnetic resonance imaging classification compared with surgical findings. Neurosurgery, 1993, 33(4): 610−618.

Langley R R, Fidler I J. The biology of brain metastasis. Clinical Chemistry, 2013, 59(1): 180−189.

Louis D N, Ohgaki H, Wiestler O D, et al. The 2007 WHO classification of tumours of the central nervous system. International Agency for Research on Cancer, 2007, 114(2): 97−109.

Louis D N, Perry A, Guido R, et al. The 2016 WHO classification of tumours of the central nervous system. International Agency for Research on Cancer, 2016, 131(6): 803−820.

Noguchi T, Yoshiura T, Hiwatashi A, et al, Perfusion Imaging of Brain Tumors Using Arterial Spin-Labeling: Correlation with Histopathologic Vascular Density. Ajnr American Journal of Neuroradidogy, 2008, 29(4): 688−693.

Rath TJ, Hughes M, Arabi M, et al. Imaging of Cerebritis, Encephalitis, and Brain Abscess. Neuroimag clin N Am, 2012, 22(4): 585−607.

Stadlbauer A, Gruber S, Nimsky C, et al. Preoperative grading of gliomas by using metabolite quantification with high-spatial-resolution proton MR spectroscopic imaging. Radiology, 2006, 238(3): 958−969.

Schwarzenberg R, Freisleben B, Ninsky C, et al. Cube−cut: vertebral body segmentation in MRI−data through cubic−shaped divergences. Plos One, 2014, 9(4): e93389.

第二章

头颈、眼耳鼻咽喉

第一节　头颈、眼耳鼻咽喉正常影像解剖

一、颈部正常影像解剖

颈部以舌骨为界分为舌骨上区、舌骨下区。主要的体表标志是甲状软骨、胸锁乳突肌及胸骨柄、锁骨；主要的影像学解剖标志是下颌骨、舌骨、甲状软骨、环状软骨、颈椎、胸锁乳突肌。

颈部结构在常规 X 线检查中能清晰地显示骨骼、软组织及喉咽腔。骨骼密度最高，在 X 线片上呈白色致密影；颈部软组织及大血管密度较骨骼密度低，呈灰白色；咽腔、喉腔及气管内因有气体而呈黑色影像。颈部 CT 显示横断位影像，密度分辨率较高，骨骼呈高密度致密影，软组织密度次之，气体密度最低。在增强 CT 扫描时，颈部的血管密度增高，甲状腺密度亦明显增高。颈部 MRI 检查可行多平面成像。在 MRI 图像上，颈部的大血管由于流空效应而呈无信号的黑色阴影，颈部脂肪呈高信号，颈椎体内因髓腔含有脂肪也呈高信号，颈部软组织呈灰色影像。

颈部正位片：喉与颈椎阴影重叠，在中线上显示为宽带状透明的喉腔轮廓，喉腔下方为器官，两者以 C6 椎体下缘为界。喉软骨可因钙化而显示（图

2-1A）。

侧位片：颈椎前方见咽腔，呈长条形透亮影，上至颅底，下续食管，前面与鼻腔、口腔、喉腔相通。以软腭和会厌上端为界，软腭以上为鼻咽腔，会厌上端以下为喉腔，两者之间为口咽。咽喉壁以颅底为界，与蝶窦、蝶鞍相邻。口咽腔前壁有软腭和悬雍垂，呈舌形向后下弯曲的阴影。在舌根下方可见舌骨影。喉上部有会厌软骨，呈叶片状伸向后上方，远端游离。在会厌软骨下端的前下方有时可见甲状软骨前缘的阴影。在甲状软骨阴影内可见一横置的双凸透镜样透明裂隙为喉室，其上缘为室带，室带上方为喉前庭。在喉前庭阴影内可见自后下向前上走形连接构状软骨和会厌软骨的构会厌皱襞。喉下腔为声带以下到环状软骨下缘的部分，在 C6 椎体下缘水平与气管相连（图 2-1B）。

1.（轴位）口咽下部层面

口咽是指软腭至会厌上缘水平之间的一段咽腔。口咽前上方与口腔相连，前下方为舌根背面，其与会厌舌面间的腔隙为会厌溪，中线部位有舌会厌皱襞分隔。此层面可见口咽的下壁，包括舌肌和下颌骨。口咽腔内可见会厌的游离缘，外侧方可见

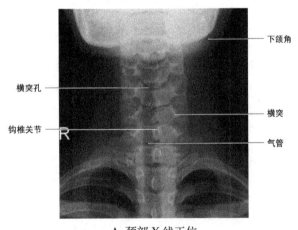

A. 颈部 X 线正位

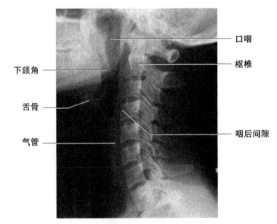

B. 颈部 X 线侧位

图 2-1　颈部正常 X 线解剖

下颌下腺。咽后壁与颈椎体前为咽后间隙。咽后外侧壁与胸锁乳突肌之间为颈动脉鞘。颈总动脉的分叉位置点变异较大，同一个体左右分叉点高低存在明显差异（图2-2）。

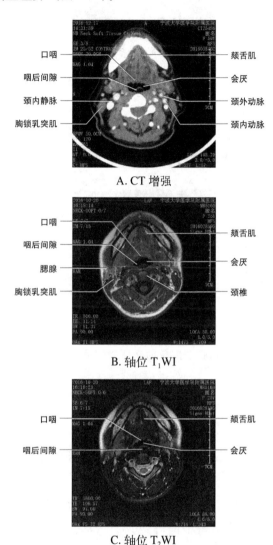

A. CT增强

B. 轴位 T₁WI

C. 轴位 T₂WI

图2-2　口咽下部层面断层影像解剖

2.（轴位）经舌骨体层面

舌骨呈弓形，其与下颌骨之间可见颏舌骨肌和下颌舌骨肌，舌骨后外侧为颌下间隙及下颌下腺，会厌位于舌骨体后方，两者之间为会厌谷或会厌前间隙。会厌后方可见喉前庭、杓会厌皱襞、喉咽及两侧的梨状窝。咽侧壁后外侧为颈动脉鞘、胸锁乳突肌（图2-3）。

3.（轴位）经甲状软骨上部层面

两侧甲状软骨板上部呈"八"字形，其外侧是舌骨下肌群。甲状软骨前端后缘与会厌软骨间的部

分称会厌前间隙，内充填脂肪组织，中央密度稍高部分为甲状会厌韧带。气道在此层面呈"毡帽"状，帽顶为会厌软骨，两帽檐为杓会厌皱襞，杓会厌皱襞的厚度与梨状隐窝的扩张程度有关，一般上部厚约2.5 mm，下部厚约5 mm，两侧可相差1.5 mm。气道前部为喉前庭，其两侧以杓会厌皱襞与梨状隐窝相隔，向后与喉咽相连（图2-4）。

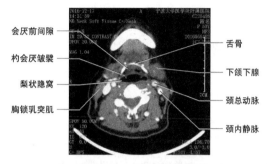

图2-3　经舌骨体层面断层影像解剖（CT增强）

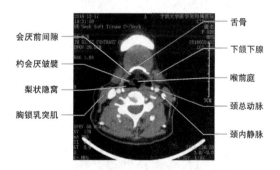

图2-4　经舌骨体层面断层影像解剖（CT增强）

4.（轴位）经喉中间腔层面

此层经甲状软骨中部。两侧甲状软骨板前端相连，形成甲状软骨前角，男性约90°，女性约120°。甲状软骨前角的软骨前突形成喉结，喉中间腔为喉腔在前庭裂平面至声门裂之间的部分，其断面形态与声门开闭状态有关，可呈扁圆形至裂隙状，是喉腔最狭窄处。喉中间腔向两侧延伸至前庭襞与声襞间的梭形隐窝为喉室，横断面上不易观察，喉中间腔后外侧可见杓状软骨，喉咽位于喉后方，呈弧形裂隙影，胸锁乳突肌深面为颈动脉鞘。声带前端起自甲状软骨前角中段内面，后端止于杓状软骨的声带突，两侧声带间近似三角形的狭长裂隙称声门裂。两侧声带前端在甲状软骨前角内面的交汇处称前联合（图2-5）。

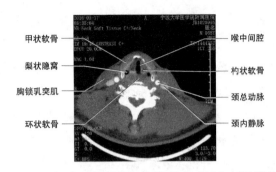

图 2-5 经喉中间腔层面断层影像解剖（CT 增强）

5.（轴位）经环状软骨层面

环状软骨居层面前部中央，呈印戒状，由高 2~3 cm 的后软骨板和高 5~7 mm 的前弓构成。环状软骨所围绕的圆形透亮影为喉下腔，下通气管。环状软骨弓的前方软组织为舌骨下肌群，外后方是甲状腺两侧叶。环状软骨板后方为咽与食管移行部。甲状腺的后外侧为颈总动脉和颈内静脉，胸锁乳突肌位于它们的外侧（图 2-6）。

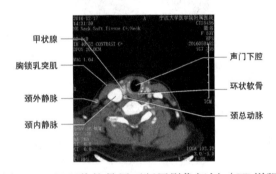

图 2-6 经环状软骨层面断层影像解剖（CT 增强）

6.（轴位）甲状腺峡部层面

甲状腺两侧叶借峡部在气管前方相连，侧叶前为舌骨下肌群，外侧是胸锁乳突肌，后外侧是颈动脉鞘。食管位于气管的后方偏左。椎体前的颈长肌与其外侧的前斜角肌之间的间隙是椎动脉三角。三角内有椎动脉、椎静脉丛、甲状腺下动脉、颈交感干和颈胸神经节等重要结构（图 2-7）。

7.（轴位）颈根部层面

气管呈圆形，位于前部中央，其前、外侧被甲状腺包绕，食管在气管后方，两者之间有喉返神经走行。在胸锁乳突肌内侧有颈内静脉，静脉的内侧是颈总动脉和迷走神经。在椎体前外侧是胸膜帽，

其前方有锁骨下动脉和臂丛神经，外侧和后面可见肋骨断面（图 2-8）。

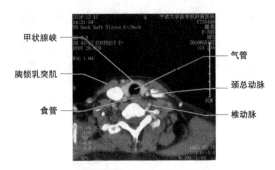

图 2-7 经甲状腺峡部层面断层影像解剖（CT 增强）

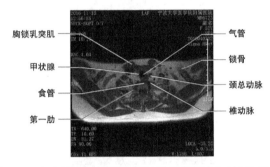

图 2-8 经甲状腺峡部层面断层影像解剖（轴位 T_1WI）

8. 正中矢状位

颈正中矢状位可清晰显示口咽、喉咽内的结构及其和周围结构的毗邻关系。上部前方是舌根等口腔底壁结构。口咽位于其后，下界是会厌上部。会厌位于舌根后下方，呈叶片状由前下伸向后上方，其与舌根间间隙为会厌溪。会厌以下至环状软骨下缘为喉咽，下与气管相连，喉咽内以室带和声带分隔，室带以上部分称喉前庭，声带以下称声门下腔，两者之间狭长的间隙称为喉室（图 2-9）。

二、耳部正常影像解剖

耳分为外耳、中耳及内耳。

外耳包括耳郭、外耳道及鼓膜。

中耳为含气不规则腔道，外以鼓膜与外耳道相隔，内侧以前庭窗和蜗窗等结构与内耳相邻。包括鼓室、咽鼓管、乳突和乳突气房。鼓室分上、中、

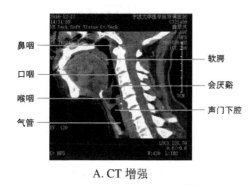

A. CT 增强

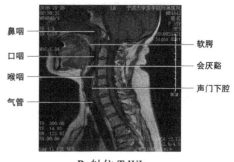

B. 轴位 T₁WI

图 2-9　正中矢状位断层影像解剖

下三部分，以鼓膜紧张部为界，其上为上鼓室，其下为下鼓室，而对应水平为中鼓室。上、中鼓室内含有 3 块听小骨（锤骨、砧骨、镫骨），它们组成听骨链连接鼓膜与前庭窗。鼓室有 6 个壁，上壁为鼓室盖，下壁为颈静脉壁，前壁为颈动脉壁，后壁为乳突壁，外侧壁为鼓膜与鼓膜上方的骨部，内侧壁为迷路壁。

　　内耳位于颞骨岩部，是位于鼓室和内耳道底之间的两套复杂管道，即骨迷路与膜迷路。骨迷路从前内向后外依次为耳蜗、前庭及 3 个互为垂直的骨半规管。每个半规管的两端均开口于前庭，其中上半规管、后半规管各有一单脚汇合成总脚。内耳道是位于颞骨岩部的骨性管道，有前庭蜗神经、面神经等经内耳道底小孔通过（图 2-10）。

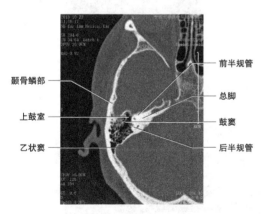

图 2-10　前半规管层面断层影像（轴位）

　　颞骨岩部骨质致密，颞骨乳突部见较多气化的乳突气房，其前方板状骨为颞骨鳞部。岩部尖端后内侧有一凹陷，为弓状下窝。前半规管的走向与岩骨长轴垂直，后半规管的走向与岩骨长轴平行，并与总脚相连。前半规管的外侧有一前后走向的哑铃

状空腔，前方为上鼓室，后方为鼓窦，中间为鼓窦入口（图 2-11）。

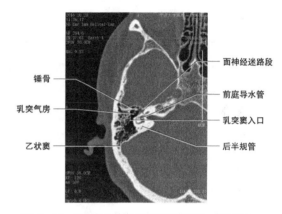

图 2-11　外半规管层面断层影像（轴位）

　　岩部尖端后外侧有一与颅后窝相通的管道——内听道，呈喇叭状，内有面神经和位听神经通过，正常内耳道宽度应小于 10 mm。内耳道底前方有一前后走向的裂隙样影，为面神经迷路段，其前部有一结节样影为膝神经节，与面神经鼓室段相续。内耳道底外侧有一大的圆形低密度影，为前半规管壶腹，与其相连的、弯向外后方、呈水平走行的半月形低密度影为外半规管，外半规管后方椭圆形低密度影为后半规管。上鼓室内开始出现听小骨，位于内前方的是锤骨头，其后方不规则小骨为砧骨体部，两骨构成锤砧关节（图 2-12）。

　　内耳道底前可见两层管状低密度影，是耳蜗螺旋管底转、中转的断面，呈垒石状。内耳道后外侧卵圆形低密度影为前庭。前庭后外方类似火柴头样低密度影为后骨壶腹，连向后外方的后半规管。耳蜗与前庭外侧为鼓室。鼓室内锤砧关节显示更为清晰（图 2-13）。

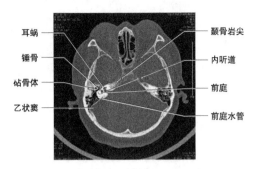

图 2-12 前庭窗层面断层影像（轴位）

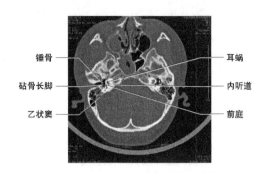

图 2-13 耳蜗层面断层影像（轴位）

内耳道底可见耳蜗断面，耳蜗后外方椭圆形影为前庭，鼓室内见 3 块听小骨，前方是锤骨柄，其后方是砧骨长突，再后内方为镫骨（图 2-14）。

耳蜗底转呈横行管道状影，其上方的耳蜗中转较小，耳蜗底转的后缘与中鼓室内缘交界处是蜗窗，蜗窗后外侧凹陷称蜗窗小窝（未显示），鼓室外侧方为外耳道，鼓膜有时可见，岩部前方开始出现颈动脉管，为较宽大的管状低密度影。中鼓室内可见 2 块听小骨，前方呈扁圆形者为锤骨柄，后方较小的是砧骨长突（图 2-15）。

颈动脉管前外方有一细管状影与其相交呈锐角，

直通中鼓室，为咽鼓管，耳蜗底转呈短弧形低密度影，其后缘的凹陷为蜗窗小窝，与后内方的颈静脉窝相邻，外耳道分骨段和软骨段，与外界相通。外耳道前方可见颞下颌关节窝。乳突气房呈蜂窝状（图 2-16）。

颈动脉管上方岩骨内有耳蜗。耳蜗外侧的屈曲管状低密度影为面神经迷路段向后折返并沿鼓室内侧壁下行延续至鼓室段的断面，耳蜗外下方为中鼓室，其上通上鼓室，上鼓室顶壁为鼓室盖，与脑颞叶相隔。鼓室内可见锤骨，外耳道上壁内侧与上鼓室外壁交界处的骨嵴为盾板。盾板与锤骨颈之间的间隙为 Prussak 间隙（图 2-17）。

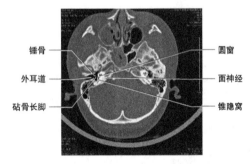

图 2-14 圆窗层面断层影像（轴位）

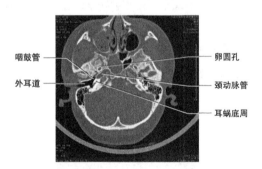

图 2-15 颈动脉管层面断层影像（轴位）

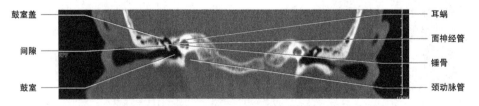

图 2-16 耳蜗层面断层影像（冠状位）

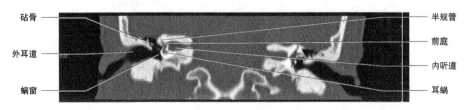

图 2-17 前庭窗层面断层影像（冠状位）

岩骨中央横行通向颅内的管状低密度影为内耳道，内耳道底中间有一横行骨嵴称横嵴，横嵴上方有面神经，下方有位听神经通过。横嵴外侧的椭圆形低密度影为前庭，前庭上方管状影为前半规管，外侧为外半规管，前庭下方连耳蜗，在鼓室内侧壁，前庭外侧壁的凹陷为前庭窗，耳蜗外侧壁的凹陷为蜗窗，鼓室向外借鼓膜与外耳道相通（图2-18）。

该层中部骨质中可见呈"三点一横"排列的低密度影，最上"一点"为前半规管一脚，中央"一点"为前半规管另一脚，最下"一点"较大，是前庭的截面。中央"一点"外侧为"一横"，是外半规管的截面。外半规管下方见弯曲稍低密度管状影为面神经管后膝部，为面神经管鼓室段和垂直段之间的转折处，面神经管后膝部内下方腔隙为鼓室，外上方腔隙为鼓窦（图2-19）。

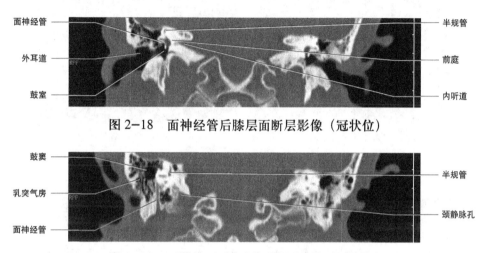

图 2-18 面神经管后膝层面断层影像（冠状位）

图 2-19 面神经垂直段层面断层影像（冠状位）

颞骨岩部骨质内见外半规管，其外下方见管状稍低密度影，向下穿行于乳突小房之间，为面神经垂直段，向下开口于茎突孔。

三、眼及眼眶正常影像解剖

眼眶呈四棱锥形腔隙，底朝前外、尖向内后，眶尖处有圆形视神经管与颅中窝相通。眼眶上壁由额骨眶部和蝶骨小翼构成，前外侧有泪腺窝，内容纳泪腺；下壁主要由上颌骨构成，与外侧壁交界的后部有眶下裂，内有三叉神经上颌支、眼下静脉的分支，沟通眼眶与翼腭窝及颞下窝；内侧壁自前向后由上颌骨额突、泪骨、筛骨眶板和蝶骨体构成，前下部有圆形的泪囊窝，内有泪囊。外侧壁由颧骨和蝶骨大翼构成，与上壁交界处的后部有眶上裂，此裂向后与颅中窝相通，内有三叉神经眼支、动眼神经、滑车神经、展神经及眼上神经通过。

眼球位于眼眶内，呈近似球形。眼球壁自外向内为纤维膜、血管膜、视网膜。眼球内容物有房水、晶状体、玻璃体。晶状体位于虹膜与玻璃体之间，呈双凸透镜状。眼外肌分布于眼球周围，包括上、下、内、外直肌，上、下斜肌以及上睑提肌（图2-20）。

眼眶呈底朝前、尖朝后的锥形，眶内壁主要有筛骨迷路、纸样眶板构成，外壁的前部为颧骨，后部为蝶骨大翼，该层前部可见上眼睑，泪腺位于眶外缘，两侧眼球对称，近似圆形，位于眶前部。眼球壁亦可称眼环，厚1~2mm，眼球后方主要为脂肪组织，充填于眼外肌、视神经、血管等结构之间，称眶脂体。眼上静脉呈细线状影，在眶尖部可见视神经管，位于前床突内侧（图2-21）。

能显示眼球最大径面，视神经和内、外直肌也最清楚。两侧眼球对称，近似圆形，位于框前部。眼环厚1~2mm。眼球前部有晶状体，后方为玻璃体。视神经从眼球后极至眶尖，位于内、外直肌之间，呈 4~5 mm 粗的带状影。视神经后段可见短节段眼动脉跨过。内、外直肌位于眼球两侧呈带状软组织影，从眶尖分别沿眶内、外侧壁向前止于眼球赤道前部两侧。通常以内、外直肌为界将眼球后脂肪间隙划分为肌锥内间隙和肌锥外间隙。在眶尖部可见视神经管和眶上裂，视神经管位于前床突内侧，为漏斗状管腔；眶上裂位于前床突外下方蝶窦外侧（图 2-22）。

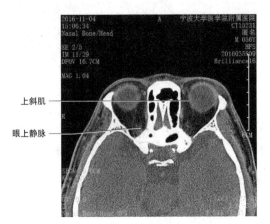

A. CT 平扫　　　　　　　　B. 轴位 T₁WI

图 2-20　眼球上部层面断层影像（轴位）

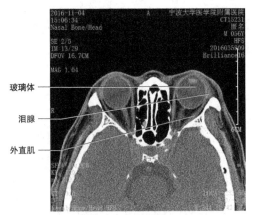
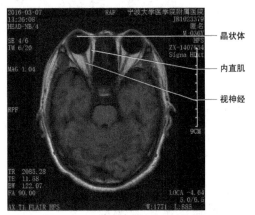

A. CT 平扫　　　　　　　　B. 轴位 T₁WI

图 2-21　眼球中部层面断层影像（轴位）

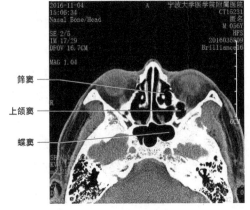
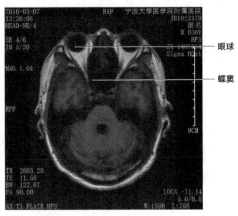

A. CT 平扫　　　　　　　　B. 轴位 T₁WI

图 2-22　眼球下部层面断层影像（轴位）

眼眶呈锥形，可见下直肌，下斜肌显示不清，眶底后内部见上颌窦顶部腔影，在其后方与眶外侧壁后端间为眶下（图2-23）。

此层沿视神经走向，眼眶呈锥形，其最前方为眼睑、眼裂。前半部有圆形眼环，眼环前部为角膜，角膜的后方有梭形晶状体，其后方为玻璃体。视神经自眼球后极向后伸向眶尖，眼环后为眶脂体，眶上壁的下方有上直肌和上睑提肌，眶下壁上方有下直肌（图2-24）。

眼眶呈圆形，上壁为全部眶板，内壁为纸样板，下壁为上颌窦上壁，外壁为颧骨，眼球居眼眶的中央，外周为眼环，内部为玻璃体，在眼环周围分别有四条眼外直肌断面，呈扁平状，上直肌上方

可见上睑提肌。下直肌外侧见下斜肌（图2-25）。

此层球后脂肪丰富，除下斜肌不可见外，其余眼外肌断面显示均较清晰，有时可见四条直肌间的细线状肌间筋膜，此筋膜为肌锥内、外的界限。在肌锥中央可见径约5mm的圆形视神经断面。视神经与上直肌、内直肌间可见眼上静脉影（图2-26）。

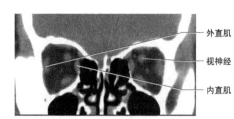

A. CT 冠状位

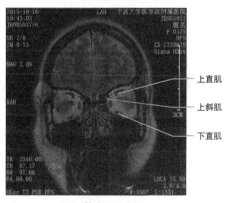

B. 冠状位 T₂WI

图 2-25 眼球眼球后缘层面断层影像（冠状位）

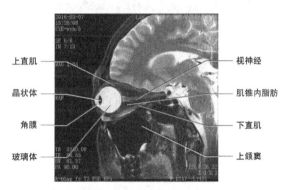

图 2-23 眼球斜矢状位 T₂WI

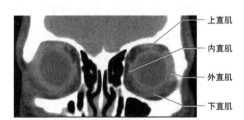

A. CT 冠状位

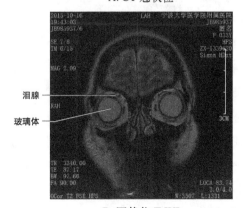

B. 冠状位 T₂WI

图 2-24 眼球眶中部层面断层影像（冠状位）

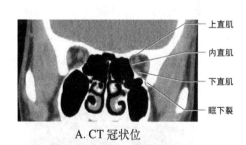

A. CT 冠状位

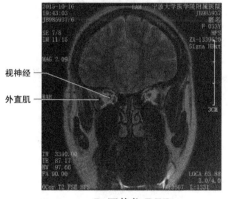

B. 冠状位 T₂WI

图 3-26 眼球眶尖层面断层影像

眼眶缩小，上缘为颧骨眶板或蝶骨小翼，外侧为蝶骨大翼，内下为后组筛窦外侧壁，眼眶的外下角通眶下裂，上直肌和上睑提肌的断面贴近眶上壁，外直肌的断面贴近外侧壁，内直肌断面接近眶腔内上角，下直肌的断面贴近眶内下壁，视神经断面偏于肌环内上区（图3-26）。

四、鼻腔鼻旁窦及鼻咽正常影像解剖

鼻腔由鼻中隔将其分为左右两侧。鼻中隔由筛骨垂直板、犁骨和鼻中隔软骨共同组成。鼻腔的顶主要由筛骨的筛板构成，底为腭，外侧壁主要由筛骨迷路构成，可见上、中、下鼻甲及相应下方的鼻道，向后经鼻后通鼻咽。

鼻旁窦包括额窦、蝶窦、上颌窦和筛窦，为含气颅骨的腔，开口于鼻腔。其中，上颌窦窦口高于窦底，直立位时窦内液体不易引流。上颌窦左右各一，蝶窦被鼻中隔分为左右两部分，筛窦分为前、中、后三组。

鼻咽位于颅底和软腭平面之间，前方为鼻中隔后缘及鼻后孔。顶壁为蝶骨体及枕骨基底部。后壁平第1、第2颈椎，顶后壁黏膜下有丰富的淋巴组织聚集，称为腺样体。鼻咽左右两侧有咽鼓管咽口、咽鼓管圆枕及咽隐窝。咽隐窝为咽鼓管圆枕后上方与咽后壁之间的凹陷区，是鼻咽癌的好发部位（图2-27）。

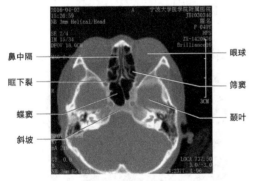

图2-27　蝶窦层面断层影像（CT轴位）

鼻腔中部有较细的骨性鼻中隔。筛窦气房位于鼻中隔两侧，筛窦内有许多密度较高的间隔。筛窦外壁为纸样板（眼眶内侧壁），筛窦内壁与鼻中隔

平行，两者之间的狭窄低密度区为总鼻道，筛窦与蝶窦之间有骨板相隔。蝶窦被骨性中隔一分为二，蝶窦后方致密影为斜坡，是枕骨的基底部（图2-28）。

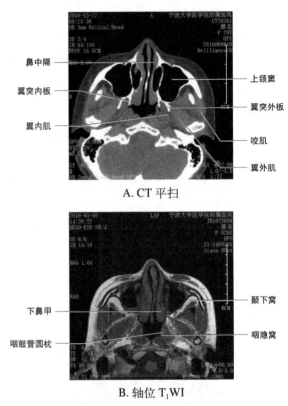

A. CT 平扫

B. 轴位 T₁WI

图2-28　鼻咽层面断层影像（轴位）

此层通过上颌窦中部，前方的鼻部中线上前方有软骨鼻中隔，后方为骨性鼻中隔，鼻中隔两侧为左右下鼻甲，上颌窦前壁较厚，内侧壁、后壁较薄，上颌窦后壁的外后方为颞下窝，浅层有颞肌，上颌窦后壁内侧部后方有翼突内外板，后壁与翼内外板连接处为翼腭窝，内外板间为翼突窝，有翼内肌附着，翼内板后缘形成鼻后孔的内侧界，翼突内板后方有咽鼓管圆枕，圆枕与内板之间有一凹陷为咽鼓管咽口，圆枕后方与咽后壁间形成一弧形外凸，为咽隐窝，咽后壁稍向前隆，中间可有一切迹，在此层面鼻咽腔呈梯形（图2-29）。

额窦位于额骨垂直部的内、外板之间，窦腔内见纵行骨性分隔。额窦上方为颅腔，两侧为眼眶结构，额窦下方两侧是额骨鼻突，其向下与鼻骨相连，鼻中隔由上方骨性及下方软骨性成分构成，鼻前庭被鼻中隔分隔成左右两部分（图2-30）。

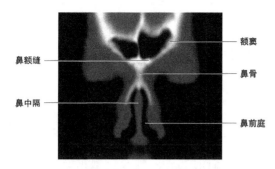

图 2-29　额窦中部层面断层影像（冠状位）

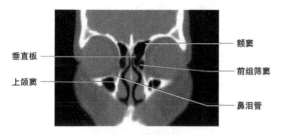

图 2-30　筛窦前部层面断层影像（冠状位）

此层中间的气腔上部是额窦，下部是前组筛窦，可见筛窦气房，两侧气腔的中部是筛骨的垂直板，其两侧可见上颌骨额突，内有鼻泪管走行，鼻泪管连接眼眶和下鼻道，鼻腔两侧的上颌骨内可见上颌窦的前部（图 2-31）。

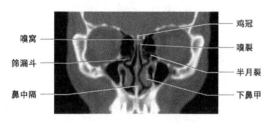

图 2-31　筛漏斗层面断层影像（冠状位）

此层可见鼻旁窦窦口－鼻道复合体，中央上部向颅内的骨性凸起是鸡冠，其两侧是嗅窝，内藏嗅球，筛窦内侧可见中鼻甲垂直板，在中鼻道外侧壁上的气腔是筛泡，筛泡下方与上颌窦相连的腔隙是筛漏斗，其内侧是由外下向内上走行的筛骨钩突。钩突上方和筛泡间的弧形裂隙是筛漏斗通向中鼻道

的裂口——半月裂。鼻腔下部可见下鼻甲主体，两侧的上颌窦呈三角形，腔内有时可见骨性分隔（图 2-32）。

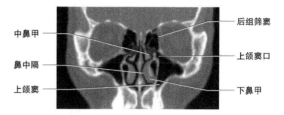

图 2-32　上颌窦口层面断层影像（冠状位）

此层上部是后组筛窦。窦腔中间可见起自筛骨水平板内侧的上鼻甲，在中鼻甲基部下可见上颌窦的开口，与中鼻道相通（图 2-33）。

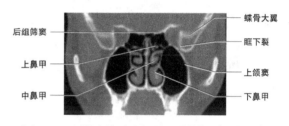

图 2-33　蝶窦隐窝层面断层影像（冠状位）

在筛窦腔下部中线旁见蝶筛隐窝出现，其下是中鼻甲的中后部，鼻腔旁是上颌窦的后部，两侧上颌窦形状近似卵圆形上颌骨与外侧的颧弓之间的间隙是颞下窝（图 2-34）。

在蝶筛隐窝后是蝶窦的开口，其上窦腔属于蝶窦，窦腔壁外侧是眶上裂，在上颌骨与颧弓之间可见下颌骨支影（图 2-34）。

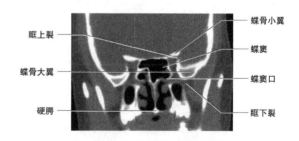

图 2-34　蝶窦口层面断层影像（冠状位）

（徐磊　王思齐　廖海波）

第二节　医学影像检查技术的合理应用及检查准备

一、眼部 CT 扫描技术

1. 适应证

眼球内和眶内肿瘤、炎性假瘤和血管性疾病，眼外伤、眶内异物炎症及先天性疾病。

2. 技术要点

常规平扫采用仰卧位，扫描基线为听眶线，扫描范围一般从眶下缘至眶上缘，采用螺旋扫描方式，以最薄层厚重建，然后行轴面、冠状面、斜矢状面重组。若重点观察视神经管，则需要重建骨算法。增强扫描采用非离子型碘对比剂，普通增强检查延迟 35~45 秒，血管性病变采用动静脉双期增强扫描，动脉期延迟 25 秒，静脉期延迟 70 秒。软组织窗窗宽 350~400 HU，窗位 35~45 HU；骨窗窗宽3 500~4 000 HU，窗位 500~700 HU。眼部外伤常规采用 MPR。眼球内异物定位时，通常需采用横断面、冠状面和矢状面结合定位。

3. 影像质量标准

（1）软组织窗　能够显示眼球结构（晶状体、球壁等），泪腺、眼肌和视神经。

（2）骨窗　能够显示眶骨的内部结构，清晰分辨皮质和松质骨。

二、耳部 CT 扫描技术

1. 适应证

先天性耳道畸形、肿瘤（如听神经瘤、胆脂瘤等）、炎症、外伤等。

2. 技术要点

常规平扫采用仰卧位，采用螺旋扫描方式，以最薄层厚无间隔重建，然后行轴面、冠状面、矢状面重组。骨算法重建层厚 1 mm，层间距 1 mm；软组织算法重建层厚 3 mm，层间距 3 mm。扫描范围从外耳道下缘至岩骨上缘。普通增强按常规剂量和速度注射对比剂。外耳道闭锁的放大图像应包括全耳部皮肤。骨窗窗宽 3 500~4 000 HU，窗位500~700 HU。在横断面薄层图像上行冠状面重组，并结合曲面重建、仿真内镜对病变进行显示。还可采用单侧放大的方式进行重建。

3. 影像质量标准

（1）骨窗　能够显示颞骨的内部结构，听骨链、面神经管、耳蜗、半规管等。

（2）软组织窗　能够显示病变组织和周围脑组织的关系。

三、鼻骨侧位 X 线摄影

1. 适应证

主要用于鼻骨外伤、鼻骨和鼻部整容前后了解鼻骨情况等。

2. 技术要点

受检者俯卧位，头颅成标准侧位，鼻根部下方2.0 cm 处位于探测器中心，照射野和探测器包括整个鼻骨。

3. 影像质量标准

1）图像包括全部鼻骨。

2）鼻骨呈侧位显示。

3）整个鼻骨清晰显示。

四、鼻与鼻窦 CT 扫描技术

1. 适应证

鼻及鼻窦炎症、肿瘤、外伤等。

2. 技术要点

常规平扫采用仰卧位，扫描范围一般从眉弓上缘至牙齿咬合面。采用螺旋扫描方式，重建层厚 2~3 mm，层间距 3~5 mm，采用高分辨重建算法。普通增强按常规剂量和速度注射对比剂。观察蝶窦、筛板及额窦有无分隔或外伤时，通常用骨算法，窗宽 2 000~2 500 HU，窗位 150~250 HU。肿瘤侵犯骨组织时，必须行软组织重建，层厚 3 mm、间隔 3~5 mm、窗宽 300~400 HU、窗位 35~45 HU。鼻骨外伤时，用骨算法图像分别平行和垂直于鼻骨长轴行横断面和冠状面重组，重建层厚 1 mm，层间距 1 mm。鼻窦冠状面图像可显示窦腔病变、窦口复合体区域病变及观察解剖结构是否异常。鼻部外伤患者行 MPR 及 SSD 三维重组有助于观察鼻部骨折的位置、类型及与邻近解剖结构的关系。

3. 影像质量标准

（1）骨窗 能够显示诸骨的内部结构、增厚的黏膜。

（2）软组织窗 能够显示软组织病变与周围组织的关系。

五、颈部 CT 扫描技术

1. 适应证

颈部占位性病变、颈部淋巴结肿大、颈部血管性病变、颈部气管病变、外伤等。

2. 技术要点

常规平扫仰卧位，头稍后仰，使颈部与床面平行。甲状腺扫描范围从第 5 颈椎下缘至第 1 胸椎。喉部扫描范围从第 4 颈椎向下扫描，或直接对准喉结扫描，扫描时嘱受检者连续发字母"E"音。鼻咽部扫描范围从海绵窦至口咽部，行螺旋扫描，软组织算法，最薄层厚无间隔重建。增强扫描包括常规增强扫描和颈部 CTA。扫描范围设定从主动脉弓上缘至颅底的扫描区域，常规螺旋扫描。颈部图像常用软组织窗显示，一般取窗宽 250~350 HU，窗位 30~50 HU；若病变侵犯骨组织时，必须加骨像，窗宽 3 500~4 000 HU，窗位 500~700 HU。采用 MIP、SSD、VR 进行后处理，进行多方位观察。

3. 影像质量标准

（1）软组织窗 能够显示颈部软组织的层次和

增强后大血管的结构。

（2）骨窗 能够显示颈部椎体骨质。

六、颈部 MRI 扫描技术

1. 适应证

基本与 CT 类似，MRI 对眼球内和眶内肿瘤、炎性假瘤和血管性疾病、先天性疾病等显示有其优势。

2. 技术要点

采用头线圈、头颈联合线圈和小型环形线圈。以薄层、高分辨率扫描为原则，平扫序列以轴面为主，扫描基线平行于视神经长轴并经过视神经，范围包含眼眶上、下壁。斜矢状面 fs-T_2WI 扫描基线平行于受检侧视神经长轴，范围包含受检侧眼眶内外侧壁。冠状面 T_2WI、T_1WI，扫描基线垂直于颅脑矢状面，范围包含眼睑前缘至蝶鞍后床突。增强扫描时，按照常规剂量和流率静脉注射钆对比剂。

3. 影像质量标准

1）清晰显示两侧眼眶、视神经、眼球、眼外肌、眶周结构等。

2）无明显运动伪影，磁敏感伪影及血管搏动伪影不影响眼眶观察和诊断。

七、耳部 MRI 扫描技术

1. 适应证

基本与 CT 类似，MRI 对肿瘤、炎症等显示有其优势。

2. 技术要点

头线圈、头颈联合线圈、3 in（1 in=2.54 cm）环形线圈，仰卧位，头先进。平扫序列以轴面为主，范围包含受检侧颞岩骨外侧缘至面听神经干延髓端。增强扫描按照常规剂量和流率静脉注射钆对比剂。

3. 影像质量标准

1）两侧对称显示乳突、面听神经、耳蜗、听小骨等结构。

2）无明显运动伪影，磁敏感伪影、血管搏动伪影不影响观察内听道。

3）三维 T_2WI 水成像序列需提供半规管等内耳结构的 MIP 和 MPR 后处理图像。

八、鼻及鼻窦 MRI 技术

1. 适应证

基本与 CT 类似。

2. 技术要点

头线圈、头颈联合线圈。仰卧位，头先进。平扫序列：至少在同一方位上扫描 T_2WI、fs-T_2WI 和 T_1WI，并加扫其他 1 个或 2 个方位的 T_2WI、T_1WI。增强扫描序列按照常规剂量和流率静脉注射钆对比剂。

3. 影像质量标准

1）显示鼻腔和鼻旁窦骨性及软组织结构，两侧对称显示。

2）无明显运动伪影，磁敏感伪影、血管搏动伪影不影响鼻及鼻窦的观察。

九、鼻咽部、口咽部 MRI 技术

1. 适应证

鼻咽部和口咽部占位性病变、炎症、淋巴结肿大、血管性病变、外伤等。

2. 技术要点

头线圈、头颈联合线圈。仰卧位，头先进。轴面、矢状面、冠状面均需扫描。观察鼻咽部肿瘤颈部淋巴结转移情况，扫描范围覆盖锁骨上窝和胸锁乳突肌后方。增强扫描按照常规剂量和流率静脉注射钆对比剂。

3. 影像质量标准

1）显示鼻咽部、口咽腔、喉腔上部、上颌窦、筛窦、额窦、蝶窦、颈部两侧淋巴结等结构，两侧结构对称显示。

2）无明显运动伪影，磁敏感伪影、血管搏动伪影不影响影像的观察。

十、颌面部 MRI 技术

1. 适应证

颌面部占位性病变、炎症、淋巴结肿大、血管性病变、外伤、先天性疾病等。

2. 技术要点

仰卧位，头先进。平扫序列至少在同一个方位（以轴面为主）扫描 T_2WI、fs-T_2WI 和 T_1WI，并加扫其他 1 个或 2 个方位的 T_2WI、T_1WI。增强扫描按照常规剂量和流率静脉注射钆对比剂。

3. 影像质量标准

1）显示颌面部软组织及骨性结构，两侧对称显示。

2）无明显运动伪影，磁敏感伪影及血管搏动伪影不影响颌面部结构观察。

十一、颈部软组织 MRI 技术

1. 适应证

基本与 CT 类似。

2. 技术要点

颈线圈、头颈联合线圈、脊柱线圈。仰卧位，头先进。平扫序列以轴面为主，扫描 T_2WI、fs-T_2WI（STIR）、fs-T_1WI 序列，辅以矢状面 T_2WI 和 T_1WI 以及冠状面 fs-T_2WI（STIR 或水脂分离）。范围上至硬腭，下至胸骨切迹或覆盖病变。增强扫描按照常规剂量和流率静脉注射钆对比剂。

3. 影像质量标准

1）显示颈部软组织解剖结构，两侧对称显示。

2）无明显吞咽运动及血管搏动伪影。

十二、颈部血管 MRA 技术

1. 适应证

基本与 CT 类似。

2. 技术要点

颈线圈、头颈联合线圈、脊柱线圈。仰卧位，头先进，包括 PC-MRA、TOF-MRA 和对比增强

MRA。包括全部颈部血管，上至基底动脉，下至主动脉弓。对比增强 MRA 扫描注射对比剂前蒙片，注射对比剂后扫描至少 2 个时相（动脉像及静脉像）。

3.影像质量标准

1）提供 MIP 重组三维血管像。

2）PC 法序列分别显示相应颈部动脉像或静脉像。

3）三维 TOF-MRA 序列应显示颈部动脉像。

4）二维 TOF-MRA 序列显示颈部静脉像。

5）三维对比增强 MRA 分别显示动脉像和静脉像，动脉像尽量减少静脉像的污染。

6）非对比剂法大部分血管段能显示。

7）血管边缘清晰锐利，无运动模糊，无明显背景软组织影，无其他伪影影像诊断。

（任方远）

第三节　主要病例

一、头颈部常见肿瘤

病例 1

【简要病史】

患者，男，50 岁，3 个月前无明显诱因下出现回吸性涕血，伴左眼视物模糊、双影，伴左耳听力下降、耳闷。3 个月来症状反复发作，半月前无明显诱因下出现头痛，主要为左侧颞部刺痛，持续性，较剧烈，无恶心、呕吐等。

【影像资料】

见图 2-35。

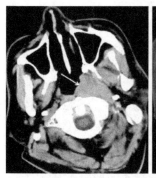 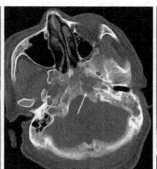 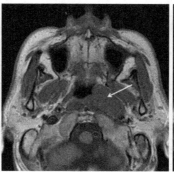 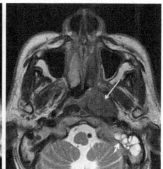

A. CT 平扫　　　　　　B. CT 骨窗　　　　　　C. 轴位 T$_1$WI　　　　　　D. 轴位 T$_2$WI

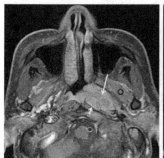 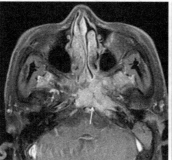 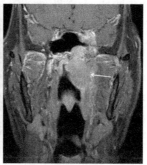

E. 轴位 T$_1$WI 增强　　　F. 轴位 T$_1$WI 增强（累及头长肌）　　　G. 冠状位 T$_1$WI 增强

（累及左侧腭帆张、提肌）

图 2-35　鼻咽癌

【影像分析】

CT 平扫示鼻咽部左侧顶壁软组织局限性增厚（图 2-35A 白色箭头），伴颅底骨质破坏、破裂孔扩大、海绵窦受累（图 2-35B 白色箭头）。

MRI 扫描示平扫示鼻咽腔左侧顶壁软组织影明显增厚，呈等 T_1 略长 T_2 信号改变，左侧咽隐窝闭塞，圆枕增大（图 2-35C，图 2-35D 白色长箭头），伴左侧中耳乳突区内见小斑片状高信号影增强扫描（图 2-35D 白色短箭头）。增强后，病灶呈较明显强化，局部黏膜增厚、毛糙；左侧腭帆张、提肌（图 2-35E 白色长箭头）、头长肌（图 2-35E 白色短箭头）、翼内肌及茎突前间隙（图 2-35E 黑色圆圈）均有受侵；破裂孔增大，累及海绵窦，颅底骨质结构破坏（图 2-35F 白色箭头）；左侧咽旁间隙、两侧颈部可见多发肿大淋巴结（图 2-35E，图 2-35G）。

【影像诊断】

鼻咽癌伴颅底骨质破坏、破裂孔扩大、海绵窦受累、左侧阻塞性中耳炎。

左侧咽旁间隙、两侧颈部多发肿大淋巴结。

【病理资料】

病理提示：（鼻咽）非角化性癌，未分化型。

【最终结果】

鼻咽癌伴颅底骨质破坏、破裂孔扩大、海绵窦受累、左侧阻塞性中耳炎；伴左侧咽旁间隙及两侧颈部多发淋巴结转移。

【概述】

鼻咽癌（nasopharyngeal carcinoma）是我国高发恶性肿瘤之一，发病率为耳鼻咽喉部肿瘤之首。鼻咽癌的发病存在家族高发倾向。30~60 岁多见，但任何年龄均可发病。遗传易感性、EB 病毒及腌制食品中致癌物质亚硝酸盐均与鼻咽癌的发生、发展存在密切关系。

2005 年版 WHO 分型将鼻咽癌的病理类型共分为三型：非角化性癌、角化性鳞状细胞癌、基底细胞样鳞状细胞癌。鼻咽癌常见于鼻咽腔的顶壁，其次为侧壁，前壁和底壁极少。按其发展方向可分为上行型、下行型和混合型。上行型常破坏颅底骨，有第 3~第 6 前组脑神经受累征象，但淋巴结转移较少见。下行型常见颈部淋巴结肿大，一般无颅底骨质破坏，可有第 9~第 12 后组脑神经受损症状。混合型可兼有上行型和下行型症状。本例病例属于混合型。

1. 临床表现

鼻咽癌早期症状较隐匿，临床表现可有回吸性涕血与鼻出血、鼻塞、耳鸣与听力减退等。侵犯神经可引起声音嘶哑、张口困难、吞咽困难等，以及头痛面麻、舌偏斜、眼睑下垂、复试等神经症状。鼻咽淋巴管丰富并且左右交叉，因此，鼻咽癌容易发生颈部淋巴结转移，并且容易出现对侧或双侧淋巴结转移，初诊时以颈部肿块为首发症状的 40%~50%，检查发现颈部淋巴结有转移者达 70%~80%。

2. 影像表现

CT 检查是临床诊断鼻咽癌常用的影像学检查方法，常规包括平扫和增强检查。多平面重建组（MPR）、表面遮盖（SD）显示，等多种图像后处理方法的应用可更清晰地显示咽喉部的正常解剖、病变及相邻组织和间隙、判断病变的性质和范围，可清晰显示有无骨质破坏及其破坏范围。MRI 检查具有较好的软组织分辨力及多序列、多参数、多方位成像特点，可更易检出早期及微小病变，可更早地发现肿瘤骨髓浸润等病变，可更清楚地显示肿瘤范围、来源及向周围蔓延的情况，尤其是对颅内侵犯的范围的显示，可清楚显示病变与血管、神经的关系。《鼻咽癌 2008 分期方案》将 MRI 确认为鼻咽癌 T、N 分期的首选影像技术。MRI 检查对术后随访和评估有无复发也有重要价值。

鼻咽癌的主要影像学特征如下。

（1）一般表现　早期表现为咽隐窝不对称、变浅、消失；咽鼓管咽口变窄；中晚期可见鼻咽腔软组织肿块，鼻咽腔不对称、狭窄或闭塞。软组织肿块密度均匀，CT 值 35~45 HU，增强后呈均匀性轻度到中度强化。MRI T_1WI 序列显示信号均匀，稍高于周围肌肉组织；T_2WI 序列信号高于肌肉组织，Gd-DTPA 增强检查后呈较明显强化。

（2）颅底骨质破坏 鼻咽癌常同时伴发同侧颅底骨质破坏，常见部位是斜坡、岩尖、破裂孔。MRI 表现为低信号的骨皮质不完整或髓质高信号脂肪消失。MRI 在显示小的骨质破坏方面不及 CT。

（3）颅内侵犯 常侵犯海绵窦、颞叶、桥小脑角等处。CT、MRI 冠状位显示较好，增强后，颅内病灶与鼻咽部肿瘤同步强化，更易显示颅内侵犯范围。

（4）颈部淋巴结转移 鼻咽癌早期即可伴有淋巴结转移，咽后组淋巴结外组是首站转移淋巴结，CT 多呈等密度，密度多均匀，增强扫描呈轻中度强化。T₁WI 序列呈低或略低信号，T₂WI 呈高信号，中央液化坏死灶信号更高，增强后呈轻中度强化，坏死区无强化。

（5）继发（合并）病变 中耳乳突积液、鼻窦炎症或积液等。

3. 诊断要点

CT、MRI 检查是检出和诊断鼻咽癌的主要检查方法，MRI 可作为首选检查方法。影像学检查不但要发现鼻咽部占位，更重要的是明确肿瘤向咽旁、颅底及深部浸润的范围，帮助临床进行临床分期及协助制订诊疗计划。

4. 鉴别诊断

鼻咽癌需与以下几种病变鉴别。

（1）鼻咽血管纤维瘤 好发于男性青少年，临床有多次鼻出血、浸润性生长的特点。图 2-36 显示鼻咽部肿块边界清楚，密度均匀（图 2-36A）。鼻咽血管纤维瘤常伴压迫性骨吸收破坏、多有骨质变形，而鼻咽癌多为侵蚀性骨质破坏，消失。MRI 扫描 T₁WI 序列呈等信号（图 2-36B）、T₂WI 序列呈高信号，内可见低信号流空的血管影，呈椒盐征（图 2-36C），增强后呈明显强化（图 2-36D），可以与鼻咽癌鉴别。

（2）鼻咽淋巴瘤 淋巴瘤侵犯范围广泛，病变多为软组织弥漫性增厚，颅骨破坏少见。常见颈部淋巴结肿大，受累淋巴结密度均匀，边界清，很少有融合，增强后呈轻度强化。咽喉部间隙推挤、变形，但无浸润，咽旁脂肪间隙仍然存在。

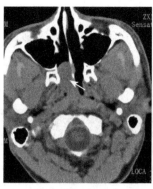

A. CT 平扫　　　　　　　　B. 轴位 T₁WI

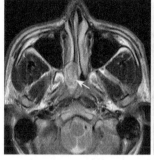

C. 轴位 T₂WI　　　　　　　D. 轴位 T₁WI 增强

图 2-36　鼻咽纤维血管瘤

（3）腺样体增生 表现为鼻咽顶后壁软组织对称性增厚（图 2-37A，图 2-37B），咽隐窝咽鼓管咽口受压变窄，无邻近结构浸润，无骨质破坏，多为儿童。

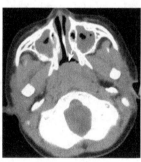

A. CT 平扫　　　　　　　　B. CT 矢状位重建

图 2-37　腺样体增生

病例 2

【简要病史】

患者，男，65 岁，声音嘶哑 1 月余。

【影像资料】

见图 2-38。

【影像分析】

右侧声门区软组织明显增厚，呈团块状，大小为 18 mm × 21 mm × 21 mm，边界欠清楚（图 2-38A 箭头），其内密度不均匀，CT 值 36~42 HU，增强后见明显不均匀强化，强化后 CT 值 75~83 HU，喉腔明显狭窄，右侧喉旁间隙受压模糊（图 2-38B，图 2-38C 箭头）。余喉部增强前后未见明显占位性病变。双侧颈血管鞘结构尚清晰，未见明显异常密度软组织占位影，双侧颈部未见明显肿大淋巴结影，颈部肌肉间隙走行、宽度正常，未见异常占位征象。

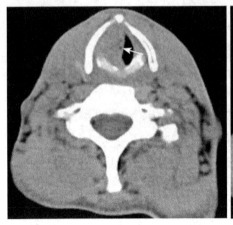 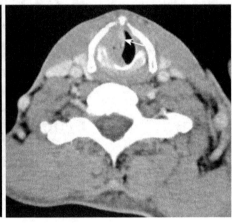 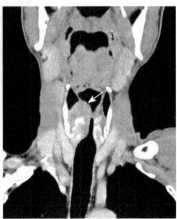

A. CT 平扫   B. CT 增强   C. CT 增强冠状位重建

图 2-38 喉癌

【影像诊断】

喉癌（声门型）。

【最终结果】

喉部鳞状上皮细胞癌。

【概述】

喉癌（laryngeal carcinoma）是喉部最常见的恶性肿瘤，好发于老年男性，吸烟、饮酒、声带过度疲劳及病毒感染等均与喉癌的发病有关。

病理类型 97% 为鳞状上皮细胞癌，腺癌。喉癌分为声门上型、声门型、声门下型及贯声门型。

1. 临床表现

临床表现为声音嘶哑、呼吸困难、咽喉痛、喉部不适等。

2. 影像表现

声门上型喉癌（图 2-39）指发生于声门上区的癌，主要好发于会厌喉面、杓状软骨皱襞、梨状窝、喉室及室带。通常分化程度较低，由于血供及淋巴组织丰富，癌细胞生长迅速，肿瘤的体积常明显大于其他部位的肿瘤。该处因距离声带较远，早期常不容易发现，一旦发现大多数已是晚期，该处的癌易侵犯会厌前间隙及喉旁间隙，易发生颈部淋巴结转移。CT、MRI 上常表现为喉前庭肿块或结节，部分病例可侵及会厌致会厌增厚或呈结节状，杓会厌皱襞肿胀。

声门型喉癌最常见，好发于声带的前中 1/3，可向各个方向发展，癌细胞分化较好，故癌灶常较小，CT、MRI 表现为声带增厚，外形不规则，可见结节状或菜花状肿块，声带固定在内收位。容易侵犯前联合，前联合受累意味着对侧声带受侵犯。

声门下型喉癌未累及声带前不出现临床症状，早期就诊者少，CT 的横断面连续扫描能清晰显示声门下区各壁和肿瘤的上下边界、大小范围，使得侵及声门下区的肿瘤可准确显示。CT、MRI 表现为声门下区偏心性结节或肿块。

贯声门型喉癌（图 2-40）为喉癌晚期表现，肿瘤跨越两个喉解剖区，侵犯喉旁间隙，易向深层侵犯，破坏软骨，多伴随颈部淋巴结转移。

3. 诊断要点

本病多见于中老年男性，临床上表现为声音嘶哑、呼吸困难及咽喉部不适等。CT、MRI 影像特征共性为：

1）喉内占位性肿块。

2）受累处喉壁组织增厚，两侧不对称。

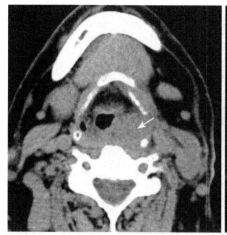

A. CT 平扫

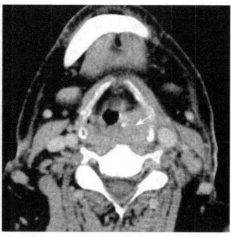

B. CT 增强

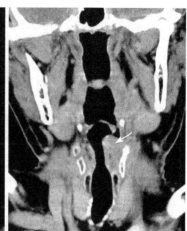

C. CT 增强冠状位重建

图 2-39 喉癌（声门上型）

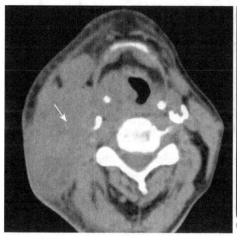

A. CT 平扫

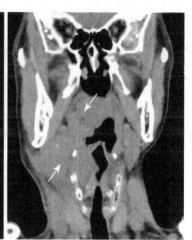

B. CT 平扫（冠状位）

图 2-40 喉癌（贯声门型）

3）喉腔气道变形或狭窄。

4）喉旁或会厌前脂肪间隙消失。

5）声带固定，声门裂矢状线偏转。

6）喉软骨破坏，颈部淋巴结肿大。

7）影像学可显示喉部肿瘤本身及邻近组织浸润情况，可为临床分期及制订治疗方案提供有价值的依据。

4.鉴别诊断

1）肿瘤较小时，需与良性肿瘤或息肉进行鉴别，喉镜和活检很容易进行鉴别诊断。

2）喉癌还需与化脓性炎症进行鉴别，化脓性炎症临床表现典型，CT、MRI显示软组织肿胀，周围间隙模糊，脓肿形成时，会出现环形强化。

病例3

【简要病史】

患者，女，56岁，无意间发现左侧颈部肿块，无痛，偶感吞咽困难。

【影像资料】

见图 2-41。

【影像分析】

鼻咽部顶后壁软组织呈显著增厚，呈等 T_1 略长 T_2 信号改变（图 2-41A 白色长箭头），表面欠光整，DWI 序列呈高信号（图 2-41D），ADC 图呈低信号（图 2-41E），病变向两侧咽隐窝延伸，两侧咽隐窝狭小，但外形尚保持，两侧腭帆张、提肌（图 2-41A 白色圆圈）、头长肌（图 2-41A 白色短

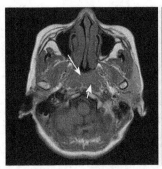 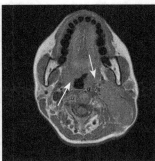 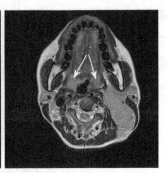

A. 轴位 T_1WI（鼻咽层面）　　B. 轴位 T_1WI（软腭层面）　　C. 轴位 T_2WI（软腭层面）

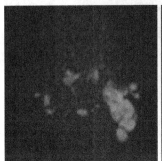 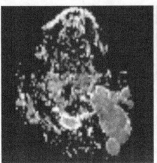 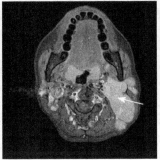 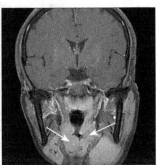

D. 轴位 DWI　　　E. ADC 图　　　F. 轴位 T_1WI 增强　　　G. T_1WI 增强（冠状位）

图 2-41　鼻咽部淋巴瘤

箭头）、翼内外肌（图 2-41A 椭圆形）、翼腭窝结构尚清晰，颅底骨质未见明显破坏，增强扫描呈明显强化。两侧腭扁桃体增大（图 2-41B，图 2-41C 白色长箭头），喉咽壁下淋巴组织明显增厚伴强化（图 2-41G 白色长箭头）；两侧咽旁及颈深上组淋巴结明显肿大（图 2-41F 白色长箭头），增强后强化程度与鼻咽部病变类似，以左侧颈部 Ⅱ 区为著。

【影像诊断】

鼻咽部淋巴瘤。

【病理资料】

病理提示：（鼻咽部，活检）结合免疫组化，考虑弥漫大 B 细胞淋巴瘤。

【最终结果】

鼻咽部淋巴瘤。

【概述】

鼻咽部淋巴瘤（nasopharyngeal lymphoma）是指原发于咽淋巴组织（包括腭扁桃体、咽扁桃体、咽鼓管扁桃体和舌扁桃体等组成的咽淋巴环）的非上皮源性恶性肿瘤，多呈中度恶性。约占整个头颈部恶性肿瘤的 3%，好发于 40~50 岁男性。

鼻咽部淋巴瘤病理类型多为非霍奇金淋巴瘤（nonHodgkin lymphoma，NHL），分三型：B 细胞型（多见）、T 细胞型、NK 细胞型。淋巴瘤细胞大小形态相对一致，以圆形细胞为主，核分裂多见。细胞呈散在分布，与未分化癌呈巢状分布不同。组织中坏死明显。肿瘤实质丰富而间质少、嗜银纤维呈网状分布。

1. 临床表现

临床表现可有鼻塞、流涕、吞咽困难、头痛、嗅觉障碍等，如果侵及其他器官则引起听力障碍、视力障碍。可伴颈部淋巴结肿大，甚至以此为首发症状。晚期可有鼻中隔穿孔。多伴有纵隔和腹腔广泛淋巴结肿大。

2. 影像表现

鼻咽部淋巴瘤病变范围常较广，呈"平铺式"生长，倾向于沿浅表浸润，而非纵深浸润，呈对称性生长，King 等报道有 71% 的鼻咽非霍奇金淋巴瘤累及鼻咽多个壁。鼻咽部淋巴瘤的密度、信号及强化多较均匀，一般认为，淋巴瘤密度、信号均匀是由于肿瘤细胞比较密集，少血供，很少发生坏死，但也有部分病例表现为局部坏死，多认为与免疫功能缺陷或病毒感染有关。

鼻咽部淋巴瘤以向气道生长较明显，较少侵犯邻近颅底肌肉、骨质。易向下浸润咽淋巴环其他部位。腭、舌扁桃体与鼻咽部淋巴组织同属咽淋巴环，属于内淋巴环，是头颈部淋巴瘤最好发的部位，鼻咽部与腭、舌扁桃体同时发生或相互引流均有可能。

鼻咽部淋巴瘤的颈部淋巴结浸润肿大，密度、信号及强化均匀，极少出现坏死，这与其他部位淋巴瘤的特征一致。龚红霞等研究表明淋巴瘤的颈部淋巴结 ADC 值要低于转移性淋巴结，这也与淋巴瘤肿瘤细胞较密集有关。

3. 诊断要点

鼻咽部淋巴瘤常为全身淋巴瘤的一部分，青壮年多见。淋巴瘤侵犯范围广泛，病变多为软组织弥漫性增厚，颅骨破坏少见。受侵淋巴结边缘多规则，密度、信号均匀，极少出现坏死，增强后多呈轻度强化。

4. 鉴别诊断

鼻咽部淋巴瘤常常要和鼻咽慢性炎症、鼻咽癌、平滑肌肉瘤鉴别诊断。

（1）鼻咽慢性炎症　常表现为鼻咽黏膜弥漫增厚，常发生于长期吸烟的男性，鼻咽黏膜为轻度、均匀增厚，颈部淋巴结增多，但无肿大，随访或活检可鉴别。

（2）鼻咽癌　鼻咽癌好发于鼻咽顶后壁、咽隐窝，肿块及颈部淋巴结常出现坏死，易侵犯邻近组织及颅底骨质，而淋巴瘤信号较均匀，肿块及颈部淋巴结不出现坏死，不侵犯邻近组织及颅底骨质，可出现同侧腭或舌扁桃体浸润。当出现腭扁桃体对称肿大时，如能排除慢性扁桃体炎，基本可以确诊淋巴瘤。

病例 4

【简要病史】

患者，女，46 岁，无意间发现右侧颈部肿块半月余，质硬，不痛。

【影像资料】

见图 2-42。

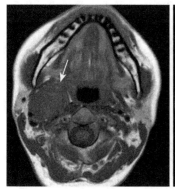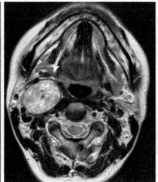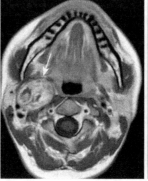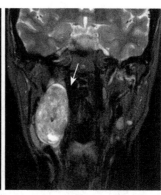

A. 轴位 T_1WI　　B. 轴位 T_2WI　　C. T_1WI 增强　　D. 冠状位 T_2WI

图 2-42　神经鞘瘤

【影像分析】

右侧咽旁间隙至右侧颈部血管鞘区可见一椭圆形占位，大小约 24 mm×33 mm×57 mm，边界清，内部信号欠均匀，呈稍长 T_1 长 T_2 信号，内部可见更长 T_1 更长 T_2 信号，周围组织以受压推移为主，未见明显浸润、破坏征象，增强后可见明显强化，更长 T_2 区未见明显强化，余两侧口咽部及舌根软组织未见明显异常信号，所见层面无明显肿大淋巴结。

【影像诊断】

考虑神经源性肿瘤。

【最终结果】

神经鞘瘤。

【概述】

神经鞘瘤（Schwannoma）起源于神经鞘细胞（Schwan 细胞），组织学上主要由排列紧密的 Antoni A 组织及细胞疏松而富含脂质黏液样基质的 Antoni B 组织构成。颈动脉鞘间隙是纵贯全颈的一个最主要间隙，内含颈内动脉、颈内静脉、交感链、第 9~ 第 12 对脑神经、淋巴结等。该区域是颈部神经源性肿瘤好发区域，常见的有副神经节瘤、神经鞘瘤、神经纤维瘤等。

1. 临床表现

肿瘤可发生于任何年龄，临床大多数表现为局部无痛性肿物，少数可有肿物引起的局部不适或病变神经支配区域的轻度感觉、运动障碍。

2. 影像表现

CT、MRI 平扫加增强检查是诊断神经鞘瘤常用的检查方法，主要影像学特征如下：

1）肿瘤多位于颈动脉鞘后、内侧，将颈动脉向前、向外方推移，茎突前移。

2）主要表现为圆形或类圆形肿块，密度/信号与肌肉相近，大部分有包膜，边缘多光整。较大肿瘤可伴有囊变、钙化或含有脂类物质。

3）增强后，肿瘤实质部分有一定程度强化，可呈斑块状、网格状、岛屿状。囊变坏死区无强化。

颈部神经鞘瘤出现特殊的 CT、MRI 表现与其病理变化密切相关，组织学上由 Antoni A 构成的区域强化明显，由 Antoni B 组织构成的区域多呈囊变无强化区。CT、MRI 增强扫描对颈部神经鞘瘤能准确定位，清晰显示肿块与邻近血管等重要结构的解剖关系，对临床诊断和手术治疗具有重要的指导意义。

3. 诊断要点

肿瘤多位于颈动脉鞘后、内侧，边界清晰，可伴囊变、钙化或含有脂类物质；增强后，肿瘤实质部分有一定程度强化，囊变坏死区无强化。

4. 鉴别诊断

本病需要与颈动脉间隙其他疾病鉴别。

（1）**颈动脉体瘤** 是指发生在颈动脉体的肿瘤，多为良性，发病部位多为颈总动脉分叉处，可为双侧性。常包绕颈内外动脉，并使其分离、移位，CTA、MRA 可见颈总动脉分叉处上方颈内、外动脉之间距离呈杯状扩大的特征。肿瘤一般边界清晰，血供丰富，强化明显，瘤周可见小的供血动脉及引流静脉。MRI 增强，较大肿瘤不均匀强化，内见血管流空非强化影，称为"盐－胡椒面征"。与神经鞘瘤不同。

（2）**神经纤维瘤** 可多发，很少发生囊变和坏死，增强后常呈均匀强化。但多数情况下，影像上很难鉴别两者。

（3）**Castleman 病** 多数为单发肿大淋巴结，边缘光整或呈浅分叶状，密度、信号均匀，增强扫描呈特征性均匀显著强化，部分病灶可显示淋巴结周围引流血管。

（4）**淋巴结结核** 神经鞘瘤伴发囊变坏死时，两者需要鉴别，但一般结核病灶为多发，且较小，增强后呈环形强化，强化环规则。

病例 5

【简要病史】

患者，女，51 岁。半月前，无意间发现左侧颈部肿块，无疼痛，自发现以来，肿块无明显增大。

【影像资料】

见图 2-43。

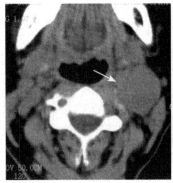 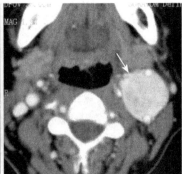 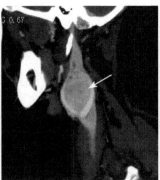 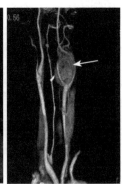

| A. CT 平扫 | B. CT 增强 | C. CT 增强后 MPR 重建 | D. CTA 重建（VR） |

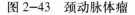

图 2-43 颈动脉体瘤

图 2-43D 彩图

【影像分析】

左侧颈动脉分叉区可见类椭圆形软组织肿块影，大小约 37 mm × 27 mm × 50 mm，其内密度略欠均匀，平扫 CT 值 23~45 HU，增强后，肿块呈明显不均匀强化，CT 值 42~128 HU，与周围分界清晰，左侧咽旁间隙变窄，邻近血管肌肉受压变扁外移。

【影像诊断】

颈动脉体瘤。

【病理结果】

（左颈部肿瘤切除标本）结合免疫组化检测、特殊染色结果，符合副神经节瘤，未见明确核分裂象及坏死，瘤体最大径 2.5 cm，边界清楚；另见淋巴结 3 枚，呈反应性增生。

【最终结果】

左颈部副神经节瘤。

【概述】

颈动脉体是人体最大的副神经节，内有化学感受器，位于颈总动脉分叉的外膜内，主要感受氧分压、二氧化碳分压及血 pH 的变化，其血供主要来自颈外动脉。颈动脉体瘤（carotid body tutor，CBT）是一种化学感受器肿瘤（chemodectoma），常常发生在颈总动脉分叉部，也可见于颈部其他动脉周围。多见于中青年，多见于男性，一般无家族史，但双侧颈动脉体瘤约 1/3 有家族史。

Shamblin 将颈动脉体瘤分为三型：Ⅰ 型位于颈总动脉分叉处外膜，手术易切除。Ⅱ 型部分包绕血管，切除风险较 Ⅰ 型大。Ⅲ 型常完全包绕动脉分叉，损伤血管难以避免，神经损伤也很常见。肿瘤的分型对于指导临床手术方式的选择具有重要意义。

1. 临床表现

多数患者因发现颈部下颌角处无痛性肿物而就诊。肿块生长缓慢，触压包块可感受到与脉率一致的搏动感。少数患者伴局部不适、晕厥、耳鸣、视力模糊、声音嘶哑、血压下降等。颈动脉体瘤多为良性，生长缓慢，边界清晰，有包膜，表面光滑，大部分由颈外动脉供血。肿瘤内有丰富的血管和神经网。镜下为富含细胞和血管的肿瘤。

2. 影像表现

彩色多普勒（TCD）、DSA、CT、MRI 等各种检查方法均可应用于颈动脉体瘤的诊断。

（1）TCD　颈动脉分叉处富血管、略低回声、较均匀包块，边界清晰，边缘规则。动脉波形呈低阻、快血流。肿块与颈总、颈内或颈外动脉关系密切，颈动脉分叉角增大。

（2）DSA　颈总动脉分叉加宽，呈"高脚杯"征；颈外动脉移位。分叉处见血供丰富的肿瘤显示，肿瘤血管粗细不均呈网状，肿瘤浓染着色，排空减慢。

（3）CT　颈动脉体瘤多位于下颌角下方、胸锁乳突肌前内侧，颈动脉分叉处；边界清晰，呈等密度，无液化坏死，肿块压迫周围组织移位。增强后动脉期呈均匀或不甚均匀明显强化，常接近动脉血管的密度，延迟期强化程度明显下降；颈动、静脉受压移位，常表现为颈内外动脉分叉角度增大。CTA 颈动脉三维重建图像上，可见颈总动脉分叉处上方颈内、外动脉之间距离呈杯状或握球状扩大的特征。

（4）MRI　T_1WI 呈均匀等低信号强度，T_2WI 明显高信号；肿瘤较大时信号强度不均匀，可见血管信号流空征。增强后肿瘤强化明显，较小肿瘤均匀强化，较大肿瘤不均匀强化，内见血管流空影，称为"盐－胡椒面征"。MRI 冠状面及矢状面可清楚显示肿瘤的准确位置和全貌。通过 MRA 显示颈动脉轮廓是否光整，可判断瘤体完整剥离的可能性。

3. 诊断要点

颈动脉间隙尤其是颈动脉分叉处的软组织肿块，增强后明显强化，应首先考虑到本病。

4. 鉴别诊断

颈动脉分叉水平的肿瘤除颈动脉体瘤外，应与颈动脉瘤、神经源性肿瘤、巨淋巴结增生症及肿大淋巴结等相鉴别。

（1）颈动脉瘤　与颈动脉有直接关系，动脉期 CT 血管造影（CTA）可见病变与颈动脉同步强化且密度均匀一致，MPR 图像可清晰显示病变与血管连接为一体，有时可以观察到瘤内的附壁血栓。

（2）神经鞘瘤　多位于颈部大血管的浅面，不包绕血管，部分病灶内部囊变坏死明显，增强扫描强化程度不如颈动脉体瘤。

（3）巨淋巴结增生症　从浅表淋巴结到内脏均可发生。CT示肿块可呈肾型、密度均匀，坏死和囊变少见，巨大病灶（＞5 cm）中央可发生纤维化。动脉期强化程度近似主动脉（透明血管型），并持续强化，程度仍不如副神经节瘤，邻近可见滋养血管，T_2WI呈中度高信号，低于副神经节瘤。

（4）肿大淋巴结　常多发，局部可伴有疼痛；肿瘤转移性淋巴结肿大常存在原发病灶，有助于与本病的鉴别。

（李爱静　王良炯　廖海波）

二、中耳乳突病变

病例 6

【简要病史】

患者，男，15 岁。突发头痛、发热、呕吐、意识模糊入院，入院诊断"急性脑膜炎"。

【影像资料】

见图 2-44。

【影像分析】

右侧中耳鼓室、乳突窦及部分乳突气房可见积液形成液平（图 2-44A、图 2-44B 箭头），两侧听骨链形态、位置无殊；左侧鼓室、乳突窦、乳突气房气化良好，未见明显异常密度影；所示中耳骨质未见明显硬化或破坏征象。内耳及内听道结构无特殊。

【影像诊断】

急性化脓性中耳乳突炎。

【最终结果】

急性化脓性中耳乳突炎。

【概述】

急性化脓性中耳乳突炎（acute suppurative otomastoiditis）是中耳黏膜的急性化脓性炎症，化脓性细菌多由咽鼓管侵入鼓室，病变常涉及鼓室、咽鼓管和乳突。

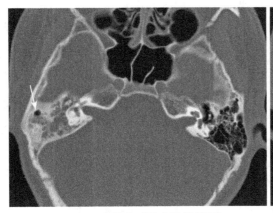
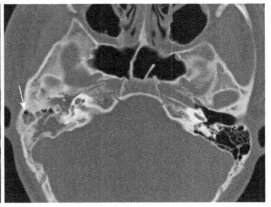

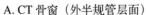

A. CT骨窗（外半规管层面）　　　　B. CT骨窗（后半规管层面）

图 2-44　急性中耳乳突炎

1. 临床表现

急性中耳炎好发于儿童，表现为耳痛，听力减退及耳鸣，可伴耳溢液，血水样或黏液脓性。若合并乳突炎，则乳突部皮肤肿胀、潮红，乳突尖有明显压痛，可伴有发热头痛等。

2. 影像表现

中耳乳突疾病的影像学检查方法首选高分辨率CT（HRCT），HRCT扫描时注意薄扫、骨算法重建，如果扫描时体位不正，后处理重建时注意修正体位，使图像两侧对称显示。怀疑有颅内侵犯或血管受侵时，怀疑听神经瘤者加选MRI检查。

CT表现为乳突小房和（或）鼓室骨窦内密度增高，有时可见气液平面，听小骨正常，周围骨质一般无明显异常。MRI表现为中耳乳突腔内异常信号影，T_1WI呈低信号，T_2WI呈高信号（图 2-45白色箭头），若伴发颅内并发症，可清晰显示。

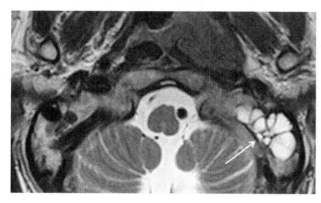

图 2-45 急性中耳乳突炎

3. 诊断要点

急性中耳乳突炎多发生于儿童，临床表现为耳痛，高分辨率 CT 可显示乳突小房、鼓室、鼓窦内液体密度影，并可见液平面。诊断较容易。

4. 鉴别诊断

急性中耳乳突炎主要与慢性中耳乳突炎及胆脂瘤进行鉴别。

（1）慢性中耳乳突炎　起病缓慢，多见于板障型乳突，乳突小房、鼓室、鼓窦内见软组织密度影，骨质增生硬化，可伴听小骨吸收破坏。与急性中耳乳突炎可鉴别。

（2）胆脂瘤　除出现鼓室壁及乳突小房间隔骨质密度增高外，并可出现上鼓室、乳突窦入口及乳突窦存在软组织密度占位影，伴骨质破坏，听小骨可完全破，与急性中耳乳突炎不同。

病例 7

【简要病史】

左耳听力下降 3 月余。

【影像资料】

见图 2-46。

【影像分析】

左侧中耳乳突呈板障型，乳突小房间隔增粗，硬化显著（图 2-46A 短箭头），左侧听小骨未见明显吸收破坏征象（图 2-46A 长箭头所示），左侧乳突窦、鼓室（图 2-46B 箭头）内可见密度增高影，余窦壁骨质未见明显破坏性改变。右侧乳突小房气化良好，未见明显异常，右侧听骨链结构良好，骨质未见吸收。

【影像诊断】

左侧慢性中耳乳突炎。

【最终结果】

左侧慢性中耳乳突炎。

【概述】

慢性化脓性中耳乳突炎（chronic suppurative otomastoiditis）是指中耳黏膜、骨膜或深达骨质的慢性化脓性炎症。主要是急性中耳乳突炎未及时治疗或治疗不彻底，迁延而成，或为急性坏死性中耳炎直接延续。

鼻咽部的一些慢性病灶如慢性鼻炎、鼻窦炎、扁桃体炎或腺样体肥大等亦是重要病因。其致病菌

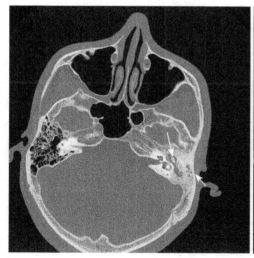

A. CT 骨窗（外半规管层面）

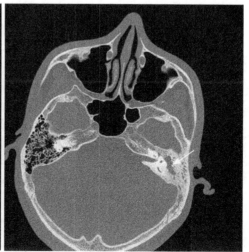

B. CT 骨窗（后半规管层面）

图 2-46　慢性中耳乳突炎

多为变形杆菌、金黄色葡萄球菌及绿脓杆菌等。其中，以革兰氏阴性杆菌多见。

1. 临床表现

临床表现为耳内长期或间歇性流脓、骨膜穿孔、听力下降等，严重者可引起颅内、外并发症。

按照病理和临床特征可分为三型。

（1）单纯型　最常见，是一种慢性单纯性中耳乳突炎，这种炎症只有黏膜的病变，没有骨质的破坏。炎性病变主要位于鼓室黏膜层。

（2）骨疡型　又称坏死型或肉芽型，多由急性坏死性中耳炎迁延而来，病变可深达骨质，如听小骨、骨窦、乳突腔的骨壁等可发生坏死。

（3）胆脂瘤型（详见病例8）。

2. 影像表现

慢性中耳乳突炎的CT特征如下：

1）多发生在板障型或硬化型乳突。

2）鼓室、乳突窦、乳突小房内密度增高，其内的气体被液体密度、软组织密度替代。

3）听小骨骨质吸收、破坏，严重者可致听骨链中断、破碎。

4）鼓室壁及乳突小房间隔等骨质结构增生硬化，严重者可伴骨壁破坏、模糊。

5）肉芽肿性中耳乳突炎因肉芽组织富于血管在MRI T_1WI 序列呈等或稍低信号，T_2WI 呈高信号，增强后，呈延迟强化。

3. 诊断要点

HRCT为慢性中耳乳突炎的首选检查方法，对听小骨、鼓室壁及乳突小房间隔等骨质显示清楚，并可见鼓室、乳突窦、乳突小房内软组织密度影，结合临床病史及体征可作出诊断。

4. 鉴别诊断

慢性单纯性中耳乳突炎主要需与慢性中耳乳突炎合并胆脂瘤进行鉴别，胆脂瘤除出现鼓室壁及乳突小房间隔骨质密度增高外，并可出现上鼓室、乳突窦入口及乳突窦存在软组织密度占位影，伴骨质破坏，听小骨可完全破坏。

病例8

【简要病史】

患者，男，13岁。10余年前出现左耳流脓，脓液黏稠，青绿色，量不多，有恶臭，伴听力下降，未予重视。近3年来，流脓及听力下降较前加重，未予正规治疗。2周前出现间歇性头晕，流脓仍存在，黄绿色，浓稠，有恶臭，无视物旋转，无恶心、呕吐等。

【影像资料】

见图2-47。

【影像分析】

左侧乳突小房间隔、内外板骨质破坏，鼓室、鼓窦及乳突窦内见广泛软组织密度影充填（图2-47A，图2-47B长箭头）；听小骨骨质吸收、破坏（图2-47A短箭头）；右侧乳突小房气无特殊。

【影像诊断】

左侧中耳乳突炎（胆脂瘤型）。

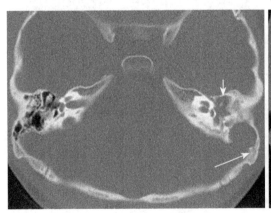 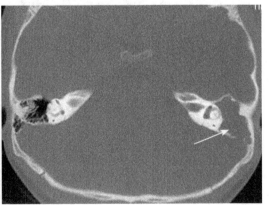

A. CT骨窗（耳蜗层面）　　　　　B. CT骨窗（外半规管层面）

图2-47　胆脂瘤

【病理结果】

术中见鼓窦、乳突腔及上鼓室内巨大胆脂瘤，乙状窦骨质缺损、裸露，水平半规管部分骨质吸收、破坏，面神经垂直段部分骨质缺损，裸露达12 mm，锤骨柄及镫骨头部分吸收破坏，砧骨缺失，咽鼓管咽口见少量胆脂瘤堆积。

术后病理提示：（左耳）角化及脂性物，符合胆脂瘤。

【最终结果】

左耳胆脂瘤。

【概述】

胆脂瘤又称表皮样瘤（cholesteatoma），并非真正的肿瘤，而是中耳腔内一囊性结构。鼓膜、外耳道的复层鳞状上皮在中耳腔内生长堆积呈团块，内含胆固醇结晶，因此，称为胆脂瘤。可破坏周围骨质，导致颅内、外并发症。

1. 临床表现

临床表现以长期持续性或间断性耳流脓，多少不等，有"豆渣样物"，特殊恶臭。鼓膜松弛部或紧张部后上方边缘性穿孔，并可见灰白色鳞屑状豆渣样物，奇臭。患者常伴有严重的传导性耳聋，后期，病变波及内耳产生混合性耳聋。

2. 影像表现

（1）胆脂瘤型慢性中耳乳突炎的CT特征

1）鼓室、乳突窦、乳突小房内密度增高，气房间隔等骨质结构常增生硬化。

2）上鼓室、乳突窦入口及乳突窦内可见软组织密度肿块影，伴骨质破坏。

3）乳突窦入口、鼓室腔扩大，边缘光滑并有骨质增生硬化，听小骨可完全破坏。

4）CT值与肉芽肿相仿，胆脂瘤本身无强化，而肉芽肿可有强化。

5）严重者可破坏乙状窦壁、鼓室乳突窦盖、半规管及面神经管等结构。

（2）胆脂瘤型慢性中耳乳突炎的MRI特征

1）MRI平扫：T_1WI序列呈低信号，与肌肉组织相似，多不均匀，T_2WI序列呈高信号。

2）增强：胆脂瘤本身无明显强化，其周围肉芽组织可强化。

3）并发症的显示：MRI可清晰显示颅内、外并发症。

3. 诊断要点

对于胆脂瘤，X线片诊断价值不大，HRCT为首选检查方法，可清楚显示上鼓室、乳突窦、乳突小房内软组织密度肿块影及邻近骨质吸收破坏。MRI对胆脂瘤的显示不如HRCT敏感，但对显示颅内、外并发症具有明显优势。

4. 鉴别诊断

胆脂瘤主要需与慢性单纯性中耳乳突炎进行鉴别，胆脂瘤除出现鼓室壁及乳突小房间隔骨质密度增高外，并可出现上鼓室、乳突窦入口及乳突窦存在软组织密度占位影，伴骨质破坏，听小骨可完全破坏。

病例9

【简要病史】

患儿，5岁，先天性脑脊液耳漏。

【影像资料】

见图2-48。

【影像分析】

轴位CT显示内听道外侧端缺损（↑），耳蜗和前庭表现为空腔（▲），注意高位颈静脉球（↑）和乳突气房内的软组织影（▲）。冠状位CT显示镫骨足板缺损（↑），伴随内耳道扩大（↑）。中耳可见软组织影（▲）。

【影像诊断】

内耳发育畸形——共腔畸形（common cavity）。

【概述】

内耳发育畸形是儿童先天性感音神经性耳聋（sensorineural hearing loss，SNHL）的主要病因，发生在骨迷路占20%，膜迷路占80%，常单独发生。

内耳发育畸形分类：①耳蜗前庭畸形：Michel畸形、耳蜗未发育、共腔畸形、耳蜗前庭发育不全、不完全分隔Ⅰ型（IP-Ⅰ）和不完全分隔Ⅱ型（IP-Ⅱ）。②前庭畸形。③半规管畸形。④内听道畸形。⑤前庭导水管和耳蜗导水管畸形。

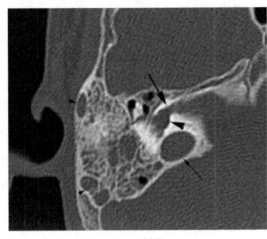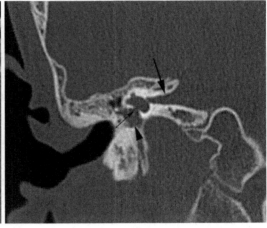

A. CT 轴位　　　　　　　　　　　　B. CT 冠状位

图 2-48　内耳发育畸形 – 共腔畸形

1. 临床表现

本病多为双侧性，出生后均有轻重不等的感音性耳聋，严重耳聋或者全聋患儿常表现为聋哑。临床应特别注意伴有先天性内耳畸形的各种综合征。

2. 影像表现

（1）骨迷路未发育（Michel 畸形）　即耳蜗、前庭、半规管缺如，或为一高密度骨质所替代，听囊内壁结构扁平。

（2）耳蜗未发育　即无耳蜗为一高密度骨质所替代，常伴有前庭和半规管异常。

（3）共腔畸形（common cavity）　耳蜗和前庭共腔呈一单囊，半规管无或异常。

（4）阶间隔IP-I型（囊状耳蜗－前庭畸形）　即耳蜗呈囊状，无结构为空耳蜗，前庭呈囊状。

（5）耳蜗发育不全　即耳蜗和前庭已分化，但它们的大小较正常小，耳蜗圈数 1.5 mm 或前庭导水管与总脚相通。

（6）间隔 IP-II 型（Mondini 畸形）　耳蜗为 1.5 圈，基底转发育正常，中间转与顶转融合，常伴有前庭和半规管异常。

（7）前庭－半规管畸形　即耳蜗正常，前庭－半规管畸形。

（8）前庭导水管扩大　即前庭导水管开口中段宽度 >1.5 mm 或前庭导水管与总脚相通。

（9）内耳道畸形　即内听道前后径 8 mm 为扩大。

3. 诊断要点及鉴别诊断

MSCT 检查高分辨图像结合后处理成像可清晰显示内耳骨迷路畸形的解剖细节和三维立体图像，可以明确诊断和准确分型，该对人工耳蜗植入术的筛查、术后效果评价和随访复查有重要的临床指导意义。3D-FIESTA 序列可以在高信号的脑脊液背景下显示内听道内低信号的前庭神经、蜗神经、面神经及细小血管的形态、走行及其与周围结构的关系，这些神经的粗细和缺失与否的判断对临床诊断先天性和获得性 SNHL 具有非常重要的意义。该对人工耳蜗植入术的筛查、术后效果评价和随访复查有重要的临床指导意义。

（李爱静　王良炯　廖海波）

三、鼻旁窦病变

病例 10

【简要病史】

患者，女，14 岁，感冒后鼻塞、流涕 2 周，清水涕。

【影像资料】

见图 2-49。

【影像分析】

两侧上颌窦及筛窦内可见稍低密度影，CT 值约 20 HU，两侧上颌窦内可见气液平面影，下部病变内可见少许点样气体影（图 2-49A 白色箭头）。

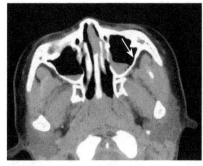

A. CT 平扫

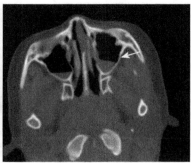
B. CT 骨窗

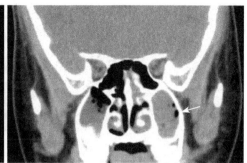
C. CT 冠状位重建软组织窗

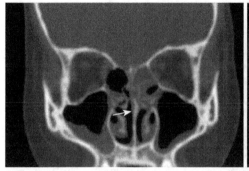
D. CT 冠状位重建骨窗

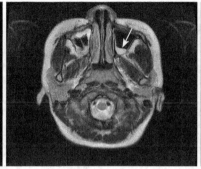
E. 轴位 T$_2$WI

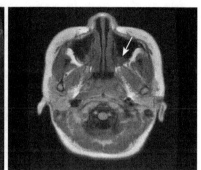
F. 轴位 T$_1$WI

图 2-49 急性鼻旁窦炎症

所示窦壁骨质未见明显破坏吸收及增生硬化。鼻中隔轻度左偏（图 2-49D 白色箭头）。MRI（图 2-49E，图 2-49F）示两侧上颌窦黏膜增厚，可见长 T$_1$ 长 T$_2$ 信号影，并可见气液平面影。

【影像诊断】

两侧上颌窦及筛窦急性炎症。鼻中隔轻度偏曲。

【最终结果】

两侧上颌窦及筛窦急性炎症。鼻中隔轻度偏曲。

病例 11

【简要病史】

女，14 岁，感冒后鼻塞、流涕 2 周，清水涕。

【影像资料】

见图 2-50。

【影像分析】

两侧上颌窦及筛窦黏膜增厚（白色箭头），骨窗示窦壁骨质未见明显破坏吸收，部分窦壁骨质增生硬化（图 2-50F 白色箭头）。鼻中隔居中。

【影像诊断】

两侧上颌窦及筛窦慢性炎症。

【最终结果】

两侧上颌窦及筛窦慢性炎症。

【概述】

鼻窦炎（sinusitis）是鼻部最常见的病变。可继发于感染、过敏等情况。由于炎性反应，鼻窦黏膜充血水肿，窦口堵塞，导致分泌物潴留。

按病程分为急性鼻窦炎（acute sinusitis）和慢性鼻窦炎（chronic sinusitis）。急性鼻窦炎：病程小于 4 周。慢性鼻窦炎：是鼻窦的最常见的病变。病程大于 12 周，主要是由急性鼻窦炎治疗不及时或治疗不彻底、反复发作所致。由于反复感染，黏膜增生肥厚，部分黏膜萎缩、纤维化，形成黏膜下囊肿，窦壁骨质增生硬化。

1. 临床表现

（1）急性鼻窦炎 临床可表现为鼻塞、流脓涕、头痛，可伴发热。

（2）慢性鼻窦炎 临床表现为鼻塞、反复流涕，部分可有鼻出血，嗅觉减退，头痛和面部疼痛。

2. 影像表现

（1）急性鼻窦炎影像学表现

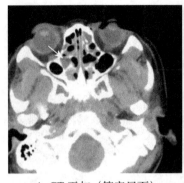 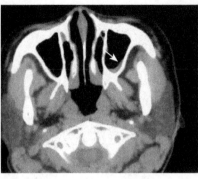 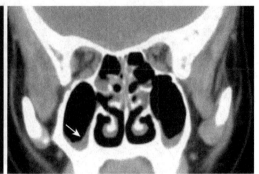

A. CT 平扫（筛窦层面）　　　　B. CT 平扫（上颌窦层面）　　　　C. CT 冠状位重建软组织窗

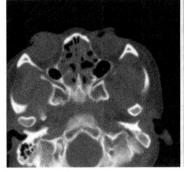 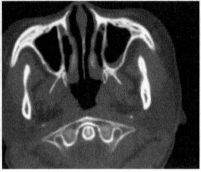 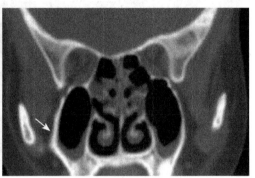

D. CT 骨窗（筛窦层面）　　　　E. CT 骨窗（上颌窦层面）　　　　F. CT 冠状位重建骨窗

图 2-50　慢性鼻旁窦炎症

1）鼻窦黏膜增厚。

2）窦腔内黏液或脓液潴留，可见气液平面。因鼻窦分泌物主要成分是水，约占 95%。仅 5% 为蛋白质，故呈长 T_1 长 T_2 信号。

3）若感染不能及时控制，窦壁骨质可见破坏、吸收，易形成骨髓炎或向邻近结构蔓延引起蜂窝织炎。

（2）慢性鼻窦炎影像学表现

1）黏膜肥厚，窦腔狭窄消失。增厚黏膜呈等 T_1 长 T_2 信号。2~5 mm 为轻度增厚，5~10 mm 为中度增厚，10 mm 以上为重度增厚。

2）黏膜下囊肿形成。因分泌物中水分被吸收，蛋白质含量逐渐增加，T_1WI 信号从低逐渐增高，T_2WI 信号从高向低转变。

3）窦壁骨质增生硬化，严重者可见窦腔缩小。

（3）鼻窦炎的常见并发症

1）骨髓炎。

2）眼眶的并发症：眼眶蜂窝组织炎，眶骨膜下脓肿，眼上、下静脉血栓，球后视神经炎等。

3）颅内感染：脑膜炎、硬膜外或硬膜下脓肿、颅内脓肿、海绵窦血栓等。

3. 诊断要点

临床上慢性鼻窦炎较急性鼻窦炎多见。根据典型的临床表现，影像学表现为鼻窦黏膜增厚，窦腔内气液平面可作出急性鼻窦炎的诊断。当病程较长，影像学上发现窦壁骨质增生硬化，黏膜下囊肿形成可考虑慢性鼻窦炎的诊断。

4. 鉴别诊断

根据典型临床表现，结合影像学所见窦腔浑浊、积液、黏膜增厚和骨性结构改变，诊断并不困难。

病例 12

【简要病史】

患者，女，68 岁，反复鼻塞 2 年余。无脓涕，无鼻痒打喷嚏，无鼻出血、无嗅觉减退。

【影像资料】

见图 2-51。

【影像分析】

左侧筛窦、上颌窦及鼻腔内见软组织密度影，CT 值 29 HU，上颌窦窦腔内可见斑片状及不规则丝条状更高密度影（图 2-51A，图 2-51B 箭头），CT

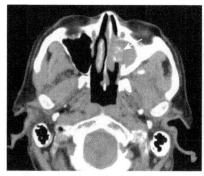 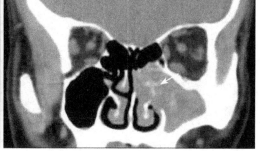

A. CT 平扫   B. CT 冠状位重建软组织窗

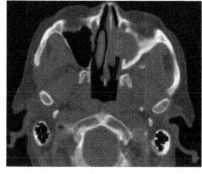 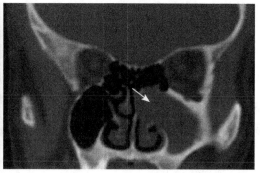

C. CT 骨窗   D. CT 冠状位重建骨窗

图 2-51 真菌性鼻窦炎

值 63~113 HU，边界模糊，左侧上颌窦窦口扩大（图 2-51C，图 2-51D 箭头），中鼻甲受压向内侧偏移，上颌窦外侧壁、下壁及中鼻甲骨质增生硬化。

【影像诊断】

左侧上颌窦、筛窦及鼻腔息肉样炎症，左侧上颌窦真菌性鼻窦炎考虑。

【最终结果】

左侧上颌窦真菌性鼻窦炎。

左侧鼻息肉。

【概述】

真菌性鼻窦炎（fungal sinusitis）为耳鼻喉科常见的特异性感染性疾病，占鼻窦炎的 15%~30%，一般湿热地区发病率高。

真菌性鼻窦炎的主要致病菌为曲霉菌、毛霉菌，为条件致病菌。近年来因抗生素滥用、皮质激素、免疫制剂的使用导致真菌性鼻窦炎发病率有所升高。

早期多数学者将真菌性鼻窦炎分为侵袭性和非侵袭性 2 种类型。目前根据临床表现、治疗方法的不同将真菌性鼻窦炎分为急性暴发型、慢性侵袭型、真菌球和变应性真菌性鼻窦炎 4 种类型。前两

种属于侵袭性，后两种属于非侵袭性。真菌球是临床上最常见的真菌性鼻窦炎，其余 3 种较少见。

（一）急性暴发型真菌性鼻窦炎

1. 临床表现

急性暴发型真菌性鼻窦炎临床少见，几乎全部发生于免疫功能低下或缺陷患者。起病急，发展迅速，真菌菌丝侵犯血管、骨质，引起血管炎、血栓栓塞、广泛的骨质破坏和软组织坏死。

最常见的致病菌为毛霉菌，其次为曲霉菌。

2. 影像表现

（1）CT 表现

1）窦腔内软组织影伴窦壁及邻近骨质广泛性骨质破坏。但窦腔无膨胀变形，窦内一般无钙化。

2）病变广泛侵犯眼眶、颞下窝、翼腭窝、颅面部软组织等。严重者可侵犯颅内，出现脑膜炎、脑炎、脑脓肿和脑梗死等。

（2）MRI 表现 能更清楚地显示眼眶、海绵窦、颅内等鼻外蔓延范围的病灶在 T_1WI 多为低或等信号，T_2WI 为高信号，增强后明显强化。

3. 诊断要点

1）发生于免疫功能低下或缺陷患者。

2）起病急，发展迅速。

3）侵犯范围广泛。

4）窦腔内软组织影伴广泛的骨质破坏。

5）T_2WI 呈高信号。

6）增强后明显强化。

4. 鉴别诊断

本病与鼻窦癌的鉴别点如下：

1）本病患者常有免疫功能低下或缺陷的基础病史。

2）临床上有发热、疼痛，起病急、进展快。

3）骨质破坏较广泛，并且伴有周围颅面部广泛的软组织侵犯。

（二）慢性侵袭性真菌性鼻窦炎

慢性侵袭性真菌性鼻窦炎定义为病程大于4周、进展较慢的一种侵袭性真菌性鼻窦炎性病变。临床少见，影像学极易误诊为恶性肿瘤。

1. 临床表现

慢性侵袭性真菌性鼻窦炎多发生于健康的成年人。常见的致病菌是曲霉菌，其次是毛霉菌。

早期临床表现不典型，侵犯到眼眶可出现眶周肿胀、疼痛、突眼和视力下降等。侵及眶尖及海绵窦可导致眶尖和海绵窦综合征，临床多以眶尖和海绵窦综合征就诊。

2. 影像表现

（1）CT　多发生于一个窦腔，上颌窦最常见。其次为筛窦、蝶窦。典型的表现如下：

1）受累窦壁骨质膨胀、破坏，严重者形成巨大的骨质缺损区，以上颌窦多见。

2）缺损区的断端及邻近骨质呈不同程度骨质增生硬化。

3）窦腔内充以软组织肿块，密度较均匀，钙化较少见。

4）常伴受累窦腔外周阻塞性炎症，病变易向周围蔓延，最常见为眶尖和海绵窦，其他的包括脑膜、翼腭窝、颞下窝、鼻咽和硬腭。

（2）MRI

1）病变在 T_1WI 多为等信号，T_2WI 晚期低信号为主，信号不均匀，增强后明显强化。周围阻塞性炎症在 T_1WI 上呈低或等信号，T_2WI 呈高信号，增强后周边黏膜强化。

2）MRI 能更清楚地显示病变的范围，尤其是眶尖、海绵窦、脑实质、脑膜的病变。增强后的 T_1WI 压脂相还可以显示神经（上颌神经、下颌神经）的受累情况。

3. 诊断要点

窦壁骨质破坏伴硬化，T_2WI 低信号，易侵犯眶尖及海绵窦为慢性侵袭性鼻窦炎的特征性影像学表现。

4. 鉴别诊断

本病要注意与鼻窦癌和眶尖的炎性假瘤相鉴别。

1）鼻窦癌进展相对较快；骨质破坏的周边无骨质增生硬化；软组织肿块密度常不均匀，多伴出血坏死及囊变，增强后呈低、中度强化。

2）眶尖的炎性假瘤易侵及同侧的海绵窦、翼腭窝、颞下窝，但很少侵犯鼻窦；邻近骨质可有轻度增生硬化，但很少有骨质破坏；激素治疗有效。

（三）真菌球

真菌球是临床上最常见的真菌性鼻窦炎。多发生于一个窦腔，上颌窦最常见。常见的致病菌为曲霉菌，其次是毛霉菌。

1. 临床表现

表现为鼻塞、脓性或恶臭分泌物，单侧面部疼痛。鼻内镜检查可发现典型的干酪样极易破碎的团块，常伴有恶臭。

2. 影像表现

（1）CT

1）单一窦腔内软组织肿块，肿块中央可见点状、细条状或云絮状高密度影。软组织内高密度影是真菌球的一个特异性征象，有文献报道发生率可达90%，与真菌菌丝中的钙盐、铁、镁等重金属沉积有关。

2）窦壁骨质增厚，窦腔缩小。

3）窦壁骨质破坏，多位于上颌窦内壁，尤其是上颌窦窦口附近。

（2）MRI

1）MRI上病灶内真菌菌丝T_2WI呈极低信号，甚至是无信号，增强后无强化，有一定的特异性。

2）MRI主要对鼻窦周围结构如眼眶、海绵窦、脑实质、脑膜的侵犯显示较好，可以作为补充检查方法。

3. 诊断要点

单一窦腔内（上颌窦最常见）软组织肿块；肿块内可见点状、细条状高密度影；T_2WI呈低信号。

4. 鉴别诊断

（1）非真菌性鼻窦炎 CT值多较低，低于40 HU，可有气液平面。钙化少见（3%），通常位于窦腔外周，呈蛋壳样。注意普通的鼻窦炎可进一步发展为真菌性鼻窦炎，当病变内出现斑点状、片状高密度影时应考虑继发真菌性鼻窦炎。

（2）鼻窦炎性息肉 CT表现为边缘光滑、密度均匀的软组织肿块，无钙化，MRI T_1WI呈中等信号，T_2WI呈高信号，增强后仅表面黏膜强化。

（四）变应性真菌性鼻窦炎

变应性真菌性鼻窦炎是以变应性黏蛋白及嗜酸粒细胞性真菌性鼻－鼻窦炎为特征，是一种鼻部呼吸道黏膜对空气中的真菌变应原产生的过敏反应，是不同于一般慢性鼻－鼻窦炎的特殊疾病。该疾病诊断标准尚未统一，且易复发，治疗方面仍有较大挑战。最好的方法是药物联合手术治疗。

1. 临床表现

好发于青年及青少年。40%的患者有哮喘病史，多伴反复发作的全组鼻旁窦炎症或鼻息肉病史。常见的致病菌为曲霉菌，其次为毛霉菌。典型的临床表现为在鼻窦内可见花生酱样的极度黏稠的变应性黏蛋白。

2. 影像表现

（1）CT

窦腔膨胀性改变，半组或全组鼻窦黏膜增厚，窦腔内充满软组织影，内可见散在分布的形态不一的高密度影，CT值100 HU。窦壁骨质广泛膨胀变薄，局部吸收。

（2）MRI T_1WI呈低或等信号，T_2WI呈特征性的周边高信号，中央部呈低信号。增强后中央部分无强化，周边黏膜强化。

3. 诊断要点

变应性真菌性鼻窦炎的诊断需要综合临床表现、影像学特点、皮肤点刺试验和血清学、真菌病原学及病理学检查。影像学特征为CT扫描显示鼻窦腔病灶内见片状毛玻璃样高密度影，可伴骨质吸收或侵袭性生长；T_2WI呈周边高信号，中央部呈低信号。增强后中央部分无强化，周边黏膜强化。

4. 鉴别诊断

变应性真菌性鼻窦炎要注意和鼻窦多发息肉及黏液囊肿的鉴别。多发性息肉鼻腔及窦腔内病变内没有高密度影。黏液囊肿一般发生于单个窦腔。

病例 13

【简要病史】

患者，男，34岁，头痛2天。

【影像资料】

见图2-52。

【影像分析】

右侧上颌窦内见类圆形液性低密度影，边界清，紧贴右侧上颌窦下壁生长，相邻窦壁骨质未见明显破坏吸收及增生征象。相邻上颌骨牙根未见受累。

【影像诊断】

右侧上颌窦黏膜下囊肿。

【最终结果】

右侧上颌窦黏膜下囊肿。

【概述】

鼻腔黏膜下囊肿又称为黏膜囊肿，包括黏液腺（潴留）囊肿和浆液囊肿，常见于上颌窦。

大多数黏液腺囊肿是由鼻窦黏膜内的腺体导管口阻塞，黏液潴留，腺体腔扩大所致；少数是因黏膜息肉囊性变而成。黏液腺囊肿位于黏膜下。浆液

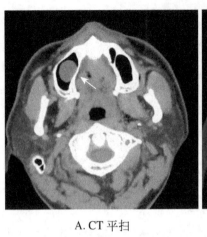
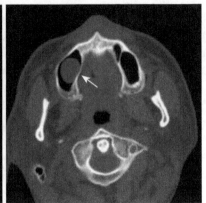

A. CT 平扫　　　　　　　　　　　　　　B. CT 骨窗

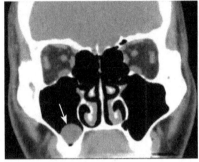
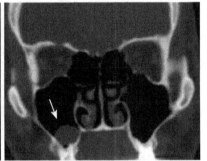

C. 冠状位重建软组织窗　　　　　　　　　D. CT 冠状位重建骨窗

图 2-52　黏膜下囊肿

囊肿是炎症或变态反应使黏膜毛细血管壁渗透性发生改变,致血浆外渗,液体集聚在黏膜下层的疏松结缔组织内,囊肿没有真正的上皮。

1. 临床表现

临床上大多患者无症状,为影像学检查时偶然发现。

2. 影像表现及诊断要点

T_1WI 多为低信号,当含有蛋白成分较高时可呈中等或稍高信号;T_2WI 呈高信号(图 2-53),增强后囊内容物无强化,囊壁可强化或不强化。CT 表现为沿着窦壁的边缘光滑的圆形或卵圆形液性密度影,邻近窦壁骨质无破坏吸收,部分可伴轻度骨质硬化。

患者,女,70 岁。因行走不稳两年就诊,行MRI 检查发现右侧上颌窦内紧贴后下壁生长的卵圆形长 T_1、长 T_2 信号影,直径约 17 mm,边界清,窦壁骨质信号未见明显异常

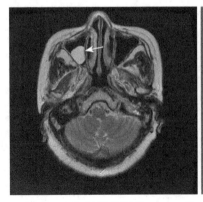
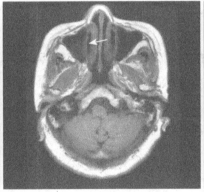
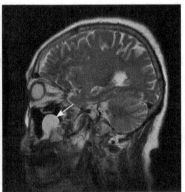

A. 轴位 T_2WI　　　　　　　　B. 轴位 T_1WI　　　　　　　　C. 矢状位 T_2WI

图 2-53　右侧上颌窦黏膜囊肿

3. 鉴别诊断

（1）鼻窦黏液囊肿 常见于额窦和筛窦。窦壁明显膨胀、变薄甚至是吸收，易突入邻近结构。

（2）鼻窦肿瘤 骨质可见破坏吸收，增强后可见均匀或不均匀实性强化。

（3）含牙囊肿 囊肿内含有牙齿。

病例 14

【简要病史】

患者，男，65岁，反复鼻阻流涕2月余。

【影像资料】

见图2-54。

【影像分析】

左侧筛窦、鼻腔及窦口复合体区见不规则软组织密度影（图2-54A，图2-54C箭头），CT值约42 HU，左侧筛漏斗、半月裂及左侧上颌窦口狭窄（图2-54B，图2-54F），相应骨质未见破坏吸收及明显增生硬化，左侧上颌窦壁下见稍低密度影，中

心可见少许气体影（图2-54D，图2-54E），上颌窦窦壁可见弥漫性增生硬化（图2-54F箭头）。

【影像诊断】

左侧鼻腔息肉样炎症，左侧上颌窦炎症。

【最终结果】

左侧鼻息肉，左侧上颌窦慢性炎症。

【概述】

鼻息肉（polyp of nasal）临床较常见，多由鼻腔黏膜长期受慢性鼻炎、鼻窦炎及脓性分泌物刺激发生水肿和肥厚形成，也可为全身疾病的鼻部表现（如阿司匹林耐受不良等）。

病理上表现为由水肿和增生的黏膜堆积形成息肉样病变。依组织学形态，息肉可分为水肿型、腺泡型和纤维型，以水肿型最常见。水肿型和腺泡型主要是炎性细胞浸润，腺体分泌增多所致。纤维型主要是成纤维细胞和胶原纤维增生的结果。

1. 临床表现

鼻息肉好发于中年人，青少年、老年人常有多

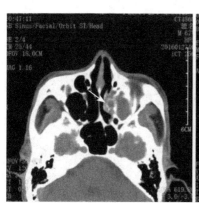
A. CT平扫（蝶窦层面）

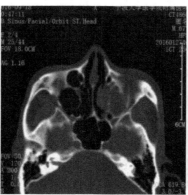
B. CT骨窗（蝶窦层面）

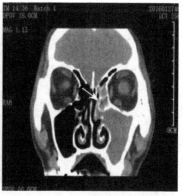
C. CT冠状位重建软组织窗

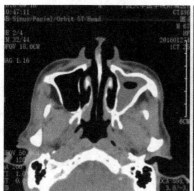
D. CT平扫（鼻咽部层面）

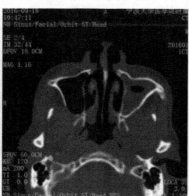
E. CT骨窗（鼻咽部层面）

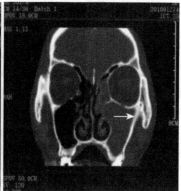
F. CT冠状位重建骨窗

图2-54 鼻息肉

发，男性多于女性。病史较长，常发生于双侧。好发于筛窦、中鼻甲并达中鼻道，易引起筛漏斗和半月板等阻塞，发生阻塞性鼻窦炎。临床多表现为持续性鼻塞、流涕、头痛、面部胀满感等。

2. 影像表现及诊断要点

影像学检查首选CT，尤其是冠状位CT与手术野相近，可以清晰地显示窦口复合体（中鼻甲、钩突、筛漏斗、筛泡、半月裂及上颌窦的自然开口等）的解剖结构及变异，可以较好地观察鼻息肉的上下、两侧的关系。MRI可提供更多组织学信息，可作为补充。

（1）鼻息肉CT表现　鼻腔外侧壁（特别是筛窦区）单发或多发的类圆形或不规则的软组织影，CT值35~65 HU，鼻腔变窄或完全闭塞，单侧或双侧发病；筛漏斗、半月裂等阻塞，继发阻塞性鼻窦炎；窦壁、筛房骨质和鼻中隔受压偏移，可有骨质缺损或破坏，筛窦纸板向外膨隆等。

（2）鼻息肉MRI表现　鼻息肉多为水肿型息肉，故MRI多表现为T_1WI呈等低信号，T_2WI为高信号，增强后多无强化或仅周边黏膜强化。

（3）其他特殊类型息肉影像表现　出血坏死性息肉为一种特殊类型的息肉，又称为血管瘤型息肉，仅占所有鼻息肉的4%~5%，以出血坏死为特征，多单侧发病，好发于上颌窦，以青壮年居多。临床症状以单侧鼻塞最为常见。

1）CT：为密度不均匀的软组织肿块，临近骨质呈压迫吸收，以上颌窦内壁最易受累。病变内部或边缘可见高密度影，考虑为内部出血、钙化或是静脉石。

2）MRI：有一定特征，因病变内部大部分由扩张增生的血管构成，所以呈T_1WI低、T_2WI高信号为主，内部信号不均，在T_2WI上病变周边可见不规则低信号环，内部可见线样低信号分隔，病理上为陈旧性出血及纤维灶。增强后主要为多发结节状强化，部分相互融合，少数呈斑片状强化。T_2WI上周边环形低信号影无强化。

3. 鉴别诊断

（1）内翻乳头状瘤　好发于中老年男性，多起源于中鼻道附近鼻腔的外侧壁，表面不平呈分叶状，沿中鼻道自然生长，也可侵入窦腔。邻近骨质受压变薄，局部可有侵蚀破坏，多见于中鼻甲和上颌窦内壁，肿瘤基底部骨质多有硬化。MRI T_2WI和增强T_1WI病变可见卷曲脑回样外观为其比较特征的表现。

（2）上颌窦、筛窦息肉合并较严重的阻塞性鼻窦炎　息肉和炎症混合在一起，CT平扫分辨不清时，可以考虑增强检查，增强后息肉与黏膜可呈不同程度强化，而炎性分泌物无强化。

（3）上颌窦恶性肿瘤　上颌窦恶性肿瘤病程短、发展快，CT表现为上颌窦窦腔内软组织影伴上颌窦窦壁骨质破坏，软组织影密度多不均，增强后可见明显不均匀强化。

病例 15

【简要病史】

患者，鼻腔肿物3次术后近2个月。

【影像资料】

见图2-55。

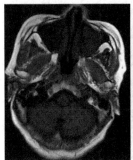 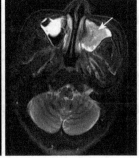 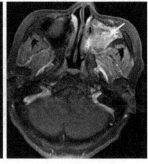 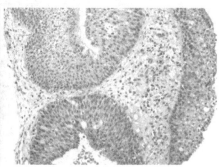

A. 轴位T_2WI　　　　B. 轴位T_1WI　　　　C. 轴位T_1WI增强　　　　D. 病理图片

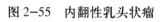
图2-55　内翻性乳头状瘤

图2-55D 彩图

【影像分析】

左侧上颌窦内见长 T_1、稍长 T_2 信号影，边界清楚，上颌窦腔扩大，增强后可见明显强化。右侧上颌窦内可见长 T_2、长 T_1 病灶，边界清楚，无明显强化。双颈可见多发小于 10 mm 淋巴结影。鼻咽部黏膜稍增厚。

【影像诊断】

左鼻腔内翻性乳头状瘤术后，左侧上颌窦占位，肿瘤复发考虑。

右侧上颌窦囊肿。

双颈多发小淋巴结。

【手术及病理结果】

鼻腔肿物术后：（左上颌窦）内翻性乳头状瘤，部分上皮异型增生。

【最终结果】

内翻性乳头状瘤。

【概述】

鼻腔鼻窦内翻性乳头状瘤（sinonasal inverted papilloma，SNIP）是鼻腔鼻窦最常见的良性肿瘤之一，其临床特征是有复发倾向，术后复发率为 15%~20%；破坏周围解剖结构和骨质重塑；与鳞状细胞癌相关，SNIP 恶变及伴发鳞状细胞癌的发生率为 5%~10%。手术彻底切除是目前治疗 SNIP 的最佳方法，术后复发多是切除不彻底、肿瘤残留所致。因此，术前准确判断瘤体组织的侵犯范围，尤其是肿瘤的起源部位，预判是否合并恶变，对于制订合理的手术方案、彻底切除 SNIP、防止术后复发，有着至关重要的意义。

1. 临床表现

常见的临床表现有鼻塞、流涕、鼻部出血、失嗅、溢泪等。

2. 影像表现

（1）CT 无特异性，多呈现为单侧鼻腔及鼻窦软组织病变，呈膨胀性生长，上颌窦、鼻腔外侧壁及筛窦最常被累及；如显示肿瘤向眼眶、面颊部、翼腭窝、颞下窝及颅内等邻近结构侵犯，应高度警惕合并恶变的可能性。另一个显著特征就是骨质增生或吸收导致的骨炎征。

（2）MRI 不但可以清楚显示 SNIP 病变的起源部位、生长方向、大小，更由于其能够清楚地区分肿瘤和伴发的阻塞性炎症、息肉、囊性变，准确显示病变的大小，对于肿瘤侵犯范围的判断更为直接和准确。MR 增强后肿瘤终末端呈现脑回样强化，称为"脑回征"，脑回征是一个稳定的、可以信赖的 SNIP 的 MRI 影像学特征。

3. 鉴别诊断

1）慢性炎症为鼻黏膜慢性充血肿胀或肥厚，中鼻甲肥大，鼻息肉则为表面光滑呈灰色或淡、红色的肿物，触之不易出血。而鼻腔鼻窦内翻乳头状瘤鼻腔检查可见单侧鼻腔的肿块，表面粗糙不平，色灰白，触之易出血。紧密结合临床检查结果可为鼻腔鼻窦内翻乳头状瘤的诊断提供有效的依据。

2）息肉及慢性炎症多为双侧发病，单侧发病较少，增强检查无或轻度强化，一般无钙化及骨质破坏，边缘无乳头状改变。

病例 16

【简要病史】

患者，右侧面部疼痛 4 个月，张口受限 3 个月。

【影像资料】

见图 2-56。

【影像分析】

右侧上颌窦内见稍长 T_1、长 T_2 信号占位，病变累及左侧鼻腔，增强后病灶呈不均质强化，周围组织结构分界不清，右侧上颌窦壁骨质信号异常，左上颌窦未见明显异常，余鼻旁窦结构如常。双颈见无明显直径 > 10 mm 的肿大淋巴结影。

【影像诊断】

右侧上颌窦占位，恶性肿瘤首先考虑，病变累及右侧鼻腔。

【病理结果】

（上颌窦）黏膜高-中分化鳞状细胞癌（瘤体 5 cm×5 cm×4.5 cm）伴退变、坏死及癌周纤维组织黏液样变，癌瘤浸润至黏膜下纤维结缔组织。

【最终结果】

上颌窦鳞癌。

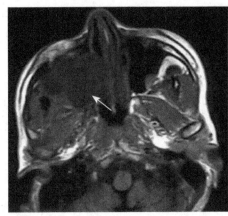
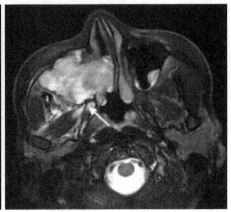

A. 轴位 T₁WI　　　　　　　　　　B. 轴位 T₂WI

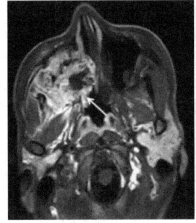
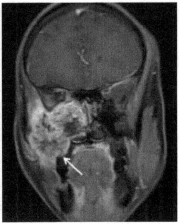
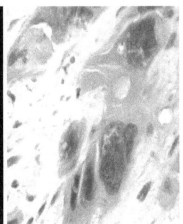

C. 轴位 T₁WI 增强　　　　D. 冠状位 T₁WI 增强　　　　E. 病理图片

图 2-56　上颌窦鳞癌

图 2-56E 彩图

【概述】

鼻及鼻窦恶性肿瘤较少见，鳞状细胞癌（squamous cell carcinoma）占所有恶性肿瘤的 80%。

1. 临床表现

鼻及鼻窦恶性肿瘤的早期症状与慢性鼻窦炎相似，为持续性流涕和面部疼痛，偶尔伴有血涕。典型临床表现包括面部疼痛和麻木、鼻阻塞和持续性血涕、牙齿松动、突眼、头痛，晚期可以引起周围组织侵犯的相应症状。

2. 影像表现及诊断要点

CT 的优势是能够清晰显示骨质结构异常，MR 对肿瘤范围的判断更加准确。

（1）鳞状细胞癌的 CT 表现

1）鼻腔或鼻窦不规则软组织肿块，密度不均匀，可以伴有出血、囊变，少数有钙化，边界不清。

2）周围骨质破坏、广泛累及周围结构。

（2）鳞状细胞癌的 MR 表现　T₁WI 和 T₂WI 多为中等信号，多数不均匀，增强后有中到高度强化。

3. 鉴别诊断

主要与腺样囊腺癌鉴别：后者多见于老年人，是一种生长缓慢的恶性肿瘤。鼻咽部、鼻腔、鼻窦和口腔包括硬腭是小涎腺的常见部位，大部分肿瘤形态不规则，侵袭性破坏周围结构，易沿神经周转移。沿神经周转移是腺样囊腺癌的特征性表现（图 2-57）。

左上颌窦涎腺源性恶性肿瘤（符合腺样囊性癌，瘤体 5 cm×4 cm×3 cm），累犯软腭、上颌骨及神经。免疫组化单克隆抗体及癌基因检测：GFAP（−）、EMA（+）、CEA（+）、S-100（+）、Actin（−）、P63（+）、Calponin（部分 +）、Bcl-2（+）、CerbB-2（1+）、Ki-67（+，30%）。

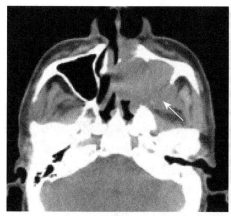
A. CT 平扫

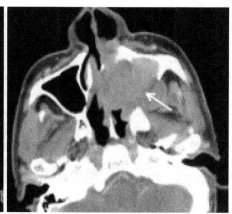
B. CT 增强

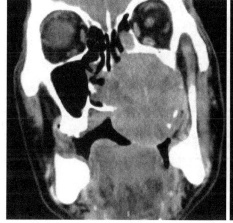
C. CT 冠状位增强

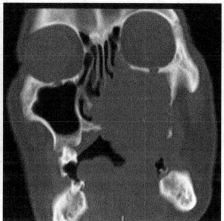
D. CT 冠状位重建骨窗

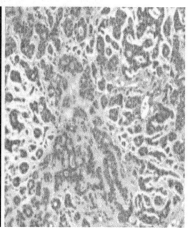
E. 病理图片

图 2-57 腺样囊性癌

图 2-57E 彩图

病例 17

【简要病史】

患者偶有鼻出血伴右侧鼻塞 1 月余，右侧视力下降。

【影像资料】

见图 2-58。

【影像分析】

右侧鼻腔及上颌窦内见不规则软组织肿块影，呈等 T_1 稍长 T_2 信号，增强后有不均匀强化，周围骨质破坏，病灶累及右侧眼眶，右侧眼球受压变形，病灶突入右侧面部。双侧鼻旁窦内见长 T_2 信号影。双颈见多发小淋巴结影。

【影像诊断】

右侧鼻腔及上颌窦内恶性肿瘤考虑，外侵，累及周围骨质、右侧眼眶，并突入右侧面部，右侧眼球受压。双侧鼻旁窦炎症。

【病理结果】

（右鼻腔）恶性黑色素瘤。免疫组化单克隆抗体及癌基因检测：EMA（-）、LCA（-）、P63（-）、P40（-）、CK5/6（-）、S-100（+）、HMB45（-）、Melan-A（+）、Ki-67（+，40%）、Vim（+）、CD56（+）、CK（-）、CHG-A/CgA（-）、Sy（-）。

【最终结果】

鼻腔黑色素瘤。

【概述】

鼻腔鼻窦黏膜恶性黑色素瘤是较为罕见恶性肿瘤，好发年龄为 50~90 岁，占鼻腔原发性肿瘤的 0.57%，约占头颈部恶性黑色素瘤的 4%。

1. **临床表现**

早期临床表现无特异性，常表现为单侧鼻塞、涕中带血，所以患者就诊时往往病变已较大，较大病变内信号、密度表现混杂不均，缺乏典型黑色素

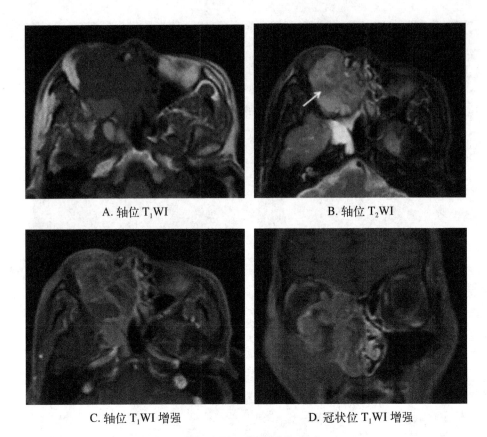

A. 轴位 T₁WI   B. 轴位 T₂WI

C. 轴位 T₁WI 增强   D. 冠状位 T₁WI 增强

图 2-58　鼻腔黑色素瘤

瘤的影像学特征。

2. 影像表现

（1）CT 表现　CT 表现为鼻腔不规则软组织肿块影，呈膨胀性生长，密度不均，内未见钙化及囊变。邻近骨质呈溶骨吸收破坏，边缘整齐，无硬化边。肿瘤易向同侧鼻腔内突入，一般肿块局限于中鼻道和鼻腔后 2/3，鼻腔前 1/3 少见。

（2）MRI 表现

1）肿瘤较小且含黑色素时 MRI 信号典型，与其他肿瘤信号相反，T₁WI 呈高信号，T₂WI 呈低信号。

2）肿瘤较大时，肿瘤中黑色素含量不同及是否伴随出血决定了 MRI 信号的混杂特性。T₁WI 以等信号为主，局部可见斑片、条状高信号，T₂WI 以高信号为主，内可见斑片状低信号，DWI 均呈高信号。

3）增强后呈轻中度不均匀强化。

3. 诊断要点

T₂WI 高信号中见斑片状低信号影较常见，T₁WI 相同层面同一部位出现低信号，反映病变内含有黑色素细胞聚集，结合 DWI 序列上病灶呈高信号，以及 CT 上是否伴发出血，进而有助于黑色素瘤的诊断。

4. 鉴别诊断

（1）出血坏死性鼻息肉　该病变强化程度较黑色素瘤高，周围常可见条状低信号无强化区。

（2）内翻性乳头状瘤　一般无鼻出血症状，MR 可见脑回征。

（3）腺样囊腺癌　增强强化程度较恶性黑色素瘤明显，周围骨质破坏明显。

病例 18

【简要病史】

鼻塞鼻血 2 月余。

【影像资料】

见图 2-59。

【影像分析】

左侧鼻腔内见片状软组织增厚影，T₁WI 呈略低信号，T₂WI 呈高信号，强化明显，病灶局部跨越中线与鼻中隔分界不清，向上侵及筛窦并突入额叶底部及左侧额窦，向后通过后鼻孔入鼻咽腔内，外缘与左侧眼眶内缘及内直肌分界不清，左下鼻甲与之分界不清。咽后间隙及上颈部见多发小淋巴结。

【影像诊断】

左侧鼻腔恶性肿瘤伴外侵。

【病理结果】

（左鼻腔）小圆细胞恶性肿瘤，嗅神经母细胞瘤考虑。

【最终结果】

嗅神经母细胞瘤。

【概述】

嗅神经母细胞瘤（olfactory neuroblastoma）是来源于鼻腔黏膜胚胎感觉上皮细胞，临床上极少见的恶性肿瘤。鼻腔嗅神经母细胞瘤可发生于任何年龄，其中10~20岁、50~60岁为双高峰。病变一般发生于鼻腔顶部、上壁、侧壁，病程进展较缓慢，呈局部侵袭性生长，可侵及筛窦、上颌窦、蝶窦和额窦，也可向眼眶、鼻咽部和颅内侵犯，13%~24%可有淋巴结转移，约1/5的病例有远处转移，以肺、骨为多见。

1. 临床表现

首发症状为鼻阻、鼻衄。当眶区受累会引起眼球突出、视力障碍，侵入颅内会有神经系统症状。

2. 影像表现

（1）CT表现 鼻腔内软组织肿块影，容易破坏窦壁骨结构，侵入筛窦及上颌窦，到晚期可破坏眼眶内侧壁、筛板而侵入眶内、颅内。在颅外部分肿块密度均匀，多有明显均匀的强化，少见有坏死液化、出血钙化等表现，肿块多呈浸润性生长。在颅内部分肿块密度欠均匀，增强扫描多有明显不规则的强化。

（2）MRI表现 T_1WI呈等低信号，T_2WI以高信号为主混杂信号，增强后中度至明显强化。侵犯周围结构时表现与鼻腔肿块一致的信号。

3. 诊断要点

1）肿瘤沿嗅神经分布，绝大多数位于鼻腔顶部。

2）易侵犯前颅底，显示筛板骨质破坏。

3）骨质破坏多见，反应性骨质增生者少见。

4）T_2WI信号混杂，侵犯周围结构时表现与鼻腔肿块一致的信号。

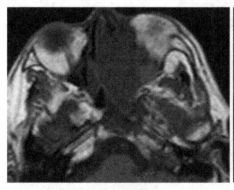
A. 轴位 T_1WI

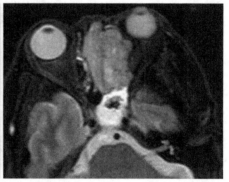
B. 轴位 T_2WI

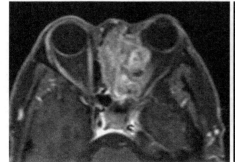
C. 轴位 T_1WI 增强

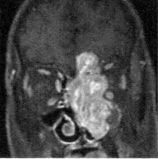
D. 冠状位 T_1WI 增强

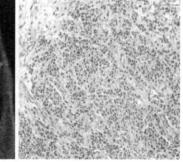
E. 病理图片

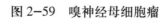
图 2-59 嗅神经母细胞瘤

图 2-59E 彩图

4. 鉴别诊断

嗅神经母细胞瘤应与发生于鼻腔、鼻旁窦的黏液囊肿、良性肿瘤（青年型纤维血管瘤、鼻息肉）、癌（如鳞癌、腺样囊性癌等）、颅前窝及蝶鞍区肿瘤（脑膜瘤）相鉴别。

（1）鼻窦黏液囊肿 病变密度较低，如合并感染密度可较高，为膨胀性生长，窦壁骨结构受压变薄而不是浸润性骨破坏，CT 值偏低，增强后不强化。

（2）鼻腔、鼻窦的鼻息肉、血管纤维瘤等良性肿瘤 青年型纤维血管瘤多见于青年男性，好发于翼腭窝、颞下窝、鼻咽及上颌窦等部位，T_2 呈不均匀高信号，内可见血管流空信号，强化非常明显。

（3）其他鼻腔、鼻窦的恶性肿瘤（如鼻窦癌、软骨肉瘤、淋巴瘤、横纹肌肉瘤等） 鳞癌是鼻腔及鼻旁窦常见的恶性肿瘤，上颌窦最常见，其次为鼻腔和筛窦。患者年龄一般 >50 岁，长期应用鼻腔气雾剂及接触含镍、铬涂料易导致此病，肿瘤内极少发生钙化；腺样囊性癌多起自腭部，其次为上颌窦和筛窦，肿瘤常沿神经向周围扩展；在 CT 影像上难以鉴别，主要依靠病理检查确诊，如鼻腔肿块侵及鼻窦、眼眶及颅内伴有骨质破坏可提示嗅神经母细胞瘤的诊断。

病例 19

【简要病史】

患者，女，36 岁，感冒后头痛 1 周。

【影像资料】

见图 2-60。

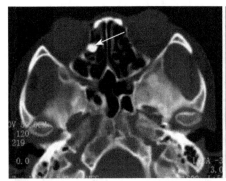 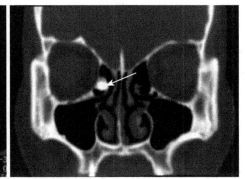

A. CT 骨窗　　　　　　　　B. CT 冠状位重建骨窗

图 2-60　筛窦骨瘤

【影像分析】

右侧筛窦内见结节状致密影（白箭头），密度与骨皮质相仿，并与右侧筛板紧密相连，直径约 6 mm。筛窦黏膜轻度增厚。

【影像诊断】

右侧筛窦骨瘤（致密型）。两侧筛窦轻度炎症。

【最终结果】

右侧筛窦骨瘤（致密型）。两侧筛窦轻度炎症。

【概述】

骨瘤（osteoma）是鼻窦最常见的骨源性肿瘤，好发于 20~40 岁，男性多于女性。骨瘤为良性骨肿瘤，生长缓慢，少数可自行停止生长。骨瘤最常见于额窦，其次是筛窦。组织学分三种类型：①致密型，多见于额窦。②松质型，多见于筛窦。③混合型。

1. 临床表现

骨瘤较小时，一般无症状，较大者可压迫周围结构造成面部畸形、鼻塞、头痛、眼球突出等症状。

2. 影像表现及诊断要点

CT 为骨瘤最好的检查方法。表现为额窦或筛窦窦腔内圆形或不规则形高密度影，边界清楚。致密型呈均匀骨皮质样高密度影（图 2-60）；松质型为周围看见致密骨壳，内可见疏松的骨小梁结构；混合型则表现为高密度肿瘤内夹杂不规则低密度区（图 2-61）。

此病一般不做 MRI 检查。

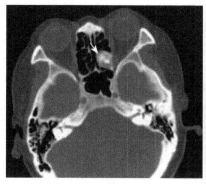
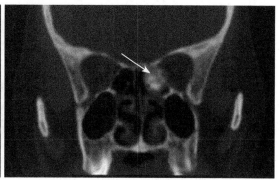

A. CT 骨窗　　　　　　　　　　　B. CT 冠状位骨窗

图 2-61　左侧筛窦骨瘤

左侧筛窦内见类圆形高低混杂密度影（白色箭头），直径约 15 mm，内部密度不均，见结节状致密影，病灶与左侧筛板紧密相连。筛窦黏膜轻度增厚

3. 鉴别诊断

本病需与骨纤维异常增殖症、骨化性纤维瘤及脑膜瘤所致的骨质增生相鉴别。

病例 20

【简要病史】

患者，男，32 岁，鼻塞伴偶有鼻出血 3 月余。

【影像资料】

见图 2-62。

【影像分析】

CT（图 2-62A，图 2-62B）显示左侧筛窦内见类圆形高低混杂密度影，直径约 30 mm，边界尚清，周边部可见厚薄不均骨壳包绕，CT 值约 220 HU，病灶内见不规则稍低密度影，CT 值约 15 HU。病灶呈膨胀性生长，鼻中隔轻度受压右偏。MRI（图 2-62C～图 2-62E）示病灶周边部呈稍长 T_1 短 T_2 信号，中心部呈稍短 T_1、长 T_2 信号，增强后周边部可见均匀轻度强化，中心部未见明显强化（图 2-62F，图 2-62G）。

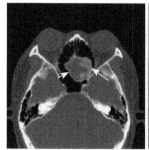
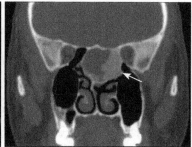
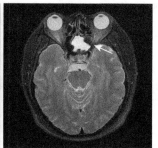

A. CT 骨窗　　　　　　　B. CT 冠状位重建骨窗　　　　　　C. 轴位 T_2WI

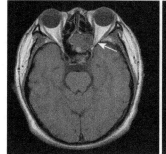
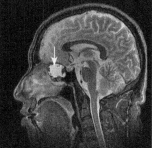
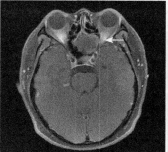
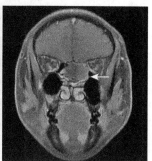

D. 轴位 T_1WI　　　　E. 矢状位 T_2WI　　　　F. 轴位 T_1WI 增强　　　　G. 冠状位 T_2WI 增强

图 2-62　骨化性纤维瘤

【影像诊断】

左侧筛窦占位性病灶，考虑骨化性纤维瘤。

【最终结果】

左侧筛窦骨化性纤维瘤。

【概述】

骨化性纤维瘤（ossifying fibroma）是一种良性、生长缓慢的纤维性骨病变，肿瘤组织具有向骨质和纤维组织双向分化的特点。多单发，好发于下颌骨，发生于鼻窦者以筛窦多见。病理上骨化性纤维瘤边界清楚，有完整包膜，由成纤维细胞和致密骨组织构成。瘤体内可发生出血及黏液变性。极少数骨化性纤维瘤可发生恶变，多恶变为骨肉瘤。

1. 临床表现

好发于青少年，临床多以面部畸形或眼球突出就诊。

2. 影像表现

CT 仍然是颅面部骨化性纤维瘤的主要影像学检查手段，尤其是 CT 骨窗对该病诊断价值较大。MR 对"蛋壳样"骨壳、内部钙化灶这些特征性征象及周围骨质改变显示欠佳，需结合 CT 所见才能作出最终诊断。但是 MRI 能准确地反映骨化性纤维瘤的累及范围，尤其是当肿瘤累及颅内及周围重要结构时 MRI 检查具有重要意义。

（1）CT 表现　椭圆形或分叶状高密度影，边界清楚。周围可见厚薄不一的骨壳，其下方看见薄的环形低密度影。瘤体内密度不一，可呈均匀的磨玻璃样稍高密度影，也可有囊变、钙化或骨化混合

存在而密度不均。肿瘤较大时压迫邻近结构，可向眼眶或颅内突入。

当肿瘤突然增大，形态不规则，边界不清，有放射状骨针形成时，常提示恶变。

（2）MRI 表现　肿瘤实性部分 T_1WI 多呈中等信号，T_2WI 呈低信号；囊变部分 T_1WI 呈低或中等信号，T_2WI 呈高信号；增强后实性部分呈中等强化，囊变部分不强化。

3. 诊断要点

1）多发于筛窦。

2）椭圆形或分叶状高密度影。

3）边界清楚，周围可见"蛋壳样"骨壳。

4. 鉴别诊断

（1）骨纤维异常增殖症　年龄一般较小，有多骨受累倾向，除邻近颅缝外，其余边界不清，与正常骨质无明显边界，受累骨膨大变形，绝大多数呈磨玻璃样密度影，且多均质，增强后多轻中度强化。

（2）成骨细胞瘤　极少见，周围骨壳多不完整，瘤体内钙化或骨化模糊，易侵犯邻近结构。

病例 21

【简要病史】

患儿，男，14 岁，头痛半年。

【影像资料】

见图 2-63。

【影像分析】

蝶骨体、左侧蝶骨大翼、左侧眼眶外侧壁及颞骨、右侧翼外板骨质膨胀，密度增高，呈磨玻璃样

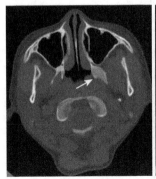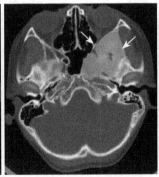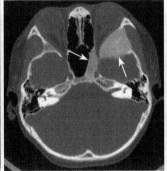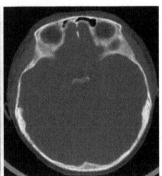

| A. CT 骨窗（寰椎层面） | B. CT 骨窗（斜坡层面） | C. CT 骨窗（眼球层面） | D. CT 骨窗（眼球层面上部） |

图 2-63　骨纤维异常增殖症

密度影，病灶与正常骨质边界不清，呈移行性。相邻骨缝未见受累。左侧视神经管稍狭窄。

【影像诊断】

颅底多发骨质改变，考虑为骨纤维异常增殖症。

【最终结果】

骨纤维异常增殖症。

【概述】

骨纤维异常增殖症（fibrous dysplasia of bone）是一种病因不明的良性纤维性骨病变。全身骨骼均可发病，颅面骨是其好发部位之一。病变多发展缓慢，一般在幼年发病，长大后才出现症状，部分患者在成年后可自行停止生长或痊愈。临床分为三型：单骨型、多骨型、McCune-Albright 综合征（累及多骨伴皮肤色素沉着和性早熟），其中以多骨型多见。

骨纤维异常增殖症恶变发生率小于 1%，多与接受放疗有关。最常恶变为骨肉瘤，其次为软骨肉瘤或纤维肉瘤。骨纤维异常增殖症还可以转变成动脉瘤样骨囊肿，此时变软、纤维化的病变骨体积增大并变为充满血液的囊肿，扩大速度快于骨纤维异常增殖症病灶，导致骨痛加剧和病理性骨折。

骨纤维异常增殖症病理表现为病变区正常骨组织由异常增生的纤维组织取代，骨皮质因病变侵蚀膨胀变薄。常多骨受累，有单侧肢体多骨受累倾向。

1. 临床表现

临床上表现为病变部位肿大膨隆，颅面部畸形，局部疼痛。侵犯颅底可出现相应脑神经受损的症状及体征。部分患者有特征性的"骨性狮面"表现。

2. 影像表现

骨纤维异常增殖症主要表现为鼻窦、鼻甲受累形态膨大，病变沿骨轮廓生长，骨皮质不受累。侵及范围广，与正常骨质结构间无明显分界线。颅骨骨缝不受累，即以骨缝为界向周围生长，骨缝形态及间隙正常。晚期可造成受累骨的自然孔道狭窄。

（1）CT 表现　骨纤维异常增殖症的密度由病变区的纤维组织、骨样结构及新生的骨小梁比例决定。多数学者将其分为 3 种类型：①畸形性骨炎型，CT 表现为均匀的磨玻璃密度影，边缘骨皮质完整。②硬化型，表现为病变区密度接近骨皮质。③囊变型，边缘骨样密度，中心呈囊变低密度影。④同一患者可同时具备 3 种改变。

（2）MRI 表现　T_1WI 呈中等偏低信号，T_2WI 呈低信号，均匀或不均匀，增强后呈不均匀强化。

3. 诊断要点

骨纤维异常增殖症年龄一般较小，有多骨受累倾向，受累骨膨大变形，无明显边界，颅骨骨缝不受累。

4. 鉴别诊断

骨纤维异常增殖症主要与畸形性骨炎和骨化型纤维瘤鉴别。

（1）畸形性骨炎（Paget 病）　患者年龄较大，中老年人多见，病变范围较广，受累板障明显膨胀增快，内外板不规则，颅骨内板较外板硬化早是其重要征象，骨小梁呈粗大网眼状，外形上病变区与正常骨皮质呈"V"形分界也是其特征之一。此外，血清碱性磷酸酶显著增高亦与本病不同。

（2）骨化型纤维瘤　囊变型骨纤维异常增殖症与骨化性纤维瘤表现相仿，但骨化性纤维瘤为单骨病变，边界清晰，周围可见厚薄不均骨壳，骨壳下方可见环形低密度影，中心瘤体可呈均匀的磨玻璃样稍高密度影，也可有囊变、钙化或骨化混合存在而密度不均。

（王良炯　李爱静）

四、眶内病变

病例 22

【简要病史】

患者，男，43 岁，右眼下睑异物飞入半天。

【影像资料】

见图 2-64。

【影像分析】

右侧眶内眼环内下方见结节状金属密度影，直径约 5 mm，右眼环完整，球内结构形态及密度未见异常，内外上下直肌未见明显增粗。

【影像诊断】

右眶内球外异物。

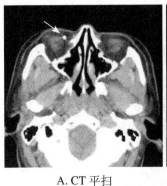
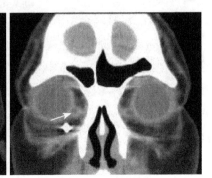

A. CT 平扫　　　　　　　　B. CT 骨窗　　　　　　　　C. CT 冠状位重建

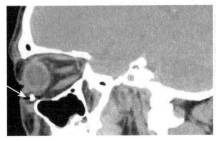
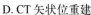
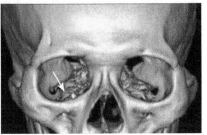

图 2-64E 彩图

D. CT 矢状位重建　　　　　　　　E. VR 重建

图 2-64　右眼眶内球外异物

【最终结果】

右眶内下象限球外金属异物。

【概述】

眼部异物（foreign body）可分为金属异物和非金属异物，金属异物包括钢铁、铜及其他金属，非金属异物包括玻璃、砂石、骨片、木片等。根据异物的位置可分为眼球内异物、球壁异物和眶内异物。

1. 临床表现

眼部异物往往有明确的病史。眼球内异物主要表现有视力障碍、眼球疼痛等；眶内异物若损伤视神经则表现为视力障碍，若损伤眼外肌则出现复视、斜视和眼球运动障碍等。

2. 影像表现

金属异物 CT 表现为异常的高密度影，CT 值 2 000 HU 以上，周围可见明显的放射状金属伪影。

非金属异物中砂石、玻璃、骨片等表现为高密度，CT 值约 300 HU，一般无明显伪影；木片表现为低密度影，CT 值 −199~−50 HU，有时很难和眼眶内积气区分；塑料类异物 CT 值常为 0~20 HU。

CT 横断位图像结合 MPR 等后处理技术是眼部异物首选的检查方法。MRI 对眶内软组织结构和颅内结构显示较好（图 2-65），但铁磁性异物为 MRI 检查的禁忌证。

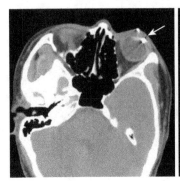
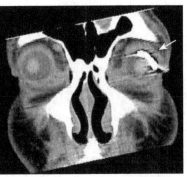

A. CT 平扫　　　　　　　　B. CT 冠状位重建

图 2-65　左眼球金属异物

患者，男，31 岁，左眼球"枪钉"弹伤 10 分钟。左眼球玻璃体前部紧贴晶状体外上缘可见一弧线状金属密度影，最深处约 110 mm，周围可见放射状伪影，左眼前房及玻璃体内密度不均，晶状体形态及密度未见异常

3. 诊断要点

1）明确的外伤史。

2）眶内或球内异常密度影。

4. 鉴别诊断

眼部异物时 CT 检查发现眼部异常的密度影，结合明显的眼部外伤史就可以做出明确的诊断。但应注意与下列病变相鉴别。

（1）眼球内钙化斑块　多见于视网膜母细胞瘤，无外伤史，CT 上多表现为球内肿块伴钙化。球内钙斑也可见于创伤性病变后的退行性改变，如晶状体脱位后钙化、眼球内出血钙化等，密切结合有无近期外伤史是鉴别点。

（2）球后眶内钙化　常见于眶内血管性病变，如海绵状血管瘤、静脉曲张等，可见明确的软组织肿块影。

（3）人工晶体及义眼　询问病史有助于诊断。

（4）眶内气体　眶内木片与气体密度相近，短期复查后眶内气体可有吸收，形态多发生变化。

病例 23

【简要病史】

患者，女，21 岁，右眼拳击伤 3 小时。

【影像资料】

见图 2-66。

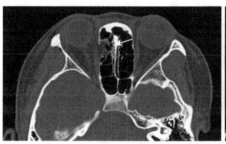 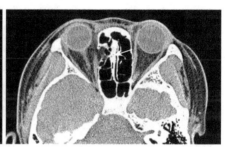

A. CT 薄层骨窗（脂肪嵌入）　　B. CT 薄层软组织窗（脂肪嵌入）

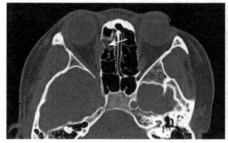 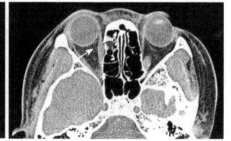

C. 轴位 CT 骨窗（眶壁凹陷）　　D. CT 薄层软组织窗（内直肌肿胀）

图 2-66　眼眶骨折

【影像分析】

右眼眶内侧壁骨质不连，局部内凹，眶内脂肪组织疝入，右眼内直肌肿胀增粗（图 2-66 箭头）。

【影像诊断】

右眼眶内侧壁骨折伴眶内脂肪疝入，内直肌肿胀。

【最终结果】

右眼眶内侧壁骨折伴眶内脂肪疝入，内直肌损伤。

【概述】

眼眶骨折（orbital fracture）在眼眶外伤中常见。常见原因有车祸、拳击伤、踢伤。可按照骨折的范

围分为单侧眶壁骨折、双侧眶壁骨折和多眶壁复合型骨折；也可以根据受伤的机制不同分为眼眶爆裂性骨折、眼眶直接骨折和眼眶复合型骨折。骨折常伴有邻近眼外肌的损伤和不同程度眶内容物的疝出。

1. 临床表现

有典型的外伤史。常见表现为眶周软组织肿胀、淤血，复视，眼球运动障碍，视力下降，甚至失明。

2. 影像表现

（1）CT 表现

1）直接征象：眼眶壁和（或）视神经管的骨

质连续性中断、骨碎片移位。

2）间接征象：主要是眼外肌增粗肿胀、移位、嵌顿，甚至离断；血肿形成；眶内容物疝出，如脂肪组织通过骨折处疝入相邻筛窦。

（2）MRI表现　MRI上骨皮质呈无信号，骨折的直接征象显示欠佳，但对眼外肌损伤、血肿、眶内容物疝出及视神经的损伤等间接征象显示较好，可以作为CT检查的完善和补充（图2-67）。

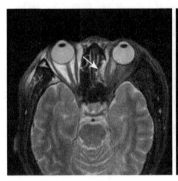 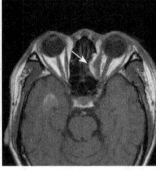 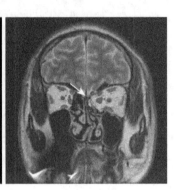

A. 轴位 T_2WI　　　　　B. 轴位 T_1WI　　　　　C. 冠状位 T_2WI

图 2-67　右眼眶内侧壁骨折伴眶内脂肪疝入，内直肌损伤

患者，男，43岁，左眼外伤2个月后发现眼球固定，运动障碍。左侧眼眶内侧壁低信号骨质连续性中断（箭头），可见短 T_1、稍长 T_2 信号脂肪影响筛窦内疝入（箭头），左眼内直肌肌腹增粗（箭头），T_2WI 未见明确高信号

3. 诊断要点

1）外伤史。

2）眶壁骨质连续性中断。

3）伴或不伴邻近眼外肌增粗，信号异常。

4）软组织肿胀、眶内积气、筛窦积血。

4. 鉴别诊断

需要鉴别眼眶发育变异，骨折需要有明确的病史，同时可以观察周围软组织肿胀、眶内积气、筛窦积血等间接征象予以鉴别。

病例 24

【简要病史】

患者，女，51岁，发现右眼球内视障碍1年余。

【影像资料】

见图 2-68。

【影像分析】

右眼球内后方肌锥内见卵圆形稍长 T_1、长 T_2 信号影，大小约 12 mm×9 mm×10 mm，边界清，视神经及眶尖部脂肪未见明显受压，左眼上斜肌轻度受压。增强后早期轴位可见病灶内可见结节状强化，冠状位及矢状位扫描，病灶逐渐填充，强化范围增大。

【影像诊断】

右眼球后方肌锥内占位，海绵状血管瘤首先考虑。

【最终结果】

右眼眶内海绵状血管瘤。

【概述】

海绵状血管瘤（cavernous hemangioma）因肿瘤内富有较大的血管窦，呈海绵状而得名，占眶内肿瘤的 4.6%~14.5%，平均发病年龄为 38 岁，女性占多数，多为单侧发病。

1. 临床表现

临床表现缺乏特异性，最常见的表现为眼球突出，多为缓慢、进行性突出，为轴性眼球突出，且不受体位影响。近眶尖者早期出现视力减退，肿瘤较大时可导致眼球运动障碍。

2. 影像表现

（1）X线表现　肿瘤较小时 X 线多无阳性表现，较大者可有不同程度的眼眶扩大。

（2）CT表现　眶内肿块，呈圆形或类圆形，边界清楚光整，密度均匀，CT 值约 55 HU。肿瘤钙化较少见，可见眶内肿瘤不侵及眶尖脂肪，使眶尖脂肪存在，表现为低密度区，即"眶尖空

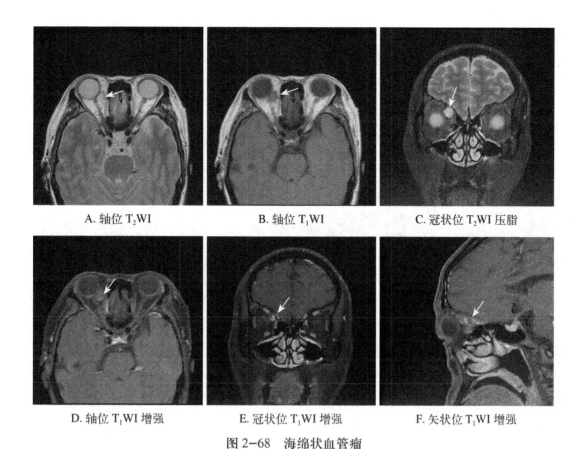

A. 轴位 T₂WI   B. 轴位 T₁WI   C. 冠状位 T₂WI 压脂

D. 轴位 T₁WI 增强   E. 冠状位 T₁WI 增强   F. 矢状位 T₁WI 增强

图 2-68 海绵状血管瘤

虚征"。动态增强扫描肿瘤呈特征性的渐进性强化，需在注射对比剂的同时开始扫描，延迟 3~5 分钟可见肿瘤内首先出现点状强化，其后强化范围逐渐扩大，最终形成均匀显著强化。继发征象有眼外肌、视神经、眼球受压移位，眶腔扩大等。

（3）MRI 表现　肿瘤在 MRI 上表现为 T₁WI 为等或稍低信号，T₂WI 为明显高信号，增强扫描为与 CT 相似的渐进性强化。

3. 诊断要点

1）眶内发现类圆形肿块，多位于肌锥内间隙，伴有眶尖空虚征。

2）CT 呈均匀等密度。

3）MRI T₁WI 呈中等信号，T₂WI 呈高信号。

4）增强后呈渐进性强化。

4. 鉴别诊断

眶内类圆形肿块，具"眶尖空虚征"，增强渐进性强化，可提示诊断。本病有独特的声像图表现，肿瘤呈圆形或类圆形，有晕，瘤内回声强且均匀，有中等度声衰减，压迫眼球时肿瘤轴径缩短，肿瘤内回声强且均匀是超声特征性表现。

病例 25

【简要病史】

发现左耳下肿物 2 年余。患者 2 年余前无明显诱因发现左耳下肿块，略增大，无明显红肿疼痛等不适，无口角歪斜，无张口受限。

【影像资料】

见图 2-69。

【影像分析】

左侧腮腺浅叶可见多发结节影，边缘尚光滑，较大者长径 1.3 cm，增强后边缘强化。右侧腮腺未见明显占位，双颈部可见小淋巴结。

【影像诊断】

左腮腺浅叶结节影，良性病变首选考虑，建议结合穿刺检查。

【病理结果】

（左腮腺浅叶）多形性腺瘤伴黏液变性。

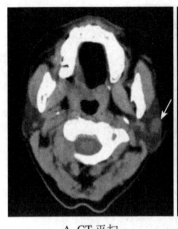
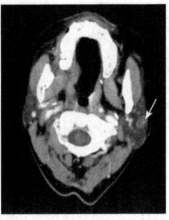

A. CT 平扫　　　　　　　B. CT 增强

图 2-69　腮腺多形性腺瘤

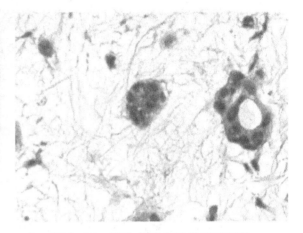

图 2-70　腮腺多形性腺瘤病理图片

图 2-70 彩图

【最终结果】

左侧腮腺多形性腺瘤。

【概述】

腮腺多形性腺瘤（pleomorphic adenoma of parotid）是腮腺最常见的良性肿瘤，来源于腮腺上皮组织，因瘤组织内含有肿瘤性上皮组织、黏液样组织或软骨样组织，表现为多形性或混合性，又称为混合瘤。

1. 临床表现

腮腺多形性腺瘤病程较长，肿瘤生长缓慢，可达十几年，预后较好。腮腺多形性腺瘤常采用手术治疗，未完整切除的多形性腺瘤多可复发，复发者常沿神经分支分布，呈多发病变，手术切除更为困难。因此，术前对腮腺多形性腺瘤的定位及定性诊断有重要临床价值。CT 扫描能清楚显示腮腺内病变，尤其是增强扫描能清晰显示病变的部位、大小及其与周围解剖结构的关系，能对腮腺多形性腺瘤的手术定性及定位提供帮助。

2. 影像表现及诊断要点

增强 CT 能清晰显示病变的部位、范围及其与周围结构的关系。特别是深叶肿瘤，有助于了解其对颞下凹和咽旁间隙的累及情况，对临床手术提供重要参考价值。本病具有特征性影像学表现。

1）平扫密度较均匀，边界清楚，部分可出现囊性变，密度普遍高于正常腮腺实质。

2）肿块边界清楚。

3）增强扫描可见明显强化，扫描早期不强化或轻度强化，表现为延迟强化，出现延迟轮廓现象。

4. 鉴别诊断

多形性腺瘤需要与腮腺腺淋巴瘤（Warthin 瘤）、腮腺恶性肿瘤相鉴别。

（1）腺淋巴瘤　一般认为与吸烟密切相关，好发于 50 岁以上老年男性，常多中心生长，可单侧多发或双侧多发，好发浅叶后下象限，可见特征性的包绕或贴边血管征，早期明显强化，无延迟廓清现象，呈"快进快退"特点（图 2-71）。

（2）腮腺肿瘤　腮腺肿瘤中 80% 为良性，20% 为恶性。临床多以无痛性肿物就诊，部分伴有疼痛，少数伴有感染、破溃流脓，部分肿物近期明显增大。淋巴瘤或腮腺区淋巴结转移瘤可多发。腮腺恶性肿瘤中以上皮组织起源肿瘤为多，尤以黏液表皮样癌最为常见。恶性肿瘤多表现为边界不清楚，密度不均匀并有周围组织的浸润及淋巴结的转移。对于患者年龄较大的，病程较长，近期肿瘤增大明显，CT 表现为混杂密度肿块，边缘不规则呈浸润性生长，与周围组织分界不清楚，则要考虑肿瘤恶变的可能（图 2-72）。

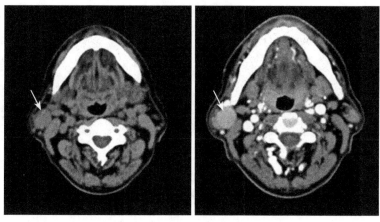

A. CT 平扫   B. CT 增强

图 2-71 （右）腮腺（浅叶）Warthin 瘤

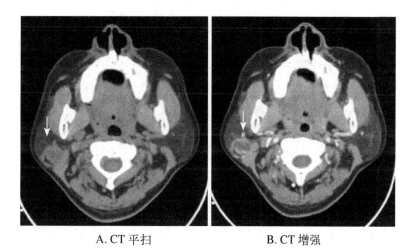

A. CT 平扫   B. CT 增强

图 2-72 （右腮腺）黏液表皮样癌

（病理：中度恶性，瘤体 4.5 cm×4 cm×1.5 cm，伴出血、囊性变）肿块与右侧胸锁乳突肌分界不清

病例 26

【简要病史】

患者，男，2 岁，右眼红伴瞳仁白光 1 周。

【影像资料】

见图 2-73。

【影像分析】

右侧眼环后部见一占位性病变，病变边界清楚，形态不规则，向玻璃体内生长。CT 平扫呈稍高密度，内可见斑片状高密度钙化灶。视神经未见明显增粗。

【影像诊断】

右眼球占位，视神经母细胞瘤考虑。

【病理结果】

视网膜母细胞瘤。

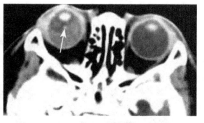

A. CT 平扫

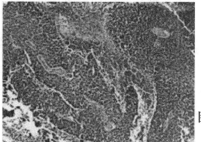

B. 病理图片

图 2-73B 彩图

图 2-73 视神经母细胞瘤

【概述】

视网膜母细胞瘤（retinoblastoma，RB）是起源于视网膜的胚胎性恶性肿瘤，有遗传性，为婴幼儿眼部最常见的恶性肿瘤。发病大多在婴幼儿，以3岁以下多见。本病多为单侧发病，双眼同时或先后发病约占1/4。该肿瘤最初生长于视网膜，向周围浸润性生长，侵及玻璃体并沿视神经乳头侵及视神经及颅内。临床上典型表现为白瞳症，眼底见灰白色半球形肿物。

1. 临床表现

肿瘤在眼内生长致前房角阻塞，眼压升高，进入临床青光眼期眼球增大、突出。

2. 影像表现

CT典型表现为眼球内含有钙化的肿块。初期眼环呈局限性增厚，以后呈肿块性改变，后期整个玻璃体腔内密度增高，钙化为其特征，呈密集点状或斑片状，发生率达90%以上。

3. 诊断要点

1）3岁以下儿童。

2）"白瞳症"。

3）眼球内肿块伴钙化。

4. 鉴别诊断

主要与渗出性视网膜炎病及永存性原始玻璃体增殖症（PHPV）相鉴别。

（1）渗出性视网膜炎病　该病是一种先天性视网膜小血管异常致血－视网膜屏障受损所致，以毛细血管扩张为特征的原发性视网膜畸形，年龄多在5岁以上，6~8岁居多。CT表现为眼球内后极突入玻璃体的边界清楚均一软组织密度影，眼球不增大，无钙化，无眼外侵犯及晶状体改变。

（2）永存性原始玻璃体增殖症　CT表现为患侧眼球缩小，玻璃体密度增高，可见不规则肿块，但无钙化，晶体缩小不规则，亦可为双侧性。

病例 27

【简要病史】

患者，女，20岁，因右眼持续性疼痛7天。

【影像资料】

见图2-74。

【影像分析】

右侧眼外肌增粗，弥漫性肥大，视神经未见明显增粗，眶内脂肪间隙未见明显异常。

【治疗经过】

激素治疗后好转。

【最终结果】

右眼炎性假瘤。

【概述】

炎性假瘤（inflammatory pseudotumor）是一种特发的非特异性肉芽肿（临床症状体征类似肿瘤，实为炎症）。病因不清，多认为自身免疫性疾病，以鼻窦源性多见。眼眶常见疾病，几乎可以累及眶内所有结构；中青年多见，老人、儿童少，男女无差别；

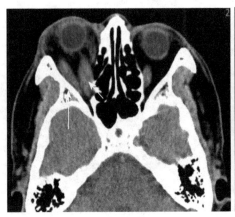
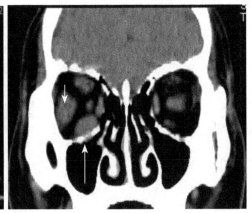

A. CT平扫　　　　　　　　B. CT冠状位重建

图2-74　炎性假瘤

单眼多见，约 1/4 累及双眼。眼眶炎性假瘤可以分为 5 型：①泪腺炎型。②肌炎型。③巩膜周围炎和视神经炎型。④弥漫性眼眶炎症型。⑤炎性肿块型。

1. 临床表现

临床最主要表现：疼痛，眼突出移位（和眶内组织炎症水肿、细胞浸润有关）；发病早期出现眼痛、眼球突出和结膜水肿；后期症状加重，出现眼球运动障碍，视力下降，有时眼眶内可触及包块，常伴有全身不适。经激素治疗有明显效果，但易复发，此可与肿瘤鉴别。

2. 影像表现

（1）弥漫型 可为双侧性，病变范围广，可出现眼外肌增粗，泪腺增大和视神经受累，眶内脂肪被硬纤维组织代替，形成所谓"冰冻眼眶"。

（2）肿块型 除上述弥漫型表现外，还可见到密度均匀边界清楚的软组织肿块，增强扫描肿块呈轻至中度强化。

（3）泪腺型 表现为泪腺增大，与泪腺肿瘤相似，可超出眼眶之外，眼球向内下轻度移位。

3. 诊断要点

泪腺增大、眼外肌肌腹和肌腱增粗、眼睑软组织肿胀增厚、眶内异常密度或信号、巩膜增厚和视神经增粗，具有上述任何一项并排除肿瘤后即提示此病。

4. 鉴别诊断

（1）血管瘤鉴别 后者增强扫描后强化明显，肿块境界清楚，眼球壁和眼肌均不受侵犯，无眼环和眼肌增厚的表现，瘤体内出现静脉石有助于诊断（图 2-75）。

（2）神经鞘瘤鉴别 后者一般与视神经联系紧密，根据其成分的不同，肿瘤可出现囊性样变，增强扫描其实性部分可见中度至明显强化。肿块边界清楚，病变生长方式与眶前后径一致呈长椭圆形或条索状。但肿块型炎性假瘤与眶内神经鞘瘤有时难以鉴别。

（3）淋巴瘤鉴别 多为慢性病程，老年好发，铸型性生长，边界模糊，多无疼痛，眼环无增厚，无骨质破坏。

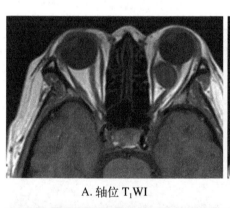

A. 轴位 T_1WI

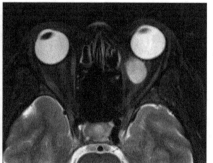

B. 轴位 T_2WI

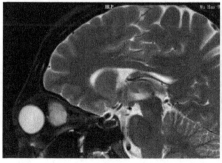

C. 矢状位 T_2WI

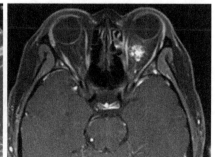

D. 轴位 T_1WI 增强

图 2-75 左眼眶血管瘤

右眼眶内肿块，呈长 T_1、长 T_2 信号，边界清楚，视神经推移改变，增强不均匀强化

（王良炯 李爱静）

参考文献

戴刚毅，王仁生，覃玉桃，等.鼻咽癌2008分期与第7版UICC分期及'92分期的病例对照研究.重庆医学，2014(9): 1120−1122.

房高丽，王成硕，张罗.CT和MRI对鼻腔鼻窦内翻性乳头状瘤的诊断价值.中国耳鼻咽喉头颈外科，2015, 22(8): 422−425.

龚红霞，路青，朱炯，等.3.0 T MR ADC值与T2值定量测量在颈部淋巴瘤诊断价值的研究.磁共振成像，2012, 03(5): 367−371.

龚晓虹，袁玲玲，付传明，等.MSCT增强扫描对颈部神经鞘瘤的诊断价值.CT理论与应用研究，2014, 23(3): 521−526.

黄云海，梁碧玲.颞骨CT多平面重建标准化探讨.中国CT和MRI杂志，2009, 7(2): 14−17.

李强，江红群.中耳胆脂瘤发病机制研究进展.临床耳鼻咽喉头颈外科杂志，2016(4): 338−341.

梁忠国，雷昊，陈泽昙，等.鼻咽癌UICC第7版分期与中国2008分期比较及分期更新建议.中华放射肿瘤学杂志，2015, 24(6): 653−658.

卢仁根，汪建华.CTA综合评价颈动脉鞘占位病变与颈动脉的关系.放射学实践，2003, 18(12): 878−881.

吕永革，罗帝林，专庆春等,.颅面部骨纤维异常增殖症的CT与MRI表现.中国临床新医学，2013, 6(1): 27−31.

马玲，徐睿，许庚.变应性真菌性鼻窦炎.中华临床免疫和变态反应杂志，2011, 05(4): 318−323.

欧阳墉.数字减影血管造影诊断学.北京：人民卫生出版社，2000: 52−53.

孙晓艳，贺永斌，姜卫国，等.颈部神经鞘瘤的CT表现（附22例病例分析）.吉林医学，2005, 26(12): 1304−1305.

王保鑫，董频，陈歆维，等.颈部神经鞘瘤的CT表现与病理基础.中国中西医结合耳鼻咽喉科杂志，2014, 22(4): 283−284.

王瑞晨，贾赤宇.颅面部骨纤维异常增殖症的研究进展.中华损伤与修复杂志：电子版，2013, 8(5): 518−521.

王向东，王成硕，宋晓红，等.变应性真菌性鼻-鼻窦炎的综合诊断.首都医科大学学报，2012, 33(6): 735−739.

王筱容，翟冰，刘文华，等.慢性化脓性胆脂瘤型中耳炎的高分辨CT诊断.中华耳科学杂志，2005, 3(2): 107−109.

王孝深，胡超苏，应红梅，等.基于MRI的3100例鼻咽癌淋巴结转移规律分析.中华放射肿瘤学杂志，2014, 23(4): 331−335.

王永哲，杨本涛，陈光利，等.颅面部骨化性纤维瘤的CT和MRI诊断.中国医学影像技术，2007, 23(10): 1461−1464.

徐斌，付勇，舒强.儿童中耳胆脂瘤的临床特点及治疗.中华耳科学杂志，2016, 14(1): 67−70.

徐彦东.颈动脉体瘤的64排螺旋CT诊断价值.中国临床医学影像杂志，2013, 24(11): 810−812.

杨本涛，王振常，刘莎，等.慢性侵袭性真菌性鼻窦炎的CT和MRI诊断.中华放射学杂志，2005, 39(8): 826−830.

张青，王振常，鲜军舫，等.鼻道、鼻咽恶性黑色素瘤的MRI诊断.中华放射学杂志，2011, 45(10): 947−950.

张嵘，谢传淼，莫运仙，等.鼻咽非霍奇金淋巴瘤的MRI表现与侵犯特点.中华放射学杂志，2011, 45(2): 170−173.

周兵，刘铭，韩德民，等.变应性真菌性鼻窦炎CT影像特征.中华耳鼻咽喉头颈外科杂志，2006, 41(7): 493−496.

Metheetrairut C, Chotikavanich C, Keskool P, et al. Carotid body tumor: a 25-year experience, European archives of oto-rhino-larynglolgy: official journal of the European Federation of Oto-Rhino-Laryngological Societies(EUFOS): offiiliated with the German Society for Oto-Rhino-Laryngology-Head and Neck Surgery, 2015, 273(8): 2171−2179.

第三章

胸部

第一节 胸部正常影像解剖

一、胸部正常解剖及解剖变异

1. 胸部正常解剖

胸部包括胸壁、胸膜、肺、纵隔和膈。胸部以颈静脉切迹、胸锁关节、锁骨上缘、肩峰至第7颈椎棘突的连线与颈、项为上界；以膈肌与腹部结构为下界；两侧上部以三角肌前、后缘上部和腋前、后壁下缘与胸壁相交处的连线与上肢分开。

（1）胸壁　由胸段脊柱、肋骨、肋软骨、胸部和肩胛骨构成的骨性胸廓和软组织构成。

（2）胸膜　是覆盖于肺表面和胸廓内面的浆膜结构，分为脏胸膜和壁胸膜。

（3）肺　呈圆锥形，由一尖、一底、两面（肋面和内侧面）和三缘（前、后、下缘）构成。肺尖为颈根部和胸廓入口之间的区域，形态钝圆，上界可超出锁骨内侧1/3上方2~3 cm。肺底与膈肌相贴，又称膈面，略向上凹。肋面与肋骨各肋间肌相贴，面积大而圆凸。内侧面又称纵隔面，中部偏后有一稍凹陷的区域，呈肺门，是支气管、肺动肺静脉、支气管动静脉、淋巴管和神经出入的部位，这些结构由结缔组织包绕构成肺根，其内主要结构由前向后依次排列为：肺静脉、肺动脉、支气管；自上而下左肺根排列为肺动脉、支气管、肺静脉，右侧为支气管、肺动脉、肺静脉。前缘薄而锐利，遮盖心和心包大部分，右肺前缘几乎垂直，左肺前缘下部有一心切迹，切迹下方有一向前突出的左肺小舌结构。后缘圆钝，与脊柱两侧相贴。下缘锐利，伸入胸壁和膈肌组成的间隙内，其位置随呼吸上下移动。

肺被肺裂分成肺叶，左肺被斜裂分为上、下两叶，右肺依次被水平裂和斜裂分为上、中、下三叶。主支气管进入肺后逐渐变细，依次分为叶支气管、段支气管，之后每一肺段支气管及其所属肺组织称为支气管肺段或简称肺段。依照肺段支气管的分布，左、右肺各分为10段，又因左肺上叶尖段和后段支气管、下叶内基底段和前基底段发自一个共干分别被称为尖后段和内前基底段，因此左肺一共8段，各肺段的名称和编号如表3-1所示。

表 3-1　肺段名称及编号

	左肺		右肺
S_{1+2}	尖后段	S_1	尖段
		S_2	后段
S_3	前段	S_3	前段
S_4	上舌段	S_4	外侧段
S_5	下舌段	S_5	内侧段
S_6	上（背）段	S_6	上（背）段
S_{7+8}	内前基底段	S_7	内基底段
		S_8	前基底段
S_9	外基底段	S_9	外基底段
S_{10}	后基底段	S_{10}	后基底段

纵隔位于胸骨之后，胸椎之前，界于两肺之间，其中有心、大血管、气管、食管、主支气管、淋巴组织、胸腺、神经及脂肪等器官和组织。纵隔的分区在判断纵隔肿块的来源和性质上有着重要意义，常用的有四分法和九分法。四分法以胸骨柄、体交界点和第4胸椎椎体下缘分为上下纵隔，下纵隔再以心包前、后缘分为前中后纵隔，一共分为四区（图3-1）；九分法以胸骨后、心脏、主动脉和气管和心脏、主动脉弓、气管和肺门所在区为两条纵线分为前、中、后纵隔，再以胸骨柄、体交界点和第4胸椎椎体下缘、胸骨体第4前肋端水平和第8胸椎椎体下缘为两条横线分为上、中、下纵隔，一共分为九区（图3-2）。

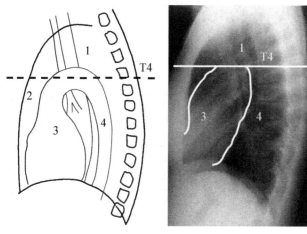

图 3-1 纵隔四分法

结构，分隔胸腔和腹腔，其上为胸膜，其下为腹膜结构，中央为马蹄形的中央腱膜，四周为放射状的肌性部。膈面上有腔静脉孔、食管裂孔、主动脉裂孔三个大孔，依次走行腔静脉、食管下段和主动脉。

2. 解剖变异

（1）肺的变异

1）副肺：是由肺组织构成但与正常肺组织分离的结构，与支气管相通或不相通，依照其位置分为气管、支气管、食管、纵隔、膈和胸腔外副肺 6 种，其中支气管副肺可归于肺的异常分叶。

2）副叶：在肺发育过程中，副裂深入肺叶形成副叶，属于肺分叶的先天变异。常见有奇叶、下副叶、后副叶及左中副叶。

正常纵隔于卧位及呼气时，宽而短，立位及吸气时窄而长，尤以小儿为显著。婴幼儿的胸腺可致纵隔向一侧或两侧增宽，呈帆形影。

正常时纵隔居中，一侧胸腔压力增高，如一侧胸腔大量积液或气胸、一侧肺气肿或巨大占位性病变，纵隔可被推向健侧；一侧胸腔压力减低，如肺不张和广泛胸膜增厚，纵隔可被牵向患侧。纵隔可因炎症、肿瘤、增大淋巴结、主动脉瘤、食管极度扩张及椎旁脓肿等而呈普遍或局限性增宽。当支气管发生部分性阻塞时，由于呼吸时两侧胸腔压力不均衡，可在呼吸时发生左右摆动，称纵隔摆动。气体进入纵隔形成纵隔气肿，可在两侧边缘出现透明的气带影。

膈：正常情况下为穹窿状向胸腔突出的肌腱性

（2）纵隔大血管变异 右位主动脉弓；迷走锁骨下动脉；镜面右位心；左旋心和右旋心。

（3）肋骨变异 肋骨在发育过程中可出现一些生理性的变异，容易误认为病变。

1）颈肋：可见于一侧或两侧，表现为短小而直的小肋骨，常自第 7 颈椎发出。

2）叉状肋：为最常见的肋骨变异，肋骨前段呈叉状，两支可粗细不等，甚至有时仅在肋骨上见到小的骨性突起，易被误诊为肺内病变或肋骨局部增生。

3）肋骨联合：多见于第 5、第 6 后肋，表现为相邻的两条肋骨局部呈骨性联合，易误诊为肺内病变。

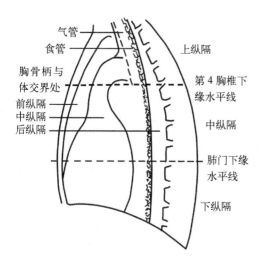

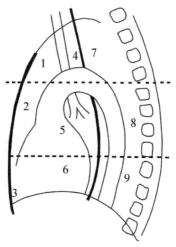

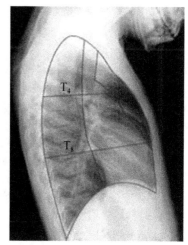

图 3-2 纵隔九分法

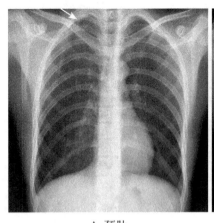
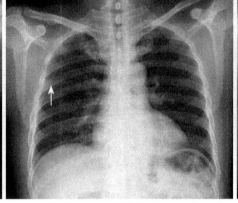
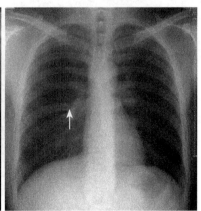

A. 颈肋　　　　　　　　B. 叉状肋　　　　　　　　C. 肋骨联合

图 3-3　肋骨正常变异

二、胸部正常影像学表现

1. 胸壁

胸廓软组织及骨骼在胸片上形成的影像，有时可造成误诊，应当认识。

（1）胸廓

1）肋骨：肋骨起于胸椎两侧，后段呈水平向外走行，前段自外上向内下倾斜走行形成肋弓。肋骨前后端不在同一水平，一般第 6 肋骨前端相当于第 10 肋骨后端的高度。前段扁薄，不如后端影像清晰。第 1~ 第 10 肋骨前端有肋软骨与胸骨相连，因软骨不显影，故 X 线片上肋骨前端游离。25 岁以后第 1 对肋软骨首先钙化，随年龄增长，其他肋软骨也自下而上逐条钙化，表现为不规则的斑片状致密影，易误认为肺内病变。肋骨及肋间隙常被用作胸部病变的定位标志。

肋骨有多种先天性变异，常见的有：①颈肋，可发生于一侧或两侧，表现为短小较直的小肋骨，自第 7 颈椎处出发。②叉状肋，为最常见的肋骨变异，肋骨前端呈叉状，有时一支明显，另一支短小，甚至仅为肋骨上的突起，易误认为肺内病变。③肋骨联合，多见于第 5、第 6 后肋，表现为相邻的两条肋骨局部呈骨性联合，肋间隙变窄，易误认为肺内病变。

2）肩胛骨：肩胛骨内缘可与肺野外带重叠，易误认为胸膜增高。青春期肩胛骨下角可出现二次骨化中心，易误认为骨折。

3）锁骨：在后前位片上两侧胸锁关节到中线距离应相等，否则为投照位置不正。锁骨的内下缘有半月凹陷，为菱形韧带附着处，有时边缘不规则，易误认为骨质破坏。

4）胸骨：胸骨在后前位片上与纵隔影重叠，只有胸骨柄两侧外上角可突出于纵隔影之外，勿误认为纵隔病变。

5）胸椎：胸椎的横突可突出于纵隔影之外易误认为增大的淋巴结。

（2）软组织

1）胸锁乳突肌：胸锁乳突肌在两肺尖内侧形成外缘锐利、均匀致密的影像。当颈部偏斜时，两侧胸锁乳突肌影可不对称，易误认为肺尖部病变。

2）锁骨上皮肤皱褶：为与锁骨上缘平行的 3~5 mm 宽的薄层软组织影，其内侧与胸锁乳突肌影相连。系锁骨上皮肤及皮下组织的投影。

3）胸大肌：胸大肌在肌肉发达的男性，于两侧肺野中外带可形成扇形均匀致密影，下缘锐利，呈一斜线与腋前皮肤皱褶连续，一般右侧较明显，不可误认为病变。

4）女性乳房及乳头：女性乳房可在两肺下野形成下缘清楚、上缘不清且密度逐渐变淡的半圆形致密影，其下缘向外与腋部皮肤连续，易误认为肺炎。乳头在两肺下野相当于第 5 前肋间处，有时可形成小圆形致密影，年龄较大的妇女多见，有时亦见于男性。易误认为肺内结节性病灶。两侧对称为其特点，透视下转动患者即可与肺野分开。

2. 胸膜和膈

（1）胸膜 胸膜衬于胸壁内面、膈面与纵隔面的壁层胸膜和包绕于肺表面的脏层胸膜，正常时不显影，只有在胸膜反褶处 X 线与胸膜走行方向平行时，才在 X 线片上显示为薄层状或线状致密影，见于肺尖胸膜反褶及叶间裂反褶。

（2）膈 膈后前位上分左右两叶，呈圆顶状。膈在外侧及前、后方与胸壁相交形成肋膈角，有内侧与心形成心膈角。膈的圆顶偏内前方，因而外、后肋膈角深而锐。右膈顶较左膈顶高 1~2 cm，一般位于第 9 或第 10 后肋水平，相当于第 6 前肋间隙。呼吸时，两膈上下对称运动，运动范围为 1~3 cm，深呼吸时可达 3~6 cm。膈的形态、位置及运动，可因膈之发育与胸腹腔病变而出现变化。

膈的局部可发育较薄，向上呈半圆形隆起，称局限性膈膨升，多发生于右侧，中老年多见，为正常变异。有时深吸气时，膈顶可呈波浪状，称波浪膈，系因膈附着于各肋骨前端，在深吸气时受肋骨牵拉所致，易误认为胸膜粘连。

胸腔及腹腔压力的改变可影响膈的位置。胸腔压力减低如肺不张、肺纤维性变；腹腔压力增高，如妊娠、腹水、腹部巨大肿块等均可使膈升高。反之胸腔压力升高可使膈降低，如肺气肿、气胸及胸腔积液等。一侧膈发育不良，因膈张力减弱而升高，称膈膨升。膈神经麻痹时，膈也升高。

上述引起膈位置改变的因素及胸、腹腔的炎症均可使膈运动减低。膈膨升及膈神经麻痹时，由于膈的运动功能减弱或丧失，可出现矛盾运动，即吸气时正常侧下降而患侧上升，呼气时反之。

3. 气管和支气管

气管、支气管在胸部平片上观察不满意，但在体层摄影和支气管造影时则可清楚显示。

气管起于环状软骨下缘，长 11~13 cm，宽 1.5~2 cm，在第 5~6 胸椎平面分为左、右主支气管。气管分叉部下壁形成隆突，分叉角度为 60°~85°，吸气时角度略大。两侧主支气管与气管长轴的角度不同，右侧为 20°~30°，左侧为 30°~45°。两侧主支气管分别分为肺叶支气管，肺叶支气管又分出肺段支气管，经多次分支，最后与肺泡相连。支气管分支的名称见表 3-2。

熟悉两侧肺叶及肺段支气管的名称及分支形式，有利于根据正侧位胸片判断肺内病变位于哪一肺叶或肺段。一般用数字表示肺段气管的名称。两侧支气管的分支形式不完全相同，有以下几点差异：①右主支气管分为上、中、下三支肺叶支气管、左主支气管分为上、下两支肺叶支气管。②右上叶支气管直接分为肺段支气管，而左上叶支气管先分为上部及下（舌）部支气管，然后再分别分出肺段支气管。③右上叶支气管分为尖、后、前三支肺段支气管，左上叶支气管分为尖后支及前支两支肺段支气管。④右侧主支气管分出上叶支气管后至中叶支气管开口前的一段称为中间支气管。左侧无中间支气管。⑤右下叶支气管共分为背、内、前、外、后五支肺段支气管，左下叶支气管则分为背、内、前、外、后四支肺段支气管。

表 3-2 两侧支气管分支名称

右侧		左侧	
上叶	1 尖支	上部支气管	1+2 尖后支
	2 后支		
	3 前支		3 前支
中叶	4 外支	下部支气管（舌部）	4 上舌支
	5 内支		5 下舌支
下叶	6 背支	下叶	6 背支
	7 内基底支		7+8 内前基底支
	8 前基底支		9 外基底支
	9 外基底支		10 后基底支
	10 后基底支		

4. 肺

（1）肺野 肺野是含有空气的肺在 X 线胸片上所显示的透明区域。两侧肺野的透明度相同，深吸气时肺内气量多，透明度高，呼气时则透明度低，以两肺中下野表现明显。肺尖部含气量较少，故较不透明。为了便于对病变的定位，临床上人为地将一侧肺野纵行分为三等分，称为内、中、外带，又分别在第2、第4肋骨前端下缘画一水平线，将肺野分为上、中、下三野（图3-4）。

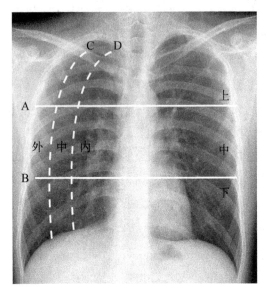

图 3-4 肺野划分

1. 肺尖 apex pulmonis；2. 锁骨下区 infraclavicular region；A. 第2前肋下缘连线 2nd rib；B. 第4前肋下缘连线 4th rib；C、D. 三等分点 point of trisection

（2）肺纹理 肺纹理为自肺门向肺野呈放射分布的干树状影。由肺动、静脉及淋巴管组成，主要成分是肺动脉分支。肺纹理自肺门向外围延伸，逐渐变细，正常时肺下野较肺上野粗，特别是右肺下野因无心重叠更为明显，并可见略呈水平走行的肺静脉分支所形成的纹理。

观察肺纹理应注意其多少、粗细、分布、有无扭曲变形等。其正常粗细和多少并无明确标准，但变化明显时则不难确定。肺纹理的改变受多种因素影响，密切结合临床进行分析，对多种心肺疾病的诊断有重要意义。

（3）肺门 肺门影是肺动、静脉，支气管及淋巴组织的总合投影，肺动脉和肺静脉的大分支为其主要组成部分（图3-5）。后前位上，肺门位于两肺中野内带第2~第4前肋间处，左侧比右侧高1~2 cm。右肺门分上下两部：上部由上肺静脉、上肺动脉及下肺动脉干后回归支组成，其外缘由上

肺静脉的下后静脉干形成；下部由右下肺动脉干构成，其内侧因有含气的中间支气管衬托而轮廓清晰，正常成人宽度不超过15 mm。上下部相交形成一较钝的夹角，称肺门角。左肺门主要由左肺动脉及上肺静脉的分支构成。上部由左肺动脉弓形成，为边缘光滑的半圆形影，易被误认为肿块；下部由左下肺动脉及其分支构成，由于左心影的掩盖，只能见到一部分。侧位时两侧肺门大部重叠，右肺门略偏前。肺门表现似一尾巴拖长的"逗号"，前缘为上肺静脉干，后上缘为左肺动脉弓，拖长的"逗号"尾巴由两下肺动脉干构成。

多种肺部疾病可引起肺门大小、位置和密度上的改变。肺门增大见于肺门血管的扩张、肺门淋巴结的增大和支气管腔内或腔外的肿瘤等。由于肺门大小的正常差异较大，又无正常标准，因此，除非增大明显，多较难判断。但如内凹的肺门角变成外凸，则多系肺门邻近肿物所致。肺门缩小则见于肺门血管的变细。肺门移位多见于肺叶不张，上叶或下叶肺不张可使肺门上移或下移。肺门密度增高常与肺门增大同时存在。如未见肺门肿块，则多因肺

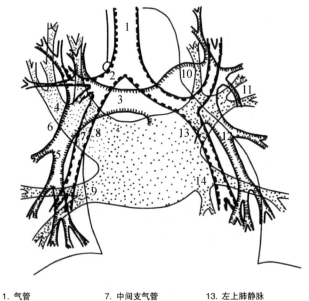

1. 气管	7. 中间支气管	13. 左上肺静脉
2. 右主支气管	8. 右上肺静脉	14. 左下肺静脉
3. 右肺动脉	9. 右下肺静脉	
4. 下后静脉干	10. 左肺动脉弓	
5. 右下肺动脉干	11. 舌叶动脉	
6. 肺门角	12. 左下肺动脉	

图 3-5 肺门结构示意图

门血管及支气管周围间质内的病变，如炎症或水肿所致。

（4）肺叶、肺段和肺小叶

1）肺叶：肺叶属解剖学范畴，与肺野的概念不同。正常情况下，除非叶间胸膜显影借以分辨肺叶外，在胸片上并不能显示各肺叶的界限。但结合正、侧位胸片，却可推断各肺叶的大致位置，借以确定病变的所在。

右肺有上、中、下三叶，左肺有上、下两叶。各肺叶由叶间裂分隔。右肺有斜裂与水平裂两个叶间裂。侧位片上或右肺斜裂上起第 4 胸椎水平，向前下斜行达膈前部距前肋膈角 2~3 cm 处。水平裂起自斜裂的中部，向前稍向下达前胸壁。水平裂上方为上叶，下方为中叶，后下方为左下叶。左肺上叶相当右肺上、中两叶。

肺叶在后前位像上前后重叠，如右肺中叶与下叶完全重叠，中叶在前，下叶在后。右肺上叶与下叶的上部重叠。在确定病变的部位时应结合侧位片，根据叶间裂的位置，辨别病变位于哪个肺叶或肺段。

肺的分叶还可有先天变异，主要是副叶。其中以下叶内侧的下副叶较多，其叶间裂呈线状致密影，自膈的内侧向上向内斜行达肺门，左侧由于心影遮盖而不易显示。另一副叶为奇叶，系因奇静脉位置异常，奇静脉周围的胸膜反折，呈一倒置的逗点弧形叶间裂，自上纵隔向外上斜行达肺尖。

2）肺段：肺叶由 2~5 个肺段组成，各有其单独的支气管。正常时，X 线片不能显示肺段的界限，只有在病理情况下，单独肺段受累，才能看到肺段的轮廓。肺段的名称与相应的支气管一致。

3）肺小叶：每一肺段由许多肺小叶组成，肺小叶的直径约 1 cm，有一小叶支气管及伴随的小叶动脉进入。小叶之间有疏松的结缔组织间隔，称小叶间隔，其中有小叶静脉及淋巴管。每支小叶支气管分出 3~5 支末梢细支气管，每支末梢细支气管所支配的范围称为腺泡（呼吸小叶），为肺部病理改变的基本单位，其直径约为 6 mm。末梢细支气管继续分出呼吸细支气管，以后再分为肺泡管、肺泡囊，最后为肺泡。

4）肺实质与间质：肺组织由肺实质与肺间质组成。肺实质为肺部具有气体交换功能的含气间隙及结构，包括肺泡与肺泡壁。肺间质是支气管和血管周围、肺泡间隔及脏层胸膜下由结缔组织所组成的支架和间隙。

（5）正常正侧位胸片　见图 3-6，图 3-7。

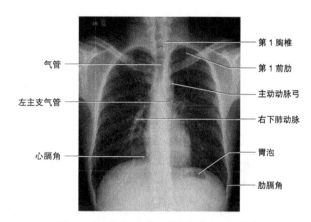

图 3-6　胸部正位（后前位）X 线片

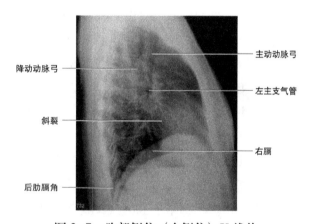

图 3-7　胸部侧位（右侧位）X 线片

三、胸部正常 CT 表现

CT 以其断层成像的特点被广泛应用于呼吸系统影像诊断中，横断面图像为常规影像，了解横断面上的解剖结构是准确诊断的前提。胸部结构复杂，由低密度的含气肺组织、脂肪组织，中等密度的肌肉组织、高密度的骨组织等结构组成，因这些组织的密度差异很大，CT 值范围较宽，单一的窗宽窗位不能满足需求，因此常采用两种不同的窗宽、窗位分别观察肺野和纵隔结构，即用于观察肺组织的肺窗（窗位约 −500 HU，窗宽约 1 500 HU）和用于观察纵隔大血管的纵隔窗（窗位约 40 HU，窗宽约 400 HU），对于部分累及骨骼的病变，尚需要采用骨窗观察骨组织的改变。

1. 胸部 CT 影像特点

（1）胸壁　胸壁由软组织、骨性胸廓及肩带构成。软组织由外至内包括皮肤、皮下脂肪、胸部肌肉。纵隔窗可分辨胸大肌、胸小肌，胸大肌前方为乳腺。胸小肌较薄，位于胸大肌上部后方。后胸壁肌肉较复杂。腋窝的前壁为胸大肌和胸小肌，后壁为背阔肌、大圆肌及肩胛下肌。腋窝内充满大量脂肪，检查时如上肢不上举可见腋窝走行的血管影，易误认为淋巴结。

骨性胸廓包括胸骨、肋骨及胸椎。胸骨柄呈前凸后凹的梯形，两侧后方的凹陷为锁骨切迹，与锁骨头形成胸锁关节。胸骨体呈长方形，成年人剑突多呈小三角形高密度影。胸椎位于后胸椎中央。肋骨断面呈弧形排列，第 1 肋软骨钙化突向肺野内，不要误认为肺内病灶。肩胛骨于胸廓背侧呈长斜条状结构，前方可见喙突，后方可见肩峰及肩关节盂的一部分。螺旋 CT 三维重建可显示胸廓。

（2）纵隔　前纵隔内有胸腺、淋巴、脂肪和结缔组织。胸腺位于上纵隔血管前间隙内，分左右两页。形状似箭头，尖端指向胸骨，边缘光滑或波浪状。儿童胸腺外缘常隆起，成年人外缘平直或凹陷。胸腺的密度取决于其内的脂肪含量，老年人胸腺几乎全部为脂肪组织代替，仅见一些细纤维条状结构。前纵隔淋巴结包括前胸壁淋巴结核血管前淋巴结，前者在 CT 上难以显示。血管前淋巴结位于两侧大血管前方，沿上腔静脉、无名静脉及颈动脉前方排列。

中纵隔结构众多，包括气管与支气管、大血管及其分支、神经（膈神经、喉返神经、迷走神经）、淋巴结及心脏等。心脏各房室之间有少量脂肪组织，所以 CT 可大致区分各房室。左、右心膈角区可见三角形脂肪密度影，常对称性出现，右侧多大于左侧，为心包外脂肪垫，注意不要误认为病变。中纵隔淋巴结多数沿气管、支气管分布，主要有气管旁淋巴结、气管支气管淋巴结、奇静脉淋巴结、支气管肺淋巴结（肺门淋巴结）、隆嵴下淋巴结等。CT 不能显示走行于纵隔内的神经。

后纵隔内有食管、降主动脉、胸导管、奇静脉、半奇静脉及淋巴结。后纵隔淋巴结沿食管及降主动脉分布，与隆嵴下淋巴结交通。

纵隔淋巴结接受纵隔、两肺、胸壁及膈的淋巴引流，右侧汇入支气管淋巴干，左侧汇入胸导管。

（3）膈　膈为圆顶状的肌性结构，大部分紧贴于相邻脏器及心脏、肝脾等，且密度与相邻器官相似，CT 常难以显示这些部位的膈影。膈前方附着于剑突与两侧肋软骨上，多呈光滑的轻微波浪状线形影，少数呈不规则或边缘不清的宽肌肉带影。膈后下部形成两侧膈肌脚，为膈肌与脊柱前纵韧带连续而形成，简称膈脚。CT 的冠状面及矢状面重建有利于膈的显示。

（4）气管、支气管及肺　常规 CT 只能从横断面上观察某一个断面的肺野或肺门。两侧肺野可见由中心向外围走行的肺血管分支，由粗渐细；上下走行或斜行的血管则表现为圆形或椭圆形的断面影。有时中老年人两肺下叶后部近胸膜下区血管纹理较粗，系仰卧位扫描时肺血的坠积效应所致，易误认为异常。肺叶、肺段支气管与板型肺动脉分支血管的相对位置较为恒定，管径大小相近。

1）气管：上起自环状软骨，下至于气管隆嵴，居于中线位置下部略偏右侧，全长 10~12 cm。气管壁由软骨与无软骨环的后壁厚纤维膜围成。CT 图像上气管在胸廓入口以上层面多为圆形，胸段气管多为椭圆形，后壁略向内凹。正常人气管软骨在 40 岁以上可发生钙化。气管管径为 1.6~2.0 cm。男性略大于女性，前后径大于横径，呼气时前后径可变小。CT 检查时，气管腔内的黏液团可被误诊为气管内肿物，发现后，应让患者咳嗽后再行扫描。

2）右肺门：右肺动脉在纵隔内分为上、下肺动脉，上肺动脉常很快发出分支分别伴行于右上叶的尖、后、前段支气管。下肺动脉在中间段支气管前外侧下行，先分出回归动脉参与供应右上叶后段，然后分出右中叶动脉、右下叶背段动脉，最后分出 2~4 支基底动脉供应相应的基底段。右肺静脉为 2 支，右上肺静脉引流右上叶及右中叶，右下肺静脉引流右下叶。

3）左肺门：左上肺动脉通常分为尖后动脉和前动脉分别供应相应的肺段。左肺动脉跨过左主支气管后即延续为左下肺动脉，先分出左下叶背段动脉和舌段动脉，然后分出多支基底动脉供应相应的基底段。左肺静脉也为 2 支，分别引流左上叶及左下叶。

4）叶间裂：叶间裂是其两侧相邻肺叶间的胸膜反折，是识别肺叶的标志，左侧以斜裂为界前方位上叶，后方为下叶。右侧在中间段支气管以上层面，斜裂前方为上叶，后方为下叶；在中间段支气管以下层面，斜裂前方为中叶，后方为下叶。但是普通 CT 图像上其边缘部分的微细血管、支气管等结构已不能显示，所以在肺窗上表现为从纵隔至侧胸壁的横行肺纹理缺失透明带。当叶间裂走行与扫面平面接近垂直或略倾斜时，可显示为细线状影。高分辨力 CT 图像上，叶间裂可清楚显示为线状影。水平裂因与扫描平面平行，可表现为三角形、椭圆形或不规则形无纹理透亮区。多层螺旋 CT 冠状面或矢状面成像易于显示叶间胸膜。

5）肺段：肺段的基本形态为尖端指向肺门的锥体状。CT 图像上不能直接显示肺段间的界限，只能根据肺段支气管及血管的走形定位。当发生肺段范围内病变时，则可显示肺段的形态。

6）肺小叶：普通 CT 难以显示肺小叶结构。高分辨力 CT 可显示肺小叶呈不规则的多边形或椎体截面形，底朝向胸膜，尖指向肺门，直径 10~25 mm。HRCT 可显示构成小叶核心的小叶肺动脉和细支气管，管径约 1 mm。小叶实质位于小叶核心外围，主要为肺腺泡结构，其内可见高密度的斑点状微小血管断面影。小叶间隔构成肺小叶的边缘，主要由来自胸膜基质的结缔组织构成，表现为 10~25 mm 的均匀线状致密影，易见于胸膜下，且与胸膜垂直。小叶间隔内的小静脉多可显示，表现为点状或伸向胸膜的线状影。

2. 典型肺窗横断面解剖

（1）气管隆嵴层面　相当于右侧的尖段、左侧的尖后段支气管层面，切面在右上叶支气管上方约 1 cm 处。气管右侧或右侧主支气管外侧额肺野内可见环形影，此即尖端支气管断面，其内前及外后的致密影分别是右肺上叶尖段和右上肺静脉后支。左侧尖后段支气管在该层面呈环形影，若切面稍高，可见其分为尖段和后段两个环形。左上肺动脉在其内侧，2 个分支尖段及后段肺动脉分别在支气管的前方和后方稍靠内处。左上叶肺静脉后支常位于尖端和后段支气管环形影之间（图 3-8A）。

（2）右主支气管层面　相当于左肺动脉层面。该层可见水平方向由内向外走行的右上叶支气管，其外侧可见右上叶支气管几乎同时分出的三个分支。向前的为前段支气管，向后的为后段支气管，前段支气管开口处常可见到气管影内更低密度的环形影，此为尖端支气管开口。该层面可显示右上肺动脉的前支，位于上叶支气管的前方、前段支气管的内侧，右上叶前段和后段支气管的夹角内的致密影的后支，其位置相对较为恒定。

该层面左侧可显示左肺动脉，在气管隆嵴下 1~2 cm，表现为紧贴主动脉弓左缘的近似卵圆形的致密阴影，它绕过左主支气管后向上走行，而右肺动脉走行于右支气管的前方，故左肺门较右肺门高。正常左肺动脉直径男性为 10~16 mm，女性为 9~15 mm。左上肺静脉位于后段支气管的前内侧，其外侧是左上叶尖后段动脉（图 3-8B）。

（3）中间支气管层面　相当于左上叶支气管层面。中间支气管介于右上叶支气管与右中叶支气管开口之间，长 2~3 cm，在层厚约 10 mm 的 CT 图像上可在 2~3 各相邻层面上显示为环形阴影。在它的前方稍偏外处是右下肺动脉或叶间动脉，前方是右上肺静脉，由右上肺静脉后支和尖前支汇合而成。叶间动脉前外侧常可见它的分支。左侧可见左主支气管分出左上叶支气管，由内走向前外，约 75% 正常人前段和尖后段支气管共干，其余左上肺支气管类似右侧呈三叉状分出尖段、前段和后段支气管。左上叶支气管内侧可见向前外走行的致密影，内侧为左上肺静脉前支，稍靠外的是左上肺动脉前段分支，在左上叶支气管后可见到已绕到其后方的左肺动脉降支，它的内后方是左下肺静脉（图 3-8C）。

（4）右中叶支气管层面　相当于左下叶支气管层面。右肺门在该层面可见由中间支气管发出的走向前内侧的右中叶支气管，在该层面或稍偏下可见走向后外侧的右下叶背段支气管与中叶支气管呈一夹角，其间的三角形软组织影内含右下肺动脉，分别向前外和后外发出中叶动脉和右下叶背段动脉，部分在中叶动脉和纵隔缘间可显示右中叶静脉。该层面约 50% 人可显示左下叶背段支气管，部分可与右下叶背段支气管显示在同一层面上。左下叶背段支气管走向后方，外侧缘可见左肺动脉分支，内缘

紧贴于左下肺静脉。左下叶支气管外缘可见卵圆形或双分叶形的左肺动脉降支，带状的中肺静脉在肺门前外侧横行越过肺门前方进入左心房（图 3-8D）。

（5）右下叶基底段支气管层面　该层面常可看见 1~3 支右下叶基底段支气管分支，4 支全显示者罕见，可根据其位置关系大致判定。各基底段肺动脉与相应支气管之间的关系不恒定，常呈树枝状或圆形断面影。该层面还可见右下肺静脉在支气管后方向内前汇入左心房。与其相对应，左侧可见形态和走行类似的左下肺静脉。左侧内、前基底段支气管常共干，其余基底段支气管与右侧基本相似（图 3-8F）。

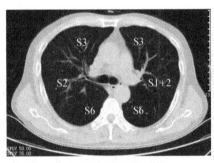

A. 气管隆嵴层面

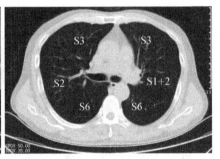

B. 右主支气管层面

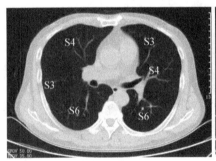

C. 中间支气管层面

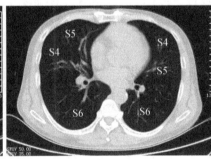

D. 右中叶支气管层面

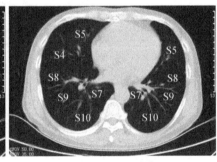

F. 右下叶基底段支气管层面

S1	（右）尖段	S3	前段	S5	（左）下舌段	S7	（右）内基底段	S9	外基底段
S2	（右）后段	S4	（左）上舌段		（右）内侧段	S8	（右）前基底段	S10	后基底段
S1+2	（左）尖后段		（右）外侧段	S6	上（背）段	S7+8	（左）内前基底段		

图 3-8　典型肺窗横断面解剖

3. 典型纵隔窗横断面解剖

（1）胸骨切迹层面　头臂干位于气管前方，分为右颈总动脉和右锁骨下动脉，前者紧贴气管右侧上行，后者向外侧走行。右头臂静脉位于气管右前方，接受右颈内静脉和右锁骨下静脉汇入的血液。左颈总动脉位于气管中后 1/3 的左侧，左锁骨下动脉位于其左后方，走行与右锁骨下动脉类似。左头

臂静脉位于气管和弓上三支的前外侧（图 3-9）。

（2）主动脉弓层面　主动脉弓由气管前呈弓形走向后外方，其前部右侧为上腔静脉，左侧为左肺，中部与气管左前壁紧邻，后部右侧是食管。上腔静脉位于气管的前方，两者之间是气管前间隙（图 3-10）。

（3）主 – 肺动脉窗层面　主 – 肺动脉窗位于

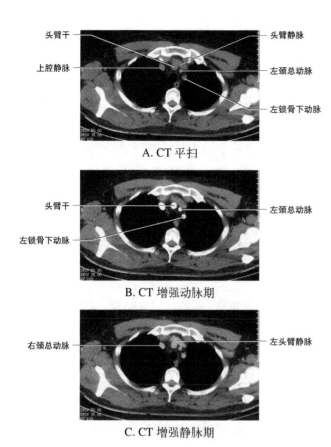

A. CT 平扫

B. CT 增强动脉期

C. CT 增强静脉期

图 3-9　第 1 胸肋结合部层面

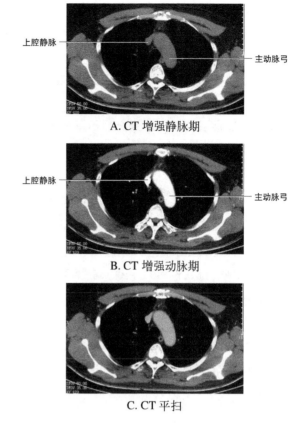

A. CT 增强静脉期

B. CT 增强动脉期

C. CT 平扫

图 3-10　主动脉弓层面

主动脉弓和左肺动脉之间。内侧以气管、食管为界，外侧为左肺，内外可分别与气管前间隙和血管前间隙相通。仰卧位其上下距离在 1 cm 以内，常受主动脉和左肺动脉容积效应的影响，使该间隙模糊不清。正常含有脂肪、动脉导管韧带和喉返神经，淋巴结通常不显示。

上腔静脉断面常为椭圆形，直径约为升主动脉的 1/2，甚至更小呈扁状或裂隙状。升主动脉直径 3~4 cm，多数人升主动脉左侧与左肺接触，其上方与气管之间隔为气管前间隙，下部后方是由左前向右后斜行的右肺动脉。降主动脉与脊柱和食管间的位置关系随年龄和体型而不同，多数人紧邻脊柱的左前外侧，也可位于中线或脊柱的左侧。青年人常可清晰显示嵌入降主动脉和左肺动脉间的肺组织。该部位的任何软组织影均提示为淋巴结肿大或肿瘤。胸内唯一与气管右臂紧邻的血管是奇静脉弓，由右腰升静脉延续而来，沿着脊柱前方正中线稍偏右上升，在气管隆嵴水平或其上方 1~2 cm 向右前方绕过右主支气管汇入上腔静脉（图 3-11）。

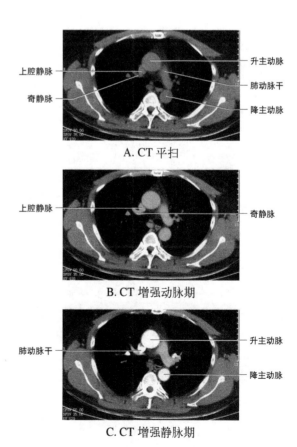

A. CT 平扫

B. CT 增强动脉期

C. CT 增强静脉期

图 3-11　主 - 肺动脉窗层面

（4）气管隆嵴层面　肺动脉干在上下1~2cm的横断面上可显示，位于升主动脉的左侧，其前外方与左肺相邻。左肺动脉较右肺动脉高1~2cm，在气管隆嵴下1cm处绕过左主支气管进入肺门（图3-12）。

（5）右肺动脉层面　肺动脉于升主动脉左侧分出右肺动脉向后方走行，呈半弧状穿过上腔静脉与中间支气管进入右肺门。右肺动脉直径1.6~2.4cm（图3-13）。

（6）主动脉根部层面　该部位主要结构包括心脏、降主动脉和奇-半奇静脉。在进入膈肌后脚间隙之间，降主动脉逐渐靠近中线，其直径及迂曲程度因年龄和体型而已。正常升主动脉直径3~4cm，约为降主动脉的1.5倍。多数人奇静脉弓位于降主动脉右侧，而半奇静脉则位于降主动脉后方。在四个房室中，左心房位于最高，位于脊柱和食管的正前方。

胸段食管位于后纵隔，上胸段稍偏左，可超出气管左缘4~6cm，到气管隆嵴层面才回到正中线，气管分叉以下逐渐向左偏移，相当于第8~第9胸椎水平越过降主动脉前方，下行穿过膈肌的食管裂

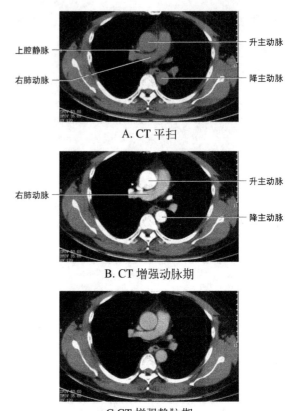

A. CT 平扫

B. CT 增强动脉期

C. CT 增强静脉期

图 3-13　右肺动脉层面

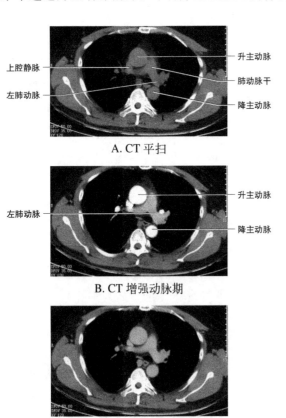

A. CT 平扫

B. CT 增强动脉期

C. CT 增强静脉期

图 3-12　气管隆嵴层面

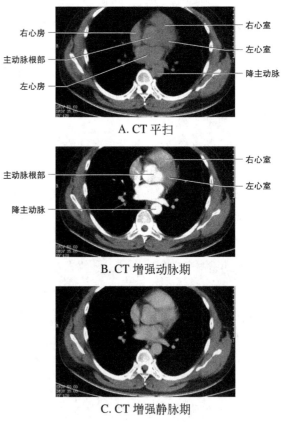

A. CT 平扫

B. CT 增强动脉期

C. CT 增强静脉期

图 3-14　主动脉根部层面

孔，更向左偏与贲门相接。CT 上食管壁厚度常不超过 3 mm，若超过 5 mm，应认为异常。食管周围淋巴结肿大或食管癌导致的管壁增厚可使管腔狭窄，上段可扩张（图 3-14）。

四、胸部正常 MRI 表现

因为胸部存在大量气体，水质子含量极少，因此很少用 MRI 检查，在此不作描述。

（郭丽萍 廖海波）

第二节 医学影像技术的合理应用及检查准备

一、医学影像技术的合理应用

人体胸部具有良好的天然对比，影像学检查可以充分显示胸部正常解剖结构及各种疾病的病理改变。现代影像学检查技术多种多样，包括常规 X 线检查、CT、MRI、PET-CT 等。在胸部疾病的诊治中，正确、科学地选择影像学检查手段对于临床诊治和患者辐射保护具有十分重要的意义。

胸部透视方法简单、经济，曾经应用广泛。随着影像学技术的快速发展和精准医疗的发展趋势，尽管胸部透视方便、快捷，有助于初步筛查，但因其不能保存客观资料和患者所接受的射线量相对高，且不易发现细微病变，目前已经逐渐被其他检查方法取代。因此，现在许多医院用胸部摄片取代透视检查，只将透视作为必要时的辅助检查。

胸部 X 线片是胸部疾病的常规检查方法，应用极其广泛。与胸透相比，胸片不但同样具有简单易行、经济方便等优点，而且在发现细微病变和减少辐射剂量等方面，也具有一定的优势，同时胸片可长期保存。随着 CR、DR 等数字摄影技术的广泛应用，胸片的图像质量和诊断效果得到了进一步提高。

CT 已广泛用于胸部疾病的诊断。相比于胸片，CT 在识别微小病变、病变良恶性鉴别和治疗效果评价等方面具有明显优势，在不少医院已经成为胸部疾病诊断和胸部疾病鉴别诊断的首选方法。多层螺旋 CT（MSCT）及高分辨 CT（HRCT）的广泛使用，使胸部疾病 CT 诊断的深度和广度又迈进一步。增强 CT 扫描对于胸部疾病良恶性的鉴别有很大帮助。文献报道，恶性肿瘤的 CT 增强程度要大于肉芽肿及良性肿瘤。肺门及纵隔肿块、可疑血管性病变、肺癌手术切除的可能性评估均需要行增强 CT 扫描。低剂量胸部 CT 扫描进行肿瘤筛选成为近年来研究的一大热点。所谓低剂量或超低剂量螺旋 CT，就是降低 CT 扫描时的 X 线球管电流，其目的在于在不影响图像质量的前提下，降低患者所受的 X 线照射剂量。目前国内外已有研究表明，低剂量 CT 技术代替常规胸部 X 线平片作为肺癌的筛选方法，具有较好的临床效果和经济、社会效益。

胸部 MRI 检查目前应用不多，目前主要应用于肺及纵隔、胸膜和胸壁的血管性疾病和占位性疾病、淋巴结及纵隔巨淋巴结增生症等，也可用于肺癌周围血管侵犯的评价、纵隔囊性及实性肿瘤的鉴别。另外，胸部磁共振的三维成像可以补充常规胸片及胸部 CT 检查对于胸廓上口、膈上病变及胸膜病变全貌观察的不足，有助于提高胸部疾病的诊断水平。

PET 是利用良恶性病变的代谢不同这一特点而进行显像的影像技术。它可以准确地区分肺良恶性病变，具有很高的敏感性。但是应当注意的是，

PET 对于良恶性病变的鉴别并非具有特异性。所以在 PET 怀疑病变为恶性时，应当结合其他影像检查资料，作出综合判断。

二、数字 X 线摄影

1. 胸部后前位

（1）技术要点　受检者面向摄影架站立，前胸贴近探测器，两手背放于髋部，双肘弯曲，尽量向前，两肩内转并放平，人体正中矢状面对探测器中线，深吸气后屏气曝光。

（2）标准影像显示　①肺门阴影结构可辨。②锁骨、乳房、左心影内可分辨出肺纹理。③肺尖充分显示。④肩胛骨投影于肺野之外。⑤两侧胸锁关节对称。⑥膈肌包括完全，且边缘锐利。⑦心脏、纵隔边缘清晰锐利。

2. 胸部侧位

（1）技术要点　受检者侧立摄影架前，双上肢上举，环抱头部，收腹，挺胸抬头，被检侧胸部贴近探测器，胸部腋中线对准探测器中线，深吸气后屏气曝光。

（2）标准影像显示　①图像中无组织遮盖部分呈漆黑。②第 4 胸椎以下椎体清晰可见，并呈侧位投影。③从颈部到气管分叉部，能连续追踪到气管影像。④心脏、主动脉弓移行部、降主动脉显示清晰。⑤胸骨两侧缘重叠良好。

3. 胸部右前斜位

（1）技术要点　受检者直立于摄影架前，右肘弯曲内旋，右手背放于髋部，左手上举抱头，胸壁右前方贴近探测器，使人体冠状面与探测器成 45°~55°，服钡剂，深吸气后屏气曝光。

（2）标准影像显示　①胸部呈斜位投影，心脏大血管投影于胸部左侧，不与胸椎重叠，胸椎投影于胸部右后 1/3 处。②心脏、升主动脉弓影像清晰可见，能追踪到胸部周边肺纹理。③肺尖显示清楚，食管的胸段钡剂充盈良好。

4. 胸部左前斜位

（1）技术要点　受检者直立于摄影架前，左肘弯曲内旋，左手背置于髋部，右手高举抱头，胸壁左前方贴近探测器，人体冠状面与探测器成 65°~75°，服钡剂后，深吸气后屏气曝光。

（2）标准影像显示　①胸部呈斜位投影，心脏大血管于胸椎右侧显示，胸椎投影于胸部左后方 1/3 偏前处。②下腔静脉基本位于心影底部中央显示。③胸主动脉全部展现，边缘清晰；④可追踪到胸部周边肺纹理，肺尖显示清楚。

三、胸部 CT 扫描技术

1. 适应证

（1）纵隔　肿瘤、淋巴结肿大、血管病变等。

（2）肺　肿瘤、结核、炎症、间质性和弥漫性病变等。鉴别肺门增大的原因，区分血管性结构、淋巴结肿大和肿块。

（3）胸膜和胸壁　定位胸膜腔积液和胸膜增厚的范围与程度，鉴别包裹性气胸与胸膜下肺大泡，了解胸壁疾病的侵犯范围及肋骨和胸膜的关系，了解外伤后有无气胸、胸腔积液及肋骨骨折等情况。

（4）心包和心脏　明确心包积液、心包肥厚及钙化程度，鉴别心脏原发或继发肿瘤。

（5）大血管病变　诊断各种胸部大血管病变，包括主动脉瘤、夹层动脉瘤、肺动脉栓塞、大血管畸形等。

2. 技术要点

仰卧位，头先进，两臂上举抱头，身体置于床面正中。驼背或不宜仰卧者、对少量胸腔积液和胸膜肥厚进行鉴别诊断者可采用俯卧位。扫描范围为从肺尖开始到肺底。对于呼吸困难不能屏气者或婴幼儿，扫描中应适当加大螺距，缩短扫描时间，以减少运动伪影。肺弥漫性、间质性病变及可疑支气管扩张时，可采用高分辨率扫描模式，层厚和层间距为 0.6~1.0 mm，采用高分辨率算法重建。常规增强扫描扫描范围和扫描参数同常规平扫。纵隔窗窗宽 300~500 HU，窗位 30~50 HU；肺窗窗宽 800~1 500 HU，窗位 −800~−600 HU。

四、肺、纵隔 MRI 技术

1. 适应证
基本与 CT 类似。

2. 技术要点
体部、心脏相控阵线圈。

（1）体位　仰卧位，头先进或足先进。

（2）平扫序列　冠状面单次激发 T$_2$WI、轴面快速自旋回波 fs-T$_2$WI 呼吸门控（呼吸导航）、单次激发 T$_2$WI、梯度回波 T$_1$WI 屏气采集序列容积扫描，必要时加矢状面扫描。增强扫描轴面、冠状面、矢状面梯度回波 fs-T$_1$WI 屏气采集序列三期扫描，在设备性能支持的情况下，轴面可采用三维 T$_1$WI 梯度回波序列行动态多期扫描。

3. 图像要求
①显示完整肺及纵隔结构。②呼吸运动伪影、血管搏动伪影及并行采集伪影不影响影像诊断。③三维 T$_1$WI 容积扫描提供 MPR 像，必要时提供时间－信号强度曲线分析结果。

（任方远）

第三节　主要病例

一、肺部感染

病例 1
【简要病史】

患者，男，23 岁，咳嗽、咳痰 1 周。

【影像资料】

见图 3-15。

【影像分析】

胸部 X 线片（图 3-15A）示右中上肺野可见大片楔形高密度影，尖朝肺门侧，上缘模糊，下缘以斜裂为界，气管、纵隔无移位。左侧肺野未见异常影。两侧肋膈角锐利。

【初步印象】

肺部炎症可能大，建议 CT 检查。

【后续影像资料】

胸部 CT 平扫肺窗（图 3-15B，图 3-15C）示右肺上叶见片状及片絮状高密度影，前缘模糊，后缘以斜裂为界，内见空气支气管影（黑色箭头）。本例病灶呈尖朝肺门的楔形分布，符合段支气管走行分布特点。其内有完整支气管穿行，形态和管径均保持正常，即"支气管充气征"，为典型大叶性肺炎的特点。病理基础在于原肺泡内的气体被大量

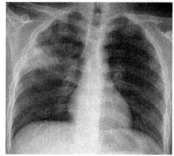
A. 胸部正位 X 线片

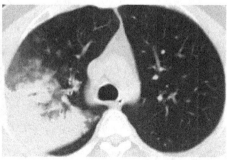
B. CT 平扫肺窗（主动脉弓水平气管层面）

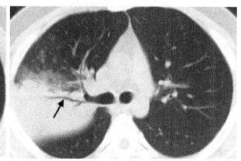
C. CT 平扫肺窗（右上叶支气管层面）

图 3-15　大叶性肺炎

炎性渗出物填充，但主要大的支气管内仍有气体，实变的肺组织与含气的支气管相衬托，其内有时可见透亮的支气管影。肺部的各种疾病，如大叶肺炎、结核、肺癌等都可以引起支气管充气征。但大部分肺癌内的支气管多呈鼠尾状狭窄或闭塞，完整穿行整个病灶不常见。

【影像诊断】

大叶性肺炎首先考虑，建议抗感染治疗后复查。

【最终结果】

经抗感染治疗后复查，病变吸收，最终诊断为大叶性肺炎。

【概述】

肺炎是临床常见病和多发病。肺炎可按病因和解剖部位分类。临床上常按病因分为感染性、理化性、免疫和变态反应性等，其中以感染性最常见。影像学正确判断肺炎是由何种病原体所致常有困难，故影像学上更习惯于按病变的解剖部位分为大叶性肺炎（lobar pneumonia）、小叶性肺炎（又称支气管肺炎）（lobular pneumonia）、间质性肺炎（interstitial pneumonia）。大叶性肺炎为细菌引起的急性肺部炎症，主要致病菌为肺炎双球菌。病变常累及一个或多个肺叶，也可仅累及肺段。

1. 临床表现

多见于青壮年，起病急，以突然高热、咳嗽、胸痛伴咳铁锈色痰为典型的临床表现。实验室检查可见白细胞计数和中性粒细胞百分比增高明显。

炎性渗出主要在肺泡，其病理改变常分为四期。①充血期（1~2 天）：肺部毛细血管扩张充血，肺泡内有浆液性渗出，炎性渗出液可经肺泡孔扩展而使炎症区扩大。②红色肝变期（3~4 天）：肺泡内充满大量纤维蛋白和许多红细胞等渗出物，肺泡实变，使肺组织变硬，切面呈红色肝样。③灰色肝变期（5~7 天）：肺泡内红细胞逐步减少并被大量白细胞取代，肺组织切面呈灰色肝样。④消散期（8~20 天）：发病 1 周后，肺泡腔内的纤维素样炎性渗出物开始溶解被吸收，肺泡重新充气。病变一般在 3 周内完全吸收。但近年来由于医疗条件的改善、抗生素的滥用等，典型的大叶性肺炎并不多见。

2. 影像表现

胸部 X 线片是常用的检查方法，但 40 岁以上患者仍建议 CT 检查，避免遗漏实变肺组织内的肿瘤性病变。

（1）X 线　典型的大叶性肺炎各期影像学表现不同，充血期仅表现为肺血管纹理增粗，或少量磨玻璃样影，肺野透亮度降低；红色和灰色肝变期影像学上难以区分，表现为按肺叶或肺段分布的实变影，内可见透亮的支气管影，即空气支气管征；按肺叶分布的以叶间裂为界，则边界清晰。消散期表现为病变区域逐步退缩，最终可完全吸收。或只留少量条索影，偶可演变为机化性肺炎，多见于在体弱或免疫力极度低下者。

（2）CT　大叶性肺炎在 CT 上主要表现为按肺叶或肺段分布的实变影，肺叶体积与正常时相等，实变影内可见空气支气管征，吸收期病变呈散在的小斑片影，进一步吸收可完全消失或遗留少量条索影（图 3-16）。

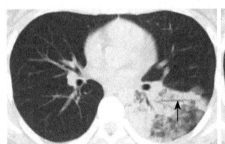
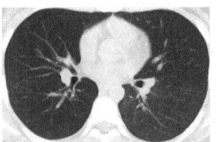

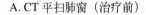

A. CT 平扫肺窗（治疗前）　　　　　　B. CT 平扫肺窗（治疗后）

图 3-16　左肺下叶大叶性肺炎治疗前后对比

患者，女，27 岁，左肺下叶大叶性肺炎。CT 肺窗（图 3-16）示左肺下叶见大片状密度增高影，部分实变，内见空气支气管影（黑箭头），前缘以斜裂为界。治疗半月后复查 CT（图 3-16B）示左肺下叶病变明显吸收，病变区仅见少量小斑点状略高密度影

3. 诊断要点

1）大叶性肺炎多见于青壮年，起病急。

2）患者常有发热、咳嗽、胸痛、咳铁锈色痰等症状。

3）白细胞计数和中性粒细胞分类增高。

4）病变为肺叶或肺段分布的实变影，边缘模糊，实变区体积无改变，其内常可见空气支气管影。

4. 鉴别诊断

大叶性肺炎临床表现及影像学表现均较典型，诊断一般不难。临床上主要与阻塞性肺炎、肺不张和肺结核鉴别。

1）肺不张与肺实变在 X 线图像上有明显区别。肺不张时常有肺叶体积收缩，同侧胸廓缩小，肋间隙变窄，气管及纵隔向患侧移位、膈肌上移等征象，以上征象大叶性肺炎很少见。

2）上叶的大叶性肺炎需与干酪性肺炎鉴别，后者病史长，常有结核中毒症状，病灶内可见虫蚀样空洞影。CT 对虫蚀样空洞的显示明显好于 X 线胸片。

3）大叶性肺炎实变面积较大时，可掩盖肺门结构，阅片时要认真观察实变区肺门侧是否有其他病灶，必要时 CT 增强扫描，除外中央型肺癌等病变。

4）经治疗后病变无明显改变，或者同一部位反复出现病变，要高度警惕，应进一步检查包括 CT 增强扫描、经皮肺穿刺、纤支镜等除外其他病变，尤其是原发性弥漫性肺癌、淋巴瘤等。

病例 2

【简要病史】

患儿，女，3 岁，发热伴咳嗽 3 天，查体：双肺呼吸音粗，可闻及干湿性啰音。

【影像资料】

见图 3-17。

【影像分析】

胸部 X 线片（图 3-17）示两肺中内带见多发小斑片状高密度影，边缘模糊，沿肺纹理分布。气管纵隔无移位，双侧肋膈角清晰锐利，双侧膈面光整。

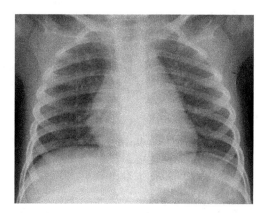

图 3-17　支气管肺炎 X 线片

【初步印象】

支气管肺炎，建议治疗后复查。

【后续影像资料】

经抗感染、三联雾化等对症治疗后，患儿症状明显好转，复查胸部 X 线片（图 3-18）示两肺纹理清晰，两肺中内带小斑片状高密度影已明显吸收。

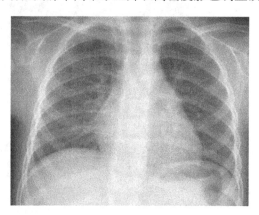

图 3-18　支气管肺炎 X 线片（治疗后）

【最终结果】

小叶性肺炎。

【概述】

小叶性肺炎又称支气管肺炎。病原体可为细菌性，也可为病毒性，以细菌性较多见。常见的致病菌为链球菌、葡萄球菌和肺炎链球菌等。病理改变以细支气管为中心的化脓性炎症为特点，病变中心支气管管壁增厚，大量炎性细胞浸润及渗出，向周围蔓延累及全部次级肺小叶，形成小叶性实变，呈散在性两侧分布，也可融合成片。由于细支气管充血水肿及渗出，极易导致细支气管不同程度的阻塞，可出现小叶性肺气肿或肺不张。

1. 临床表现

多见于婴幼儿、老年人和其他抵抗力低下的人群。是小儿时期肺炎中最常见的一种。临床表现较重，多有高热、咳嗽、咳泡沫样黏痰或浓痰，可伴有呼吸困难、胸痛。发生在极度衰弱的老年人时，因机体反应性低，体温可不升高，血白细胞计数也可不增多。

2. 影像表现

多数患者 X 线片就可确诊，所以 X 线片是常用的检查方法。

（1）X 线　X 线片上，病变多位于两肺中下野的中内带。最初为细支气管和细支气管周围炎，可表现为两肺纹理增多增重，肺门影可增浓，边缘模糊。两肺中内带可见沿支气管分布，呈斑点状或斑片状密度增高影，边缘密度较淡且模糊不清，大小 1~2 cm（图 3-19）。婴幼儿小斑片病灶可部分融合为大片密度增高影，形态类似节段性或大叶性肺炎。由于病变在中下野中内带最为浓密，常可使心缘模糊不清（图 3-19A），少数患者可见局限性阻塞性肺气肿（图 3-19B）。支气管肺炎经治疗后可完全吸收消失（图 3-19）。

（2）CT　CT 是支气管肺炎重要的检查手段。

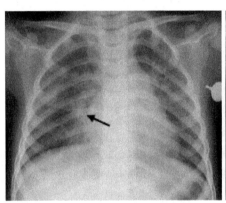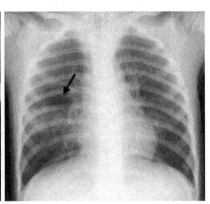

A. 右肺肺门增浓　　　　　　　B. 右肺阻塞性肺气肿

图 3-19　支气管肺炎不同影像表现

图 3-19A 为一男性患儿，5 岁，咳嗽发热 3 天。X 线片示两肺中内带见多发小斑片状高密度影，肺门影增浓，边缘模糊，以右肺明显（箭头）。图 3-19B 为另一男性患儿，6 岁，咳嗽气喘 2 天。听诊两肺呼吸音粗，可闻及喘鸣音及痰鸣音。X 线片示两肺纹理增重，中内带见多发小斑片状高密度影，边缘模糊，右肺中野见局限性透亮区（箭头），为阻塞性肺气肿改变

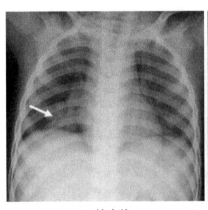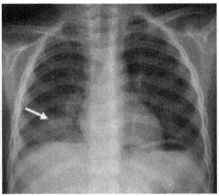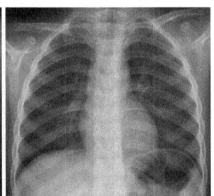

A. 治疗前　　　　　　　　B. 治疗后第 1 周　　　　　　　　C. 治疗后第 2 周

图 3-20　支气管肺炎治疗前后对比

患儿，男，5 岁，发热伴咳嗽 4 天。双肺呼吸音粗，可闻及干湿性啰音。初诊时胸片（图 3-20A）示两肺纹理增重，中内带见多发小斑点状密度增高影，边缘模糊，右肺门影增浓；右肺中下野中内带见大片状高密度影，边缘模糊（白色箭头）。住院治疗后第 1 周后复查胸片（图 3-20B）示右肺中下野中内带病灶密度变淡，边缘更加模糊，但大小范围未见明显改变（白箭）。治疗后第 2 周后再次复查胸片（图 3-20C）两肺纹理清晰，两肺病灶以完全吸收消失

对早期病灶和隐匿在心后区、肋膈角的病变较胸片容易显示，同时对细支气管病变及其形态特点的显示更加清楚直观。病变初期在 HRCT 或薄层 CT 上可见小叶中心结节和树芽征及部分病灶实变影（图3-21A，图3-21B）。树芽征最常见于感染性细支气管炎，表现为界限较清晰的小叶中央结节并与被

黏液、炎性渗出物等充填的细支气管相连，典型的呈"Y"形或"V"形，最初是描述肺结核的支气管播散。进展期表现为沿支气管分布的片絮状、斑片状密度增高影，边缘模糊，密度不均，病变区可见实变影；可伴发阻塞性肺气肿或肺不张。治疗后短期内可吸收消散（图3-21C）。

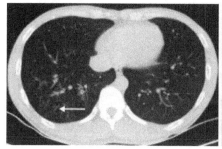 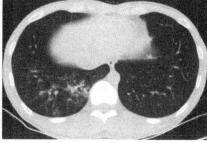 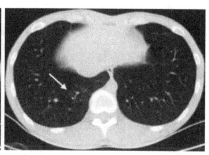

A. 树芽征　　　　　　　　　　B. 实变影　　　　　　　C. 治疗后少许小斑点状病灶残留

图3-21　支气管肺炎征象及治疗前后对比

患者，男性，29岁，发热咳嗽1周。初诊时 CT 平扫肺窗（图3-21A、图3-21B）示右肺下叶见弥漫性腺泡样微小结节影，可见树芽征（白色箭头），近脊柱旁部分实变，边缘模糊。抗感染治疗10天后复查 CT（图3-21C）示右肺下叶病灶基本吸收，病变区仅见少量小斑点状略高密度影（白色箭头）

3. 诊断要点

1）支气管肺炎多见于婴幼儿、老年人和其他抵抗力低下的人群。

2）有肺部感染症状和体征。

3）外周血白细胞增高。

4）X 线片显示两肺中下野中内带片絮状、斑片状密度增高影。HRCT 或薄层 CT 上可见树芽征。

4. 鉴别诊断

小叶性肺炎临床表现及影像学表现均较典型，且多见于婴幼儿、老年人和其他抵抗力低下的人群，诊断一般不难。

但细菌、病毒、真菌等均可引起支气管肺炎，

仅根据影像学表现，难以确定支气管肺炎的病原体。

成年人还需要与肺结核鉴别，后者常有乏力、盗汗、低热、消瘦等症状，病史较长；痰中可查到抗酸杆菌，PPD 试验阳性；病变好发于上叶尖后段和下叶背段。

病例 3

【简要病史】

患者，男，50岁。发热1周，咳嗽咳痰1天，体温持续升高，最高达42℃。

【影像资料】

见图3-22。

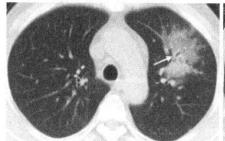 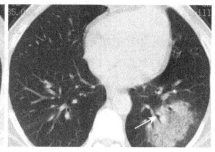

A. CT 平扫肺窗（左肺上叶层面）　　　B. CT 平扫肺窗（左肺下叶层面）

图3-22　急性间质性肺炎

【影像分析】

胸部 CT 平扫肺窗示左肺上叶和下叶各见一斑片状密度增高影，边缘清晰但不规则，密度不均匀，其内隐约可见弥漫性小点状略低密度影，可见空气支气管影（白色箭头）；病灶外侧胸膜下区清晰，周围未见卫星病灶，邻近胸膜无增厚。右肺纹理清晰，走形自然，未见明显异常密度影，双肺门结构清晰，纵隔间隙未见肿大淋巴结。该患者 CT 图像左肺上下叶的病灶均不按肺叶、肺段分布，不符合典型大叶性肺炎的分布特点。但患者发热 1 周，咳嗽咳痰 1 天，体温持续升高，最高达 42℃，符合肺部急性感染性病变。病灶部位非肺结核的好发部位，且急性起病、无咯血等，所以肺结核基本可以排除。

【初步印象】

左肺炎症首先考虑，建议对原始图像进行薄层重建，观察病灶细微征象。

【后续影像分析】

原始图像（图 3-23A，图 3-23B）示病灶中隐约可见弥漫性小点状略低密度影，薄层重建图像（图 3-23C~ 图 3-23E）示左肺上下叶病灶内弥漫性小点状略低密度影清晰可见，呈现典型的"碎石路"样改变，称为碎石路征。碎石路征是由磨玻璃密度影上叠加均匀增厚的小叶间隔和小叶内间质形成，是病变累及肺小叶间隔和小叶内间质的典型表

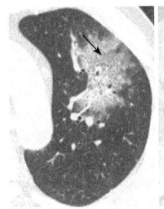 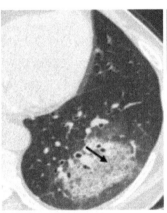 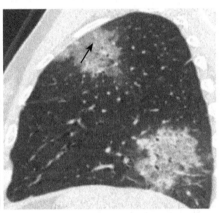

A. CT 轴位薄层重建　　　　B. CT 轴位薄层重建　　　　C. CT 矢状位薄层重建
（左肺上叶）　　　　　　　　（左肺下叶）

图 3-23　急性间质性肺炎

图 3-23A，图 3-23B 为 CT 平扫，图 3-23C~ 图 3-23E 为薄层重建图像。原始图像示左肺上下叶病灶病灶中隐约可见弥漫性小点状略低密度影，在薄层重建图像上清晰可见，呈现典型的"碎石路"改变（黑色箭头）

现。常见于肺泡蛋白沉着症、肺孢子菌肺炎、急性间质性肺炎、肺水肿、弥漫性肺泡出血或弥漫性肺泡损伤、弥漫性肺腺癌等。结合临床病史、相关化验（HIV 阴性）及影像学表现，肺泡蛋白沉着症、肺孢子菌肺炎、肺水肿、急弥漫性肺泡出血或弥漫性肺泡损伤可排除。复习该患者于发病前 3 个月的胸部 X 线片，心肺膈未见明显异常（图 3-24），弥漫性肺腺癌也可不考虑。综合上述分析肺部感染性病变是肯定的，急性间质性肺炎可能性较大。

【影像诊断】

左肺上下叶肺炎，结合影像学表现特点，急性间质性肺炎可能性大。

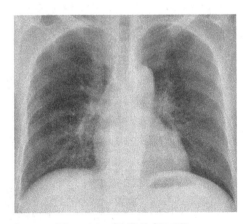

图 3-24　X 线胸部正位

该患者 3 个月前 X 线片示两肺纹理清晰，双肺野内未见异常密度影，双肺门影不大，双侧肋膈角清晰锐利，双侧膈面光整，心影大小形态如常

【最终诊断】

该患者在入院前已在社区卫生院用美洛西林钠舒巴坦钠、左氧氟沙星治疗 2 天，入院后改用哌拉西林钠他唑巴坦、莫西沙星治疗 10 天后复查 CT，左肺上下叶病灶明显吸收消散（图 3-25），康复出院。最终诊断为左肺急性叶间质性肺炎。

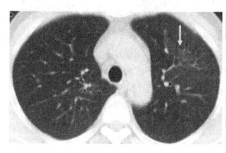 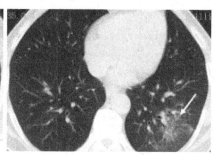

A. CT 平扫肺窗（左肺上叶层面）　　B. CT 平扫肺窗（左肺下叶层面）

图 3-25　左肺间质性肺炎治疗后复查

患者治疗后复查 CT。肺窗示左肺上下叶病灶明显吸收，病变区尚可见小斑片状略高密度影，边缘模糊（白色箭头）

【概述】

间质性肺炎（interstitial pneumonia）是以肺间质为主的炎症，病原体包括细菌、病毒、支原体、衣原体、真菌和肺孢子菌等，多见于小儿、抵抗力低下或免疫抑制的宿主。间质性肺炎主要累及支气管、血管周围、肺泡间隔、肺泡壁、小叶间隔等肺间质。炎症可沿淋巴管扩散引起淋巴管炎及淋巴结炎，可导致肺门淋巴结肿大。

1. 临床表现

间质性肺炎主要累及肺间质，肺泡很少或不受累，因此呼吸道症状较轻。常见临床表现为咳嗽和发热，咳痰少。重者可有胸闷、气急等。

2. 影像表现

（1）X 线　X 线检查是常用的检查方法。两肺中下叶野的中内带为好发部位。常表现为肺纹理增粗、模糊，交织成网状或小斑片状影，可伴有肺气肿。肺门影增浓，结构模糊，常为肺门周围间质内炎性浸润所致。

（2）CT　常用于早期或轻症病例的诊断与鉴别诊断。薄层重建图像或 HRCT 可以显示肺小叶结构，可清晰显示肺小叶中心结节、增厚的小叶间隔及小叶内间质、网状及蜂窝状改变及碎石路征等特异征象，有助于疾病的诊断与鉴别诊断。

3. 诊断要点

1）间质性肺炎多见于小儿、抵抗力低下或免疫抑制的宿主。

2）呼吸道症状较轻。

3）网状影、斑点状密度增高影与肺气肿并存。HRCT 或薄层 CT 上可见肺间质、小叶间隔及小叶内间质等的改变，碎石路征有一定特点。

4. 鉴别诊断

间质性肺炎临床表现不典型，X 线片无典型影像学表现，诊断一般较难。应结合临床症状、体征及相关化验先排除临床常见的大叶性肺炎（吸收期）、继发性肺结核等常见病。

病例 4

【简要病史】

患者，女性，58 岁，高热、咳嗽伴胸痛 1 周。

【影像资料】

见图 3-26。

【影像分析】

胸部 X 线正位片（图 3-26A）示右肺野见一类圆形空洞影，大小约 43 mm×38 mm，边界模糊，内见气液平影，内缘光整（白色箭头），周围肺野清晰，未见卫星病灶。余两肺纹理清晰，走行自然，未见明显异常密度影，双肺门结构清晰，双侧肋膈角清晰锐利，双膈面光整，气管纵隔未见移位。侧位片（图 3-26B）示右肺上叶空洞影位于右肺上叶尖后段。

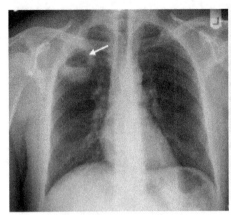
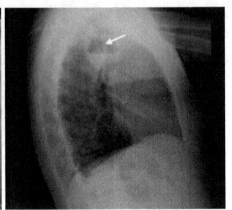

A. 胸部 X 线正位　　　　　　　　　　　B. 胸部 X 线侧位

图 3-26　右上肺脓肿

该患者影像上为右肺上叶空洞性病变，脓肿、结核和肿瘤性空洞均要考虑。结合患者因高热、咳嗽伴胸痛 1 周就诊，起病急，应首先考虑肺脓肿。但病灶位于上叶尖后段，又是肺结核的好发部位，所以需要与肺结核空洞鉴别。肺结核患者常有乏力、盗汗、低热、消瘦等症状，病史较长。所以本例不首先考虑肺结核，痰查抗酸杆菌，PPD 试验等可帮助诊断。此外患者年龄较大，还需要与外围型肺癌鉴别，但后者一般无气液平面。

【影像诊断】

右肺上叶空洞性病变，结合临床病史，肺脓肿可能性大。

【最终诊断】

右肺上叶肺脓肿。

病例 5

【简要病史】

患者，男，54 岁，发热伴咳嗽、咳痰 4 天。体温最高达 40℃，无寒战，痰略黑，量不多，无脓臭味，白细胞计数 12.8×10^9/L，中性粒细胞百分比 76.7%，超敏 C- 反应蛋白（CRP）128.5 mg/L。

【影像资料】

见图 3-27。

【影像表现】

胸部 CT 平扫肺窗（图 3-27A）左肺下叶见一厚壁空洞影，大小约 60 mm×43 mm，壁最厚处达 12 mm，壁厚薄较均匀，内缘欠光整，但无壁结节，内可见气液平面，周围见片絮状高密度影，边界模糊，后缘紧贴胸膜；左肺门区及纵隔间隙内未见肿大淋巴结影（图 3-27B）。

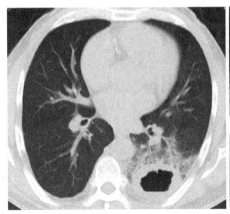
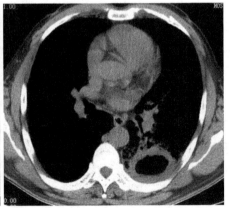

A. CT 平扫肺窗　　　　　　　　　　　B. CT 平扫纵隔窗

图 3-27　左下肺脓肿

【初步印象】

左肺下叶空洞性病变，考虑肺脓肿。

【后续影像资料】

该患者经抗感染、止咳、化痰等治疗后，症状逐渐好转。在治疗过程中，分别于首诊后第 10 天、第 22 天、第 50 天和第 80 天行胸部 CT 复查（图 3-28A~ 图 3-28D）。

【影像诊断】

结合治疗前后一系列 CT 检查，左肺下叶肺脓肿首先考虑。

【最终诊断】

左肺下叶肺脓肿。

【概述】

肺脓肿（pulmonary abscess）是由一种或多种化脓性细菌引起的局部肺组织化脓性病变，早期为化脓性肺炎，继而发生坏死、液化形成脓肿。感染途径有吸入性、血源性和邻近器官感染直接蔓延三种。吸入性是指从口腔、鼻腔吸入病原菌或异物，最常见；血源性常继发于身体其他部位的感染，病变常多发。按病程及病变演变的不同分为急性肺脓肿和慢性肺脓肿。

病理改变主要为化脓性肺炎导致的细支气管阻塞，小血管炎性栓塞，肺组织发生坏死、液化形成脓肿。随着脓液的集聚，脓肿张力不断增高，最后

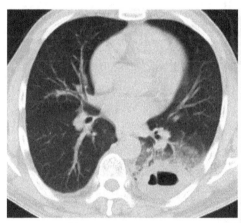
A. CT 平扫肺窗（治疗后第 10 天）

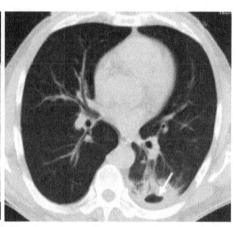
B. CT 平扫肺窗（治疗后第 22 天）

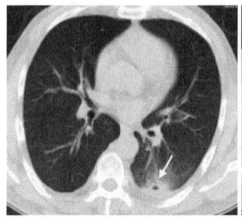
C. CT 平扫肺窗（治疗后第 50 天）

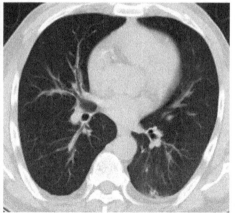
D. CT 平扫肺窗（治疗后第 80 天）

图 3-28 左下肺脓肿治疗后复查

与图 3-23 为同一病例，治疗后第 10 天复查 CT 平扫肺窗（图 3-28A）示左肺下叶空洞腔较前缩小，空洞壁及其周围未见明显改变；治疗后第 22 天复查 CT 平扫肺窗（图 3-28B）示左肺下叶空洞较前明显缩小（白色箭头），空洞壁变薄，周围渗出性病变也明显吸收；治疗后 50 天后复查 CT 平扫肺窗（图 3-28C）示左肺下叶空洞几近闭塞，周围渗出性病变基本吸收，仅见条索影，邻近胸膜增厚（白色箭头）；第 80 天后再次复查 CT 平扫肺窗（图 3-28D）示左肺下叶空洞已吸收，病变区仅见少量条索影，邻近胸膜增厚粘连（白色箭头）

破溃与支气管相通，并咳出大量浓痰；由于脓腔与支气管相通，空气可进入脓腔，形成气液平面。脓肿靠近胸膜，可引起胸膜炎。若支气管引流不畅，坏死组织残留在脓腔内，炎症持续存在，则转变为慢性肺脓肿。

1. 临床表现

急性肺脓肿发病急剧，有高热、寒战、咳嗽、胸痛等症状。咳嗽逐渐加重，并咳出大量脓臭痰。全身中毒症状较明显。白细胞计数和中性粒细胞百分比显著增高。慢性肺脓肿以咳嗽、咳浓痰或脓血痰、胸痛、消瘦为主要表现，白细胞计数可不增多。

2. 影像表现

(1) X线表现　X线是肺脓肿影像学诊断中常用和重要的手段。病灶可单发或多发，多发者常见于血源性肺脓肿。病灶早期表现为肺内大片状边缘模糊的实变影，其后形成脓肿，与支气管相通则形成含有气液平面的厚壁空洞影，壁厚薄多均匀，内壁光整或粗糙，但常无壁结节。急性期，由于脓肿周围炎性浸润，空洞壁周围常有片絮状炎性渗出影，边缘模糊。

表3-3　吸入性和血源性肺脓肿的影像特点比较

	肺脓肿	
感染途径	**吸入性**	**血源性**
病灶数目及部位	单发，两肺后部较前部多见	多发，两肺下叶多见
影像特点	早期片状浸润阴影，后期空洞形成及气液平面。形态变化较快，2周内空洞可有明显变化	两肺散发斑片状、类圆形病灶，边缘模糊，1周左右病灶多发薄壁空洞，可伴有液平，可与脓胸同时存在，形态变化多端
治疗及转归	抗生素治疗后4~6周可完全吸收	抗生素治疗后2~4周可完全吸收

注：吸入性肺脓肿常发生在上叶后段或下叶背段，右肺多见，多紧贴胸膜或叶间裂；血源性肺脓肿可发生在两肺的任何部位，多表现为两肺外带多发片状影，并逐渐形成含有气－液平面的多个脓腔。

(2) CT表现　CT是肺脓肿影像学诊断中重要的补充手段，能更准确地定位，可发现体积小、位置隐蔽的脓肿，有助于指导体位引流和外科手术方案的制订。CT对脓肿壁的显示优于平片，能更早显示实变影中有无早期液化坏死灶，确定脓肿是位于肺内或胸膜腔内。

急性肺脓肿常为类圆形软组织肿块影，脓腔内有积气或气液平面，脓肿壁厚且厚薄多均匀，内壁多光整，无壁结节，脓肿壁周围有片絮状炎性渗出影，边缘模糊（图3-29），这是周围肺组织的炎症所致。增强扫描脓肿壁均匀明显强化（图3-30）。慢性期，空洞周围炎性浸润逐渐吸收减少，空洞壁逐渐变薄，脓腔逐渐缩小，周围有较多条索状纤维灶，局部胸膜可增厚粘连（图3-31）。

慢性肺脓肿可见多发脓腔或空洞，形态多不规则，空洞壁厚薄不均，增强扫描有强化，周围有慢性炎性浸润及条索状影，邻近胸膜有增厚粘连。

3. 诊断要点

1）肺脓肿好发于中青年。

2）感染症状明显，咳脓臭痰。

3）白细胞总数和中性粒细胞比重显著增高。

4）急性期呈大片实变影，随后中心坏死液化形成厚薄空洞，壁内缘光整，无壁结节，内见气液平面，壁外缘模糊。

5）慢性期病变周围明显纤维化，邻近胸膜有增厚粘连。

4. 鉴别诊断

急性肺脓肿临床表现及影像学表现均较典型，诊断一般不难。肺脓肿还需与肺癌空洞和肺结核空洞、肺内支气管囊肿等鉴别（表3-4，图3-31）。

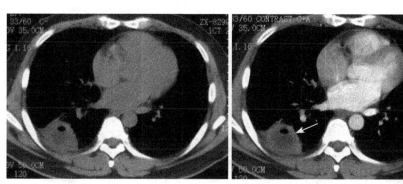

A. 厚壁空洞内气液平面　　　　　　　B. 脓肿周围渗出

图 3-29　左肺上叶肺脓肿

患者，男，39 岁，咳嗽伴发热 4 天。胸部 CT 平扫肺窗（图 3-29A、3-29B）左肺上叶尖后段见一空洞影，大小约 31 mm×28 mm，壁厚约 5 mm，壁厚薄均匀，内缘光整，无壁结节，内可见气液平面，周围见片絮状高密度影，边界模糊

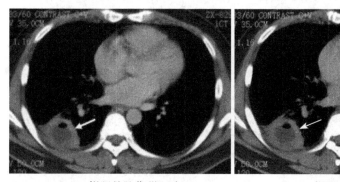

A. CT 平扫纵隔窗　　　　　　　　B. CT 增强动脉晚期纵隔窗

C. CT 增强静脉期纵隔窗　　　　　　D. CT 增强延时期纵隔窗

图 3-30　右肺下叶肺脓肿

患者，男，41 岁，咳嗽咳痰伴发热一周。胸部 CT 平扫及增强扫描纵隔窗（图 3-30A～图 3-30D）右肺下叶见一厚壁空洞影，大小约 32 mm×44 mm，壁厚约 13 mm，壁厚薄均匀，内缘光整，无壁结节，内可见气液平面，液多气少。增强扫描脓肿壁均匀明显强化（白色箭头）

表 3-4　肺空洞性病变的鉴别诊断

	肺脓肿空洞	结核空洞	肺癌空洞
临床表现	发病初期高热，寒战，咳嗽，胸痛等，咳大量脓痰，慢性期症状减轻	低热，盗汗，乏力，咳嗽，胸痛等	咳嗽，咳痰，咯血，胸痛等，短期内体重减轻
实验室检查	白细胞计数明显增多	结核菌素试验、痰检结核菌素阳性	痰检瘤细胞阳性

（续表）

	肺脓肿空洞	结核空洞	肺癌空洞
影像学表现			
好发部位	两肺下垂部位多见	两肺上叶尖后段和下叶背段	可发生于任何部位
空洞外缘	模糊	较清晰	分叶、毛刺征
空洞壁	厚	薄（小于 3 mm）	厚或偏心状
空洞内缘	较光整	较光整	结节状
气液平	常有	多无	多无
卫星灶	常有	多无	多无

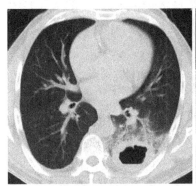
A. 左肺下叶肺脓肿

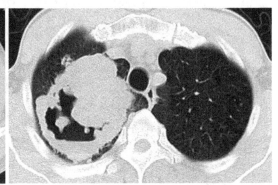
B. 右肺上叶周围型肺癌空洞

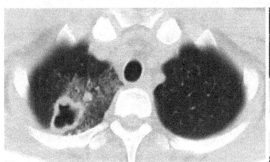
C. 右上肺肺尖结核空洞

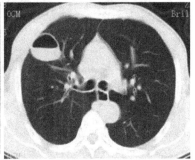
D. 右上肺前段支气管肺囊肿

图 3-31　肺空洞性病变的 CT 鉴别诊断

病例 6

【简要病史】

患者，男，36 岁，咳嗽、咳痰伴发热 1 月余。

【影像资料】

见图 3-32。

【影像分析】

胸部 X 线正位片（图 3-32A）示两肺中上野及左肺下野见大量斑片状及粟粒状高密度影，边缘模糊，内见大小不等类圆形低密度影，双肺门影增浓，以左侧明显；纵隔气管居中。侧位片（图 3-32B）示上述病灶主要位于两肺上叶，双侧肋膈角清晰锐利，膈面光整。

【初步印象】

两肺渗出性病变并空洞形成，考虑肺结核，建议 CT 检查。

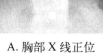

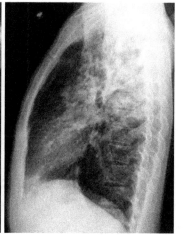

A. 胸部 X 线正位   B. 胸部 X 线侧位

图 3-32 肺结核（X 线片）

【后续影像资料】

该患者随即行胸部 CT 检查（图 3-33）。

【影像诊断】

两肺继发性肺结核，空洞形成并两肺支气管播散。

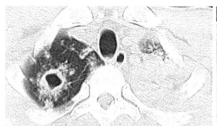

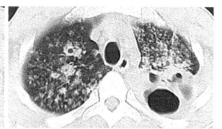

A. 两上肺尖段层面   B. 两上肺前段及尖后段层面

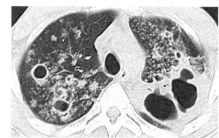

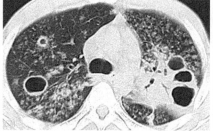

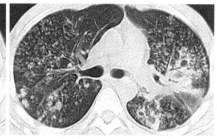

C. 右上肺前段、后段及左上肺前段层面   D. 气管隆突层面   E. 右肺上叶支气管层面

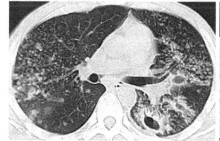

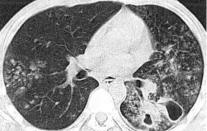

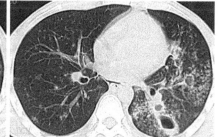

F. 左上肺舌叶支气管水平层面   G. 左下肺背段支气管水平层面   H. 右肺中叶支气管水平层面

图 3-33 两肺结核并空洞形成、两肺支气管播散（CT 平扫肺窗）

CT 平扫肺窗示两肺见弥散分布的粟粒状、腺泡样及斑片状高密度影，斑片影中可见大小不等多个空洞影，部分内见小气液平面

【最终诊断】

两肺继发性肺结核，空洞形成并两肺支气管播散。

【概述】

肺结核（pulmonary tuberculosis）是结核杆菌引起的肺部感染性疾病，是一种慢性传染病。肺结核的诊断主要以临床症状和体征、痰检、胸部X线检查和CT检查等资料为依据。其中X线检查和CT检查在发现病变、鉴别诊断、动态观察和评估治疗效果等方面均具有重要作用。

肺结核基本病理变化是渗出、增殖和变质。渗出性病变：发生在早期或机体免疫力低下，菌量多，毒力强或变态反应较强时，主要表现为浆液性或纤维素性肺泡炎。渗出物可完全吸收，也可转变为增殖性病变。增殖性病变：当菌量少，毒力低或人体免疫力较强时则以增殖性病变为主，形成典型的结核性肉芽肿（结节）。变质性病变：多发生在菌量大，毒力强或抵抗力低下、变态反应增高或未及时治疗者，由渗出性或增殖性病变发展为固体或半固体状坏死，组织呈黄色或黄白色乳酪样，称为干酪样坏死。以上三种病变可同时存在，但通常以某一种为主。当人体抵抗力增强或经正规抗结核药物治疗，细菌可逐渐被控制、消灭，病变可吸收、纤维化、纤维包裹或钙化。病变进展恶化时，细菌增殖，病灶可扩大、溶解、液化和空洞形成，经支气管或血行播散至肺内。

肺结核具有复杂的临床、病理及影像学表现，应根据临床表现、影像学表现和痰菌进行综合诊断。中华结核病学会（1998年）制定的中国结核病分类如下：

（1）原发性肺结核（Ⅰ型）　为初次感染所致的临床病症，包括原发综合征和胸内淋巴结结核。

（2）血行播散型肺结核（Ⅱ型）　包括急性血行播散型肺结核（急性粟粒型肺结核）、亚急性及慢性血行播散型肺结核。

（3）继发性肺结核（Ⅲ型）　继发性肺结核是肺结核中的一个主要类型，包括浸润性肺结核与慢性纤维空洞型肺结核。

（4）结核性胸膜炎（Ⅳ型）　临床上已排除其他原因引起的胸膜炎。包括结核性干性胸膜炎、结核性渗出性胸膜炎、结核性脓胸。

（5）其他肺外结核（Ⅴ型）　其他肺外结核，按部位及脏器命名。如肾结核、脊柱结核等。

1. 临床表现

多起病缓慢，病程长。临床表现主要为午后低热、盗汗、乏力、消瘦等全身症状和咳嗽、咯血和胸痛等呼吸道症状；急性血行播散者，可出现高热、寒战、咳嗽、神志不清等全身中毒症状。患者结核菌素试验阳性，痰检结核菌阳性。

2. 影像表现

（1）原发性肺结核　包括原发综合征和胸内淋巴结结核。多见于儿童和青少年，少数为成人。

1）X线表现：原发综合征常有典型的影像学表现，呈哑铃状改变，由三部分组成。①发灶，呈圆形、类圆形或局限性斑片影，多位于中上肺野，邻近胸膜，边缘模糊。②肺门、纵隔淋巴结肿大，为结核性淋巴结炎。③不规则条索影：位于肺内原发病灶与肺门之间，为结核性淋巴管炎，有时较难看到。原发灶内可发生坏死形成空洞。胸内淋巴结结核可表现为纵隔影增宽或肺门淋巴结肿大。

2）CT表现：对肺门及纵隔淋巴结增大的显示较X线片更清晰，有利于观察其形态、大小、边缘和密度等情况。活动性的淋巴结结核的淋巴结中心可有干酪样坏死，CT增强扫描时，干酪样坏死区不强化而周边强化，呈典型的环形强化，具有特异性。

（2）血行播散型肺结核　为大量结核菌在短期内进入血液所致。多见于儿童和青少年。因结核杆菌的毒力、数量及机体免疫功能状况等因素的不同，分为急性、亚急性及慢性血行播散型肺结核。

1）急性血行播散型肺结核：在X线片上表现为两肺弥漫性粟粒状阴影，粟粒大小为1~2 mm，边界清。粟粒影具有分布、大小、密度"三均匀"的特点。CT可更清晰显示粟粒样病灶，尤其对早期急性粟粒型肺结核显示优于X线片，有助于早期诊断。

2）亚急性及慢性血行播散型肺结核：在 X 线片上表现为双肺上、中肺野多发粟粒状或较粟粒大的阴影，其大小不一、密度不等、分布不均，即"三不均匀"。老的硬结钙化病灶大多位于肺尖部及锁骨下区，周围可有新的渗出性和增殖性病灶。有些病例由于抵抗力降低或治疗不彻底，多个粟粒病灶融合并产生干酪样坏死，形成空洞和支气管播散，使 X 线表现更为复杂（图 3-34）。CT 表现与 X 线片相似，但对病灶细节及重叠部位病灶的显示更清晰，对钙化的显示更敏感。

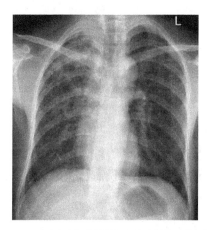

图 3-34　亚急性及慢性血行播散型肺结核

（3）继发性肺结核（Ⅲ型）　为成年人结核中最常见的类型。多发生在肺上叶尖段、后段和下叶背段。

1）一般表现：病灶形态多种多样，病灶新旧陈杂，可以一种为主或多项混合并存。多呈条索状、斑点状、斑片状、片絮状甚至空洞、支气管播散灶等多种密度、多种形态、多叶、段分布的混合性病变。硬结钙化或索条影，提示病灶愈合（图 3-35）。

2）其他特殊的影像学表现

A. 干酪性肺炎：为大量结核菌经支气管侵入肺组织迅速引起的干酪性坏死性肺炎，表现为一个肺段或肺叶呈大片致密性实变，其内可见不规则虫蚀样空洞，边缘模糊。

B. 结核球：为圆形、椭圆形阴影，密度较高，直径一般大于 20 mm，边缘可有浅分叶，可有环状钙化，周围常见散在的纤维增殖性病灶，称"卫星灶"，增强 CT，结核球强化不明显或轻度强化，强化幅度一般小于 20 HU（图 3-36）。

C. 结核性空洞：空洞壁薄，壁内、外缘较光滑，空洞周围常有不同性质的卫星病灶。

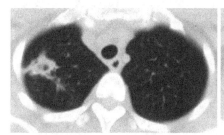

A. CT 平扫肺窗（2015 年 3 月 31 日）

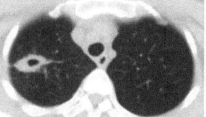

B. CT 平扫肺窗

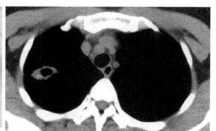

C. CT 平扫纵隔窗

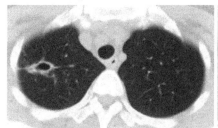

D. CT 平扫肺窗（2015 年 7 月 30 日）

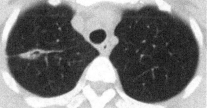

E. CT 平扫肺窗（2015 年 12 月 10 日）

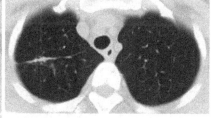

F. CT 平扫肺窗（2016 年 11 月 12 日）

图 3-35　空洞性肺结核治疗前后对比

2015 年 3 月 31 日，CT（图 3-35A~ 图 3-35C）显示右肺尖厚壁空洞，空洞壁可见钙化点，内壁光整，周围可见斑片及条索影，邻近胸膜增厚粘连。4 个月后 CT 复查，右肺尖空洞外径变小，空洞壁变薄，内壁光整，周围斑片影较前片有吸收（图 3-35D）。8 个月后 CT 复查，空洞进一步缩小，周围肺野更清晰（图 3-35E）。1 年半后 CT 复查，病灶修复，空洞消失，呈纤维索条影（图 3-35F）

D. 支气管扩散病灶：结核病灶自空洞沿支气管播散到同侧或对侧肺内，沿支气管分布，典型表现为小叶中心结节和分支状影，病灶为结节状、短条状及分支状，与支气管相连，形似树枝发芽，称为"树芽征"。组织学上树枝状影为细支气管内充盈干酪性物质所致，树芽影为干酪性物质在呼吸性细支气管及肺泡内潴留所致。树芽征是活动肺结核的征

象，X 线片无法显示，薄层 CT 或高分辨率 CT 可以清楚显示该征象。

E. 慢性纤维空洞性肺结核（chronic fibrous cavitary tuberculosis）属于继发性肺结核晚期类型，由于肺内浸润性结核长期迁延不愈，形成以空洞伴明显纤维病变为主的慢性肺结核。影像学常表现为：①纤维空洞，上中肺野常见，壁厚，内壁光整。②空洞周围改变，可见大片渗出和干酪病变，也可见不同程度的钙化或大量纤维粘连。③肺叶变形，病变肺叶收缩，患者肺门上提，肺纹理紊乱，呈垂柳状。④代偿性肺气肿：健侧肺常呈代偿性气肿表现。⑤胸膜肥厚及粘连，邻近处胸廓塌陷，肋间隙变窄。⑥纵隔向患侧移位。

4）结核性胸膜炎（Ⅵ型）分为干性胸膜炎和渗出性胸膜炎，后者多见，常为单侧胸腔渗液，一般为浆液性，偶为血性。其发生为结核杆菌经肺或胸壁直接侵犯胸膜，或为淋巴结结核病灶中结核菌经淋巴管逆流至胸膜或经血行播散所致。结核性胸膜炎可单独发生或与肺部结核病变同时出现。临床表现为胸痛或呼吸困难。

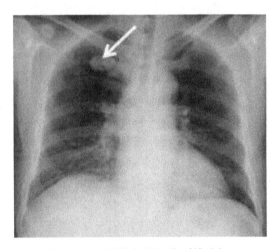

图 3-36　右肺尖结核球（箭头）
右上肺尖段一边界清晰类椭圆形高密度影，内见点状更高密度钙化影（箭头），为典型结核球表现

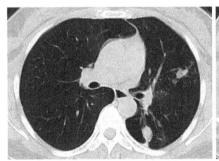 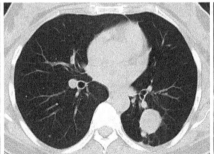 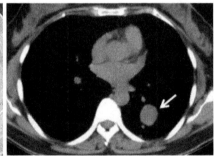

A. CT 平扫肺窗（左肺多发病灶）　　B. 胸部 CT 肺窗（左下肺背段结核球）　　C. CT 平扫纵隔窗

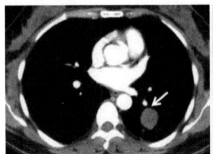 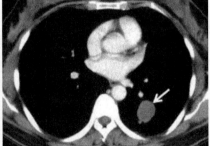 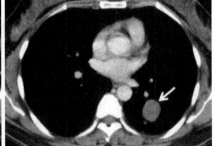

D. CT 增强动脉期纵隔窗　　E. CT 增强静脉期纵隔窗　　F. CT 增强延时期纵隔窗

图 3-37　左肺继发性肺结核伴结核球
肺窗显示（图 3-37A，图 3-37B）左肺上叶后段及下叶背段可见多发大小不等的结节，周围常可见散在的斑点状及纤维索条影，称"卫星灶"。纵隔窗多期增强 CT（图 3-37C~ 图 3-37F），左肺下叶背段结核球（箭头）轻度强化，强化幅度 < 20 HU

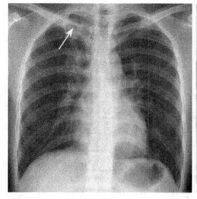 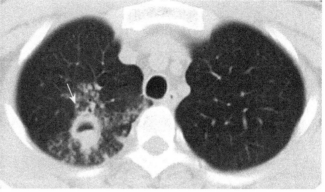

A. 胸部 X 线正位　　　　　　　　B. CT 平扫肺窗

图 3-38　右肺尖肺继发性肺结核伴空洞形成

显示右上肺后段一空洞内壁光整，周围可见卫星灶影（箭头）

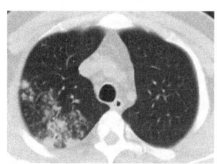 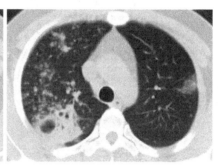

B. 胸部 CT 肺窗（左下肺背段结核球）　　　　C. CT 平扫纵隔窗

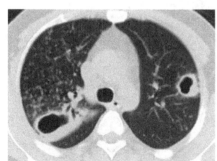 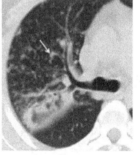

B. 胸部 CT 肺窗（左下肺背段结核球）　　　　C. CT 平扫纵隔窗

图 3-39　两肺继发型肺结核伴多发空洞形成、两肺支气管播散

右上肺前段、右下肺背段、左上肺舌段及左下肺背段沿支气管走行分布多发结节状、短条状及分支状致密影（图 3-39D 箭头），右下肺及左上肺多个空洞形成

X 线、CT 表现：为不同程度的胸腔积液表现，慢性者有胸膜广泛或局限性肥厚，可见胸膜钙化。对于叶间、肺底积液或包裹性积液，CT 检查更利于显示诊断。

3. 诊断要点

1）结核病接触史。

2）午后低热、盗汗、乏力、消瘦等结核中毒症状。

3）PPD 强阳性或阳性，痰检阳性。

4）两肺上叶尖、后段及下叶背段好发；多肺叶、肺段分布，多种形态，多种密度的病灶混合存在；三均匀或三不均匀样粟粒结节。

5）纵隔及肺门淋巴结肿大，增强后环形强化。

4. 鉴别诊断

肺结核的影像学表现呈多样性，病灶新旧不一，具有多灶性、多态性、多钙化等特点，结合病史及实验室检查结果，一般不难作出诊断。但一些特殊类型的病灶如结核球、结核空洞、干酪性肺炎、粟粒型肺结核还需要与外围型肺癌、肺癌空洞、大叶性肺炎、转移性肺癌等鉴别。

（1）结核球与周围型肺癌的鉴别　周围型肺癌多为分叶状结节或肿块，有短毛刺、空泡征、胸膜凹陷征等，钙化少见，无卫星病灶；增强扫描多呈不均匀性中、重度强化，强化幅度多在 20~80 HU（表 3-5）。

（2）结核性空洞与癌性空洞的鉴别　癌性空洞多为厚壁空洞，常为偏心性，内缘不光整，可有壁结节，外缘多呈分叶状，可有毛刺，常无卫星灶。

（3）干酪性肺炎与大叶性肺炎的鉴别　大叶性肺炎有急性感染病史，白细胞明显升高，抗感染治疗有效；实变区无虫蚀样空洞，其他肺野无播散病灶。

（4）血行播散性肺结核需与转移性肺癌、职业性肺尘埃沉着症（如硅肺、煤工肺尘埃沉着症等）鉴别　急性血行播散型肺结核具有"三均匀"的特

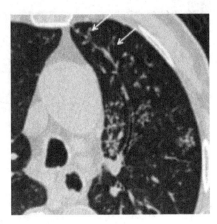

图 3-40　树芽征（CT 薄层扫描，局部放大）

左上肺舌段沿支气管走行的长条状致密影，与支气管相通，为典型树芽征改变

征性影像学表现；亚急性及慢性血行播散型肺结核分布不均匀，两肺上野明显，病灶大小、密度不一，病灶新旧不一，可伴纤维化及钙化。转移瘤结节呈随机散在分布，以两下肺外围明显，大小不一，轮廓较为光整，有原发肿瘤病史。诊断职业性肺尘埃沉着症的前提是职业史，即粉尘接触史。

表 3-5　结核瘤与周围性肺癌的鉴别

	结核瘤	周围型肺癌
好发部位	上叶尖后段，下叶背段	肺内任何部位
大小	2~3 cm 多见	4 cm 以上多见
形态	无分叶或有波浪边缘	有分叶者常见
边缘	边缘清楚	边缘常见毛刺
密度	可有钙化或空洞	密度均匀或不均匀，少见钙化
卫星病灶	多见	无

病例 7

【简要病史】

患者，女，59 岁。反复咳嗽、发热、气促半年，长期服用地塞米松。

【影像资料】

见图 3-41。

【影像分析】

两肺叶内可见多斑片状、结节状高密度影，边界不清，左肺下叶可见空洞影，其内可见结节状高

密度影，周边可见新月形气体密度影，周边可见多发条状、小片状高密度影，边界不清。患者转换体外后空洞内结节影，体位移动（图 3-41D），位于身体低垂部位。纵隔窗未见肿大淋巴结。

【影像诊断】

左肺下叶曲霉菌感染考虑。两肺多发炎性改变。

【最终诊断】

抗真菌感染后患者症状好转，临床随访确诊为曲霉菌感染。

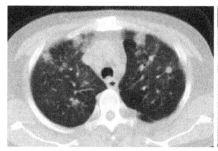
A. CT 平扫肺窗（两上肺尖段）

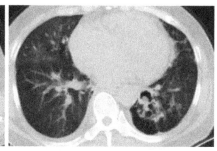
B. CT 平扫肺窗
（两下肺、右肺中叶及左肺下舌段）

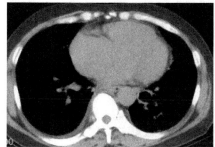
C. CT 平扫纵隔窗

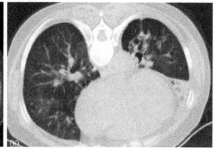
D. CT 平扫肺窗（反转体位后）

图 3-41 肺曲霉菌感染

【概述】

肺曲霉菌（pulmonary aspergillosis）为肺部最常见的真菌感染，主要致病菌为烟曲菌。在慢性病患者免疫功能低下时，曲菌入侵肺部而发生曲霉菌病。

肺曲霉菌病临床可分为：①腐生型（肺曲霉菌球），此型是指曲霉菌菌丝寄生在肺原有空洞或空腔内，形成处于游离状态的曲霉菌球。肺原有病变包括结核及肺癌空洞、慢性肺脓肿、支气管扩张、肺大泡及肺囊肿等。②变态反应介导的肺曲菌病，此型发病机制是由曲霉菌抗原引起的Ⅰ、Ⅱ、Ⅳ型变态反应的联合作用。其病理改变为嗜酸性粒细胞浸润性肺炎和肉芽肿形成，支气管壁为炎性增厚、扩张或伴有黏液嵌塞。③侵袭性肺曲霉菌病。

1. 临床表现

腐生型通常不引起临床症状，有时可引起大量咯血。变态反应介导的肺曲菌病临床主要表现为哮喘，可有咳嗽、咳痰、发热和胸痛。侵袭性肺曲霉菌病临床症状主要表现为持续性发热、咳嗽、胸痛等，严重时出现呼吸困难。

2. 影像表现

（1）腐生型（肺曲霉菌球）　特征性 CT 表现为"球中球"，①肺空洞或空腔内圆形或类圆形致密影（图 3-42A）；②肺空洞或空腔壁与内容物之间见新月形或环形透亮影（图 3-42B），空洞（腔）足够大时，改变体位有相应移位；③曲菌球大小可长时间不变，并可出现钙化。

（2）变态反应介导的肺曲菌病　①肺内浸润阴影具有反复发作和多发游走的特点。②支气管壁增厚及扩张（图 3-42C）。③支气管内黏液栓征象（"Y"形、"V"形、指套征或葡萄状阴影，向肺门集中，边缘清晰）。④支气管腔内病变引起远端阻塞性肺炎及肺不张。支气管黏液栓是其特征性表现。

（3）侵袭性肺曲霉菌病　早期特征 CT 表现为"日晕征"，结节是侵袭性肺曲霉菌病最常见的 CT 表现（图 3-42D）。菌丝浸润血管可形成栓塞和出血带，表现为结节周围的毛玻璃影，称为"日晕征"。结节 CT 表现为单发或多发结节、段或亚段实变、弥漫磨玻璃影和小空洞影。HRCT 对侵袭性肺曲霉菌病的诊断有较大帮助。肺组织坏死、收缩，可在肺部结节周围形成半月形气影，称为"空气半月征"，较"日晕征"出现得晚。"日晕征"及"空气半月征"对诊断侵袭性肺曲霉菌病的敏感性 >80%。

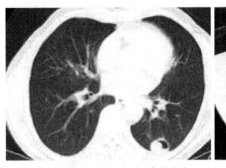
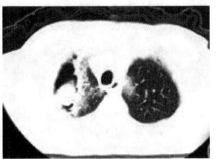

A. 左下肺曲霉球（空气半月征）　　　　B. 右上肺曲霉球（球中球）

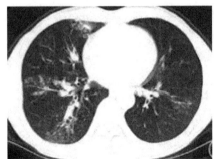
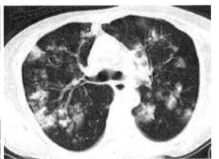

C. 变态反应介导肺曲菌病　　　　　　　D. 侵袭性肺曲霉菌病

图 3-42 侵袭性肺曲霉菌病

图 3-42A 左肺下叶曲霉菌球显示"空气半月征"，实性结节 CT 值为 20 HU；图 3-42B 示右肺上叶在原有肺大泡合并感染的基础上，空腔内可见球状高密度影，CT 值为 15 HU；图 3-42C 示中央型支气管扩张并管壁增厚，支气管黏液栓形成；图 3-42D 为侵袭性肺曲霉菌病双肺多发片状及结节状磨玻璃密度影

3. 诊断要点

（1）腐生型（曲霉菌球）　根据典型"球中球"CT 表现诊断并不困难。

（2）变态反应介导的肺曲菌病　2008 年美国感染学会制定曲霉菌诊断 ABPA 的主要指标包括：①间歇性喘鸣至哮喘。②周围血嗜酸细胞增多。③对曲霉菌抗原皮肤试验阳性。④血清 IgE 增高。⑤曲霉菌抗原沉淀试验阳性。⑥中央型支气管扩张。⑦肺浸润性实变。次要指标包括：①多次痰涂片或培养曲霉阳性。②咳褐色痰栓。③血清曲霉特异性 IgE 增高。④曲霉变应原迟发皮肤反应阳性。主要指标和次要指标各符合 2 条以上就可诊断。

（3）侵袭性肺曲霉菌病　CT 表现为节段性肺实变并毛玻璃影，单发或多发肺结节伴周围"日晕征"，结合患者免疫抑制状态，应考虑到侵袭性肺曲霉菌病可能。

4. 鉴别诊断

（1）腐生型（曲霉菌球）　需要与肺结核及肺癌空洞鉴别。①结核空洞内容物为干酪样坏死物，密度不均，形态不规则，增强扫描无明显强化。②肺癌空洞内容物为癌性肿块，与洞壁一部分相连，增强扫描病灶有不同程度强化，随体位变化无移动性，病灶边缘可见分叶短毛刺征。

（2）变态反应介导的肺曲菌病　①支气管内良性肿瘤此类病变少见，多数为错构瘤，容易造成阻塞性肺炎及肺不张，也可引起支气管黏液栓，类似变态反应介导的肺曲菌病。但早期良性肿瘤局限性完全位于支气管腔内，CT 表现腔内局限性软组织肿块影，增强可见强化，相应管腔截断性或呈杯口状狭窄，管壁无增厚，边缘光滑。②中央型肺癌主要表现管壁不规则增厚，支气管腔狭窄和（或）截断周围软组织肿块，CT 增强扫描，肿块 CT 值增长 20~40 HU，远端阻塞性肺炎或肺不张，结合病史、痰细胞学检查或纤支镜检查可明确诊断

（3）侵袭性肺曲霉菌病　①大叶性肺炎，侵袭性肺曲霉菌病可以出现肺叶和肺段的实变，但有多发

倾向，可以累及多个肺叶与肺段，而大叶性肺炎一般局限于某一肺叶和肺段，且对抗炎治疗非常敏感。②肺脓肿，侵袭性肺曲霉菌病常为多发结节伴空洞，空洞壁较厚，液平较少见，且为短小液平，而肺脓肿常单发，空洞壁较薄且伴宽大液平，空洞周围可见大片渗出。③肺癌和肺转移瘤，肺癌的结节或团块常伴分叶及毛刺，动态增强扫描可见明显强化，转移瘤常有原发病史，且转移瘤在治疗过程中不会伴有空洞的形成，而侵袭性肺曲霉菌病结节随着病灶的吸收消散可以出现空洞及空气新月征。④肺结核，肺结核结节周围常见卫星灶，晕征罕见，病灶内可出现钙化，且侵袭性肺曲霉菌病抗真菌治疗后吸收较快。

（李强　邓生德　廖海波）

二、肺间质病变

病例 8

【简要病史】

患者，男，61岁，反复咳嗽咳痰4年，胸闷半年。

【影像资料】

见图 3-43。

【影像表现】

HRCT 示两肺下叶、胸膜下为主分布的斑片状磨玻璃影及细小网状影。

【影像诊断】

非特异性间质性肺炎。

【最终诊断】

间质性肺炎。

【概述】

间质性肺炎（interstitial pneumonia）是一类以炎症和纤维化为主，主要累及肺间质的炎症。病因有感染性与非感染性之分。

感染性间质性肺炎可由细菌或病毒感染所致；非感染性间质性肺炎包括结缔组织疾病、肺尘埃沉着症、结节病等，在最新的指南中，将这类间质性肺炎称为自身免疫特征的间质性肺炎（interstitial pneumonia with autoimmune features，IPAF）。病因不明的间质性肺炎称为特发性间质性肺炎（idiopathic interstitial pneumonia，IIP），是近年来的研究热点，本文主要讲述特发性间质性肺炎。IIP 指或多或少具有明显组织学和影像学特征的一组病因不明的间质性肺炎。

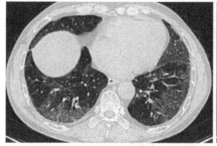

A. HRCT（右下肺基底段及左上肺下舌段、基底段）

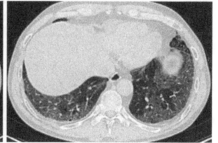

B. HRCT（两下肺基底段）

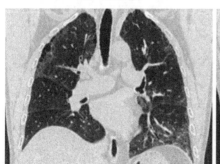

C. 冠状位 MPR（经气管层面）

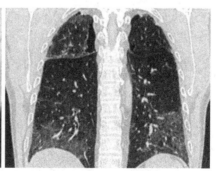

D. 冠状位 MPR（经椎体层面）

图 3-43　间质性肺炎

2013年美国胸科学会、欧洲呼吸病学会（AST、ERS）对IIP进行了新的分类。新的分类将IIP分为主要特发性间质性肺炎、罕见特发性间质性肺炎及不能分类的特发性间质性肺炎三大类（表3-6）。

1. 临床表现

除原发的急性传染病症状以外，常同时出现气急、发绀、咳嗽、鼻翼扇动等。婴幼儿呼吸急促等缺氧症状较显著。

2. 影像表现

主要特发性间质性肺炎根据其类型不同，HRCT表现亦有所不同，归纳总结如下（表3-7）。

3. 诊断要点

（1）特发性间质性肺纤维化　是IIP最常见的类型，其病理学诊断为寻常型间质性肺炎（usual interstitial pneumonia，UIP）。典型发生于50岁以上，男性稍多，表现为渐进性呼吸困难与干咳，常潜隐起病数月至数年，易误诊为其他疾病。吸烟为易感因素。HRCT上从病变肺尖至肺底逐渐加重，胸膜下网状影、大囊状蜂窝及牵拉性支气管扩张、自肺尖至肺底病变递增高度提示诊断（图3-44），大多数患者还可见磨玻璃密度影（ground glass opacity，GGO）及纵隔淋巴结增大。ATS、ERS确定诊断IPF包括4个主要标准与4个次要标准。主要标准：①除外其他原因所致的间质性肺病，如药物毒性、环境因素及结缔组织疾病。②肺功能异常，包括肺活量减低、气体交换异常。③HRCT上双侧肺底网状影及轻度GGO。④支气管镜及肺泡灌洗不提示其他疾病。次要标准：①年龄超过50岁。②潜隐起病、难以解释的呼气性呼吸困难。③病史超过3个月。④双侧肺底吸气性爆破音。

表3-6　2013年修订后特发性间质性肺炎分类

主要特发性间质性肺炎	罕见特发性间质性肺炎	不能分类的特发性间质性肺炎
特发性肺纤维化 特发性非特异性间质性肺炎 呼吸性细支气管炎－间质性肺疾病 脱屑性间质性肺炎 隐源性机化性肺炎 急性间质性肺炎	特发性淋巴细胞间质性肺炎 特发性胸膜肺实质弹力纤维增生症	包括临床、影像学或病理学资料不全或临床、影像学与病理学结果不一致；或是新的类型或已知类型的特殊变异，不能以现行的分类标准来分类；或是多种类型的HRCT表现和（或）病理学类型发生在同一例患者，难以确定其具体类型

表3-7　主要特发性间质性肺炎组织学和临床分类及影像学表现

临床－影像学－病理学标准	组织学类型	HRCT表现
特发性肺纤维化（IPF）	寻常型间质性肺炎（UIP）	基底段胸膜下的蜂窝征、网状影、不显著的磨玻璃影伴牵拉性支气管扩张
特发性非特异性间质性肺炎（NSIP）	非特异性间质性肺炎（NSIP）	磨玻璃影合并细小网状影，少见或无蜂窝征，病变主要分布在外周，伴或不伴牵拉性支气管扩张 边界不清的小叶中央分布结节，磨玻璃影、局限性肺气肿、细支气管壁增厚
呼吸性细支气管炎－间质性肺疾病（RB-ILD）	RB-ILD	广泛磨玻璃影、间质纤维化
脱屑性间质性肺炎（DIP）	DIP	外周或支气管周围实变，磨玻璃影，小叶周围分布
隐源性机化性肺炎（COP）	机化性肺炎	受累肺组织实变，磨玻璃影，机化期出现牵拉性支气管扩张
急性间质性肺炎（AIP）	弥漫性肺泡损伤	弥漫性毛玻璃样影和（或）实变

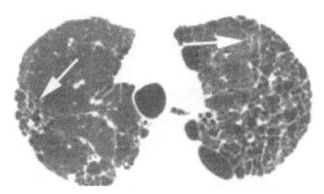

图 3-44 UIP

两肺胸膜下多发蜂窝影（箭），以下肺为著

（2）特发性非特异性间质性肺炎（NSIP） 指存在不同程度间质性肺炎和纤维化，但又不具有 UIP 特征的疾病，且预后优于 IPF。其特征性 HRCT 表现为病变倾向于胸膜下及肺底对称分布，最多见的表现为 GGO 加上不规则线状影或网状影加散红微小结节（图 3-45）。晚期病例可见牵引性

支气管扩张及实变。GGO 组织学上与均匀分布的间质炎症有关。其他表现包括胸膜下囊肿，但很少见，较 UIP 者小且较局限，称为"微囊性蜂窝"（microcystic honeycombing），UIP 者为大囊性蜂窝。

（3）呼吸性细支气管炎-间质性肺疾病（RB-ILD）和脱屑性间质性肺炎（DIP） DIP 被认为是 RB-ILD 的晚期，将两者一起讨论是因为它们均与吸烟关系密切。RB-ILD 在 HRCT 上表现为斑片状磨玻璃影和边界欠清的低密度小叶中央结节。DIP 的特征性表现是磨玻璃影，主要分布于下肺和周边（图 3-46）。大部分 RB-ILD 或 DIP 临床病程稳定，戒烟是重要的干预手段之一，两者亦称为吸烟相关性间质性肺疾病。

（4）隐源性机化性肺炎（COP） 指原因不明，起病隐匿的以肺内实变影为主要表现的间质性肺炎，病变倾向分布于胸膜下或支气管血管束周围，

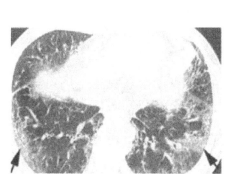

A. CT 平扫肺窗

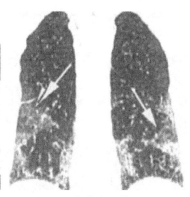

B. CT 平扫肺窗冠状位重建

图 3-45 NSIP

图 3-45A 轴面肺底层面 HRCT，图 3-45B 冠状面重组图。两侧胸膜下及肺底对称分布的斑片状 GGO 及不规则线状影（箭头）

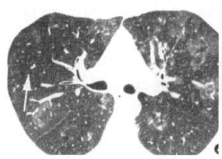

A. 轴位 HRCT（RB-ILD）

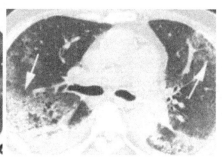

B. 轴位 HRCT（DIP）

图 3-46 RB-ILD 及 DIP

图 3-46A 示 RB-ILD。轴位 HRCT，两肺不均匀 GGO 及散在边缘模糊的微小结节。图 3-46B 示 DIP 轴位 HRCT。双侧胸膜下斑片状 GGO 与小囊状影，双侧少量胸膜腔积液

可见多发的边缘实变的磨玻璃影（也称为反晕征）（图3-47）。有些表现为大而孤立的结节或肿块影，易误诊为肺癌。

（5）急性间质性肺炎（AIP）　被认为是急性呼吸窘迫综合征的一种特发类型。AIP表现为弥漫性肺泡损伤，典型HRCT表现为以胸膜下分布为主斑片状或弥漫性磨玻璃影及实变或萎陷，数天后可见明显牵拉性支气管扩张和网状影（图3-48）。

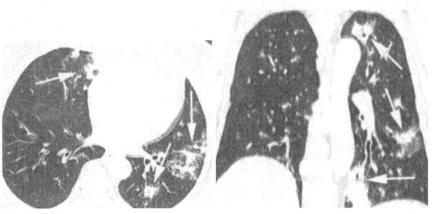

A. CT平扫肺窗　　　　　　　　　B. CT肺窗冠状位重建

图3-47　COP

图3-47A轴面肺底层面HRCT，图3-47B冠状面重组图。两肺多发斑片状实变与GGO（箭头），左肺为著，沿支气管周围分布，左肺病变附近可见支气管扩张

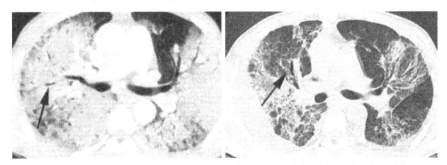

A. 增强CT肺窗　　　　　　　　　B. CT平扫肺窗（第20天后）

图3-48　AIP

图3-48A轴面增强CT肺窗，两肺多发实变，灶内示含气支气管征；图3-48B 20天后复查HRCT，病变范围缩小，内见网状、索条状影、小叶间隔增厚及轻度牵拉性支气管扩张，双侧均示少量胸膜腔积液，右侧较多因特发性间质性肺炎的病因不明，各种类型影像学表现尽管有一定特点，但缺乏特异性，有重叠，影像学诊断需要结合病史，最终诊断常需依赖病理

病例9

【简要病史】

患者，女，56岁。干咳伴随气短、低氧血症，运动后呼吸困难3年，病情逐渐加重。

【影像资料】

见图3-49。

【影像分析】

平扫肺窗见两肺散在、弥漫分布片状磨玻璃样影密度影，边界不清，其内可见小叶间隔增厚呈"碎石路"样改变，部分融合成片，纵隔未见肿大淋巴结，未见胸腔及心包积液影。

【初步印象】

两肺弥漫性病变，考虑肺泡蛋白沉着症。

【最终诊断】

患者行支气管肺泡灌洗，可见外观为不透明乳白色液，内含颗粒状碎屑；光镜下可见大量不定形脂蛋白物质，苏木素－伊红（HE）染色呈高度嗜伊红性。确诊为肺泡蛋白沉着症。

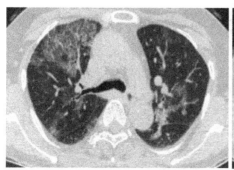
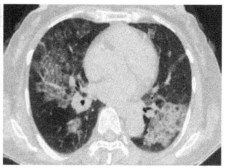

A. CT 平扫肺窗（气管隆突层面）　　　B. CT 平扫肺窗（右肺中叶支气管层面）

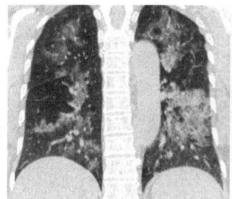
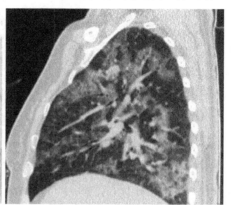

C. CT 平扫肺窗冠状位重建　　　　　D.CT 平扫肺窗矢状位重建

图 3-49　肺泡蛋白沉着症

【概述】

肺泡蛋白沉着症（pulmonary alveolar proteinosis，PAP）是一种少见的肺部弥漫性疾病，以肺泡及终末呼吸性细支气管腔内充满过碘酸雪夫（PAS）染色阳性的富磷脂蛋白样物质为特征。

肺泡蛋白沉着症是一种病因未明的少见疾病，据统计年发病率为 0.36~3.7 每百万人口；根据发病机制分为 3 类：先天性、特发性及继发性肺泡蛋白沉着症，90% 以上为特发性。先天性肺泡蛋白沉着症被认为是一种常染色体隐性遗传病，与相关基因突变有关。而继发性肺泡蛋白沉着症与粉尘吸入、免疫紊乱、恶性肿瘤等因素有关。特发性肺泡蛋白沉着症为一种自身免疫性疾病，由于出现粒细胞集落刺激因子（GM-CSF）自身抗体，导致肺泡巨噬细胞功能改变，使肺泡表面活性物质的清除功能下降所致。肺泡蛋白沉着症肺组织活检光学镜下显示：肺泡腔及终末细支气管内几乎完全被絮状或颗粒状 PAS 染色阳性的肺泡表面活性物质充填，可伴有轻微的淋巴细胞间质浸润及纤维组织增生；最显著的特点是在没有肺纤维化的患者中，肺泡结构是完好的。

1. 临床表现

肺泡蛋白沉着症最显著的特点是临床症状一般表现隐匿、轻微，而胸部 CT 表现严重。肺泡蛋白沉着症临床表现缺乏特异性，多见于 30~50 岁男性，男女比例为 (2~4):1 多数起病隐匿，进展缓慢；主要症状为干咳，运动后呼吸困难。

2. 影像表现

（1）X 线表现

1）两肺弥漫性阴影，呈结节状、羽毛斑片状或大片实变影，边缘模糊，有融合趋势，以肺门区和肺底部较重（图 3-50A）。

2）自肺门向外放射、呈蝶翼状分布，与肺水肿相似，但没有肺血改变、心影增大和胸腔积液。

（2）CT 表现

1）自两肺门向外扩散的弥漫性、边缘模糊的磨玻璃影，内见细小结节影，融合成片。

2）斑片状磨玻璃影内出现光滑的小叶间隔增厚，即所谓的"铺路石"征（图 3-50B，图 3-50C）。

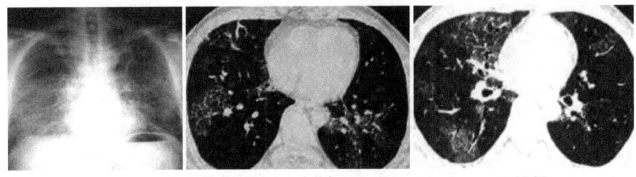

A. 胸部 X 线正位　　　　　　　　　B. CT 平扫肺窗　　　　　　　　　　C. HRCT

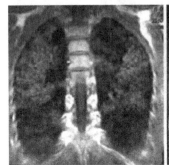

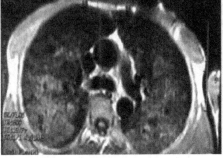
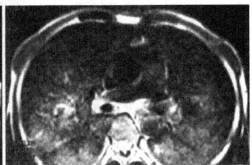

D. 冠状位 T_1WI　　　　　　　　　E. 轴位 T_1WI　　　　　　　　　　F. 轴位 T_2WI

图 3-50　肺泡蛋白沉着症

图 3-50A X 线片示两下肺斑片状密度增高影；图 3-50B CT 平扫肺窗显示双肺斑片状磨玻璃密度影，多叶段散在分布。大部分病灶呈典型地图状"铺路石"征，中叶胸膜下局部网格粗大、不规则；图 3-50C HRCT 显示双肺斑片状磨玻璃密度影多时段散在分布。图 3-50D~ 图 3-50F MRI 示两肺斑片状 T_1WI 高信号、T_2WI 稍高信号

3）两侧磨玻璃影基本对称分布，与正常肺组织分界清楚，为地图样改变。

4）水平与垂直方向上均为随机分布。

5）肺容积正常。

6）未见明显胸腔积液及心影增大。

（3）MRI 表现　两肺中下肺野斑片状 T_1WI 高信号、T_2WI 稍高信号（图 3-50D~ 图 3-50F）。

3. 诊断要点

PAP 其主要影像学表现可有地图样分布、肺水肿样表现、"铺石路"样表现、间质纤维化样表现、肺实变样表现等。常规 CT 或 HRCT 一旦显示"地图样"表现和"铺路石"征象，高度提示本病的可能。

4. 鉴别诊断

（1）肺炎　① PAP 肺部阴影演变缓慢，肺炎的阴影出现快，消失也快。② PAP 肺部阴影与临床症状不平衡，即肺部的影像学较严重，而缺乏相应的临床表现；肺炎在出现肺部阴影的同时，常伴有发热、咳痰、乏力及感染血象。③ PAP 肺部阴影呈两侧多叶分布；肺炎的阴影多呈肺段或肺叶分布。④ PAP 的阴影可见铺路石及地图样表现；肺炎则呈大片状或小片状。⑤经抗生素治疗，肺炎症状缓解，肺部阴影也随之消失；PAP 肺部阴影不会消失。

（2）肺水肿　① PAP 心影不大，无上肺血管影增粗，且无胸腔积液。②磁共振成像（MRI）上因肺泡中含有大量的蛋白颗粒，T_2 压脂像上呈低信号，与肺水肿的高信号不同。③肺水肿是肺外围肺磨玻璃样改变，是较多的小叶间隔增厚表现，而 PAP 是在磨玻璃影中的小叶间隔增厚。

（3）肺泡细胞癌　①从病程上两者是不同的。PAP 的病程较长；肺泡细胞癌进展迅速。② PAP 患者咳少量黏痰或黄痰；肺泡细胞癌患者常咳大量水样白色黏痰。③ PAP 无纵隔淋巴结肿大；肺泡细胞癌常合并纵隔淋巴结肿大。④ PAP 表现为密度较低的小片状阴影；肺泡细胞癌表现为密度较高的小结节状阴影。⑤ PAP 表现为肺部体积缩小；肺泡细胞癌呈等体积或体积增大。

（任志豪　李强　邓生德　汪建华）

三、气道病变

病例10

【简要病史】

患者，女，46岁，咳嗽、咳痰、咯血半月。

【影像资料】

见图3-51。

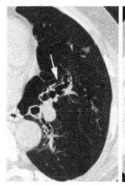

A. CT平扫肺窗　　　　　B. CT平扫肺窗
（左肺局部放大）

图3-51　支气管扩张

【影像分析】

图3-51A为胸部CT平扫肺窗，见左肺上叶支气管管腔不规则扩张，管壁增厚（箭头），右肺中叶、左肺下叶支气管呈囊状扩张，连续的成簇呈葡萄串样改变，囊腔内可见气液平面（图3-51B箭头）。

【影像诊断】

双肺支气管扩张考虑，请复查。

【最终结果】

支气管扩张症。

【概述】

支气管扩张症（bronchiectasis）为各种原因导致的支气管腔的持久性扩张、变形，多为肺段以下的3~6级小支气管。少数为先天性，多数为后天性。支气管壁大炎性损伤和支气管阻塞相互影响。平滑肌、弹力纤维和支气管软骨不同程度的破坏、纤维组织增生，逐渐纤维化、瘢痕化，导致支气管腔扩张。依据扩张形态学可分为柱状支气管扩张、囊状支气管扩张、曲张型支气管扩张。

1. 临床表现

慢性咳嗽、咳脓痰、反复咯血是常见症状，白细胞计数可增高。

2. 影像表现

目前胸部CT是诊断支气管扩张最常用的影像学方法，X线片应用较少。

（1）X线表现　特异性表现为小囊状或蜂窝状阴影，囊内可有液平。非特异性征象：常伴有肺纹理粗乱、肺内小斑片、肺不张等。

（2）CT表现

1）柱状支气管扩张：多发生于3~5级支气管，表现为支气管内径大于伴随肺动脉内径。随扩张支气管与CT扫描层面不同，可表现为"轨道征"(tramtrack sign)（图3-52A），"印戒征"(signetring sign)等。

2）囊状支气管扩张（cystic bronchiectasis）：多见于5~6级或末端支气管，表现为薄壁或厚壁囊腔，合并感染时内可见气液平面（图3-52B、图3-52C）。连续的成簇囊腔可呈葡萄串样，成为葡萄串征（clusters of grapes sign）。

3）曲张型支气管扩张（varicose bronchiectasis）：多发生于4~5级支气管，扩张的支气管平行扫描层面时呈串珠样，垂直时呈粗细不均的囊柱状扩张。

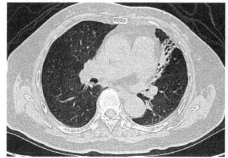
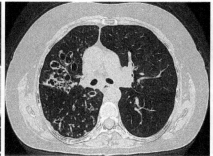
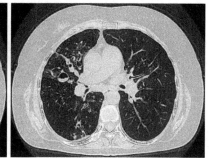

A. 柱状支气管扩张，轨道征　　　B. 囊状支气管扩张，印戒征　　　C. 支气管扩张伴气液平面

图3-52　支气管扩张的不同CT表现

（3）常见的伴发征象　①指套征（gloved finger sign）：扩张支气管内空气被潴留的液体替代而呈"Y"或"V"形高密度影。②肺实变：支气管扩张症后期，支气管感染波及周围的肺泡和呼吸性细支气管而呈实变。③肺段性肺不张：表现为支气管并拢，相邻肺叶代偿性肺气肿，为支气管周围纤维化引起的瘢痕性不张。

3. 诊断要点

1）患者常有咯血症状。

2）HRCT 为本病最佳影像诊断方法。

3）当 CT 显示肺内囊状、柱状或曲张性支气管增宽，支气管内径大于同层肺动脉直径（正常支气管小于同层肺动脉），诊断并不困难。

4）CT 横断面结合多平面重建，诊断的特异性较高。

4. 鉴别诊断

囊状支气管扩张有时需与肺大泡或肺囊肿鉴别。如阅片者仔细观察连续层面，确定囊状影与支气管相连，则诊断并不困难。由于很多疾病可导致支气管扩张，该诊断成立后，除已有明确的原因外，应进一步分析其病因，以便及早治疗。如 Swyer-James 综合征、α-1 胰蛋白酶缺乏、KG 综合征等均可表现为支气管扩张，需要仔细询问临床病史，并结合相应化验结果，才能作出全面准确的诊断。

病例 11

【简要病史】

患者，男，42 岁，咳嗽气促伴发热 1 个月。

【影像资料】

见图 3-53。

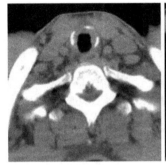 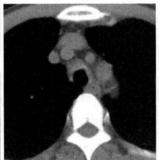 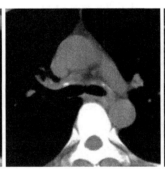 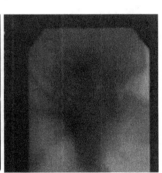

| A. 颈部 CT 平扫 | B. CT 平扫纵隔窗 | C. CT 平扫纵隔窗（左右气管分叉水平） | D. 喉镜 |

图 3-53　复发性多软骨炎

图 3-53D 彩图

【影像分析】

图 3-53A~ 图 3-53C 为颈部及胸部 CT 平扫纵隔窗，气管及主支气管壁前、侧壁广泛增厚，平均厚度 6 mm，管壁内外轮廓尚光整，累及气管前、侧壁软骨部分，后部肌性部分改变不明显，由于残留软骨钙化部分位于增厚外缘，提示管壁增厚主要位于气管黏膜下（管腔侧），外膜侧部分显示不清。图 3-53D 纤支镜示声门下轻度狭窄，全气道黏膜充血水肿明显，粗糙，有部分肉芽肿形成。

【影像诊断】

复发性多软骨炎可能大，建议支气管镜检查。

【最终结果】

支气管镜显示气管及主支气管管壁增厚及管腔狭窄，以前、侧壁软骨受累为主，后壁基本正常，内外轮廓尚光整。T-SPOT 及多次痰中抗酸杆菌阴性，痰栓病理未找到肿瘤细胞，气管镜病理加做特染结果提示气管支气管慢性炎，未见淀粉样物质；结合患者体格检查发现耳郭及鼻软骨的慢性炎症，最终考虑为复发性多软骨炎。

【概述】

复发性多软骨炎（relapsing polychondritis，RP）是一种少见的病因不明的，与自身免疫有关的炎症性疾病，主要累及全身软骨组织和含有多量黏多糖类的组织。病理上为软骨破坏及结缔组织增生，但无特征性。Buckner等报道，一种称为Matrilin-1的抗原参与了复发性多软骨炎的发病机制。Matrilin-1是一种软骨基质蛋白，为成人气管支气管、鼻、耳郭软骨所共有，复发性多软骨炎患者针对Matrilin-1抗原产生抗体引起自身免疫变态反应。本病约有1/3患者与其他自身免疫性疾病并存。

1. 临床表现 复发性多软骨炎患者以白种人居多，各年龄段均可发病，好发年龄为20~60岁，发病高峰40~50岁，无明显性别差异。主要临床表现为2个或2个以上部位软骨反复发生炎症，气道受累约占半数，有咳嗽、呼吸困难；喉软骨病变时声音嘶哑、失音；耳鼻软骨受累时可分别引起耳郭变形和鼻塌陷等。

2. 影像表现

（1）X线表现 复发性多软骨炎累及气道者，胸片无特异征象，诊断较为困难。

（2）CT表现 具有良好的空间和密度分辨率，特别是胸部高分辨率CT可以很好地检测到气道内径和气管壁的变化，对于早期发现本病具有重要价值。

1）吸气相胸部CT扫描可显示受累气道的形态异常：①大气道管壁弥漫性增厚伴管腔狭窄：大气道受累包括胸廓外及胸廓内，包括气管、主支气管、叶及段级支气管，部分向上累及喉部软骨。以大气管的前、侧壁增厚为主，多呈平缓性，而后壁的膜部多不受累，大气管的内、外轮廓比较光整。②大气道软骨区的钙化：进行性的气管软骨钙化是复发性多软骨炎一个特征性表现。

2）呼气相胸部CT扫描可显示气管支气管的功能异常，呼气相CT支气管管腔狭窄较吸气相明显加重，管壁软化塌陷。两者结合还可动态显示气管塌陷、气体陷闭等。

3. 诊断要点

本病的诊断以临床表现为主，病理和实验室检查为辅。目前推荐的复发性多软骨炎诊断标准中广为认可的是在McAdam等诊断标准基础上扩展而来的Damiani和Levine诊断标准（表3-8）。CT表现为大气管的前、侧壁增厚为主，可伴有钙化。当怀疑本病时，CT扫描应采用双相法，即呼气相与吸气相分别扫描，可动态显示气管塌陷、气体陷闭。

表3-8 复发性多软骨炎临床诊断标准

McAdam等诊断标准	Damiani和Levine诊断标准
①复发性双侧耳郭软骨炎 ②非侵蚀性炎性多关节炎 　鼻慢性软骨炎 　眼部炎症（结膜炎、角膜炎、巩膜炎、葡萄膜炎） ⑤喉和（或）气管软骨炎 ⑥耳蜗和（或）前庭受损，表现为听力丧失、耳鸣和眩晕	①具备McAdam标准3条以上表现者 ②至少具备McAdam标准1条表现并经病理组织学证实 ③病变累及2个或2个以上不同解剖部位，对激素和（或）氨苯砜有效

4. 鉴别诊断

复发性多软骨炎累及气道需与下列能引起气道壁增厚狭窄的疾病相鉴别。

（1）气管支气管内膜结核 是发生在气管支气管黏膜或黏膜下层的结核病变，较长段的支气管壁中心性增厚为本病的主要表现，可致气管支气管管腔狭窄、阻塞、管壁增厚，大多好发于双肺上叶及下叶背段，发病部位与肺结核的好发部位一致。狭窄的支气管管壁不规则增厚，结节状突起、腔内不光

整、管腔扭曲变形甚至僵直；常伴发肺内结核病变。

（2）原发性气管癌 也可表现为气管管腔狭窄、阻塞、管壁增厚，局部管腔不规则增厚狭窄，有突入气管腔内的软组织肿物，或穿透管壁向腔外生长，气管腔呈偏心性狭窄。

（3）原发性支气管淀粉样变 最常见的表现为弥漫性气道壁增厚与管腔狭窄，呈向心性或偏心性改变，可见斑点状或小片状钙化，支气管镜检可见支气管壁多处或单灶隆起或普遍性狭窄。

（4）气管结节病　气管、支气管内肉芽肿导致管壁增厚，但较少引起明显的管腔狭窄，一般无钙化，常有双侧肺门及纵隔淋巴结增大。

（5）气管韦格纳肉芽肿　受累气管管壁增厚，呈息肉状、乳头样结节改变，可有钙化，管腔不规则狭窄，多合并有肺内病变。

（6）骨化性气管支气管病　气管主支气管前壁及侧壁散在或多发斑块状小结节突起，呈串珠样，部分结节钙化，大多直径在 1~3 mm，气管后壁一般不受累，尚可见支气管管壁增厚、气管环变性和管腔缩小等。

病例 12

【简要病史】

患者，男，50 岁，2 个月前不慎误吸猪蹄骨后出现咳嗽、咳痰，发热 1 周。

【影像资料】

见图 3-54。

【影像分析】

胸部 CT 平扫（图 3-54A，图 3-54B）显示右侧中间支气管分出中叶支气管处管腔内见条状高密度影，边界清，边缘锐利，相应支气管管腔变窄；图 3-54C，图 3-54D 为 MRP 重建图像，冠状位完整显示气管－段支气管，异物位于右侧中间支气管管腔内，斜位可显示异物形态呈三角形；图 3-54E 为支气管仿真内镜（CTVE），异物位于管腔内；图 3-54F 显示右下肺阻塞性炎症。

【影像诊断】

右侧中间支气管内高密度影，结合患者 2 个月前不慎误吸猪蹄骨病史，首先考虑支气管异物。

【最终结果】

患者全麻后插入硬质支气管镜，发现右中间支气管处见异物阻塞管口，局部肉芽增生，用异物钳钳取异物，异物松动，予钬激光切开异物后取出。最终诊断为右侧中间支气管内异物。

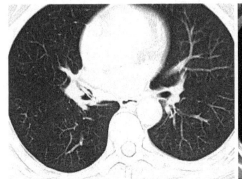
A. CT 平扫肺窗

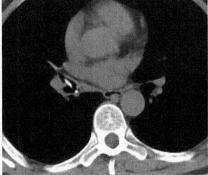
B. CT 平扫纵隔窗

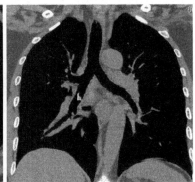
C. CT 平扫纵隔窗曲面重建

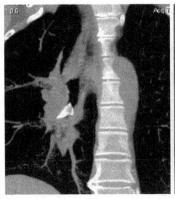
D. CT 平扫纵隔窗曲面重建
（局部放大）

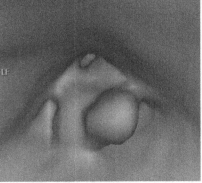
E. VR 重建

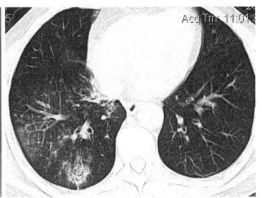
F. CT 平扫肺窗（两下肺基底段）

图 3-54　支气管异物

【概述】

支气管异物是临床常见的急诊病变，80%~90%见于5岁以下儿童，偶见于成人。按照传统的分型为X线阳性异物和X线阴性异物。右下支气管是异物最常见的发生部位，右主支气管行径较直向下，气管隆突位置偏左，以及右主支气管管腔较大和气流较大，故异物较易吸入右下支气管内。少数也可见于左侧支气管（图3-55）。

1. 临床表现

异物进入下呼吸道的当时有剧烈咳嗽，以后常有或长或短的无症状期，易于误诊。异物嵌顿于支气管而造成不同程度阻塞而出现不同症状。

2. 影像表现

主要包括异物本身及异物阻塞支气管后引起的肺气肿、肺不张及纵隔摆动等间接征象。

（1）X线表现 不能很好地明确诊断异物，接近90%的支气管异物不能直接显示，只能通过肺气肿、肺不张、纵隔摆动等间接征象来推断，在支气管异物患者纵隔摆动的出现率不足40%，极易漏诊。

（2）CT表现 分辨率较普通X线更高，对于X线不可检出异物的诊断具有一定的价值。尤其是近年来MSCT的快速发展，其扫描速度快、取层薄、覆盖范围广，获得高质量的图像可以清晰地显示异物。图像后处理技术包括MPR重建、曲面重建（CPR）、VR及支气管仿真内镜（CTVE），还有专门应用于显示肺和支气管的重建方法如MinIP是通过调整肺窗的层厚，使支气管和双肺可见完全显示出来，MinIP结合CTVE可以大大提高支气管异物的检出率。

3. 诊断要点及鉴别诊断

当患者有明确异物吸入病史及典型的临床症状，CT检查气道内高密度异常密度影，一般可确定诊断，需要报危急值，以便临床医师及时处理。对于患者否认异物吸入史，影像表现不典型的支气管异物，此种支气管异物一般为小型物体，异物吸入期对支气管刺激较小，未引起呛咳、憋气等症状，或有轻微喘咳，过了安静期，进入阻塞期和并发症期，患者淡忘或未联系起来，而否认异物吸入史。当CT扫描疑为支气管异物应建议做纤维支气管镜检查进一步明确。

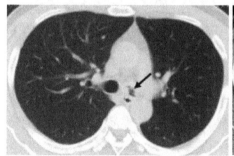 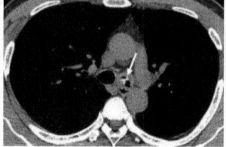 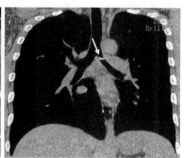

A. 胸部肺窗　　　　　　　　B. CT平扫纵隔窗　　　　　　C. CT平扫纵隔窗冠状位重建

图3-55 左肺下叶支气管异物

患者，男，36岁，咳嗽、咳痰近2个月。胸部CT平扫（图3-55A，图3-55B）显示右侧中间支气管分出中叶支气管处管腔内见条状高密度影，边界清，边缘锐利，相应支气管管腔变窄；图3-55C为MRP重建图像，冠状位完整显示气管-段支气管，异物位于左侧下叶支气管起始部管腔内

（李建斌　李强　邓生德）

四、肺部肿瘤

病例 13

【简要病史】

患者，女，68岁，体检发现右肺占位1周，实验室检查阴性。（本例由 Baystate Medical Center Dr. Shan Li 提供）

【影像资料】

见图3-56。

【影像分析】

胸部CT肺窗显示右肺下叶可见结节高密度影，边界清，边缘欠光整，呈浅分叶状改变（图3-56A

箭头），纵隔窗显示病灶内可见"爆米花样"钙化灶及脂肪密度影（图3-56B，图3-56C箭头），增强后病灶实质部分轻度强化。

【影像诊断】

右肺下叶良性占位，错构瘤可能大。

【最终结果】

术后病理诊断右下肺错构瘤。

【概述】

错构瘤是最常见的肺部良性肿瘤诊断的关键是充分显示其病理特征即钙化和脂肪。因此，在肺内孤立结节的诊断和鉴别诊断时，要重视检查技术。

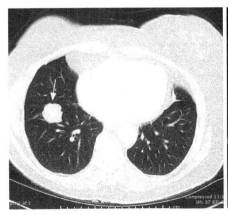
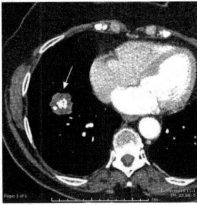
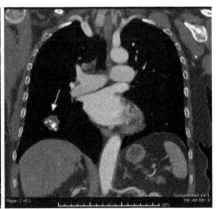

A. CT 平扫肺窗　　　　　　B. CT 增强纵隔窗　　　　　C. CT 增强纵隔窗冠状位重建

图3-56　肺错构瘤

周围型肺错构瘤支气管及肺的瘤样畸形，亦叫软骨样错构瘤或软骨样腺瘤。一般以成年男性多见，通常单发，多发罕见。根据发生部位分为肺实质内的肺内型及发生于大支气管的支气管管内型，后者较少见，占10%~20%。肿瘤生长缓慢，极少恶变。约80%生长于肺部周边。

1. 临床表现

多无临床症状，肿瘤较大，刺激或压迫支气管时可出现咳嗽、胸痛、发热的症状。

2. 影像表现

（1）X线表现　错构瘤的诊断主要依靠X线检查，多数是在X线常规检查时偶然发现的。X线表现为均匀致密的阴影，也可以不均匀阴影，还可以有钙化，钙化影呈现爆米花状的图案，周边部

密度相对较低，可能为脂肪组织。爆米花征是肺错构瘤的特征性表现，但不多见而且不是肺错构瘤所独有。肺错构瘤一般为单发，多发者极为罕见，国内尚未见报道。单发错构瘤绝大多数为肺实质内型，支气管腔内型极少见。在右肺的较左肺多，在下叶的较上叶多，部分发生在右中叶和左上叶舌段。

（2）CT表现　肿块多位于肺内，少数可近肺门处，亦可位于支气管腔内。一般小于5 cm，边缘光滑，多呈圆形或类圆形，无毛刺征，可有轻度分叶。多为软组织密度，典型者肿块内含有脂肪密度，少数可见大量脂肪。病灶内钙化为斑点状或斑片状，典型者为"爆米花"样。增强后无强化或轻度强化。肺门及纵隔无肿大淋巴结（图3-57）。

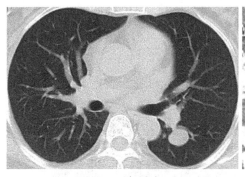

A. CT 平扫肺窗

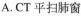

B. CT 平扫纵隔窗

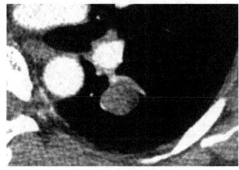

C. CT 增强动脉期

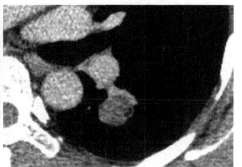

D. CT 增强实质期

图 3-57　左下肺错构瘤

患者，女，44 岁。体检发现左肺下叶结节，随访六年病灶略有增大。实验室检查阴性。肺窗（图 3-57A）显示左下肺背段结节，直径约 23 mm，边缘光整，推挤周围肺纹理。纵隔窗平扫（图 3-57B）结节大部分呈软组织密度，外侧部可测到脂肪密度影，CT 值 -40.5 HU。增强动脉期（图 3-57C）、实质期（图 3-57D）病灶强化不明显，病灶内脂肪部分显示更明显。

3. 诊断要点

1）肺错构瘤病灶边缘光滑，多呈圆形或者类圆形，毛刺征极少见，可有浅分叶征。

2）病灶一般小于 5 cm。

3）肿块多为软组织密度肿块，其内多有脂肪密度区，为其典型 CT 表现。

4）病灶内钙化为斑点状或斑片状，典型钙化为爆米花样。

5）肿块多位于肺内，少数可靠近肺门，亦可位于气管腔内，肺门、纵隔无肿大淋巴结。

6）增强后肿块无强化或仅轻微强化。

7）随访病灶生长缓慢但会逐渐增大，钙化逐渐增多。

4. 鉴别诊断

（1）周围型肺癌　多见于 50 岁以上人群，男、女发病率接近，吸烟史可供参考，病灶以软组织密度为主，边缘分叶和毛刺，较大者内见坏死、囊变的低密度区，增强扫描均匀或不均匀强化，可见小结节堆聚，少见钙化灶无包膜强化。

（2）肺结核球　周围多有卫星灶，病灶内钙化常见，无明显强化。错构瘤多见于 40~60 岁男性，肿块内爆米花样钙化及脂肪密度为其特征性改变，多数无明显强化。

病例 14

【简要病史】

患者，女，50 岁。右胸部疼痛 3 周余，实验室检查阴性。

【影像资料】

见图 3-58。

【影像分析】

CT 肺窗显示右肺中叶近肺门处见结节状高密

度化影（图3-58A，图3-58B箭头），边缘光整，直径约为25 mm，密度均匀，无坏死及钙化灶，周围无卫星灶。增强动脉期（图3-58C箭头）病灶呈均匀轻度强化，CT值53 HU，实质期（图3-58D）呈持续性强化，CT值85 HU。

【影像诊断】

右肺中叶良性病变，硬化型血管瘤首先考虑。

【最终诊断】

本院手术，术后病理右肺中叶硬化型血管瘤。

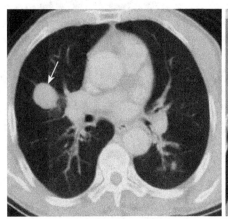

A. CT平扫肺窗

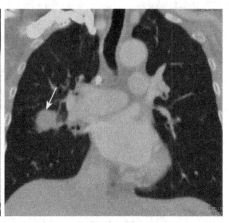

B. CT冠状位重建

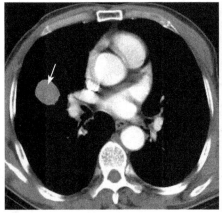

C. CT增强动脉期

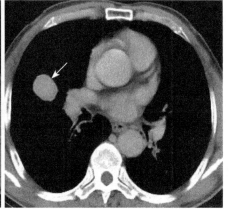

D. CT增强静脉期

图3-58 硬化型血管瘤

病例 15

【简要病史】

患者，女，50岁。右胸部疼痛3周余，实验室检查阴性。

【影像资料】

见图3-59。

【影像分析】

右肺下叶后基底段见类圆形肿块影，大小约42 mm×46 mm，内部密度均匀，CT值约53 HU，边界清楚，边缘可见少许透亮影，周边可见少许片絮状高密度影，边缘模糊，增强后肿块呈轻度强化，各期CT值分别为49 HU、44 HU、70 HU。VR图像可见肺动脉沿肿瘤周边绕行，包绕肿块，血管走行自如，管壁未见明显受侵。本例病灶形态规则，无毛刺、分叶等边缘征象，密度均匀，增强后渐进性强化，程度一致，血管呈抱球样改变，具有良性肿瘤的特征。

【影像诊断】

良性肿瘤或低度恶性肿瘤可能大。

【最终诊断】

硬化型血管瘤。

【概述】

肺硬化型血管瘤（pulmonary sclerosing

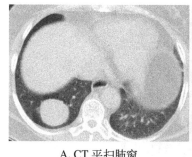

A. CT 平扫肺窗

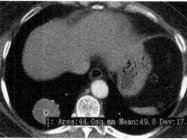

B. CT 增强动脉期

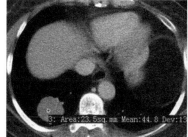

C. CT 增强静脉期

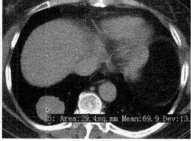

D. CT 增强实质期

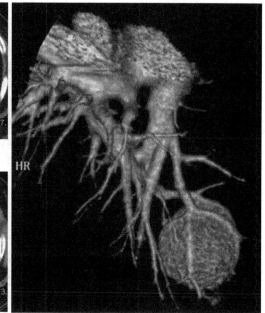

E. VR 重建

图 3-59　硬化型血管瘤

图 3-59E 彩图

hemangioma，PSH），2015 年世界卫生组织（WHO）发布的肺肿瘤分类将"硬化性血管瘤"改为"硬化性肺泡细胞瘤"。硬化性肺泡细胞瘤是一种少见的肺内良性肿瘤。1956 年，由 Liebow 和 Hub bell 首次报道，其起源及发病机制目前尚不十分清楚。过去曾被归入炎性假瘤一类，但研究表明 PSH 的主要组成细胞为上皮细胞，其组织来源、生长方式及病理构成不同于一般的炎性假瘤，因其中有血管样组织区且有硬化但又不是血管源性肿瘤，认为是一种原发于血管增生伴有继发性上皮增生的病变。目前，对其组织来源存有争议，近年来大多数学者通过免疫组化和免疫电镜研究，认为其来源可能是肺泡Ⅱ型上皮细胞。病理特征为血管增生伴有硬化倾向，肿瘤细胞排列呈乳头样突起。

1. 临床表现

PSH 多发生于中年 40~60 岁女性，曾有怀疑其与女性用避孕药有关，但迄今缺乏有力证据。男女发病率之比约为 1:5，常为体检或因其他疾病就诊检查时发现，少数可见咳嗽、痰中带血丝、胸部不适等非特异症状。PSH 肿瘤常位于肺实质内胸膜下，呈圆形或类圆形孤立性肿块或结节，境界清楚，少数有包膜，切面呈暗红色海绵状或灰白色实质性。

2. 影像表现及诊断要点

（1）部位与数目　肿瘤两肺各叶均可发生，以肺外周、胸膜下肺实质内多见。

（2）大小　PSH 病变大多数报道的病灶体积较小，直径小于 4 cm。

（3）形态与密度　肿瘤呈多圆形或类圆形肿块或结节，边缘光滑，密度均匀，偶有浅分叶及钙化，无毛刺及卫星灶。

（4）强化形式　病灶多数强化明显，强化程度同周围血管相仿，且与血管关系密切。部分可见"贴边血管征"（图 3-60B），其定义为病灶周围数枚结节状强化血管断面影。其增强程度及形式取决于瘤体组织的成分，血管瘤成分的强化明显，纤维组织的强化程度稍差，囊变区无强化。

（5）纵隔淋巴结　偶有增大。

3. 鉴别诊断

（1）肺类癌　与 PSH 两者均为女性好发，强化有许多相近之处，但类癌中以典型类癌常见，中央型多，"冰山征"（图 3-61A）是中央型肺类癌较为特征性的影像表现，即肿瘤支气管腔外部分大于腔内部分。非典型类癌少见，以周围型多（图 3-61B）其肿块多较大，常在 6 cm 以上，内部常见坏死，可资鉴别。

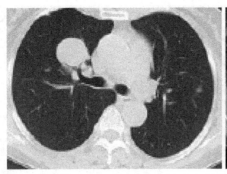
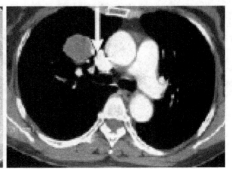

A.肺窗平扫　　　　　　　　　　　B.纵隔窗增强动脉期

图 3-60　右肺中叶硬化型血管瘤

A.右肺中叶可见类圆形软组织密度肿块影，边界清楚；B.增强扫描见"贴边血管征"（箭头），强化程度与邻近肺血管相似

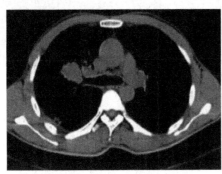
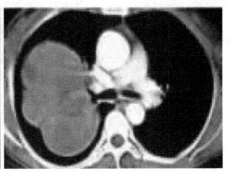

A.CT平扫纵隔窗　　　　　　　　　B.CT增强动脉期纵隔窗

图 3-61　右肺上叶中央型类癌

图 3-61A 右肺上叶肿块，肿块跨越支气管生长，腔内小结节，腔外肿块较大，呈"冰山征"。图 3-61B 右上肺周围型类癌，大部分瘤体位于支气管腔外，轮廓光整，伴分叶，其内密度不均，增强后轻度不均匀强化，期内可见无强化区

（2）孤立性周围型肺癌　肿块密度不均，最大强化值常小于 40 HU，出现在延时 2 min 后，常持续时间长，且肿块有空泡征、分叶、细小毛刺、血管集束征及胸膜凹陷征等征象。

（3）结核球　多位于上叶尖后段、下叶背段或基底段，病灶类圆形，边缘光整，周围可见卫星灶，其内主要为干酪样物质，通常 CT 值低于软组织，可见砂砾样钙化或不规则钙斑，增强扫描无强化或仅见包膜强化，随访病灶不增大反而缩小（图 3-62）。

（4）肺炎性假瘤　病史多有炎症病史，邻近胸膜肥厚粘连，不增强或周边增强。多数 PSH 具有良性肿瘤征象，结合其明显强化特征可与上述病变鉴别。

病例 16

【简要病史】

患者，男，65 岁。左胸部疼痛 1 月余伴咯血 3 天，实验室检查阴性。

【影像资料】

见图 3-63。

【影像表现及分析】

CT 肺窗显示左肺上叶尖后段见团块状高密度影，边界清，边缘不光整，可见深分叶及长短不一的毛刺（图 3-63A，图 3-63B 箭头）。冠状位及矢状位重建显示相邻支气管管腔狭窄、闭塞，及"血管集束征"（图 3-63C 箭头）。CT 平扫纵隔窗显示肿块分叶状，密度均匀（图 3-63D，粗箭头），纵隔内见肿大淋巴结影（图 3-63D，细箭头）。增强动脉期（图 3-63E）及实质期（图 3-63F），肿块呈进行性强化，中等程度强化，强化程度略不均，中央可见小斑片状坏死区，未强化。纵隔肿大淋巴结亦见中等程度强化（图 3-63F 细箭头）。

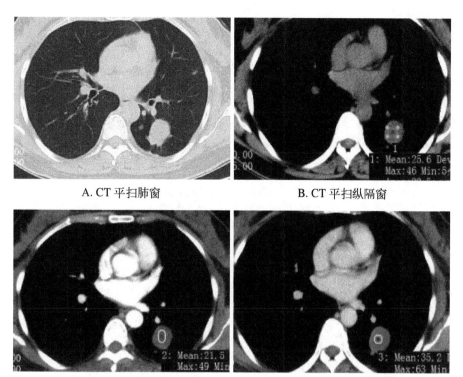

A. CT 平扫肺窗　　　　　　　　　B. CT 平扫纵隔窗

C. CT 增强动脉期纵隔窗　　　　　D. CT 增强实质期纵隔窗

图 3-62　结核并结核球形成

左肺下叶背段见散在斑点状、结节状、团块状高密度影，边界尚清，最大者长径约 28 mm，增强后下叶背段病灶强化不明显各期 CT 值为 25 HU、21 HU、35 HU。双肺多形性病灶，结核伴结核球形成

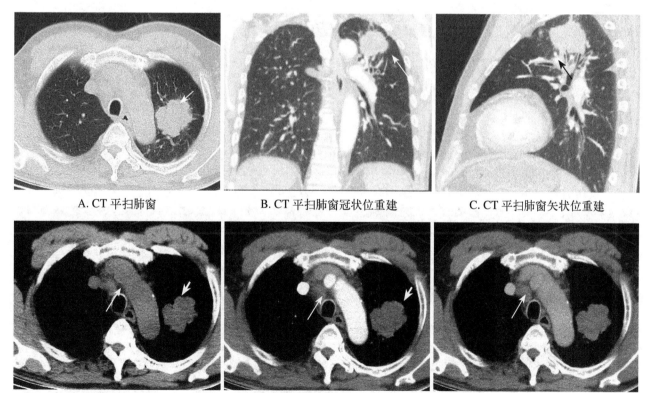

A. CT 平扫肺窗　　　　　B. CT 平扫肺窗冠状位重建　　　　C. CT 平扫肺窗矢状位重建

D. CT 平扫纵隔窗　　　　E. CT 增强动脉期纵隔窗　　　　F. CT 增强实质期纵隔窗

图 3-63　左上肺尖后段周围型腺癌

【影像诊断】

左肺上叶占位，考虑恶性。

【手术结果】

本院手术，术后病理左上肺腺癌。

【最终结果】

左上肺周围型腺癌。

病例 17

【简要病史】

患者，男，60 岁。因双膝疼痛就诊，胸片发现左肺占位，实验室检查细胞角蛋白 19 片段升高。

【影像资料】

见图 3-64。

【影像分析】

CT 肺窗显示左肺上叶尖后段见类圆形肿块影，大小约 39 mm × 35 mm，CT 值约 25 HU，内部密度尚均匀，其内支气管走形迂曲，部分截断边缘不

清，可见棘突与短粗毛刺，邻近胸膜凹陷，与结节状凸起相连（图 3-64A~ 图 3-64C 箭头）。CT 平扫纵隔窗显示肿块分叶状，密度均匀（图 3-64D 箭头），纵隔内未见肿大淋巴结影。增强动脉期（图 3-64E）及实质期（图 3-64F），肿块呈进行性强化，中等程度强化，强化程度不均，CT 值分别约 47 HU，病变内部可见血管进入。

【影像诊断】

左肺上叶肿块，周围型肺癌考虑，请结合临床。

【手术结果】

本院手术，术后病理（左上肺叶）浸润性腺癌，大部分为浸润性黏液腺癌。

【最终结果】

左上肺周围型腺癌。

【概述】

肺癌（lung cancer）是目前最常见的恶性肿瘤之一，也是致死率最高的恶性肿瘤，周围型肺癌

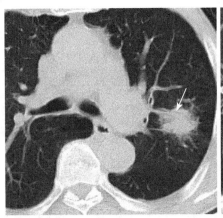
A. CT 平扫肺窗（迂曲支气管穿行）

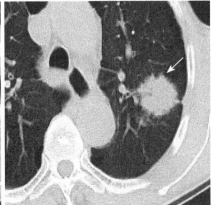
B. CT 平扫肺窗（棘突、短粗毛刺）

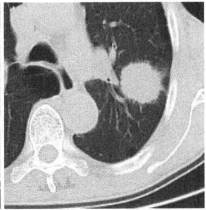
C. CT 平扫肺窗（胸膜黏连）

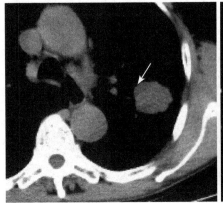
D. CT 平扫纵隔窗

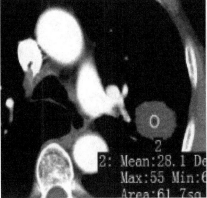
E. CT 增强动脉期纵隔窗

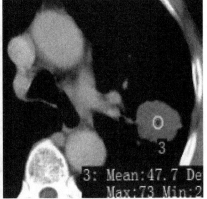
F. CT 增强实质期纵隔窗

图 3-64 左上肺周围型腺癌（浸润性）

（peripheral lung cancer）是指发生于肺段以下支气管的肺癌，可见于各种组织学类型，主要是细支气管肺泡癌和腺癌，也见于鳞状细胞癌、小细胞癌、大细胞癌及类癌。

1. 临床表现

早期周围型肺癌往往缺乏症状，少数可间断性痰中带血，实验室检查暂无特异性。中晚期周围型肺癌以咳嗽、痰中带血为主要表现。当发生邻近脏器侵犯、转移时，可出现相应部位的临床症状及体征。中央型肺癌较周围型临床症状出现早。常有刺激性咳嗽、喘鸣、咯血或痰中带血、胸痛等症状。如发生转移，可出现相应部位症状。

2. 影像表现

周围型肺癌的影像学诊断主要从发病部位、病灶大小形态及生长方式、信号特征、间接征象、增强扫描等多方面进行分析。

（1）形态　基本多为圆形或类圆形，边缘分叶征常可见，但小肺癌分叶征出现率低且常常分叶较浅。分叶征：CT像上肿块单个分叶的弧弦距与弦长比值的大小将分叶深度分为三类：弧弦距／弦长比值≥4/10为深分叶，弧弦距／弦长比值=3/10为中分叶，弧弦距／弦长比值≤2/10为浅分叶。

（2）瘤肺界面　边缘毛糙是早期肺癌的常见征象，毛刺征的出现率较中晚期肺癌低。毛玻璃密度肺癌的分叶征、毛糙边缘及毛刺征往往更少，程度也较轻。毛刺分为长毛刺和短毛刺，是肿瘤细胞蔓延或是肿瘤刺激引起结缔组织增生，形态不规则，呈放射状细条影。短细毛刺（图3-65A）为放射状无分支的短、细线条，自结节边缘伸入周围肺组织，呈长短不一光芒样，常见于恶性肿瘤。棘突（图3-65B）是分叶与毛刺之间的一种粗大结构（特殊的分叶类型）。

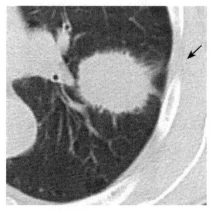 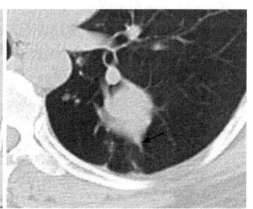

A. 短细毛刺征　　　　　B. 棘突征

图3-65　肿瘤的边界

图3-65A，显示肿瘤周围短粗毛刺改变（箭头）；图3-65B，显示肿瘤边界长的尖角样突出（箭头），即棘突征

（3）内部结构　根据病灶密度分为实性结节、纯毛玻璃密度结节及混合毛玻璃密度结节。其内部密度往往不均，结节征、空泡征及细支气管征常见，钙化少见。空泡征及细支气管充气征多见于腺癌。空泡征：病灶内小灶性透亮影，直径≤5 mm（图3-66A）。支气管充气征：表现为病变（结节或肿块）内长条状、分枝状直径小于1 mm，与支气管走行一致的空气密度影。病理上为扩张的细支气管，是由于癌细胞沿细支气管及肺泡表面附壁式生长，肺支架结构未受

破坏，病灶内细支气管仍通畅（图3-66B）。

（4）周围征象　胸膜凹陷征最常见，表现为位于肿瘤与胸膜间的线状或三角形影（图3-66C），其发生与肺癌的成纤维化反应或癌细胞沿小叶间隔浸润有关，多见于腺癌。部分肿块远侧可伴有阻塞性肺气肿、肺炎、亚段肺不张及胸膜炎性反应性增厚。少数周围肺动静脉分支可向肿瘤靠拢，并伴有血管的狭窄、截断等改变。邻近支气管牵拉向病灶移位，或支气管远端截断。

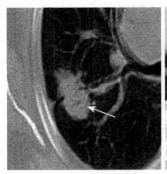
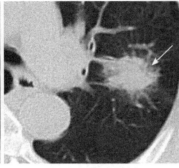
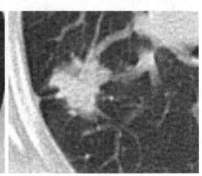

A. 空泡征　　　　　　　　　　B. 支气管充气征　　　　　　　　C. 胸膜凹陷征

图 3-66　肺癌的多种征象

（5）强化特征　增强扫描有助于实性及半实性结节的诊断及鉴别诊断。早期肺癌多呈均匀强化，时间-密度曲线呈逐渐上升、缓慢下降型。CT值增加自20~80 HU，部分可达100 HU，平均60 HU。早期肺癌多均匀强化。动态增强对于肺癌鉴别诊断价值较大，时间-密度曲线多为逐渐上升、缓慢下降型。

（6）侵袭及转移　肺上沟瘤易引起邻近胸椎及肋骨破坏。肿瘤直接侵及胸膜引起胸膜增厚，肺内血行转移形成多发结节或粟粒灶。侵犯淋巴道形成癌性淋巴管炎，表现为支气管血管束增粗，有小结节、不规则细线、网状影。胸内淋巴结转移致肺门及纵隔淋巴结肿大。胸膜转移可形成胸膜结节及胸腔积液。

3. 诊断要点

周围型肺癌常表现为肺内孤立性结节或肿块，具有分叶、毛刺、胸膜凹陷等征象，增强扫描不均匀强化，常伴纵隔肺门淋巴结肿大。

4. 鉴别诊断

（1）炎性假瘤　肺炎性假瘤周围多见浸润均表现纹理束增粗、边缘不光整，周围肺小叶的密度增高，周围型肺癌上述征象不甚明显，表现为气肿、阻塞性炎多见。炎性假瘤外侧的胸膜层多表现月牙状增厚、粘连。腔内局限性积液，个别延伸至胸壁层。纵隔内淋巴结增大、炎性假瘤表现低而模糊、直径常<1 cm，伴粘连征。

（2）结核球　结核球以两肺上叶尖后段、下叶背段为多见，两者均很少见于前段。边缘清楚，无分叶或浅分叶，可有点片状钙化及卫星病灶。结核球因干酪样坏死物质经支气管排除而表现为小空泡或空洞。

（3）错构瘤　边界清楚，其内有脂肪密度或钙化灶，爆米花样钙化是错构瘤的特征性表现。

（4）球形肺炎　边缘模糊，灶周有扭曲的血管影。

（5）单发转移瘤　多数边缘清楚，少数边缘不清楚或不规则，有原发肿瘤史。

病例 18

【简要病史】

患者，男，63岁。咳嗽、痰中带血。

【影像资料】

见图 3-67。

【影像表现及分析】

右上肺门肿块，右上支气管不规则狭窄并完全截断（图 3-67 A~图 3-67C 箭头示），管壁增厚，并侵犯主支气管伴右上叶不张，水平裂明显上移（图 3-67B），与肺门肿块形成典型的反"S"征即Golden 征。肿块与纵隔界限不清，增强早期横断面纵隔窗（图 3-67D）显示癌性团块实质部分明显不均匀强化，中央坏死部分无强化，而远侧肺不张则明显强化。同时见肿块侵犯纵隔（图 3-67D 箭头）。

【影像诊断】

右上肺中央型肺癌。

【最终结果】

纤维支气管镜病理结果提示右肺鳞癌，最终诊断右肺中央型鳞癌。

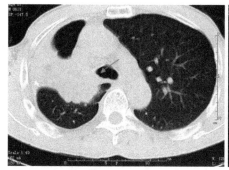

A. CT 平扫肺窗

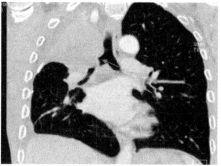

B. CT 平扫肺窗冠状位重建

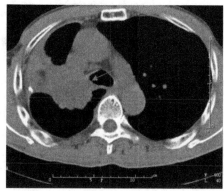

C. CT 平扫纵隔窗

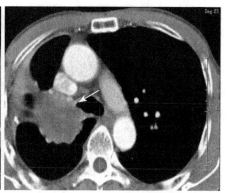

D. CT 增强动脉期纵隔窗

图 3-67　中央型肺鳞癌

病例 19

【简要病史】

患者，男，70岁。咳嗽、痰中带血，既往抽烟50年。

【影像资料】

见图 3-68。

【影像分析】

胸部平片显示右肺上叶内中带可见类椭圆形肿块影，大小约 60 mm×51 mm，边界不清，邻近胸膜牵拉；CT 平扫肺窗显示右肺上叶支气管管腔中断，可见软组织密度肿块影，肿块形态不规则，大小约 63 mm×54 mm，远端可见片状高密度影，边界不清，内部密度不均，余两肺内可见多发囊状透亮影；纵隔窗显示肿块与纵隔界限不清，CT 值约 40 HU，增强早期显示肿块实质部分明显不均匀强化，而远侧肺不张则明显强化。同时纵隔未见明显肿大淋巴结

【影像诊断】

右上肺中央型肺癌伴肺不张。

【最终结果】

纤维支气管镜病理结果提示右肺鳞癌。

【概述】

中央型肺癌系起自三级支气管以内的肺癌。中央型肺癌起源于主支气管，肺叶支气管，位置靠近肺门。病理组织分型发生于支气管的肺癌多数为鳞癌，也可为未分化癌，腺癌少见。

肺癌的病理形态取决于肿瘤的生长方式：①管内型：肿瘤呈息肉状或结节状向支气管腔内生长；②管壁型：肿瘤沿支气管壁生长，使支气管壁不同程度增厚；③管外型：肿瘤穿破支气管向肺内生长，形成支气管周围肿块。肿瘤的生长使支气管狭窄或阻塞。中央型肺癌引起支气管狭窄或梗阻后发生一系列阻塞性改变：阻塞性肺气肿是支气管尚未完全闭塞、而为活瓣性阻塞的结果，一般发生时间早。根据肿瘤的部位可为一个肺段或肺叶的肺气肿。阻塞性肺炎也较早发生，使支气管引流不畅而引发的感染，病变为小叶融合病灶或按肺段、肺叶分布。阻塞性支气管扩张为支气管内黏液潴留而导致的内径增宽。阻塞性肺炎与支气管扩张往往同时存在，并合并肺膨胀不全。支气管阻塞最终因肺内气体完

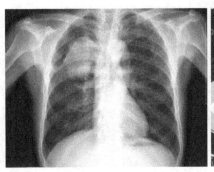
A. 胸部 X 线正位

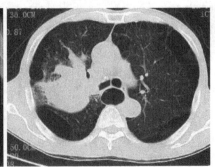
B. CT 平扫肺窗

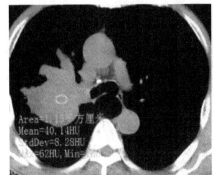
C. CT 平扫纵隔窗

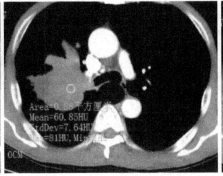
D. CT 增强动脉期纵隔窗

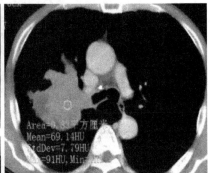
E. CT 增强实质期纵隔窗

图 3-68　中央型肺鳞癌

全吸收而发生阻塞性肺不张。

1. 临床表现

患者年龄大约在 50 岁以上，多发生于男性吸烟患者，咳嗽为早期症状，常为无痰或少痰的刺激性干咳，血痰或咯血多见于中央型肺癌，亦可出现气短或喘鸣、发热、体重下降等临床症状。伴数患者有模糊或难以描述的胸痛，肿瘤压迫喉返神经及食管可出现声音嘶哑、吞咽困难等现象，约 10% 患者有不同程度胸水，中央型肺癌的直接征象少，需注意阻塞性肺气肿、并可通过淋巴、血行或经支气管转移肺炎等症状。

2. 影像表现

由于早期诊断不足致使肺癌预后差。目前随着诊断方法的进步、新药的出现，生存率有所提高，但仍有赖于早期诊断及治疗。影像检查为肺癌诊断的重要途径。

（1）X 线表现　X 线为诊断肺癌的一个重要手段，大多数肺癌可以经透视或胸部 X 线摄片和 CT 检查获得临床诊断。中央型肺癌向管腔内生长可引起支气管阻塞征象。阻塞不完全时可呈现段、叶局限性气肿；完全阻塞时，表现为段、叶不张。引流支气管被阻塞后可导致远端肺组织继发性感染，引起肺炎或非脓肿。炎症常呈段、叶分布，进肺门部阴影较浓，抗生素治疗后吸收多不太完全，易反复发作。若肿瘤向管腔外生长，可产生单侧性、不规则的肺门肿块。肿块亦可能由支气管肺癌与转移性肺门或纵隔淋巴结融合而成。

（2）CT 表现　CT 检查可明显提高分辨率，其优点在于能够显示一些普通 X 线检查所不能发现的病变，包括一些病灶和位于心脏后、脊柱旁、肺尖、近隔面及肋骨头部位的病灶。CT 还可显示早期肺门和纵隔淋巴结肿大。CT 更易区别肿瘤有无侵犯邻近器官。CT 支气管三维重建技术还可发现段支气管以上管腔内的肿瘤或狭窄。

（3）MRI 表现　可作为 CT 重要的补充或者代替检查，有时在医学特殊检查中有优于 CT 的地方。

3. 诊断要点

中央型肺癌影像诊断的关键是显示中央型支气管即段以上支气管的增厚、管腔狭窄，多平面重建有利于显示上述征象。出现肺门肿块提示为中晚期，而阻塞性肺部改变是重要的辅助征象。当肿块直接侵入纵隔，或与肿大的淋巴结融合，称为纵隔型肺癌。

4.鉴别诊断

鉴别诊断主要包括两方面，即支气管病变和肺门肿块。支气管病变包括支气管结核、低度恶性肿瘤、韦格氏肉芽肿等，肺门肿块包括肺动脉瘤、炎性团块、淋巴结病变等。

（1）支气管结核　具有相似的支气管改变，但其病程范围较长，常有多支支气管受累，狭窄和扩张相同，应支气管壁的增厚主要是黏膜病变造成的，所以只有内径缩小和阻塞，而无局部肿块形成；常有支气管播散，但常不限于所属肺叶或者肺段，播散灶常见于结节性病变和空洞。

（2）类癌　中央型肺癌好发于中老年男性，侵及的支气管壁不规则增厚，与正常管壁分界欠清，支气管腔呈向心性或"鼠尾"状狭窄、截断，侵入支气管腔外的肿块往往形态不规则，较大肿块常出现液化坏死导致密度不均，增强后呈不均匀性强化，易出现肺门、纵隔淋巴结转移，胸膜腔转移；而类癌（图3-59，图3-60）好发于青中年女性，侵及的支气管局部管壁增厚，与正常的管壁分界清楚，局部呈乳头状突起，表面光滑，肺门旁肿块往往边缘光整、轮廓清楚、密度均匀，增强后大多呈均匀明显强化，典型类癌很少发生肺门、纵隔淋巴结转移及胸膜腔转移。

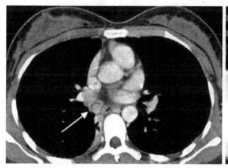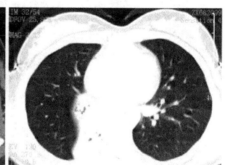

A. CT 增强静脉期纵隔窗　　　　　　　B. CT 平扫肺窗

图 3-59　类癌（1）

患者，女，26岁。CT 纵隔窗示右肺中间段支气管腔内结节（箭头所示），增强后 CT 值约 116 HU。病灶完全堵塞支气管腔，支气管外壁光滑，右肺中、下叶阻塞性肺不张，上叶代偿性肺气肿

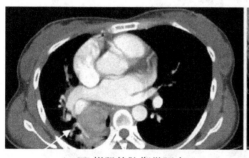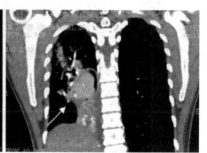

A. CT 增强静脉期纵隔窗　　　　　　　B. CT 增强动脉期纵隔窗

图 3-70　类癌（2）

患者，女，32岁。CT 纵隔窗示肿块侵及右肺中间段支气管及下叶前基底段（箭头所示），受累支气管局部撑开、扩大，向腔内外生长，增强后病灶内见小灶坏死区。伴有阻塞性炎症、不张。

（3）韦格氏肉芽肿　类似于支气管结核，但更多见于空洞性病变和大支气管的较广泛的管壁显著增厚，临床常有相关异常，如肾功能异常。

病例 20

【简要病史】

患者，男，75岁。肝脏区疼痛数月余，既往乙

肝 30 年。

【影像资料】

见图 3-71。

【影像分析】

肝右叶见巨大不规则肿块影,大小约 55 mm×68 mm,边界不清,内部密度不均,其内可见不规则低密度区,增强后动脉期肿块内可见少许血管影,病变轻度强化,门静脉及延迟期病变内强化减退,整体呈"快进快出"表现。

【影像诊断】

肝右叶巨大肿块,肝细胞癌考虑。

【后续影像资料】

见图 3-72。

【影像表现】

双肺内可见随机散在分布的大小不等的圆形或略不规则的结节,以外周带为主,结节内密度均匀。

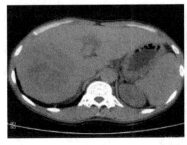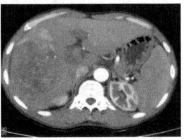

A. CT 平扫　　　　　　　　B. CT 增强动脉期

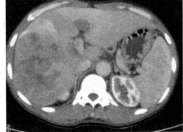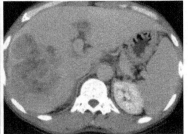

C. CT 增强门脉期　　　　　　D. CT 增强延迟期

图 3-71　肝右叶巨大肿块

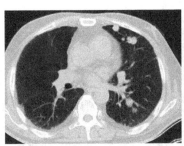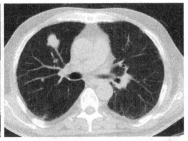

A. CT 平扫肺窗(左肺多发结节)　B. CT 平扫肺窗(右肺多发结节)

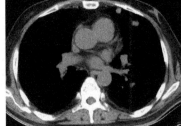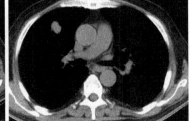

C. CT 平扫纵隔窗(左肺多发结节)　D. CT 平扫纵隔窗(右肺多发结节)

图 3-72　肺转移瘤

【影像诊断】

肺部多发转移瘤。

【随访结果】

发现肝癌肺部转移 2 月余。

【最终诊断】

肺部多发转移瘤

【概述】

肺部是转移瘤好发部位。多为血行性转移、淋巴道转移及肿瘤直接侵犯，但以血行性转移最常见。

1. 临床表现

早期可无任何临床症状，后期可表现为咳嗽、呼吸困难、胸闷、咯血等，临床表现缺乏特征性。

2. 影像表现

（1）血行性转移　表现为双肺多发大小不等的结节及肿块影，以两肺野外周带常见，病灶边界清晰。少数为单发结节或肿块，有的表现为多发空洞影。

（2）淋巴转移　HRCT 表现为沿淋巴管分布的结节影，支气管血管束增粗，常伴有结节影，小叶间隔呈串珠状改变或不规则增粗，小叶中心有结节灶，伴有胸膜下结节。

（3）结节伴出血时可出血晕征　病灶边缘模糊。常合并胸腔积液，约半数患者纵隔及肺门淋巴结肿大。薄层 CT 可见结节影沿支气管血管束分布。

3. 诊断要点

转移瘤常有原发肿瘤病史，典型的肺转移瘤诊断一般较容易。大致分为三种情况：①多发结节型（多发，随机分布）；②粟粒播散型；③淋巴管炎型。

4. 鉴别诊断

（1）粟粒性结核　典型转移瘤诊断不难，通常无需做鉴别诊断，偶尔当表现为粟粒样时需要与粟粒性结核区别（图 3-73）。

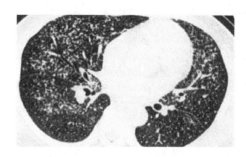

图 3-73　急性粟粒性肺结核

两肺广泛粟粒样结节，直径为 1~3 mm，分布、大小和密度"三均匀"。此病例经针对肺结核的治疗后明显好转

（2）不典型转移瘤　多数转移瘤呈多发，但有些部位的原发肿瘤比较隐蔽，以肺内孤立转移结节来就诊，诊断有一定困难，影像征象甚至更符合原发性肺癌。即便是多发病变，也不全是转移瘤，因此，影像诊断要更多地结合其他临床因素。定期随访复查可以帮助更多的患者确定诊断，低剂量 CT 是值得推荐的只要影像检查工具。

病例 21

【简要病史】

患者，女，52 岁，乳腺癌术后两年复查。

【影像资料】

见图 3-74。

【影像分析】

胸部 CT 肺窗显示右肺中叶外侧段可见一类

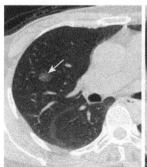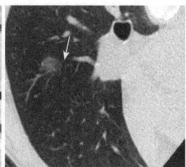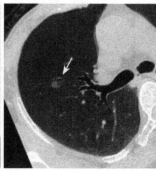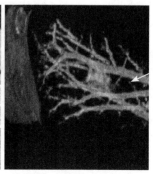

| A. CT 平扫肺窗 | B. 薄层 CT 多平面重建 | C. 最小密度投影 | D. VR 肺结节分析 |

图 3-74　肺磨玻璃结节

圆形膜玻璃状密度结节影，边缘清晰，直径约为5.5 mm，界清，病灶内密度均匀，最小密度投影显示气道与肺内磨玻璃密度影（GGO）的关系（图3-74A~图3-74C箭头），VR肺结节分析可显示结节与血管的关系（图3-74D箭头）。

【影像诊断】

右肺中叶外侧段GGO，建议3个月后复查。

【最终结果】

患者间断复查一年后病灶无变化，术后病理右肺中叶外侧段原位腺癌。

【概述】

磨玻璃密度影（GGO）是指肺密度增高而没有遮盖原有衬托该区域的血管影和支气管壁。病理基础是炎症、非典型腺瘤样增生或腺泡癌等病理学改变导致肺泡内气体减少、细胞数量相对增多、混合肺泡立方上皮细胞或低柱状上皮细胞增生、肺泡间隔增厚及终末气道部分充填，肺泡壁及间质支架完整，无塌陷及破坏，但非典型腺瘤样增生比腺泡有更多的气腔残留及较少的细胞成分。

根据分布范围，GGO可分为弥漫性和局限性两大类。孤立性肺结节可分磨玻璃结节（包括纯GGO，混合性GGO）及实性结节。

1. 临床症状

一般无症状，通常在体检时发现。

2. 影像表现

（1）GGO诊断应满足以下条件。

1）肺密度轻度升高。

2）不掩盖其中的肺血管和支气管。

3）薄层扫描和高分辨率重建。

4）深吸气末扫描。

5）采用宽肺窗观察，窗宽1 500~2 000 HU，窗位 −700~−500 HU。

（2）X线表现　胸部X线片对GGO的显示不敏感，其显示率与病灶的大小、边缘锐利度及病灶中磨玻璃样密度的比例有关。X线片上GGO主要表现为边缘不清的结节或阴影。

（3）CT表现　常规层厚的CT图像GGO仅见边缘模糊的片状影，病灶较小时常漏诊。薄层CT，特别是HRCT有较特异性表现：肺窗上表现为局限性云雾状高密度影，病灶内血管和支气管纹理仍清晰可辨。纵隔窗上，病灶往往不能显示或仅能显示磨玻璃样病灶中的实性成分。GGO是一种非特异性的影像表现，HRCT呈现为局限性磨玻璃密度影的病灶主要为肿瘤性病变和炎性病变，肿瘤性病变包括肺腺癌、细支气管肺泡癌及非典型性腺瘤样增生。HRCT上肺腺癌GGO的病理基础为肿瘤细胞沿肺泡间隔生长，肺泡壁增厚，但肺泡腔未完全闭塞，内可有少量黏液或脱落的肿瘤细胞（伏壁式生长），而GGO中的实性成分主要由纤维化或塌陷的肺泡结构引起。机化性肺炎和纤维化的GGO在病理上相当于肺间质纤维化和慢性炎性细胞渗出区域，并混杂有肺泡内的水螅样肉芽组织。

3. 诊断要点

GGO推荐处理流程见图3-75。

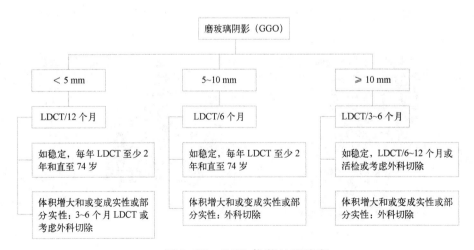

图3-75　GGO推荐处理流程

4. 鉴别诊断

（1）不典型腺瘤样增生 不典型腺瘤样增生是肺腺癌的癌前病变，CT上表现单纯GGO，直径一般小于5mm。病理表现病灶边界清楚，肺泡壁或呼吸性细支气管增厚，内衬不典型细胞，镜下细胞核浓染，核仁不清，胞质少，有大量气体残留（图3-76）。

（2）腺癌 表现为单发磨玻璃影的肺泡细胞癌病理基础：癌细胞沿肺泡间隔附壁生长，肿瘤与正常实质分界不清，残存大量气腔。当随访过程中纯GGO，出现变大或者出现实性成分及增强后出现肿瘤微血管征，应警惕不典型腺瘤样增生恶变。

（3）肺内炎性结节 肺炎性结节也可表现为结节性磨玻璃影，病理基础为肺泡渗出，可数周复查消失（图3-78）。

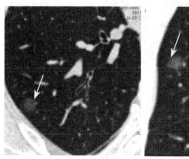

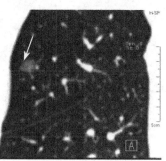

A. HRCT平扫　　　　B. HRCT多平面重建

图3-76　不典型腺瘤样增生

右肺上叶孤立性纯磨玻璃结节影（箭头），大小约为3mm，内密度均匀，术后病理证实为不典型腺瘤样增生

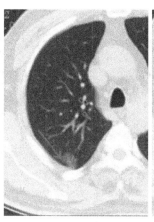
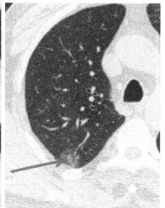

A. 第一次CT平扫肺窗　　　　B. 3个月后复查CT平扫肺窗

图3-77　原位腺癌

右肺上叶孤立性磨玻璃结节影（图3-77A箭头），3个月后CT复查，病灶略变大，实性成分增多（图3-77B箭头），术后病理为原位腺癌

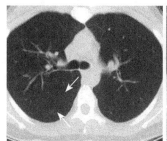
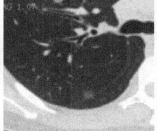
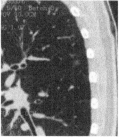
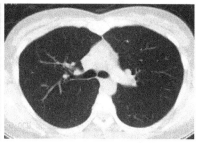

A. CT平扫肺窗　　B. CT平扫肺窗局部放大　　C. CT多平面重建　　D. CT肺窗平扫（2个月后复查）

图3-78　炎性结节

右上肺炎性磨玻璃影。该例经2个月抗感染治疗后CT复查，病灶消失，确定诊断

（江凯　潘宇宁　汪建华）

五、纵隔肿瘤

病例22

【简要病史】

患者，女，57岁，体检发现纵隔占位3周余，

实验室检查阴性。

【影像资料】

见图3-79。

【影像分析】

前中上纵隔偏右侧略高密度占位灶，边界清，边

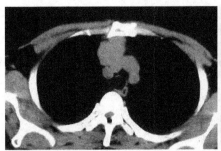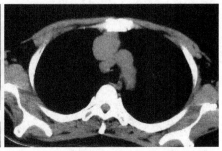

A. CT 平扫纵隔窗（主动脉弓上缘层面）　　　　B. CT 平扫纵隔窗（经主动脉弓层面）

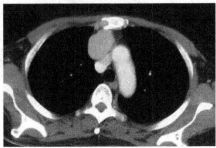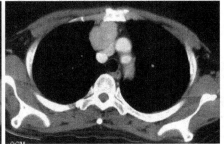

C. CT 增强动脉期纵隔窗　　　　　　　　D. CT 增强静脉期纵隔窗

图 3-79　胸腺瘤

缘欠光整，呈浅分叶状改变，与周围结构分界清晰，其内密度均匀，无明显坏死及钙化灶，增强后强化明显，周围脂肪间隙清晰，邻近结构无明显异常强化影。

【初步印象】

腺腺瘤。

【影像诊断】

前上纵隔占位，胸腺瘤首先考虑。

【病理结果】

手术病理诊断胸腺瘤（AB 型）。

【最终结果】

胸腺瘤（AB 型）。

病例 23

【简要病史】

患者，男，54 岁。体检发现纵隔占位 3 周余，实验室检查阴性。

【影像资料】

见图 3-80。

【影像分析】

前中上纵隔偏右侧略高密度占位灶，边界清，边缘欠光整，呈浅分叶状改变，与周围结构分界清晰，其内密度均匀，无明显坏死及钙化灶。

【初步印象】

前上纵隔占位，胸腺瘤首先考虑，建议增强扫描。

【后续影像资料】

见图 3-81。

【影像分析】

前中上纵隔偏右侧略高密度占位灶，肿块大部分位于纵隔内，大小约 43 mm×38 mm，CT 值约 30 HU，内部密度均匀，边界清，边缘模糊，呈浅分叶状改变，增强后动脉期未见明显强化，CT 值约 35 HU，延迟后病变均匀强化，CT 值约 65 HU，与邻近结构分界清楚，周围脂肪间隙清晰，邻近结构无明显异常强化影。

【影像诊断】

前上纵隔占位，胸腺瘤首先考虑。

【病理结果】

结合免疫组化标记结果，符合胸腺癌（鳞状细胞癌），肿块大小：4.5 cm×3.8 cm×3 cm，癌组织浸润周围脂肪组织，并与肺组织粘连，未见明确的神经、脉管侵犯。

【最终结果】

胸腺癌。

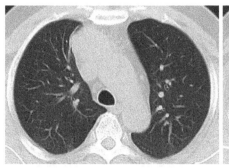
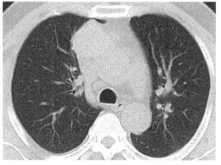

A. CT 平扫肺窗（主动脉弓水平）　　　　B. CT 平扫肺窗（主动脉弓下缘层面）

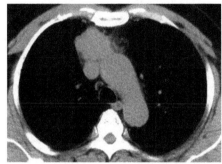
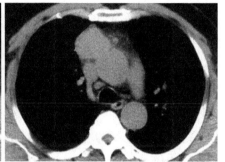

C. CT 平扫纵隔窗（主动脉弓水平）　　　D. CT 平扫纵隔窗（主动脉弓下缘层面）

图 3-80　胸腺癌（CT 平扫）

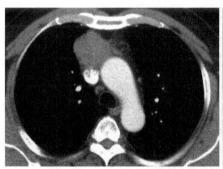
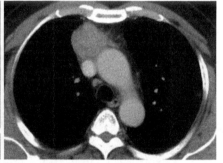

A. CT 增强动脉期纵隔窗　　　　　　　　B. CT 增强静脉期纵隔窗

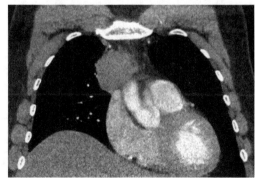
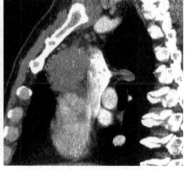

C. CT 增强纵隔窗冠状位重建　　　　　　D. CT 增强纵隔窗矢状位重建

图 3-81　胸腺癌（CT 增强）

【概述】

原发性胸腺肿瘤是前上纵隔最常见的肿瘤，多为成年人，占全部纵隔肿瘤的 15%~22%。

胸腺瘤的病理特征为：其组织学上起源于胸腺的上皮性和淋巴细胞性（即胸腺细胞）成分，因而常按其上皮细胞和淋巴细胞的比例而分类。大多数胸腺瘤呈均匀的软组织肿块，但约 1/3 有坏死、出血和囊变。大多数胸腺瘤有完整的包囊（包囊性）。约 1/3 肿瘤可穿过包膜，不同程度地侵入周围结构或插入胸壁、纵隔和脏层胸膜之间，一旦到达主动脉一脊柱旁区则可通过主动脉裂孔或食管裂孔延伸到横膈下、腹部和后腹膜（侵袭性）。包囊性和侵袭性胸腺瘤在显微镜下的表现相似，或仅有轻微或不典型的差别。在临床上根据胸腺瘤的生物行为（即有无包膜外的蔓延）来决定胸腺瘤的性质，因此在手术时见到肿瘤无完整包膜或有包膜外蔓延者为"侵袭性胸腺瘤"。但纤维性粘连在手术时可被误为有侵袭性，而穿过包膜的显微镜下可见到的侵袭又可在手术时被漏诊。淋巴结和血行转移在包囊性或侵袭性胸腺瘤中均不多见。胸腺瘤分为 4 期：Ⅰ 期大体上包膜完整，无包膜的镜下侵犯；Ⅱ 期侵及到纵隔脂肪或包膜，或镜下侵及包膜；Ⅲ 期侵及心包、大血管或肺；ⅣA 期胸膜或心包种植；ⅣB 期淋巴或血行转移。最新 WHO 组织学分型标准（2004 年），将胸腺肿瘤分为 6 种亚型，即：A、AB、B1、B2、B3 和 C 型胸腺癌。其中 A 至 B2 各型为良性包囊性或侵袭性胸腺瘤，B3 型为不典型胸腺瘤，C 型为胸腺癌，即 A、AB、B1 型为低危险胸腺瘤，B2、B3 型为高危险胸腺瘤，C 型为胸腺癌。长海医院吴涛等研究表明胸腺瘤 WHO 分类中 B 类胸腺瘤易伴发 MG、浸润性强、预后差；A 型胸腺瘤伴发 MG 少，预后好。C 型极少伴发 MG，但预后差。病理学分型与 CT 表现的相关性：①肿块大小与胸腺的分型有一定的相关性：肿块越大，恶性可能越大，尤其直径 > 10 cm 上的胸腺瘤多为 B 型及 C 型，但 < 10 cm 的胸腺瘤各种类型均有可能。②包膜破坏、不完整是 B 型及 C 型胸腺瘤的重要 CT 表现；③轮廓不规则或分叶倾向 B 型及 C 型胸腺瘤的诊断。④胸腺瘤囊变或钙化多表现在 B 型及 C 型；此时胸腺瘤常较大，瘤组织局部缺血坏死，但发病率国内外文献报道不一致，因此该表现不能单独作为 B 型及 C 型胸腺瘤的特征性征象。⑤周围脏器侵犯（主要指胸膜、心包及大血管侵犯）及远处转移只表现在 B 型和 C 型胸腺瘤。

1. 临床表现

临床表现除纵隔肿瘤的一般表现外，部分还具有典型的临床表现，30%~50% 患者出现重症肌无力，重症肌无力患者中约 15% 有胸腺瘤。有关胸腺肿瘤的分类的讨论很多，目前大多将胸腺肿瘤分为两大类，即胸腺上皮细胞肿瘤（胸腺瘤和胸腺癌）和非上皮细胞肿瘤（胸腺淋巴瘤、胸腺类癌、胸腺生殖细胞瘤和胸腺脂肪瘤）。

2. 影像表现

（1）X 线表现 胸片示上纵隔影增宽，侧位可见前上纵隔内肿块影。

（2）CT 表现 肿瘤呈类圆形，可有分叶，多位于前中纵隔，少数位置较高或发生于后纵隔甚至纵隔以外，如颈部等，称异位胸腺瘤。肿瘤体积较小时多位于中线一侧，较大时可位于中线两侧，部分可伴囊性变。增强后实质部分均匀强化。生长呈侵袭性长，边缘不规则，侵及胸膜可见胸膜结节及胸腔积液。

（3）MRI 表现 MRI 可准确判断病变的位置和形态特点，增强可以判断肿瘤的血供程度、有无坏死，帮助鉴别诊断。

3. 诊断要点

前纵隔中上部占位性病变，可有坏死囊变，增强后实性部分明显强化，分为非侵袭性胸腺瘤和侵袭性胸腺瘤。

4. 鉴别诊断

（1）胸腺增生 在 30 岁以上年龄组，CT 能较可靠地诊断胸腺瘤并与胸腺增生鉴别。胸腺增生呈弥漫性体积增大和密度增高，与纵隔轮廓一致的胸腺弥漫性扩大，保持正常胸腺形态，无明确肿块（图 3-82）。而肿瘤则表现为结节和肿块，与纵隔轮廓不一致。多数偏于中线的一侧并可导致胸腺形态的改变。而在 30 岁以下年龄组，正常胸腺常很大，CT 对胸腺瘤和胸腺增生的诊断与鉴别诊断有一定的限度。

（2）胸腺退化不全 即使是成人，胸腺未完全退化亦需与胸腺增生鉴别。CT 值对鉴别诊断有一定帮助，胸腺巨大增生的 CT 值较高，为软组织密度，而未退化的胸腺内含不同程度的脂肪，CT值较低。但CT增强扫描增生胸腺密度高于未退化的胸腺，与肌肉相仿（图3-83）。不过仍有相当一部分胸腺淋巴滤泡样增生并没有上述差异，鉴别较难。

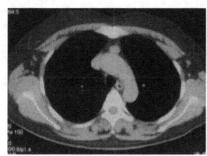 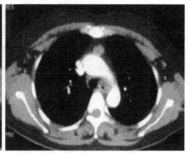

A. CT平扫纵隔窗　　　　　　　　B. CT增强动脉期纵隔窗

图3-82　胸腺增生

患者，女，44岁。手术证实为胸腺增生，CT表现为结节状直径约12 mm，边缘光整，强化均匀，与非侵袭性胸腺瘤难以鉴别

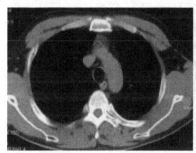 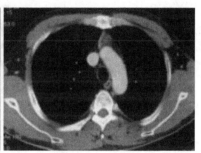

A. CT平扫纵隔窗　　　　　　　　B. CT增强纵隔窗

图3-83　未完全退化胸腺

患者，男，42岁。CT显示残余胸腺边缘膨隆光整，胸腺组织为脂肪部分浸润，平扫CT值20 HU，增强后包膜略强化，胸腺强化不明显，患者无重症肌无力症状。上述鉴别点可与胸腺瘤鉴别

（3）前纵隔畸胎瘤　前纵隔畸胎瘤较常见，需要与胸腺瘤进行鉴别。胸腺瘤以男性多见，平均年龄43.8岁，畸胎瘤则以女性多，平均年龄25.3岁；临床症状：胸腺瘤和畸胎瘤有相似的临床症状，但主要表现又有不同。胸腺瘤和畸胎瘤均属前中上纵隔肿瘤，术前鉴别诊断需靠临床症状、影像学等综合判断。

（4）胸腺淋巴瘤　原发性纵隔大B细胞淋巴瘤来自于胸腺髓质B细胞，由无明确边缘的中一大的透明细胞和纤维组成。成淋巴细胞淋巴瘤由小的成熟的成淋巴T细胞组成，细胞学上和急性成淋巴细胞白血病相似。在大体上，原发性纵隔大B细胞为巨大的、无包囊的有侵袭性软组织肿块，可有中央坏死区。

（5）异位胸内甲状旁腺瘤　较少见，一般为于颈部，也可位于纵隔或胸廓入口，此时需与胸腺瘤鉴别。密度与信号常无特征性，但由于甲状旁腺瘤属内分泌肿瘤，血供丰富，CT或MRI增强扫描示肿块有明显的早期强化和持续强化（图3-84），较有价值，此外典型的甲旁亢临床症状亦极有鉴别价值。

病例24

【简要病史】

患者，女，25岁。体检发现纵隔占位1月余，实验室检查阴性。

【影像资料】

见图3-85。

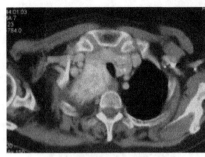
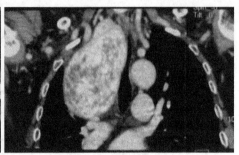

A. 横断位图　　　　　　　　　　B. 冠状位 MPR 重建图像

图 3-84　胸骨后甲状腺肿

CT 显示双侧结节性甲状腺肿，以右侧为著，向下长入上纵隔及中后纵隔，呈一带蒂的葫芦状，冠状位重建图像（图 3-84B）显示病灶与颈部甲状腺相连，强化明显，与甲状腺一致，可确定诊断

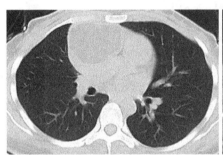
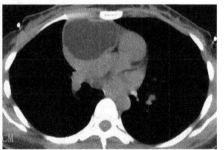

A. CT 平扫肺窗　　　　　　　　　　B. CT 平扫纵隔窗

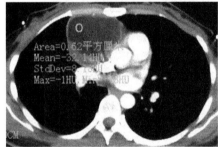
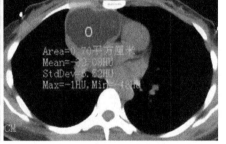

C. CT 增强动脉期纵隔窗　　　　　　D. CT 增强静脉期纵隔窗

图 3-85　畸胎瘤（成熟型）

【影像分析】

前中下纵隔混杂密度肿块，大小约 62 mm×58 mm，病变内部密度不均，主体以脂肪密度为主，CT 值约 −32 HU，内见散在分布的软组织密度和钙化（箭头），边界清，增强后病变未见明显强化，周围结构呈受压、移位改变，病变周围脂肪间隙清晰。纵隔及双侧肺门无肿大淋巴结，无胸腔积液及胸膜增厚。

【影像诊断】

前中下纵隔畸胎瘤。

【最终结果】

术后病理诊断成熟型畸胎瘤。

病例 25

【简要病史】

患者，女，21 岁。体检发现纵隔占位 1 月余，实验室检查阴性。

【影像资料】

见图 3-86。

【影像分析】

前中下纵隔偏左侧部混杂密度占位灶，病变主体位于纵隔内，大小约 56 mm×60 mm，病变内部密度不均，内见散在分布的脂肪密度、软组织密度和钙化（箭头），边界清，周围结构受压、移位，

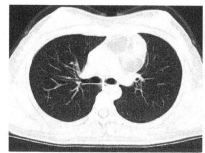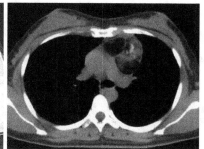

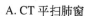

图 3-86　畸胎瘤（成熟型，CT 平扫）

分界尚清。纵隔及双侧肺门无肿大淋巴结，无胸腔积液及胸膜增厚。

【影像诊断】

前中下纵隔畸胎瘤。

【最终结果】

术后病理诊断成熟型畸胎瘤。

【概述】

畸胎瘤是纵隔内常见肿瘤，属于生殖细胞肿瘤。分为良性、恶性两种。良性包括畸胎瘤，恶性包括精原细胞瘤及非精原细胞瘤两类。病理上分为两类：一类为囊性畸胎瘤，即为皮样囊肿，含有外、中胚层，多为单房状，壁外层为纤维组织，内层为复层鳞状上皮及脂肪、汗腺等，亦可有钙化、牙齿等。另一类为实性畸胎瘤，组织学上含有 3 个胚层，结构复杂。

1. 临床表现

临床上畸胎瘤较小时可无症状，多为偶然发现，较大时可出现相应压迫症状，当发生支气管瘘时可出现咳嗽、咯血，典型表现为咳出毛发、钙化物等。

2. 影像学表现

（1）X 线表现　肿瘤多位于前纵隔，特别是心脏与大血管交界的前、中纵隔处，少数可位于后纵隔，左侧多于右侧。常呈类圆形，可有轻度分叶，大小不等。继发感染后可与周围粘连，边缘可呈锯齿状或形成毛刺。肿块内若发现高密度的牙齿、骨骼或低密度的脂肪一定诊断意义。

（2）CT 表现

1）囊性畸胎瘤多为厚壁囊肿，CT 可明确显示壁的厚薄程度。

2）畸胎瘤内脂肪成分 CT 值 −50~−25 HU。

3）瘤内的钙化或骨骼 CT 值约大于 100 HU。

4）显示畸胎瘤的囊实性成分及瘤灶与周围结构的关系，浸润性生长提示恶性。

5）增强扫描呈不均匀强化，一过性显著强化常提示恶性。

3. 诊断要点

畸胎瘤多位于前中纵隔，密度不均，瘤内常有钙化、牙齿及脂肪等多种组织成分，影像学表现典型，多可明确诊断。少数表现不典型，密度均匀，尤其是位于中后纵隔者，诊断困难，需要结合临床其他检查。

4. 鉴别诊断

（1）囊性胸腺瘤　囊性胸腺瘤通常边界清晰，部分呈浅分叶状改变，边缘光滑或欠光滑，其内密度均匀，未见明显分隔样改变，部分囊性胸腺瘤可见壁结节，CT 增强壁结节可见强化，肿块与周围组织脂肪间隙清晰或不清晰，部分可合并胸腔积液、心包积液以及胸膜结节等胸部继发改变，部分患者还伴有重症肌无力。囊性畸胎瘤，边缘清晰，由于瘤灶内含有多种成分，其内密度通常不均匀，CT 增强显示肿块内常见不均匀强化，部分分隔强化明显（图 3-87）。囊性畸胎瘤肿块通常与周围组织脂肪间隙清晰，未见胸部继发改变及重症肌无力等临床表现。

（2）胸腺囊肿　胸腺囊肿 CT 大多表现为前上中纵隔圆形、类圆形或椭圆形、条形，边界清楚的水样密度影，部分后天获得性囊液混浊者密度较高，囊壁大多不能显示（图3-88）；MRI经典型表现为T_1WI低于肌肉的低信号，T_2WI高于脂肪的明显高信号，增强无强化。囊性畸胎瘤好发于前纵隔中部，囊壁可分泌皮脂样液体使囊内富含脂质液体，囊壁厚度在2~5 mm，MRI可发现其内含脂质成分，有利于鉴别诊断。

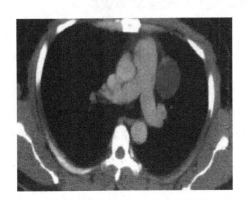

图3-87 囊性胸腺瘤（CT增强纵隔窗）

患者，男，32岁。临床表现为重症肌无力，CT增强示囊性胸腺瘤见偏心性结节灶，且结节灶增强明显强化，术后病理证实为囊性胸腺瘤

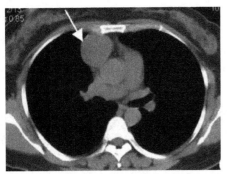

A. CT平扫纵隔窗

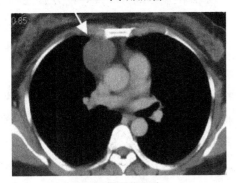

B. CT增强纵隔窗

图3-88 胸腺囊肿

肿块位于升主动脉右前方，横断面病灶呈圆形（白箭头），肿块内部密度均匀，边界清晰、光滑，大小约39 mm×40 mm×40 mm，CT值可至-26 HU，增强后病灶不强化。术后病理为胸腺囊肿

（3）精原细胞瘤　一般认为纵隔精原细胞瘤来源于胚胎发育过程中在纵隔残留的部分具有多重分化潜能的干细胞。多为恶性，主要见于男性。多表现为边缘光滑或呈分叶状的实质性肿块，平扫密度基本均匀，少有钙化，增强扫描见多发小灶性低密度区，少数有胸膜、心包及胸壁的侵犯（图3-89）。

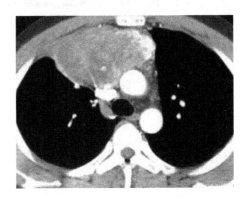

图3-89 精原细胞瘤

患者，男，22岁。前上纵隔偏右侧可见局部软组织占位，周围边缘不清，增强后明显强化，内未见脂肪和钙化影，手术病理证实为精原细胞瘤

病例26

【简要病史】

患者，女，24岁。体检发现纵隔占位，实验室检查阴性。

【影像资料】

见图3-90。

【影像分析】

CT平扫（图3-90A、图3-90B）显示右心膈角可见一25 mm×42 mm的长条形肿块影，内部密度均匀，边界清晰，与邻近结构分界清晰，增强后病灶为均匀无强化的液体水样密度（图3-90C，图3-90D箭头）。

【影像诊断】

右侧心膈角区囊性占位，心包囊肿首先考虑。

【最终结果】

手术病理证实为心包囊肿。

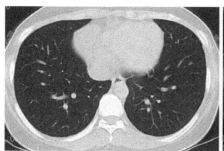
A. CT 平扫肺窗

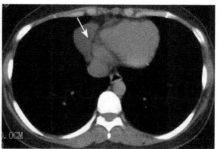
B. CT 平扫纵隔窗

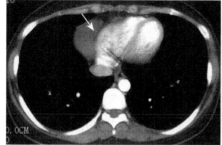
C. CT 增强动脉期纵隔窗

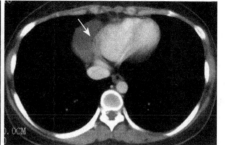
D. CT 增强静脉期纵隔窗

图 3-90　心包囊肿

病例 27

【简要病史】

患者，男，35 岁。体检发现纵隔占位，实验室检查阴性。

【影像资料】

见图 3-91。

【影像分析】

CT 平扫（图 3-91 箭头）显示右心膈角，可见一 25 mm×30 mm 的类圆形肿块影，边界清晰，增强后病灶为均匀无强化的液体水样密度（图

3-91B、图 3-91C 箭头）。

【影像诊断】

右侧心膈角区囊性占位，心包囊肿首先考虑。

【病理结果】

手术时，病理提示心包囊肿。

【最终结果】

心包囊肿。

【概述】

发生于心包膜部位称为心包囊肿；离开心包膜部位为纵隔胸膜囊肿；两者不易区分，组织结构相

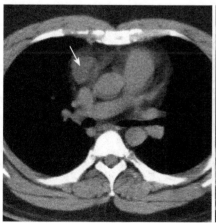
A. CT 平扫纵隔窗

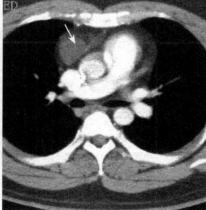
B. CT 增强动脉期纵隔窗

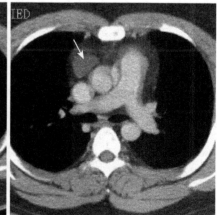
C. CT 平扫静脉期纵隔

图 3-91　心包囊肿

同。75% 位于前下纵隔心膈角处，多数位于右侧。生长缓慢。囊肿多为单房，不分叶，触之柔软，内含清亮浆液。有一层薄纤维壁，内含少量血管，毛细血管和脂肪组织。囊内壁为单层间皮细胞，囊外壁为疏松纤维组织。当囊肿压力较大时，其间皮细胞被压扁可形似内皮细胞。

1. 临床表现

通常无症状，常体检时发现。少数有胸骨后或心前区疼痛及心悸等，偶有巨大心包囊肿压迫肺出现呼吸困难的报道。

2. 影像表现

（1）CT 表现　圆形或卵圆形囊性肿块，壁薄，光滑，密度均匀，CT 值 0~20 HU，少数密度较高。

改变体位时囊肿形态可以改变。增强不强化，有时壁可强化。

（2）MRI 表现　T_2WI 高信号，T_1WI 低信号，均质、境界清。

3. 诊断要点

心包囊肿常位于前纵隔下部心膈脚区囊性占位，呈椭圆形或圆形，轮廓光整。CT 和 MRI 呈典型的水样密度或信号，增强后无强化。

4. 鉴别诊断

（1）支气管囊肿　多位于中纵隔中上部，并与支气管关系密切（图 3-92）。

（2）包裹性心包积液　形态常不规则，通常在左心室后部较多，多伴有全身疾病或胸腔积液。

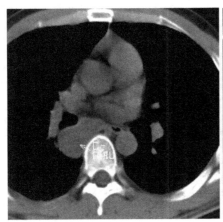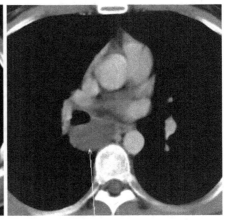

A.纵隔窗平扫　　　　　　　　　　　　B.纵隔窗增强

图 3-92　支气管囊肿

中纵隔右后方，支气管旁可见一椭圆形囊性低密度灶，增强后未见强化，手术病理证实为支气管囊肿

病例 28

【简要病史】

患者，女，21 岁。胸部疼痛、发热两月余。

【影像资料】

见图 3-93。

【影像分析】

CT 平扫显示前中纵隔内见不规则形态软组织密度肿块影，边界不清，内部密度不均，肺窗显示左肺上叶可见片状高密度影，边界不清（图 3-93A，图 3-93B）。增强后病变明显强化，内部可见不规则无强化区，可见大血管包埋其中，大部分边界不

清，密度不均，前纵隔病灶与前胸壁分界不清（图 3-93C~ 图 3-93F 箭头）。重建后显示病变沿纵隔间隙上下蔓延（图 3-93J，图 3-93H 箭头），边界不清，纵隔呈冰冻症。邻近骨未见明显骨质破，未见明显胸腔积液。

【影像诊断】

前中纵隔肿瘤，考虑恶性淋巴瘤可能。

【最终结果】

CT 引导下穿刺活检病理诊断为非霍奇金淋巴瘤（弥漫大 B 细胞淋巴瘤）。

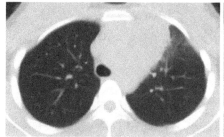
A. CT 平扫肺窗（两肺尖段、后段层面）

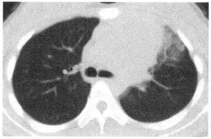
B. CT 平扫肺窗（气管隆突层面）

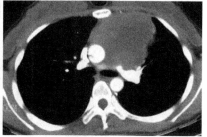
C. CT 增强动脉期纵隔窗

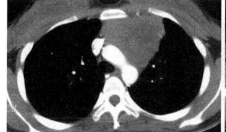
D. CT 增强动脉期纵隔窗
（经主动脉弓下缘层面）

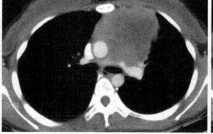
E. CT 增强实质早期纵隔窗

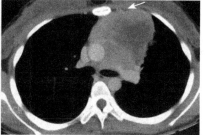
F. CT 增强实质晚期纵隔窗

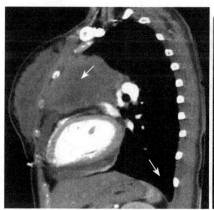
G. CT 增强动脉期纵隔窗矢状位重建

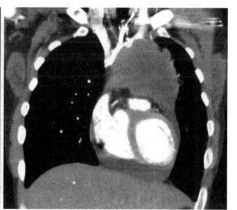
H. CT 增强动脉期纵隔窗冠状位重建

图 3-93　非霍奇金淋巴瘤

病例 30

【简要病史】

患者，女，25 岁。胸部疼痛、发热 2 月余。

【影像资料】

见图 3-94。

【影像分析】

CT 平扫（图 3-94A）显示前中后纵隔及两肺门多发结节状、不规则形态软组织密度占位灶影，纵隔呈冰冻症，大血管包埋其中，大部分边界不清，密度不均，内见散在斑片状低密度影，前纵隔病灶与前胸壁分界不清（箭头）。增强后（图 3-94B），肿块强化明显，密度不均，内见散在低密度区，与前胸壁分界仍不清，前胸壁肌肉组织内可见异常强化灶（箭头）。邻近骨未见明显骨质破。左侧胸腔可见少量积液。

【初步印象】

前中纵隔肿瘤，考虑恶性。

【影像诊断】

淋巴瘤可能。

【病理结果】

CT 引导下穿刺活检病理诊断为非霍奇金淋巴瘤。

【最终结果】

非霍奇金淋巴瘤。

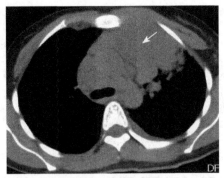

A. CT 平扫纵隔窗

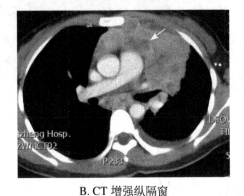

B. CT 增强纵隔窗

图 3-94　非霍奇金淋巴瘤

【概述】

淋巴瘤（lymphoma）是起源于淋巴结或结外淋巴组织的恶性肿瘤。临床以霍奇金淋巴瘤（Hodgkin disease）多见，多发于青年，其次为老年。非霍奇金淋巴瘤（non-Hodgkin disease）多见于青少年，其次为老年。

淋巴瘤淋巴结肿大主要在纵隔，尤其是中上纵隔，晚期可侵犯肺门淋巴结，一般为单侧，即使双侧也常不对称。淋巴结呈进行性增大，不会自行缩小，出现肺部浸润时，淋巴结也继续增大，常常累及多组淋巴结，可分散存在，也可融合成团。淋巴结边界清楚，当有结外侵犯时边界可模糊。较大或者融合的淋巴结可对周围血管、气管等结构有侵犯，晚期可侵犯胸膜、心包或肺组织。淋巴结为中等密度，增强后中等强化，放疗后出现囊变或者坏死。激素治疗无效，对放、化疗敏感。

1. 临床表现

早期临床多无症状，部分仅触及浅表淋巴结增大。中晚期常有发热、消瘦等。气管及食管受压、上腔静脉受压时出现相应症状。

2. 影像表现

（1）X 线表现　主要表现为纵隔影增宽，以上纵隔为主，边缘清晰，呈分叶状。侧位可见肿块，但边缘长欠清晰。

（2）CT 表现　纵隔肿大淋巴结分布以前纵隔及支气管旁组最常见，其次为气管与支气管组、隆突下组。肿大淋巴结可融合成块，也可分散存在。肿块体积较大时中心可出现坏死，但很少出现钙化。增强扫描呈轻度强化。周围结构可出现受压、移位。当侵犯胸膜、心包及肺组织时可出现胸腔、心包积液、胸膜结节、肺内浸润病灶。腋窝常见肿大淋巴结。

3. 诊断要点

纵隔淋巴瘤常表现为中纵隔为主的淋巴结肿大，生长迅速，可融合成块。若同时合并其他部位的淋巴结肿大，或侵犯肺、胸膜、骨骼和胃肠道者，诊断更明确。

4. 鉴别诊断

（1）淋巴结结核　多为一侧性，增强呈环状强化。肺内多有结核病灶（图 3-95）。

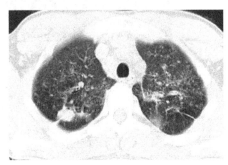

A. CT 平扫肺窗

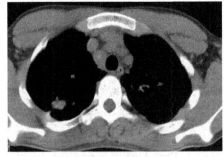

B. CT 平扫纵隔窗

图 3-95　继发型肺结核伴纵隔淋巴结肿大

患者，男，35 岁。肺结核复查。两上肺可见多发结节状、条索状高密度影，并可见钙化。所见上纵隔内可见肿大淋巴结，内可见少量钙化

（2）转移性淋巴结肿大　多有原发灶，且多为一侧性，同时与原发病灶淋巴引流向对应，并多见于老年患者（图3-96）。

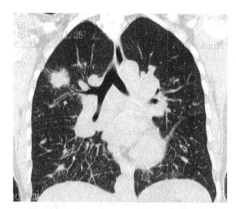

A. CT平扫肺窗冠状位重建

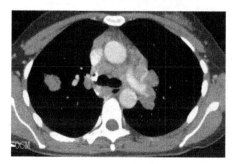

B. CT增强纵隔窗

图3-96　淋巴结转移

患者，男，72岁。右上肺周围型肺癌伴右肺门及纵隔广泛淋巴结多发转移，部分有融合

病例31

【简要病史】

患者，男，51岁。主诉咳嗽、气短。

【影像资料】

见图3-97。

【影像分析】

两肺纹理增粗，可见多发点网状及结节状影，沿血管支气管树分布（图3-97A，图3-97B箭头）。纵隔窗显示两肺门及纵隔内可见多发肿大淋巴结影，并且互相融合（图3-97C，图3-97D箭头）。

【影像诊断】

结节病可能。

【随访结果】

患者激素治疗后，纵隔及肺门淋巴结、两肺内结节明显减少，Kveim试验阳性，证实为结节病。

【最终结果】

结节病。

【概述】

结节病（sarcoidosis）多见于20~40岁女性，是一种全身性疾病，其发病原因尚不明确，以广泛分布的非干酪性肉芽肿表现为特征，可多脏器累及，其中胸部累及者达90%。

结节病的病理特征是肉芽肿性炎症，呈以簇状上皮样细胞和偶见多核巨细胞为中心，周围有淋巴组织环组成的非干酪样型肉芽肿，肺内的结节主要集中在气道黏膜、血管周围、小叶间隔和胸膜间质内。随访病程的进展，肉芽肿可以消散或为纤维组织所替代，形成不同程度的纤维化。而本病的诊断往往由放射科医生首先提出，故进一步提高对胸部结节病在高分辨CT（HRCT）影像表现的认识，于本病的诊断治疗有很大帮助。

结节病国际分期可分为5期：0期，胸部CT无异常；Ⅰ期，仅有淋巴结增大；Ⅱ期，淋巴结增大伴肺部改变；Ⅲ期，仅有肺部改变；Ⅳ期，肺纤维化。

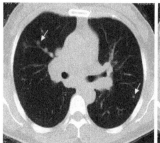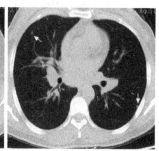

A. CT平扫肺窗　　　　　　B. CT平扫肺窗
（左上肺舌段支气管层面）　　（右肺中叶支气管层面）

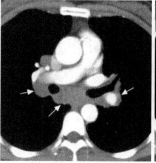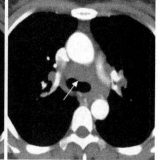

C. CT增强纵隔窗　　　　　　D. CT增强纵隔窗
（右肺动脉层面）　　　　　（气管隆突层面）

图3-97　结节病

1. 临床表现

本病进展缓慢，轻者可无症状。临床症状与影像学表现常不相称，肺部改变明显而临床症状轻微为本病特点之一。常见的症状为咳嗽，咳少量黏痰、乏力、低热、盗汗、食欲缺乏及胸闷。其他症状有肝脾肿大、关节疼痛、皮肤结节、腮腺肿大、外周淋巴结肿大及眼部病变症状等。实验室 Kveim 实验阳性。

2. 影像表现

（1）淋巴结改变　胸内淋巴结增大是结节病最常见的影像学表现（占85%），以两肺门淋巴结对称性增大为特征呈"土豆块"状。纵隔内增大淋巴结常多区同时发生，中纵隔最多见，当前纵隔或后纵隔有淋巴结增大时，几乎均伴有中纵隔的淋巴结增大。

（2）胸膜改变　主要表现为少量胸腔积液或局部胸膜增厚伴胸膜牵拉征，往往与肺内广泛病变伴发。

（3）多发结节　大部分为两肺广泛肺部的结节灶，结节直径一般在 1~10 mm 大小，边缘清晰。典型表现为沿支气管血管束分布的小结节，伴随着支气管血管束和小叶间隔的不规则增厚。

（4）单发结节　此征象较少见，如单独发生不易与类似病变鉴别。

（5）间质改变（网状、片状）支气管壁增厚以及磨玻璃样改变（肺泡炎或间质性肉芽肿），通常提示正在进行的、活动的、潜在可治疗的。

（6）肺纤维化（网状、蜂窝状）20% ~25%。

3. 诊断要点

结节病诊断影像学表现分为 3 大类型：①肺门淋巴结大不伴有肺门异常。②肺门淋巴结肿大，伴肺内异常。③弥漫性肺内异常不伴有肺门淋巴结肿大。

4. 鉴别诊断

（1）转移性淋巴结肿大　全身许多脏器的恶性肿瘤均可转移至纵隔，最常见为支气管肺癌、其次为乳腺癌、胰腺癌、胃肠道癌、肾癌等等。单发或多发淋巴结肿大，边界清或不清，常局限于某一通路的淋巴结。肺癌常转移至同侧肺门或纵隔淋巴结，但小细胞癌可广泛淋巴结转移，似结节病。

（2）巨淋巴结增生症　少见的原因不明的淋巴结增生样病变。病理上分为透明血管型和浆细胞型。肺内受累较少。

（3）肺结核　由于肺结核同样具有复杂而多变的影像学表现，有时两者很难鉴别。播散性肺结核的主要特点是播散病灶与外围更明显，支气管血管周围不明显，有助于鉴别。

病例 32

【简要病史】

患者，女，64 岁。以往有纵隔肿瘤病史 10 余年，近来腹胀月余入院，患者一般情况好。

【影像资料】

见图 3-98。

【影像分析】

X 线片（图 3-98A）：上纵隔影增宽，两肺野内未见异常密度影（箭头）。CT 检查示：中纵隔内气管前腔静脉后见类圆形、类椭圆形软组织密度影（图 3-98B，图 3-98C 箭头），增强后，病灶呈明显均匀强化（图 3-98D，图 3-98E 箭头），CT 值 95 HU，强化程度与主动脉接近。余所示纵隔内未见异常密度影。

【影像诊断】

中纵隔内软组织密度影，首先考虑巨淋巴结增生症。

【病理结果】

纵隔结节手术后病理提示：透明血管型巨淋巴细胞增生症。

【后续资料】

该患者行上腹部 CT 和 MRI 检查。CT 平扫（图 3-99A）显示肝门部椭圆形结节，CT 值约 40 HU，大小约 42 mm×27 mm，边缘清楚。增强后病灶明显强化（图 3-99B 粗箭头），中央区可见小斑片状强化更明显区域（细箭头）。MRI T_1WI 病灶与肝实质信号相近（图 3-99C 粗箭头），中央区小斑片状稍低信号区（细箭头）。T_2WI 病灶呈均匀高信号（图 3-99D 粗箭头）。MRI 增强后病灶明显强化，表现与 CT 类似（图 3-99E 粗箭头）。

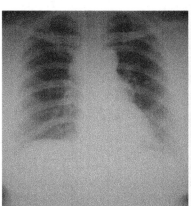
A. 胸部 X 线正位

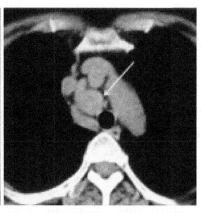
B. CT 平扫纵隔窗（主动脉弓层面）

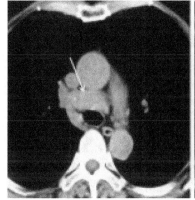
C. CT 平扫纵隔窗（主动脉弓下缘层面）

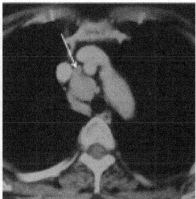
D. CT 增强（主动脉弓层面）

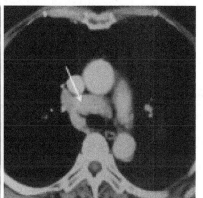
E. CT 增强（主动脉弓下缘层面）

图 3-98　巨淋巴结增生症

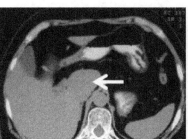
A. 上腹部 CT 平扫

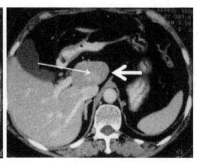
B. 上腹部 CT 增强

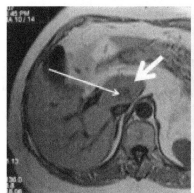
C. 上腹部 T₁WI 序列

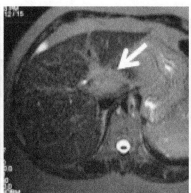
D. 上腹部 T₂WI 序列

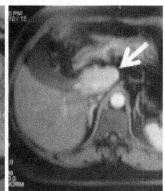
E. 上腹部 T₁WI 增强

图 3-99　肝门部巨淋巴结增生

【最终结果】

多中心型巨淋巴结增生症。

【概述】

巨淋巴结增生症（castlema disease）是一种不明原因和发病机制的良性淋巴增生症。组织学上分为透明血管型及浆细胞型。透明血管型特征是有大量生发中心散在大量的淋巴细胞核由透明片围成的多毛细血管中心。浆细胞型是由一层成熟及未成熟的浆细胞组成。前者除局部肿块外无特殊症状，后者约半数患者出现发热贫血和高球蛋白血症，包块切除后症状和血液学改变逐渐消失。

1. 临床表现

该病多发生在 10~45 岁，性别无明显差异，它可发生于纵隔任何部位。本病可表现为局限性或多中心的形式。局限性的表现形式为单发，边界清楚的纵隔肿块，或者是合并相关淋巴结肿大的浸润性肿块。多中心的形式表现为弥漫性纵隔淋巴结肿大，此型可累及肺部。

2. 影像表现

（1）X 线表现　局限透明血管型通常在影像学表现为孤立性、边界清晰的、光滑或分叶状肿块，于肺门或中后纵隔最常见。多中心浆细胞型往往累及纵隔多个区域，表现为弥漫性纵隔增宽。

（2）CT 表现　平扫 CT 检查，局限性透明血管型巨淋巴结增生症通常表现为均匀低密度软组织肿块或肿大淋巴结；中心常可见粗大钙化灶；其血运丰富，CT 平扫 CT 值 37~38 HU，增强有明显强化，CT 值 90~98 HU，有时强化值近似主动脉。多中心型巨淋巴结增生症增强后典型表现为纵隔和肺门多发轻度肿大淋巴结轻度均匀强化，可伴有肺淋巴细胞间质性肺炎或胸腔积液。

（3）MRI 表现　T$_1$WI 序列、T$_2$WI 序列呈均匀高信号，增强后呈弥漫性均匀强化征象。

3. 诊断要点

巨淋巴结增生症分为透明血管型及浆细胞型两种组织学类型。透明血管型多表现为孤立性、边界清晰的软组织肿块，通常位于肺门或中纵隔，增强后明显强化。浆细胞型常为多中心型，表现纵隔、肺门、颈部、腹腔淋巴结肿大，增强后轻度强化，该型可累及肺部引起间质性肺炎及胸腔积液。

4. 鉴别诊断

（1）局限型巨淋巴结增生症　多表现为富血供病变，需与以下疾病鉴别。

1）异位化学感受器瘤：它同样具有丰富的扩张扭曲血管，但其常常沿着主动脉生长，而巨淋巴结增生症则按淋巴链分布。

2）副神经肿瘤：如嗜铬细胞瘤，它常与大血管毗邻，病变易坏死囊变，虽然有强化，但密度或信号常不均匀，且临床上有异常波动的恶性高血压表现，而巨淋巴结增生症一般无囊变坏死改变。

（2）多中心型巨淋巴结增生症

1）透明血管型：其强化程度类似于胸腹部主动脉，有一定特征性，可强烈提示该病的诊断，如本例图所示。

2）浆细胞型：影像学表现缺乏特征性，与淋巴瘤、淋巴结转移瘤及淋巴结结核等鉴别诊断困难，确诊需穿刺活检或手术病理检查。

病例 33

【简要病史】

患者，女，38 岁。右胸部疼痛 3 月余，实验室检查阴性。

【影像资料】

见图 3-100。

【影像分析】

CT 平扫（图 3-100A）显示右后上纵隔脊柱旁椭圆形软组织密度占位灶，密度均匀，内未见明显钙化，病灶大小约 36 mm×24 mm，边缘光整，肿块与纵隔宽基底相连，邻近骨骨质吸收，椎间孔扩大（箭头）；增强后（图 3-100B，图 3-100C），病灶强化明显，强化不均匀，内见散在点状低密度影，延时期进一步强化。

【初步印象】

后纵隔神经源性肿瘤。

【影像诊断】

右后纵隔占位性病变，首先考虑神经源性肿瘤。

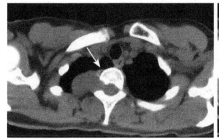
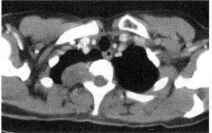
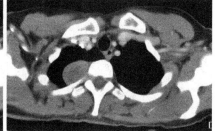

A. CT 平扫纵隔窗 　　　B. CT 增强动脉期纵隔窗 　　　C. CT 增强实质期纵隔窗

图 3-100　神经鞘瘤

【病理结果】

手术病理结果：神经鞘瘤。

【最终结果】

（右侧后纵隔）神经鞘瘤。

病例 34

【简要病史】

患者，男，9 岁。因脊柱侧弯行 CT 检查发现。实验室检查阴性。

【影像资料】

见图 3-101。

【影像分析】

平扫（图 3-101A）示左侧脊柱旁可见类椭圆形肿块影，病灶大小约 36 mm×24 mm，边界清，以低密度为主，CT 值约 32 HU，密度稍不均，内见边界清晰的点状钙化，肿块与纵隔宽基底相连，邻近骨骨质吸收，椎间孔扩大。增强后（图 3-101B，图 3-101C），病灶轻度均匀强化，各期 CT 值约 45、60 HU，其内可见点状无强化区。重建后（图 3-101D，图 3-101E）显示病变与紧密与脊柱相邻，椎间孔扩大，与邻近结构分界清晰。

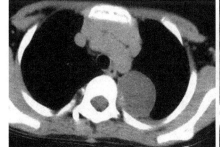
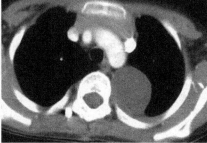
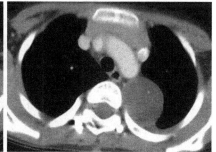

A. CT 平扫 　　　B. CT 增强动脉期纵隔窗 　　　C. CT 增强实质期纵隔窗

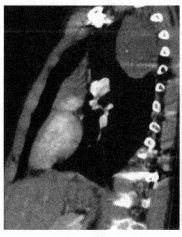
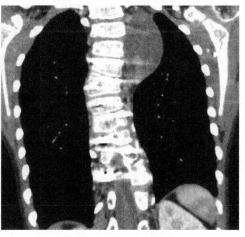

D. CT 增强矢状位重建 　　　E. CT 增强冠状位重建

图 3-101　神经节细胞瘤

【初步印象】

后纵隔神经源性肿瘤。

【影像诊断】

右后纵隔占位性病变，首先考虑神经源性肿瘤。

【手术结果】

手术病理结果：神经节细胞瘤。

【最终结果】

（右侧后纵隔）神经节细胞瘤。

【概述】

神经源性肿瘤是纵隔常见肿瘤，占全部纵隔肿瘤的 14%~25%，其中 90% 位于后纵隔脊柱旁，少数位置偏前。后纵隔神经源性肿瘤主要为分交感神经源性及周围神经源性两类。节细胞神经瘤是交感神经系统最常见的肿瘤；周围神经源性肿瘤以神经鞘瘤、神经纤维瘤及恶性神经鞘瘤常见。成人中常见肿瘤为神经纤维瘤、神经鞘瘤；儿童中常见肿瘤为神经母细胞瘤、节神经母细胞瘤，通常发生在 10 岁以内。

1. 临床表现

临床多无明显症状及体征，多为偶然发现，肿瘤较大时可出现压迫症状。副神经节瘤以心底部前上纵隔常见，可分泌肾上腺素，临床可出现高血压及血压波动。

2. 影像表现

（1）X 线表现　肿瘤多位于后纵隔脊柱旁，呈类圆形或哑铃状，可见椎间孔扩大，邻近骨质吸收或破坏。

（2）CT 表现　肿瘤多位于脊柱旁沟内，呈密度较均匀的类圆形，多数神经鞘瘤因含有较多的黏液基质，密度较低，密度不均。良性肿瘤边缘常光滑锐利，可压迫邻近骨质出现骨质吸收，压迹光整。恶性者浸润性生长，边界常不清，密度不均。累及椎管内外时可呈哑铃状改变。

（3）MRI 表现　后纵隔长 T_1 长 T_2 信号肿瘤，肿瘤内囊变、坏死或出血较 CT 显示更好。并能充分估计肿瘤向椎管内的扩展和明确是否伴脊髓的病变。

3. 诊断要点

后纵隔的肿瘤以神经源性肿瘤最常见，作为实质性肿块应该首先考虑。

4. 鉴别诊断

（1）椎旁脓肿　多为梭形，中心为液化低密度区，周围为纤维组织壁，增强后壁强化明显，内部少见强化。

（2）脊膜膨出　有先天性脊柱畸形，结合病变与脊柱的关系及内部结构鉴别不难。

（3）食管病变　食管平滑肌瘤和食管癌都可以在脊柱旁形成软组织肿块，但与食管关系密切，肿块一般位于脊柱前方；食管癌可见管壁增厚、梗阻，钡餐检查可见黏膜改变。

（江凯　潘宇宁　汪建华）

六、胸膜病变

病例 35

【简要病史】

患者，男，80 岁。肾病综合征患者入院常规胸部 X 线片。

【影像资料】

见图 3-102。

【影像分析】

立位后前位胸部 X 线片可见双侧肋膈角变钝（图 3-102A 箭头），CT 纵隔窗示双侧胸腔后部见弧形液性密度影（图 3-102B 箭头）。

【影像诊断】

双侧胸腔少量积液。

病例 36

【简要病史】

患者，男，59 岁。确诊胃恶性淋巴瘤。

【影像资料】

见图 3-103。

【影像分析】

立位胸片示右中下肺野及左下肺野可见大片状密度增高影，两侧阴影上缘超过第 4 前肋水平；双侧心下缘、膈面及肋膈角均消失不见；CT 平扫纵隔窗示双侧胸腔见明显液性低密度影。

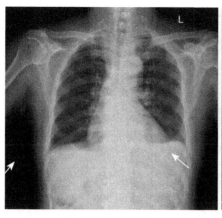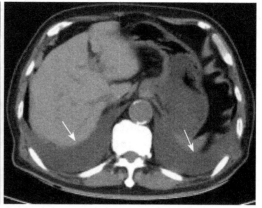

A. 胸部 X 线正位　　　　　　　B. CT 平扫纵隔窗

图 3-102　双侧胸腔少量积液

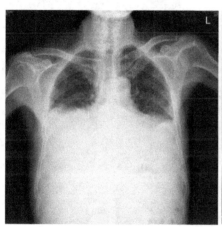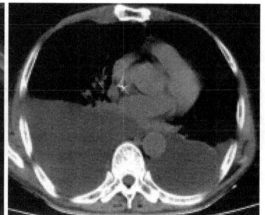

A. 胸部 X 线正位　　　　　　　B. CT 平扫纵隔窗

图 3-103　双侧胸腔中等积液

【影像诊断】

双侧胸腔中等量积液。

病例 37

【简要病史】

患者，男 24 岁。咳嗽 1 月余。

【影像资料】

见图 3-114。

【影像分析】

右侧胸腔可见外高内低的弧形大片状高密度影，上缘至第 3 前肋水平；弧线形状形成的原因是胸腔的负压、液体的重力、肺组织的弹力及液体的表面张力。

【影像诊断】

右侧中等量胸腔积液。

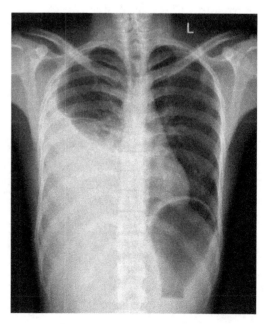

图 3-104　右侧大量胸腔积液（胸部 X 线正位）

病例 38

【简要病史】

患者，女，87 岁。咳嗽、咳痰 2 周。

【影像资料】

见图 3-105。

【影像分析】

CT 平扫纵隔窗示右侧斜裂区见梨形水样低密度影（箭头所示），尖端朝向肺门，长轴与斜裂方向一致。

【影像诊断】

右侧斜裂包裹性积液。

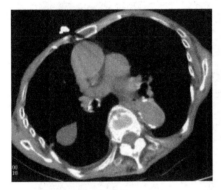

图 3-105 右侧斜裂包裹性积液（CT 平扫纵隔窗）

病例 39

【简要病史】

患者，女，17 岁。反复咳嗽 2 月余。

【影像资料】

见图 3-106。

【影像分析】

CT 平扫纵隔窗示右侧叶间裂见边缘清晰梭形

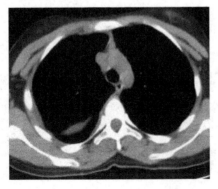

图 3-106 右侧斜裂包裹性积液

液性低密度影（箭头所示），梭形长轴和叶间裂方向一致。

【影像诊断】

右侧斜裂包裹性积液。

病例 40

【简要病史】

患者，男，50 岁。发热一周。

【影像资料】

见图 3-107。

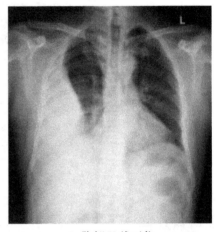

A. 胸部 X 线正位

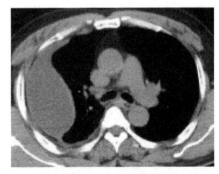

B. CT 平扫纵隔窗

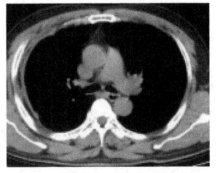

C. CT 平扫纵隔窗（治疗后）

图 3-107 右侧胸壁包裹性积液

【影像表现及分析】

胸部 X 线正位示右侧包裹性积液。右侧肺野缩小，纵隔轻度左移（图 3-107A）。CT 平扫纵隔窗示右侧包裹性积液伴胸膜局部增厚（图 3-107B）。治疗 1 个月后复查示右侧包裹性积液基本吸收，相应位置可见胸膜增厚（图 3-107C）。

【影像诊断】

右侧胸壁包裹性积液。

【概述】

胸膜腔正常情况下含有少量液体，为 10~15 mL，起着润滑作用，其滤出和吸收处于动态平衡。积液产生的病因和发病机制见于：①胸膜毛细血管静水压增高；②胶体渗透压降低；③通透性增加；④壁层胸膜淋巴回流障碍；⑤损伤性胸腔积液等。

胸腔积液可分为游离性胸腔积液（free pleural effusion）和局限性胸腔积液（localized effusion）。胸膜腔内的液体随体位变动而自由流动，始终处于最低处，称为游离性胸腔积液（free pleural effusion）。局限性胸腔积液又可分包裹性积液（encapsulated effusion）、叶间积液（Inter labar effusion）、肺底积液（subpulmonary effusion）、纵隔包裹性积液（mediastinal encapsulated effusion）。

1. 临床表现

除了引起积液原发疾病的表现外，其主要表现为气急和呼吸困难。

2. 影像表现

游离性胸腔积液影像学表现：

（1）X 线表现

1）少量胸腔积液：胸腔积液少于 200 mL 时，胸部 X 线片难以作出诊断。200~500 mL 时，肋膈角变钝，是胸部 X 线片诊断胸腔积液的最早征象。随着积液增加，出现外高内低的弧形液性积液影，上缘低于第四前肋。

2）中等量胸腔积液：外高内低的弧线上缘位于第 2~ 第 4 前肋，相当于中下肺野范围。

3）大量胸腔积液：外高内低的弧线上缘超过第二肋前缘。

（2）CT 表现　胸腔内弧形液性密度影，CT 值与水的密度接近，-10~10 HU，血性胸腔积液密度可较高，超过 20 HU。增强 CT 扫描目的在于区分强化的软组织与不强化的液体，显示胸膜增厚、胸膜结节、积液内分隔以及胸膜外脂肪受累等病变。

少量胸腔积液与腹水的区别点：

1）胸腔积液将膈脚推向前方，远离脊柱，称为膈脚移位征（displaced-crus sign）。

2）液体在膈肌内侧为腹水，在膈肌外侧为胸腔积液，即膈肌征（diaphragm sign）。

3）腹水与肝的临界面清晰，而胸腔积液与肝的临界面略模糊，即界面征（inteface sign）。

4）由于肝裸区处无腹膜被覆，腹水不会出现在肝裸区的后方，但由于右侧后肋膈角在肝裸区后方，所以肝裸区水平后方的积液为胸腔积液，即肝裸区征（bare area sign）。

（3）MRI 表现　常为短 T_1 长 T_2 信号。优势：能显示少量胸腔积液及胸膜肿瘤结节、肺内病变和肋骨病变。

局限性胸腔积液（localized effusion）影像学表现：

1）包裹性胸腔积液的原因以炎性积液常见，其中结核更为常见。好发生于侧后胸壁。积液贴于胸壁的局限性半圆形或扁平形向肺内突出影，内缘清楚，密度均匀，呈水样密度。

2）叶间积液是由于胸腔积液局限于水平裂或斜裂的叶间裂内称为叶间积液，常由心衰或结核引起。

A. X 线表现：位于叶间裂部位的梭形阴影，边缘清楚，密度均匀。

B. CT 表现：边缘清晰梭形水样密度影，两端呈细长尖形阴影的长轴和叶间裂方向一致。

3）水平叶间裂积液表现为其相应位置大片水样密度影。

4）肺底积液常见于结核。胸腔积液位于肺底与横膈之间，右侧较多见。肺下缘被肺底积液向上推挤，易误诊为膈升高。此时仰卧位摄片或 CT 检查时膈位置显示正常。

3. 诊断要点

（1）少量胸腔积液　立位胸部 X 线片显示肋膈角变钝。

（2）中量胸腔积液　立位胸部 X 线片显示外高内低上缘下凹的弧形增高影。

（3）大量胸腔积液　气管、纵隔健侧移位，单肺全肺密度增高，透亮度减低。

（4）包裹性积液　不规则体位改变而变动，边缘光滑饱满，多局限于叶间或肺与膈之间。

（5）在 X 线诊断困难时，CT 可帮助明确诊断胸腔积液。

4. 鉴别诊断

胸腔积液临床表现及影像学表现均较典型，诊断一般不难。临床上主要需要大致了解胸腔积液的原因。

（1）炎性相关性胸腔积液　多为急性，渗出性表现，经有效抗生素治疗可吸收。

（2）外伤性血胸　有外伤史，常伴有肋骨骨折及气胸表现。

（3）恶性胸水　常见于肺癌、恶性胸膜间皮瘤及其他部位恶性肿瘤胸膜转移所致，多数患者不发热，常有不能缓解的胸痛，多为血性胸水。

（4）风湿性疾病所致胸腔积液　如类风湿关节炎、红斑狼疮等，多为双侧胸腔积液。

（5）可导致漏出液的各种疾病　心、肝、肾功能不全，低蛋白血症。

病例 41

【简要病史】

患者，男，18 岁。体检胸片。

【影像资料】

见图 3-108。

【影像分析】

左上胸部可见少许弧形透亮区，内未见肺纹理分布，肺组织被压缩 <10%。

【保守治疗后影像资料（1）】

患者保守治疗 4 天后复查胸片示左侧气胸基本消失（图 3-109）。

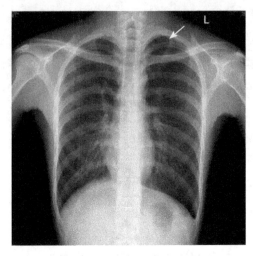

图 3-108　左胸少量气胸

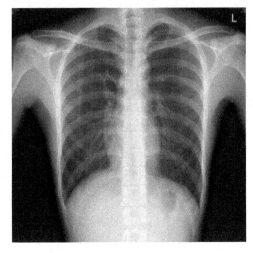

图 3-109　左侧气胸治疗 4 天后完全吸收

【保守治疗后影像资料（2）】

该患者再过 5 天，又突然右侧胸痛，再次来本院门急诊就诊，分别行胸部 X 线片及 CT 检查（图 3-110）。

【影像分析】

胸部 X 线正位示（图 3-110A）右侧胸部外围可见透亮增高，部分呈弧形改变，内未见肺纹理分布（细箭头所示），可见肺组织约压缩 70%，呈团片状改变（图 3-110A 粗箭头）。胸部 CT 肺窗（图 3-110B）示右侧胸腔见大量游离气体影，残余肺组织膨胀不全，肺边缘清楚（图 3-110B 细箭头）。

【术后影像资料】

见图 3-111。

经过手术治疗 5 天后复查胸片示：右侧气胸基本消失，右肺尖见术后金属夹子影。

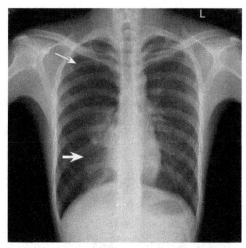

A. 胸部 X 线正位

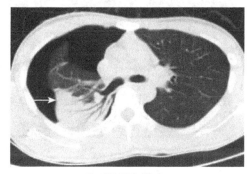

B. CT 平扫肺窗

图 3-110　右侧大量气胸

病例 42

【简要病史】

患者，男，38 岁。发现两肺弥漫性粟粒结节，右肺经支气管肺活检术（transbronchial lung biopsy，TBLB）后复查胸部 X 线片。

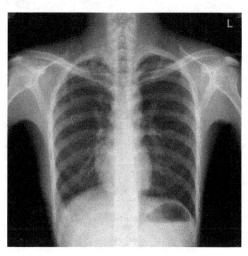

图 3-111　治疗后复查

【影像资料】

见图 3-112。

【影像分析】

右侧胸部外围可见弧形透亮区，内见肺纹理消失，相应肺组织约压缩 25%；两肺可见弥漫性粟粒结节影，边界清晰，分布均匀。

【影像诊断】

右侧少量气胸；两肺弥漫粟粒结节。

病例 43

【简要病史】

患者，男，36 岁。平时体健，突发左侧胸闷 1 天。

【影像资料】

见图 3-113。

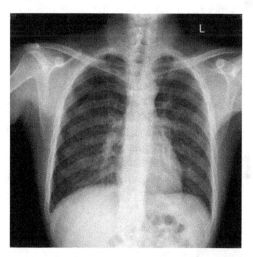

图 3-112　右侧少量气胸、两肺弥漫性粟粒结节

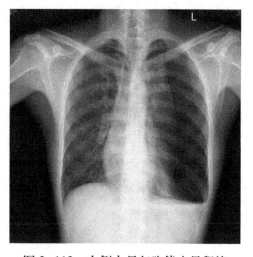

图 3-113　左侧大量气胸伴少量积液

【影像分析】

左侧胸腔见大量游离气体影，肺纹理消失，相应肺组织约压缩75%；左侧肋膈角可见气液平面影，肋膈角变平。

【影像诊断】

左侧大量气胸，伴少量积液。

病例 44

【简要病史】

患者，男，50岁。车祸外伤。

【影像资料】

见图3-114。

【影像分析】

CT肺窗（图3-114A）显示右肺下叶背段见片絮状模糊影（箭头），右侧胸壁软组织内见少量气体。左侧胸腔见大量游离气体影，肺组织压缩（弯箭头）。纵隔窗（图3-114B）显示右侧胸腔少量积液，CT值为60 HU，提示胸腔积血，纵隔轻度右偏。骨窗（图3-114C）示右侧肋骨骨折，断端错位（箭头）。左侧气胸急诊置管术后，复查立位胸片（图3-114D）示左侧胸腔仍可见大量积气，纵隔略右偏。右侧多发肋骨连续性中断，断端部分错位，右侧胸腔大量积气，中上肺野可见肺纹理消失，肺组织压缩70%，肋膈角区可见气液平面。

【影像诊断】

右侧肋骨骨折伴肺挫伤、血气胸、胸壁皮下积气。左侧大量气胸。

【最终诊断】

右侧肋骨骨折伴右侧血气胸；左侧大量气胸。

【气胸概述】

气胸（pneumothorax, Pnx）是指各种病因导致气体进入胸膜腔。按病因不同可分为自发性气胸（spontaneous Pnx）、外伤性气胸（traumatic Pnx）和医源性气胸（iatrogenic Pnx）。根据是否存在基础性肺疾病又将自发性气胸分为原发性自发性气胸（primary spontaneous pneumothorax, PSP）和继发性自发性气胸（secondary spontaneous pneumothorax, SSP）。

1. 临床表现

主要的临床表现为突发性呼吸困难和胸痛。

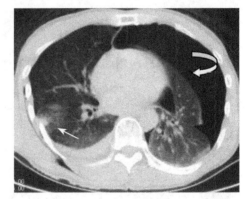

A. CT平扫肺窗

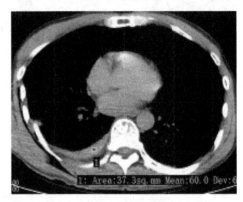

B. CT平扫纵隔窗

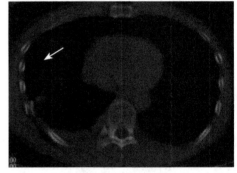

C. CT平扫骨窗

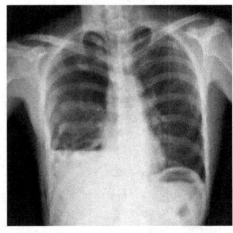

D. 胸部X线正位

图3-114　右侧肋骨骨折伴右侧血气胸、左侧大量气胸

2. 影像表现

气胸的影像学检查方法：胸部 X 线片最为常用，CT 检查最为敏感。

气胸的胸部 X 线片分级目前较多采用简单的 Kircher 方法计算，具体方法如下：采用标准胸部后前位摄片检查，在气胸侧，以横突外缘至胸壁内缘为基准范围（为整个一侧肺野），当肺野外侧受压至上述范围之 1/4 时，肺组织大约受压 35%；当受压至 1/3 时，肺组织受压 50%；当受压 1/2 时，肺组织受压 65%；当受压至 2/3 时，肺组织受压 80%；而当肺组织全部被压缩至肺门，呈软组织密度时，肺组织受压约为 95%。如果少量气胸仅限于上肺野，则将肺野外带自上而下分为三等份，然后以上述方法中受压 1/4 时的 35% 均分，为 10%~15%。

液气胸（hydropneumothorax）：表现为胸膜腔内液体与气体同时存在。可分为游离性液气胸及包裹性液气胸两种。液气胸液面的宽、窄、高、低视空气及液体量的多少而异，在患者体位改变时液面始终保持和地面平行。

包裹性液气胸多见于胸腔外侧壁，局限性透亮的气体影及液平，并不和其他胸膜腔相通。多房性液气胸由胸膜黏连引起，有多数高低不一的液平面，各种体位观察可见液平紧贴于胸壁

3. 诊断要点

立位胸部 X 线片是气胸首选的影像学检查，当 X 线显示肺野外围区域透亮度增高，无肺纹理分布，邻近肺组织压缩，严重者纵隔、横膈移位。结合患者外伤或自发性气胸病史，以及胸闷、气急等缺氧症状，诊断并不困难。少数不能确诊者，CT 进一步检查一般可以明确诊断。

4. 鉴别诊断

胸膜下肺大泡有时类似气胸表现，需注意鉴别。胸膜下肺大泡一般呈类圆形，邻近肺野无压缩，纵隔无移位，可资鉴别。

病例 45

【简要病史】

患者，男，65 岁。咳嗽数年。

【影像资料】

见图 3-115。

【影像分析】

立位胸片示右侧肋膈角变钝，局部与膈面呈直角关系（图 3-115A 箭头），未见外高内低弧形密度影，膈面光整。CT 横断面示右下胸膜局部粘连、增厚，未见胸腔积液（图 3-115B，图 3-115C）。

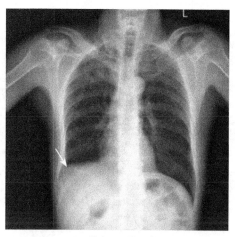

A. 胸部 X 线正位

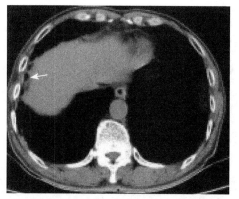

B. CT 平扫纵隔窗

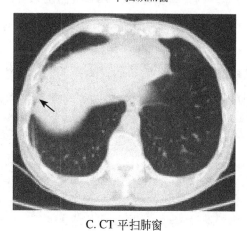

C. CT 平扫肺窗

图 3-115　右下胸膜局部增厚、粘连

【影像诊断】

右下胸膜局部增厚、粘连。

病例 46

【简要病史】

患者，女，59 岁。

【影像资料】

见图 3-116。

【影像表现及分析】

立位胸片示左侧胸廓略小，左中肺野见团片状钙化密度影（图 3-116A 箭头），边界清晰；脊柱轻度 S 形弯曲。CT 示左侧胸廓缩小，肋间隙变窄，左后胸膜见条片状钙化密度影（图 3-116B，图 3-116C 箭头）。

【影像诊断】

左后胸膜局部钙化。

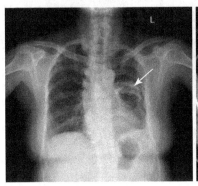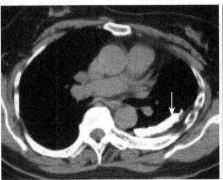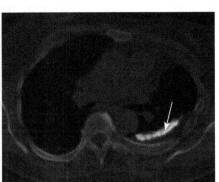

A. 胸部 X 线正位　　　　　　　B. CT 平扫纵隔窗　　　　　　　C. CT 平扫骨窗

图 3-116　左后胸膜局部钙化

病例 47

【简要病史】

患者，女，57 岁。石棉接触史 30 余年。

【影像资料】

见图 3-117。

【影像分析】

CT 横断面示两侧胸膜多发条块状、结节、团片状增厚，内见多发片状、结节状钙化影（箭头所示）。增强后未见明显异常强化，两侧胸腔未见积液，纵隔胸膜未见增厚，肺内未见实质性病变。

【影像诊断】

两侧胸膜石棉斑。

【概述】

胸膜增厚（pleural thickening），粘连及钙化（adhesion and calcification）：炎症性纤维素渗出、肉芽组织增生、外伤出血机化均可引起胸膜增厚、粘连及钙化。胸膜增厚、粘连常同时存在，常见于肺尖或肋膈角处。

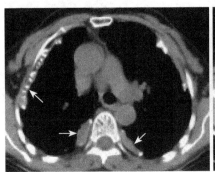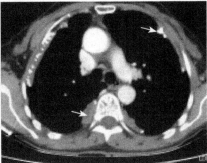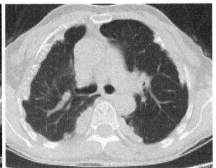

A. CT 平扫纵隔窗　　　　　　　B. CT 增强纵隔窗　　　　　　　C. CT 平扫肺窗

图 3-117　两侧胸膜石棉斑

1. 临床表现

一般无症状或者体征，但广泛的胸膜增厚粘连与钙化者可有胸部不适、胸廓塌陷等。

2. 影像表现

（1）X线表现 肋膈角变钝，膈运动轻度受限。轻度均匀增厚伴钙化常提示良性病变；伴有胸膜结节的胸膜不规则增厚或胸膜肿块合并胸腔积液常提示为恶性。广泛胸膜增厚粘连时，可见患侧胸廓塌陷，肺野密度增高，肋间隙变窄，沿肺野外侧及后缘可见带状密度增高影，肋膈角近似直角或闭锁，膈顶变平，膈升高，膈运动微弱或不动。纵隔可向患侧移位。诊断胸膜增厚粘连时，应注意不要把肺气肿时的膈低平、膈附着点呈幕状影和肋膈角变钝，误认为膈上幕状粘连和肋膈角粘连。

（2）CT表现 沿胸壁内面走行的带状软组织影，厚薄不均匀，内面不规则，好发于胸后部与外侧。胸膜增厚超过2cm时多为恶性。石棉肺所致胸膜病变较有特点：①壁胸膜增厚为主；②扁平状胸膜增厚及钙化，胸膜增厚呈非连续性；③胸膜病变多见于背侧胸膜、椎旁胸膜及横膈面胸膜，纵隔胸膜少见。

（3）MRI表现 对胸膜增厚、粘连的显示不如普通X线和CT，但对局限性胸膜显著增厚的良、恶性判断优于CT。

（4）其他胸膜病变 胸膜钙化多见结核性胸膜炎、脓胸，出血机化也可发生胸膜钙化。胸膜钙化时在肺野边缘呈不规则片状高密度影。包裹性胸膜炎时，胸膜钙化可呈弧线形或不规则环形。胸膜增厚及钙化在CT上可见肋骨与胸膜外脂肪层之间可见胸膜钙化影，钙化的范围不同，表面不规则，好发生于后胸壁或侧胸壁。

3. 诊断要点

1）胸膜增厚、粘连及钙化常有相关病史，多见结核性胸膜炎、脓胸及石棉接触史，出血机化也可发生胸膜钙化。

2）胸膜钙化时在肺野边缘呈不规则片状高密度影，边界常清晰。包裹性胸膜炎时，胸膜钙化可呈弧线形或不规则环形。

3）胸膜增厚及钙化在CT上可见肋骨与胸膜外脂肪层之间可见胸膜钙化影，钙化的范围不同，表面不规则，好发生于后胸壁或侧胸壁。

4. 鉴别诊断

胸膜增厚、粘连及钙化影像学表现比较典型，临床上主要与胸膜来源肿瘤的孤立性胸膜纤维瘤及恶性间皮瘤鉴别。

1）胸膜局部结节样增厚需与胸膜孤立性纤维瘤鉴别，后者常为偶然发现，紧靠胸膜，边界清楚，质地均一的软组织团块，与胸膜增厚形态可区别。

2）胸膜弥漫性增厚要与恶性间皮瘤鉴别，后者与石棉往往有长期接触史，常伴有胸腔积液。

病例 48

【简要病史】

患者，女，45岁。20余年前从事石棉工作。

【影像资料】

见图3-118。

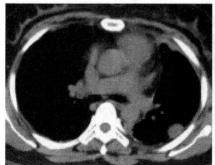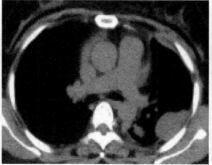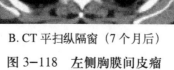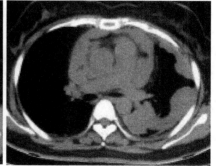

A. CT 平扫纵隔窗　　　　B. CT 平扫纵隔窗（7个月后）　　　　C. CT 平扫纵隔窗（化疗12个月后）

图 3-118 左侧胸膜间皮瘤

【影像分析】

CT 横断面纵隔窗示左侧胸膜片状、结节状增厚，后缘胸膜局部增厚伴小钙化灶（图 3-118A）。间隔 7 月复查发现胸膜结节明显增大，穿刺活检明确胸膜间皮瘤（图 3-118B）。化疗后 12 个月复查，胸膜肿块大小及范围明显进展（图 3-118C）。

【影像诊断】

左侧胸膜间皮瘤。

病例 49

【简要病史】

患者，女，78 岁。胸闷不适 1 周。

【影像资料】

见图 3-119。

【影像分析】

CT 横断面纵隔窗示右下胸膜环形增厚，边界不清，厚薄不均，可见少量胸腔积液（图 3-119A）。增强动脉期及静脉期：增厚胸膜见不规则片状、结节状强化，局部边界模糊（图 3-119B，图 3-119C）。

【影像诊断】

右侧恶性胸膜间皮瘤。

【概述】

胸膜间皮瘤（pleural mesothelioma）是最常见的原发性胸膜肿瘤。弥漫性胸膜间皮瘤多见于 60 岁以上男性患者，常有明确的石棉接触史，特别是青石棉。近年来该病发病率有逐渐上升趋势，潜伏期长，为 30~40 年。

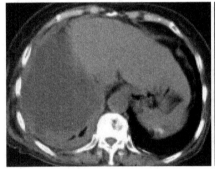 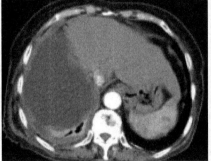 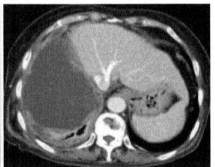

| A. CT 平扫纵隔窗 | B. CT 增强动脉期纵隔窗 | C. CT 增强静脉期纵隔窗 |

图 3-119　右侧恶性胸膜间皮瘤

根据 2015 年 WHO 胸膜肿瘤组织学分类，将胸膜间皮瘤分为四大类：弥漫性恶性间皮瘤、局限性恶性间皮瘤、高分化乳头状间皮瘤和腺瘤样瘤，其中腺瘤样瘤生物学行为属于良性肿瘤，高分化乳头状间皮瘤生物学行为属于交界性，其余肿瘤生物学行为均为恶性。

1. 临床表现

局限性胸膜间皮瘤多数无临床症状，被偶然检出，偶有胸腔积液出现。开胸活检的诊断准确性最高。

2. 影像表现

影像表现影像学检查的方法包括：X 线片、CT、MRI、PET-CT。

影像学检查的主要目的是：①初诊时提示诊断；

②评估肿瘤侵犯范围，如有无胸壁、纵隔、横膈受累等；③判断肿瘤的可切除性。

CT 是首选检查方法，且应尽量行增强扫描，可较好显示胸膜肿块、胸腔积液以及纵隔肺门淋巴结。螺旋 CT 三维重建图像很大地提高了准确性，尤其当肿瘤包裹肺组织、侵犯叶间裂、纵隔胸膜及横膈时。胸膜间皮瘤的分期主要依赖于影像学检查，特别是 CT 检查。

增强 MRI（包括冠状位及矢状位图像）在显示恶性间皮瘤的胸壁及膈肌受侵方面要好于 CT，但这种优势随着多层螺旋 CT 多平面重建的广泛应用正在逐渐减弱。

（1）弥漫性间皮瘤

1）X 线表现：可显示胸膜增厚、胸廓狭窄、胸腔积液即继发的肺不张或肺内肿物纵隔向健侧或患侧移位。检出胸膜钙化的敏感性远不如CT。可显示肋骨骨质破坏及气胸，对于检出胸膜外侵犯的敏感性较低。

2）CT表现：①胸膜增厚为最常见的影像表现，单侧胸膜病变多见，且右侧多于左侧。膈肌胸膜增厚时常见于膈脚。因膈脚部只有壁胸膜，又受重力因素影响，故CT扫描或MRI扫描的检查范围下界应包括腰大肌上缘。②胸膜钙化：有约占一半的患者会出现胸膜钙化，大部分患者有石棉接触史。③胸腔积液，常常合并胸腔积液，以少量胸腔积液多见。④胸廓体积改变和纵隔固定。⑤胸膜外侵犯，包括胸壁受侵、纵隔受侵、膈肌及膈下受侵。⑥胸内淋巴结转移，最常见转移淋巴结为内乳淋巴结、胸腔内淋巴结、斜角肌淋巴结和锁骨上淋巴结。⑦肺实质病变，常见肺不张及肺内肿物，肺内转移不常见。

（2）局限性胸膜间皮瘤

1）X线表现：以胸膜为基底的软组织肿块，界限清楚，边缘锐利或有分叶，大者直径可达10 cm，部分带蒂肿瘤可随体位变化或呼吸而改变位置，伴有或不伴有胸腔积液。

2）CT表现：肿瘤边界锐利，略分叶，呈软组织密度，与胸膜宽基底相连。大于10 cm的大肿物常见中心坏死，部分可见钙化。肿瘤血供丰富，增强后强化明显，中央可见坏死低密度区。部分病例可见肋骨及胸壁侵犯。

3）MRI表现：表现特点与CT相似，肿瘤在T_1WI上呈低信号或等信号，在T_2WI上呈中低信号，中央坏死及黏液变性在T_2WI呈高信号。增强后呈明显不均匀强化。MRI对胸壁软组织受侵的敏感性高于CT。

3.诊断要点

1）胸膜间皮瘤好发于40~70岁，男性多于女性。

2）常有石棉长期接触史。

3）可分局限性胸膜间皮瘤及弥漫性胸膜间皮瘤，前者胸膜结节与胸膜广基底钝角接触，胸腔积液少见；后者常有胸腔积液，增厚的胸膜厚度在

10 mm以上。

4.鉴别诊断

（1）结核性胸膜炎　常有少量胸腔积液时即可出现胸痛，当出现大量胸水时胸痛减轻，抗结核治疗胸痛可以消除。CT上很少有胸膜结节影，陈旧性结核性胸膜炎还有胸廓塌陷。

（2）肺癌胸膜转移　常有咯血，CT上可以找到肺内病灶支持，胸膜上结节多为锐角接触胸膜，而胸膜间皮瘤常不侵犯肺内支气管，与胸膜多为广基底钝角接触。

病例 50

【简要病史】

患者，女，54岁。发现右上肺癌伴胸膜转移6月余。

【影像资料】

见图3-120。

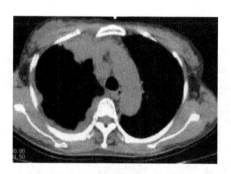

图3-120　右侧胸膜多发转移瘤

【影像分析】

CT平扫纵隔窗见右侧胸膜多发不规则增厚及结节状改变。

【影像诊断】

右侧胸膜多发转移瘤。

【概述】

胸膜最常见的肿瘤为转移瘤，常来自乳腺癌、肺癌，此外还见于消化道肿瘤、肾癌及卵巢癌等，经血液或淋巴结转移至胸膜，胸膜转移瘤多同时累及脏胸膜和壁胸膜，少部分仅累及脏胸膜，单纯累及壁胸膜者十分罕见。病理上主要为胸腔积液，以血性多见，也可呈多发散在结节状。

1. 临床表现

患者以进行性呼吸困难及胸痛为主要症状。

2. 影像表现

胸膜转移瘤的影像学检查目的在于发现病变并提示初步诊断、显示病变范围。以 CT 作为首选检查方法，MRI 能区分转移瘤和胸腔积液，但显示微小转移灶不如 CT，假阴性率较高。

（1）X 线表现　胸膜表面不规则结节状、板块状或弥漫性增厚、伴或不伴胸腔积液，也可表现为仅见大量胸腔积液而见不到胸膜结节。

（2）CT 表现

1）胸膜包块影或结节影：孤立性椭圆形、圆形、扁丘状胸膜肿块，相邻肋骨破坏及胸壁深部软组织浸润。

2）环绕性胸膜增厚：结节样胸膜增厚厚度 >10 mm，瘤样胸膜增厚、纵隔胸膜受累及纵隔淋巴结肿大。积液里发现壁层胸膜上结节、饼状影是胸膜转移瘤的有力证据。

3）胸膜上小点状影：胸膜出现小点状影，分布不均。

（3）MRI 表现　可区分转移瘤和胸腔积液。转移瘤一般呈长 T_1、长 T_2 信号，血性胸腔积液 T_1T_2WI 上都呈高信号。

3. 诊断要点

1）多见老年患者。

2）常有原发肿瘤病史。

3）胸膜多发不连续小结节、胸膜肿块伴胸壁软组织及肋骨侵犯。

4. 鉴别诊断

见胸膜间皮瘤章节。

病例 51

【简要病史】

患者，男，64 岁。体检发现肺内肿块。

【影像资料】

见图 3-121。

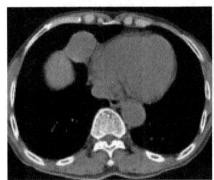 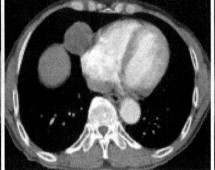 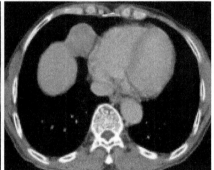

A. CT 平扫纵隔窗　　　　　　　　B. CT 增强动脉期纵隔窗　　　　　　　　C. CT 增强静脉期纵隔窗

图 3-121　孤立性纤维性肿瘤

【影像分析】

CT 横断面平扫示右侧心膈角区见一软组织肿块，边界清楚，内部密度均匀，增强后肿块见轻中度缓慢强化，边缘光整，与心包分界清晰。

【影像诊断】

右侧胸膜来源良性肿瘤。

【病理诊断】

孤立性纤维性肿瘤。

病例 52

【简要病史】

患者，男，63 岁。右侧背部不适 1 月余。

【影像资料】

见图 3-122。

【影像分析】

CT 横断面平扫示右侧外后胸壁见一巨大软组织肿块，边缘光整，内部密度轻度不均匀改变，未

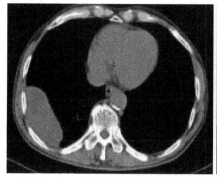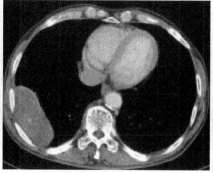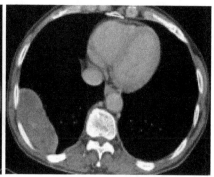

A. CT 平扫纵隔窗　　　　　　　B. CT 增强静脉期纵隔窗　　　　　　C. CT 增强延时期纵隔窗

图 3-122　胸膜孤立性纤维性肿瘤（低度恶性）

见明显钙化及囊性低密度影，相邻胸壁脂肪间隙存在，肋骨未见骨质破坏及骨膜反应；增强后病灶内见明显条片状、斑点状强化灶。

【影像诊断】

右胸壁巨大肿块，考虑交界性或低度恶性肿瘤可能。

【病理诊断】

（低度恶性）胸膜孤立性纤维性肿瘤。

【概述】

孤立性纤维性肿瘤（solitary fibrous tumour, SFT）是一种较少见的间叶性梭形细胞肿瘤，其性质主要为纤维母细胞性。

1. 临床表现

以 60~70 岁女性好发，常因体检偶然检出。肿瘤巨大时可出现胸痛、咳嗽、呼吸困难等症状，部分患者由于肿瘤的胰岛素样生长因子而导致低血糖症。

2. 影像表现

影像学检查主要目的是：提示诊断、评估肿瘤累及范围、判断肿瘤能否切除。CT 检查可作为首选手段，MRI 判断胸壁受累情况。

（1）X 线表现　肿块向肺野内突起，呈球形、椭圆形，与胸膜宽基底相连，上下缘与胸壁交角为钝角，边缘平滑整齐，密度均匀。

（2）CT 表现　好发于中下部胸壁，病灶大小不等，大者可占据胸腔大部分，以胸膜为基底，胸壁相应部分肋骨未见异常改变。平扫时密度不均匀，可有不规则形的低密度影，其增强扫描有中高

度的不均匀（地图样）强化出现，且延迟扫描会出现渐进性强化。良、恶性孤立性纤维瘤影像学表现相似，有时难以区分。其中恶性征象有：肿瘤大于 10 cm、中央坏死、同侧胸膜侵犯。

（3）MRI 表现　清楚显示肿瘤广基底与胸膜相连，界限清楚。因肿瘤内富含胶原纤维基质，T_1WI、DWI、T_2WI 呈低信号，T_2WI 呈高信号为坏死、黏液变。增强扫描可明显均匀或不均匀强化。

3. 诊断要点

1）好发年龄在 40~70 岁，男女性别差异不大。

2）CT 表现为单侧胸腔内肿块影，边缘清楚，密度均匀，或不均匀（肿块巨大，中间出现坏死）。

3）肿块外侧与胸壁相连，内侧压迫肺组织可致肺不张。

4）无胸腔积液。

5）强化多均匀（不均匀多为肿块巨大坏死），边界清楚。

4. 鉴别诊断

（1）恶性胸膜纤维瘤　生长迅速，直径大于 100 mm，与周围边界不清，有浸润，可出现胸腔积液。

（2）脂肪肉瘤　非常少见，CT 可发现其脂肪成分。

（3）神经鞘瘤　发生于肋间神经，典型的可见肋间隙增宽，肋骨受压形成切迹，增强强化幅度稍弱于胸膜孤立性纤维瘤。

（徐裕　汪建华）

参考文献

白峻虎, 张永海, 汪静静, 等. 胸膜孤立性纤维瘤的 MSCT 诊断与鉴别诊断. 实用放射学杂志, 2016, (9): 1364-1366.

白人驹. 医学影像诊断学. 北京: 人民卫生出版社, 2010.

常恒, 肖湘生, 董伟华, 等. 动脉 CT 血管造影对肺转移瘤的血供研究. 中华放射学杂志, 2005, 39(1): 34-38.

陈起航. 特发性间质性肺炎的 HRCT 诊断及新分类法解读. 放射学实践, 2014, 29(1): 40-44.

陈小宇, 钟井松, 陈君坤. 64 层螺旋 CT 最小密度投影结合仿真内镜对小儿支气管异物的应用价值. 华西医学, 2012, 27(11): 1649-1651.

高元安, 张松智. 肺转移瘤的特殊 CT 表现. 中华放射学杂志, 2002, 36(2): 135-136.

胡浩, 杨登法, 杨建涛. 恶性胸膜间皮瘤的 CT 诊断与鉴别诊断. 实用放射学杂志, 2013, (2): 209-211.

胡晓峰, 吕维富, 邓克学, 等. 气管, 支气管异物的多层 CT 诊断价值及限度. 医学影像学杂志, 2011, 21(4): 544-547.

黄佐良, 何望春, 周继华, 等. 血管集中征对周围型肺癌的诊断价值. 中华放射学杂志, 1999, 33(1): 48-50.

金征宇, 冯敢生, 冯晓源. 医学影像学. 2 版. 人民卫生出版社, 2010: 191-193.

金征宇, 龚启勇金. 医学影像学. 3 版. 北京: 人民卫生出版社, 2015. 7.

李惠民, 肖湘生, 刘士远, 等. 螺旋 CT 靶扫描对肺部小结节的诊断价值. 临床放射学杂志, 2001, 20(6): 424-427.

刘士远, 陈起航, 吴宁. 实用胸部影像诊断学. 北京: 人民军医出版社, 2012. 259-279.

刘士远. 实用胸部影像诊断学. 北京: 人民军医出版社, 2012.

苗英章, 步桂清, 张秀者, 等. 气管支气管异物 X 线表现与临床分析. 河北医科大学学报, 2004, 25: 39-40.

沈威, 李慧, 代静泓, 等. 隐源性机化性肺炎及结缔组织病相关性机化性肺炎的临床及影像特点分析. 中华结核和呼吸杂志, 2015, 38(9): 669-674.

涂来慧. 重症肌无力 < 胸腺疾病影像诊断 >. 第二军医大学出版社, 上海, 2010.

汪建华, 左长京, 田建明, 等. 原发于纵隔 (胸腺) 淋巴瘤的 MRI 诊断. 实用放射学杂志, 2009, 25(2): 187-191.

王磊, 张国俊. 间质性肺炎的诊断与治疗进展. 临床内科杂志, 2016, 33(7): 441-443.

吴恩惠, 冯敢生. 医学影像学. 6 版. 人民卫生出版社 2008): 92-94.

吴显阳, 赵珑. 多层螺旋 CT 和同层动态 CT 电影扫描对小儿气管异物的诊断价值. 中国医学影像技术, 2010, 26(1): 86-88.

肖湘生, 洪应中, 荣独山. 空泡征的病理基础及其对肺癌早期诊断的价值. 中华放射学杂志, 1988, 22(1): 31-33.

徐海东, 洪应中, 周康荣. 重症肌无力患者胸腺病变的 CT 诊断. 中华放射学杂志, 1994, 28(1): 24-27.

薛敏娜. 胸腺病变的 CT 诊断. 国外医学临床放射学分册, 2005, 28(6): 389~396.

严洪珍, 刘鸿瑞, 王兴文. 胸腺肿块的影像诊断 (附 109 例分析). 中华放射学杂志, 1990, 24(4), 203~205

张韬军, 乔英, 李健丁. 急性间质性肺炎的 CT 表现及其病理学基础. 中国中西医结合影像学杂志, 2015, 13(6): 683-685.

张秀兰, 王东, 王舒皓, 等. 巨大胸膜孤立性纤维瘤的 MSCT 表现 (附 2 例病例报告及文献回顾). 临床放射学杂志, 2015, (8): 1337-1340.

张燕群, 曹丹庆, 高育敖, 等. 深分叶征在周围型小肺癌 CT 诊断中的价值. 中华放射学杂志, 1992, 26(3): 154-156.

郑劲鹤. CT 在周围型肺癌鉴别诊断中的应用. 山东医药, 2006, 46(26): 73-74

中华医学会风湿病学分会. 复发性多软骨炎诊治指南 (草案). 中华风湿病学杂志, 2004, 4: 251-253.

中华医学会影像技术分会, 中华医学会放射学分会. CT 检查技术专家共识. 中华放射学杂志, 2016, 50(12): 916-928.

中华医学会影像技术分会, 中华医学会放射学分会. MRI 检查技术专家共识. 中华放射学杂志, 2016, 50(10): 724-739.

中华医学会影像技术分会, 中华医学会放射学分会. 数字 X 线摄影检查技术专家共识. 中华放射学杂志, 2016, 50(7): 483-494.

周康荣. 胸部颈面部 CT. 上海: 上海医科大学出版社, 1996.

周永生, 张承惠. CT 增强扫描高密度点条征在周围型肺癌诊断中的意义. 临床放射学杂志, 2001, 20(3): 188-189.

Behar JV, Choi YW, Hartman TA, et al. Relapsing polychondritis affecting the lower respiratory tract. AJR, 2002, 178: 173-177.

Buckner JH, Wu JJ, Reife RA, et al. Autoreactivity against matrilin-1 in a patient with relapsing polychondritis. Arthritis Rheum, 2000, 43: 939-943.

Ernst A, Rafeq S, Boiselle P, et al. Relapsing polychondritis and airway involvement. Chest, 2009, 135: 1024-1030.

Fischer A, Antoniou K M, Brown K K, et al. An official European Respiratory Society/American Thoracic Society research statement: interstitial pneumonia with autoimmune features. European Respiratory Journal, 2015, 46(4).

Hofman MS, Callahan J, Eu P, et al. Segmental hyperperfusion in lobar pneumonia visualized with respiratory-gated four-dimensional pulmonary perfusion positron emission tomography-computed tomography. American journal of respiratory and critical care medicine, 2014, 189(1): 104-105.

Kruse M, Sherry S J, Paidpally V, et al. FDG PET/CT in the management of primary pleural tumors and pleural metastases. American Journal of Roentgenology, 2013, 201(2): 215-226. Loukeri AA, Kampolis CF, Tomos P, et al. Diagnosis, treatment and prognosis of lung abscess. Pneumon, 2015, 28(1): 54-60.

Lee KS, Ernst A, Trentham DE, et al. Relapsing polychondritis: prevalence of expiratory CT airway abnormalities. Radiology, 2006, 240: 565-573.

Mathew SD, Battafarano DF, Morris MJ. Relapsing polychondritis in the department of defense population and review of the literature. Semin Arthritis Rheum, 2012, 42(1): 70-83.

Travis W D, Costabel U, Hansell D M, et al. An Official American Thoracic Society/European Respiratory Society Statement: Update of the International Multidisciplinary Classification of the Idiopathic Interstitial Pneumonias. American Journal of Respiratory & Critical Care Medicine, 2013, 188(6): 733−748.

Usuba A, Yamashiro T, Handa H, et al. Quantitative computed tomography measurement of tracheal cross-sectional areas in relapsing polychondritis: correlations with spirometric values. Respiration, 2015, 90(6): 468−473.

Vitale A, Sota J, Rigante D, et al. Relapsing polychondritis: an update on pathogenesis, clinical features, diagnostic tools, and therapeutic perspectives. Curr Rheumatol Rep, 2016, 18(1): 3.

第四章

心脏、冠状动脉、大血管

第一节　心脏、冠状动脉、大血管正常影像解剖

一、心脏正常影像解剖

心脏为中空肌性器官，呈倒置圆锥形，位于胸腔的中纵隔内，膈肌中心腱的上方，夹在两侧纵隔胸膜之间。其所在位置相当于第2~第6肋软骨或第5~第8胸椎之间的范围。整个心脏2/3偏在身体正中线的左侧。包括一底和一尖，表面分为胸肋面或前面、膈面或下面、左及右面或肺面。心的缘有上缘、下缘（锐缘）和左缘。心尖朝向左前下方，心底朝向右后上方。

心脏表面有三个浅沟，可作为心脏分界的表面标志。在心底附近有环形的冠状沟或称房室沟，分隔上方的心房和下方的心室。此沟斜行，内含冠状动脉主干。心室的前、后面各有一条纵沟，分别叫做前室间沟和后室间沟，是左、右心室表面分界的标志。左、右心房各向前内方伸出三角形的心耳。

X线片影像：心脏后前位可见约2/3位于左胸。右心缘分为上下两段，上段为上腔静脉或升主动脉；下段呈弧形，是右心房的右缘。左心缘分三段，上段为主动脉结，为主动脉弓投影；中段为肺动脉段，主要是肺动脉主干投影；下段为左心室边缘，其下部为心尖投影。两心缘与膈顶呈锐角相交，称为心膈角。心胸比：心脏横径/经右侧膈顶所测胸廓内径。正常不超过0.5。左侧位成像心脏位于前胸壁和脊柱之间，前缘是右心室，上段为右心室流出道和肺动脉主干。心后缘中上段为左心房，下段为左心室（图4-1）。

心脏外表面覆以心外膜（即心包脏层），内面衬以心内膜，心内膜与血管内膜相续，心房、心室的心外膜、心内膜是互相延续的，但心房和心室的心肌层却不直接相连，它们分别起止于心房和心室交界处的纤维支架，形成各自独立的肌性壁，从而保证心房和心室各自进行独立的收缩舒张，以推动血液在心脏内的定向流动。

成人心脏内腔被完整的心中隔分为互不相通的左、右两半。每半心在与冠状沟一致的位置上，各有一个房室口，将心脏分为后上方的心房和前下方的心室。因此心脏被分为右心房、右心室、左心房和左心室。分隔左、右心房的心中隔叫房间隔；分隔左、右心室的叫室间隔。右心房、右心室容纳静脉性血液，左心房、左心室容纳动脉性血液。成人心脏内静脉性血液与动脉性血液完全分流。右心房通过上、下腔静脉口，接纳全身静脉血液的回流，还有一小的冠状窦口，是心脏本身静脉血的回流口。右心房内的血液经右房室口流入右心室，在右房室口生有三尖瓣（右房室瓣），瓣尖伸向右心室，瓣尖藉腱索与右心室壁上的乳头肌相连。当心室收缩时，瓣膜合拢封闭房室口以防止血液向心房内逆流。右心室的出口叫肺动脉口，通向肺动脉。

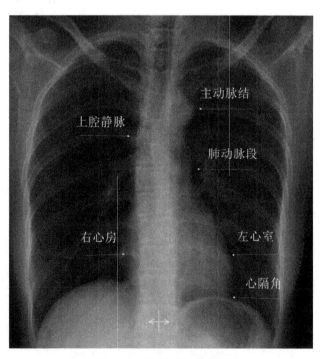

图4-1　胸部X线正位

在肺动脉口的周缘附有三片半月形的瓣膜，叫肺动脉瓣，其作用是当心室舒张时，防止肺动脉的血液反流至右心室。左心房通过四个肺静脉口收纳由肺回流的血液，然后经左房室口流入左心室，在左房室口处生有二尖瓣（左房室瓣）。左心室的出口叫主动脉口，左心室的血液通过此口入主动脉，向全身各组织器官分布，在主动脉口的周缘也附有三片半月形的瓣膜，叫主动脉瓣（图4-1）。正是由于心脏各瓣膜的单向开放特点，从而实现了人体的血液循环（图4-2）。根据血液的流向，分为肺循环，即：右心房→右房室口（三尖瓣开放）→右心室→肺动脉口（肺动脉瓣开放）→肺动脉→肺（经肺泡壁周围的毛细血管进行气体交换）→肺静脉→左心房；体循环：左心房→左房室口（二尖瓣开放）→左心室→主动脉口（主动脉瓣开放）→主动脉（通过各级动脉分布至全身）→上、下腔静脉和冠状静脉窦→右心房

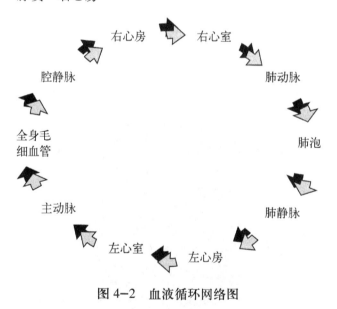

图4-2　血液循环网络图

　　此外，下列结构对保证心脏正常活动也具有重要作用：①心传导系统，它是由特殊的心肌纤维所构成，能产生并传导冲动，使心房肌和心室肌协调地规律地进行收缩。从而维持心收缩的正常节律。②心脏的血管，心脏的动脉为发自升主动脉的左、右冠状动脉，其静脉最终汇集成冠状静脉窦开口于右心房。供给心脏本身的血液循环叫冠状循环（图4-3）。

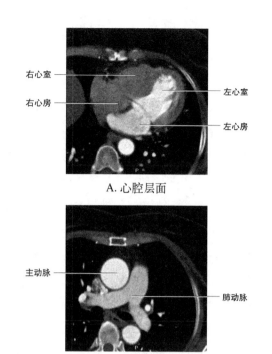

A. 心腔层面

B. 主肺动脉层面

图4-3　CT增强心脏解剖图

二、冠状动脉正常影像解剖

　　冠状动脉是供给心脏血液的动脉，起于主动脉根部，分左右两支，行于心脏表面。左冠状动脉由左主干、前降支和回旋支组成，开口于左主动脉窦，经肺动脉起始部和左心耳之间，沿着冠状沟向左前方走行，很快分为前降支和回旋支，两者之间常发出对角支。前降支（前室间支）沿前室间沟下行，绕过心尖在心膈面与右冠状动脉的后降支（后室间支）相吻合。回旋支沿冠状沟左行，发出左缘支分布于左心室外侧缘，在膈面发出小分支分布于左心房和左心室。右冠状动脉起源于右主动脉窦，经肺动脉根部及右心耳之间，沿右冠状沟走行，绕过右心缘，在房室交点附近发出后降支（图4-4）。

　　冠状动脉CTA标准后处理方法：首先通过横断面图像或是VR图像确定所选时相是否合适，初步观察冠状动脉的大致走行及病变，再对可疑病变部位进行MIP、MPR及CPR等后处理图像重组，结合病变部位的横断面，观察血管狭窄的垂直切面并测量其狭窄。CPR重组图像经血管中心，直观显示

管腔情况，但是中心线必须准确。VR 图像立体观察心脏和冠状动脉外形和心外结构，但是评估狭窄时，不建议使用。MPR 图像观察解剖变异和心脏内外细微结构。最佳的方法是病变部位冠状动脉长轴 MPR 及 MIP、病变血管的 CPR 和 VR，以及与横断面影像结合起来进行评估。摄片时，建议按以下顺序进行：左主干、前降支（包括较粗大的对角支）、回旋支（包括较粗大的钝缘支）和右冠状动脉（包括较粗大的后降支和左心室后支）。

　　拍摄 CTA 图像时尽可能参考和按照常规冠状动脉造影体位摄片（主要是 CTA 三维重组图像），摄片时以最能清晰显示病变为标准。常规冠状动脉造影的参考体位如下，左主干和前降支采用：①左前斜位 60°；②左前斜位 60°+ 足头 20°（X 线管在足侧）；③左前斜位 60°+ 头足 20°（X 线管在头侧）；④右前斜位 30°；⑤右前斜位 30°+ 足头 20°；⑥右前斜位 30°+ 头足 20° 等。右冠状动脉采用：①左前斜位 60°；②前后位；③右前斜位 30° 等。

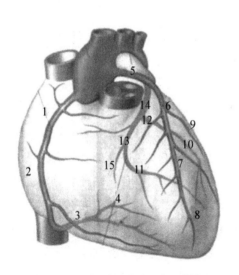

图 4-4　冠状动脉的 15 个节段

　　右冠状动脉（RCA）开口至第一转折处（右冠状动脉近段为 1 段）、第一转折至第二转折（右冠状动脉中段为 2 段）、第二转折至后降支（PD）分叉部（右冠状动脉远段为 3 段）、左心室后支或后降支（选择粗大的一支为 4 段，另一支为 4+ 段，左心优势冠状动脉时。4 和 4+ 段归入回旋支）；左主干（LM）（为 5 段）、前降支（LAD）起始部至第

一间隔支（前降支近段为 6 段）、第一间隔支至心尖部均匀分成 2 段（前降支中段和远段分别为 7 段和 8 段）、第一对角支（D）（或中间支）和第二对角支分别为 9 段和 10 段；回旋支（Cx）开口至第一钝缘支（OM）发出（或回旋支主干的近 1/3 为 11 段）、第一钝缘支（选近段发出的粗大的 1 支为 12 段）、第一和第二钝缘支之间（或回旋支主干的中段为 13 段）、第二钝缘支（选中段发出的粗大的 1 支为 14 段）、回旋支主干的远段为 15 段。

三、大血管正常影像解剖

1. 主动脉

　　主动脉通过全身各级动脉将含氧量高的动脉血输送给全身。主动脉起始于左心室底部的主动脉环，先向右上行约 5 cm 后，弓形向上后走行达左肺门附近，沿脊柱左侧下行并逐渐走向中线，穿过横膈的主动脉裂孔进入腹腔，并继续下行至第 4 腰椎下缘水平分成左右髂总动脉。分成升主动脉、主动脉弓、胸主动脉和腹主动脉 4 段（图 4-5）。

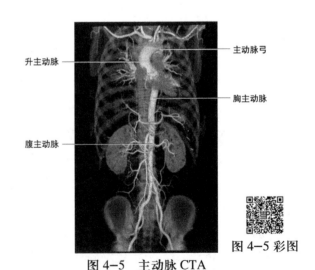

图 4-5 彩图

图 4-5　主动脉 CTA

2. 肺动脉

　　肺动脉将右心室内缺氧的血液运送至两肺。肺动脉干起源于右心室底部动脉圆锥顶端的肺动脉环，从室上嵴左上方斜向上后，先行于升主动脉的前方，然后在其左侧，相当于第 5 胸椎水平正中线

左侧处，在主动脉弓下方分成等粗的左右肺动脉。胎儿时期，肺动脉分叉处借动脉导管与主动脉弓交通，成人则闭锁为动脉韧带（图4-6）。

3.头颈动脉

颈动脉系包括颈总动脉及其各级分支。颈总动脉是供应头颈部的大血管，右侧起源于头臂干，左侧起于主动脉弓。上升至甲状软骨上缘处分为颈外动脉和颈内动脉。颈内动脉提供大部分的脑血供应。分为颈部、岩部、海绵窦部和脑部。颈动脉脑部在大脑外侧沟起始处的内侧，分成大脑前动脉和大脑中动脉。椎动脉经过枕骨大孔进入颅腔，两侧椎动脉汇合成基底动脉，并在末端形成大脑后动脉。大脑前、中、后动脉及相连的前后交通动脉共同构成了大脑动脉环（Willis环）（图4-7）。

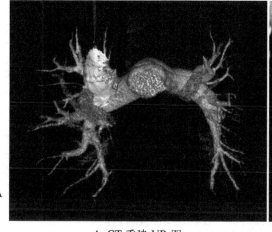

图4-6A
彩图

A. CT 重建 VR 图　　　　　　　　B. CT 重建 MIP 图

图4-6　肺动脉 CTA

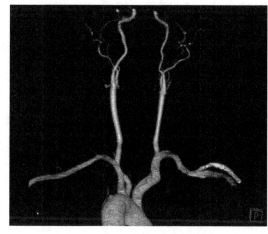

图4-7
彩图

A. CT 重建 VR 图　　　　　　　　B. CT 重建 MIP 图

图4-7　头颈动脉 CTA

第二节　医学影像技术的合理应用及检查准备

一、先天性心脏病 CT 扫描技术

1. 适应证

怀疑先天性心脏病，如房间隔缺损、单心房、左侧三房心、室间隔缺损、动脉导管未闭、主动脉 – 肺动脉间隔缺损、法洛四联症、完全性大动脉错位、先天性主动脉缩窄等。

2. 相关准备

①镇静：新生儿及不能配合的受检者口服或从肛门给予 10% 的水合氯醛 0.4~0.5 mL/kg 镇静；②心电电极的位置：电极可以酌情贴在双臂和腿上；③呼吸训练：除婴幼儿外，需要对受检者进行呼吸训练，屏气时间达 8~10 秒。若受检者在镇静状态不能屏气，可以通过捆扎胸部束带抑制胸式呼吸再进行扫描；④辐射防护：由于受检者中婴幼儿多见，辐射损伤带来的风险增加，可在头颅、颈部、腹腔、盆腔分别用铅衣片进行防护。

3. 技术要点

仰卧位，根据静脉针的位置选择头先进或足先进，两臂上举抱头，身体置于床面正中。如果受检者为镇静后的婴幼儿，可将上臂自然放于体侧。扫描范围为胸廓入口至左膈下 5 cm。增强扫描通常采用非离子型对比剂，为避免无名静脉内高浓度对比剂对周围结构显示的干扰，尽量选择右侧上肢静脉或右侧下肢静脉注射对比剂。婴幼儿可根据疾病和体质量，可将对比剂稀释或降低注射流率。

4. 图像后处理

（1）VR 显示　可以系统观察整个心脏和大血管的关系以及空间位置，显示直观立体，通过不同的体位可以观察到相应的血管变异。

（2）薄层 MIP 显示　可以观察局部的解剖结构和变异，层厚通常选择 5~10 mm。

（3）MPR 后的图像　①横断面：断面图像与身体长轴垂直，显示人体横断面影像，是显示心脏大血管的常规体位。②短轴面：断面图像与心脏长轴垂直，显示心脏短轴面影像，范围包括心尖至心底部。心脏短轴适于观察心室的前壁、侧壁、后壁及室间隔，也适用于观察主动脉瓣。③长轴面：断面图像与心脏长轴平行，显示心脏长轴面影像。心脏长轴面适用于观察二尖瓣、左心室根部、主动脉流出道和心尖部病变。

二、冠状动脉 CT 扫描技术

1. 适应证

（1）冠状动脉疾病的筛选。

（2）各种血管重建术的术前定位。

（3）血管重建术的术后复查。

（4）其他：包括：①未诊断为冠心病的患者在行心脏手术（如瓣膜置换术前）排除冠状动脉狭窄性疾患；②心肌梗死患者稳定期复查。

2. 相关准备

（1）心理干预　检查前向受检者介绍检查过程及可能出现的正常反应，以消除受检者的紧张情绪，有利于控制心率。

（2）控制心率　16 层及以下 CT 机型一般心率 ≤ 60 次 / 分，64 层及以上 CT 机型心率要求已没那么严格。

（3）呼吸训练　训练受检者做深吸气、屏气及呼气动作。

（4）安装心电图电极　电极片需要在上臂上举后粘贴，注意避开骨骼。

3. 技术要点

仰卧位，头先进，两臂上举抱头，身体置于床面正中，常规扫描胸部前后定位像和侧位定位像，双定位有利于将心脏图像定位到显示野中心。常规冠状动脉 CTA 扫描从气管隆凸到心底，包括整个心脏。冠状动脉旁路移植术后复查静脉桥，扫描范围从主动脉到心底，包括整个心脏大血管。冠状动脉旁路移植术复查动脉桥，扫描范围从锁骨到心底，包括整个胸骨、心脏大血管。采用心电门控扫描方式，包括心电前瞻门控扫描（序列扫描）和心电回顾门控扫描（螺旋扫描）。对比剂注射采用双筒高压注射器，配合使用生理盐水。扫描延迟采用小剂量同层扫描时间曲线测定法（test-bolus）和实时血流检测法（bolus-tracking）。根据需要，对获得的图像进行处理，包括心电图编辑、冠状动脉重建时相的选择、三维重组后处理、心肌灌注成像和左心室的功能分析。

三、肺动脉 CTA 检查技术

1. 适应证

（1）胸痛或下肢静脉血栓，怀疑肺动脉血栓者。

（2）肺动脉高压或先天性心脏病合并肺血管病变者。

（3）中央型肺癌患者了解肿瘤与血管位置关系。

2. 技术要点

仰卧位，扫描范围从肺尖至肺底。增强扫描延迟扫描时间为自动触发扫描方式，阈值为 80 HU，ROI 置于肺动脉干。对获得的图像进行后处理，MPR 可以更清晰地显示各级肺动脉走行，管腔内栓子大小、分布及范围；MIP 能够较真实地反映组织间的密度差异，显示血管壁的钙化及其分布范围，能够直观、立体地显示肺动脉的解剖、走行，尤其对于外周肺动脉的显示有一定优势；VR 可以更直观、立体地观察血管结构，追踪血管的起源、走行。

3. 影像质量标准

（1）清晰显示肺动脉起始及走行。

（2）清晰显示肺动脉内血栓及肺动脉充盈缺损情况。

（3）清晰显示肿瘤与肺动脉的位置关系。

四、主动脉 CTA 检查技术

1. 适应证

主要包括主动脉病变及术后复查。

2. 技术要点

仰卧位，扫描范围由胸腔入口至耻骨联合，腹主动脉检查从膈顶至耻骨联合。增强扫描延迟扫描时间采用自动触发扫描方式，阈值为 100 HU，ROI 置于降主动气管分叉下 1 cm 水平（腹主动脉检查 ROI 在肝门水平，其他参数同主动脉 CTA 检查）。对获得的图像进行后处理，MPR、MIP、VR 显示特点同肺动脉 CTA。

3. 影像质量标准

（1）清晰显示主动脉所属分支及走行。

（2）清晰显示主动脉夹层及破口位置及动脉瘤情况。

（3）能清晰显示主动脉与邻近器官的位置关系。

五、心脏 MRI 技术

1. 适应证

MRI 可对心脏进行形态学、功能学和血流灌注检查，还可对心肌存活性和心肌代谢进行评估，目前主要应用于先天性疾病、心肌病、心肌存活和代谢评估、心脏肿瘤等。

2. 技术要点

心脏、体部相控阵线圈。层厚 5~8 mm，无间距扫描或层间隔 ≤（层厚 ×20%）。采用心电门控、外周门控及呼吸门控技术。成像方位包括心脏二腔心面（左室长轴面）、四腔心面、心脏短轴面（左室短轴面）、左室流出道面（心脏三腔心面）、右室流出道面和其他（胸部轴面、胸部冠状面、主动脉弓面、主动脉瓣面、肺动脉瓣面）。序列：①平扫序列：黑血序列和亮血序列为必选序列，电影亮血序列为可选序列；②增强扫描序列：心肌灌注成像采用反转恢复（inversion recovery，IR）－回波平面成像脉冲序列 T_1WI 进行多时相扫描，心肌延迟强化成像选择相位敏感反转恢复序列或 IR- 梯度回波脉冲序列 T_1WI 进行扫描。

3. 图像要求

（1）平扫　无严重呼吸运动伪影、心脏血管搏动伪影及磁敏感伪影，清晰显示心肌、心腔、瓣膜、心包、血管壁、血管腔等结构。

（2）功能电影成像　可显示心脏的全心功能和心肌局部功能。

（3）心肌灌注成像　短轴面成像方位角度标准，无呼吸运动和心脏搏动伪影。

（4）心肌延迟强化成像　以短轴面、四腔心面和三腔心面为主，成像方位角度标准，正常心肌信号显示准确（低信号），无明显呼吸运动及心脏血管搏动伪影。

六、胸部大血管对比增强 MRA 技术要点及要求

1. 适应证

胸部大血管疾病及术后复查。

2. 技术要点

体部、心脏相控阵线圈。扫描冠状面，采用快速或超快速三维梯度回波序列等。层厚 1~3 mm，无间距扫描，至少扫描 2 个时相（动脉期和静脉期）。

3. 图像要求

（1）显示心脏大血管动脉像及静脉像。

（2）靶血管对比剂处于峰值浓度，图像清晰。

（3）无明显运动伪影。

（4）提供 MIP 重组多角度旋转三维血管图。

第三节　主要病例

一、心脏病变

病例 1

【简要病史】

患者，男，54 岁。胃癌根治术后 3 月余，化疗后 2 周。既往有心脏病史。

【影像资料】

见图 4-8。

【影像分析】

CT 增强图像可见房间隔连续中断（图 4-8A 白箭头），右心房体积增大，肺动脉明显增粗（图 4-8B 箭头）。B 超图像亦可以直接显示房间隔中断（图 4-8C 箭头）。DSA 下可见房间隔缺损封堵治疗后封堵器影（图 4-8D）。

【影像诊断】

先天性心脏病：房间隔缺损；肺动脉高压。

【最终结果】

先天性心脏病：房间隔缺损；肺动脉高压。DSA 下行支架封堵术，术后效果良好。

【概述】

先天性心脏病（congenital heart disease）是先天性畸形中最常见的一类，指在胚胎发育时期由于心脏及大血管的形成障碍或发育异常而引起的解剖结构异常，或出生后应自动关闭的通道未能闭合的情形。先天性心脏病根据血流动力学的变化分为无分流型、左向右分流（潜伏青紫型）和右向左分流（青紫型）三种。左向右分流型为先天性心脏病中最常见的分流类型，约占 50%，其共同特点是具有左向右的血液分流，患儿的氧合血自肺静脉及左心房、左心室或主动脉经异常通道再进入肺循环，但主动脉内血液的氧饱和度与正常时相同，故临床上一般不出现青紫。左向右分流型有动脉导管未闭、

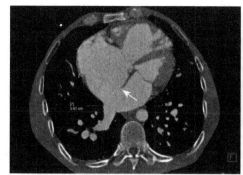

A. 薄层增强 CT

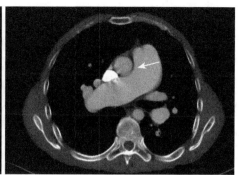

B. 增强 CT

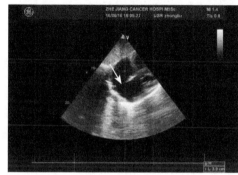

C. 心脏超声

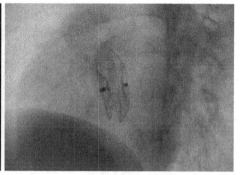

D. DSA

图 4-8D
彩图

图 4-8 房间隔缺损

房间隔缺损、室间隔缺损、房室间隔缺损、主肺动脉隔缺损、肺静脉异位引流、冠状动脉瘘等。右向左分流型先天性心脏病有法洛四联症、肺动脉闭锁、三尖瓣闭锁、右心室双出口、完全性大动脉转位等。

肺充血：肺动脉分支成比例增粗且向外周伸展，边缘清晰锐利，肺野透明度正常，长期易导致肺动脉高压。见于房间隔缺损，动脉导管未闭等左向右分流的先天性心脏病。

肺淤血：肺野透明度减低，肺门增大，边缘模糊，肺纹理增多增粗且边缘模糊。

1. 房间隔缺损

房间隔缺损（atrial septal defect，ASD）是指左右心房之间残留未闭合的房间孔，造成心房水平血液分流，是最常见的先天性心脏病之一。

（1）超声表现 超声心动图是目前临床上对于儿童先天性心脏病（特别是瓣膜病变）的首选影像学检查。超声心动图可以对缺损进行定位、定量，

确定分流方向和合并畸形，临床应用最为广泛，在首次诊断、术中监测和规律随访中，均发挥着重要作用。

（2）X 线表现 ①心影呈"二尖瓣"型，心影增大；②肺动脉段突出；③肺门动脉搏动增强，称为"肺门舞蹈征"。

（3）CT 表现 ①直接征象显示房间隔中断或缺损；②间接征象有右心房、室增大，肺动脉高压等。

2. 室间隔缺损

室间隔缺损（ventricular septal defect，VSD）是最常见的先天性心脏畸形，分先天性和后天性。

（1）X 线表现 ①二尖瓣型心影，左心室增大；②肺动脉段中至高度凸出，肺门动脉扩张；③肺血增多，透视可见"肺门舞蹈"征。④主动脉结正常或增大。CT 和 MR 可以直接显示 VSD 大小及伴发畸形。

3. 动脉导管未闭

动脉导管未闭（patent ductus arteriosus，PDA）

是最常见的先天性心脏病之一。

X线表现为①心脏呈主动脉型，左心增大，主动脉结凸出或增宽；②肺血增多；③漏斗征阳性；④心脏大血管搏动增强。

4. 法洛四联症

法洛四联症（tetralogy of Fallot，TOF）：为一组复杂的心血管畸形，是最常见的发绀型心血管畸形。主要包括：①右心室流出道狭窄；②室间隔缺损；③主动脉骑跨；④右心室肥厚。前两点是主要的血流动力学畸形（图4-9）。

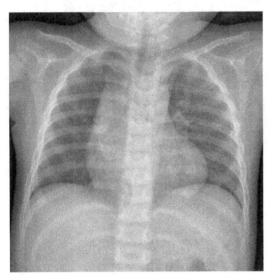

图4-9 法洛四联症

胸片显示"靴型心"，心尖圆钝上翘，右心轻度增大，上纵隔影增宽

X线表现为右室肥大、心尖圆隆凸上翘，肺门阴影缩小、心腰部凹陷使心影近似靴形，肺血减少使肺纹理稀疏纤细，主动脉增宽并向前向右移位。

综上所述，先天性心脏病疾病谱非常广，本章节仅仅介绍临床最常见的几种疾病。心脏超声是首选的影像检查手段。但近年随着MSCT的时间分辨率与空间分辨率不断提高及丰富多样的图像后处理技术的发展，MSCT可清晰、直观、多角度地显示心血管解剖结构，在先天性心脏病中的应用日趋广泛，成为先天性心脏病的重要的非侵入性影像学诊断方法之一。容积成像（volume rendering，VR）可随意切割和三维旋转，从任意角度多方位、连续动态地观察所检查部位的解剖结构，并可避免因图像重叠而导致的误诊和漏诊。最大密度投影（maximum intensity projection，MIP）可反映组织密度的差异，因此可以区分严重的狭窄和闭塞，即使是细小的血管增强扫描后也可清楚显示。MIP有利于显示心外血管畸形。多平面重建（multiple planar reformation，MPR）可以从任意平面显示心血管的局部情况，对病灶的定位和空间关系的判断具有重要意义。例如MPR可显示房室间隔、冠状动脉、瓣膜、心腔和心肌等。

磁共振心脏成像（cardiac magnetic resonance，CMR）诊断先天性心脏病的优势如下：①无创伤性、无电离辐射。②可于任意层面成像，不受患者体型和疾病的限制。③成像方式灵活多样，能够对心血管的解剖、功能、灌注及组织特征等进行"一站式"检查。④具有较高的时间分辨率和空间分辨率。但是，与CT相比，CMR的时间分辨率和空间分辨率相对较低，易受心跳和呼吸运动的影响，在一定程度上限制了其在临床的应用。CMR的黑血成像序列可用于显示心脏的形态，CMR的亮血成像有利于获得高时间分辨率的心脏收缩和舒张的电影图像。磁共振血管造影（magnetic resonance angiography，MRA）通过三维重建和后处理分析，可以提供更直观的图像，清晰地显示颈动脉、主动脉、肾动脉和外周血管等。MRA对先天性心脏病中的主动脉缩窄具有重要诊断价值。CMR中的相位对比（phase contrast，PC）技术可用于计算血流速率，临床上已用于测量主动脉、肺动脉、冠状动脉及心脏瓣膜等的血流速率，可以评价主动脉病变、瓣膜狭窄或反流病变及其他先天性心脏病。需要指出的是，进行CMR检查时，任何磁性物质均应严格禁止进入检查室。非磁性或弱磁性的植入装置在磁场中不会发生移位，包括外周血管支架、人工心脏瓣膜和瓣膜成形环、封堵器、弹簧圈、胸骨固定钢丝等；但心脏起搏器、植入式心脏除颤器、心室辅助装置及主动脉内球囊反搏泵等均为磁性材料，对这类患者绝对禁忌进行CMR检查。

病例 2

【简要病史】

患者，女，62 岁。风湿性心脏病二尖瓣置换术后。

【影像资料】

见图 4-10。

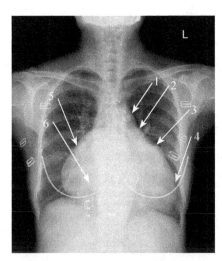

A. 胸部 X 线片

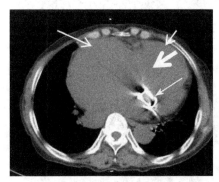

B. CT 平扫

图 4-10 风湿性心脏病瓣膜置换术后

【影像分析】

风湿性心脏病患者心脏瓣膜置换术后，胸部 X 线（图 4-10A）显示心脏呈梨形，心影左缘呈 4 号征象，自上而下分别为：主动脉结（箭头 1），相对较小；肺动脉段（箭头 2），明显膨隆；左心耳（箭头 3），向外突出；心尖部，圆隆上翘，提示右心室扩大（箭头 4）。右心缘为扩大的右心房（箭头 5），心影内可见左心房影（箭头 6），呈双房影征象。图 4-10B CT 平扫显示二尖瓣区（粗箭头）可见高密度人工瓣膜影，周围可见放射状金属伪影，左心室

（短细箭头）、右心房扩大（长细箭头）。

【影像诊断】

风湿性心脏病行二尖瓣置换术后改变；心脏增大，建议结合心脏超声检查。

【最终结果】

风湿性心脏病、二尖瓣狭窄换瓣术后改变。

【概述】

风湿性心脏病（rheumatic heart disease）包括急性或亚急性风湿性心肌炎及慢性风湿性心瓣膜病。前者主要累及心肌，缺乏特异性。后者是风湿性心瓣膜炎的后遗症，可以发生于任何心脏瓣膜，最常见于二尖瓣，其次为主动脉瓣和三尖瓣。

病理改变：风湿性心瓣膜病的病理基础：由于受累的心脏瓣膜肿胀，瓣膜边缘形成赘生物，瓣叶之间的相互粘连导致瓣膜开口狭窄，即二尖瓣狭窄；同时瓣叶的收缩变形、移位也可以导致瓣膜之间的关闭不全，即二尖瓣或主动脉瓣关闭不全。

1. 影像表现

超声心动图是风湿性心脏病的首选影像检查手段。适用于患者的初步诊断和确定严重程度，评价血流动力学改变，判断预后和评价治疗。MR 对评价心脏瓣膜非常有价值，心脏电影技术具有优秀的功能成像能力和很高的时间分辨率，而且没有电离辐射，但对技师素质要求较高。以往心脏三位 X 线片是风湿性瓣膜病重要的影像检查手段，但目前诊断价值下降。CT 可以显示瓣膜的增厚、钙化、人工瓣膜、房室大小及血栓形成。

根据受累瓣膜的位置和病变严重程度，风湿性心脏病可以表现为不同的影像特征。X 线通过心脏腔室的大小变化，肺纹理及大血管形态的改变，间接推断病变累及的瓣膜和严重程度。超声心动图可以测量心脏大小，并动态观察心脏内血流速度和方向，判断狭窄程度和是否伴有关闭不全，并可以进行定量测量。MR 检查亦可以直接显示病变瓣膜情况。如病变累及二尖瓣，单纯的二尖瓣狭窄，由于左心房流出道的狭窄，表现为左心房、右心室的增大，肺静脉压力的升高。二尖瓣关闭不全时，病变较轻时可以无明显表现，严重时由于部分血液回

流，导致左心房负荷加重，表现为左心房和左心室的代偿性增大。

2. 诊断要点

X 线片上，主要瓣膜病变诊断要点如下：①二尖瓣狭窄：肺淤血伴肺水肿，心影呈二尖瓣型，肺动脉段突出，左心房及右室增大；②二尖瓣关闭不全：左心室增大；③主动脉瓣狭窄：左心室不同程度增大，左心房轻度增大，多数患者升主动脉中段局限性扩张；④主动脉瓣关闭不全：左心室增大，升主动脉、主动脉弓普遍扩张；⑤联合瓣膜损害：心脏呈普大型。

病例 3

【简要病史】

患者，男，56 岁。胸闷、气促三天加重一天入院。

【影像资料】

见图 4-11。

【影像分析】

右冠状动脉发自右冠窦，右冠状动脉壁边缘欠光滑，右冠状动脉（RCA）近中段可见软斑块形成，管腔呈重度狭窄（图 4-11A，图 4-11B 白箭头），右冠状动脉中远段可见多发轻度狭窄。DSA 检查证实右冠近中段重度狭窄（图 4-11C 白箭头）。

左冠状动脉发自左冠窦，左冠状动脉主干管壁规则，管腔未见明显狭窄。CTA 显示左前降支（LAD）近段可见点状钙化灶（图 4-11D 白箭头），管腔未见明显狭窄。DSA 检查左侧冠脉管腔未见狭窄（图 4-11E 白箭头）。其分支对角支未见明显狭窄；回旋支及分支管壁规则，未见明显狭窄。

【影像诊断】

冠状动脉粥样硬化性心脏病；右冠状动脉近中

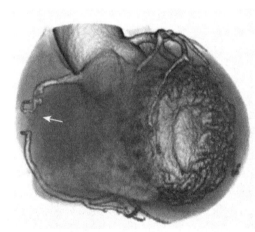

图 4-11A
彩图

A. 冠状动脉 CTA 容积再现（VR）图像

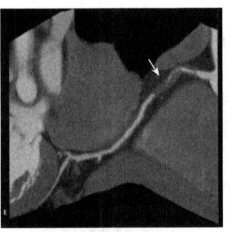

B. 右冠状动脉曲面重建（CPR）图像

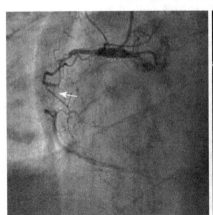

C. 右冠脉 DSA 图像

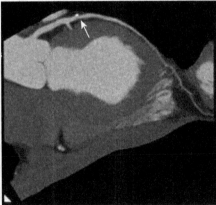
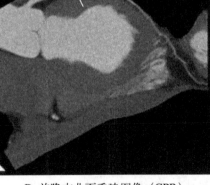

D. 前降支曲面重建图像（CPR）

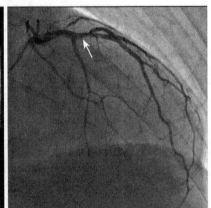

E. 前降支（LAD）DSA 图像

图 4-11　冠状动脉狭窄

段重度狭窄。

【最终结果】

DSA 冠状动脉造影证实冠状动脉粥样硬化性心脏病；右冠近中段重度狭窄。

【概述】

冠状动脉粥样硬化性心脏病（coronary heart disease），简称冠心病，包括冠状动脉粥样硬化导致的心肌缺氧性疾病和冠状动脉痉挛引起的心脏疾病，前者是主要的原因。

1. 影像表现

冠状动脉 CT 血管成像（coronary computed tomography angiography，CCTA）通过多种后处理技术，可直观清晰显示冠脉形态、测量冠脉管腔直径并评估病变狭窄程度（图 4-12），被临床公认为诊断冠心病的首选的非侵袭性检查方法。通过扫描仪器的进步和计算方法的改进（迭代算法），同时结合对比剂浓度的下降，目前 CCTA 已经将辐射剂量明显减低。血管造影仍然被认为是评价冠状动脉的金标准，主要缺点是有创性操作。冠脉 CTA 与血管造影检查相比，一般会高估狭窄程度。

冠状动脉解剖和病理分析时，首先应观察冠状动脉主干及次级分支，其次观察各支动脉的开口、走形及与周围重要结构（心腔、主动脉、肺动脉和室间隔）的关系。管腔的观察应包括直径及壁的平滑度；应注意腔内密度的变化，并与邻近组织比较；应结合斑块及其部位评估致心肌缺血的风险；应测量斑块处的直径评价狭窄程度。临床主要使用直径测量法对冠状动脉狭窄进行评价。公式：狭窄程度 $\% = 1 - SD/SD_{正常} \times 100\%$。SD 指的是病变处管腔直径，$SD_{正常}$ 是指相邻近段和远段血管直径的平均值。以飞利浦 256 层 iCT 为例，测量方法如图 4-13。斑块的正性重构，斑块的成分（钙化、非钙化斑和部分非钙化斑）等特征也应写在报告中。"非钙化斑"的描述较"软斑块"或"富脂斑块"更为准确。

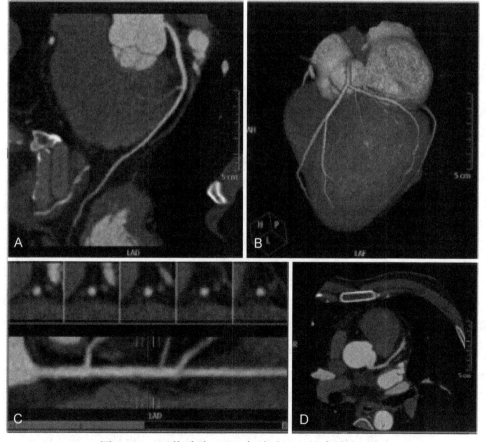

图 4-12
彩图

图 4-12　冠状动脉 CTA 多种后处理技术综合运用
A 为曲面重建（CPR）；B 为容积再现技术（VR）；C 为管径测量；D 为横断位

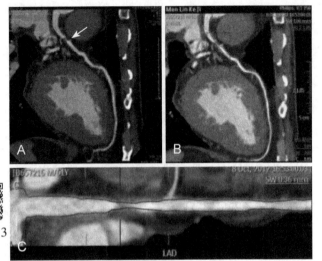

图4-13
彩图

图4-13 冠状动脉狭窄程度测量方法

冠状动脉CTA显示左前降支近段非钙化斑块（图4-13A箭头），图4-13B采用专门冠状动脉分析软件标记出责任血管路径。图C曲面重建图像，设置测量点，测量病变处管腔直径（SD），相邻近段（图4-13C表示）和远段血管

冠状动脉CTA报告书写内容应该按以下顺序描述：①冠状动脉有无解剖变异，如起源异常和走行异常等；②冠状动脉供血类型：包括右优势型、左优势型和均衡型；③冠状动脉有无扩张或冠状动脉瘤的定位和大小；④各支冠状动脉钙化积分，以及患者的总体钙化积分；⑤按15节段（图4-4）描述≥2mm血管节段有无斑块及其大体组织构成[非钙化斑块、钙化斑块、混合斑块（以非钙化斑块为主或以钙化斑块为主）]；同时描述该病变的分布，即局限性（<1cm范围）、节段性（1~3cm）或弥漫性（>3cm）；同时描述病变导致的管腔狭窄程度，建议按照以下程度分5级，即无狭窄或管腔不规则（指0~25%的狭窄）、轻度狭窄（指<50%的狭窄）、中度狭窄（指50%~74%的狭窄）、重度狭窄（指≥75%的狭窄）和闭塞（指100%狭窄）；注明不能评价冠状动脉节段的原因（如钙化或各种伪影等）；⑥描述各房室腔大小、心肌密度等；有要求时，计算和描述心功能数据（如果为了降低辐射剂量而采用前瞻性心电门控，则不能计算EF值等功能指标）；⑦心脏内病变的描述：包括心肌、二尖瓣、主动脉瓣、三尖瓣等；少数成人先心病。如房间隔缺损、部分性肺静脉畸形引流等也可能被偶然

发现。瓣膜置换术后，如二尖瓣和主动脉瓣，特别是金属瓣膜伪影较多，不是CT评估的最佳适应证；⑧心脏外病变的描述：包括扫描范围内的主动脉、肺动脉，以及心包、肺、纵隔、肝脏等；因为有些病变难以确定，或描述太繁琐而耗时过多，建议报告只将阳性发现加以简单描述，结论中建议进一步检查、随访等；⑨结论或印象：包括主要诊断（建议按照每支冠状动脉血管描述斑块的分布和大致性质、按照上述狭窄率范围作出初步诊断，建议加上"CT所见提示"几个字，不建议直接写"冠心病几支病变"的结论）和限度（如各种伪影和钙化等影响诊断）等，以及心脏外的意外发现（建议进一步检查、会诊和随访等）。

易损斑块是易于破裂、继发血栓形成，极有可能进展成为"罪犯病变"的动脉粥样硬化斑块。及早发现易损斑块对于积极采取稳定和逆转斑块治疗策略，预防冠状动脉事件并最终改善患者预后具有重要意义。基于能谱成像技术，CCTA可以对易损斑块进行较为精确的定性和定量分析，充分地挖掘病变的组织学特征和评价其功能学特点。

冠状动脉MR成像目前仍不成熟，但MRI在动脉粥样硬化的分子影像研究中具有重要意义。核医学是目前临床评估患者心肌灌注的主要手段。在冠心病导致的心肌缺血或坏死区域内，SPECT图像可见放射性减低或缺损。PET对于评估心肌灌注和代谢非常有作用，缺点是成本较高，相对空间分辨率较低。

2. 诊断要点

CT血管造影（CTA）技术是冠状动脉粥样硬化术前最佳的影像筛查手段。多种后处理技术可直观显示冠状动脉各支走行情况，区分管壁钙化性或非钙化性斑块，并通过软件准确测量管腔狭窄程度，诊断并不难。

病例4

【简要病史】

患者，女，54岁。因下肢酸痛，妇科检查发现宫颈占位1个月。

【影像资料】

见图 4-14。

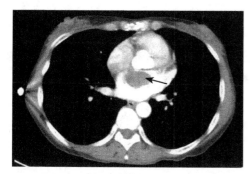

CT 增强

图 4-14 心房黏液瘤

【影像分析】

CT 增强显示左心房内一枚类圆形充盈缺损影（图 4-14 黑箭头），大小约 21 mm×15 mm，边缘光整，未见明显强化。

【影像诊断】

左心房占位，心房黏液瘤可能。

【最终结果】

手术病理证实左心房黏液瘤。

【概述】

心脏肿瘤（cardiac tumor）无论良性、恶性临床均比较少见，其中原发性肿瘤更为罕见。心脏良性肿瘤接近一半为黏液瘤，心脏黏液瘤起源于心脏内膜下间叶组织，多单发，最常见于左心房，可发生于任何年龄，多为带蒂息肉状，很少自发断裂，但绒毛状或乳头状黏液瘤可以自行断裂，导致栓塞。其他良性肿瘤为脂肪瘤、乳头状弹力纤维瘤和横纹肌瘤等；恶性肿瘤中最多的为未分化肉瘤，其次为血管肉瘤、横纹肌肉瘤、淋巴瘤等。

1. 影像表现

随着常规体检的增加和超声影像学的发展，心脏肿瘤的检出率逐年增加。心脏黏液瘤主要影像表现为增强扫描心脏腔内充盈缺损，缺乏特异性。CT 表现：心腔内混杂或低密度影，增强后无明显强化。MR 表现：T$_2$WI 上呈明显高信号，但无明显强化。肿瘤内部出血灶可以导致信号减低。

2. 诊断要点

影像学主要用于判断肿瘤位置、附着、大小、扩展范围、运动及血液动力学意义及组织学特性。

3. 鉴别诊断

心脏黏液瘤需要与心房癌栓鉴别。后者有原发肿瘤病史，肿瘤组织由腔静脉进入右心房，多位于右心房内，增强后可见轻度强化（图 4-15）。

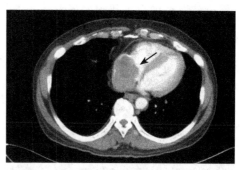

A. CT 增强

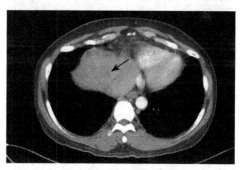

B. CT 增强

图 4-15 右心房癌栓

患者，男，56 岁。发现肝脏占位 1 周，AFP 升高。CT 检查示右心房腔内可见充盈缺损（图 4-15A 黑箭头），增强可见轻度强化，右心房容积缩小。肝脏近膈顶层面可见稍低密度影，边界不清，增强后可见不均匀强化（图 4-15B 黑箭头）。超声引导下肝穿刺。病理：肝脏少量癌组织（形态符合肝细胞肝癌）。影像学提示门脉癌栓形成。最终诊断为：肝癌伴右心房癌栓形成

二、心包病变

病例 5

【简要病史】

患者，男，66 岁。咳嗽咳痰半月。胸部 CT 提示右肺中叶肿块伴右肺不张。气管镜：右肺中叶开口黏膜浸润性改变，见新生物完全堵塞管腔。气管镜刷片：找到鳞癌细胞。

【影像资料】

见图4-16。

【影像分析】

CT平扫显示心影增大，心包腔内可见大量液性密度影填充，环绕心脏（图4-16A长箭头），增强扫描（图4-16B）心脏显示清晰，心包积液为低密度区，无强化（图4-16B长箭头）。两侧胸腔后部可见弧形液性密度影，其前方可见肺压缩带（图4-16B短箭头）。

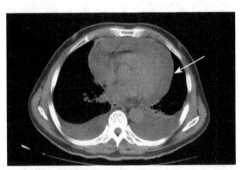

A. CT 平扫

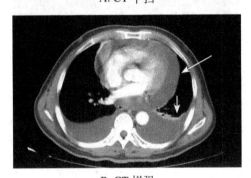

B. CT 增强

图 4-16　心包积液

【影像诊断】

大量心包积液。两侧胸腔积液伴左下肺膨胀不全。

【最终结果】

大量心包积液。

两侧胸腔积液伴左下肺膨胀不全。

【概述】

心包积液（pericardial effusion，PE）的病因主要为：①特发性；②感染性；病毒、细菌、真菌、立克次体、寄生虫等；③结缔组织的心包疾病：风湿热、类风湿性关节炎、系统性红斑狼疮、结节性

多发动脉炎；④代谢性心包疾病：尿毒症、黏液水肿、痛风、糖尿病酮症酸中毒；⑤自身免疫性心包疾病：心肌梗死后综合征、心脏术后综合征、药物过敏反应性——普鲁卡因胺、异烟肼、奎尼丁、保泰松、青霉素等；⑥肿瘤：原发性肿瘤、转移癌恶性肿瘤；⑦放射性。

正常人心包腔内含有50 mL清澈液体，减少脏层胸膜和壁层胸膜的摩擦。大量心包积液多见于有严重的基础疾病早期查明病因并给予治疗，对临床具有重要意义。

1. 临床表现

心包积液的主要临床表现取决于积液的量、积液增长速度以及疾病的所处病期。临床症状包括心包积液压迫所致干咳、呼吸困难、声音嘶哑、吞咽困难等。查体心脏叩诊浊音界扩大，且随体位改变而发生变化，心音遥远，心尖搏动消失；出现Ewart征，即左肩胛下区叩诊浊音伴管性呼吸音，是大量积液压迫肺脏所致；有时可以听到心包摩擦音。

2. 影像表现

超声检查是心包积液首选的影像学检查。X线检查对少量心包积液不敏感。心包积液的典型X线表现是心影增大，呈"烧瓶状"（图4-17）。大多数病变不典型，仅见心影增大，心尖圆钝。根据心包积液量的多少分为少量、中等量和大量。少量心包积液多位于左心室后外方或右心房外方。中等量

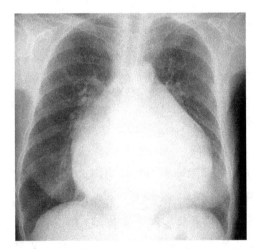

图 4-17　心包积液

胸部X线片正位片显示心影呈"烧瓶样"球形扩张，双侧心室增大圆隆，下大上小类似烧瓶，这是心包积液的特征性表现

积液除上述部位积液增厚外，右心室壁前方，左心室心尖部外亦出现积液；大量心包积液累及心包腔各部位。

CT 值和 MR 信号特点有助于区分心包积液的性质。当积液 CT 值较高，MR 表现 T_1 高信号时，提示血性或化脓性心包积液可能。

3. 诊断要点

1）典型的上述临床症状和体征，以及典型的心电图表现为 QRS 低电压，T 波变化持续存在。电交替是大量心包积液的标志。

2）X 线检查对少量心包积液不敏感。大量心包积液的典型 X 线表现是心影呈"烧瓶状"改变。超声、CT 或 MRI 可敏感发现心包腔积液，并推测积液性质。

4. 鉴别诊断

（1）肝硬化　腹水、水肿，但无颈静脉怒张，静脉压正常，而严重的肝硬化也可引起心包积液。

（2）充血性心力衰竭　心脏压塞，利尿后颈静脉怒张不会减轻，根据奇脉、心脏扩大特点及超声心动图可助鉴别。

（3）扩张型心肌病　心影扩大，心包积液影可随体位改变，且心尖搏动在心浊音界内，超声心动图可助鉴别。

病例 6

【简要病史】

患者，女，26 岁。肝癌骨转移综合治疗后 2 周。

【影像资料】

见图 4-18。

【影像分析】

胸部 CT 平扫显示心包可见大斑块状高密度钙化影（图 4-18 箭头）。

【影像诊断】

心包钙化。

【最终结果】

缩窄性心包炎。

【概述】

心炎是指发生于心包脏层和壁层之间的炎性

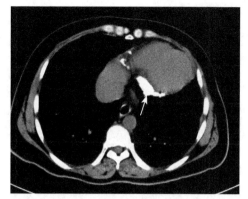

A. CT 平扫

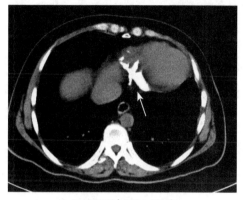

B. CT 平扫下一层面

图 4-18　心包钙化

病变，可以是感染性、外伤性、代谢性或免疫性炎症。感染性心包炎（infectious pericarditis）以结核最为常见，现在以特发性最为常见，其次为放疗和手术引起的心包缩窄。缩窄性心包炎（constrictive pericarditis）是心包积液吸收不彻底，引起心包肥厚、粘连，并逐渐发展而来。由于大量纤维结缔组织增生导致心包粘连，心脏搏动受限，尤其是心室舒张期受限，导致心脏充盈压力增高，进而引起肺动脉、腔静脉及肺毛细血管压力增高。

1. 临床表现

患者可出现心悸、气短、咳嗽等。但发生右心衰竭可有颈静脉怒张、腹胀、肝大和腹水。

2. 影像表现

（1）超声心动图　经济、简单，不但可以敏感地发现心包腔积液，还可以对积液进行定位定量，是心包疾病的首选检查手段。

（2）X 线表现　①心影大小正常或轻中度增大；②心影外形呈三角形或心缘局限性膨凸；③心包钙

化呈蛋壳状（图 4-19）；④心脏搏动减弱甚至消失；⑤静脉压升高使上腔静脉扩张，左房压力增高出现肺淤血；⑥可伴有胸腔积液或胸膜增厚粘连。

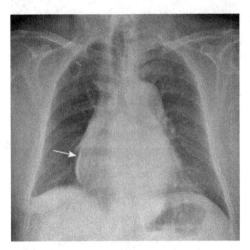

图 4-19 缩窄性心包炎

X 线表现显示右心缘蛋壳样钙化（箭头）

（3）CT 表现　最主要的征象是心包增厚，厚度大于 4 mm，可呈弥漫性或局限性，心包钙化呈弧形或蛋壳状，有一定特征。增强扫描可见扩张的左、右心房，而左右心室则呈管状，室间隔僵硬。

（4）MRI　心包不规则增厚，T_1WI 呈中等信号，钙化部分则呈极低信号。DRE 序列电影 MRI 可见心室壁运动幅度降低，舒张功能受限，对鉴别缩窄性心包炎和限制性心包炎提供了最佳的影像诊断手段。

3. 诊断要点

X 线显示心脏外形不整，后期缩窄性心包炎心包钙化有一定特征。CT 显示心包增厚、钙化与上下腔静脉情况，均可确定诊断。MRI 对鉴别缩窄性心包炎和限制性心肌病最有价值。

三、主动脉病变

病例 7

【简要病史】

患者，女，72 岁。患者于约 1 个月前无明显诱因下出现咳嗽，少量痰，无发热，当地药物治疗后无明显好转。

【影像资料】

见图 4-20。

【影像分析】

胸部增强 CT 显示升主动脉管腔瘤样扩张（图

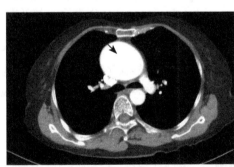

A. CT 增强

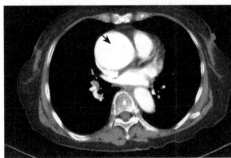

B. CT 增强（下一层面）

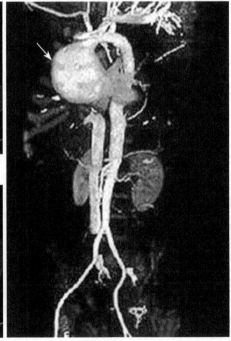

C. CTA

图 4-20C

彩图

图 4-20 主动脉瘤

4-20 黑箭头），最大直径约 42 mm，管腔内未见明显充盈缺损，管壁均匀。图 4-20C（CTA）显示升主动脉管腔明显囊状增粗。

【影像诊断】

升主动脉瘤。

【最终结果】

升主动脉瘤。

【概述】

1. 临床表现

主动脉瘤（aortic aneurysm）是指主动脉局限性或弥漫性的病理扩张，累及主动脉壁全层，直径超过正常主动脉腔直径的 1.5 倍。

病理改变：按照病理解剖和瘤壁组织结构成分，分为真性和假性动脉瘤两类。真性动脉瘤按形态改变分为囊状、梭形与梭囊混合型，其瘤壁保留正常动脉壁的三层结构。假性动脉瘤是指动脉壁破裂后形成血肿，周围结缔组织包绕形成，瘤壁仅有

外膜层。主要病因包括：动脉粥样硬化、感染、创伤、先天畸形、大动脉炎、梅毒、马方综合征等。

主动脉瘤可以侵犯主动脉的任何部位，一般为单发，也可以多发或弥漫发病。瘤体较小时可以没有任何症状，较大瘤体可以引起特定的压迫症状，如产生胸背部疼痛、咳嗽、气急、声音嘶哑、吞咽困难等症状。体检可见局部体表搏动性膨隆、收缩期震颤和血管性杂音。

2. 影像表现

（1）X 线 ①纵隔阴影增宽或局限性膨凸。②纵隔阴影增宽或局限性膨凸可见扩张性搏动。③瘤壁可见钙化。④对周围组织结构形成压迫。⑤心脏形态正常。

（2）CT 和 MRI 血管造影可以清晰显示动脉直径增宽，局部瘤样扩张，测量的准确性和可重复性很好，可以用于主动脉瘤的诊断和随访（图 4-21）。腹主动脉瘤通常由超声和 CTA 检查随访监测。

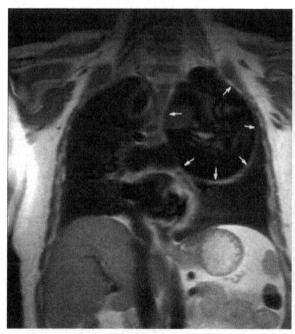
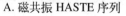
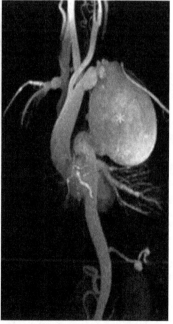

A. 磁共振 HASTE 序列　　　　　　　B. CE-MRA

图 4-21　主动脉瘤 MRI 表现

冠状位（图 4-21A）及三维重建图像（图 4-21B）可见主动脉弓降部明显瘤样扩张，结果为主动脉弓降部巨大真性动脉瘤

主动脉破裂征兆。主动脉破裂在 CTA 上表现为主动脉壁的不连续、对比剂外溢和特征性的主动脉周围血肿。在平扫时 CT 图像上发现主动脉壁钙

化不连续，需警惕主动脉破裂可能。主动脉周围血肿表现为包绕主动脉的高密度影；胸腔或心包积液密度增高，要怀疑血性积液可能。MRI 能够高度特

异性的识别血性积液。MRA 和 CTA 图像上，积液、主动脉周围或动脉瘤内血栓呈高信号以及血管外膜周围强化，提示出血或炎症，是动脉瘤不稳定的标志。右侧胸腔积液出现以及主动脉直径逐渐增大也是破裂前兆，需及时进行影像复查。

3. 诊断要点

增强 CTA 或 MRA 是术前诊断动脉瘤的最佳非侵袭性方法，表现为动脉局部瘤样扩张，直径增宽，外形呈囊状或梭形改变，有时可见附壁血栓形成。

病例 8

【简要病史】

患者，男，69 岁。咳嗽、咳痰、痰中带血半年余。

【影像资料】

见图 4-22。

【影像分析】

腹主动脉管腔增宽，可见腔内分层改变，内膜面内移，内壁可见弧形附壁充盈缺损（图 4-22B）。内膜破口位于腹主动脉（图 4-22A）。冠状位显示内膜位置（图 4-22C）。

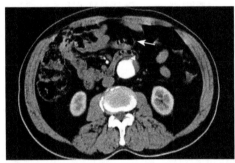

A. 腹部增强 CT

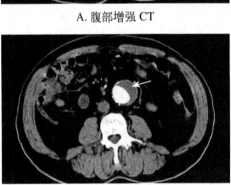

B. 腹部增强 CT（下一层面）

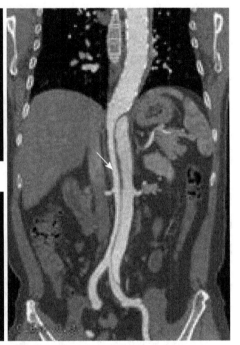

C. 主动脉 MIP

图 4-22　主动脉夹层

【影像诊断】

腹主动脉夹层动脉瘤形成（Stanford B 型）。

【最终结果】

腹主动脉夹层。

【主动脉夹层概述】

主动脉夹层（aorticdissection，AD）是由于各种原因导致主动脉内膜撕裂，血液通过破口进入主动脉中层而形成主动脉壁内假腔。

病理改变：高血压是主动脉夹层的一个重要发病因素。约 70% 的患者有高血压史，远端主动脉夹层合并高血压更为常见。这可能与主动脉壁长期受到高动力血压的刺激，使主动脉壁张力始终处于紧张状态有关，另外也与胶原和弹性组织常发生囊样或坏死有关；动脉粥样硬化时，动脉中层也正好处在老化过程中；结缔组织遗传性疾病，如马方综合征等，有先天性主动脉中层变性。

按照病变累及范围的不同，DeBakey 将其分为三型（图 4-23）：Ⅰ型，夹层累及升主动脉、主动脉弓，降主动脉并延伸至腹主动脉，破口多位于升主动脉；Ⅱ型，夹层局限于升主动脉、主动脉弓，破口多位于升主动脉；Ⅲ型，夹层累及降主动脉，破口多位于降主动脉。最常用的是 Stanford 分类：A

型，主动脉夹层累及升主动脉，不论破口位置（图4-24）；B型，仅累及左锁骨下动脉开口以远的主动脉（图4-25）。

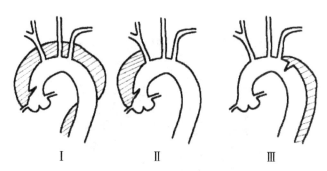

I II III

图 4-23 Debakey 分型示意图

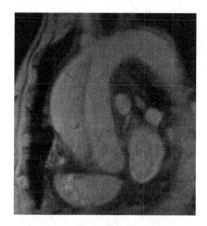

图 4-24 夹层动脉瘤 MRA

升主动脉扩张，内见膜样分隔（↑）（Stanford A 型）

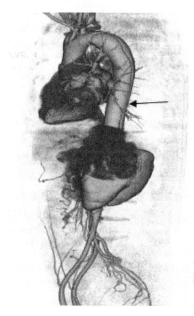

图 4-25

彩图

图 4-25 夹层动脉瘤 CTA

胸腹主动脉内膜样分隔（↑）起自胸主动脉左锁骨下动脉以远（Stanford B 型）

1. 临床表现

本病多急剧发病，突发剧烈疼痛、休克和血肿压迫相应的主动脉分支血管时出现的脏器缺血症状。部分患者在急性期（2 周内）死于心脏压塞、心律失常等心脏并发症。年龄高峰为 50~70 岁，男性发病率高于女性。

2. 影像表现

（1）X 线 胸痛患者急诊的常规检查，可作为 AD 的筛选、初步诊断和随访技术。主要征象有：①上纵隔影增宽，80% 以上患者的主动脉增宽、延长；②主动脉内膜存在钙化影，钙化的主动脉内膜至外层边界距离达到 10 mm 提示有 AD 的可能性，超过 10 mm 可肯定为 AD；③部分患者可出现左侧胸腔积液。

（2）CT ①主动脉壁钙化斑内移；②在假腔内有较高密度血栓影；③增强 CT 可见主动脉有真、假腔，中间可见线状内膜片。CTA 三维重建可清楚显示被撕裂的内膜片和 AD 真假两腔，具有较高的敏感性和特异性，其对主动脉弓病变的敏感性高于核磁共振成像（MRI）及经食管超声。但对夹层内膜的分辨率较低，难以探及入口，不能提供主动脉瓣及心脏功能的情况。

（3）MRI 具有高于 CT 的敏感性和特异性，可较准确鉴定内膜撕裂的部位及范围，能显示破口位置、胸腔积液、主动脉反流及主动脉瓣的情况。但价格昂贵，不能提供血流动力学方面的信息。不适宜用于病情不稳定的患者，也不能用于已安装人工起搏器及其他金属置入物的患者。在自旋回波序列 T_1 图像上，真腔血流快呈低信号，假腔血流慢呈中高信号，内膜片表现为线状中等信号。CTA 和 MRA 是当前胸主动脉影像检查的主要方法。

3. 诊断要点

动脉夹层的影像诊断要点：①主动脉直径增宽；②主动脉壁钙化内膜内移；③增强 CT 或 MRI 可见主动脉双腔和内膜片，真腔较窄，充盈对比剂较快，而假腔较大，充盈对比剂较慢，CTA 或 MRA 可显示内膜破口和再破口及主要分支血管受累情况。

四、肺动脉病变

病例 9

【简要病史】

患者，女，56岁。左肺癌治疗。口唇不发绀，颈静脉无怒张，心律尚齐，偶有期前收缩，各瓣膜区均可闻及病理性杂音，心前区可闻及 4/6 级收缩期吹风样杂音，以第 2/3 肋间及三尖瓣区最显著。

【影像资料】

见图 4-26。

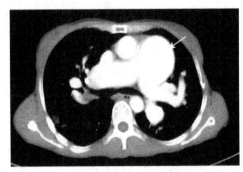

A. CT 增强（经主肺动脉层面）

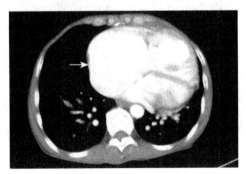

B. CT 增强（经心室层面）

图 4-26 肺动脉高压

【影像分析】

肺动脉主干明显增粗，管径大于主动脉（图 4-26A），右心房扩大（图 4-26B）。

【影像诊断】

肺动脉高压。

【概述】

肺动脉高压（pulmonary hypertension，PH）是指各种原因导致的肺动脉压力升高，平均肺动脉压大于 25 mmHg，所引起的一系列病理和生理改变。

1. 影像表现

（1）X 线　右心系统扩大，中心肺动脉扩张和外周动脉分支逐渐变细，称为"外周剪枝征"。右下肺动脉于横径超过 15 mm 可诊断肺动脉扩张。

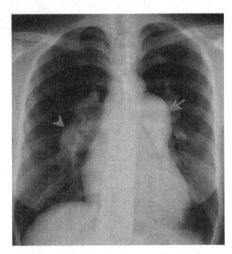

图 4-27　肺动脉高压胸部 X 线表现

右下肺动脉干增粗（箭头），肺动脉段突出（箭）

（2）CT　在评估 PH 患者中起重要作用。肺动脉在血管分叉水平直径大于 29 mm，肺动脉 / 主动脉比值大于 1 具有很高的特异性。高分辨率 CT 能发现间质性肺病、肺气肿及淋巴结疾病、胸膜阴影、胸腔积液，对肿瘤、纤维纵隔炎等引起的 PH 也有较高诊断价值。CT 肺动脉造影对于确诊 CTEPH 和其他肺血管病变具有重要价值。

（3）MRI　在 PH 患者的应用呈增加趋势，可用来评价心肺循环病理改变和功能状态，但尚不成熟。对于孕妇、儿童或对碘造影过敏但临床症状怀疑有慢性栓塞的时候，磁共振成像较其他检查接受度更高，随访依从性更好。

2. 诊断要点

X 线上右下肺动脉中点横径超过 15 mm。CT 上，肺动脉在血管分叉水平直径大于 29 mm，肺动脉 / 主动脉比值大于 1，具有很高的特异性。结合临床肺动脉压测定，可诊断肺动脉高压。

病例 10

【简要病史】

患者，男，64岁。确诊肺癌 2 月余，术后 22 天。

【影像资料】

见图 4-28。

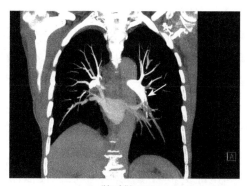

A. 肺动脉 CTA

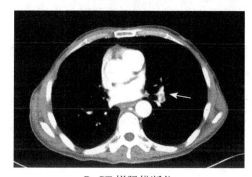

B. CT 增强横断位

图 4-28 肺动脉栓塞

【影像分析】

肺动脉三维重建可见管腔内充盈缺损（图 4-28A），横断位扫描可见肺动脉分支管腔内充盈缺损（图 4-28B）。

【影像诊断】

肺动脉血栓形成。

【最终结果】

肺动脉栓塞。

【概述】

肺动脉栓塞（pulmonary embolism，PE）是一种肺动脉栓子形成导致肺血循环障碍的疾病。包括肺血栓栓塞、脂肪栓塞、空气栓塞、羊水栓塞、肿瘤栓塞等。以肺循环和呼吸功能障碍为其主要临床和病理生理特征。肺血栓栓塞是最常见的类型，临床所说的肺栓塞即指肺血栓栓塞。若其支配的肺组织因血流中断而发生坏死，称为肺梗死。

1. 临床表现

根据肺栓塞的血栓数目、部位已经引起的血流动力学改变不同，表现不同。大的肺动脉主干或主支栓塞可以引起急性呼吸困难，心动过速甚至休克；外围分支肺动脉栓塞可以无明显临床表现。临床出现"肺栓塞三联征"（呼吸困难、胸痛、咯血）的不足 30%。动脉血气分析可见低氧血症，并且吸氧无缓解；血浆 D- 二聚体可见明显升高，D- 二聚体阴性具有较好的排除诊断价值。

2. 影像表现

CT 肺动脉造影对诊断肺动脉栓塞具有重要意义（图 4-29）。直接征象：①肺动脉内显示中心性腔内充盈缺损或表现为呈锐角的偏心性部分充盈缺损；②血管壁被对比剂环绕边缘；③血栓完全阻塞血管。间接征象：①肺"马赛克"征；②肺段实变；③盘状肺不张；④肺体积缩小；⑤肺动脉局部扩张；⑥胸腔积液；⑦局部肺灌注不足等。

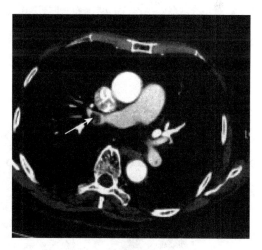

图 4-29 右肺动脉主干栓塞

增强 CT 显示血管腔内中心性腔内充盈缺损（箭头），周围可见造影剂环绕

双源 CT 双能量扫描可获得 CT 肺动脉图像（CTPA）及双能量肺灌注图像（DEPI），显示肺的解剖结构的同时评价肺的功能状态，集合了 CTPA 高特异性及 DEPI 高敏感性，提高外周亚段肺动脉小栓子诊断的准确率。肺栓塞 DEPI 表现与肺栓塞的位置及栓塞程度有关。完全栓塞时，主要表现为均匀灌注减低或灌注缺损，部分栓塞尤其是肺段以下 PE 可无明显的灌注异常。各种肺部疾病造成的肺血减少或分布不均、腔静脉及心腔内高浓度对比

剂硬化束伪影、重力等均可造成局部 DEPI 出现异常，表现为灌注减低或缺损。因此，单独 DEPI 征象不能做出 PE 的诊断。临床实践中，需要注意区分由于心脏大血管搏动、部分容积效应、层流伪影、扫描时间等造成的假阳性征象。

3. 诊断要点

当患者血浆 D-二聚体可见明显升高，动脉血气分析可见低氧血症，并且吸氧无缓解，CT 肺动脉造影直接显示肺动脉主干或分支血管腔内充盈缺损即可确立诊断。

五、头颈及下肢动脉病变

病例 11

【简要病史】

患者，男，54 岁。发现左颈部肿块 20 余天。外院 CT 提示左侧鼻咽部顶后壁肿块。

【影像资料】

见图 4-30。

【影像分析】

VR 图像（图 4-30A）和反转图像（图 4-30B）显示左侧颈内动脉 C1 段可见局灶性管腔狭窄，冠状位图像（图 4-30C）和横断位扫描（图 4-30D）显示狭窄段周边可见软组织密度影环绕。

【影像诊断】

左颈内动脉狭窄，周围多发淋巴结转移，血管侵犯不能排除。

【最终结果】

鼻咽镜证实鼻咽癌，颈部淋巴结转移性肿瘤。考虑转移性淋巴结压迫颈动脉引起血管狭窄。

【概述】

颈动脉狭窄（carotid artery stenosis）的诊断主要依据患者的临床症状、体格检查以及影像学检查来确定。引起颈动脉狭窄原因主要有粥样斑块形成、肿瘤外压等；而对于斑块的性质以及血液流变学的影像学研究则是未来的研究方向。

1. 影像表现

目前主要应用于颈动脉的血管影像学检查方法

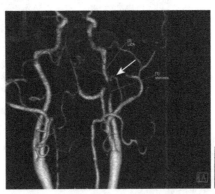

A. 头颈动脉 CTA（VR 图）

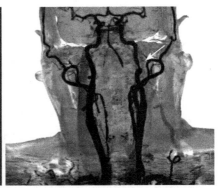

B. 头颈动脉仿血管造影（反转图）

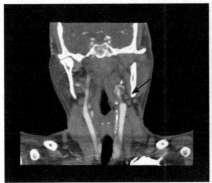

C. 头颈动脉 MIP 图

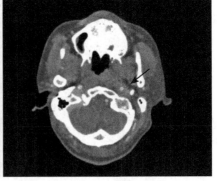

D. 狭窄部位横断位图

图 4-30
彩图

图 4-30　颈动脉狭窄

主要包括：颈动脉超声、经颅彩色多普勒、CT 血管成像（CTA）、数字减影血管造影（DSA）。超声是首选检查方法，发现病变后，往往需要 CTA 或 MRI 进一步确定病因。DSA 是颈动脉粥样硬化狭窄影像诊断的"金标准"，但属于有创检查。

血管狭窄程度 =（1− 狭窄部血管直径 / 狭窄部远心端正常血管直径）×100%。狭窄程度分级按以下标准：<50% 为轻度狭窄，50%~69% 为中度狭窄，70%~99% 为重度狭窄，100% 为完全闭塞。3D-CTA 能够无创提供血管的三维形态信息，结合重组技术包括多平面重组（multiplanar reconstruction，MPR）、最大密度投影（maxi. mum intensity projection，MIP）和容积再现（volume rendering，VR）等自动软件分析程序能够自动确定最大狭窄程度平面并定量分析血管狭窄面数据，在评价血管狭窄的狭窄面积方面可重复性较好（图 4-31）。一些干扰因素，如颈动脉壁钙化、溃疡、血管分叉、邻近血管段狭窄、血管腔内的低密度等会导致动脉狭窄程度评价的差异，在原始图像上，有效调整窗宽窗位手动测量 CTA 能够避免上述干扰。

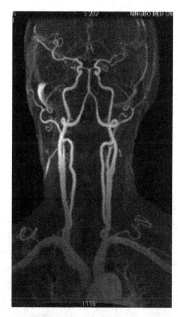

图 4-32 正常颈部动脉 MRA

一次检查可显示颈动脉及椎动脉全貌。与 CTA 比较，无骨质伪影影响。与 DSA 比较，显示信息更多

MRA 一次检查可以显示颈动脉全貌（图 4-32），没有辐射，可获取比 DSA 更多的诊断信息。对斑块的性质的检测具有一定优势。导致斑块的不稳定因素包括脂肪成分、薄纤维帽、斑块内出血，在判断这些斑块内结构方面，MRI 较其他检查方法敏感，MRI 与组织学的斑块分期有中等的一致性。由于血管搏动以及动脉狭窄局部血流由正常层流变为涡流或反向血流等血流情况复杂多样，致使 TOF-MRA 产生伪影，容易夸大动脉狭窄的程度。近年来，广泛采用磁共振增强三维血管造影（contrast enhanced three-dimensional MRA，CEMRA）检查时间大大缩短，减少患者移动伪影，明显提高图像的信噪比，并能完成冠状面采集，无饱和效应的影响，可显示颈动脉全程。但 CEMRA 对狭窄程度仍有过高评判的倾向，由于 CEMRA 无法确诊血管闭塞或假性闭塞，且对斑块溃疡同样难以识别，存在一定局限性。

2. 诊断要点

颈动脉狭窄的诊断主要依据患者的临床症状、体格检查以及影像学检查来确定。超声、CTA 和 MRA 等影像检查均可以显示颈动脉狭窄，评估狭窄程度以及病因，诊断相对容易。

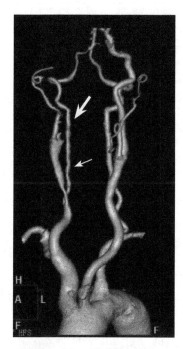

图 4-31
彩图

图 4-31 颈动脉 CTA

右侧颈动脉管壁不光整，管腔不均匀狭窄（细箭头），颈内动脉起始部闭塞，远侧未见显示（粗箭头）

病例 12[*]

【简要病史】

患者，男，64岁。因"右下肢麻木2个月"入院。

【影像资料】

见图4-33。

【影像分析】

CTA显示两侧下肢动脉广泛硬化，两侧髂总、髂外、股浅、腘动脉、胫前、胫腓干、胫后及腓动脉近端均见少许斑片状高密度钙化斑块及多发低密度非钙化斑块形成，局部管腔不同程度狭窄，其中右侧腘动脉上段局部闭塞。治疗后一年复查CTA（图4-33C，图4-33D），VR重建图像显示整体支架位置良好，曲面重建图像显示支架管腔通畅，提示手术效果良好

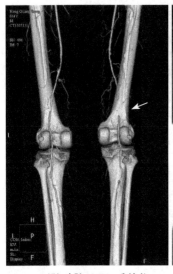 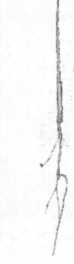 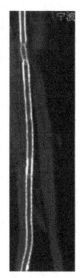

A. 下肢动脉CTA后前位　　　　B. 下肢动脉血管MPR图　　　　C. 支架置入术后CTA　　D. 下肢CTA
　　　　　　　　　　　　　　　　　　　　　　　　　　　　　　　　　（VR重建）　　　　的曲面重建

图4-33　右侧腘动脉闭塞及支架植入术后

图4-33A~图4-33C彩图

【影像诊断】

两下肢动脉硬化症，右侧腘动脉上段局限性狭窄闭塞。

【最终结果】

两下肢动脉硬化症，右侧腘动脉上段局限性狭窄闭塞介入治疗术后。

【概述】

下肢动脉硬化闭塞症（arteriosclerosis obliteran，ASO）是指由于动脉硬化造成的下肢供血动脉内膜增厚、管腔狭窄或闭塞，病变肢体血液供应不足，引起下肢间歇性跛行、皮温降低、疼痛、甚至发生溃疡或坏死等临床表现的慢性进展性疾病，常为全身性动脉硬化血管病变在下肢动脉的表现。由于下肢动脉粥样硬化斑块形成，引起下肢动脉狭窄、闭塞，进而导致肢体慢性缺血。近年来，下肢动脉硬化闭塞症的发病率逐年提高。

1. 影像表现

目前在临床上作为筛查首选的检查方法，可准确诊断病变部位及程度、评价流入及流出道、术中及术后评估腔内治疗及开放手术的疗效。移植物通畅与否以及作长期随访。但超声检查的准确性依赖仪器及操作者的水平，因此尚有一定的局限性。

CTA是术前常用的无创性诊断方式，随着机器性能提高和软件的更新，在一定程度上可以替代DSA。CTA图像由于动脉壁的钙化影响动脉的有效显影，对远端小动脉的显影有时不理想。通过阅读横断面原始图像，可以提高诊断准确性。

---

[*] 由浙一医院血管外科王晓辉提供。

MRA 属于无创性血管检查，无放射损伤易于被患者接受，可显示 ASO 的解剖部位和狭窄程度。但 MRA 图像有时会夸大动脉狭窄程度，体内有铁磁性金属植入物时不适合行 MRA。缺点是扫描时间长、老年或幼儿患者耐受性差。

DSA 血管造影是诊断下肢动脉硬化闭塞症的"金标准"，能准确显示下肢动脉硬化闭塞症血管狭窄/闭塞的部位、程度、侧副循环、血流动力学的变化，但因其下肢动脉硬化闭塞症有创、操作复杂、易引起疼痛等，多用于外科或介入血管重建前检查。

2. 诊断要点

下肢 ASO 的主要诊断标准如下：①年龄 > 40 岁；②有吸烟、糖尿病、高血压、高脂血症等高危因素；③有下肢 ASO 的临床表现；④缺血肢体远端动脉搏动减弱或消失⑤ ABI ≤ 0.9；⑥彩色多普勒超声、CTA、MRA 和 DSA 等影像学检查显示相应动脉的狭窄或闭塞等病变。符合上述诊断标准前 4 条可以做出下肢 ASO 的临床诊断。彩色超声可以判断下肢的缺血程度。确诊和拟定外科手术或腔内治疗方案时，可根据需要进一步行 MRA、CTA、DSA 等检查。

参考文献

方玉荣，娄明武. 双低剂量 CT 冠状动脉成像的研究进展. 实用放射学杂志，2015, (8): 1377–1380

菲妮娜·木拉提，张源明. 主动脉夹层诊断进展. 中华胸心血管外科杂志，2010, 26(4): 281–283

高倩，陈丽莎，金艳坤，等. ESC/ERS《肺动脉高压诊断和治疗指南》解读之诊断思路与策略. 中华医学杂志，2016; 96(22): 1787–1789

郭启勇. 实用放射学 .3 版. 北京：人民卫生出版社，2007: 380–457

胡碧波，汪建华，卢仁根，等. 应用螺旋 CT 重建技术诊断主动脉瘤. 现代实用医学，2002, 14(12): 643–645.

黄国英，马晓静. 先天性心脏病的无创性影像学诊断进展. 中华妇幼临床医学杂志（电子版），2014, (6): 704–707.

贾飞鸽，彭珂文，汪春荣，等. 双源 CT 双能量肺灌注成像对急性肺动脉栓塞诊断价值. 中国 CT 和 MRI 杂志，2013, 11(6): 40–43

梁峰，胡大一，沈珠军，等. 2014 美国心脏病学院/美国心脏协会关于瓣膜性心脏病治疗指南. 药物与人，2015(1): 1–8.

卢仁根，汪建华. CTA 综合评价颈动脉鞘占位病变与颈动脉的关系. 放射学实践 .2003, 18(12): 878–881.

满育平，马隆佰，余水莲. 颈动脉狭窄影像学诊断应用进展. 医学信息，2013, (13): 570–571

心脏冠状动脉多排 CT 临床应用专家共识. 中华放射学杂志心脏冠状动脉多排 CT 临床应用协作组. 中华放射学杂志，2011, 45(1): 9–17.

赵世华. 磁共振应作为无创评估心脏结构和功能的金标准——2010

年心血管磁共振专家共识解读. 中国循环杂志，2012, 27(1): 90–92.

中华放射学杂志心脏冠状动脉多排 CT 临床应用协作组. 心脏冠状动脉多排 CT 临床应用专家共识. 中华放射学杂志，2011, 45(1): 9–17.

中华医学会外科学分会血管外科学组. 下肢动脉硬化闭塞症诊治指南. 中华医学杂志，2015, 95(24): 1883–1894

中华医学会影像技术分会，中华医学会放射学分会. CT 检查技术专家共识. 中华放射学杂志，2016, 50(12): 916–928.

中华医学会影像技术分会，中华医学会放射学分会. MRI 检查技术专家共识. 中华放射学杂志，2016, 50(10): 724–739.

Cury RC, Pomerantsev EV, Ferencik M, et al. Comparison of the degree of coronary stenosis by multidetector computed tomography versus by quantitative coronary angiography. Am J Cardiol, 20, 96: 784–787

Hundley WG, Bluemke DA, Finn JP, et al. ACCF/ACR/AHA/NASCI/ SCMR 2010 expert consensus document on cardiovascular magnetic resonance: a report of the American College of Cardiology Foundation Task force on Clinical Expert Consensus Documents. J Am Coll Cardiol, 2010, 55(23): 2614–2662.

Naghavi M, Libby P, Falk E, et al. From vulnerable plaque to vulnerable patient: a call for new definitions and risk assessment strategies: Part II. Circulation, 2003, 108(14): 1664–1672

Williams PL, et al. 格氏解剖学 . 38 版 . 杨琳，高英茂主译 . 沈阳：辽宁教育出版社，1999: 1474–1604.

（张雷　潘宇宁　王良炯　邵国良）

第五章

消化系统

第一节 消化系统正常影像学解剖

一、咽造影正常 X 线解剖

咽（pharynx）分为鼻咽、口咽和喉咽三部分，与胃肠关系比较密切的为口咽和喉咽。口咽为吞咽活动的起始部位，喉咽开始于会厌，其两侧为梨状窝，口服钡剂后梨状窝呈菱形，下端相当于第 5 颈椎水平，两侧对称（图 5-1）。正常情况下，一次吞咽动作即可将钡剂送入食管，吞钡餐时梨状窝内暂充满钡剂，钡剂通过后，梨状窝的黏膜可附着少量钡剂。

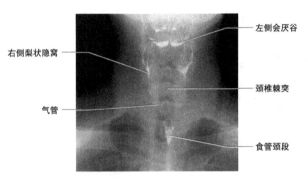

图 5-1 食管造影

二、食管

1. 食管造影正常 X 线表现

食管（esophagus）是一前后扁平的肌性管状器官，上端于第 6 颈椎下缘平面连接咽，下行入胸腔，穿过膈食管裂孔入腹腔，下端约平第 11 胸椎体左侧连于胃。按食管走行，可将其分为颈、胸、腹 3 段。食管吞钡时可见三处生理性狭窄和三处压迹，生理性狭窄分别位于食管入口处、左主支气管水平和膈食管裂孔处。这些狭窄是异物易滞留的部位，也是食管癌的好发部位。三处压迹为主动脉弓、左主支气管和左心房压迫所致。

吞钡后食管充盈，轮廓光滑整齐，即食管充盈相。右前斜位是观察食管的常规位置，主动脉弓压迹

与左主支气管压迹之间，食管略膨胀。食管充盈相后，黏膜皱襞间残留少量钡剂，表现为 3~5 条纵行、相互平行的纤细条纹状阴影，即黏膜相（图 5-2）。

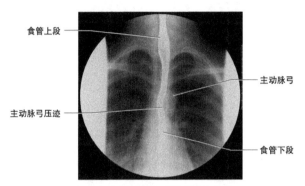

A. 充盈相（前后位）

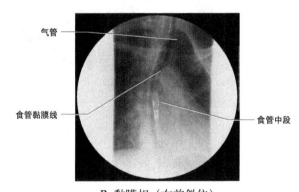

B. 黏膜相（右前斜位）

图 5-2 食管造影

食管正常蠕动有两种，第一种蠕动为原发性蠕动，由吞咽反射引起，是推送食物的主要动力。第二种蠕动为继发性蠕动波，与吞咽反射无关，由食物团对食管壁的压力引起，始于主动脉弓水平，向下推进。第三蠕动波是食管环状肌局限性不规则收缩运动，多发生在食管下段，老年人和病理情况（贲门失弛缓症）多见，呈波浪状或锯齿状，突然出现，消失迅速。

2. 食管 CT 正常解剖

CT 能清晰显示食管断面的形态及与其邻近结构的关系。因食管扩张程度的不同，食管壁的厚薄

也不相同,一般小于 3 mm (图 5-3,图 5-4)。

颈段食管位于中线,与气管后壁紧密相邻,可造成气管后壁压迹。胸骨切迹水平,食管位于气管右后方,紧靠椎体右前缘,食管与椎体之间没有任何组织结构。主动脉弓水平,食管紧靠气管左后方,奇静脉于食管后方向前走行,经气管右侧入上腔静脉。气管隆突以下水平,食管紧靠左主支气管后壁,两者之间仅有少量脂肪组织。左主支气管水平以下,食管紧靠左心房后壁,其右后方可见奇静脉断面。左心房水平以下,食管位于降主动脉前方,食管与心包之间只有少量脂肪组织,食管穿过横膈后,向左水平走行入胃底,因食管的水平走行,致使约 1/3 的人于食管贲门区显示类似胃底内壁增厚或团块,应注意鉴别。

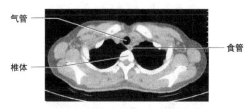

图 5-3 胸部平扫(纵隔窗)

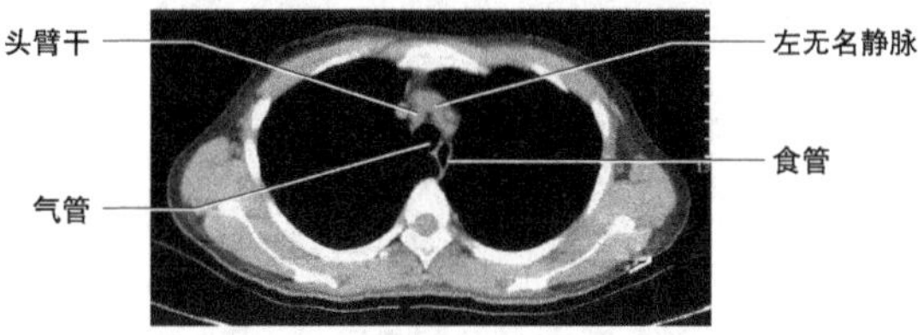

图 5-4 胸部平扫(纵隔窗)

三、胃

1. 胃造影 X 线解剖

胃(stomach)是消化道最膨大的部分,具有收纳食物、分泌胃液、调和食糜及初步消化的功能,并有内分泌功能。胃大部分位于左膈下,小部分位于肝脏下方。站立位 X 线检查时,胃体上部及胃底内常充有气体,称胃泡。胃分前后两壁,上下两缘和入、出口。胃前壁朝向前上方,后壁朝向后下方。上缘较短,朝向右上方,称胃小弯,其最低处的转角,称角切迹。下缘较长,朝向左下方,称胃大弯。胃的入口称贲门,连接食管。贲门的左

侧,食管末端左缘与胃大弯所形成的锐角,称贲门切迹。胃的出口称幽门,连接十二指肠(图 5-5)。胃小弯和幽门部是胃溃疡和胃癌的好发部位。

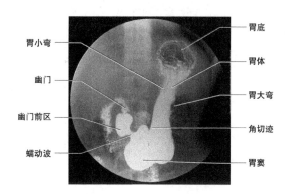

图 5-5 胃充盈像

胃的充盈相可观察胃的形态、轮廓、蠕动以及胃腔扩张和胃壁柔软度等情况。一般可分为 4 种类型:①牛角型:多见于矮胖体型者,胃张力、胃位置均高,呈上宽下窄的横牛角状;②无力型:常见于瘦长的人,肌张力低,角切迹明显,胃体中部较细,将胃分成上下两个半腔,胃下缘位置较低;③钩型:常见于中间体型的人,肌张力中等,形态介于牛角型和无力型之间,角切迹清晰可见,胃下缘与髂骨嵴平面同高;④瀑布型:胃底宽大呈囊袋状向后倾,胃泡大,胃体小,张力高;充钡时,钡剂先进入后倾的胃底,充满后再溢入胃体,犹如瀑布,此型多见于胃肠有器质性病变者。

胃底黏膜皱襞多排列不规则,呈花纹状。胃体小弯侧黏膜表现为与长轴平行的 3~5 条纵行黏膜皱襞,胃体大弯侧黏膜皱襞呈锯齿状。胃窦黏膜皱襞常保持为与纵轴的平行的纹理(图 5-6)。胃黏膜皱襞肥厚、平坦、中断及破坏都为病变表现。

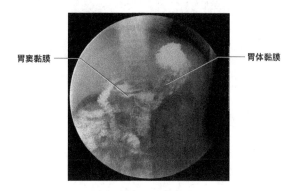

图 5-6 胃黏膜相

胃充钡后（图 5-5）显示波浪形成收缩，由胃体上部开始，有节律地向幽门方向推进，波形逐渐加深，一般同时可见 2~3 个蠕动波。胃窦没有蠕动波，是整体向心性收缩，使胃窦呈一细管状，将钡剂排入十二指肠；之后，胃窦又整体舒张，恢复原来状态。但不是每次胃窦收缩都有钡剂排入十二指肠。胃的排空受胃的张力、蠕动、幽门功能和精神状态影响，一般于服钡餐后 2~4 小时排空。

胃的容积随年龄增长逐步增大，新生儿约 30 mL，1 岁时增加到 300 mL，3 岁时达到 600 mL，成人胃容量约 1 500 mL。

2. 胃正常 CT 解剖

胃适度扩张后，胃壁的厚度正常在 2~5 mm，胃底常见气液平面，可以产生线状伪影，必要时可采取侧卧或俯卧位检查。胃底左后方是脾，右前方是肝左叶。胃体垂直部分断面呈圆形，与肝左叶、空肠、胰尾及脾的关系密切。结肠脾曲可在左侧显示，腹腔动脉及肠系膜上动脉可出现在相邻层面（图 5-7，图 5-8）。

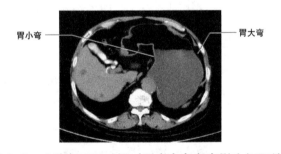

图 5-7　上腹部 CT 平扫（胆囊内高密度影为钙胆汁）

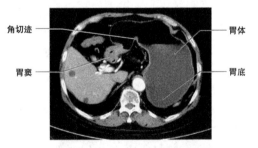

图 5-8　上腹部 CT 增强

四、十二指肠

1. 十二指肠造影 X 线解剖

十二指肠呈 "C" 形，包绕胰头，上与幽门连接，下与空肠连接，一般分为球部、降部、水平部（横部）和升部。球部呈锥形，两缘对称，尖部指向右上后方，底部平整，球底两侧称为隐窝或穹窿，幽门开口于底部中央。球部轮廓光滑整齐，黏膜皱襞为纵行、彼此平行的条纹。降部以下黏膜皱襞的形态与空肠相似，呈羽毛状。球部的运动为整体性收缩，可一次将钡剂排入降部。降、升部的蠕动多呈波浪状向前推进，可有逆蠕动。

低张力造影十二指肠管径可增宽一倍，黏膜皱襞呈横行排列的环状或呈龟背状花纹。降部外侧缘形成光滑的曲线，内缘中部常可见一肩状突起，称为岬部，为乳头所在处，其下的一段较平直。平直段内可见纵行的黏膜皱襞。十二指肠乳头易于显示，位于降部中段的内缘附近，呈圆形或椭圆形透明区，一般直径不超过 1.5 cm（图 5-9）。

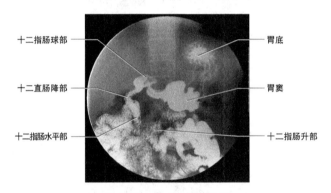

图 5-9　上消化道造影

2. 十二指肠正常 CT 解剖

十二指肠上接胃窦，向下绕过胰头及钩突，水平段横过中线，走行于腹主动脉、下腔静脉与肠系膜上动脉、静脉之间，肠壁厚度与小肠相同。

五、空肠与回肠

1. 空肠与回肠造影解剖

钡餐在空回肠的分布是连续的，两者没有明确的分界，上段空肠与下段回肠的表现差异较大。空肠大部位于左上中腹，多为环状皱襞，蠕动活跃，常显示为羽毛状影像，若钡剂少则表现为雪花状影像。回肠肠腔略小，皱襞少而浅，蠕动不活跃，常显示为充盈像，轮廓光滑。肠腔内钡剂较少、收缩或加压时可以显示黏膜皱襞影像，呈纵行或斜行。末端回肠自盆腔向右上行与盲肠相接。回盲瓣上下缘呈唇状突起，在充钡的盲肠中形成透明影。小肠的蠕动是推进性运动，空肠蠕动迅速有力，回肠慢而弱。有时可见小肠的分节运动。服钡餐后 2~6 小时钡的先端可达盲肠，7~9 小时排空。

在 X 线钡剂造影片上（图 5-10），小肠被分为 6 组：第 1 组为十二指肠，第 2 组位于左上腹，第 3 组位于左中腹，第 4 组位于中腹部横扩脊柱区，第 5 组位于右中腹，第 6 组位于盆腔内。

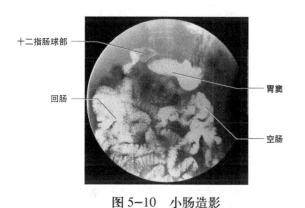

图 5-10　小肠造影

2. 小肠正常 CT 解剖

充盈良好的小肠正常壁厚一般小于 3 mm，回肠末端肠壁厚可达 5 mm。小肠肠区间有少量脂肪组织，系膜内亦有脂肪组织。通常空肠位于左上

腹，回肠位于右下腹。具体某一段肠襻 CT 图像往往难以判断（图 5-11）。

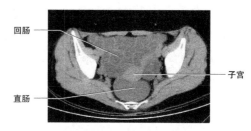

图 5-11　盆腔 CT 平扫

六、大肠（结肠、直肠）

（1）结肠双重气钡餐造影 X 线解剖

结肠、直肠共分六部分：盲肠、升结肠、横结肠、降结肠、乙状结肠和直肠。回盲瓣以下为盲肠，呈袋状，长 5~6 cm，宽约 6 cm，回盲瓣以上至肝曲为升结肠，长约 20 cm。肝曲至脾曲为横结肠，长约 50 cm。脾曲以下至髂嵴为降结肠，长约 25 cm。髂嵴以下为乙状结肠，为腹膜内位器官，呈"S"形，长约 40 cm，有些人可较冗长。结肠黏膜皱襞有横行、纵形和斜形三个方向互相交错呈花瓣状。右侧结肠黏膜皱襞排列较左侧多而密。正常结肠在双对比钡剂造影时，结肠轮廓清晰，正常结肠的腔壁线光整、连续、形态自然，并有特征性的结肠袋（图 5-12）。

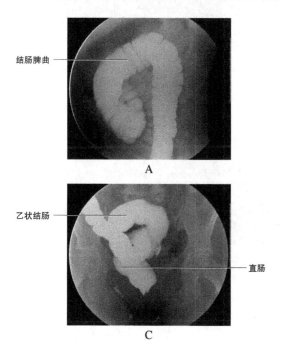

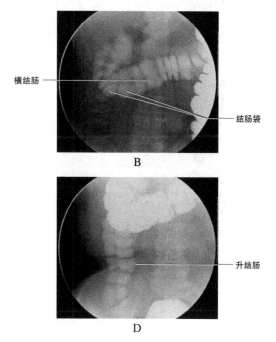

图 5-12　结肠双重气钡对比造影

在质量较好的双对比造影中，常可见在结肠的某些部位显示结肠黏膜表面的细节，即结肠的无名沟或结肠小区。结肠无名沟一般表现为线型、网型和混合型。正常时其排列规则、形态自然，无名沟的宽和深为 0.2~0.3 mm，无名小区的宽度为 0.7~1.0 mm。结肠的蠕动由一些稳定向前的收缩波所组成。

2. 结肠正常 CT 解剖

结肠壁外脂肪层较厚，CT 图像显示清晰，轮廓光滑，边缘锐利（图 5-13）。其内含有气体，结肠肝曲和脾曲的位置一般比较固定。横结肠及乙状结肠的位置、弯曲度及长度变异较大。横结肠位置多数偏前腹壁。直肠壶腹部位于盆腔出口正中水平。肠壁周围脂肪层厚，肠内常含有气体及粪便。

七、排便造影正常 X 线表现

乙状结肠以下为直肠，长约 12 cm，中部扩大

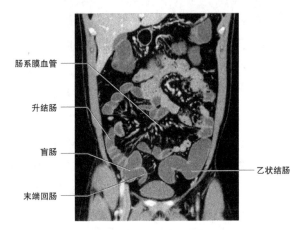

图 5-13　结肠冠状位 CT

为壶腹部，下部为 3~4 cm 长的肛管。直肠边缘光滑，无结肠袋，但在壶腹部内有 3 个横行半月形皱襞，称为直肠瓣，直肠位置偏后，沿骶骨前壁走行，在第 4 骶骨水平测量直肠后间隙，正常不应超过 1 cm（图 5-14）。

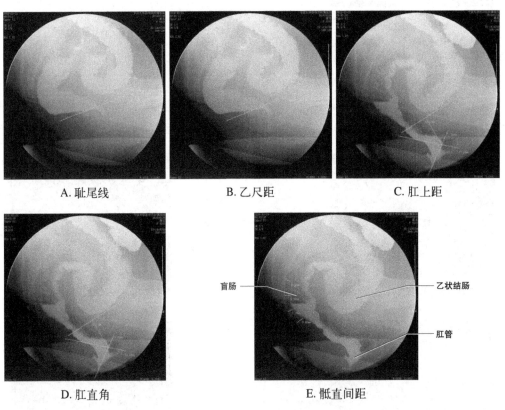

A. 耻尾线　　B. 乙尺距　　C. 肛上距

D. 肛直角　　E. 骶直间距

图 5-14　排便造影

（刘亭　王思齐　廖海波）

第二节 医学影像技术的合理应用及检查前准备

一、医学影像技术的合理应用

腹部 X 线片方法简单、经济，临床应用广泛。腹部 X 线片可发现膈下游离气体、气液平及异常高密度影等，对于疾病诊治具有一定的指导作用。但由于腹部器官的组织学特性，腹部 X 线片对于腹部疾病的进一步评估有较大的局限性。

传统钡餐和钡剂灌肠检查对胃肠道疾病的诊断可提供许多有价值的信息。应用良好的气钡双重造影技术，选择合适的体位，可全方位观察胃肠道情况，不仅可了解胃肠道各种器质性病变，还可动态观察胃肠道功能性情况，如胃肠道的蠕动、排空、收缩、动力、张力、有无反流等，而且还可间接了解周围情况，如有无被推压移位、有无粘连等。传统钡剂检查另外的优势是价格低廉，操作简单，风险系数小，患者痛苦轻。所以，传统钡剂检查仍是目前临床应用广泛的胃肠道疾病影像学检查方法。

CT 对胃肠道黏膜结构显示不及胃镜和胃肠双对比造影，其优势是可直接显示胃肠道壁的厚度、胃肠道肿瘤性病变范围、对邻近组织器官的侵犯、淋巴结转移、远处转移等，对于恶性肿瘤的分期、术前评估及术后随访等方面有着十分重要的临床意义。

MRI 对胃肠道疾病的应用尚不普遍。近年来，随着 MRI 技术的发展，包括应用特殊序列采集数据、新的磁共振胃肠道对比剂的研究和开发，对胃肠道病变的显示已有所进展。

PET 在肿瘤检测和区分疾病良恶性方面，具有很高的敏感性。但是应当注意的是，PET 对于良、恶性病变的鉴别并非具有特异性。所以在 PET 怀疑病变为恶性时，应当结合其他影像检查资料，做出综合判断。

二、腹部立位前后位 X 线摄影

1. 适应证

肠梗阻、消化道穿孔及肾下垂，尿路或腹腔脏器结石、钙化及腹部包块和异物存留等情。

2. 技术要点

受检者站立，背部贴近摄影架探测器面板，双上肢自然下垂稍外展。照射野和探测器上缘包括横膈，下缘包括耻骨联合上缘，深呼气后屏气曝光。

3. 标准影像显示

①两侧膈肌、腹壁软组织及骨盆腔均对称性地显示在图像内，椎体棘突位于图像正中；②膈肌边缘锐利，胃内液平面及可能出现的肠内液平面均可明确辨认；③肾、腰大肌、腹膜外脂肪线及骨盆影像显示清楚。

三、消化道造影检查

1. 适应证

消化道造影分为普通硫酸钡造影、双重气钡造影及气钡灌肠造影 3 种。临床上把食管、胃及十二指肠造影称为上消化道钡餐（以 Treitz 韧带为界），食管、胃至升结肠的钡餐造影称为全消化道钡餐。造影检查能够显示消化道病变的形态及功能改变，同时也可反映消化道外某些病变的范围与性质，常用于诊断各种消化道疾患，如先天畸形、炎症、肿瘤、食管静脉曲张等。

（2）注意事项

1）检查前 1~2 天停服不透 X 线或影响胃肠功能的药物，如次碳酸铋、葡萄糖酸钙等。

2）检查前 1 日吃少渣易消化的食物，晚饭后禁食。

3）胃潴留患者检查前 1 晚洗胃，其目的是为了清除胃内容物，利于钡餐检查。

4）疑有食管穿孔、食管气管瘘、食管内瘘、吞咽动作失调、腐蚀性食管炎，应用碘油作造影剂。

5）禁忌证：胃肠道穿孔；急性消化道大出血（呕血、黑便）期间、应在大出血停止后二周最早不少于一周，才能作此检查；一般情况极差，应慎重考虑。

四、胃肠 CT 扫描技术

1. 适应证

（1）胃部　肿瘤术前评价、术后随访，不推荐单纯为诊断胃肿瘤进行扫描。

（2）小肠　小肠炎、小肠肿瘤、吸收不良综合征。

（3）结、直肠　肠梗阻、肠缺血、胃肠道出血；炎性肠病、阑尾炎、结直肠癌。

（4）其他　观察有无腹部肿瘤及腹膜后腔的淋巴结转移、炎症和血肿等。

2. 技术要点

（1）胃部 CT 检查　空腹 4 小时以上，检查前 30 分钟口服中性对比剂 500~800 mL，检查前即刻再口服中性对比剂 200~300 mL。推荐行肝动脉期和和门静脉期双期扫描。

（2）小肠 CT 检查　检查前 1 天服用无渣半流食，晚餐后禁食，晚餐后 30 分钟口服缓泻剂（硫酸镁或番泻叶），检查当日早禁食。检查前 5~10 分钟肌内或静脉注射山莨菪碱 20 mg 后 30 秒扫描（青光眼、前列腺肥大、心动过速等受检者禁用）。小肠 CT 检查方法主要有 2 种，分别为口服对比剂法（肠道造影法）和鼻 - 空肠管法（灌肠法）。

（3）结、直肠 CT 检查　检查前 2 天服用无渣半流食，检查前 1 天晚餐后禁食。晚餐 30 分钟后口服缓泻剂或清洁胃肠道制剂复方聚乙二醇电解质散，检查当日早禁食。液体可经口服或经肛门注入；

气体采用空气或二氧化碳，扫描前经肛管注入。需要做仿真内镜检查者，应以气体作为肠道对比剂。检查前 5~10 分钟肌内或静脉注射山莨菪碱 20 mg 后 30 秒扫描（青光眼、前列腺肥大、心动过速等受检者禁用）。充气实施过程中，受试者采取左侧卧位；充气完毕依次转体（俯卧位、右侧卧位、仰卧位）并在各体位停留 10~15 秒后再行扫描检查。推荐行肝动脉期和和门静脉期双期扫描。

3. 图像处理

一般采用 MPR 和 MIP 技术进行矢状面和冠状面重组，血管成像可采用 SSD 和 VR 技术，观察各脏器及病变范围，测量肿瘤大小，观察腹腔动脉、静脉主干及所属分支，肿瘤与血管的关系。

五、直肠 MRI 技术

1. 适应证

基本与 CT 类似。

2. 技术要点

体部线圈或心脏相控阵线圈，仰卧位，足先进或头先进。原则为小 FOV、薄层、高分辨率扫描、大范围盆腔扫描（了解盆腔有无转移病灶及肿大淋巴结）以及局部高分辨率直肠扫描。直肠扫描行常规三期（动脉期、静脉期、延迟期）增强扫描。在设备性能支持的情况下，直肠增强扫描选用动态灌注增强扫描，获取组织血流灌注信息行定量分析及时间 - 信号强度曲线分析。

3. 图像要求

①包括盆腔大范围扫描及直肠局部高分辨率扫描图像；②直肠局部平扫 T_2WI（非脂肪抑制）序列为必选项；③在设备性能允许的情况下，首选动态灌注增强扫描，或至少三期扫描；④显示盆腔各脏器结构，清晰显示直肠壁各层结构及与周围组织的比邻关系；⑤无卷积伪影，无明显呼吸运动伪影、磁敏感伪影及并行采集伪影。

（刘亭　王良炯）

第三节　主要病例

一、急腹症

病例 1

【简要病史】

患者，男，中年。上腹不适一周，突发腹痛 1 小时，伴肩背部放射。查体：剑突下及右上腹压痛。

【影像资料】

见图 5-15。

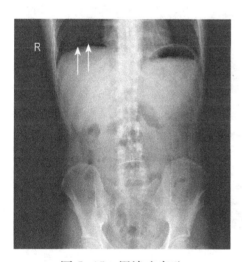

图 5-15　胃溃疡穿孔

【影像分析】

立位腹部 X 线片示右侧膈肌下见新月形游离气体影（图 5-15 箭头）。

【影像诊断】

右侧膈下游离积气，提示消化道穿孔，建议 CT 检查。

【后续影像资料】

见图 5-16。

上腹部 CT 提示肝脏前缘及腹腔左侧多发弧形及小圆形气体影（图 5-16A 箭头），肝门部门静脉旁及脾脏前缘散在小圆形气体影（图 5-16B 箭头）

【最终结果】

胃镜证实胃溃疡穿孔，经保守治疗后好转。

【概述】

胃肠道穿孔（gastro-intestinal perforation）为临床常见的急腹症之一，常继发于溃疡、创伤和肿瘤等。

1. 临床表现

起病突然，持续性上腹剧痛，可延及全腹，查体可出现腹肌紧张，全腹压痛、反跳痛等腹膜刺激症状。

2. 影像表现

腹部立位 X 线片是临床上诊断消化道穿孔的最常用方法。因胃肠道内气体穿孔后进入腹腔，腹部立位 X 线片表现为膈下月牙状气体或者腹腔内圆弧

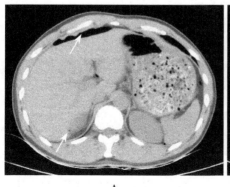

A

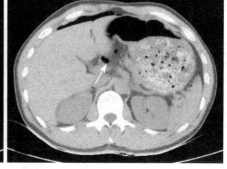

B

图 5-16　胃溃疡穿孔

形气体影，但是腹部立位X线片对于微量游离气体的显示能力有限，而且难以判断穿孔的位置。

与腹部立位X线片相比，CT在以上两方面具有明显优势，不但能敏感地发现微量游离气体的存在和位置，对于穿孔的原因、部位等判断也具有重要价值。游离气体的位置与穿孔位置密切相关，上消化道穿孔CT主要表现为肝脾周围或者是肝门区裂缝样月牙状圆形气体阴影，周围没有肠管相邻。下消化道穿孔的游离气体出现在结肠下区的概率高于上消化道穿孔患者，而游离气体出现在结肠上区的概率在上/下消化道穿孔患者间无明显差异。门静脉周围游离气体征、镰状韧带征和肝圆韧带征往往提示胃、十二指肠球部穿孔，尤其是门静脉周围气体征对提示上消化道穿孔价值更高，这与门静脉特殊的解剖位置有关。下消化道穿孔的游离气体常出现在肠间隙处，形成典型的肠间积气征象，但气体量少时不易发现，且与正常肠道内气体难以区分，应注意应用薄层图像结合冠状面、矢状面图像仔细辨别。若患者是炎症或者是肿瘤引起的穿孔，则应有炎症或者肿瘤相应的影像表现（图5-17）。胃肠道穿孔后，除了腹腔游离气体外，常伴有胃肠内液体漏出，进而引起腹膜炎症和腹腔积液。

腹部手术后、宫腔镜术后的患者短期内膈下可出现游离气体，不要误诊为胃肠道穿孔。间位结肠、左侧胃泡时有时不易于与膈下游离气体区分。以上两种情况可通过变换体位，采取卧位水平投照观察气体是位于肠道内还是肠道外。

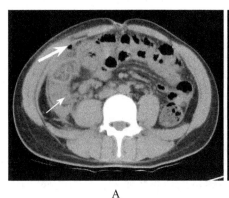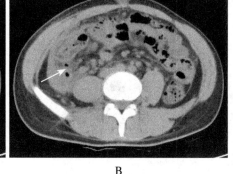

A   B

图5-17 急性坏疽性阑尾炎伴阑尾穿孔

中年男性，右下腹痛5天。下腹部CT示右下腹回盲部周围脂肪间隙模糊及多发条片状及条索状密度增高影，阑尾明显增粗（图5-17A粗箭头），腹腔及阑尾周围见小圆形气体影（图5-17A细箭头）。术后病理：急性坏疽性阑尾炎伴阑尾穿孔，局限性腹膜炎

3. 诊断要点

胃肠道穿孔以胃、十二指肠溃疡穿孔最常见。膈下游离气体为典型表现，CT除可检出游离气体外，还可发现胃肠道内液体流出以及腹膜炎症。

4. 鉴别诊断

1）腹部手术患者短期内膈下可见游离气体，结合病史及复查有助于鉴别。

2）间位结肠和左侧的胃泡有时不易和膈下游离气体鉴别，改变体位摄X线片或CT检查有助于鉴别。

病例2

【简要病史】

患者，女，老年。腹痛、腹胀、恶心、呕吐，肛门停止排气、排便1天。

【影像资料】

见图5-18。

【影像分析】

立位腹部X线片示中腹部见数个气液平面影（图5-18A粗箭头），其以上肠管稍扩张（图5-18A细箭头）。

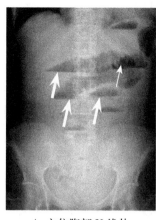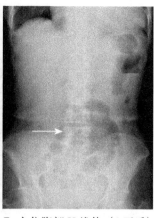

A. 立位腹部 X 线片　　B. 立位腹部 X 线片（4 天后）

图 5-18　小肠梗阻

【影像诊断】

小肠梗阻。

【后续影像资料】

治疗 4 天后复查立位腹部平片示中下腹部肠袢稍扩张（图 5-18B 箭头），未见明显气液平面影。

【最终结果】

小肠梗阻。

【概述】

肠梗阻（intestinal obstruction）是外科常见的一种急腹症。按肠梗阻发生的病因可以分为以下三类。

（1）机械性肠梗阻：最常见，是指各种原因引起肠腔变狭窄，使肠内容物通过发生障碍，具体包括：①肠腔堵塞，如粪石、大胆石、异物等；②肠管受压，如肠外黏连带压迫、肠管扭转、嵌顿疝或受肿瘤压迫等；③肠壁病变，如肿瘤、先天性肠道闭锁、炎性狭窄等。

（2）动力性肠梗阻：由于神经反射或毒素刺激引起肠壁肌功能紊乱，使肠蠕动丧失或肠管痉挛，以致肠内容物不能正常运行，但无器质性肠腔狭窄。最常见的如急性弥漫性腹膜炎、腹部大手术、腹膜后血肿或感染引起的麻痹性肠梗阻。痉挛性肠梗阻少见，可见于肠道功能紊乱和慢性铅中毒引起的肠痉挛。

（3）血运性肠梗阻：由于肠系膜血管栓塞或血栓形成，使肠管血运障碍，继而发生肠麻痹而使肠内容物不能运行。按肠壁有无血运障碍，分为单纯性和绞榨性两类：

1）单纯性肠梗阻：只是肠内容物通过受阻，而无肠管血运障碍。

2）绞窄性肠梗阻：指梗阻伴有肠壁血运障碍者，可因肠系膜血管受压、血栓形成或栓塞等引起，有报道绞窄性肠梗阻病死率为 20%~37%。

1. 诊断要点

目前肠梗阻的临床诊断多依赖于影像学检查。腹部立位 X 线片是一种常用的肠梗阻诊断方法，其检查目的：①是否有肠梗阻存在；②如果有肠梗阻，明确梗阻的部位；③分析梗阻原因。

（1）肠梗阻的典型 X 线表现

1）肠腔内积液积气：立位检查可见肠腔内有多个气液平面，气液平面相互间呈阶梯状排列（图 5-18A 粗箭头），此征象为肠梗阻特征性表现。

2）小肠积气扩张，常在上中腹部呈现层层地平行排列、互相靠拢。肠管壁在气体衬托下，显示鱼肋样（或弹簧样）黏膜皱襞或皱襞稀少（图 5-18A 细箭头）。

3）胃、结肠内气体少或消失。

（2）梗阻部位的判断

1）十二指肠梗阻：卧位可见胃和十二指肠充气扩张，立位可见胃和十二指肠内有较大的液平面，其余肠管内无液平面。

2）空肠梗阻：左上腹或中上腹偏左的扩张肠曲，液平面数量少，肠曲黏膜皱襞排列较密集，显示空肠扩张。

3）回肠梗阻：积气扩张的空回肠占满腹腔，肠曲横贯或斜贯腹腔，平行排列，立位可见位置高低不平、呈阶梯状排列的液平面。

4）结肠梗阻：梗阻部位以上肠管明显扩张伴积气、积液，可出现盲袢综合征。

（3）按梗阻程度可分为完全性和部分性（或不完全性）梗阻

1）完全性肠梗阻：肠内容物不能通过梗阻处，梗阻处以下肠道吸收了梗阻前肠腔内的气体和液体，因此梗阻点以下肠腔内无积气和液平面，结肠内不积气或显示混在粪便中的少量气体。

2）不完全性肠梗阻：肠腔内容物可部分地通

过梗阻处，梗阻处以下肠腔内可显示少量积气和积液，梗阻点以上的肠曲扩张程度相对较轻，结肠内有较多的气体。

腹部立位 X 线片在肠梗阻诊治中应用广泛，但人体腹部解剖结构复杂，X 线片对于判断梗阻原因价值有限。另外，X 线片对于肠梗阻的诊断主要依赖于肠腔内积气显示扩张肠管，但是对于早期肠梗阻的患者而言，往往是存在积液而非积气，腹部立位 X 线片诊断敏感性和准确率不足。CT 检查的优势在于，一方面能够准确判断肠梗阻是否存在，另一方面能对肠梗阻程度部位、病因以及是否发生闭襻性和绞窄性肠梗阻进行判断，为临床诊治提供重要作用（图 5-18~ 图 5-21）。肠梗阻时 CT 可显示扩张的肠管，并可见多个肠腔内气液平面。如果肠管互相融合成团，或腹壁相连，提示粘连性梗阻；如果肠道内或腹腔内可见肿块，提示为肿瘤引起的梗阻（图 5-19）；如有肠套叠，则可显示出相应征象。绞窄性肠梗阻除了有一般肠梗阻的 CT 表现外，CT 平扫时可见部分血管管腔内局部密度增高、肠壁增厚，增强扫描后肠壁强化程度减低或不强化，还可出现缆绳征或靶征、腹水以及肠壁、门静脉和肠系膜静脉内积气等。不同病因所致的肠梗阻，在 CT 上可有相应表现。

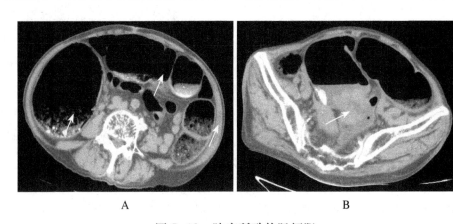

A   B

图 5-19　肿瘤所致的肠梗阻

患者，女，老年。腹痛、腹胀 3 天，行下腹部 CT 检查示横结肠、升结肠、降结肠明显扩张（图 5-19A 箭头），乙状结肠局部肠壁呈菜花状增厚，肠腔狭窄，以上部位肠管明显扩张（图 5-19B 箭头）

近年来随着 MSCT 技术的发展和多平面重建（MPR）的应用，CT 在肠梗阻诊断中的应用和诊断准确性进一步提高。MPR 一般以肠梗阻移行带作为中心，进行薄层冠状、矢状和横断面重建，必要时还可获得沿肠腔行程方向的三维图像，从而更加精确地判断有无肠梗阻和定位梗阻部位。增强 MSCT 和 CTA 可清楚显示病变血管情况，对于判断肠扭转、缺血坏死等具有重要意义。

麻痹性肠梗阻（paralytic intestinal obstruction）常见于腹部手术后和腹膜炎、胸腹部外伤及感染等病变。临床表现及体征主要为腹胀，也可为疼痛、呕吐和停止排气排便等症状，但腹部柔软，肠鸣音减弱或消失。麻痹性肠梗阻的特点是胃、小肠和大肠等均积气、扩张，其中结肠积气更为显著。立位可见液平面，但液面少于机械性小肠梗阻，多次复查肠管形态改变不明显。如果不合并有腹膜炎，则扩张的肠曲互相靠近，肠间隙正常。如果同时合并腹腔内感染，则肠间隙可增宽，腹脂线模糊（图 5-20）。

2. 鉴别诊断

肠梗阻应与其他急腹症，如：急性胃和十二指肠溃疡穿孔、急性阑尾炎、急性胰腺炎、急性胆囊炎、卵巢囊肿蒂扭转、胆道蛔虫病等相鉴别，病史、临床表现以及影像学、实验室检查有助于进行鉴别。肠梗阻的诊断确定后，应根据临床表现及上述的影像学诊断要点，进一步鉴别梗阻的类型，这与治疗及预后密切相关，如机械性肠梗阻多需手术解除，动力性肠梗阻则可用保守疗法治愈；绞窄性肠梗阻应尽早进行手术（图 5-21），而单纯性机械性肠梗阻可先试行保守治疗。

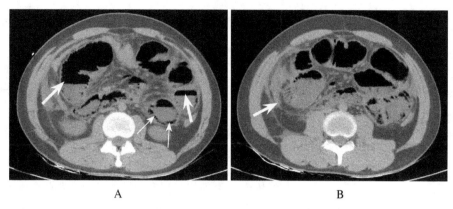

图 5-20 绞窄性肠梗阻

患者，男，25 岁。腹痛伴发热 3 天，小肠以上消化道管腔明显扩张，内见多发液平面（图 5-20A 粗箭头），肠壁见气体影（图 5-20A 细箭头），腹腔脂肪间隙模糊，并见条索状高密度影（图 5-20B 箭头）

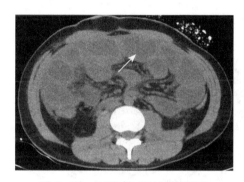

图 5-21 下腹部 CT 复查图像

术后 13 天后复查：小肠管壁增厚，肠腔扩张积液，周围肠管粘连（图 5-21 箭头）

病例 3

【简要病史】

患儿，男，3 岁。右下腹痛 2 小时。

【影像资料】

见图 5-22。

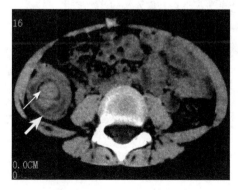

图 5-22 右下腹肠套叠

【影像分析】

下腹部 CT 平扫右下腹回盲部肠管呈"同心圆"征，其腔内见粪块影，最外层为盲肠肠壁（图 5-22 粗箭头），中间为套入脂肪组织，其内层为套入的回肠壁（图 5-22 细箭头）。

【影像诊断】

右下腹肠套叠。

【后续影像资料】

见图 5-23。

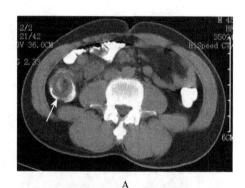

A

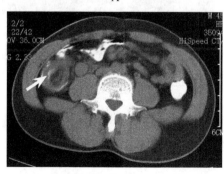

B

图 5-23 下腹部 CT 平扫图像

碘剂造影后行下腹部 CT 复查，可见造影剂填充于回肠与盲肠腔内（图 5-23A 细箭头），呈螺旋状，套入部分未见造影剂，回肠近端肠壁增厚（图 5-23B 粗箭头）

【最终诊断】

回盲肠套叠。

【概述】

肠套叠（Intussusception）是指一段肠管套入与其相连的肠腔内，并导致肠内容物通过障碍，占肠梗阻的15%～20%。临床上常见的是急性肠套叠，慢性肠套叠一般为继发性，多发生于成人，其病因常与肠息肉、肿瘤等有关，多呈不完全梗阻，故症状较轻，可表现为阵发性腹痛发作、消化道出血、恶心、呕吐等症状，而发生便血的不多见。由于部分套叠可自行复位，所以发作后部分检查可为阴性。

1.诊断要点

肠套叠按发病部位，可分为回结肠型、结结肠型、回回肠型及肠系膜型四型。肠套叠的不同类型及不同时期的影像特点也有所不同：①同心圆征；②软组织肿块征；③套鞘征；④彗星尾征。增强扫描可进一步了解血运状况和套叠原因。肠套叠以往多用钡剂灌肠来诊断，诊断准确率有限。螺旋CT扫描层薄，连续性好，整个腹部的肠管结构及其毗邻关系显示清晰。当发生肠套叠的时候，因肠套叠的不同时期，出现不同特征性影像特征．在初期呈靶样分层结构，进展期出现特征性层状结构，外鞘在CT影像上表现为较薄膜状结构，中层为较厚的软组织密度影像，越靠近套叠颈部越厚，内筒多较中筒薄。当有肿瘤存在时，套鞘的头部常常是肿瘤存在的部位（图5-24）。

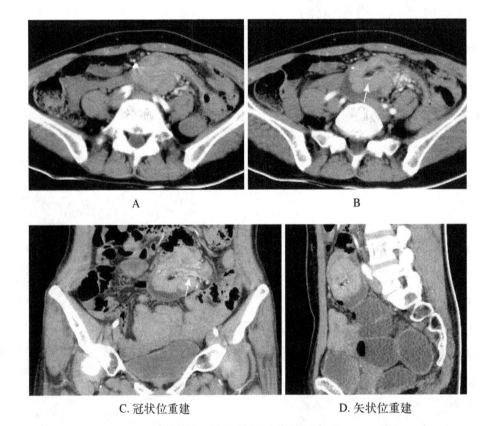

A   B

C.冠状位重建   D.矢状位重建

图5-24　乙状结肠肿瘤并肠套叠

患者，女，中年。腹痛1周，行下腹部增强示乙状结肠肠壁呈不规则环形增厚（图5-24A，图5-24B），肠腔狭窄，增厚肠壁及其系膜套入邻近远端结肠内（图5-24C，图5-24D）

2.鉴别诊断

肠套叠需与胃肠道炎症、其他原因所致的腹痛、便血等鉴别。临床症状及体征结合相应的影像学表现，有助于肠套叠的诊断与鉴别诊断。

病例4

【简要病史】

患者，男，中年。腹痛腹泻4天，查体：右下腹压痛、反跳痛。

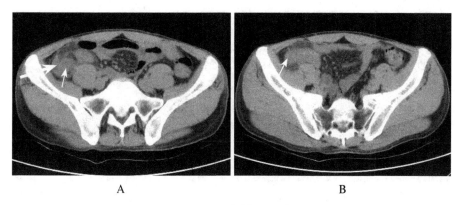

图 5-25 急性阑尾炎

【影像资料】

见图 5-25。

【影像分析】

下腹部 CT 平扫见右下腹回盲部周围脂肪间隙模糊，见多发絮状高密度影（图 5-25A 细箭头），阑尾明显增粗（图 5-25A 粗箭头），内见多发粪石影（图 5-25B 箭头）。

【影像诊断】

急性阑尾炎，粪石嵌顿可能。

【最终诊断】

急性阑尾炎。

【概述】

急性阑尾炎（acute appendicitis）是临床最常见的急腹症。根据急性阑尾炎的临床过程和病理解剖学变化，可分为四种类型：①急性单纯性阑尾炎：病变多只限于黏膜和黏膜下层；②急性化脓性阑尾炎：常由单纯性阑尾炎发展而来，阑尾肿胀明显，浆膜高度充血，表面覆以纤维素性（脓性）渗出物；③坏疽性及穿孔性阑尾炎：是一种重型阑尾炎，阑尾管壁坏死或部分坏死；④阑尾周围脓肿：急性阑尾炎化脓坏疽或穿孔，如果此过程进展较慢，大网膜可移至右下腹，将阑尾包裹并形成粘连，形成炎性肿块或阑尾周围脓肿（periappendicular abscess）。

1. 临床表现

转移性右下腹痛、麦氏点压痛与反跳痛、白细胞升高等。

2. 影像表现

腹部 X 线片对阑尾炎检查不敏感，偶可见阑尾钙化粪石影，阑尾周围形成脓肿时表现为软组织肿块，其内可见小气泡影或在立位时有液平面。钡餐造影邻近肠管有激惹痉挛、外压表现。大部分阑尾穿孔没有游离气体，仅有少数出现膈下游离气体。

常规 CT 不易显示阑尾形态，薄层扫描及 MSCT 有助于阑尾炎征象的显示。MSCT 三维重建能够从不同角度显示阑尾及周围的解剖结构，可更加直观、准确地显示和鉴别阑尾炎及周围脏器的病变。阑尾炎 CT 直接征象主要是阑尾增粗肿大（直径 > 6 mm）、阑尾壁增厚、腔内积液、积气和粪石（图 5-25A 细箭头）。间接征象包括阑尾盲肠周围炎和阑尾周围脓肿，前者表现为阑尾周围的脂肪组织密度升高及条索影，腹膜增厚，少量积液，盲肠壁水肿增厚，后者表现为中心为液体密度的团块影，壁厚而边界不清，可出现液气平面。阑尾脓肿、肠腔外气体、腔外阑尾粪石以及增强扫描时阑尾壁缺损被认为是诊断阑尾穿孔的特征性征象，但如无上述征象，并不能排除阑尾穿孔（图 5-26）。

3. 诊断要点

阑尾增粗肿大；阑尾壁增厚、腔内积液、积气和粪石；回盲部周围渗出性改变。

4. 鉴别诊断

急性阑尾炎需要与其他急腹症、部分妇科疾病进行鉴别，临床症状及体征结合相应的影像学表现，有助于急性阑尾炎的诊断与鉴别诊断。

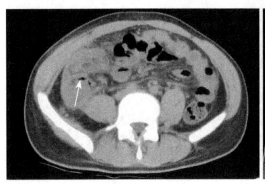 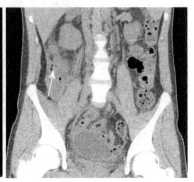

A. 下腹部 CT 平扫　　　　　　　　　B. 下腹部 CT 平扫冠状位重建

图 5-26　急性坏疽性阑尾炎伴阑尾穿孔

患者，男，中年。右下腹痛，下腹部 CT 示阑尾明显增粗，周围脂肪间隙模糊，密度增高，阑尾明显增粗，轮廓不清，边缘见多发小圆形气体影（图 5-26A，图 5-26B）。术后病理诊断急性坏疽性阑尾炎伴阑尾穿孔

病例 5

【简要病史】

患者，男，31 岁。车祸 1 小时，胸腹部外伤。

【影像资料】

见图 5-27。

【影像分析】

上腹部 CT 平扫示肝右后叶上段密度不均，见斑片状高、低混杂密度影，边界不清，达肝包膜边缘（图 5-27A 箭头），相应肝脏后缘不光整，并见弧形高、等密度影（图 5-27B 箭头）。

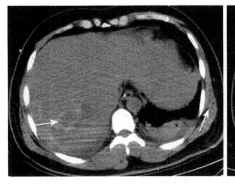

A　　　　　　　　　　　　　　B

图 5-27　上腹部 CT 平扫图像

【影像诊断】

外伤性肝破裂，肝包膜下血肿。

【后续影像资料】

见图 5-28，图 5-29。

【最终结果】

肝破裂，肝包膜下血肿。

【概述】

肝脏损伤（liver injury）是仅次于脾脏损伤的常见腹部创伤，且右肝损伤较左肝多见，上腹部开放性和闭合性的外伤常为直接原因。开放性肝损伤

多为锐性暴力如刀伤、枪伤，闭合性损伤多为钝性暴力如拳击、严重挤压伤等。其他疾病如肝肿瘤、囊肿等也可自发性破裂。

1. 临床表现

患者可表现为右上腹或全腹疼痛。体征主要有血液外溢后腹膜刺激征象以及休克等。

2. 影像表现

CT 能确认肝损伤的存在，同时还可以了解肝损伤的范围及类型，具有很高的敏感性和特异性。因此在有条件的情况下，临床疑有肝损伤，应尽早

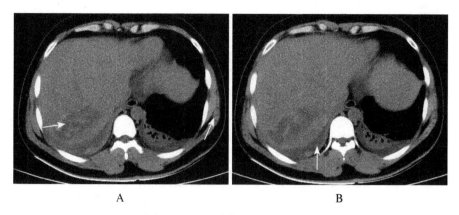

A   B

图 5-28　上腹部 CT 平扫图像

一周后复查上腹部 CT 示肝右后叶上段高密度影范围较前片减少，且密度减低，肝脏后缘弧形等高密度影较前片增加（图 5-27A，图 5-27B）

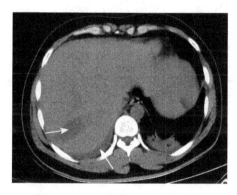

图 5-29　上腹部 CT 复查图像

保守治疗 10 天后行上腹部 CT 平扫复查，肝右叶边缘光整，其内高密度出血较前一次 CT 图像明显减少，且低密度灶范围较前减少，肝脏后缘呈弧形液性密度（图 5-29），考虑为肝破裂、肝包膜下血肿吸收期改变

行 CT 扫描。腹部增强 CT 对诊断更有帮助，对于肝周围血肿及腹腔积血而肝内损伤征象不明显的患者和单一撕裂者，必须进行增强 CT 检查，以明确诊断（图 5-29）。

　　肝脏损伤 CT 表现：①肝包膜下血肿：呈新月形或双凸形，呈低密度或等密度，边缘清楚。急性期血肿密度可略高或近似于肝实质。血肿的 CT 值随时间推移而减低；增强扫描时，血肿不强化。②肝实质内血肿：呈圆形或椭圆形，偶尔呈星状病灶，表现为略高或等密度，增强不强化，随时间推移而密度减低并缩小。③肝单一撕裂：单一撕裂可见不规则窄带样低密度影，边缘模糊，同样随时间推移变清楚（图 5-30）。④肝多发性撕裂即肝破裂：

病情严重，肝脏变形，腹腔大量出血，早期出现休克。

　　根据 CT 表现，肝脏损伤可分为下列 5 级，Ⅰ级：肝包膜撕裂，表面撕裂小于 1 cm 深，包膜下血肿直径 <1 cm，仅见肝静脉血管周围轨迹；Ⅱ级：肝撕裂深度为 1~3 cm，中央和包膜下血肿的直径为 1~3 cm；Ⅲ级：肝撕裂深度 >3 cm，实质内和包膜下血肿直径 >3 cm；Ⅳ级：肝实质内和包膜下血肿直径 >10 cm，肝叶组织破坏血供阻断；Ⅴ级：两叶组织破坏或血供阻断。Ⅰ级、Ⅱ级宜保守治疗，Ⅳ级、Ⅴ级宜手术治疗，对于Ⅲ级是否手术选择应十分慎重。在保守治疗过程中密切监测血流动力学变化，对于继续内出血或迟发性出血的患者则应做外科治疗，外科和放射科的密切协作将可减少不必要的剖腹检查。在肝脏损伤诊疗处理中，CT 扫描具有重要的指导价值。

　　3. 诊断要点

　　肝包膜下血肿及腹腔积血、肝实质内血肿，多表现为高密度或高低混杂密度，肝形态学改变，原发疾病或肋骨骨折等间接征象亦有助于诊断和鉴别诊断。

　　4. 鉴别诊断

　　肝脏损伤需要与其他可导致上腹痛或右上腹痛的疾病进行鉴别，临床症状及体征结合相应的影像学表现，有助于诊断与鉴别诊断。

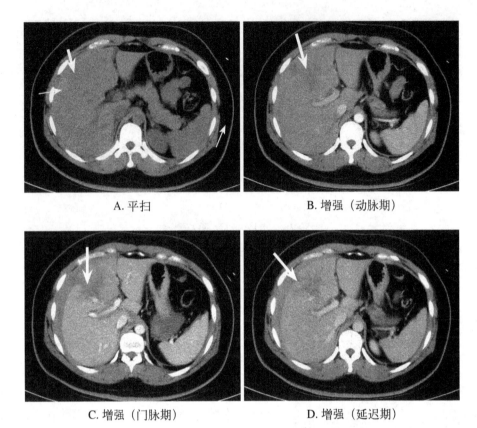

A. 平扫

B. 增强（动脉期）

C. 增强（门脉期）

D. 增强（延迟期）

图 5-30　肝破裂、肝包膜下血肿

患者，女，中年。上腹部被重物砸伤 1 小时。上中腹部 CT 平扫示肝左内叶不规则片状低密度（图 5-30A 粗箭头），边界不清，肝脏边缘见新月形高密度影（图 5-30A 细箭头），增强后动脉期肝左内叶边缘不光整，其内低密度强化程度低于邻近肝实质（图 5-30B 箭头），门脉期及延迟期示肝左内叶边缘连续性中断，其内低密度强化程度明显低于邻近肝脏实质。最后诊断为肝破裂、肝包膜下血肿

病例 6

入院。

【简要病史】

患者，男，45 岁。车祸致全身多发伤，急诊

【影像资料】

见图 5-31。

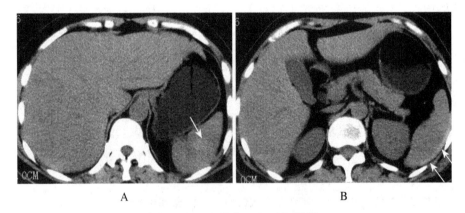

A

B

图 5-31　上腹部 CT 平扫图像

【影像分析】

上腹部 CT 平扫显示脾脏中央区域高密度影血肿影（图 5-31A），周围环绕稍低密度影；下一层

面脾包膜下可见新月状高密度血肿影（图 5-31B）。

【影像诊断】

外伤性脾脏挫裂伤，脾脏内及脾脏包膜下血肿

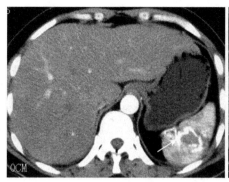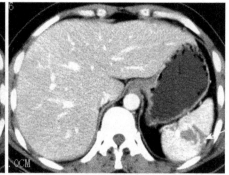

| A. CT 增强动脉期 | B. CT 增强静脉期 |

图 5-32 脾脏挫裂伤

CT 增强动脉期（图 5-32A）和静脉期（图 5-32B）显示血肿周围脾叶血管破裂，造影剂外漏，血肿内部及裂口无强化

（活动性出血可能大），建议 CT 增强检查。

【后续影像资料】

见图 5-32。

【最终结果】

脾脏挫裂伤，脾内血肿（活动性出血），脾包膜下血肿。

【概述】

脾脏破裂（rupture of spleen）是临床最常见的腹部实质性脏器损伤。其临床症状的轻重，取决于脾脏损伤程度、就诊早晚、出血量的多少以及合并伤的类型。根据脾破裂的病因，可将脾破裂分为外伤性、自发性及医源性三类，其中以外伤性最常见。

1. 影像表现

CT 发现脾外伤的敏感性及特异性均高，已成为临床上脾外伤首选的检查方法。X 线片重叠较多，一般不推荐作为急诊外伤性脾破裂的检查手段。

脾外伤后 CT 主要表现：

（1）包膜下血肿 呈新月形或半月形，相应的脾外缘受压凹陷变形或锯齿状。血肿密度随时间而变低，一般 2 日内包膜下血肿密度等于或高于脾实质，10 日以后血肿密度逐渐变淡而低于脾实质。增强扫描血肿密度不变而脾实质强化。

（2）实质内损伤 多在脾髓内形成大小不一、形态不规则的血肿，周围由脾实质包绕，血肿密度随时间而变低。少数情况下，患者脾挫伤治疗后，

血肿密度再增高，提示迟发型再出血，需要增强扫描，以了解脾动脉情况，有助于介入栓塞止血术前评估；

（3）脾破裂 当仅为脾脏局部破裂时，表现为脾内局限性低密度或稍高密度区，增强扫描可显示脾脏的裂口，脾叶血管破裂可见造影剂外漏（图 5-33）。当脾脏完全破裂时，脾脏体积增大，形态失常，轮廓模糊不清，除脾实质内有出血外，98% 有腹腔积血，表现为肝、脾周围及肝肾隐窝、结肠旁沟、小网膜囊内有略低密度影，CT 值 15~35 HU（图 5-34）。

脾脏外伤其他影像表现：B 超具有高度的分辨率，腹腔积血 100 mL 即能确认。以下情况有助于脾破裂的诊断：①脾脏前有液性暗区；②脾实质出现不规则的裂隙暗带；③脾脏呈现双道轮廓征。放射性核素扫描：线状或楔形的充盈缺损是破裂的特征，脾脏外形不清楚提示有包膜下血肿。

2. 诊断要点

CT 检查能确认肝脾损伤的存在，同时还可以了解肝脾损伤的范围及类型，具有很高的敏感性和特异性。因此当外伤后临床怀疑有肝脾损伤的患者应尽早行 CT 扫描，并迅速做出诊断，必要时行 CT 增强检查。

3. 鉴别诊断

脾脏损伤需要与其他可导致上腹痛或左上腹痛的疾病进行鉴别，临床症状及体征结合相应的影像学表现，有助于诊断与鉴别诊断。

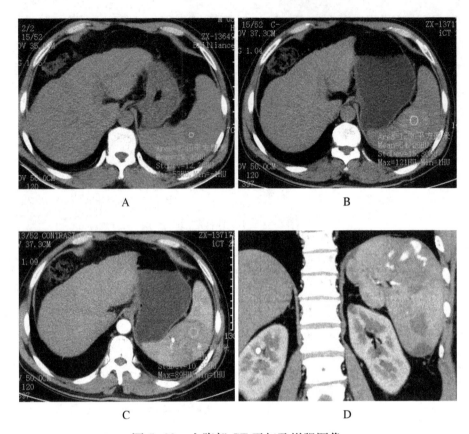

图 5-33　上腹部 CT 平扫及增强图像

患者，50 岁，脾脏外伤。初次 CT 平扫显示斑片状脾内低密度影，CT 值 29 HU，边缘模糊（图 5-33A）。保守治疗 2 周后，患者突感脾区胀痛。平扫 CT 复查显示原脾内低密度区密度增高，CT 值 64 HU，范围扩大（图 5-33B）。增强扫描脾脏血肿未见强化，但周围可见结节状、条状强化影，与腹主动脉强化程度一致（图 5-33C）。冠状位 MPR 重建显示血肿内及周围区域明显强化影为增粗迂曲的血管影，局部瘤样膨大，提示脾内动脉假性动脉瘤形成（图 5-33D）

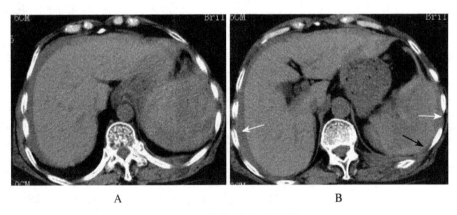

图 5-34 外伤性全脾破裂

CT 平扫脾脏体积增大，形态失常，轮廓模糊不清，内密度不均匀（图 5-34A），脾包膜下血肿（图 5-34B 黑箭头）；肝脾周积血（图 5-34B 白箭头）

（刘亭　汪建华）

二、食管病变

病例 7

【简要病史】

患者，女，43 岁。鱼刺卡后，咽喉部异物感 3 小时。

【影像资料】

见图 3-35。

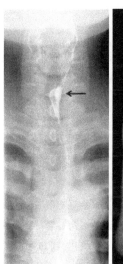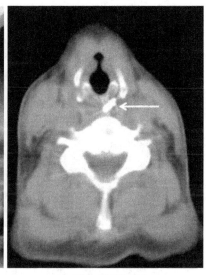

A. 食管钡餐检查　　　　B. 咽喉部 CT 平扫

图 5-35　咽喉部异物食管造影及 CT 图像

【影像分析】

食管钡餐检查显示，食管颈段约平 C6~C7 椎间隙水平见高密度异物影，并见棉絮悬滞此处（图 5-35A 黑箭头）。CT 平扫示食管颈段见楔形高密度异物影（图 5-35B 白箭头），伴周围放射状伪影。

【影像诊断】

结合临床病史，考虑食管异物。

【最终结果】

食管异物。

【概述】

食管异物（Esophageal foreign body）临床常见，食管异物种类繁多，尤以家禽骨和鱼骨最多。异物最常停留的部位是食管入口，其次为食管中段第二狭窄处（主动脉压迫食管处），发生于下段者少见。

1. 临床表现

局部疼痛，尖锐异物会导致剧烈疼痛，吞咽时加剧，异物嵌顿可引起吞咽困难，巨大异物压迫气管后壁或喉部，可引起呼吸道症状。

2. 影像表现

（1）X 线检查　对于不透 X 线的异物，颈胸部正侧位片可帮助定位，了解异物的形状、大小；对于透 X 线的异物，需要行食管钡餐检查，帮助确定异物是否存在及异物的位置，若棉絮悬滞于异物处，则可提示异物存在。

（2）CT 检查　可显示异物的形态与位置以及相关并发症，如：食管穿孔引起的颈部皮下气肿或纵隔气肿；食管周围炎及颈间隙感染或纵隔炎（图 5-36）；与纵隔大血管之间的关系及是否有气管食管瘘。

（3）喉镜检查　对于食管上段异物可见梨状窝积液。

食管镜检查：对于有明确异物吞服病史，而影像学检查阴性的病例需行食管镜检查，既可诊断又

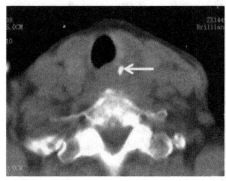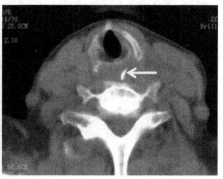

图 5-36　颈部 CT 平扫图像

颈部 CT 平扫图像显示食管上段异物，食管周围间隙模糊（箭头）

可同时取出异物。

3. 诊断要点

食管异物影像学表现典型，另需注意观察食管是否有穿孔及相应并发症。

4. 鉴别诊断

结合典型的异物吞服史，影像学检查诊断食管异物诊断一般易明确。

病例 8

【简要病史】

患者，男，52 岁。肝硬化、门静脉高压 10 年。

【影像资料】

见图 5-37。

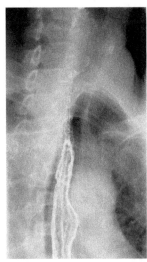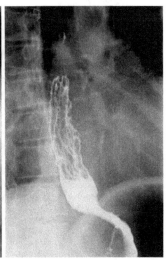

A. 右前斜位　　　　　B. 左前斜位

图 5-37　食管钡餐造影图像

【影像分析】

食管中下段可见不同程度的蚯蚓状充盈缺损，食管壁柔软，黏膜无明显破坏中断征象，管腔略增宽，壁欠光整，钡剂通过尚通畅（图 5-37A、图 5-37B）。

【影像诊断】

食管静脉曲张。

【最终结果】

食管静脉曲张。

【概述】

食管静脉曲张（esophageal varices）多因门静脉高压所所致。进食粗糙食物或化学刺激及腹内压增高等作用下，静脉可破裂出血，严重者可因出血性休克而死亡。

1. 影像表现

食管造影检查是诊断食管静脉曲张重要的辅助检查，主要表现为：早期食管下段黏膜稍增宽或略为迂曲，有时皱襞呈虚线状，边缘不整齐，管壁柔软，钡剂通过良好。进一步发展，典型表现为食管中下段黏膜皱襞明显增粗、迂曲，呈蚯蚓状、串珠状充盈缺损，管壁边缘呈锯齿状。随着病变加重，食管张力降低，管腔扩张，蠕动减弱，钡剂排空延迟。CT、MRI 表现为食管中下段黏膜皱襞呈多发卵圆形、类圆形、串珠状、蚯蚓状软组织密度 / 信号影，增强扫描，曲张静脉呈均一血管样强化（图 5-38）。

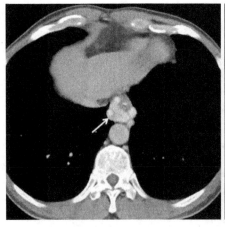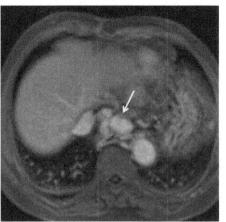

A. 胸部增强 CT　　　　　B. 上腹部增强 MRI

图 5-38　食管胃底静脉曲张

2. 诊断要点

食管钡餐示黏膜皱襞明显增粗、迂曲，呈蚯蚓状、串珠状充盈缺损；CT/MRI 示食管胃底均匀强化的迂曲扩张静脉，结合肝硬化病史，较易明确诊断。

3. 鉴别诊断

食管静脉曲张主要与食管下段癌进行鉴别，前者食管壁柔软，不影响收缩与扩张，而后者管壁僵硬、管腔狭窄，扩张性差。

病例 9

【简要病史】

患者，男，46 岁。反复无痛性吞咽困难 18 年，偶伴呕吐，呕吐物无酸臭，进食冷食或刺激性食物、精神紧张时症状加重。

【影像资料】

见图 5-39。

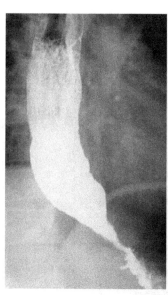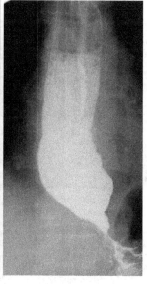

图 5-39 食管钡餐造影

【影像分析】

食管全程明显扩张，张力较低，最宽内径约 39 mm，其内黏膜略增粗，壁尚柔软，食管下端呈鸟嘴状渐进性狭窄，钡剂通过贲门排入胃内困难（图 5-39）。

【影像诊断】

贲门失弛缓症。

【最终结果】

贲门失弛缓症

【概述】

贲门失弛缓症（achalasia of the cardia）是由于食管神经肌肉功能障碍所致的疾病。其主要特征是食管体部缺乏蠕动，食管下端括约肌（lower esophageal sphincter，LES）松弛障碍。常见于 20~39 岁的年龄组，男女发病相近，占食管疾病的 4%~7%。

1. 临床表现

无痛性吞咽困难是本病最常见最早出现的症状，常与精神情绪及刺激性食物有关。梗阻严重时可伴有食物反流和呕吐，多发生在进食后 20~30 分钟内。还可有食管平滑肌强烈收缩引起的疼痛以及体重减轻、贫血等症状。

2. 影像表现

食管造影检查对本病的诊断和鉴别诊断非常重要，主要的 X 线表现为：

1）食管下端呈自上而下逐渐狭窄呈漏斗状或鸟嘴状。

2）黏膜皱襞正常，钡剂通过贲门受阻，呈间歇性流入胃内，呼气时比吸气时容易进入胃中，如予热饮，舌下含服硝酸甘油片或吸入亚硝酸异戊酯，可使贲门松弛，钡剂随即顺利通过。

3）狭窄段以上食管不同程度扩张，扩张程度与贲门狭窄程度相关。

4）食管蠕动减弱或消失，可有第三收缩波频繁出现。

5）诊断要点：吞咽困难、胸痛等临床病史结合典型的影像学表现，诊断易明确。

4. 鉴别诊断

主要与食管下端贲门癌进行鉴别，后者狭窄段僵硬，走形不自然，相应黏膜皱襞破坏，并可见软组织肿块影，且不能随呼吸动作、钡餐量的多少或解痉药的应用而有所改变（图 5-40）。

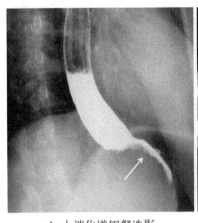
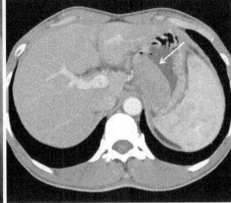
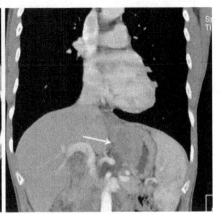

A. 上消化道钡餐造影 　　　　　B. 上腹部 CT 增强扫描 　　　　　C. CT 增强冠状位

图 5-40　食管下端贲门癌

上消化道钡餐造影显示食管下端僵硬伴软组织密度影（图 5-40A）。CT 增强扫描显示贲门部软组织密度影（图 5-40B、图 5-40C）

病例 10

【简要病史】

患者，男，66 岁。因进行性吞咽困难 2 月余入院。患者 2 个月前无明显诱因出现吞咽困难，进食干硬食物时显著，进食半流质时无明显哽咽感，无恶心、呕吐、黑便，无胸闷、气促等，患者未予重视。2 个月来上述症状持续存在，且逐渐加重，进食稀饭时也出现哽咽感，遂入院就诊。

【影像资料】

见图 5-41。

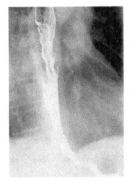
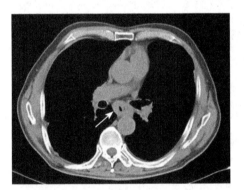

A. 食管钡餐造影 　　　　　　　　　B. CT 平扫图像

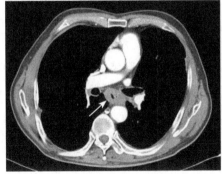
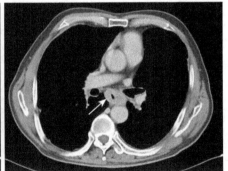

C. CT 增强动脉期 　　　　　　　　　D. CT 增强静脉期

图 5-41　食管中段食管癌

【影像分析】

（1）食管钡餐造影 食管中下段可见不规则狭窄及充盈缺损，局部黏膜破坏，管壁较僵硬，该段长约 6.3 cm（图 5-41A）；病灶上方食管略扩张，其余段食管钡剂通过尚顺畅，未见明显狭窄、龛影及充盈缺损；贲门开放尚好，钡剂通过通畅。

（2）CT 检查 食管中段管壁明显增厚（图 5-41B～ 图 5-41D），最厚处约为 11 mm，累及范围约 7 cm，增强扫描后病灶持续性轻中度强化，动脉期、静脉期及延迟期 CT 值分别 45、67、60 HU，周围脂肪间隙尚清，所示纵隔内未见明显肿大淋巴结；两侧胸腔、心包腔内未见明显积液积气影。所见胸廓诸组成骨及胸壁软组织均未见明显异常。

【影像诊断】

食管胸段管壁增厚，食管癌首先考虑。

【病理资料】

查胃镜提示距门齿 28 cm 处占位，病理提示：鳞状细胞癌。

【最终结果】

食管鳞状细胞癌。

【概述】

食管癌（esophageal carcinoma）是我国常见的恶性肿瘤之一，其病因尚未完全明确，流行病学发现与生活习惯、物理化学刺激、局部黏膜损伤、环境及遗传有关。如食酸菜、霉变食物、酗酒嗜烟、喜食烫粥烫茶、缺乏微量元素铜、贫困、营养不良、家族聚集等现象。食管癌发以鳞状细胞癌多见，腺癌少见，鳞腺瘤、未分化小细胞癌罕见。

早期食管癌是指仅浸润至食管黏膜、黏膜下层，不论有无淋巴结转移者。中晚期食管癌指癌肿已累及肌层或达外膜或外膜之外，有局部或远处淋巴结转移。食管癌的大体病理类型分为：①髓质型：最多见，肿瘤在管壁内浸润性生长，范围广，多侵及全层、全周或大半周，管壁明显增厚，并向腔内外扩展。②蕈伞型：少见，占 17%~18.4%，瘤体呈蘑菇状向管腔内隆起，边界与正常组织分界清楚。表面多有溃疡，梗阻轻。③溃疡型，占 11%~13.2%，瘤体表面呈深陷边缘清楚的溃疡，边

缘多较整齐，底部凹凸不平，深达肌层，易穿孔。④缩窄型（即硬化型）：占 8.5%~9.5%，瘤体常累及全周，呈明显的环形狭窄，与上下正常食管无明显界限，移行处黏膜呈放射状，近端食管腔明显扩张。

1. 临床表现

早期食管癌临床症状常较轻微，可表现为吞咽哽噎感、吞咽疼痛、呃逆等。中晚期食管癌的典型症状是进行性吞咽困难，也是 2/3 患者的首发症状，严重者可伴有反流。胸背部疼痛也是常见的症状之一，与病变部位一致。肿瘤侵犯或转移淋巴结压迫喉返神经可引起声音嘶哑，也可因食管内容物返流到气管或食管气管瘘而引起呛咳等。

2. 影像表现

食管造影检查是最常用最基本的检查，能了解病变的部位、范围、黏膜改变、是否伴有溃疡穿孔征象及 X 线病理分型（髓质型、蕈伞型、溃疡型、缩窄型）（图 5-42）。主要表现为：①食管黏膜皱襞迂曲、中断、破坏；②管腔狭窄或充盈缺损，管壁僵硬或扩张受限，并可见大小不等的溃疡形成；③病变段上方食管常伴程度不一的管腔扩张。若怀疑有穿孔存在，禁用钡剂造影而改为碘剂造影。以下几个征象提示穿孔前改变：①尖刺突出：在病变部位尖刺突出，小者像毛刺，大者如楔形。②大溃疡导致的大龛影形成。③扭曲成角：食管走形出现明显的角度。④憩室样改变：指食管壁上有小袋状憩室突出。

CT 检查是食管造影检查的补充，有助于了解病变的外侵程度、与周围器官的关系及纵隔淋巴结转移等情况，为合理选择治疗方案提供依据和参考，通常认为肿瘤与器官间的脂肪层消失、肿瘤压迫侵入或包绕器官提示临近器官受侵及。

3. 诊断要点

对于中晚期食管癌，临床表现典型，多呈进行性吞咽困难。食管钡餐造影特征典型，可见食管黏膜中断破坏、管壁僵硬、管腔狭窄，伴充盈缺损、龛影，诊断相对容易。对于早期食管癌，临床表现不典型，需要仔细识别影像特征，并结合毛刷拉网

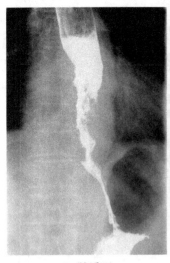
A.髓质型

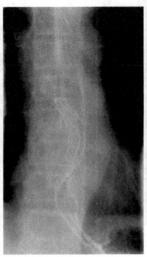
B.蕈伞型

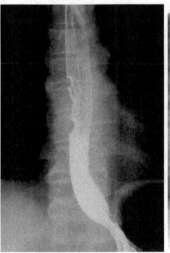
C.溃疡型

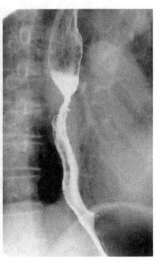
D.缩窄型

图 5-42　食管癌食管造影

及内镜检查。

4. 鉴别诊断

1）食管良性肿瘤如食管平滑肌瘤，主要表现为肿瘤边缘完整、光滑、锐利，肿瘤局部黏膜皱襞完整，而食管癌表现为充盈缺损伴食管黏膜皱襞破坏中断。

2）外压性食管梗阻，如异位右锁骨下动脉、纵隔淋巴结肿大、主动脉瘤等，可不同程度压迫食管使其移位，但食管的黏膜皱襞光滑完整。

3）食管良性狭窄如化学性烧伤所致的食管炎，与硬化型食管癌局限性环形狭窄不同，前者有明确的病史，且食管狭窄呈向心性。

三、胃及十二指肠病变

病例 11

【简要病史】

患者，女，40 岁。反复上腹部疼痛、反酸 1 月余。

【影像资料】

见图 5-43。

【影像分析】

胃体小弯侧可见一小龛影（图 5-43 白箭头），龛影边界清，底部平整，相应胃大弯侧可见浅切迹，胃排空较慢。

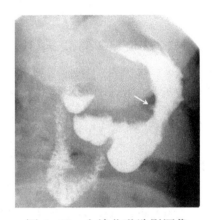

图 5-43　上消化道造影图像

【影像诊断】

胃溃疡。

【最终结果】

胃镜活检证实胃小弯侧慢性炎症伴溃疡形成。

【概述】

消化性溃疡（peptic ulcer）因溃疡的形成和发展与胃液中胃酸和胃蛋白酶的消化作用有关，并由此而得名。95%~99% 的消化性溃疡发生在胃或十二指肠，分别称为胃溃疡或十二指肠溃疡。消化性溃疡亦可发生于食管下段、胃空肠吻合口附近及 Meckel 憩室。

1. 影像表现

X 线气钡双重造影利用钡剂和气体对观察器官形成对比，能观察空腔脏器的黏膜、轮廓和功能性情况，是消化性溃疡的重要检查方法之一，其影像表现包括直接征象和间接征象。直接征象代表溃疡本身的改变，间接征象代表溃疡所致的功能性与瘢痕性改变。

胃溃疡直接征象：①切线位显示突出于胃腔外的龛影，呈乳头状、锥状或其他形状，边缘光滑整齐，底部平整；②龛影口部常有一圈黏膜水肿形成的透明带；③胃黏膜皱襞常向龛影均匀性纠集，黏膜无中断破坏。间接征象：①痉挛性改变，即出现胃壁上的凹陷；②胃液分泌增多；③胃蠕动增强或减弱，张力增高或减低，排空加速或延缓。

十二指肠溃疡直接征象是龛影，呈类圆形或米粒状；边缘光滑整齐，周围有一圈透明带（图5-44）。间接征象：①球部正常形态消失，常为一侧壁的切迹样凹陷，也可为"山"字形、三叶形或葫芦形等畸形。②激惹征，即钡剂到达球部后不易停留而迅速排出。③幽门痉挛、开放延迟及胃液分泌增多等征象。

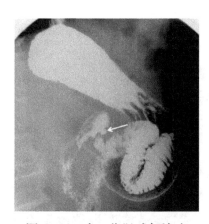

图5-44 十二指肠球部溃疡

上消化道造影示球部底壁小龛影，提示十二指肠球部溃疡

CT对于胃肠道准备充分的患者，可帮助定位及定性，可观察胃腔外情况，为临床进一步诊治提供更多信息。MRI通常不作为消化性溃疡的检查方法。

2. 诊断要点

结合临床表现及典型的影像学表现，消化性溃疡不难诊断。

3. 鉴别诊断

（1）胃恶性溃疡 常表现为腔内龛影，不规则、呈星芒状；龛影底部见指压迹样充盈缺损、有不规则环堤，黏膜皱襞中断破坏；临近胃壁僵硬、蠕动消失。

（2）十二指肠炎 常表现为球部的痉挛与刺激征，但无龛影，无球部变形。

病例12

【简要病史】

患者，男，81岁。1月前无明显诱因下出现上腹部不适，餐后饱胀感，多在进食过硬食物或进食过多时发生，1月来上述症状持续存在，伴胃纳逐渐减少。

【影像资料】

见图5-45。

【影像分析】

（1）上消化道造影检查 贲门开放可，胃体张力高，扩张明显，其内潴留物及分泌液多，胃窦部见不狭窄及充盈缺损，扩张受限，胃壁僵硬，部分累及幽门管，钡剂排空呈不全梗阻状；十二指肠未见明显异常（图5-45A）。

（2）CT检查 胃充盈扩张可，胃窦部壁可见不规则明显增厚，形态较僵硬，局部浆膜缘模糊，以大弯侧为著，最厚处约26 mm，平扫CT值约为39 HU，增强后动脉期CT值约为89 HU，门脉期CT值约为96 HU（图5-45B～图5-45D）。胃窦旁及肝门区可见数个淋巴结显影，较大一枚约为16 mm×25 mm，可见较明显强化（图5-45E箭头）。

【影像诊断】

（1）上消化道造影 胃窦部占位伴不全梗阻，考虑胃窦癌。

（2）CT检查 胃窦壁不均匀增厚，考虑：①胃窦癌，累及浆膜面可能；②胃窦旁及肝门区多发淋巴结肿大，考虑转移可能大。

【病理资料】

患者行胃癌根治手术（远端胃大部分切除＋毕Ⅱ式吻合）。术后病理提示：溃疡型腺癌，低分化，小弯侧淋巴结1/13，大弯侧淋巴结3/13。

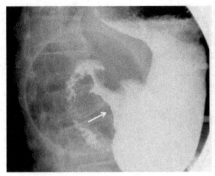

A. 上消化道气钡双重造影

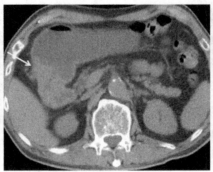

B. 上腹部 CT 平扫

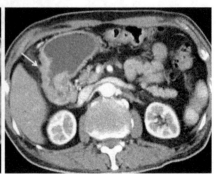

C. CT 增强动脉期

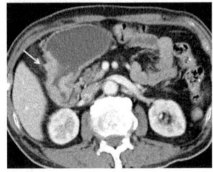

D. CT 增强静脉期

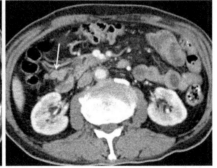

E. CT 增强静脉期下一层面

图 5-45　胃窦癌

【最终结果】

胃窦癌伴胃周淋巴结转移。

【概述】

胃癌（gastric carcinoma）是常见的恶性肿瘤之一，占消化道恶性肿瘤发病率之首位。好发年龄40~60岁，男性多于女性。好发部位依次为胃窦部、贲门、胃体小弯侧、全胃。胃癌的病因尚未完全明了。

早期胃癌指病灶局限于黏膜或黏膜下层，而不论其大小或有无转移。依据其形态分为三型：Ⅰ型：隆起型，指癌肿隆起高度＞5 mm，呈息肉状改变。Ⅱ型：浅表型，癌灶比较平坦，不形成明显隆起或凹陷。Ⅲ型：凹陷型，癌灶凹陷深度＞5 mm，形成溃疡。进展期胃癌是癌组织越过黏膜下层侵及肌层以下者，常伴临近癌细胞浸润或远处转移。按Borrmann 分型法分为四型：Borrmann Ⅰ型（巨块型）：为突入胃腔的菜花状肿块，边界清，胃壁浸润不明显。Borrmann Ⅱ型（溃疡型）：癌灶向壁内生长，形成大溃疡，附近胃壁浸润较少。Borrmann Ⅲ型（浸润溃疡型）：溃疡边界不清，向附近胃壁浸润。Borrmann Ⅳ型（浸润型）：癌灶沿胃壁各层弥漫性浸润性生长，累及全胃时，整个胃壁僵硬而呈皮革状，称皮革胃。

1. 临床表现

早期胃癌临床上可无任何自觉症状，进展期胃癌可有上腹疼痛、食欲缺乏、恶心、呕吐、乏力等症状，亦可有消化道出血、进行性贫血症状，出现转移后具有相应的症状与体征。

2. 影像表现

X 线钡餐造影是早期诊断的主要手段之一，最常用的造影方法为气钡双重造影，不同类型及不同部位的肿瘤，X 线造影表现也不同。

（1）早期胃癌　表现为小的充盈缺损（Ⅰ、Ⅱa型），边界较清，基底宽，表面粗糙不平。Ⅱc及Ⅲ型表现为小龛影，相应黏膜有中断、变形或融合征象。

（2）进展期胃癌　Borrmann Ⅰ型主要表现为局限性充盈缺损，形态不规则，与邻近胃壁分界清。Ⅱ型主要表现为不规则形腔内龛影，龛影周围环绕以宽窄不等的透明带即环堤，即所谓的"半月综合征"，伴有黏膜纠集、中断（图5-46）。Ⅲ型表现与Ⅱ型相仿，但与胃壁之间无明显边界。Ⅳ型主要特征为局限性或弥漫性胃腔狭窄、变形，胃壁僵硬，正常蠕动波消失，胃黏膜皱襞中断破坏。

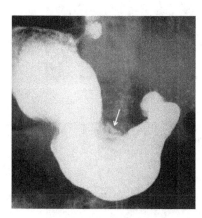

图 5-46　溃疡型胃癌
上消化道造影显示胃小弯巨大溃疡（箭头示），手术病理证实为提示溃疡型胃癌

CT/MRI 检查主要应用于进展期胃癌，主要价值在于肿瘤的分期、治疗计划的制订及治疗效果评估。CT 检查主要表现为胃壁局限性增厚伴局部柔韧度消失，增强后明显强化。CT 检查还可了解肿瘤有无突破浆膜层，与邻近脏器的关系，有无胃周及后腹膜淋巴结转移，有无实质脏器转移。

3. 诊断要点

进展期胃癌影像学上通常可见典型征象，如腔内龛影、半月综合征，充盈缺损及相应胃壁僵硬、胃黏膜皱襞破坏中断，结合临床表现诊断不难，但对于影像学表现不典型者尤其是早期胃癌，需密切结合影像学、内镜及病理等才能做出诊断。

4. 鉴别诊断

1）Ⅰ型胃癌需与胃平滑肌瘤等良性疾病进行鉴别，后者亦可见充盈缺损，但大多数外形光整，边界清晰，结合临床特征不难鉴别。

2）Ⅱ、Ⅲ型胃癌主要与良性溃疡进行鉴别，后者表现为腔外龛影，边界清，黏膜纠集无中断，相应胃壁柔软，蠕动存在，与癌性溃疡不同。

3）Ⅳ型胃癌需与胃窦炎形成的胃窦痉挛、狭窄鉴别，后者胃黏膜皱襞无中断破坏，胃壁不僵硬，低张造影可扩张。

病例 13

【简要病史】

患者，女，51 岁。因"体检 B 超发现胃肿瘤 4 天"入院。无恶心呕吐，无腹胀腹痛，无皮肤眼白发黄，无畏寒发热，无胸闷气急，无头痛头晕，无乏力，无腹泻黑便等。

【影像资料】

见图 5-47。

【影像分析】

胃充盈扩张可，胃体小弯侧近胃窦部壁可见不规则软组织肿块，边界清，大小约 42 mm×67 mm×40 mm（图 5-47A~图 5-47D 箭头）。平扫 CT 值约 37 HU，增强后轻度不均匀强化，动脉期 CT 值约 55 HU，静脉期 CT 值约 58 HU，其内可见更低密度无强化灶，临近胃壁走形自然，胃周及后腹膜区未见明显肿大淋巴结。冠状面重建图像胃窦肿瘤显示更清晰（图 5-47D）。

【影像诊断】

胃体小弯侧肿瘤，考虑间质来源肿瘤，胃肠间质瘤或神经鞘瘤可能。

【手术结果】

术中探查发现肿瘤位于胃小弯侧中段，直径约 8 cm，距离贲门较近，遂行远端胃大部切除术。

【病理资料】

胃壁黏膜下层梭形细胞肿瘤，结合 HE 形态及免疫组化标记结果，符合胃肠道间质瘤伴部分区出血。肿块大小 7 cm×5 cm×5 cm，核分裂象 6~8 个/50HPF，生物危险度：高危险度。

【最终结果】

胃肠道间质瘤。

【概述】

胃肠道间质瘤（gastrointestinal stromal tumors, GISTs）是一类起源于胃肠道间叶组织的肿瘤，可发生于消化道的任何部位，最常见的部位是胃，称为胃间质瘤（gastro stromal tumors, GST）。它是一种具有潜在恶性倾向的侵袭性肿瘤。

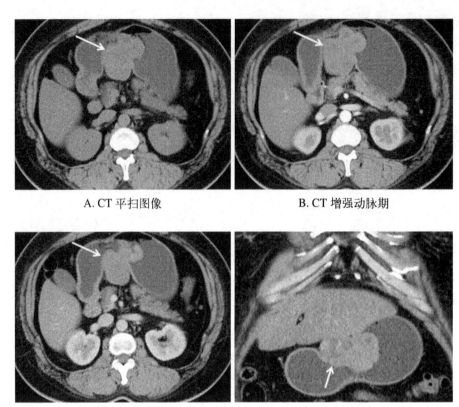

A. CT 平扫图像　　　　　　　　　　B. CT 增强动脉期

C. CT 增强静脉期　　　　　　　　　D. CT 增强冠状位重建

图 5-47　胃肠道间质瘤

1. 临床表现

胃间质瘤的临床表现复杂，缺乏特异性，主要与肿瘤的部位、大小、是否引起梗阻及良恶性有关。瘤体小症状不明显，主要为消化道出血，腹部不适、腹痛、腹胀等症状，瘤体较大时可扪及腹部肿块。

2. 影像表现

胃间质瘤在术前主要依靠上消化道造影、胃镜、CT、MRI 等检查进行诊断与评估，尤其是超声内镜对诊断胃间质瘤的价值更高。

(1) 上消化道造影　对显示肿瘤全貌及评估肿瘤的良恶性价值有限。钡餐检查时显示黏膜下肿瘤的特点，即胃黏膜展平，但无黏膜皱襞中断破坏，局部胃壁柔软，钡剂通过顺畅，合并溃疡时可见腔外龛影。

(2) CT　胃间质瘤以胃体、胃底多见，胃窦部极少见，多表现为与胃肠道关系密切的肿块，肿瘤多呈圆形或类圆形，少数呈不规则形，向腔内、腔外或同时向腔内外突出生长。良性者多小于 5 cm，边界清，相邻胃壁无明显增厚，与胃壁分界清楚；

恶性者多大于 5 cm，形态欠规则，密度多不均匀，内部可出现坏死、囊变及陈旧性出血形成的低密度灶，与周围结构分界不清，对周围有浸润表现。肿瘤血供丰富，多呈中等或明显强化，多数静脉期强化大于动脉期，内部囊变坏死无强化。

(3) MRI　胃间质瘤在 MRI 上信号比较混杂，T_1WI 以低信号为主，T_2WI 以高信号为主。内部液化坏死在 T_2WI 上可以清晰的显示出病灶范围。MRI 多方向成像，多种扫描序列联合应用，较 CT 更能显示出肿瘤与周围结构的关系。MRI 可以作为 CT 的补充检查方法，对于确定肿块的来源与良恶性有重要的意义。

3. 诊断要点

CT、MRI 检查是检出和诊断胃间质瘤的主要方法之一。肿块与胃壁关系密切、位于胃黏膜下，有外生性倾向，与邻近胃壁分界清，很少引起幽门梗阻症状，常提示为胃间质瘤。

4. 鉴别诊断

(1) 胃神经鞘瘤、平滑肌瘤　影像学不易鉴别，鉴别诊断主要依靠组织病理学及免疫组化表现。

（2）胃癌 胃癌多发生于胃窦及贲门部，肿瘤沿胃黏膜及黏膜下浸润性生长，局部可见软组织密度的占位性团块，病灶与相邻组织分界不清，局部胃僵硬及胃周可见淋巴结转移；而胃间质瘤多位于黏膜下，胃黏膜展平，无黏膜皱襞中断破坏，局部胃壁柔软，恶性间质瘤血行转移多见，淋巴转移者极少。

（3）胃淋巴瘤 后者以胃体胃窦多见，一般表现为胃壁广泛的浸润致胃壁增厚广泛，与邻近胃壁界限不清或相延续，绝大多数胃淋巴瘤密度均匀，少见囊变坏死及钙化，常伴胃周及其他部位的淋巴结肿大，这些特点与胃间质瘤不同。

病例 14

【简要病史】

患者，女，84 岁。因腹痛腹胀行上消化道造影及上腹部 CT 扫描。

【影像资料】

见图 5-48。

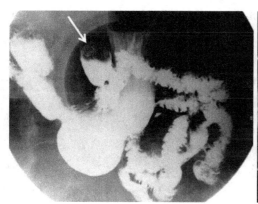 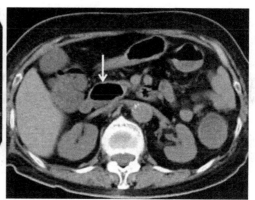

A. 上消化道造影　　　　　　　　　B. 上腹部 CT 平扫

图 5-48　十二指肠憩室

【影像分析】

上消化道造影显示十二指肠升部见一囊袋状突出影（图 5-48A 箭头），边界清晰，可见正常黏膜皱襞深入其内。CT 示十二指肠旁突出于肠壁的囊袋影，边界清晰，内含气液平面（图 5-48B 箭头）。

【影像诊断】

十二指肠憩室。

【最终结果】

十二指肠憩室。

【概述】

十二指肠憩室（duodenal diverticulum）是指由于局部先天性发育薄弱，造成十二指肠肠壁向外呈囊状突出（原发性憩室）或由胃十二指肠溃疡所形成的瘢痕牵拉所引起（继发性憩室），是一种常见疾病。十二指肠憩室多发生于十二指肠降部内侧壁，尤其是壶腹部周围，其次是十二指肠空肠区交界处。

1. 临床表现

十二指肠憩室临床上多无典型的临床表现，常为上消化道造影中偶然发现，所发生的症状多是因并发症而引起。憩室并发炎症时，可有上腹疼痛等症状。

2. 影像表现

上消化道造影检查是十二指肠憩室的重要检查方法之一，目前仍是发现和诊断本病的重要手段。其典型的造影影像表现为肠壁外的囊袋状影，边界清晰，大小不一，可见正常黏膜皱襞深入内，憩室的形态可发生变化。CT 上可见十二指肠旁突出于肠壁的囊袋影，边界清晰，内含气、含液或气液平面，增强后病灶更加清楚，病灶持续存在，但形态、大小可有变化，憩室壁与肠壁强化程度一致。

3. 诊断要点

十二指肠憩室影像学上表现为肠壁外的囊袋状影，边界清晰，大小不一，可见正常黏膜皱襞深入内，憩室的形态可发生变化，诊断较容易。

4. 鉴别诊断

表现典型者无需鉴别，表现不典型或伴发憩室炎者有时需要与腹膜后肿块与胰头部占位鉴别，结合临床表现、实验室检查以及内镜检查有助于鉴别。

(李爱静　潘宇宁)

四、空回肠病变

病例 15

【简要病史】

患者，男，34 岁。反复右下腹痛 20 余天，再发 10 小时。

【影像资料】

见图 5-49。

【影像分析】

多处小肠管壁增厚、管腔狭窄，病变呈不连

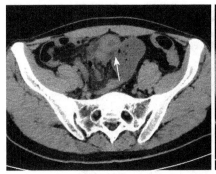
A. CT 平扫

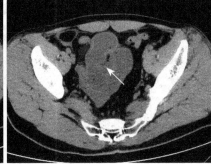
B. CT 平扫（不同层面）

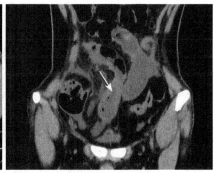
C. CT 冠状位重建

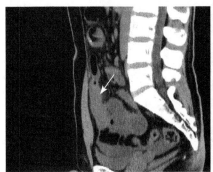
D. CT 矢状位重建

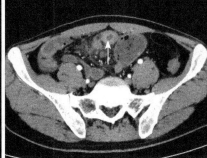
E. CT 增强动脉期

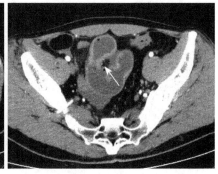
F. CT 增强动脉期（不同层面）

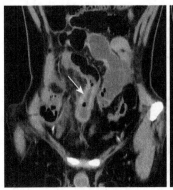
G. CT 增强动脉期冠状位重建

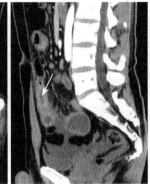
H. CT 增强动脉期矢状位重建

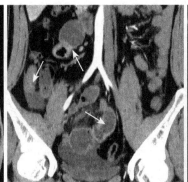
I. CT 增强动脉期冠状位重建

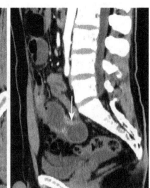
J. 矢状位重建（不同层面）

图 5-49　小肠克罗恩病

续的跳跃性，增厚肠壁内缘欠光整（图5-49A~图5-49D），增强可见明显强化，可见"靶征"（图5-49E），病变肠管外壁仍光整，与周围组织界限清晰，腹、盆腔内可见少量积液（图5-49F~图5-49J）。

【影像诊断】

小肠多发病变，克隆恩病首先考虑。

【手术结果】

本院手术，病理诊断为小肠克罗恩病。

【最终结果】

小肠克罗恩病。

【概述】

克罗恩病（Crohn disease，CD）是一种发生于胃肠道的慢性炎症性疾病，多发生于年轻人。本病具有终生复发倾向，重症患者多迁延不愈，预后不良。

1. 临床表现

腹泻、腹痛和体重减轻是其常见症状，部分患者有包括肛门周围瘘管、赘生物或肛裂及口腔溃疡，少数患者可以出现"急腹症"症状，与急性阑尾炎难以区分。其他症状包括贫血、生长迟缓、厌食，偶尔发生管腔狭窄引起的肠梗阻，另可发生瘘管。

2. 影像表现

克罗恩病影像学表现多样，影像诊断主要从发病部位、肠管管改变、信号特征、增强扫描继发改变等多方面进行分析。

（1）**发病部位** 克罗恩病可以发生消化道所有部位，末端回肠及近段结肠是好发部位，病灶可以单发或多发，其中多发、不连续的多段肠道病变，高度提示克罗恩病。

（2）**肠管改变** 病变肠段可长可短，主要表现为肠壁水肿增厚、管壁多发溃疡、肠管不同程度狭窄。其中"卵石征"是本病的典型征象之一，主要由纵行溃疡和横行溃疡构成，与正常黏膜分界清楚。肠管狭窄是本病的常见征象，并常伴肠壁僵硬、蠕动消失。

（3）**密度/信号特征** 病变肠管在CT平扫可呈等高或稍低密度，MRI上可表现为T_1WI低信号或混杂信号及T_2WI高信号。

（4）**增强表现** 病变肠壁可显示为均匀强化，活动期病变增强可呈"靶征"，即黏膜层、肌层和浆膜层因充血、强化增加而黏膜下层水肿、强化减弱所致。还可显示病变肠管系膜内小动脉增多、扭曲、扩张，即"梳齿征"。

（5）**继发改变** 严重患者可以继发肠梗阻或肠穿孔，肠穿孔后引起腹膜炎、腹腔积气积液，有时可形成瘘管。

3. 诊断要点

肠道多发、跳跃性病变，卵石征，多样化溃疡，肠壁增厚、强化明显，肠腔不同程度狭窄。

4. 鉴别诊断

（1）**肠结核** 与单发克罗恩病鉴别较困难。病变主要累及回盲部周围肠管，病变肠壁增厚、僵硬，肠管狭窄、挛缩。多伴发其他部位的活动性结核，以及弥漫的网膜和肠系膜混浊、结节、腹膜增厚和腹水是其与本病鉴别的重要表现。

（2）**小肠淋巴瘤** 肠壁增厚、均匀强化为主要征象，但不影响柔软度和扩张度。肠系膜淋巴结肿大时一般体积较大，可形成特征性的"三明治"样肿块（肠系膜淋巴结融合包绕肠系膜血管和肠袢）。若为继发性淋巴瘤可发现肠道外淋巴瘤改变。

（3）**小肠癌** 通常为单发病灶，大多位于小肠近端，典型病变范围较短，表现为肠壁明显增厚、管腔狭窄、黏膜破坏，经常出现部分或完全性小肠梗阻。

病例 16

【简要病史】

患者，女，77岁。自觉右腹不适半年，右下腹触及包块。

【影像资料】

见图5-50。

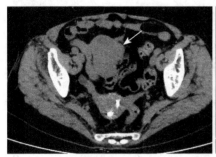
A. 盆腔 CT 平扫

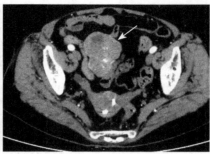
B. 盆腔 CT 增强动脉期

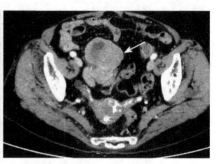
C. 盆腔 CT 增强静脉期

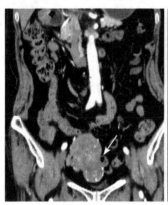
D. CT 动脉期冠状位重建

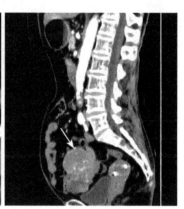
E. CT 动脉期矢状位重建

图 5-50　小肠间质瘤

【影像分析】

盆腔内约第五组小肠可见软组织肿块，轮廓不规则，边缘有分叶，病灶大小约 57 mm×46 mm×62 mm，平扫病变密度不均，病灶内大部呈软组织密度，CT 值约 38 HU，斑片状低密度区 CT 值约 18 HU（图 5-50A）。病灶基底部与小肠正常组织界限不清，外缘与周围组织界限较清，增强示病灶不均匀较明显强化（图 5-50B~ 图 5-50E）。

【影像诊断】

小肠占位，间质瘤首先考虑。

【手术结果】

本院腹腔镜手术发现距回盲部约 50 cm 处小肠见一约 60 mm×30 mm 肿块，相应肠系膜可见多枚肿大淋巴结。

【病理资料】

小肠间质瘤，肿瘤最大径 80 mm，核分裂象约 10/50HPF，侵袭风险评估：高危。

【最终结果】

小肠间质瘤。

【概述】

小肠间质瘤（small intestinal stromal tumor，SIST）是原发于小肠的 GISTs，约占消化道间质瘤的 35% 和小肠肿瘤的 20%~30%。发生于小肠的间质瘤侵袭危险性明显高于胃发生的 GIST。小肠间质瘤病理危险度在术前缺乏准确的检查方法，主要有赖于术后病理检查。

1. 临床表现

临床起病隐匿，症状缺乏特异性，且由于小肠解剖位置的特殊性，使得各项检查难度较大，早期诊断困难，出现症状时往往肿块较大或已侵犯邻近器官或发生转移，特别是合并其他疾病时，易误诊及漏诊，部分患者可出现消化道大出血、肠梗阻、穿孔及坏死等情况而危及生命。

2. 影像表现

小肠气钡双重造影仅可显示腔内病变，对管壁增厚、腔外病变仅能显示间接征象，诊断率低。小肠双重造影 MSCT 检查简单易行，成像速度快，空间分辨率高，伪影少，具有强大的重建和后处理功能，目前已经成为 SIST 主要的检查手段。小肠双重造影 MRI 检查已经在临床上使用，虽然其具有多序列成像、信息更丰富、无电磁辐射等优点，但因为检查费用高，成像时间长，容易出现运动伪影和化学位移伪影，目前暂不作为常规检查。小肠间质瘤影像诊断主要从发病部位、病灶大小形态及生长方式、信号特征、增强扫描等多方面进行分析。

（1）发病部位 小肠间质瘤可以发生于小肠的任何部位，好发部位从高到低次序为空肠、回肠、十二指肠。

（2）病灶大小形态及生长方式 肿块向腔外生长为主，肿瘤 <40 mm 时多为圆形或类圆形，肿瘤 >40 mm 多呈分叶或不规则形。小肠间质瘤无论大小，均可以出现转移，以肝转移多见，由于 SIST 主要为血行转移，所以淋巴结转移相对少见。

（3）密度/信号特征 肿瘤较小时，瘤体密度/信号均匀；肿瘤较大时瘤体密度/信号不均匀，可有坏死、囊变。部分肿瘤内可见气体影，瘤体可有钙化。

（4）增强表现 良性肿块、瘤体较小时，增强呈均匀强化；瘤体较大，且病灶呈恶性或侵袭性时呈不均匀强化，坏死或囊变部分不强化。

3. 诊断要点

基底位于小肠壁的软组织肿块，腔外生长为主，瘤体较小时密度均匀、强化均匀，肿块较大时轮廓可不规则，强化不均匀、有坏死灶提示病理侵袭性强。

4. 鉴别诊断

（1）小肠癌 病变主要累及肠壁或/和腔内肿块为主，病变区肠管僵硬、肠腔狭窄，可引起肠梗阻。

（2）小肠淋巴瘤 小肠淋巴瘤可单发或多发，以肠壁浸润型增厚为主，也可见腔内的分叶或息肉样肿块，增强时病灶明显强化，病变肠管仍有扩张度和柔软性。

（3）小肠克罗恩病 小肠克罗恩病以多发且不连续的肠壁增厚、肠管狭窄为主要影像表现，病变肠管比较僵硬，可见溃疡及"卵石征"。

病例 17

【简要病史】

患者，女，70 岁。腹痛伴恶心 2 月余。

【影像资料】

见图 5-51。

【影像分析】

上腹部 CT 平扫示十二指肠降部肠壁明显增厚，以内侧壁为明显，边缘不规则，局部管腔明显狭窄（图 5-51A，图 5-51C），肿块呈软组织密度，CT 值约 35 HU。增强示病灶中度强化（图 5-51B，图 5-51D，图 5-51E）。MRCP 示胰胆管及胆囊扩张（图 5-51F~ 图 5-51H）。

【影像诊断】

十二指肠乳头周围占位，伴胰胆管梗阻性扩张。

【后续影像资料】

见图 5-52。

【最终结果】

十二指肠腺癌。

【概述】

十二指肠癌（duodenum carcinoma，DC）是指发生于十二指各段的恶性肿瘤，不包括胆总管下段、Vater 壶腹部及胰头部肿瘤。早期多无典型的临床症状和体征，与十二指肠溃疡性疾病的临床症状相似，易被漏诊和误诊。随着影像技术和十二指肠镜的广泛应用，十二指肠癌的早期诊断和手术切除率近年来有了明显提高。

1. 影像表现

胃镜、十二指肠镜检查是十二指肠癌最主要的诊断手段，其主要优点是不仅可以直接观察病变的部位、大小、外观，还可以进行活检行病理检查，对指导手术有重要意义。十二指肠癌影像诊断主要从发病部位、形态及生长方式、信号特征及造影表现、增强扫描、继发改变等多方面进行分析。

（1）发病部位 多发生于十二指肠降段，尤其以乳头周围多见。

（2）形态及生长方式 肉眼或镜下形态多为息肉型，也有溃疡型、缩窄型和弥漫浸润型。

（3）密度/信号特征及造影表现 胃肠造影

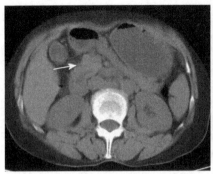

A. CT 平扫图像

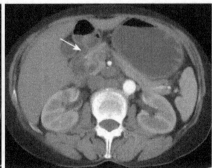

B. CT 增强动脉期

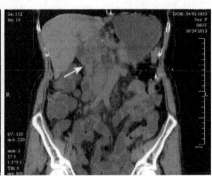

C. CT 平扫冠状位重建

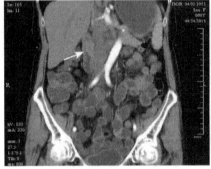

D. CT 增强张脉期冠状位重建

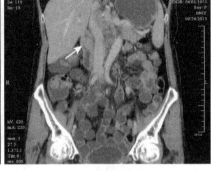

E. CT 增强门脉期冠状位重建

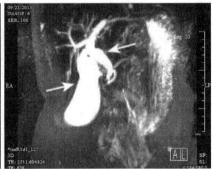

F. EP、CP 厚层重建

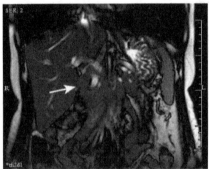

G. MRI 冠状位

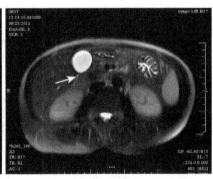

H. MRI 横断位

图 5-51　十二指肠癌

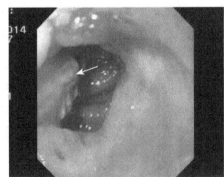

A. 十二指镜（降部中段）

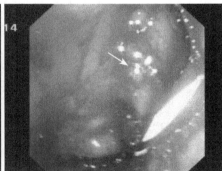

B. 十二指肠镜（乳头插管）

图 5-52 彩图

图 5-52　十二指肠镜图像

内镜提示十二指肠乳头处明显隆起，管腔明显狭窄，隆起边缘不规则，质硬，充血、水肿，表面覆黄白苔（图 5-52A，图 5-52B）。活检及手术病理证实为十二指肠中 - 低分化腺癌

表现为腔内不规则充盈缺损，轮廓不光整；黏膜粗乱，不规则龛影，十二指肠窗扩大；肠壁僵硬，蠕动消失，肠腔狭窄；近端肠管不同程度扩张。在 CT 上呈软组织密度，密度常均匀。MRI 呈等 T_1WI 和等高 T_2WI 信号。增强扫描瘤体常呈轻中度或明显强化，浸润型病灶与周围正常组织界限不清。

（4）继发改变 可引起近端肠管不同程度扩张，乳头周围的肿瘤可致胰胆管梗阻性扩张。

2. 诊断要点

十二指肠降部多见，突向腔内的肿块或者肠管增厚、肠壁不规则溃疡，增强扫描轻中度强化，近端肠管扩张，乳头周围病变可致胰胆管扩张。

3. 鉴别诊断

（1）淋巴瘤 以肠壁浸润、增厚为主，病变肠管仍柔软，肠腔扩张良好，一般不引起梗阻，增强病灶均匀轻中度强化。

（2）胰头癌 胰头增大，其内可见肿块，平扫呈等低密度，增强扫描呈相对低强化，常见胰胆管明显扩张，浸润十二指肠时局部肠管僵硬、固定。

（3）壶腹部周围癌 主要是和壶腹部周围的胰胆管癌、肝胰壶腹癌等鉴别，病变容易向十二指腔内突出，但十二指肠黏膜面可仅有充血。胰胆管扩张显著，通过 ERCP 或 MRCP 可以显示扩张胰胆管及胆总管下段截断处，超声内镜结合 CT 和 MRI 检查可以进一步确定病变部位及性质。

病例 18

【简要病史】

患者，女，74 岁。腹痛腹胀 4 年余，加重 1 周。

【影像资料】

见图 5-53。

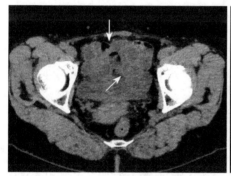 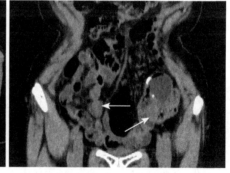

A. CT 平扫横断位图像　　　　B. CT 平扫冠状位重建

图 5-53　小肠淋巴瘤

【影像分析】

小肠管壁广泛增厚，管腔无明显狭窄，小肠浆膜面欠清晰，肠与肠分界模糊，肠系膜根部可疑淋巴结增大（图 5-53）。

【影像诊断】

小肠广泛病变，怀疑淋巴瘤、肠炎、克隆氏病。建议 CT 增强检查。

【后续影像资料】

见图 5-54。

【病理资料】

手术病理证实回肠恶性淋巴瘤（B 细胞来源），浸润外膜，伴部分脉管瘤栓。

【最终结果】

小肠淋巴瘤。

【概述】

小肠淋巴瘤分为原发性和继发性两种，原发性小肠淋巴瘤（primary small intestine lymphoma, PSIL）是原发于肠道黏膜固有层和黏膜下层淋巴组织的恶性肿瘤，是小肠常见的恶性肿瘤，可发生于小肠的任何部位，但以淋巴组织丰富的回肠远端发生率最高。本病临床表现缺乏特异性，易与消化道其他疾病混淆，误诊率高。继发性小肠淋巴瘤是全身淋巴瘤的局部表现，在全身的其他部位或淋巴组织、器官有典型表现。

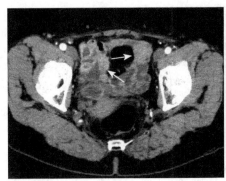 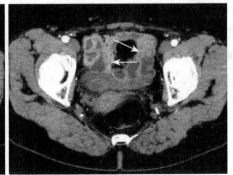

A. CT 增强动脉期图像 　　　　　B. CT 增强动脉期图像（不同层面）

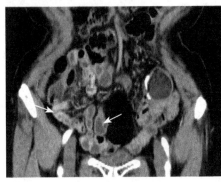 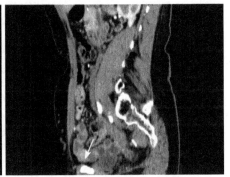

C. CT 增强动脉期冠状位重建 　　　D. CT 增强动脉期矢状位重建

图 5-54　小肠淋巴瘤

同一病例增强 CT：小肠管壁增厚处强化明显，且呈持续强化，病变以回肠为主，肠壁与周围组织界限欠清，但未见明显浸润或粘连，肠管无明显狭窄或扩张，肠系膜根部及腹膜后可见多发增大淋巴结（图 5-54A~ 图 5-54D）

1. 影像表现

小肠淋巴瘤的影像诊断主要从发病部位、肠管改变、信号特征、增强扫描、肠外改变等多方面进行分析。

（1）发病部位　淋巴瘤可以发生于小肠的任何部位，但以淋巴组织丰富的回肠远端为多发。原发性小肠淋巴瘤指病变只局限于小肠黏膜淋巴组织，继发性小肠淋巴瘤为全身淋巴瘤的组成部分，合并存在其他淋巴结或淋巴组织浸润的淋巴瘤，尸检发现 50% 的淋巴瘤患者有小肠侵犯。

（2）肠管改变　肠壁明显增厚伴肠系膜淋巴结肿大，呈单发或多发节段分布，还可表现为肠腔内分叶状息肉样软组织肿块。病变肠壁保持一定的扩张度及柔软度，很少引起肠腔狭窄及肠梗阻。

（3）密度 / 信号特征　CT 平扫显示病变肠管呈等高密度，与正常组织界限不清。MRI 呈低 T1WI

信号及高 T2WI 信号，边界模糊。

（4）增强扫描　病变肠管增强扫描中度强化，受浸润的黏膜及黏膜下层强化较肠壁其他部分强化明显。

（5）肠外改变　肠道周围、肠系膜及腹膜后可见肿大淋巴结，可与肠道肿块一起包绕肠系膜血管及周围脂肪组织形成典型的"三明治征"。继发性淋巴瘤可伴有全身其他部分的淋巴结和淋巴组浸润。

2. 诊断要点

回肠远端多见，肠壁增厚，但无僵硬感及肠管狭窄。增强时病变肠管中度强化，常伴肠周、肠系膜或腹膜后淋巴结肿大，继发淋巴瘤伴全身其他淋巴结或淋巴组织浸润。

3. 鉴别诊断

（1）克罗恩病　多发且不连续的肠壁增厚、肠管狭窄为主要影像表现，病变肠管比较僵硬，可见溃疡及"卵石征"。

（2）肠结核 主要累及回盲部周围肠管，病变肠壁增厚、僵硬，管腔狭窄、肠管挛缩。多伴发其他部位的活动性结核，以及弥漫的网膜和肠系膜混浊、结节、腹膜增厚和腹水是其与本病鉴别的重要线索。

（3）小肠癌 通常为单发病灶，大多位于小肠近端，典型病变范围较短，表现为肠壁明显增厚、管腔狭窄、黏膜破坏，经常出现部分或完全

性小肠梗阻。

五、结直肠病变

病例 19

【简要病史】

患者，男，53 岁。右下腹部不适 2 周，便血 3 天。

【影像资料】

见图 5-55。

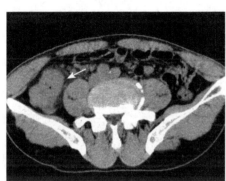

A. 盆腔 CT 平扫图像

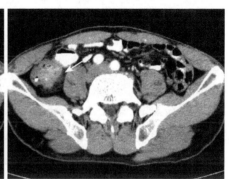

B. 盆腔 CT 增强动脉期图像

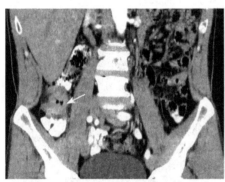

C. CT 增强静脉期冠状位重建

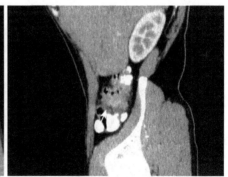

D. CT 增强静脉矢状位重建

图 5-55 升结肠腺癌

【影像分析】

CT 平扫示右半结肠中下段有一段长约 6 cm 的肠壁明显增厚，边缘不光整，与周围组织界限不清，局部肠管明显狭窄，肠管外壁仍光整，与周围组织界限清晰（图 5-55A）。CT 增强显示升结肠近段肿块中度以上不均匀强化，强化较正常组织高，且强化较早，病灶边缘不光整，与正常组织分界不

清，管腔狭窄（图 5-55B~ 图 5-55D）。

【影像诊断】

升结肠癌可能大。

【后续影像资料】

见图 5-56。

【最终结果】

手术病理证实为升结肠腺癌。

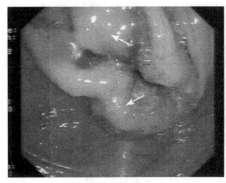
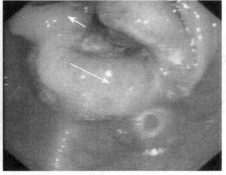

图5-56 彩图

A. 肠镜斜面观   B. 肠镜正面观

图5-56 结肠癌肠镜图像

结肠镜显示距肛门60 cm见一不规则隆起性病灶、菜花样，溃疡，表面糜烂、出血、覆污苔，占管腔3/4，腔狭窄，内镜不能通过（图5-56A，图5-56B）

病例20

【简要病史】

患者，女，63岁。便血10月余，直肠指检发现肠壁不规则肿块，质硬，表面不光滑，活动度差，指套退出暗红色血染。

【影像资料】

见图5-57。

【影像分析】

平扫直肠管腔内可见软组织密度影，CT值约36 HU，黏膜形态不规则，管腔明显狭窄，浆膜面仍光整（图5-57A）。CT增强示病灶中度强化，与正常组织界限欠清（图5-57B），在冠状面（图5-57C）及矢状位（5-57D）重建图像上显示更为清楚（箭头）。

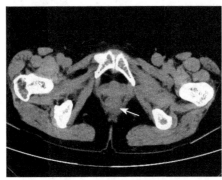
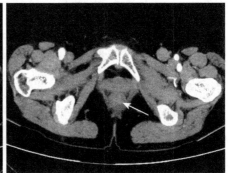

A. 盆腔CT平扫   B. 盆腔CT增强动脉期

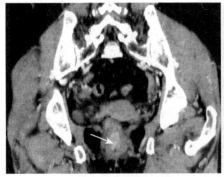
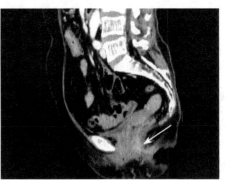

C. CT增强静脉冠状位重建   D. CT增强静脉矢状位重建

图5-57 直肠癌

【影像诊断】

直肠癌可能性大。

【后续影像资料】

见图 5-58。

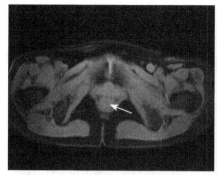

A. 横断位 T₁WI

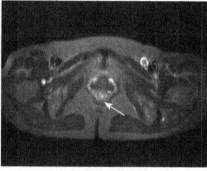

B. 横断位 T₂WI

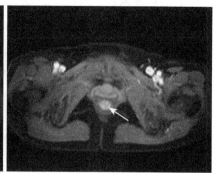

C. 横断位 T₁WI 增强图像

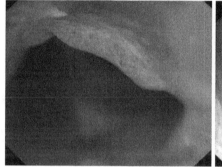

D. 肠镜侧面观图像

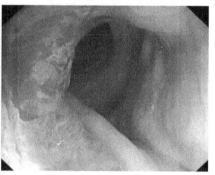

E. 肠镜正面观图像

图 5-58D,
图 5-58E 彩图

图 5-58　直肠癌 MRI 及结肠镜图像

MRI 示直肠下段腔内软组织团块，T₁WI 呈等信号，T₂WI 呈等高混杂信号，局部管腔狭窄，肌层受侵，浆膜面仍光整，周围未见明显肿大淋巴结（图 5-58A，图 5-58B）。增强可见病灶中度强化（图 5-58C）。结肠镜示腔内隆起浸润性病变，菜花样，表面糜烂、出血，占管腔 3/4（图 5-58D，图 5-58E）

【最终结果】

手术病理证实为直肠腺癌。

【概述】

结直肠癌是最常见的肿瘤之一。目前认为结直肠癌发病率逐年上升，与慢性炎症刺激、高热量、高蛋白、低纤维食物的摄入以及生活方式的变化有关。部分良性腺瘤特别是家庭性多发性结肠息肉病和乳头状腺瘤被认为是癌前病变。结直肠癌主要病理类型为腺癌、黏液癌和未分化癌等，少见类型有鳞癌、腺鳞癌和印戒细胞癌等，按形态可分为缩窄型、增殖型、溃疡型和黏液型四类。

1. 临床症状

结直肠癌早期症状不明显，当肿瘤表面溃烂、出血或继发感染时才出现症状，较早出现的是大便习惯改变、便血等症状，后随着病程发展，可出现大便变细、变扁或其他肠梗阻表现。右半结肠癌肠梗阻症状多不明显，可先出现贫血症状。

2. 影像表现

结直肠癌的影像诊断主要从发病部位、病灶形态和生长方式、信号特征、增强扫描及继发改变等方面进行分析。

（1）发病部位　约一半以上发生在直肠或乙状结肠，西方学者统计单独发于直肠的约占 1/3，国内学者统计数据显示直肠癌占所有大肠癌的 60%~75%。

（2）病灶形态和生长方式　缩窄形结直肠癌以局部肠壁增厚及肠腔狭窄为主，局部肠管僵硬，与正常组织可有明确界限；增殖型病变呈不规则肿块，多向腔内生长。溃疡型病变呈腔内龛影或肠壁不规则缺损，局部肠管僵硬；黏液型常见于右半结肠，瘤体大，浸润深，局部肠管明显狭窄。

（3）密度/信号特征　增厚肠壁在CT平扫多呈软组织密度；肿块较小或无坏死、液化CT平扫呈均匀的软组织密度影，密度不均匀时多伴有瘤内坏死。MRI平扫亦呈T_1WI低信号和T_2WI高信号，瘤内坏死时T_1WI可见更低信号，T_2WI呈混杂高信号。

（4）增强扫描　增厚肠壁可有较明显强化，肿块较小时呈均匀中度强化，肿块较大且伴坏死时不均匀强化。

（5）继发改变　可致肠管不同程度狭窄，狭窄上方肠管扩张，梗阻严重者可继发肠梗阻，表现为上方肠管扩张及肠腔内积液、积液，可见肠管内气液平面。

3. 诊断要点

多发生于直肠和乙状结肠，肠壁增厚、僵硬伴明显强化或不规则肿块伴中度强化，肠腔不同程度狭窄，狭窄上方肠管扩张或伴发肠梗阻。

4. 鉴别诊断

（1）结肠良性肿瘤　腺瘤和息肉表面为腔内光滑的充盈缺损或密度均匀的软组织块影，肠壁无增厚、僵硬，一般不引起肠梗阻，但部分息肉及腺瘤可以恶变。

（2）溃疡性结肠炎　肠壁增厚，边缘不整，可呈锯齿样改变，浆膜面可有渗出。慢性患者可有肠管僵硬、狭窄，一般不引起明显梗阻，且病变范围较广。

（3）阑尾周围脓肿　阑尾周围脓肿可表现为右下腹不规则团块，其内密度不均，周围有渗出，与周围组织界限不清，增强呈不均匀强化，有时需结合病史和实验室检查鉴别。

病例 21

【简要病史】

患者，男，28岁。反复黏液脓血便10余年，再发1月。

【影像资料】

见图5-59。

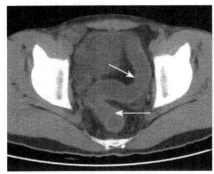 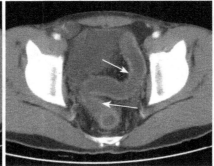 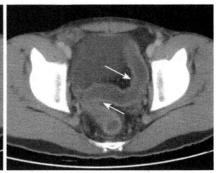

A. 盆腔CT平扫图像　　　　　B. 盆腔CT增强动脉期图像　　　　　C. 盆腔CT增强静脉期图像

图5-59　溃疡性结肠炎

【影像分析】

盆腔CT平扫可见乙状结肠壁增厚、毛糙，成水管状，与周围组织界限仍清（图5-59A），增强可见直肠、乙状结肠、降结肠及部分横结肠肠壁增厚，中度强化（图5-59B，图5-59C）。

【影像诊断】

结肠炎性病变，溃疡性结肠炎或克罗恩病可能性大。

【后续影像资料】

见图5-60。

【最终结果】

病理证实为溃疡性结肠炎（慢性复发型，重度、活动期，左半结肠）。

【概述】

溃疡性结肠炎（ulcerative colitis，UC）是一种慢性非特异性炎症性肠病，主要病理特征为广泛溃疡形成和弥漫黏膜炎性改变，病变累及结肠各段，但以直肠、乙状结肠为主，偶见于回肠。UC的临床表现缺乏特异性，早期诊断困难，结肠镜结合病理检查是诊断的金标准。

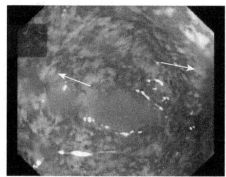
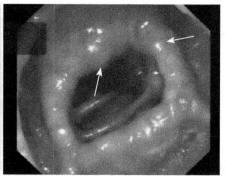

A.结肠镜图像　　　　　　　　　　B.结肠镜图像（相邻肠管）

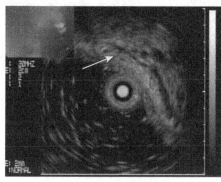
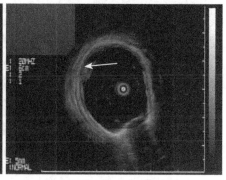

图 5-60 彩图

C.超声内镜图像　　　　　　　　　D.超声内镜（相邻肠管）

图 5-60　溃疡性结肠炎肠镜及超声内镜图像

肠镜显示肠黏膜充血、水肿，质脆易出血，可见多个浅溃疡，大小不规则，溃疡基底部覆盖白苔，溃疡中央凹陷，周围黏膜充血、水肿（图 5-60A，图 5-60B）。内镜超声提示肠壁水肿、增厚，内腔不光整（图 5-60C，图 5-60D）

1. 影像表现

溃疡性结肠炎的影像诊断主要从发病部位、肠管改变、信号特征、增强扫描、继发改变等多方面进行分析。

（1）发病部位　病变可以累及结肠各段，但以直肠、乙状结肠为主。

（2）肠管改变　病变早期可见肠壁增厚，黏膜面多发小溃疡小息肉形成，胃肠造影时可见肠壁小龛影及充盈缺损。慢性患者肠壁有僵硬感，肠壁可呈锯齿状改变。严重患者可出现肠管狭窄，肠壁分层和结肠袋消失。

（3）密度 / 信号特征　增厚肠壁在 CT 平扫呈低密度，以黏膜及黏膜下层为明显，肠管外可有低密度渗出影。MRI 上呈 T_1WI 低信号和 T_2WI 高信号。

（4）增强扫描　病变肠段强化较明显，且与正常组织界限欠清。

（5）继发改变　可致结肠穿孔，导致腹膜炎、腹腔积液。

2. 诊断要点

肠壁增厚，边缘不整，可呈锯齿样改变，可伴有肠管僵硬、狭窄，增强局部强化较明显。

3. 鉴别诊断

（1）缺血性肠炎　多发于老年患者，伴肠系膜血管病变，以肠管水肿增厚为主，增强扫描强化相对较弱，管腔狭窄肠管不缩窄。

（2）结肠克罗恩病　克罗恩病以多发且不连续的肠壁增厚、肠管狭窄为主要影像表现，病变肠管比较僵硬，可见溃疡及"卵石征"。

（3）肠结核　主要累及回盲部周围肠管，病变肠壁增厚、僵硬，管腔狭窄、肠管挛缩。多伴发其他部位的活动性结核，弥漫的网膜和肠系膜混浊、结节，腹膜增厚和腹水是其与本病鉴别的重要特征。

病例22

【简要病史】

患者，女，79岁。腹痛伴血便2天。

【影像资料】

见图5-61。

【影像分析】

小肠低张双重MSCT示降结肠、乙状结肠壁明显水肿、增厚，管腔狭窄，肠外壁模糊欠光整（图5-61A），动脉期及门脉期均呈弱强化（图5-61B，图5-61C）。

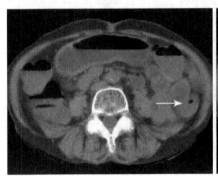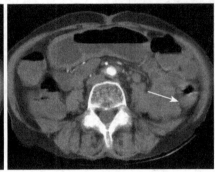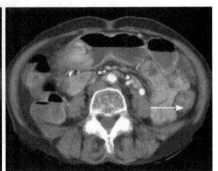

| A. 盆腔CT平扫图像 | B. 盆腔CT增强动脉期图像 | C. 盆腔CT平扫静脉期图像 |

图5-61 缺血性结肠炎

【影像诊断】

左半结肠改变，炎性病变首先考虑，缺血性肠炎或溃疡性结肠炎可能性大。

【后续影像资料】

见图5-62。

【最终结果】

缺血性结肠炎。

【概述】

缺血性结肠炎（ischemic colitis，IC）是由于闭塞性、非闭塞性肠系膜动脉供血不足或静脉回流受阻所致的结肠缺血损伤，是缺血性肠病中最常见的类型。

1. 临床表现

主要表现为腹痛、便血及腹泻三联征，严重者可致肠坏死、肠穿孔、腹膜炎和感染中毒性休克等，由于早期缺乏特异性临床表现或不被临床医生认识而误诊漏诊率高。

2. 影像表现

目前临床缺血性结肠炎主要运用结肠镜、DSA、腹部CT或MRI等技术，并结合实验检查进行诊断。缺血性结肠炎影像诊断主要从相关病因、发病部位、肠管改变、信号特征、增强扫描、继发

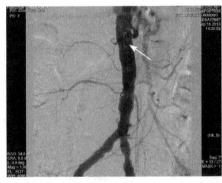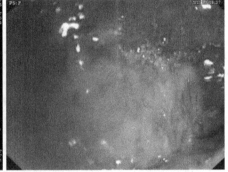

图5-62 彩图

| A. 腹主动脉DSA图像 | B. 肠镜图像 |

图5-62 腹主动脉造影及肠镜图像

腹腔动脉造影显示腹主动脉及两侧髂总动脉内可见多发斑块，管腔不同程度狭窄，以肠系膜下动脉开口处为明显，肠系膜下动脉细小，左结肠动脉及乙状结肠动脉未见明确显影（图5-62A）。肠镜示进镜距肛50cm，肠腔黏膜充血水肿明显，无法进镜。退镜观察见节段性黏膜充血、水肿，表面散在浅溃疡，质脆易出血，大小不规则，溃疡基底覆白苔（图5-62B）

改变等多方面进行分析。

（1）相关病因 DSA 或 CTA 检查可见肠系膜动脉的狭窄或闭塞，部分为静脉回流受阻所致。

（2）发病部位及范围 最常见累及左半结肠，好发部位依次为乙状结肠、降结肠、横结肠和升结肠，直肠受累也不鲜见。病变范围取决于血管病变的范围，血管受累严重、累及血管多则病变范围大，反之范围小。肠壁水肿、增厚为主，黏膜面仍光整。

（3）密度/信号特征 增厚肠壁 CT 平扫密度多减低，如出血则密度增高。MRI 显示病变处呈 T_1WI 低信号，T_2WI 高信号，边缘模糊，出血时局部可呈高信号。

（4）增强表现 肠壁呈相对低强化或不强化，由于水肿主要位于黏膜下层和肌层，可以见到黏膜和浆膜高强化，肠壁中部低强化形成的"靶征"。

（5）继发改变 病变肠段管腔狭窄，但管壁仍柔软可扩张，一般不引起肠梗阻。

3. 诊断要点

多为老年患者，有肠系膜血管病变，肠管水肿、增厚，管腔狭窄，增强呈相对弱强化，可见"靶征"。

4. 鉴别诊断

（1）溃疡性结肠炎 病程迁延，可见肠壁增厚，边缘不整，或呈锯齿样改变。可伴有肠管僵硬、狭窄，增强局部强化较明显。

（2）克罗恩病 以多发且不连续的肠壁增厚、肠管狭窄为主要影像表现，病变肠管比较僵硬，可见溃疡及"卵石征"。

（3）结肠癌 病灶较局限，主要表现为肠壁增厚、僵硬、肠管狭窄或肠道肿块，增强扫描中度以上均匀或不均匀强化。

（李爱静 王良炯 吴利江 任方远）

参考文献

Andreas Adam. 格-艾放射诊断学. 张敏鸣主译. 北京：人民军医出版社. 2015: 622-650, 655, 714-760.

冯亮, 陈君坤, 卢光明, 等. CT 读片指南. 江苏：江苏科学技术出版社, 2000: 339-358.

肝硬化食管胃静脉曲张出血防治指南 (2015 版). 中华胃肠内镜电子杂志, 2015, 2(4): 1-21.

刘卫平, 李晨霞, 牛晨, 等. 64 层螺旋 CT 对成人肠套叠的诊断. 实用放射学杂志, 2013, 29(8): 1290-1292.

马振海, 任巧珍, 赵永福, 等. 家族性胃癌与散发性胃癌临床病理特征及预后的比较. 中华胃肠外科杂志, 2011, 14(10): 793-795.

庞尔君, 陈巍, 杨俊, 等. 十二指肠乳头旁憩室与胆胰疾病的关系. 肝胆胰外科杂志, 2012, 24(1): 30-32

邱云峰, 杜琪威, 瞿敏, 等. 外伤性迟发性脾破裂的诊断与治疗. 中华消化外科杂志, 2014, 13(12): 943-946.

王利东, 田忠, 刘金钢. 原发性十二指肠癌的临床特征与预后分析. 中华消化外科杂志, 2015, 14(12): 1020-1025.

王孟, 郝长青, 赵德利, 等. 2005—2009 年中国食管癌高发区河南省林州市、山东省肥城市食管癌及其癌前病变人群分布研究. 中华预防医学杂志, 2015, 49(8): 677-682.

吴在德, 吴肇汉. 外科学. 北京：人民军医出版社. 2008. 451-459.

吴在德, 吴肇汉. 外科学. 7 版. 北京：人民卫生出版社, 2008: 640-642.

徐慧新, 刘伟, 等. MR 电影成像对小肠克罗恩病变的检出价值. 实用放射学杂志, 2015, 31(9): 1456-1459.

袁建华, 章士正, 许顺良. 放射科管理与技术规范. 2 版. 杭州：浙江大学出版社, 2016: 144-155.

张月浪, 鱼博浪, 等. 小肠间质瘤 MSCT 征象与病理危险度分级的研究. 实用放射学杂志. 2011, 27(8): 1171-1174.

中国疾病预防控制中心慢性非传染性疾病预防控制中心, 国家卫生和计划生育委员会统计信息中心. 中国死因监测数据集 2013. 北京：科学普及出版社, 2015: 58.

中华医学会外科学分会脾功能与脾脏外科学组. 脾脏损伤治疗方式的专家共识 (2014 版). 中华普通外科学文献 (电子版), 2015, (2): 83-85.

中华医学会消化病学分会炎症性肠病学组. 炎症性肠病诊断与治疗的共识意见. 胃肠病学, 2012, 17(12): 763-781.

中华医学会影像技术分会, 中华医学会放射学分会. CT 检查技术专家共识. 中华放射学杂志, 2016, 50(12): 916-928.

中华医学会影像技术分会, 中华医学会放射学分会. MRI 检查技术专家共识. 中华放射学杂志, 2016, 50(10): 724-739.

中华医学会影像技术分会, 中华医学会放射学分会. 数字 X 线摄影检查技术专家共识. 中华放射学杂志, 2016, 50(7): 483-494.

周康荣, 陈祖望. 体部磁共振成像. 上海医科大学出版社, 2000: 779-935.

周康荣, 陈祖望. 体部磁共振成像. 上海医科大学出版社, 2000: 779-935.

周康荣, 陈祖望. 体部磁共振成像. 上海医科大学出版社, 2000: 779−980.

Chen HL, Bair MJ, Lin IT. Young Woman presenting with small bowel obstruction. Gastroenterology, 2012, 142(1): 13, 188−189.

Cho HS, Yoon SE, Park SH, et al. Distinction between upper and lower gastrointestinal perforation: usefulness of the periportal free air sign on computed tomography. Eur J Radiol, 2009, 69(1): 108−113.

Deshmukh SD, Shim DS, Willman JK, et al. Nonemergency small bowel obstruction: assessment of CT findings that predict need for surgery. Eur Radiol, 2011, 21(5): 982−986.

Ghai S, Pattison J, Ghais, et al. Primary gastrointestinal lymphoma: spectrum of imaging findings with pathologic correlation. Radiographics, 2007, 27(5): 1371−1388.

Hainaux B, Agneessens E, Bertiontti R, et al. Accuracy of MDCT in predicting site of gastrointesinal tract perforation. AJR, 2006, 187(5): 1179−1183.

Higgins PD, Davis KJ, Laine L. Systematic review: the epidemiology of ischaemic colitis. Aliment Pharmacol Ther, 2004, 19: 729−738.

Kako S, Oshima K, Sato M, et al. Clinical outcome in patients with small intestinal non−Hodgkin Lymphoma. Leuk Lymphoma, 2009, 50(10): 1618−1624.

Kato K, Mizunuma K, Sugiyama M, et al. Interobserver agreement on the diagnosis of bowel ischemia: assessment using dynamic computed tomography of small bowel obstruction. Jpn J Radiol, 2010, 28(10): 727−732.

Kornbluth A, Sachar DB. Ulcerative colitis practice guidelines inadults: american college of gastroenterology, practice parameters committee. Am J Gastrdenterol, 2010, 105(3): 501−523, 524.

Miettinen M, Lasota J. Gastrointestinal stromal tumors: review on morphology. Molecular pathology, prognosis, and differential diagnosis. Arch Pathol Lab Med, 2006, 130(10): 1466−1478.

Onkendi EO, Boostrom SY, Sarr MG, et al. 15−year experience with surgical treatment of duodenal carcinoma: a comparison of periampullary and extra−ampullary duodenal carcinomas. J Gastrointest Surg, 2012, 16(4): 682−691.

Pandolfino JE, Gawron AJ. Achalasia: A systematic review. JAMA, 2015, 313(18): 1841−1852.

Patel SR, Benjamin RS. Management of peritoneal and hepatic metastases from gastrointestinal stromal tumors. Surg Oncol, 2000, 9(2): 67−70.

Rao PM, Rhea JT, Novellin RA. Sensitivity and specificity of the individual CT signs of appendicitis: experience with 200 helical appendiceal CT examinations. Comput Assist Tomogr, 2013, 21(3): 686−692.

Schmoll HJ, van Cutsem E, Stein A, et al. Esmo consensus guidelines for management of patients with colon and rectal cancer. A personalized approach to clinical decision making. Ann Oncol, 2012, 23(10): 2479−2516.

Tonolini M, Fcilla F, Ippolito S, et al. Pictorial review of normal postoperative cross−sectional imaging findings and infectious complications following laparoscopic appendectomy. Insights Imaging, 2015, 6(1): 65−72.

Vaezi MF, Pandolfino JE, Vela MF, et al. ACG Clinical Guideline: diagnosis and management of achalasia. Am J Gastroenterol, 2013, 108(8): 1238−1249.

Velmahos GC, Toutouzas KG, Radin R, et al. Non−operative treatment of blunt injury to solid abdominal organs. Arch Sur, 2003, 138: 844−851.

Visrutaratna P, Na−Chiangmai W. Computed tomography of blunt abdominal trauma in children. Singapore Med J, 2008, 49(4): 352−358.

第六章

肝胆胰脾

第一节　肝胆胰脾正常影像解剖

一、肝脏正常影像解剖

肝脏是人体内最大的消化腺。在 X 线片上，肝脏大部分位于右上腹，密度均匀（图 6-1）。由于 X 线片有限的软组织对比度及分辨率使其难以清晰显示肝脏轮廓。

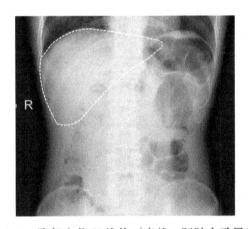

图 6-1　腹部立位 X 线片（虚线：肝脏大致界线）

临床上依据肝血管解剖（Couinaud 法）将肝脏分为 5 叶 8 段：以肝中静脉为标志分为肝左、右叶；以肝左静脉为标志将肝左叶分为左内叶和左外叶，左外叶以门静脉左支为界分为上下两段；以肝右静脉为标志将肝右叶分为右前叶和右后叶，两叶以门静脉右支为界分为上下两段；尾状叶为单独一段。即按照顺时针方向将肝脏分为 8 段：尾状叶（Ⅰ段）、左外叶上段（Ⅱ段）、左外叶下段（Ⅲ段）、左内叶（Ⅳ段）、右前叶下段（Ⅴ段）、右后叶下段（Ⅵ段）、右后叶上段（Ⅶ段）、右前叶上段（Ⅷ段）（图 6-2）。对应断面肝叶分段如下（图 6-3~图 6-5）。

在平扫 CT 上，肝脏轮廓光滑清晰，肝实质密度均匀，CT 值 54~60 HU，密度高于同层面脾脏与胰腺密度，肝内血管显示为管状或椭圆形低密度影（图 6-6）。

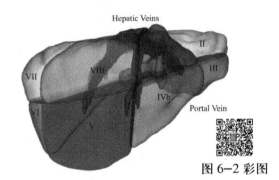

图 6-2 彩图

图 6-2　Couinaud 肝段划分法示意图

（引自 Oliveira DA, Feitosa RQ, Correia MM. Segmentation of liver, its vessels and lesions from CT images for surgical planning. Biomed Eng Online, 2011, 10: 30.）

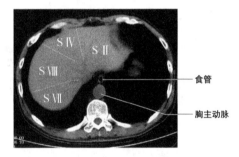

图 6-3　肝脏横断面分段（经第二肝门层面）

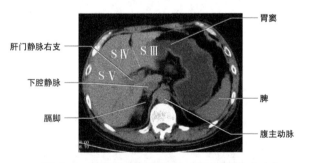

图 6-4　肝脏横断面分段（经门静脉右支）

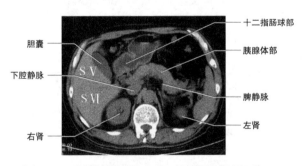

图 6-5　肝脏横断面分段（经胰体部层面）

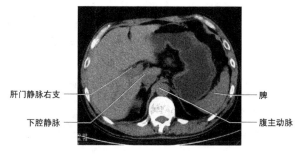

图 6-6　腹部 CT 平扫

肝脏由肝动脉和门静脉双重供血，其中门静脉血供占 75%。肝动脉、门静脉及左右肝管经第一肝门进入肝脏，肝左、中、右静脉则于肝脏顶部第二肝门处汇入下腔静脉。肝脏三期动态增强扫描中，肝实质及肝内血管具有不同表现。

（1）动脉期（图 6-7）　肝实质密度与平扫密度相似，肝动脉显著强化，呈高密度影，门静脉呈轻度强化，肝静脉无强化。

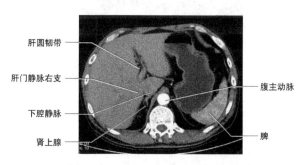

图 6-7　腹部 CT 增强（动脉期）

（2）门脉期（图 6-8）　肝实质明显强化，此时门静脉明显强化，肝静脉轻度强化。

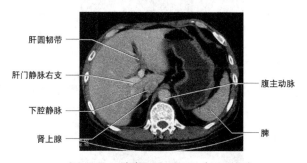

图 6-8　腹部 CT 增强（门脉期）

（3）延迟期（图 6-9）　肝实质保持明显强化，门静脉强化程度减弱，肝静脉强化程度略高于肝实质。

在 MRI 影像表现中，正常肝实质的信号等于或略高于邻近肌肉信号。平扫 T_1WI 正常肝实质信号高于脾脏（图 6-10），T_2WI 上信号低于脾信号（图 6-11）。肝内血管由于血液流空效应，在 T_1WI 和 T_2WI 上都呈黑色流空信号。

MRI 增强扫描显示肝实质均匀强化，信号强度增高（图 6-12）。

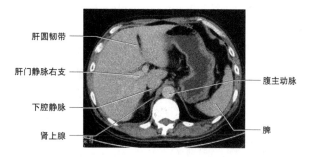

图 6-9　腹部 CT 增强（延迟期）

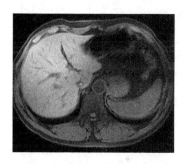

图 6-10　肝脏 MRI T_1WI 表现（序列：T_1FSPGR）

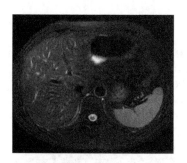

图 6-11　肝脏 MRI T_2WI 表现（序列：T_2FSPGR）

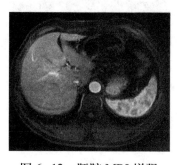

图 6-12　肝脏 MRI 增强

二、胆系正常影像解剖

经内镜逆行胆胰管造影（endoscopic retrograde cholangio-pancreaticography，ERCP）可清晰显示胆道解剖结构。正常肝外胆道包括左、右肝管，肝总管，胆囊管和胆总管。树枝状分布的肝内胆管分别形成左、右肝管，左、右肝管汇合为内径 4~6 mm 的肝总管，肝总管下端与胆囊管汇合为内径 6~8 mm 胆总管。胆总管向下沿胰头与十二指肠降部间隙穿行，最终斜穿十二指肠降部后内侧壁与胰管汇合，形成肝胰壶腹（Vater 壶腹），开口于十二指肠大乳头，分为十二指肠上段、十二指肠后段、胰腺段和十二指肠壁段。

在 CT 表现中，正常胆囊为卵圆形或梨形，边界清晰，壁菲薄，1~2 mm，内部胆汁密度接近于水。胆囊一般位于肝脏左内叶的胆囊窝内，但其位置变异较多。由左右肝管汇合而成的肝总管位于肝门处，CT 平扫呈类圆形低密度影，直径 3~5 mm。肝总管下端与胆囊管汇合成胆总管，胆总管直径 6~8 mm，大于 8 mm 即为胆总管扩张。胆总管下段被胰头包绕或经十二指肠降段与胰头之间或位于胰头内侧，CT 增强后胰腺实质强化，胆总管显示更清晰。

在 T_1WI 上胆囊内胆汁呈均匀低信号，有时会有分层现象。T_2WI 上胆汁呈均匀高信号。通过磁共振胆胰管造影术（MRCP）可以清晰观察胆囊形态（图 6-13）。

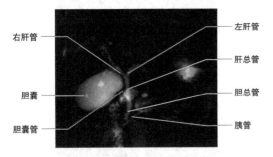

图 6-13　磁共振胆胰管造影术（MRCP）正常表现

三、胰腺正常影像解剖

胰腺属于腹膜后脏器，位于第 1~ 第 2 腰椎水平，分为头、颈、体、尾四部分。胰头被十二指肠曲包绕，胰头向下延伸形成钩突。胰头部膨大，正常胰头的厚度不应超过同层面椎体横径。胰头、体部位于肾旁前间隙内，体部后方伴行有脾静脉，与肠系膜上静脉于胰颈后方汇合至门静脉，胰体部前方隔网膜囊与胃后壁相邻。胰尾部指向脾门。CT 平扫胰腺呈条带状软组织密度影，边缘清晰呈波浪状或锯齿状。胰腺的供血动脉复杂，它并不像肝、脾、肾等实质器官有固定的"门"供血管进出，其动脉是围绕胰腺周围分布并相互吻合形成的复杂血管网。总体来看，胰腺的动脉来自腹腔干的分支及肠系膜上动脉。CT 增强后动脉期胰腺实质明显强化（图 6-14），门脉期强化程度减低（图 6-15）。主胰管直径约 2 mm，未扩张时显示不清。

胰腺实质在 T_1WI 上呈中等信号（图 6-16），

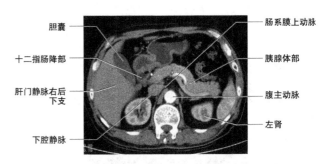

图 6-14　腹部增强 CT 动脉期（胰腺体部层面）

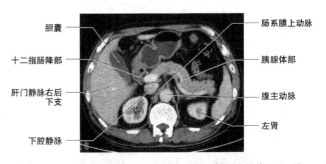

图 6-15　腹部增强 CT 门静脉期（胰腺体部层面）

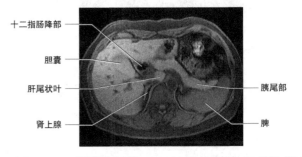

图 6-16　胰腺体尾部 MRI 扫描（序列：T_1 FSPGR）

在 T_2WI 上呈灰黑信号（图 6-17），增强后，胰腺信号强度与肝脏相似。胰腺背侧的脾静脉与胰腺体尾部伴行，门脉期呈高信号影（图 6-18）。

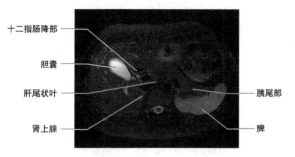

图 6-17 胰腺体尾部 MRI 扫描（序列：T_2 FSPGR）

十二指肠降部
胆囊
肝尾状叶
肾上腺
胰尾部
脾

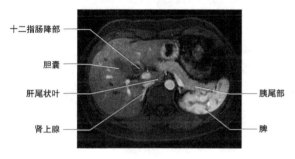

图 6-18 胰腺体尾部 MRI 增强扫描

十二指肠降部
胆囊
肝尾状叶
肾上腺
胰尾部
脾

四、脾脏正常影像解剖

脾脏位于左上腹后方，其外侧面轮廓光滑清晰，内侧凹陷处为脾门，是脾动、静脉的入口。脾动脉是腹主动脉的分支，脾静脉汇入门静脉。在 CT 横断面上脾周对应肋单位超过 5 个，或最大头尾径超过 12 cm 则考虑脾大。CT 平扫示脾实质密度均匀，CT 值较肝脏低 5~10 HU。增强后动脉期早期可见特征性花斑样强化，静脉期及延迟期呈均匀强化（图 6-19）。在 T_1WI 上，正常脾脏信号强度低于肝实质，但稍高于肌肉，在 T_2WI 上信号强度则高于肝。

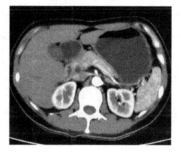

图 6-19 腹部增强 CT 动脉期脾脏花斑样强化

（王思齐 廖海波 汪建华）

第二节 医学影像技术的合理应用及检查前准备

一、CT 扫描技术

1. 适应证

（1）肝脏、胆囊：①肝肿瘤、肝囊肿、肝脓肿、脂肪肝、肝硬化、胆管占位性病变、胆管扩张、胆囊炎和胆结石等；②鉴别肝脏肿瘤；③评估肝脏肿瘤的性质、大小、范围及转移情况（肝静脉、门静脉和下腔静脉内有无瘤栓形成等）。

（2）脾脏：①确定脾脏的大小、形态、内部结构和先天变异等；②鉴别脾脏良恶性肿瘤、炎症及外伤引起的出血等。

（3）胰腺：①确定急性胰腺炎的类型、炎症渗出的范围、有无假性囊肿形成及合并症，为外科治疗提供依据；②显示慢性胰腺炎微小的钙化、结石，为内科保守治疗或手术后随访观察疗效；③确定有无肿瘤，肿瘤的来源、部位和范围；④鉴别外伤后胰腺有无出血。

（4）观察有无腹膜后腔的淋巴结转移、炎症和血肿等。

2. 相关准备

①检查前少渣饮食，1 周内禁服含金属的药物或行消化道钡剂造影；②检查当日禁食 4 h 以上，不禁水；③检查前 15~20 min 口服温水 500~1 000 mL，检查前即刻在检查床上再服 200~300 mL（使胃及十二指肠壶腹部充盈，形成良好对比）。

3. 技术要点

仰卧位，足先进，两臂上举，身体置于检查床正中间。定位像采用腹部正位像，用于确定扫描基线和精准扫描范围。扫描范围：肝脏、脾脏从膈顶扫描至脾下角；胆囊及胰腺从肝门扫描至胰腺下缘；腹膜后腔从肝门扫描到髂前上棘。常规螺旋扫描，采用标准或软组织重建算法，适当调节窗宽和窗位。

常规增强扫描采用静脉注射对比剂方法，肝脏、脾脏通常采用三期扫描，动脉期延迟 25~30 秒，门静脉期延迟 50~60 秒，实质期延迟 120~180 秒；胰腺增强扫描通常采用双期扫描，动脉期延迟 35~40 秒，胰腺期延迟 65~70 秒。腹部 CTA 用于显示腹主动脉及其分支血管，诊断腹主动脉夹层、腹主动脉瘤、肝血管异常及肾动脉狭窄等，通常采用 MPR、MIP、SSD、VR 等后处理技术。门静脉及下腔静脉 CT 成像门静脉延迟时间 50~60 秒，下腔静脉延迟时间 90~110 秒，对扫描后获得的薄层轴面图像进行 MPR 重组。

二、肝、胆、脾 MRI 技术

1. 适应证

基本与 CT 类似。

2. 相关准备

基本 CT 检查类似。

3. 技术要点

体部、心脏相控阵线圈。体位：仰卧位，头先进。用呼吸触发（婴幼儿呼吸频率过快、幅度过小时可不选用）。平扫序列：轴面呼吸触发快速自旋回波 fs-T_2WI 序列（呼吸不均匀者可选用屏气 fs-T_2WI 序列）、快速梯度回波水－脂同反相位（双回波）T_1WI 屏气采集序列，在设备性能允许的情况下加扫 DWI 序列，扫描范围覆盖肝、胆、脾；冠状面单次激发快速自旋回波 T_2WI 屏气采集序列。增强扫描序列：轴面快速梯度回波三维 T_1WI 动态容积屏气采集序列，低场设备可选用二维序列行三期以上动态扫描，并补充冠状面图像。

4. 图像要求

①完整显示靶器官及病变区域；②呼吸运动伪影、血管搏动伪影及并行采集伪影不影响影像诊断；③轴面呼吸触发快速自旋回波 fs-T_2WI 序列为必选项，在设备条件允许的情况下，轴面 T_1WI 序列优先选择梯度回波－水－脂双相位 T_1WI 序列或非对称回波水脂分离 T_1WI 序列，尽可能使用 DWI 序列；④至少显示动脉期、门静脉期及平衡期影像；⑤提供 MPR、MIP 及曲面重组胆管像。

三、胰腺 MRI 技术

1. 适应证

基本与 CT 类似。

2. 相关准备

基本 CT 检查类似。

3. 技术要点

体部、心脏相控阵线圈。仰卧位，头先进。尽量选择薄层、高空间分辨率扫描。轴面呼吸触发快速自旋回波 fs-T_2WI 序列（呼吸不均匀者可选用屏气 fs-T_2WI 序列）、快速梯度回波 fs-T_1WI（必要时可加扫同反相位 T_1WI 序列），在设备性能允许的情况下加 DWI 序列；冠状面单次激发快速自旋回波－T_2WI 屏气采集序列。增强扫描序列：采用轴面快速梯度回波三维 T_1WI 屏气采集序列行三期或多期扫描，低场设备可行二维扫描，并补充冠状面扫描。

4. 图像要求

①清晰显示胰腺、十二指肠壶腹部及病变区域

结构；②呼吸运动伪影、血管搏动伪影及并行采集伪影不影响诊断；③轴面快速自旋回波 fs-T$_2$WI 及梯度回波 fs-T$_1$WI 为必选项，尽量选择 DWI 序列；④提供动脉期（或动脉早、晚期）、静脉期及延迟期图像；⑤提供三维 T$_1$WI 增强扫描 MPR 像；⑥拟诊为胰腺恶性肿瘤的患者，至少有 1 个序列覆盖全肝，以观察有无肝脏转移。

四、磁共振胰胆管水成像

1. 适应证

胰胆管水成像（magnetic resonance cholangio pancreato graphy，MRCP）是临床上最常用的水成像技术，其主要适应证包括：胆道结石、肿瘤、炎症，胆管的先天性疾病和变异，胰腺肿瘤、慢性炎症等。

2. 技术要点

体部、心脏相控阵线圈。包括单次激发厚层块二维重 T$_2$ MRCP 序列和呼吸触发快速自旋回波三维重 T$_2$ MRCP 序列。MRCP 不宜单独进行，应结合肝、胆、胰、脾的平扫和（或）三维动态增强扫描技术。婴幼儿呼吸频率过快及幅度过小时可不使用呼吸触发。

3. 图像要求

①清晰显示肝内外胆管、胰管及病变区域；②呼吸运动伪影、血管搏动伪影及并行采集伪影不影响诊断；③单次激发二维 MRCP 序列多角度扫描、多次激发三维 MRCP 序列提供 MIP 重组多角度旋转的三维胰胆管成像。

（任方远）

第三节 主要病例

一、肝脏病变

病例 1
【简要病史】

患者，男，28 岁。肝区不适数月，血常规发现三酰甘油升高（3.34 mmol/L）。

【影像资料】

见图 6-20。

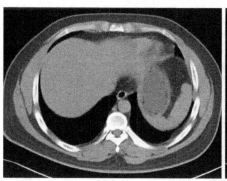
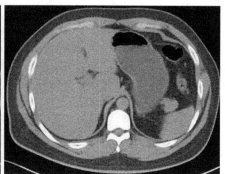

A. CT 平扫肝静脉平面　　　　　　　　B. CT 平扫肝门平面

图 6-20　脂肪肝

【影像分析】

肝脏形态饱满，略肿胀，各叶比例适当，肝实质密度均匀减低，略低于同层脾脏密度。

【影像诊断】

中度脂肪肝。

【最终结果】

脂肪肝，高脂血症。

病例2

【简要病史】

患者，女，47岁。乳腺癌化疗后复查。

【影像资料】

见图6-21。

【影像分析】

肝脏形态规则，各叶比例适当，MRI同相位（图6-21A）显示肝内信号稍高，质地均匀，反相位（图6-21B）显示肝实质信号明显下降，但尾状叶（图6-21B白箭头）和肝门区域信号尚好，提示脂肪肝。

【影像诊断】

脂肪肝，药物性肝损伤考虑。

【最终结果】

脂肪肝（中度），药物性肝脏损伤。

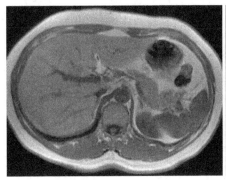 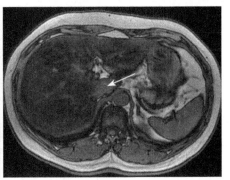

A. MRI同相位（肝门平面）　　　　B. MRI反相位（同层面）

图6-21　脂肪肝

病例3

【简要病史】

患者，男，44岁。胆囊结石入院。

【影像资料】

见图6-22。

【影像分析】

肝脏大小形态规则，各叶比例适当，肝实质密度明显减低，明显低于同层面脾脏密度，门静脉和肝静脉血管在低密度脂肪肝背景下显示清晰，呈相对高密度（图6-22A，图6-22B白箭头)，考虑重度脂肪肝。

【影像诊断】

重度脂肪肝。

【最终结果】

重度脂肪肝。

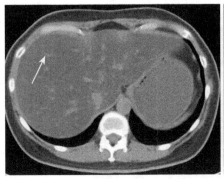 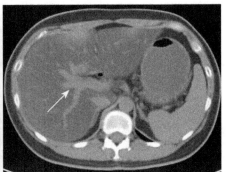

A. CT平扫　　　　　　　　　　B. CT平扫

图6-22　脂肪肝

病例 4

【简要病史】

患者，女，48 岁。发现血脂增高 3 年，B 超提示肝脏回声较亮，左叶见更亮回声区

【影像资料】

见图 6-23。

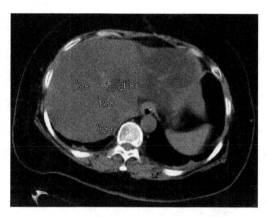

图 6-23 CT 平扫

【影像分析】

肝脏形态规则，略饱满，肝脏实质密度不均匀减低，肝右叶平均 CT 值为 12 HU 左右，低于同层面脾脏密度，肝左叶见一更低密度区，其内血管影呈相对高密度。余肝实质内未见明显占位性病变。

【影像诊断】

脂肪肝

【最终结果】

重度脂肪肝，高脂血症。

【概述】

脂肪肝（fatty liver）又称肝内脂肪变性，是指各种原因导致脂肪（主要为三酰甘油）在肝细胞内过多的蓄积，超过肝湿重的 5%，或组织学上每单位面积 30% 以上的肝细胞脂肪变性。多种因素可引起脂肪肝，包括三酰甘油摄入过多，脂质代谢障碍和载脂蛋白减少等（表 6-1），

表 6-1 脂肪肝的常见病因和发病机制

病因		发病机制
酒精性	长期过量饮酒	乙醇、乙醛损伤肝细胞，导致反复脂肪变性。
非酒精性	肥胖性	高糖高脂饮食，血脂升高，肝细胞内脂肪堆积。
	营养不良性	蛋白质缺乏，载脂蛋白量减少，甘油三酯积存在肝内。
	糖尿病性	脂质代谢紊乱，外周脂肪分解增加，血游离脂肪酸增多
	药物性	抑制蛋白质合成、干扰蛋白质代谢
	妊娠性	妊娠的激素变化可导致脂肪酸代谢障碍。
	其他疾病	结核、肺炎、败血症和病毒性肝炎

1. 临床表现

临床上分为酒精性脂肪性肝病（alcoholic fatty liver disease，AFLD）和非酒精性脂肪性肝病（non-alcoholic fatty liver disease，NAFLD） 后者又分为非酒精性单纯性脂肪肝（nonalcoholic simple fatty liver，NAFL）和非酒精性脂肪性肝炎（nonalcoholic steatohepatitis，NASH）（表 6-1，表 6-2）。NAFLD 发病率在发达国家较高，为 20%~40%，目前发展中国家也逐渐增多，亚洲国家普通成人目前发病率为 12%~13%。该病与肥胖、糖尿病、血脂异常和高血压相关，是代谢综合征的肝脏表现形式，严重者可进展为肝硬化甚至肝脏衰竭（表 6-2）。

2. 影像表现

脂肪肝，尤其是 NAFLD 是近年来临床研究的重点，细针肝穿刺活检是判断脂肪肝程度及定量分析的"金标准"，但其为有创检查，并不能为所有患者接受，况且存在取样少，误差大以及不能直观反映脂肪浸润情况等缺点，超声、CT 和 MRI 等影像学检查有无创性、直观性和可重复性等特点，是

表 6-2 脂肪肝分类及转归

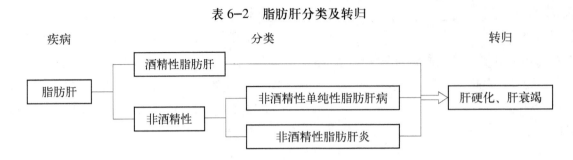

目前诊断脂肪肝较好的检查手段,对脂肪肝定性和脂肪含量的定量评估有重要价值。

(1)超声 因经济便捷,无辐射,是脂肪肝首选的检查方法,具备以下 3 项中的 2 项者可诊断为弥漫性脂肪肝:①肝脏近场回声弥漫性增强,呈"明亮肝";②肝内管道结构显示不清;③肝脏远场回声逐渐衰减。临床上分为轻、中和重度三个级别,分级标准见表 6-3。局灶性脂肪肝的诊断需注意与其他疾病鉴别。

(2)CT 是诊断脂肪肝的重要手段,正常肝脏因糖原储存高,CT 密度高于脾脏,而脂肪肝因糖原被脂肪替代,呈现低密度。脂肪肝在 CT 图像上可呈两种表现:①弥漫性脂肪肝,表现为肝脏体积正常或稍增大,肝脏密度均匀减低,低于同层脾脏密度(图 6-20),重度脂肪肝者肝脏密度低于门

静脉和肝静脉血管(图 6-22),诊断一般参考脾脏的密度,同一层面肝脏的 CT 值与脾脏相当即可怀疑脂肪肝,低于脾脏则脂肪肝诊断成立,分为轻、中、重三级(表 6-3),CT 平扫对弥漫性脂肪肝诊断的敏感性和特异性均较高。②局限性脂肪肝,CT 表现为肝内不规则、地图状或扇形分布的密度减低影,常发生在镰状韧带附近,血管的分界区域(因营养局部缺乏所致),病灶可有直线样边界,无占位效应,多呈水样密度或脂肪密度,注射对比剂后病灶动脉期无强化,门静脉和延迟期与肝实质强化程度相似或稍低,病变区内血管走形自然,无移位,CT 平扫有时难与其他疾病鉴别,需增强扫描。值得一提的是,尾状叶和靠近肝门区的部分肝组织接受迷走血管供血,门静脉供血相对较少,因此脂肪肝时常不累及该区域。

表 6-3 CT 和超声(包括弹性成像)诊断脂肪肝的分级标准

	肝脾 CT 值比 *	US#
轻度(1 级)	0.7 <比值≤ 1.0	肝脏大小正常,回声轻度增强、细密,分布均匀,远场回声衰减不明显,可见肝内管道和膈肌边界。弹性成像 240 dB/m ≤ FAP 值 <265 dB/m。
中度(2 级)	0.5 <比值≤ 0.7	肝脏大小正常或稍大,肝回声中度增强、细密,分布较均匀,远场回声轻度衰减,肝内管道和膈肌边界尚可见,弹性成像 265 dB/m ≤ FAP 值 < 295 dB/m
重度(3 级)	比值≤ 0.5	肝脏体积增大,肝回声明显增强(明亮肝)、细密,肝内管道结构模糊不清,远场回声明显衰减,膈肌显示不清。弹性成像 FAP 值≥ 295 dB/m

* 参照美国肝病学会脂肪性肝病诊疗指南,CT 脂肪肝分级标准以肝、脾平均 CT 值的比值为依据。# 超声弹性成像诊断脂肪肝:按脂肪衰减参数(fat attenuation parameter,FAP)值大小,即 FAP 值(dB/m)。

(3)MRI 是诊断脂肪肝的重要补充检查方法,使用梯度回波 T_1WI 同反相位成像技术,双回波技术,能提高脂肪肝与正常肝脏的信号对比,明显提高脂肪肝的检出率。当肝脏发生脂肪沉积时,表现为同相位信号增高而反相位信号减低,两者差

异增大(图 6-21)。MR 波谱成像(MRS)可直接定量测量肝细胞中脂肪的含量,更精细地分析肝内脂肪的组成成分及脂质代谢。单体素 1H-MRS 中每一化合物物质都有自己特有的特征峰的化学位移。脂肪肝时,脂类波峰下面积增大,并在 1.3 ppm 下

可见甲基（CH2）达到峰值。测量水和三酰甘油（Lip）波峰下面积，可根据公式计算出 PDFF=Lip/（Lip+水）×100% 来表示肝脏的脂肪含量。

脂肪肝是可逆性肝脏病变，当致病因素去除后脂肪肝可逐渐恢复为正常肝脏。戒酒、低脂饮食和多运动等有利于肝脏恢复正常。但严重病例，尤其伴随难治性病因的患者，肝脏将逐渐纤维化，肝硬化甚至肝衰竭。文献报道 NASH 较 NAFL 患者更容易出现肝硬化。对脂肪肝的诊断应结合临床症状、病因和病程等信息综合考虑，有利于指导临床更好治疗。

3. 诊断要点

肝内弥漫性或局灶性密度减低影，边界模糊，CT 值低于脾脏；MRI 反相位信号减低；无占位效应，内部血管走行正常。

4. 鉴别诊断

（1）弥漫性脂肪肝　CT 上应与肝炎急性期、肝脏急性中毒、肝脏水肿等导致肝脏体积增大和密度减低的病变鉴别。肝脏密度普遍降低，但尾状叶、肝门附近肝组织不受累是弥漫性脂肪肝的 CT 特点，而其他弥漫性肝病各区域同时受累。MRI 同反相位和 MRS 助于鉴别。

（2）局灶性脂肪肝　应与肝内的其他低密度占位鉴别，局灶性脂肪肝内血管走形规则（图 6-23），增强后强化规律与正常肝组织类似，门静脉期呈等或稍低密度，病灶内密度均匀，而其他肝内占位性病变密度不均匀，强化方式与正常肝脏也有很大区别。掌握发病机制，病变肝内分布特点，结合血脂或其他影响脂质代谢的基础疾病有助于脂肪肝的鉴别诊断。

病例 5

【简要病史】

患者，男，47 岁。乙肝病史十余年，腹痛腹胀入院。

【影像资料】

见图 6-24。

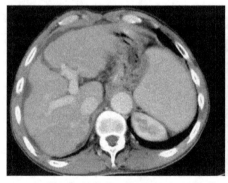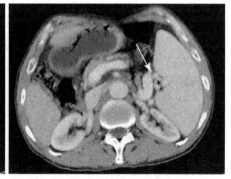

A. CT 增强门静脉期（门静脉分叉平面）　　B. CT 增强门静脉期（脾门平面）

图 6-24　肝硬化

【影像分析】

肝脏形态不规则，肝裂增宽（图 6-24A），肝脏质地粗糙，实质内未见明显占位性病变。肝脏包膜下见弧形液性密度影，门静脉、脾静脉增粗（图 6-24B 白箭头），脾脏增大。

【影像诊断】

肝硬化，门静脉高压，脾脏增大，腹腔少许积液。

【最终结果】

肝硬化代偿期。

【概述】

肝硬化（cirrhosis）是慢性肝脏损伤过程的中后期阶段，以不断进展的肝细胞变性、坏死、再生、纤维组织增生、肝脏结构和血管循环体系改建为特征的一种病理过程。肝炎、血吸虫病、酒精中毒、营养缺乏、慢性胆道梗阻、心血管疾病和慢性药物中毒等均可导致肝硬化，我国以病毒性肝炎后肝硬化为主要病因。

1. 临床表现

患者临床上以肝功能损害和门静脉高压为主要

表现，临床症状取决于肝硬化的严重程度，肝硬化代偿期无明显不适或仅有疲乏、腹胀等；失代偿期肝脏体积缩小，腹水、脾脏肿大、食管静脉曲张，晚期出现黄疸、上消化道出血、肝性脑病等，预后不良。

病理特点：肝硬化是肝脏炎性损伤、纤维化和再生的动态变化过程，微小结节可转变为大结节性肝硬化，而后者发生肝癌的比例更高。根据Anthony分类方法肝硬化大体上分为三种类型（表6-4，图6-25，图6-26）。

正常肝组织的肝小叶大小均匀，小叶间隔厚薄均匀，肝硬化后小叶不规则坏死，小叶间隔增厚。

表6-4 肝硬化大体分型及特点

大体分型	肝硬化特征
小结节肝硬化	肝脏再生结节一般小于3 mm，纤维间隔窄，病变结构均匀
大结节性肝硬化	再生结节直径 ≥ 3 mm，有些可达2~3 cm，大小差异较大
混合性肝硬化	同时具备上述中大、小结节性肝硬化的形态表现，纤维间隔中有炎症反应，被视为活动性肝硬化的标志。

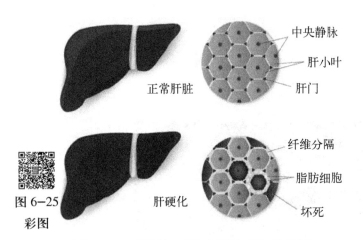

图6-25 彩图

图6-25 正常肝组织与肝硬化结构示意图

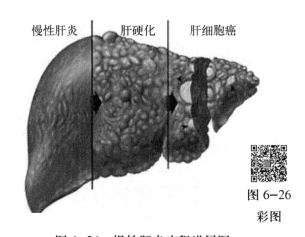

图6-26 彩图

图6-26 慢性肝炎病程进展图

慢性肝病患者肝脏质地较正常肝脏粗糙，肝硬化后肝小叶纤维化和再生结节导致肝脏内多发颗粒状改变，后期硬化结节增大，腺瘤化，导致肝癌的发生。

肝硬化又可以分为：

（1）门脉性肝硬化 早期肝脏体积正常或略大，伴脂肪变性。后期体积缩小，重量减轻，硬度增加，肝脏表面可见颗粒和结节，肝实质纤维组织增生与肝细胞再生形成假小叶。

（2）坏死后性肝硬化 肝脏体积缩小，左叶明显，质地变硬，大小不一的结节。镜下见肝脏实质灶状、带状坏死，纤维间隔不规则、厚薄不均，假小叶大小不等，形态各异。

（3）胆汁性肝硬化 该型少见，常发生于中老年女性，病理特点为进行性、非化脓性、破坏性肝内小胆管炎，最终可发展至肝硬化。

肝硬化常见的并发症包括：①门静脉高压，食管胃底静脉曲张和出血，脾脏增大和功能亢进；②失代偿期出现肝性脑病等。前者为门静脉高压所致的一系列并发症，后者为肝脏功能失代偿出现的代谢紊乱。

2.影像表现

（1）CT表现 CT检查是肝硬化较为方便的影像检查方法，可全面显示肝脏的形态学改变和周围器官或脏器的并发症表现，如腹水、门脉高压和食管胃底静脉曲张、门静脉血栓等（表6-5）。CT增强扫描对小肝癌和门脉血栓的探查有重要价值（图6-27）。

表6-5 不同时期肝硬化的CT表现

肝硬化分期	CT表现
早期	体积正常或增大（炎性肿胀），外形可无明显改变。密度可轻微降低肝动脉分支及胆管系统形态正常
中期	肝脏体积缩小，边缘波浪状，密度稍高于正常肝脏，可见不同形态的再生结节，可伴发肝癌。肝动脉分支略有扩张、迂曲。脾脏增大，侧支循环开放等。
晚期	肝脏体积严重缩小，比例失调，右叶萎缩左叶和尾状叶增生，边缘凸凹不平，肝裂增宽，肝实质密度不均匀。脾脏增大。肝动脉分支扭曲，呈枯枝状或聚拢呈螺旋状。门脉增粗，排空延迟，小分支变细，数目减少，侧支静脉开放，腹腔积液等。

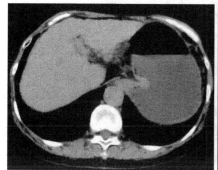 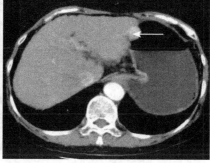 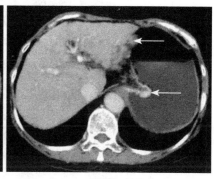

A. CT平扫　　　　　　　　B. CT增强动脉期　　　　　　　C. CT增强门静脉期

图6-27 肝硬化，食管、胃底静脉曲张，左叶原发性肝癌

患者，男，52岁。乙肝病史多年。肝脏形态不规则，边缘呈锯齿状，肝裂增宽，食管-胃底增厚，门静脉期明显强化（图6-27C黑箭头）。动脉期肝脏左叶见小结节状异常强化影（图6-27B白箭头），边界清晰，门静脉期呈稍低密度（图6-27C白箭头）

（2）MRI表现　MRI检查可作为辅助检查手段，不需要另外注射对比剂即可显示门静脉血栓形成和侧支循环。MRI的弥散成像即对比增强检查对肝硬化结节与早期的癌结节有非常重要的鉴别价值。

（3）超声检查　对肝脏的诊断价值介于CT平扫和增强之间，可以发现肝脏形态的变化，肝内回声异常和再生结节，肝静脉、肝动脉、门静脉管径和流速的改变，侧支循环血管显影，脾大，腹水等。肝硬化结节回声弥漫增强增粗，深部回声衰减，可见低回声再生结节，肝静脉血管变细，走向显示不清。

（4）DSA检查　间接或直接门静脉造影可反映门静脉高压及曲张静脉的情况，采用经颈静脉肝内门体分流术可对不适宜外科手术分流的门脉高压患者进行介入治疗，还可应用经门体侧支介入治疗胃静脉曲张。

3. 诊断要点

影像学上发现肝脏的形态学改变和周围器官或脏器的并发症表现，如腹水、门脉高压和食管胃底静脉曲张、门静脉血栓等，再结合患者乙肝病史，可明确肝硬化诊断。

4. 鉴别诊断

结合肝脏体积、外形和质地的原发性改变，以及门静脉高压、侧支循环开放、脾脏增大和腹水等继发改变，肝硬化诊断一般不难。

肝硬化再生结节与早期肝癌的鉴别是影像诊断的重点和难点：肝硬化结节癌变后同样遵循"快进快出"的肝癌基本特点，动脉期显示明显快速强化，门静脉期其强化程度低于正常肝实质。MRI再生结节T_1WI等信号，T_2WI低信号，当结节T_2WI呈等信号或高信号，DWI弥散受限时提示癌变。

病例 6

【简要病史】

患者，男，37 岁。左上腹胀痛不适 3 月余，乙肝病史 10 余年，APF 933.6 ng/mL。

【影像资料】

见图 6-28。

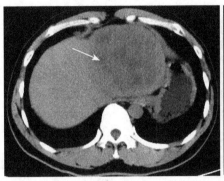

A. CT 平扫

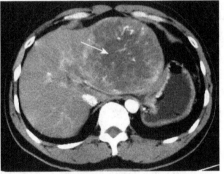

B. CT 增强动脉期

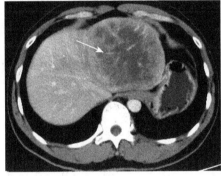

C. CT 增强门静脉期

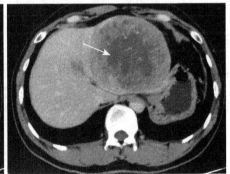

D. CT 增强延迟期

图 6-28 肝细胞肝癌

【影像分析】

肝脏左叶见一类圆形巨大占位影，边缘光整，周围见"假包膜"（图 6-28A~ 图 6-28D 白箭头），病灶内部密度不均匀，动脉期明显强化，瘤内见多个粗细不均的异常分布动脉血管影，门静脉期病灶强化幅度略有下降，延迟期病灶呈相对低强化，中心低密度区始终强化不明显。总体强化趋势呈"速升速降型"。

【影像诊断】

肝左叶恶性肿瘤，原发性肝癌或肝脏肉瘤可能性大。

【后续影像资料】

见图 6-29。

【影像分析】

术后两周图像，病灶切除完整，术区未见残余肿瘤组织，患者状况良好。

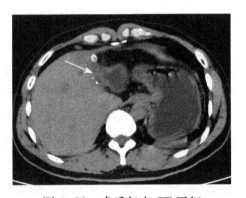

图 6-29 术后复查 CT 平扫

【最终结果】

肝细胞肝癌。

病例 7

【简要病史】

患者，男，47 岁。B 超发现肝右叶占位 2 周，乙肝病史 10 余年。

【影像资料】

见图 6-30。

【影像分析】

肝右叶见一类圆形低密度影（图 6-30A~ 图 6-30D 白箭头），边界清晰，平扫呈稍低密度。增强后动脉期病灶明显强化，不均匀，门静脉期强化幅度与正常肝组织类似，病灶周围可见"假包膜"，内部见斑片状低强化区，延迟期病灶呈相对低密度。最大密度投影冠状位图像（图 6-30E）清晰显示迂曲的肿瘤供血动脉。

【影像诊断】

肝右叶原发性肝癌。

【最终结果】

肝细胞肝癌。

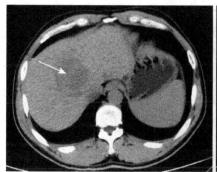
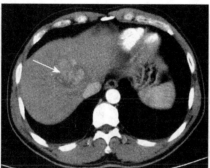
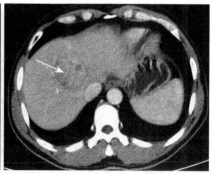

A. CT 平扫　　　　　B. CT 增强动脉期　　　　　C. CT 增强门静脉期

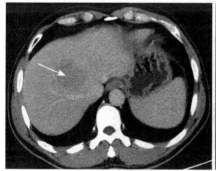
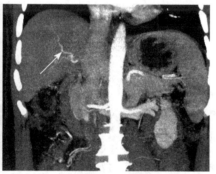

D. CT 增强延迟期　　　　E. 冠状位 MIP 图

图 6-30　肝细胞肝癌

病例 8

【简要病史】

男，60 岁，乙肝病史 20 余年，发现 AFP 升高 1 个月。

【影像资料】

见图 6-31。

【影像分析】

肝左叶见一结节状稍低密度区，动脉期呈明显均匀强化，门静脉期呈等密度强化，延迟期呈相对低强化。病灶边界清晰，动脉期似有包膜。肝脏体积整体偏小，质地粗糙，脾脏体积增大。该肿瘤极易漏诊，其他几期基本呈等或稍低密度，不易发现病灶，但动脉期明显强化，凸显肝癌多期扫描中动脉期扫描的重要性。

【影像诊断】

肝左叶富血供肿瘤，考虑原发性肝癌可能大。

【最终结果】

原发性肝癌。

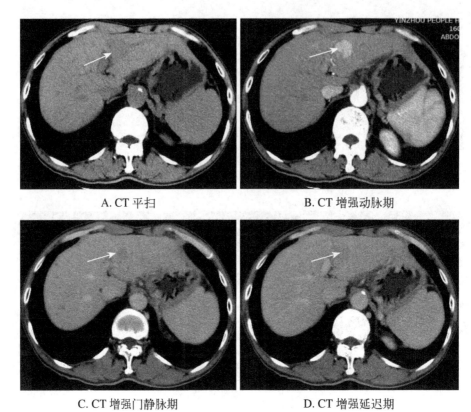

A. CT 平扫   B. CT 增强动脉期

C. CT 增强门静脉期   D. CT 增强延迟期

图 6-31　肝细胞肝癌

病例 9

【简要病史】

患者，女，72 岁。B 超发现肝左叶小结节，乙

肝病史 30 余年。

【影像资料】

见图 6-32。

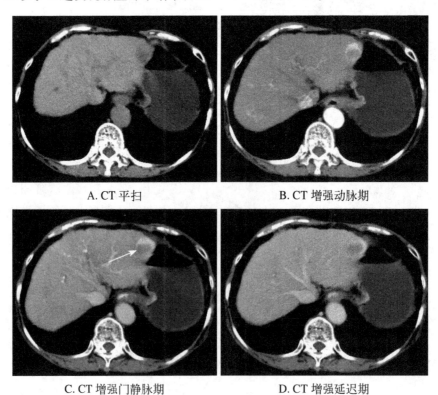

A. CT 平扫   B. CT 增强动脉期

C. CT 增强门静脉期   D. CT 增强延迟期

图 6-32 彩图

图 6-32　肝细胞肝癌

【影像分析】

肝脏体积缩小，质地粗糙，外形欠光整，边缘呈波浪状左叶外侧段见一结节状低密度区，动脉期呈环状强化，强化较明显，门脉期强化幅度略有减退，延迟期呈相对等、低强化，病灶中心区域始终强化不明显（图 6-32A~ 图 6-32D）。

【影像诊断】

原发性肝癌，肝硬化。

【最终结果】

原发性肝癌，肝硬化。

【概述】

肝细胞肝癌（hepatocellular carcinoma，HCC）是最常见的肝脏恶性肿瘤，占原发性肝脏肿瘤的 80% 左右，中国是高发区，与病毒性肝炎所致肝硬化关系密切，尤其是乙型肝炎病毒。

1. 临床表现

患者早期多无明显症状和体征，后期可有肝区疼痛、腹胀、食欲减退、乏力、消瘦、发热等症状；肝大、腹水、黄疸、上消化道出血为晚期症状，也可出现低血糖、红细胞增多症、高血钙类白血病等表现，早期发现是治疗成功的关键。

病理特点：依据大体病理解剖分为三种类型，各种类型影像学表现也有一定差异（表 6-6）。

小肝癌定义为单个癌结节最大直径 ≤ 3 cm，或 2 个癌结节最大直径综合 ≤ 3 cm。

表 6-6 肝癌的大体分型

类型	大体病理	影像表现
巨块型	大于 5 cm，甚至 10 cm 以上	可单个结节，也可由多个结节融合而成
结节型	单个结节直径小于 5 cm	可单发或多发，可为多种新型原发或肝内转移所致
弥漫型	1 cm 以下小结节，多发	弥漫分布，边界不清，多伴有明显肝硬化

2. 影像表现

（1）CT 检查　CT 平扫和增强扫描是诊断肝癌的首选方法，可同时显示肝门血管和胆管受侵情况，后腹膜淋巴结转移。

1）平扫肿瘤大多呈不均匀低密度，癌灶内合并坏死囊变陈旧性出血等现象时密度更低，新鲜出血密度增高，大多数肿瘤边界不清，少数有钙化，边缘清楚的包膜。肿瘤可压迫周围组织，导致肝叶增大，肝内管道和肝门推移。

2）多数患者可见肝硬化、脾脏肿大和腹水，少数有门脉高压和侧支循环形成。

3）正常肝组织肝癌动脉供血占 25% 而门静脉占 75% 左右，但肝癌组织血供比例刚好相反。因此，尽管不同的肝癌在 CT 增强各期强化密度有一定差异，但大多都遵从"快进快出"这一基本影像特征，CT 阅片时要综合观察动脉期和门静脉期病灶的强化趋势，而不应被各期不同强化幅度这一表象迷惑。坏死和囊变区无强化，始终为低密度区（图 6-32）。侵犯门脉时可见门静脉血管内的充盈缺损。出现动静脉瘘时，动脉期静脉早显。

（2）MRI 检查　MRI 平扫和增强为补充检查手段，主要用于肝癌的鉴别诊断。

1）平扫 T_1WI 呈边界不清的低信号，少数可呈等或高信号，如瘤内有脂肪变性、出血、坏死囊变等，可呈不均匀混合信号；在 T_2WI 上信号多高于正常肝组织，随 TE 时间延长，信号减低，边界变得模糊。

2）动态增强扫描强化特征与 CT 相似，肿瘤压迫或浸润血管可形成慢流增强效应，在 T_1WI 上呈高信号；累及门静脉和肝静脉则在管腔内出现充盈缺损。

3）肝癌易侵犯门静脉，肝静脉和下腔静脉，形成癌栓及动静脉瘘，侵犯或压迫胆道，形成阻塞性黄疸，也常有局部或远处转移，可发生自发性破裂出血。

（3）超声检查　超声检查对肝癌的诊断敏感性高于 CT 平扫但低于 CT 增强扫描，常用于肝癌的筛选检查和治疗后的复查。

1）可表现为肝内单个、多个或弥漫性肿块，外周常有声晕存在，肿块内部有多种类型回声，也有低回声型、混合回声型和等回声型。

2）瘤周可出现卫星结节，边界多清楚，有声晕，低回声为主。

3）可见门静脉、肝静脉、下腔静脉癌栓，肝轮廓异常，肝内管道系统推移，胆管阻塞扩张等。

4）彩色多普勒超声上肿瘤内部和边缘可见丰富血流信号，频谱为高阻力，高速度动脉型，肝动脉血流增粗，血流增加。

（4）DSA 检查　目前主要用于栓塞治疗和灌注化疗。

1）动脉期：显示供血动脉增粗，异常血管增多，管径粗细不均匀，紊乱的肿瘤血管及形态不规则的血管湖，动脉血管可呈推移、拉直、分离表现；肿瘤包绕浸润动脉表现为血管僵硬狭窄和闭塞；如有动静脉瘘形成，动脉期可见门静脉或肝静脉显影。

2）毛细血管期：肿瘤染色，坏死区为充盈缺损，肿瘤也可由寄生性侧支供应，少数肝癌呈少血管性改变。

3）实质期：表现为充盈缺损。

3. 诊断要点

①乙肝，肝硬化病史；②AFP 升高；③"假包膜征"；④动态增强呈"速升速降型"；⑤ MRI T$_2$WI 呈稍高信号，DWI 受限。

4. 鉴别诊断

多数患者会经历乙肝、肝硬化、腺瘤样结节至小肝癌这一发展病程，腺瘤样结节与小肝癌结节鉴别是影像诊断的难点，腺瘤样结节癌变以后，病灶血管逐渐增多，肿瘤内部转为动脉供血为主，门静脉供血为辅，与正常肝组织的血供促成刚好相反，表现为动脉期明显强化，门静脉期强化幅度下降，称为"快进快出"的强化特点，结合患者血清甲胎球蛋白指标可提高影像诊断的准确率。

肝癌还需与以下疾病鉴别：

（1）肝血管瘤　动态增强呈典型的"快进慢出"型。

（2）肝细胞腺瘤　无乙肝、肝硬化病史、AFP 阴性；好发于年轻女性，与口服避孕药有关；易出血，内部密度常不均；增强后动脉期明显强化，门脉期及延迟期持续强化。

（3）FNH　无乙肝、肝硬化病史、AFP 阴性；中心可有放射状或不规则低密度瘢痕，增强后瘢痕延迟强化，瘢痕外病灶动脉期明显均匀强化，周围可见增粗扭曲血管，门脉期及延迟期病灶呈等或略低密度。

（4）胆管细胞癌　多位于肝左叶外侧段，边界不清，相邻肝包膜轻度收缩；病灶内或远段可见扩张扭曲的胆管；增强后动脉期强化不明显，门脉期及延迟期强化；肝门部及腹膜后淋巴结出现概率较 HCC 高。

病例 10

【简要病史】

患者，女，50 岁。右上腹不适 1 月余，胃镜发现早期胃癌 1 周，B 超发现肝内占位 3 天。AFP 阴性，乙肝抗原阴性，癌胚抗原 9.75 ng/mL，CA19-9 484.6 U/mL，CA125 38.8 U/mL。

【影像资料】

见图 6-33。

【影像分析】

平扫肝脏左叶内侧段见一类圆形稍低密度影，边界不清，密度欠均匀（图 6-33A），增强扫描动脉期可见肿块边缘厚环状强化，环不完整，肿块内见短条状强化（图 6-33B）。门静脉期及延迟期肿块强化有向中心逐步充填的趋势（图 6-33C，图 6-33D）。胃窦部局部胃壁增厚，中度强化（图 6-33E）病理显示为分化较好的胆管细胞癌（图 6-33F）

【影像诊断】

肝左叶内侧段占位，考虑胆管细胞癌（周围型）；不完全排除胃窦部癌肝脏转移。

【最终结果】

肝左叶胆管细胞癌。

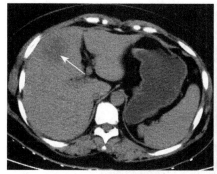
A. CT 平扫

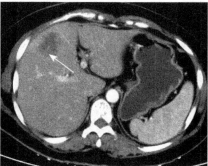
B. CT 增强动脉期

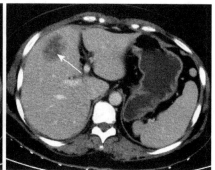
C. CT 增强门静脉期

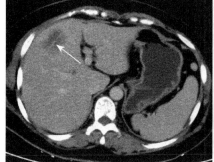
D. CT 增强延迟期

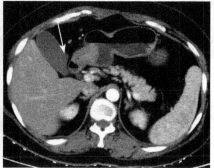
E. 动脉期胃窦部图像

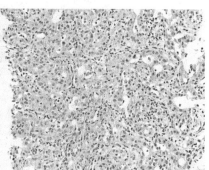
F. 病理图片，HE 染色

图 6-33 肝内胆管细胞癌

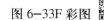
图 6-33F 彩图

病例 11

【简要病史】

患者，男，76 岁。左上腹不适数月，B 超发现肝左叶外侧段占位。乙肝抗原阴性，CA19-9 升高。

【影像资料】

见图 6-34。

【影像分析】

肝脏左叶外侧段见一团块状异常密度影，边界不清晰。CT 平扫呈不均匀低密度，动脉期强化不明显，内见血管包绕征象，门静脉期病灶轻微强化，但仍低于正常肝组织。MRI 显示 T$_2$WI 呈高信号，MRCP 显示病灶内部及周围胆管扭曲，形态改

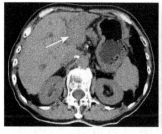
A. CT 平扫

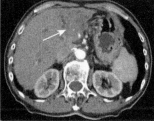
B. CT 增强动脉期

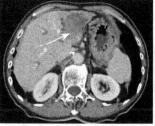
C. CT 增强门静脉期

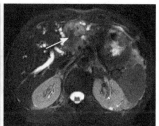
D. MRI T$_2$WI

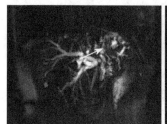
E. MRCP

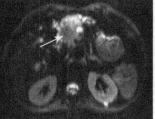
F. DWI

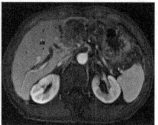
G. MRI T$_1$WI 增强

图 6-34 肝内胆管细胞癌

变。MRI 增强后病灶呈低强化，与周围肝实质呈相对低信号改变。肝内另见多发胆管扩张。

【影像诊断】

肝左叶外侧段占位，首先考虑周围型胆管细胞癌。

【最终结果】

胆管细胞癌。

病例 12

【简要病史】

患者，男，65 岁。右上腹隐痛伴皮肤、巩膜发黄一周，CA19-9，CEA 升高。

【影像资料】

见图 6-35。

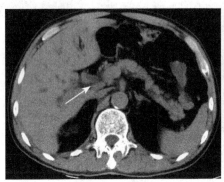
A. CT 平扫

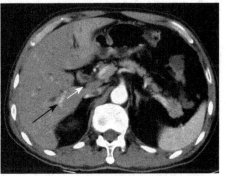
B. CT 增强动脉期

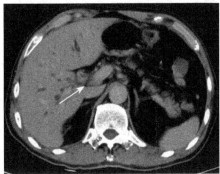
C. CT 增强延迟期

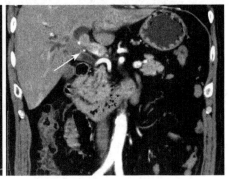
D. 肝门区曲面重建图像

图 6-35 肝门区胆管细胞癌

【影像分析】

肝门区局部胆管壁增厚（图 6-35A），动脉期增厚的胆管壁轻度强化（图 6-35B），门静脉期强化略有增强，延迟期壁强化幅度高于肝脏背景（图 6-35C），曲面重建显示增厚管壁远端的实性肿块（图 6-35D 白箭头）。肝内胆管可见"软藤状"扩张。动脉期可见肝内胆管周围肝组织轻度异常灌注（图 6-35B 黑箭头）。

【影像诊断】

肝门部胆管占位，胆管细胞癌考虑；肝门部炎性狭窄。

【最终结果】

肝门部胆管细胞癌。

【概述】

胆管细胞癌（cholangiocellular carcinoma，CCC）是原发型肝癌的胆管细胞类型，发生于胆管上皮的腺癌，平均发病年龄 50 岁，男女比例相近，与肝硬化、华支睾吸虫感染、Caroli 病、肝内胆石症及硬化性胆管炎等有关。在我国约占原发性肝癌的 5%，国外可高达 20%~30%。

1. 临床表现

上腹部不适和肿块常为胆管癌的首发症状，瘙痒、腹部隐痛和黄疸常常是本病的首发症状，乙肝抗体和 AFP 常阴性，肿瘤标志物 CEA 和 CA-199 阳性，体检可发现肝脏略肿大或黄疸，胆管细胞癌的预后比肝细胞癌差，可能与血供少、对化疗和放疗不敏感以及淋巴结转移率高有关。治疗上以外科切除存活时间最长，5年存活率为15%~20%。

病理特点：根据发生部位可分为肝内胆管癌、肝外胆管癌，本章仅讨论肝内型胆管癌。肝内型胆管癌发生于肝内胆管的二级分支到末梢胆管，又可以分为周围型胆管癌（肿块型）、肝门区胆管癌（中央型）和其他类型胆管癌。周围型胆管癌是最常见的类型，常为单发，肝左叶相对好发，肿瘤无包膜，质硬，常沿周围淋巴管指状浸润，包绕邻近血管及胆管。肝门型胆管癌美国癌症联合委员会定义为累及胆囊管开口以上1/3的肝外胆管，靠近左右肝管分叉处的肝内胆管上皮的腺癌，并常扩展至肝管汇合部一侧或双侧肝管的胆管癌。肿瘤体积很小就可以阻塞胆管，表现为胆道梗阻症状。

2. 影像表现

不同类型胆管癌在CT和MRI上表现不同。

（1）周围型（肿块型）胆管癌

1）平扫：CT显示为肝内分叶或团块状低密度占位，无包膜，边界清或模糊，内可见分支状扩张的胆管影，可合并结石或钙化，肿瘤少见大片裂隙状中央坏死区，但内可见无数小灶状或呈小片状坏死区，黏液型胆管癌因分泌大量黏液形成大片糊状水样低密度区，内有扩张胆管。MR平扫T_1WI为低信号，肿瘤中心见条状、斑点状更低信号区，T_2WI呈等、高信号，信号强度与肿瘤内的纤维成分比例有关，纤维成分多者呈等或低信号，黏液成分或坏死成分增多者呈高信号，凝固性坏死也呈低信号，有学者认为中心T_2WI低信号有助于鉴别肝脏胆管细胞癌与肠源性肝转移性腺癌，后者T_2WI中心呈高信号。

2）增强扫描：周围型胆管细胞癌增强后可以有多种强化方式：①早期边缘强化并随时间推移逐渐向心性强化，呈现"慢进慢出"特点，肿瘤内部可出现短条状或不定形强化，强化程度高于周围的肝组织。②动脉期和门静脉期不强化，只有在延迟扫描时逐渐出现轻度强化。③动脉期瘤周边厚环状强化，环完整或不完整，门脉期强化影扩大，但低于周围肝组织。④动脉期全瘤轻度强化，门脉期呈低密度。⑤可见肝门部及后腹膜淋巴结增大。

（2）肝门型（中央型）胆管癌 肿瘤沿胆管周围浸润性生长，由于常发生于左右肝管分叉处的管腔内，肿瘤体积很小就可以阻塞胆管，临床上表现为进行性无痛性梗阻性黄疸。

CT和MRI显示肝内胆管明显扩张、扭曲，呈"软藤征"，肝门区可见肿块，但也可表现为局部胆管壁增厚及管腔消失，甚至仅表现为扩张的胆管而找不到肿瘤病灶。增强后病灶呈渐进性强化，动脉晚期及门脉期轻中度强化，延迟扫描肿瘤组织仍高与周围肝脏组织。

由于CT扫描平面与肝门部胆道走行不一致，CT多平面重建可很好显示肝门部增厚的胆管壁和结节，对判断肿瘤组织范围，指导外科手术切除有重要作用。MRCP可显示肝门区胆管不规则充盈缺损、截断或环状狭窄，通畅者ERCP的显示效果同MRCP类似，但胆道闭塞者MRCP的显示效果要好于ERCP。

（3）其他类型的肝内胆管细胞癌 包括：①息肉型（管内型）：肿瘤沿胆管壁生长，不侵犯肝实质，②黏液型胆管癌；③鳞状细胞癌；④弥漫型胆管癌；⑤继发于肝吸虫病和慢性化脓性胆管炎的肝内胆管细胞癌等，各有不同特点，因发病率低本章不再赘述。

3. 诊断要点

①实验室检查AFP不高，伴有血吸虫、胆管炎病史；②周围型胆管癌瘤内可见结石或胆管结构，增强扫描病灶周边不完整厚带样强化环及渐进性向心性充盈，表现为"慢进慢出"的强化特征；③肝门部胆管癌表现为胆管壁局限性增厚并强化，远端胆管扩张；④肝门区和腹膜后淋巴结转移常见，少数肝内胆管癌也可出现肝内转移。

病例13

【简要病史】

患者，男，55岁。因胃部肿瘤入院，常规腹部增强扫描发现肝内病变。

【影像资料】

见图6-36。

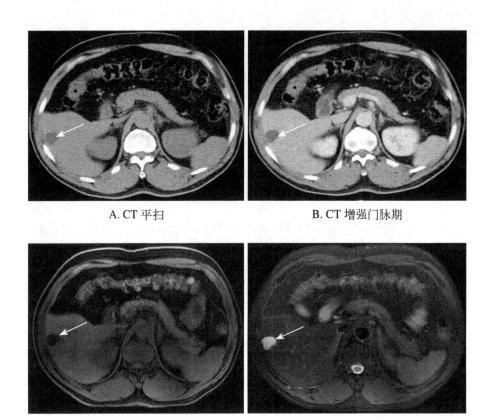

A. CT 平扫　　　　　　　　　　B. CT 增强门脉期

C. MRI T$_1$WI 序列　　　　　　D. MRI T$_2$WI 序列

图 6-36　肝囊肿

【影像分析】

上腹部 CT 扫描显示右肝低密度影，边界清晰，内部密度均匀（图 6-36A 白箭头）。增强后病灶无明显强化，边缘可见血管走形（图 6-36B 白箭头）。进一步行 MRI 扫描显示病灶 T$_1$WI 呈境界清楚的低信号，T$_2$WI 呈明显高信号（图 6-36C，图 6-36D）。

【影像诊断】

肝右叶囊肿。

【最终结果】

肝囊肿。

【概述】

1. 临床表现

肝囊肿是常见的肝脏疾病，通常所说的肝囊肿为先天性肝囊肿，不包括寄生虫性、炎症性、创伤性及肿瘤性。先天性肝囊肿病因不明，多数认为是起源于胆管前体细胞的发育异常。临床上分为单纯性肝囊肿和多囊肝，前者包括单发或多发肝囊肿，后者为常染色体显性遗传性病变，常合并多囊肾。

肝囊肿通常不引起任何症状，多因其他原因行腹部检查时发现。

2. 影像表现

CT 对肝囊肿的检出比较敏感，MRI 显示囊肿也具有较高价值。

CT 平扫显示囊肿密度均匀，不显示囊壁或包膜，CT 值 0~10 HU，注射造影剂后无强化。当病灶过小或脂肪肝患者肝脏背景密度较低时，可导致诊断困难；偶尔囊肿可由先前感染或出血所致液体中蛋白含量增高而导致密度增高，这些情况下，CT 增强扫描有助于病变的诊断（图 6-37）。

在 MRI 上，囊肿表现为 T$_1$WI 低信号，T$_2$WI 高信号，一般 T$_2$ 信号类似于脑脊液或胆囊内胆汁信号。当囊肿内蛋白含量增高时，T$_1$WI 信号亦可增高。

3. 诊断要点

肝囊肿诊断不难，根据肝内类圆形水样密度影，边界锐利，增强后无强化等影像学特点，一般能做出明确诊断。

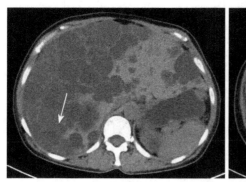

| A. CT 平扫 | B. CT 增强平衡期 |

图 6-37　多囊肝、多囊肾

部分囊肿密度稍增高（图 6-37A），增强后无强化，并可见多囊肾（图 6-37B）

病例 14

【简要病史】

患者，女，45 岁。腹胀不适 1 个月余入院，超声提示左肝血管瘤，行 CT 进一步检查。

【影像资料】

见图 6-38。

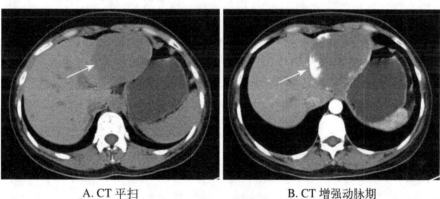

| A. CT 平扫 | B. CT 增强动脉期 |

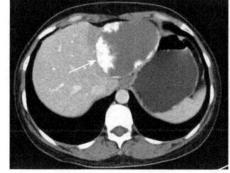
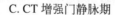

| C. CT 增强门静脉期 | D. CT 增强延迟期 |

图 6-38　肝内海绵状血管瘤

【影像分析】

上腹部 CT 平扫显示左肝稍低密度影，边界清晰，内部密度均匀（图 6-38A）。增强后动脉期可见病灶边缘明显结节状强化（图 6-38B 白箭头），门脉期、延迟期显示造影剂进一步向病灶中心填充（图 6-38C，图 6-38D）。

【影像诊断】

海绵状血管瘤首先考虑。

【后续影像资料】

该患者后续进一步行 MRI 增强扫描（图 6-39）。

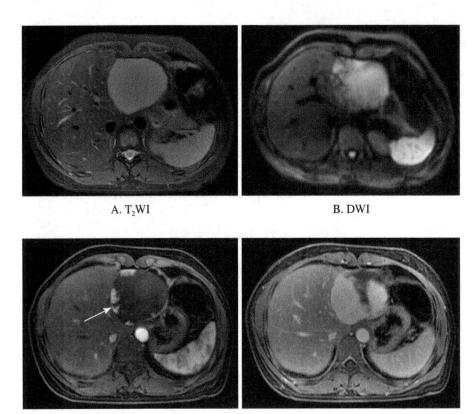

A. T₂WI

B. DWI

C. T₁WI 增强动脉期

D. T₁WI 增强延迟期

图 6-39 肝海绵状血管瘤

【影像分析】

MRI 增强扫描显示病灶 T₂WI 呈均匀的高信号（图 6-39A）。DWI 呈高亮信号（图 6-39B）。增强扫描表现与 CT 相似，可见动脉期病灶明显边缘强化，3 分钟延迟扫描可见病灶进一步强化，造影剂向中心填充（图 6-39C，图 6-39D）。

【最终结果】

肝左叶海绵状血管瘤。

【概述】

1. 临床表现

肝血管瘤是肝脏最常见的良性肿瘤，包括海绵状血管瘤、硬化性血管瘤、血管内皮瘤和毛细血管瘤 4 种病理类型，临床上以海绵状血管瘤最为常见。普通人群中，血管瘤发病率为 0.4%~20%，通常在非特异性腹部不适检查中偶然发现，肝血管瘤可见于任何年龄，但 30~50 岁的女性更常见。肝血管瘤通常较小（直径 <4 cm），多为单个病灶，但有的血管瘤直径可达 20 cm，即使是较大的血管瘤，多数也无明显症状。

2. 影像表现

增强 CT 和（或）MRI 是重要的检查方法。

（1）CT 检查　典型的海绵状血管瘤平扫表现为圆形或类圆形低密度影，通常密度较均匀，增强后表现为造影剂自边缘向中央逐渐填充，延迟扫描病灶可完全被造影剂填充，瘤体密度等于或稍高于正常肝实质。

（2）MRI 检查　是较好的影像学检查方法，无辐射，尤其对碘过敏者更为合适。平扫 T₁WI 病灶通常为均匀的低信号，偶可见等信号，T₂WI 表现为高信号，在重 T₂ 序列上，病灶信号进一步增高，可见特征性的"灯泡征"（图 6-40）。在弥散加权序列上，通常可见弥散受限，但信号强度随 b 值增加而下降。增强扫描强化方式与 CT 相仿，早期即见强化，晚期持续强化，即所谓的"早出晚归"现象。

通常根据增强 CT 或 MRI 可确诊海绵状血管瘤，但部分病灶表现不典型时，常可发生误诊。最常见的不典型血管瘤通常有两种情况，包括动脉

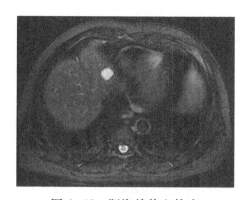

图 6-40　肝海绵状血管瘤

在重 T_2 序列上，肝血管瘤呈明显高信号，即"灯泡征"

期即快速充盈血管瘤和巨大血管瘤。在 MRI 上，这两种血管瘤都容易诊断，快速充盈性血管瘤在 T_2WI 上呈高信号，同时有动脉期快速强化及延迟期持续强化。巨大血管瘤中央可见血栓形成、纤维化、坏死瘤内出血，可导致平扫密度或信号不均，但增强扫描外部病灶通常仍为典型表现，即 T_2WI 高信号及增强后"早出晚归"征象。

一般情况下，应用增强 CT 和（或）MRI 结合临床症状与实验室检查可明确诊断肝海绵状血管瘤。当影像学检查无法确诊时，需做经皮肝组织活检。

3. 诊断要点

重 T_2 序列上，肝血管瘤呈明显高信号；动态增强呈典型的"快进慢出"型，动脉期病灶周边可见结节状明显强化，与腹主动脉相仿，之后逐渐向中心填充，门脉期及延迟期呈等或稍高密度。

4. 鉴别诊断

（1）肝细胞肝癌　有乙肝，肝硬化病史，AFP 升高；"假包膜征"；动态增强呈"速升速降型"。

（2）肝细胞腺瘤　无乙肝、肝硬化病史、AFP 阴性；好发于年轻女性，与口服避孕药有关；易出血，内部密度常不均；增强后动脉期明显强化，门脉期及延迟期持续强化。

（3）FNH　无乙肝、肝硬化病史、AFP 阴性；中心可有放射状或不规则低密度瘢痕，增强后瘢痕延迟强化，瘢痕外病灶动脉期明显均匀强化，周围可见增粗扭曲血管，门脉期及延迟期病灶呈等或略低密度。

二、胆系病变

病例 15

【简要病史】

患者，女，39 岁。反复右上腹痛 12 年，再发 6 小时。

【影像资料】

见图 6-41。

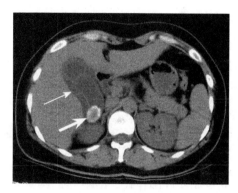

图 6-41　CT 平扫

【影像分析】

上腹部 CT 平扫显示胆囊轻度增大，囊壁均匀稍厚，胆囊颈部见环形高密度结石影（图 6-41 短箭头），胆囊周边环形液性密度影（图 6-41 长箭头）。

【影像诊断】

急性胆囊炎，胆囊周边积液，胆囊颈部结石。

【手术结果】

患者在全麻下行腹腔镜胆囊切除术，术中见胆囊约 10 mm×40 mm，周围见脓性渗出物积聚，明显充血水肿，与邻近组织粘连，胆囊床呈坏疽性改变，胆囊壁厚，胆囊颈部结石嵌顿，顺利切除胆囊，切开标本，胆囊颈部嵌顿结石一枚，大小约 20 mm×15 mm。胆囊标本病检结果：慢性胆囊炎急性发作，胆囊结石。

【最终结果】

胆囊炎，胆囊周围脓肿，胆囊颈部结石嵌顿。

【概述】

1. 临床表现

急性胆囊炎，临床表现多有胆绞痛发作史，典型症状为右上腹痛、向右肩胛区放射，可伴有发热、畏寒、黄疸，查体有右上腹压痛、肌紧张和

Murphy 征阳性。

病理特点：梗阻、感染及缺血是急性胆囊炎的主要病因。90% 的梗阻是由于结石嵌顿胆囊颈部所致，病理上分为三种形式：①急性单纯性胆囊炎表现为胆囊黏膜的炎症、充血和水肿；②急性化脓性胆囊炎，为炎症波及胆囊全部，胆囊内充满脓液，浆膜面纤维素渗出；③急性坏疽性胆囊炎，见于少数细菌感染、损伤及极度虚弱的患者，病理上可见胆囊内充满脓液，胆囊缺血、坏死、穿孔率很高。

2. 影像表现

急性胆囊炎的影像诊断首选超声，轻型患者超声及临床症状即可做出正确诊断，而 CT 及 MR 可以更加清楚显示病变，并且全面评价产生炎症的原因，了解并发症，不失为超声之外的重要检查手段。

急性胆囊炎 CT、MR 表现：胆囊增大、胆囊壁增厚及周边脂肪间隙模糊和渗出、胆囊颈部结石是影像学确定急性胆囊炎诊断的主要标准。

（1）胆囊直径 > 50 mm 为胆囊扩张，胆囊增大并不意味着炎症。

（2）胆囊壁增厚 > 3 mm 为增厚，胆囊壁增厚是主要的 CT 与 MR 表现，增厚的胆囊壁多比较均匀，内壁光滑，浆膜面不光整，周边可见水肿和积液，CT 表现为低密度环，MR 为长 T_1 长 T_2 信号，胆囊周边出现"晕圈"是急性胆囊炎具有特征性的征象。

（3）胆囊颈部结石 有报道，80%~90% 的患者合并胆囊结石，轻度增厚的胆囊壁在无结石发现的情况下，诊断难以确立。

（4）增强扫描表现 急性胆囊炎动态增强扫描动脉期胆囊周边的肝区可见早期的一过性强化，即异常灌注表现，胆囊壁内层、外层充血而出现明显强化，中间为水肿区，呈低信号，有时也可在动脉期先出现胆囊内层强化，随后是胆囊壁全层强化，若并发坏疽、穿孔，则胆囊窝部形成有液平面的脓肿，肝胆界面不清。

胆囊炎的几种特殊类型：

1）气肿性胆囊炎和出血性胆囊炎是急性胆囊炎的少见类型。气肿性胆囊炎是胆囊壁受产气细菌感染引起，CT 特征改变是胆囊壁内显示有气泡或线状气体影。出血性胆囊炎是急性胆囊炎相关的血管壁炎可导致胆囊出血，除胆囊壁增厚和胆囊内结石外，主要表现为胆囊血性内容物呈高密度。钙胆汁可有相似的 CT 改变，但钙胆汁的密度更高，较均匀，更重要的是临床表现明显不同。

2）Mirizzi 综合征：结石嵌顿在胆囊颈部或胆囊管引起炎症且造成胆总管阻塞，称为 Mirizzi 综合征。影像主要表现为胆囊炎症或胆囊炎并发胆囊周围脓肿，同时见肝门水平的胆管梗阻，往往见结石位于胆囊管内，周围炎性粘连，如果发现结石穿入胆总管内而胆囊萎陷更具有特异性，急性胆囊炎合并肝门水平的胆管梗阻，除外肿瘤、肝门淋巴结肿大压迫，应考虑本病的诊断。

3）慢性胆囊炎可以是急性胆囊炎反复发作的结果，也可开始即为慢性，它往往与胆结石共存。女性多见，发病年龄 30~50 岁。病因一般认为是细菌感染和代谢失常，其次是胆管阻塞。病理为胆囊壁的增厚和瘢痕收缩，周围可有粘连。CT 和 MRI 诊断的主要依据是胆囊壁增厚，壁厚度 > 3 mm 有一定意义，增强扫描胆囊壁中度强化（图 6-42）。少数患者可见胆囊壁钙化，为慢性胆囊炎的典型改变。MRI 对胆囊壁钙化和瓷胆囊显示不如 CT 敏感，对瓷胆患者应加强随访，50% 随后可发展为胆囊癌。伴结石的慢性胆囊炎诊断较容易，而非结石性慢性胆囊炎诊断需慎重。CT 可能会低估胆囊壁的增厚，一些其他疾病如急性肝炎、肝硬化腹水、胰腺炎也会出现非特异性的胆囊壁增厚，但多呈一过性，需综合分析。

黄色肉芽肿性胆囊炎（xanthogranulomatous cholecystitis，XGC）是一种少见的局限性或弥漫性、带有破坏性的慢性炎性病变，是一种良性病变，但可有侵袭性表现，临床及影像学检查难以与恶性肿瘤相鉴别。

其影像表现为：①胆囊壁弥漫性、局限性或对称性不规则增厚，增厚胆囊壁动态增强延时强化；②增厚胆囊壁内低密度结节，增强无强化。低密度结节代表病理上的黄色肉芽肿、脓肿或坏死；③强

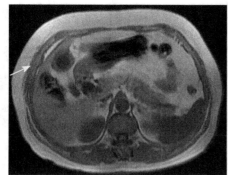
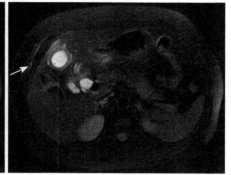

A. T₁WI 轴位   B. T₂ 压脂轴位

图 6-42　慢性胆囊炎

患者，女，62 岁，慢性胆囊炎。图 6-42A 示胆囊壁增厚，呈等 T_1 信号（箭），厚度约 3mm，内壁光滑。图 6-42B 示胆囊壁呈稍长 T_2 信号，内壁光滑，腔内见点状短 T_2 结石影（箭）

化黏膜线连续，代表病灶并不破坏黏膜；④可累及相邻器官，肝受累时，动脉期肝床可出现一过性强化，其原因可以是胆囊静脉回流增加，也与胆囊炎症引起肝实质炎症有关；⑤可合并结石，及其他邻近结构的脓肿。

3. 诊断要点

急性胆囊炎典型症状为右上腹痛、肌紧张和 Murphy 征阳性；超声是首先影像学检查方法，CT、MRI 检查也具有重要价值；胆囊增大、胆囊壁增厚及周边脂肪间隙模糊和渗出、胆囊颈部结石是影像学确定急性胆囊炎诊断的主要标准。

胆囊壁增厚，增强扫描胆囊壁中度强化是 CT 和 MRI 诊断慢性胆囊炎的主要依据，少数患者可伴胆囊壁钙化。

4. 鉴别诊断

结合临床症状及影像表现，急性胆囊炎一般能确诊；慢性胆囊炎需与胆囊癌鉴别，出现以下几点则提示胆囊癌的可能性较大：①局限性、不对称的胆囊壁增厚；②黏膜线不连续；③增厚胆囊壁内低密度结节；④常合并肝内胆管扩张；⑤出现肝胆分界不清的肿块；⑥胆囊颈区及肝门肿大淋巴结。

病例 16

【简要病史】

患者，女，45 岁，反复右上腹痛伴皮肤、眼白发黄 1 个月。

【影像资料】

见图 6-43。

【影像分析】

上腹部 CT 平扫示：图 6-43A 示肝内外胆管扩张（箭头），图 6-43B、图 6-43C 示胆总管上段扩张明显，胆总管上段（短箭头）、胆囊壁（长箭头）稍增厚，内见低密度影，胆总管下段（图 6-43C 长箭头）无扩张，CT 检查诊断不确定，建议进一步 MRI 及 MRCP 检查。

上腹部 MRI 扫描时：图 6-43D 示胆囊内充满多发结节样长 T_1 信号影（长箭头），胆总管上段扩张，内见类圆形长 T_1 信号影（短箭头）；图 E 示胆囊内充满结节样短 T_2 信号，胆总管上段扩张，内见类圆形短 T_2 结石信号，周边环形长 T_2 胆汁信号（箭头），图 6-43F 示 DWI（b=800）胆囊壁及胆管上段壁未见高信号影（箭头）；图 6-43G 示胆囊壁均匀强化，轻度增厚（箭头），囊内结节影无强化，胆总管上段类圆形信号影无强化；图 6-43H 示胆总管上段管腔内见类圆形低信号影（箭头）；图 6-43I 示肝内外胆管扩张，胆管树显示清楚，胆总管上段充盈缺损（箭头），胆总管下段显示清晰，无扩张。

【影像诊断】

①胆囊结石伴慢性胆囊炎；②胆总管上段结石并以上水平肝内外胆管梗阻性扩张。

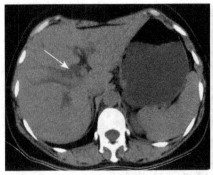

A. CT 平扫

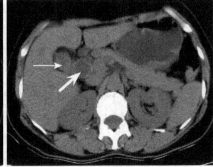

B. CT 平扫（胆总管上段平面）

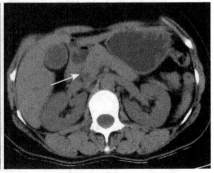

C. CT 平扫（胆总管下段平面）

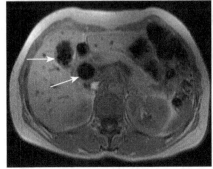

D. MRI T_1WI 轴位

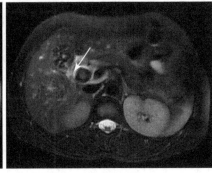

E. MRI T_2 压脂轴位

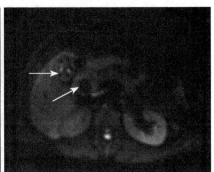

F. DWI 序列

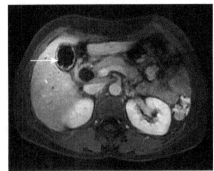

G. LAVA 增强延迟期

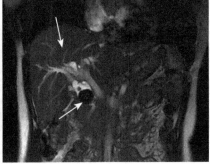

H. FIESTA 序列冠状位

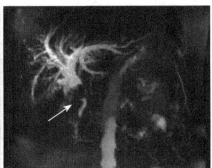

I. MRCP

图 6-43　胆囊结石、胆总管结石

【手术结果】

患者在全麻下行腹腔镜下胆囊切除术，术中见胆囊大小约 50 mm×30 mm，胆囊三角解剖清楚，胆囊壁厚，胆囊管粗短，长约 5 mm，胆囊管和胆总管汇合处结石嵌顿，直径约 35 mm，顺行切除胆囊，切开胆总管，予反复冲洗，取石钳掏出胆总管结石数枚，最大约 30 mm×20 mm，取出标本见胆囊内结石数枚，最大约 10 mm×10 mm。胆囊标本病检结果：慢性胆囊炎急性发作，胆囊结石。

【最终结果】

① Mirizzi 综合征；②胆总管结石伴急性胆管炎；③胆囊结石伴慢性胆囊炎。

【概述】

胆石症是胆道系统中最为多见的疾病之一。胆结石大多位于胆囊内，在所有胆石症患者占到 80% 左右，胆囊管、肝管和胆总管结石较为少见，胆结石是由不同成分的胆固醇、胆色素和钙盐所组成。形成结石的原因尚不完全清楚，感染和胆汁滞积是两个重要因素。根据化学成分的不同可分为：①胆固醇结石；②胆色素结石；③胆固醇和胆色素混合结石；④含钙盐的混合性结石；⑤滞积性结石。

1. 临床表现

胆囊结石临床表现多有胆绞痛发作史，典型症状为右上腹痛、向右肩胛区放射，可伴有发热，畏寒、黄疸，查体有右上腹压痛、肌紧张和 Murphy 征阳性。

胆总管结石的临床表现及病情取决于结石阻塞时的程度和有无胆道感染。发作时阵发性上腹部绞痛、寒战发热和黄疸三者并存（夏科三联征），是结石阻塞继发胆道感染的典型表现。

肝内胆管结石临床表现多不典型，间断右上腹痛伴发热是主要特点。急性期，可出现 Charcot 三联征，即腹部绞痛、寒战发热及黄疸。

2. 影像学表现

目前应用的影像手段超声、CT、MRI 中，胆囊结石的诊断主要依据超声，其操作简便、价格低廉，对胆囊结石的敏感度和特异度均达到 95% 以上，然而其容易受肠腔内的气体及操作者水平的影响，敏感性及特异性降低，对胆总管结石，尤其是胆总管下端结石的诊断有所不足，假阴性率较高，

CT 具有较高的空间和密度分辨率，胆囊结石成分不同，密度也会不同，在结石成分的判断中有一定的应用价值。磁共振胆胰管成像（MRCP）由于其技术特点，对于胆囊结石及胆管结石具有不可替代的优势，MRCP 对胆总管结石的诊断价值，可完全代替诊断性的 ERCP。

胆石症的 CT 表现：根据结石的成分不同，CT 表现可分为 5 种类型：①高密度结石；②略高密度结石；③等密度结石；④低密度结石；⑤环状结石（图 6-44，图 6-45）。胆石的 CT 表现与其化学性质密切相关，研究发现，胆囊结石的 CT 值与其中的胆固醇含量呈负相关，而与胆红素、钙质的含量呈正相关，CT 表现低密度结石，判断其主要成分为胆固醇，而形态上呈环形、泥沙、结节或充满表现的结石多密度较高，其成分为钙质或胆红素。等密度结石，常规 CT 不能显示，容易漏诊，近年有研究能谱 CT 应用能谱技术可能提供一项诊断胆囊阴性结石的新方法。

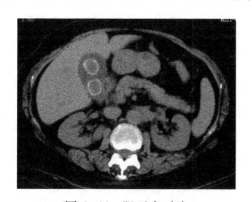

图 6-44　胆石症（1）
患者，女，77 岁。CT 示胆囊内环形高密度结石

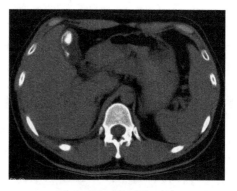

图 6-45　胆石症（2）
患者，男，29 岁。CT 示胆囊内结节样高密度结石

胆管结石分为原发性和继发性，原发性是指结石原发于胆管系统，继发性是指胆囊内的结石迁移至胆管所致，典型肝内胆管结石表现为结石在胆管内形成铸型，以高密度结石为多见，结石位于肝内较大胆管，远端小的分支扩张。肝内胆管结石合并感染，长期反复发作可引起段或叶的肝脏纤维化和萎缩。肝外胆管结石，CT 诊断胆总管结石的准确性高低与结石成分有关，除了显示结石相关的直接征象，还有间接胆管梗阻的征象，近端胆管系统的扩张（图 6-46，图 6-47，图 6-48）。

胆石症的 MRI 表现：胆囊结石通常在 T_1WI 及 T_2WI 上均表现为信号缺失，呈低信号或无信号，很少情况，胆囊结石表现为混杂信号，T_1WI 及 T_2WI 均为高信号或 T_1WI 为明显的高信号，常规 T_2WI 图像上，胆系泥沙样结石特征性的显示为胆囊或胆总管内分层状改变，上层为均匀高信号的胆汁，下层为低信号的泥沙样结石。

磁共振胆胰管成像（magnetic resonance cholangio pancretography，MRCP）是一种近来迅速发展起来的无创胆胰管成像技术，也是磁共振在胆石症诊断

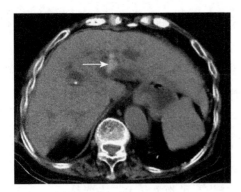

图 6-46　胆石症（3）

患者，女，91 岁。CT 显示肝内胆管扩张，内见结节样不规则高密度结石影（箭头）

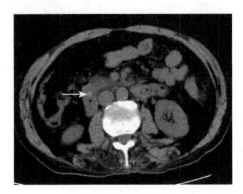

图 6-47　胆石症（4）

患者，男，59 岁。CT 显示胆总管下端圆形高密度结石，周边环形低密度胆汁影（箭头）

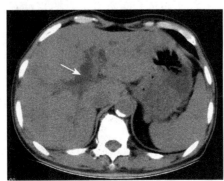

A. CT 平扫

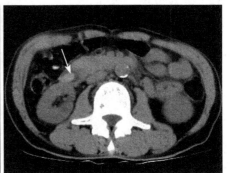

B. CT 平扫

图 6-48　胆石症（5）

患者，男，74 岁，图 6-48A 示肝内胆管扩张（箭头）。图 6-48B 显示胆总管下端椭圆形高密度结石影（箭头），下端结石引起胆道梗阻

的优势所在。MRCP 利用重 T_2 的效果，既长 TR 加特长 TE 以增强胰胆管内长 T_2 值的液性信号，从而突出胆胰管影像，能清楚显示出"胆树"影像，得到类似于直接胆胰管造影的影像效果，文献报道 MRCP 诊断胆总管结石的诊断准确率可达 98% 以上。

在 MRCP 上，胆囊及胆总管内的胆汁为高信号，结石为圆形、小点状单发或多发低信号充盈缺损，胆总管结石常伴有胆总管扩张及杯口状改变。胆总管扩张的诊断标准依据 Guibaud 分级标准，分为轻、中、重度，①轻度扩张：胆总管直径 7~10 mm，仅肝外胆管扩张。②中度扩张：胆总管直径 11~13 mm，肝内外胆管扩张范围 < 2/3。③重度扩张：胆总管直径超过 14 mm，肝内胆管扩张范围 > 2/3。

有经验认为 MRCP 对于具有以下情况的患者而言是非常有必要的：①经 B 超提示胆囊结石

< 3 mm；② B 超胆总管直径扩张 > 8 mm；③术前皮肤及巩膜黄染；④肝功能异常；⑤急性结石性胆囊炎；⑥萎缩性结石性胆囊炎；⑦病程超过 6 个月；⑧既往有胆汁源性胰腺炎病史，提示是否有胆管变异，是否有胆总管结石存在，有利于减少术中胆管损伤，防止遗漏胆总管结石的处理，都具有重要的临床意义（图 6-49~ 图 6-53）。

3. 诊断要点

超声是胆石症的首选检查方法，CT、MRI 检查具有重要价值。胆道内发现 CT 高密度 /MRI 低信号影，结合临床病史，可作出胆石症的诊断。

4. 鉴别诊断

胆囊结石影像学诊断不难，而胆管结石常引起胆道梗阻，需与胆道肿瘤、胆管炎进行鉴别。主要鉴别点有：

1) 扩张胆管呈枯枝状或残根状多为良性病变，

扩张程度较轻；扩张呈软藤状、重度扩张多为恶性肿瘤所致。

2）胆道梗阻部位越高，如在肝门部，恶性肿瘤的可能性增加。

3）胆道狭窄范围长，呈鼠尾状，多为良性狭窄；恶性肿瘤则表现为边缘不规则，呈偏心性或向心性狭窄或充盈缺损。结石引起的胆管扩张的下端多出现边缘光滑的杯口状充盈缺损。

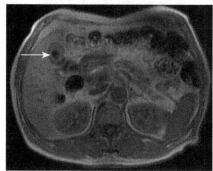 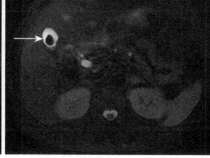 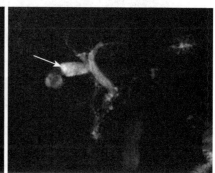

A. T₁WI 轴位　　　　　　　　　B. T₂WI 轴位　　　　　　　　　C. MRCP

图 6-49　胆石症

患者，男，75 岁。MRI+MRCP，图 6-49A，图 6-49B 示胆囊内见结节样长 T₁ 短 T₂ 结石信号影（箭头），图 C 示胆囊内充盈缺损，呈低信号（箭头），肝内外胆管无扩张

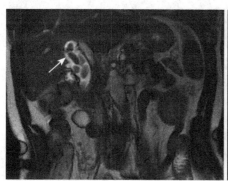 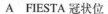 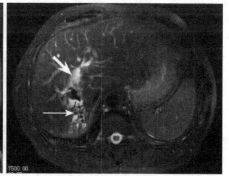

A　FIESTA 冠状位　　　　　　　B　T₂ 压脂序列轴位

图 6-50　胆石症

患者，男，60 岁。图 6-50A 显示肝外胆管扩张，内见多发形态不一低信号影（长箭），周边胆汁呈高信号（短箭头），图 6-50B 同一患者，右叶肝内胆管扩张（短箭头），内见成串排列结节样短 T₂ 结石信号影（长箭头）

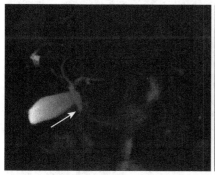 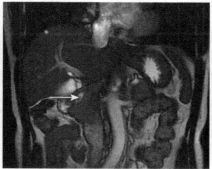 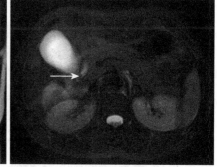

A. MRCP　　　　　　　　B. FIESTA 冠状位　　　　　　　C. T₂ 压脂序列轴位

图 6-51　胆石症

患者，男，57 岁。图 6-51A 显示肝内外胆管轻度扩张，胆总管下段见结节样充盈缺损（箭头），图 6-51B 示胆总管下段管腔内类椭圆形低信号影（箭头），周边高信号胆汁影，图 6-51C 示胆总管下段管腔内类椭圆低信号影（箭头），周边高信号胆汁环绕

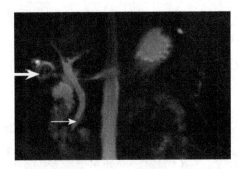

图 6-52 MRCP

患者，女，66 岁。胆石症，胆囊内见结节样充盈缺损（短箭），胆总管下段管腔内圆点状低信号影（长箭），胆囊结石合并胆总管结石

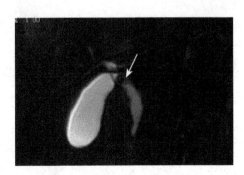

图 6-53 MRCP（另一患者）

患者，女，57 岁。胆石症，胆囊管内见结节样充盈缺损（箭），胆囊管结石

病例 17

【简要病史】

患者，女，64 岁。因上腹不适半年余，乏力、食欲缺乏 2 个月。

【影像资料】

见图 6-54。

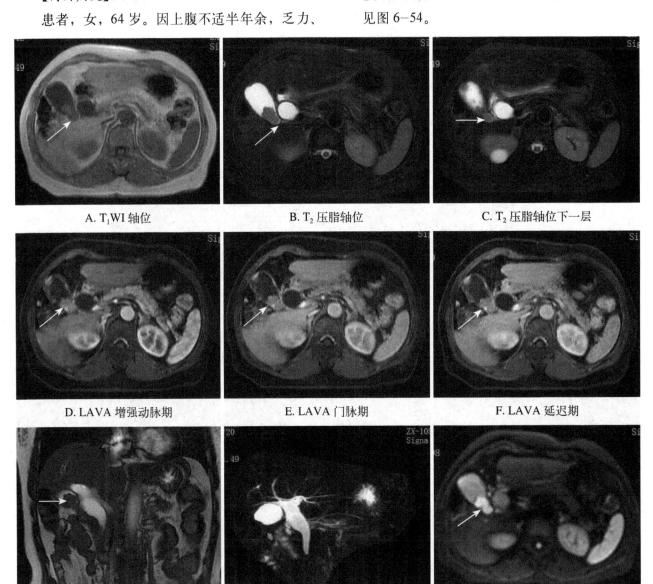

A. T₁WI 轴位

B. T₂ 压脂轴位

C. T₂ 压脂轴位下一层

D. LAVA 增强动脉期

E. LAVA 门脉期

F. LAVA 延迟期

G. FIESTA 冠状位

H. MRCP

I. DWI b=800

图 6-54 胆囊癌

【影像分析】

磁共振平扫＋增强＋MRCP 所见：胆囊大小正常，囊内贴壁见团块状稍长 T_1（图 6-54A 箭头）稍短 T_2（图 6-54B 箭头）信号影，病灶表面不光整，DWI（图 6-54K 箭头）病灶呈明显高信号，LAVA 增强后（图 6-54D～图 6-54F）囊内团块影不均匀逐渐强化，与囊壁分界不清（箭头），MRCP（图 6-54H）肝外胆管扩张。

【影像诊断】

①胆囊占位，胆囊癌考虑；②肝总管扩张。

【手术结果】

患者在全麻下行腹腔镜胆囊切除术，术中见胆囊大小约 70 mm×30 mm，胆囊三角解剖清楚，囊壁菲薄，无明显充血水肿，顺行切除胆囊，胆囊无破裂，切开胆囊，内部含肿块一枚，大小 20 mm×30 mm，粗蒂，呈鱼肉样组织，侵及浆膜，送检病理，病理结果低分化腺癌，癌侵及浆膜层。

【最终结果】

①胆囊癌；②肝总管扩张。

【概述】

胆囊癌是胆道系统最常见的恶性肿瘤，86% 发生于 50~80 岁，女性多于男性，男女之比为 1：3，胆囊癌与慢性胆囊炎及胆囊结石有密切关系。

1. 临床表现

胆囊癌早期无明显症状，多是伴随结石引起的上腹不适，一经发现均属晚期，预后较差，有研究表明，高级别胆囊癌平均生存时间为 6 个月，5 年生存率不到 5%。随着影像技术的不断发展，尤其是 MRI 的检查序列的开发应用，胆囊癌早期确诊的患者逐渐增多，其早期接受手术治疗后 5 年生存率可达 100%。

病理特点：胆囊癌好发于胆囊底部，占 60%，30% 发生于胆囊体部，10% 发生在颈部。最常见的病理分型为腺癌，占 85%~90%，鳞癌及腺鳞癌占 2%~10%，未分化癌占 2%~7%，少见的原发胆囊癌不到 5%。由于胆囊壁黏膜层直接与肌层相连，肿瘤极易侵及肌层并突破浆膜向周围侵犯，故大多数原发性胆囊癌发现时已在 T_3 期以上，属于中晚期

胆囊癌。根据肿瘤形态改变将胆囊癌分为厚壁型、腔内型、肿块型以及混合型，以厚壁型最多见。

2. 影像表现

胆囊癌的 CT 表现有以下几种。

（1）厚壁型　胆囊壁弥漫或局限性不规则增厚，胆囊壁毛糙，少数也有均匀增厚，类似慢性胆囊炎，胆囊壁厚度大于 4 mm 时，要警惕恶性可能，超过 1 cm 时高度提示胆囊癌，早期厚壁型胆囊癌诊断较困难，CT 增强时增厚胆囊壁明显强化，门脉期及延迟期持续强化的特点有助于其诊断，而胆囊炎动脉期明显强化，门脉期和延迟期减退，与胆囊癌不同。

（2）结节型　胆囊内存在软组织影且呈现小结节状，增强后明显强化，部分胆囊壁增厚且僵硬。多数学者认为伴发结石且腔内结节直径 > 1 cm 时高度怀疑胆囊癌。

（3）肿块型　胆囊内存在团块影，增强扫描呈现不均匀强化（图 6-55）。

胆囊癌 CT 平扫诊断率低，CT 增强扫描提高了 CT 的诊断价值，增强可以显示胆囊癌的形态及血流动力学变化，通过胆囊壁强化特征判断出正常囊壁和肿瘤浸润的囊壁，为早期诊断胆囊癌提供参考，同时显示中晚期胆囊癌周围组织的侵犯和转移范围，从而对病变的分期做出评价。下列表现有助于鉴别胆囊癌肝脏侵犯或肝癌侵犯胆囊，伴有胆管扩张，强化明显且持续时间长，软组织内出现结石则有助于胆囊癌诊断，侵犯门静脉形成癌栓，AFP 增高，有肝炎、肝硬化病史则有助于肝癌诊断。

早期胆囊癌，即肿瘤尚局限于胆囊壁未波及胆囊周围组织的肿瘤，有研究认为 CT 及 MRI 对早期胆囊癌都具有较好的诊断价值，胆囊癌合并胆囊结石的比例很高，在胆囊结石的筛查中应警惕伴随早期胆囊癌的可能。

胆囊癌的 MR 表现：胆囊癌表现与 CT 相仿，胆囊癌在 MRI 上表现出 T_1WI 低或略低信号，T_2WI 高或略高信号，增强扫描软组织肿块明显强化，但 MRI 可以对病变行任意方位成像，其软组织分辨力优于 CT，MRCP 能直观反映胰胆管解剖关系，显

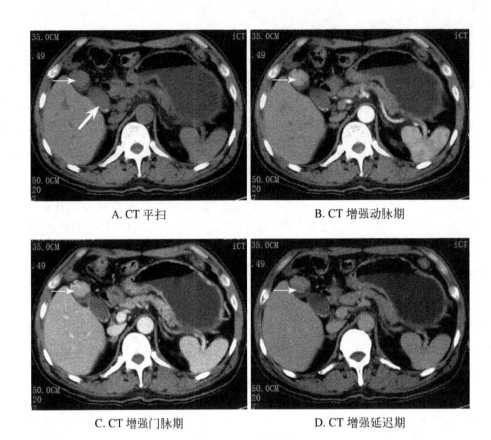

A. CT 平扫

B. CT 增强动脉期

C. CT 增强门脉期

D. CT 增强延迟期

图 6-55 胆囊癌

患者，男，59 岁。胆囊癌结节型，胆囊结石；CT 平扫 + 三期增强，平扫（6-55A）胆囊内见结节样稍高密度影（长箭头），直径约 27 mm，CT 值约 41 HU，另胆囊内近后壁见数个点状高密度影（短箭头），三期增强（图 6-55B~ 图 6-55D）胆囊内结节样肿块逐渐明显强化（长箭头），三期 CT 值分别为 80 HU、106 HU、76 HU

示胆囊腔形态不规则、胆囊充盈缺损特点。所以 MR 平扫及增强联合 MRCP 不仅能准确显示胆囊癌病灶，对于胆囊癌侵犯胆管以及周围肝组织的侵犯诊断价值更高（图 6-56）。文献报道，胆囊癌 65%~95% 并发胆囊结石及胆囊炎，84% 并发肝内侵犯或转移，65% 并发淋巴转移，50% 并发高位梗阻。有研究显示在诊断转移的总符合率方面，MRI/MRCP 明显高于 CT，尤其对胆管浸润方面，MRI/MRCP 敏感性为 100%。

磁共振弥散加权（diffusion weighted imaging，DWI）是目前唯一能观察活体水平微观运动的成像方法，它从分子水平反映了人体各组织水分子的功能变化，可以检测出与组织含水量改变有关的形态学和生理学的早期变化，DWI 使我们能够获得基于水分子微观运动的额外信息，胆囊癌由于细胞密度大，细胞外间隙小，水分子运动受限，于 DWI 上呈实质性高信号，而良性病变如胆囊炎、胆囊

腺肌症等，DWI 上显示不清，Sugita 等将高 b 值（b=1 000）DWI 应用于胆囊癌的诊断，它可以对病变定性及通过计算弥散系数（ADC）值进行定量诊断，胆囊癌的平均 ADC 值为 $(1.28 \pm 0.41) \times 10^{-3}$ mm^2/s 对照组为 $(1.92 \pm 0.21) \times 10^{-3}$ mm^2/s，差异有统计学意义（$P < 0.01$）。

3. 诊断要点

超声、CT、MRI 是目前胆囊癌最常用的影像学检查方法，胆囊癌的主要影像学表现是胆囊壁不规则增厚、胆囊腔内大小不等的肿块，增强后明显强化，门静脉期、延迟期持续强化。

4. 鉴别诊断

（1）慢性胆囊炎 胆囊壁较均匀增厚，厚度 > 4 mm 的罕见，胆囊轮廓清楚，增强时呈中度强化。胆囊癌是胆囊壁增厚较明显，厚度大多 > 4 mm，壁不规则，有延迟强化特征。胆囊内壁含有丰富的毛细血管，CT 增强扫描表现为连续光滑、致密的

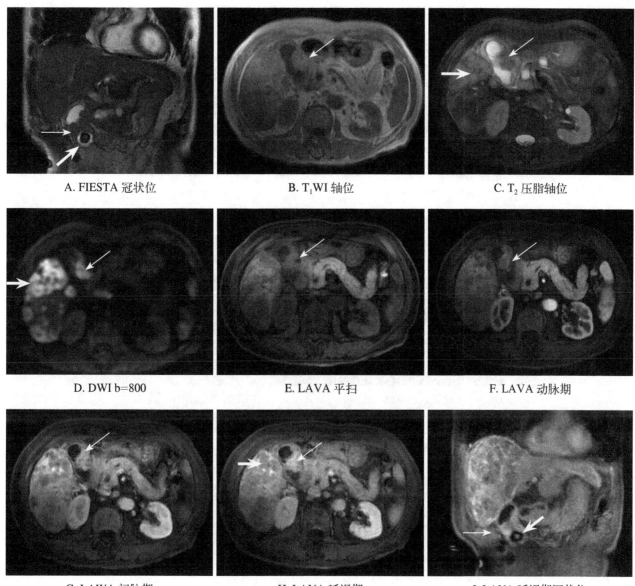

A. FIESTA 冠状位　　　　　B. T$_1$WI 轴位　　　　　C. T$_2$ 压脂轴位

D. DWI b=800　　　　　E. LAVA 平扫　　　　　F. LAVA 动脉期

G. LAWA 门脉期　　　　　H. LAVA 延迟期　　　　　I. LAVA 延迟期冠状位

图 6-56　胆囊癌伴肝内转移

患者，男，79 岁。胆囊癌厚壁型并肝内多发转移，MRI 平扫（图 6-56A~ 图 6-56C）胆囊壁局限性不规则增厚，表面不光整，T$_1$WI 呈等信号（图 6-56B 长箭头），T$_2$WI 呈稍高信号（图 6-56C 长箭头），囊腔内见类圆形短 T$_2$ 结石信号（图 6-56A 短箭头），另肝内多发大小不一类圆形稍长 T$_1$ 稍长 T$_2$ 信号影（图 6-56C 短箭头）；DWI 局限增厚胆囊壁弥散受限，呈高信号影（图 6-56D 长箭头），另肝内多发类圆形高信号影（图 6-56D 短箭头）；LAVA 蒙片（图 6-56E），LAVA 三期增强（图 6-56F~ 图 6-56H）延迟期冠状位（图 6-56K）显示，局限增厚胆囊壁不均匀逐渐延迟强化（长箭头），囊内结石影未见强化（图 6-56K 短箭头），肝内多发类圆形信号影环形逐渐强化（图 6-56H 短箭头）

环状线条影，称为"胆囊黏膜线"，有研究认为胆囊黏膜线是否完整对于胆囊炎和胆囊癌的鉴别具有重要的意义。另外胆囊炎出现胆管扩张的概率很低，而胆囊癌因直接侵犯或肿大淋巴结压迫，易出现胆管扩张。

（2）胆囊腺肌症　是原因不明的黏膜上皮及肌层异常增生而导致的胆囊良性病变，胆囊壁呈局限性或弥漫性增厚，胆囊壁较毛糙，与壁厚型胆囊癌鉴别较困难。胆囊腺肌症的诊断主要依赖于 R-A 窦的发现，R-A 窦在 T$_2$WI 表现为胆囊壁内憩室或增厚的胆囊壁内无强化的低信号，对此病的鉴别 MRI 优于 CT（图 6-57）。

（3）胆囊息肉　结节常 < 10 mm，有蒂与囊壁相连的常为息肉，边界清晰光滑，胆囊壁无明显异常。

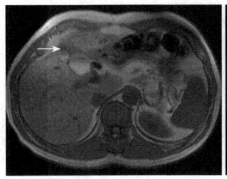
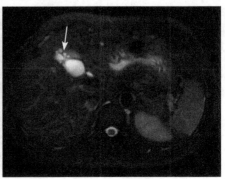

A. T₁WI 轴位   B. T₂ 压脂轴位

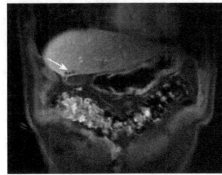
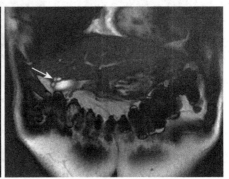

C. LAVA 增强延迟期冠状位   D. FIESTA 冠状位

图 6-57　胆囊腺肌症

患者，男，52 岁。慢性胆囊炎，胆囊腺肌症，图 6-57A、图 6-57B 显示，胆囊壁局部增厚，内见小囊状长 T₁（图 6-57A 箭头）长 T₂（图 6-57B 箭头）信号影，似串珠状。图 6-57D 显示，胆囊壁内 R-A 窦显示更清楚（箭头），图 6-57C 显示增厚胆囊壁内小囊状信号影无强化（箭头），呈串珠状改变。术后诊断慢性胆囊炎，胆囊腺肌症

病例 18

【简要病史】

患者，女，60 岁。右上腹痛 5 天。

【影像资料】

见图 6-58。

【影像分析】

图 6-58A，图 6-58B，图 6-58D 示显示肝内外胆管扩张（短箭头），胆总管中下段见卵圆形稍长 T₁ 稍长 T₂ 信号影（长箭头），大小约 31 mm× 15 mm×19 mm，胆囊稍增大，壁未见增厚；图 6-58E 示肝内外胆管中－重扩张，胆总管中下段充盈缺损（箭头），下端胆管显示清楚，胰管无扩张；DWI 图 6-58C 示胆总管内软组织信号影弥散受限，表现为高信号（箭头）；LAVA 增强动脉期、门脉期、延迟期（图 6-58G，图 6-58H，图 6-58K）：动脉期强化不明显，门脉期轻度及边缘线状强化，延迟期不均匀持续强化（图 6-58F，图 6-58K 长

箭头）。

【影像诊断】

胆总管中下段占位伴肝内外胆管扩张，胆管癌可能。

【手术结果】

患者于全麻下行"胆总管中下段癌根治术"，术中所见，腹腔无明显积液，肝脏无异常表现，表面光滑未扪及结节，质软，胆总管上段直径约 15 mm，肝内胆管扩张，胆总管中下段见长径约 30 mm 肿瘤包绕管径 2/3 周，质硬，基底部宽，表面呈菜花样改变，未侵出浆膜，肝十二指肠韧带及胰头后可及多枚淋巴结，胆囊大小约 90 mm×30 mm，壁无充血水肿，肝脏、盆底、网膜无明显转移灶，行胆总管中下段癌根治术，术后病理：中分化腺癌。

【最终结果】

胆总管中下段癌，伴肝内外胆管扩张。

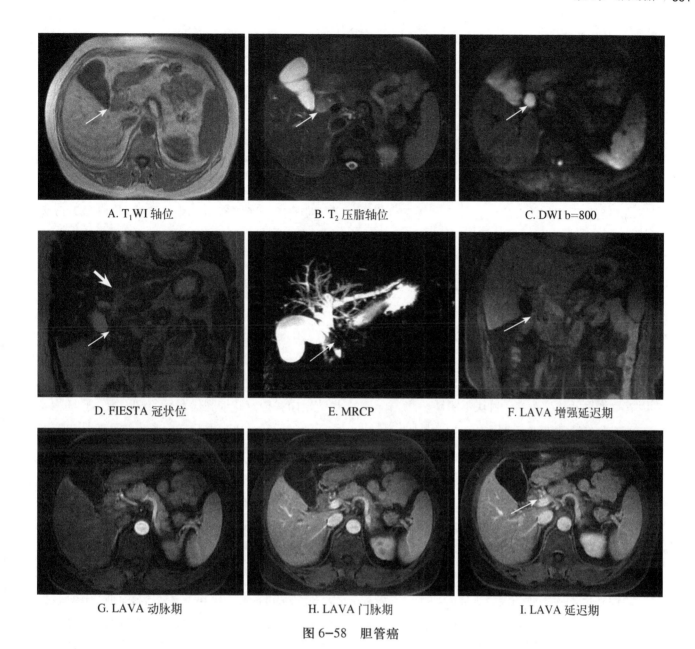

A. T$_1$WI 轴位　　　　B. T$_2$ 压脂轴位　　　　C. DWI b=800

D. FIESTA 冠状位　　　　E. MRCP　　　　F. LAVA 增强延迟期

G. LAVA 动脉期　　　　H. LAVA 门脉期　　　　I. LAVA 延迟期

图 6-58　胆管癌

【概述】

胆管癌的发病率居胆道恶性肿瘤的第二位，以男性为多见，男女之比为 (2~2.5)∶1，好发年龄在 50~70 岁。病因不明，可能与慢性溃疡性结肠炎、原发性硬化性胆管炎、Caroli 病、胆管囊肿、肝胆管结石有关。

1. 临床表现

临床表现起病隐匿，早期主要表现为上腹不适，随着病情进展，患者可出现黄疸、消瘦、大部分患者的黄疸呈进行性加重。

病理特点：病理分三型，结节型、浸润型和乳头型，以浸润型为多见。胆管癌根据发生分为 4 型：

①周围型，肿瘤位于肝内较小的胆管，即从左右胆管合流部（肝门部）至末梢的胆管上皮细胞发生的恶性肿瘤，属于原发性肝癌的一种；②肝门型，肿瘤位于肝门附近较大的肝管；③肝外胆管型，即胆总管癌；④壶腹型，肿瘤位于胆总管下端近壶腹区。胆管癌中，肝门型最常见。

2. 影像表现

（1）肝门部胆管癌（hepatic hilar cholangiocarcinoma, HHC）亦称 Klatskin 瘤，位于左右肝管和（或）肝总管近段 10 mm 以内部位，占肝外胆管癌的 50%~60%。病理大体上分为浸润型、外生肿块型、管内结节乳头型，以浸润型多见。组织学类型多为高或中分化腺癌，其中硬癌占 87%~94%，乳头状癌占 6%~13%，肿瘤纤维组织和基质丰富，癌组织常分散或集群分布于纤维组织中。HHC 的转移途径有局部浸润、血管侵犯、淋巴转移、神经侵犯和腹膜种植等 5 种形式。常累及门静脉和肝动脉，沿神经及向肝内浸润转移，其中神经侵犯和向周围纤维组织侵犯认为是胆管癌转移的重要特点，也是难以根治和高复发率的首要原因。影像学检查的目的是确定肿瘤的生长部位、累及范围、血管受侵情况、有无淋巴结转移、有无肝脏侵犯、远处转移，以便临床决定能否手术及方式选择。

肝门部胆管癌的 CT 及 MRI 表现：

1）直接征象表现：胆管壁增厚和肿块，肿瘤由于生长缓慢，往往较小，分化较好的或乳头型者，有时可以见到梗阻区大小不等的肿块，浸润型则以管壁增厚及狭窄为主，肿块不明显。

A. CT：CT 平扫及三期增强（肝动脉期、门脉期、延迟期）已成为肝胆管疾病扫描的常规 CT 检查程序，CT 平扫一般不能显示瘤体本身，部分可见肝门区不规则形或类圆形软组织密度影，动脉期常无强化或轻度强化，可以是边缘线状强化，微血管在肿瘤边缘区域的密集是动态增强早期边缘强化的原因。门脉期轻到中等度不均匀强化，延迟期可见持续性强化，其病理基础为肿瘤的动脉血供多数不丰富，同时含纤维结缔组织，细胞及血管外间隙大，造影剂滞留时间长。

B. MRI：MRI 平扫 T_1WI 病灶呈稍低或等信号，T_2WI 为稍高信号，癌组织为高信号，纤维组织为低信号，两种组织的比例共同决定了 T_2WI 的信号。DWI 成像由于胆管癌组织内含有大量异常组织，组织间隙减少，限制了水分子扩散速度，表现为扩散受限，通过 DWI 图像特点及量化分析 ADC 值，对胆管癌可提供定量的诊断信息。在 LAVA 动态增强中，肿瘤的强化特点与 CT 类似，这种延迟强化方式被认为胆管癌的特点。邻近胆管壁可因肿瘤浸润增厚呈"星芒状"改变。由于 MRI 的软组织对比更好，对病灶边界显示更清楚，对浸润型胆管癌的诊断较 CT 更有优势。

2）间接征象表现

A. 胆管梗阻、扩张：由于肝门区胆管内径较小，左右肝管内径约 0.3 cm，肝总管内径约 0.4 cm，早期就可造成胆管的完全梗阻，出现肝内胆管扩张及黄疸。MRCP 对扩张的胆管显示良好，胆管扩张的程度与梗阻程度和时间相关，肝内胆管扩张分为轻、中、重度扩张，肝内胆管Ⅰ、Ⅱ级分支直径达 0.5 cm 为轻度扩张，0.6~0.8 cm 为中度扩张，大于 0.9 cm 为重度扩张，肝门部胆管癌可表现为肝内胆管中-重度扩张，呈"软藤状""蟹足状"，重度扩张可表现为囊状，肝门部胆管梗阻端表面不光整，呈圆钝状、乳头状、平直等突然截断，也可呈鼠尾状狭窄、中断，对于狭窄僵硬至截断的胆管 MRCP 诊断准确率 71%~96%，再加上肝门区肿块，诊断准确率 100%。

B. 肝叶萎缩：其机制是胆管梗阻引起门静脉血流转向并导致肝细胞代谢呈负氮平衡，肝细胞萎缩，梗阻后纤维化，但此征象并不被认为是胆管癌的特异征象，慢性炎症也可见到。

C. 肝内转移、淋巴及远处转移：肝门部胆管周围的血管、淋巴丰富，有腹腔神经丛纤维，包括胆管一同进入肝内的 Glisson 系统，因此肝门部胆管癌可经多通道沿胆管周围淋巴、血管和周围神经间隙扩散和蔓延，形成局部淋巴结转移，肝十二指肠韧带、大血管、肝实质的侵犯、腹膜、远处转移。血行转移较少见。门静脉或肝动脉受侵常表现为血管受压移位、管壁轮廓不规则、管腔狭窄闭塞或管腔内充盈缺损，有研究表明，胆管癌对血管的侵犯多表现为肿瘤局部浸润、包绕造成的狭窄，而不是腔内癌栓。3D-MRI-LAVA 动态增强多角度重建对门脉受累显示较 CT 更清晰。对于直径小于 10 mm 且密度或信号均匀的淋巴结常难以判断是否转移，特异性 MRI 对比剂的应用可能是未来发展方向（图 6-59）。

总之，MDCT 及 MRI 是 HHC 术前重要的影像检查方法，两者对 HHC 胆管侵犯范围、有无血管侵犯、有无淋巴结转移、肝脏侵犯及肝叶萎缩情况等具有良好的评价，在发现病灶方面 MDCT 不如 MRI，但 MDCT 扫描速度快，图像清晰，受干扰因素相对较少，此外 CT 血管成像可评价血管侵

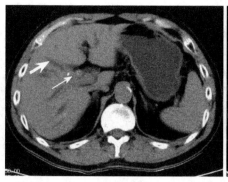

A. CT 平扫

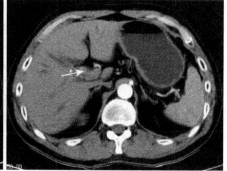

B. CT 增强动脉期

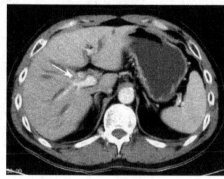

C. CT 增强门脉期

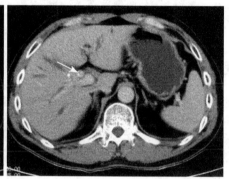

D. CT 增强延迟期

图 6-59　胆管癌浸润型

患者，男，64 岁。肝门部胆管癌浸润型，CT 表现：平扫（图 6-59A）肝内胆管扩张（短箭头），左右肝管汇合处截断，肝总管局部狭窄，管壁增厚（长箭头），三期增强（图 6-59B~ 图 6-59D）：肝门部胆管壁渐进性逐渐明显强化（长箭头）

犯，MRI 软组织对比好，MRCP 可无创显示胆管树全貌，对梗阻部位、梗阻原因判断有较高价值，MDCT 及 MRI 联合诊断，可提高诊断率，评估侵犯范围，对外科手术的可切除率有较高的指导作用。

3）肝门部胆管癌的鉴别诊断：①肝门部胆管结石：结石造成的梗阻处胆管壁一般较光滑，呈杯口状充盈缺损，MRIT$_1$WI 及 T$_2$WI 均表现为低信号，增强无强化。②硬化性胆管炎：肝门区无软组织肿块，受累胆管范围广，管壁增厚均匀，扩张不明显，无明显强化。③肝门部肝细胞肝癌，增强表现为"快进快出"特点，胆管扩张程度轻。

（2）外周型胆管癌又称肝内胆管细胞癌　属于原发性肝癌的一种，约占全部胆管细胞癌的 10%，发病年龄 50~70 岁，男性比例高，多为腺癌。生物学上多数是乏血供肿瘤，预后差，较少发生远处转移。根据生长方式不同可分为肿块型、浸润狭窄型、胆管内生长型。

CT 及 MRI 影像表现：

1）肿块：周围型胆管癌浸润周围肝实质，形成境界不清肿块，CT 平扫一般表现为肝内不均匀低密度肿块，边缘不清，肿块内可见低密度的囊变坏死区，偶尔出现点状、片状高密度影，与瘤内含有黏蛋白、钙化、瘤内出血有关（图 6-62）。MRIT$_1$WI 呈混杂低信号，实质部分呈略低信号，坏死、囊变区呈低信号，间杂扩张的小胆管或黏液湖呈更低信号，T$_2$WI 呈混杂高信号，多见病灶内及周围扩张小胆管，增强后动脉期强化不明显或边缘轻度强化，门脉期及延迟扫描呈进行性向心强化，延迟强化被视为肝内胆管癌的特征性表现。

2）邻近肝包膜萎陷。

3）MRCP 可见病灶区胆管走向杂乱、僵直、截断、狭窄及病灶周边小胆管扩张。

（3）肝外型胆管癌　也称胆总管癌（图 6-58），主要沿胆管内壁浸润生长，影像表现远端胆管突然中断，胆管内或梗阻端出现肿块样充盈缺损，或呈偏心性增厚，边缘不规则，肿瘤病变近端出现胆道

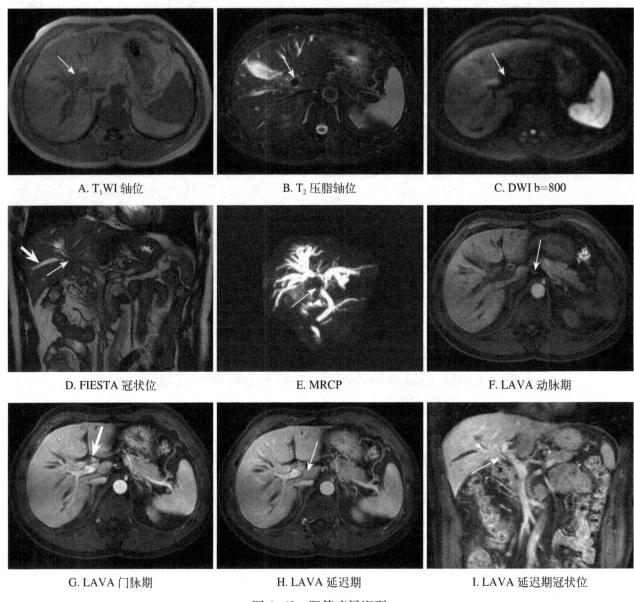

A. T₁WI 轴位　　　B. T₂ 压脂轴位　　　C. DWI b=800

D. FIESTA 冠状位　　　E. MRCP　　　F. LAVA 动脉期

G. LAVA 门脉期　　　H. LAVA 延迟期　　　I. LAVA 延迟期冠状位

图 6-60　胆管癌浸润型

图 6-60 与图 6-59 为同一患者，肝门部胆管癌浸润型，MRI 表现：T₁WI 轴位（图 6-60A）、T₂WI 轴位（图 6-60B）、FIESTA 冠装位（图 6-60D）显示肝内胆管扩张（图 6-60D 短箭头），左右肝管汇合处截断，肝门区胆管腔狭窄，见环状增厚稍长 T₁ 稍长 T₂ 信号影（长箭头）；MRCP（图 6-60E）：肝内胆管扩张，呈软藤状，左右肝管汇合处截断，残端表面呈圆钝状（箭头），胆总管中下段无扩张，胰管无扩张；DWI（图 6-60C 箭头）：肝门部局部弥散受限，表现为高信号；LAVA 增强动脉期、门脉期、延迟期（图 6-60F~图 6-60H 长箭头所示）：动脉期强化不明显，门脉期轻度逐渐强化，延迟期持续强化

扩张是胆管癌的典型征象，尤其是管内结节乳头型胆管扩张显著，狭窄段以下胆管正常，胆囊增大，无胰管扩张。CT 平扫诊断价值较低，增强后胆总管内软组织肿块动脉期无明显强化或边缘轻度强化，延迟期强化逐渐明显。MRI 及 MRCP 诊断价值优于 CT，可显示病变部位胆总管不规则增厚及软组织肿块，MRCP 明确梗阻部位及清楚全面显示扩张肝内外胆管，其定位准确性 100%，定性准确

性 98%，LAVA 增强延迟强化。

（4）壶腹型胆管癌　发生于胆总管下端近壶腹区，是壶腹周围癌最少见的一种，50% 呈乳头状，大多数分化良好，呈乳头状。壶腹部结构较多，肿瘤较大时即使手术也难区分起源部位，统称壶腹癌，需与胰腺癌鉴别，肿块突入十二指肠腔内提示壶腹癌可能，另外壶腹癌表现"双管征"表现为"双管"聚拢趋势，而胰腺癌一般引起"双管"分离。

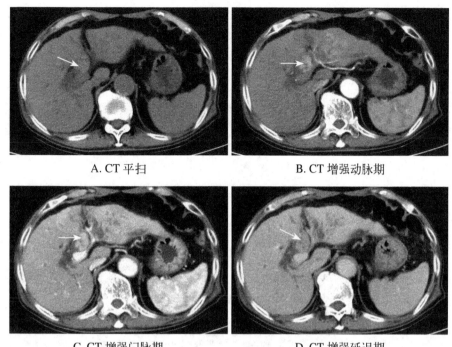

A. CT 平扫　　　　　　　　　　　B. CT 增强动脉期

C. CT 增强门脉期　　　　　　　　D. CT 增强延迟期

图 6-61　胆管癌管内结节乳头型

患者，男，84 岁。肝门部胆管癌管内结节乳头型，CT 表现：(图 6-61A) 肝内胆管扩张，左叶胆管扩张明显，汇管区胆管扩张，内见偏心不规则结节样软组织密度影（图 6-61A 箭头），延伸及左肝管；三期增强（图 6-61B~ 图 6-61D）：肝门部胆管内软组织影呈不均匀逐渐强化，表面呈菜花状，动脉期、门脉期、延迟期 CT 值分别为 72 HU、110 HU、108 HU（箭头所示）

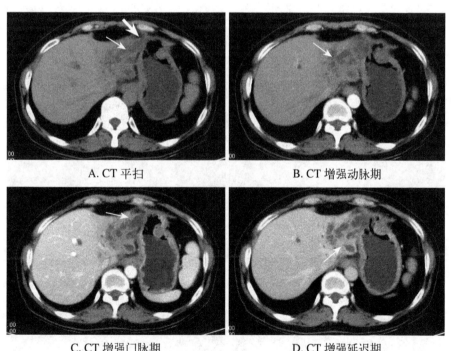

A. CT 平扫　　　　　　　　　　　B. CT 增强动脉期

C. CT 增强门脉期　　　　　　　　D. CT 增强延迟期

图 6-62　肝内胆管细胞癌

患者，女，49 岁。左叶肝内胆管癌，CT 表现：平扫（图 6-62A）肝左叶缩小，见片状稍低密度影，边界不清，内见囊状、管状更低密度影（长箭），病灶外缘与胃壁分界不清（短箭头）；三期增强（图 6-62B 动脉期、图 6-62C 门脉期、图 6-62D 延迟期）：动脉病灶期边缘轻度强化（长箭头），门脉期、延迟期呈持续强化（长箭头）。术中见肝左叶外侧段萎缩，紧贴膈顶部分纤维化，肝叶内散在大小不等囊实性肿块，膈面与小网膜囊粘连，肝门致密粘连，可见鱼肉样物质，侵及胃窦部，粘连致密，术后病理左肝叶腺癌，倾向胆管细胞癌

三、胰腺病变

病例 19

【简要病史】

患者，男，33 岁。因腹痛 12 小时急诊入院。

【影像资料】

见图 6-63。

【影像分析】

上腹部 CT 平扫显示胰腺头部稍饱满，胰周脂肪间隙浑浊（图 6-63A 箭头），所示体尾部胰腺实质肿胀，周围脂肪间隙仍清晰（图 6-63B 箭头）。考虑到增强 CT 在胰腺炎严重程度评估、了解局部及全身并发症以及预后判断等方面都优于 CT 平扫，故建议增强 CT 复查。另见该患者肝脏密度均匀性减低。

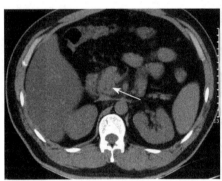 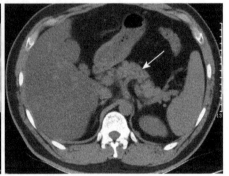

A. CT 平扫   B. CT 平扫

图 6-63 急性胰腺炎

【影像诊断】

急性胰腺炎考虑，建议必要时 CT 增强检查；脂肪肝。

【后续影像资料】

该患者随即入院治疗，查血淀粉酶 1502 U/L。在治疗过程中，于入院第 4 天行 CT 增强检查（图 6-64）。

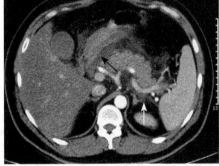 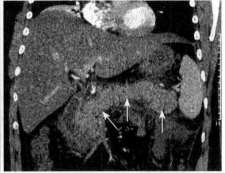

A. CT 平扫   B. CT 平扫

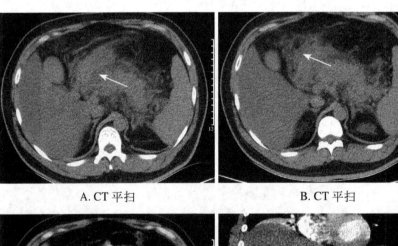

C. CT 增强动脉期   D. CT 冠状位曲面重建

图 6-64 急性胰腺炎

【影像分析】

CT平扫（图6-64A，图6-64B）示胰腺实质肿胀，实质密度仍均匀，周围脂肪间隙模糊，胰头区见可疑条状水样密度影（图6-64A，图6-64B箭头）。CT增强检查（图6-64C，图6-64D）显示胰腺实质强化均匀、明显，胰腺周围脂肪间隙模糊，胰头区少量积液显示更清楚（图6-64C黑箭头），左侧肾前筋膜增厚（图6-64C白箭头），冠状面曲面重建（图6-64D）显示强化均匀的胰腺实质（箭头）。

【影像诊断】

急性水肿性胰腺炎，请随访复查。

【最终结果】

该患者治疗2周后，好转出院，根据临床及影像学表现，最终诊断急性水肿性胰腺炎。

【概述】

急性胰腺炎（acute pancreatitis，AP）病因很多，在我国其主要诱因为过量饮酒、胆石症及高脂饮食。

1. 临床表现

主要临床症状为：发热、恶心、呕吐、腹胀等胃肠道症状；上腹部持续性剧烈疼痛，常放射到胸背部，严重者可出现休克症状；上腹部压痛、反跳痛和肌紧张。实验室检查：血白细胞计数升高；血、尿淀粉酶升高。

临床分为轻、中、重度胰腺炎，影像学上AP分为间质水肿性胰腺炎和坏死性胰腺炎，其他术语有急性胰周液体积聚、坏死物积聚、假性囊肿、包裹性坏死及胰腺脓肿等。

2. 影像表现

CT是急诊AP首选的影像学检查方法。增强CT在对临床可疑病例的诊断，胰腺实质损伤程度、病灶累及范围的评估、了解局部及全身并发症，指导介入性治疗，疗效监测及预后判断等方面都发挥了重要作用。MRI检查通常在以下几种情况下考虑使用：① CT不能完全肯定是否伴出血及其他并发症；②碘剂过敏、肾功能不全者；③临床需要了解患者胰胆管情况。超声及腹腔穿刺对AP诊断有一定帮助，但一般不作为首选检查方法。

间质水肿性胰腺炎CT表现：主要从胰腺形态、大小、密度、周围脂肪间隙、强化等方面进行分析。间质水肿性AP胰腺整体或局部增大，胰腺密度轻度下降（正常胰腺CT值一般40~45 HU），胰腺轮廓模糊及胰周液体渗出等。在增强CT上，胰腺实质强化基本均匀，水肿区强化程度有所减低，无明确低强化坏死区存在。有学者运用CT灌注成像来了解轻度胰腺炎胰腺血流灌注值的改变，可望为间质水肿性胰腺炎早期诊断提供依据。

坏死性胰腺炎CT表现：坏死性胰腺炎可由间质水肿性胰腺炎演变而来，也可发病一开始即为坏死性胰腺炎。平扫表现为胰腺整体或局部体积明显增大，轮廓模糊，密度减低，伴出血时局部密度增高，呈高低混杂密度，使整个胰腺密度显得很不均匀。当胰腺CT值高于正常或从低密度转变为高密度，提示出血可能。广泛出血时，整个胰腺密度普遍升高，单纯平扫则坏死区域可能被掩盖。增强检查时，出血、坏死区无强化（图6-65）。MRI检查可在CT不能完全肯定出血及是否存在其他并发症等情况时考虑使用。

随着多层螺旋CT的普及，双期（动脉期＋胰腺实质期）或三期增强扫描（动脉期＋胰腺实质期＋延迟期）成为常规，这对坏死性胰腺炎诊断和严重程度评估具有重要价值。多期增强CT有助于区分胰腺正常区、水肿区和坏死区，在动脉期正常胰腺组织明显强化，水肿区和坏死区强化不明显，但随时间延迟，水肿区有渐进性强化，强化程度低于正常胰腺（图6-66），而坏死区无明显强化。

局部并发症影像表现：①急性胰周液体积聚（acute peripancreatic fluid collection，APFC）：发生于病程早期，表现为胰周或胰腺远隔间隙液体积聚，并缺乏完整包膜，可以单发或多发。②急性坏死物积聚（acute necrotic collection，ANC）：发生于病程早期，表现为混合有液体和坏死组织的积聚，坏死物包括胰腺实质或胰周组织的坏死（图6-67）。③包裹性坏死（walled-off necrosis，WON）：是一种包含胰腺和（或）胰周坏死组织且具有界限清晰炎性包膜的囊实性结构，多发生

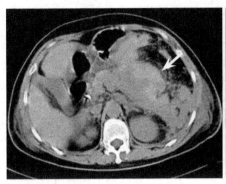
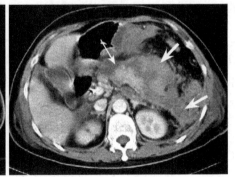

A. CT 平扫   B. CT 增强动脉期

图 6-65   急性出血坏死性胰腺炎

患者，女，56 岁。CT 平扫表现为胰腺密度减低，胰腺体部局部体积明显增大，轮廓模糊，呈高低混杂密度，较高密度区 CT 值 52 HU（粗箭头），提示出血。增强 CT（图 6-65B）示胰腺出血坏死区及胰腺周围积液不强化（粗箭头），而残存胰腺实质强化较明显（细箭头）

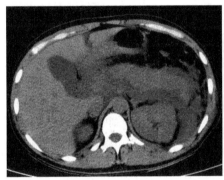
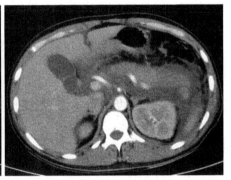

A. CT 平扫   B. CT 增强动脉期

图 6-66   急性胰腺炎胰周液体积聚

患者，因腹痛 1 小时，临床怀疑急性胰腺炎行上腹部 CT 检查。平扫（图 6-66A）示胰腺体积增大，密度减低，胰腺轮廓模糊，周围见条片状低密度液性积聚，左侧肾周间隙积液（箭头）。增强动脉期（图 6-66B）胰腺体尾部水肿区强化程度略减低（箭头），胰腺周围及左侧肾周间隙积液未强化

于 AP 起病 4 周后。④胰腺假性囊肿（pancreatic pseudocyst）：有完整非上皮性包膜包裹的液体积聚，起病 4 周后假性囊肿的包膜逐渐形成。假性囊肿可发生在胰腺内或胰腺外，成圆形、类圆形或者不规则形，囊壁一般较薄，增强后囊壁一般无明显强化，内部为液性成分，增强亦无强化（图 6-68）。⑤继发感染：重症急性胰腺炎继发感染死亡率高达 30% 以上，CT 上继发感染灶内有时可见气泡影（约 29%），增强后囊壁增厚有强化（图 6-69）。但 SAP 早期阶段影像学很难确定是否继发感染，有学者在 SAP 继发感染的猪模型上应用细菌靶向显像剂 ^{99m}Tc-环丙沙星，发现其检出细菌性感染的敏感性和特异性明显高于 CT、MRI，该研究有望为临床确定 SAP 是否继发感染提供依据。

此外，AP 其他局部并发症还包括：麻痹性肠梗阻、脾静脉或门静脉血栓、结肠坏死，继发肝外胆道梗阻、腹水、胸水等。部分患者合并胆系结石表现。

评估急性胰腺炎严重程度有多种指标。影像学常用标准是 CT 严重指数（CT Severity Index，CTSI）（表 6-7）。Balthazar 等把重症急性胰腺炎的发展过程分为 A~E 级，相对应的分数是 0~4 分。将坏死范围分为 0、0~1/3、1/3~1/2、>1/2 胰腺面积四等级，相应分数是 0、2、4、6 分。CTSI 为两者相加。CTSI 分为 3 级，即轻度 0~3 分，中度 4~6 分，中度 7~10 分。CT 严重指数与重症急性胰腺炎的并发症发生率和死亡率具有相关性。

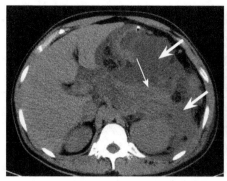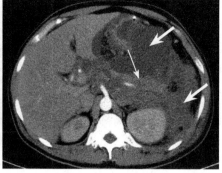

A. CT 平扫　　　　　　　　　　　　　B. CT 增强动脉期

图 6-67　急性胰腺炎急性坏死物积聚

患者，男，29 岁，腹痛 10 天。上腹部平扫（图 6-67A），胰腺（细箭头）轮廓模糊，密度减低，胰周及肾周间隙见大片低密度影积聚，部分趋向边界清楚，呈包裹性改变（粗箭头）；增强后（图 6-67B）胰腺实质呈条片状轻度强化（细箭头），坏死、积液区未见强化（粗箭头）

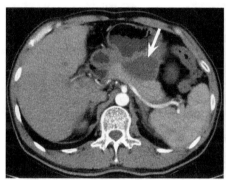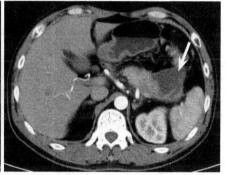

A. CT 增强动脉期　　　　　　　　　　B. CT 增强动脉期

图 6-68　急性胰腺炎假性囊肿

急性胰腺炎治疗后 1 个月，CT 复查示胰体部前旁与胃底之间（小网膜囊）假性囊肿（图 6-58A 箭头）；胰腺尾部假性囊肿形成（图 6-58B 箭头）

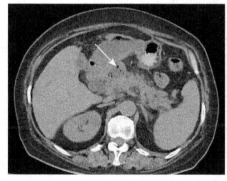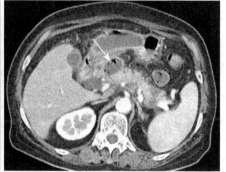

A. CT 平扫　　　　　　　　　　　　　B. CT 增强动脉期

图 6-69　急性坏死性胰腺炎继发脓肿形成

CT 平扫（图 6-69A）显示胰腺肿胀，边缘毛糙，胰腺周围脂肪间隙渗出液，胰脏可见坏死灶，胰腺颈部与胃窦间隙（小网膜囊）可见含气泡的囊性包块（箭头）。增强扫描（图 6-69B）示囊壁增厚，有强化（箭头）

3. 诊断要点

急性胰腺炎常有明确病史，影像学发现胰腺实质肿胀，周围脂肪间隙模糊，肾前筋膜增厚，胰腺周围有积液时，诊断急性胰腺炎并不困难。影像学在确定病理分型、病变扩散范围、并发症、制订治疗方案、随访及预后评估方面有重要帮助。

表 6-7　急性胰腺炎的 CTSI 评分标准 *

| 分级 | Balthazar CT | | 分数 | Necrosis | | CTSI | |
	胰腺及其周围改变			胰腺坏死	分数	分数	分级
A	正常胰腺		0	< 30%	2	0~3	轻度
B	胰腺局部或弥漫性增大，胰周无异常		1				
C	胰腺实质及周围炎症改变，胰周轻度渗出		2	30%~50%	4	4~6	中度
D	除 C 级外，有单个胰周积液		3	> 50%	6	7~10	重度
E	有 2 个或以上的胰周积液区或胰外脓肿		4				

* CTSI 评分包含 CT 的 Balthazar 分级、坏死程度分级。

病例 20

【简要病史】

患者，女，58 岁，上腹部隐痛不适 2 月余，肿瘤标志阴性。

【影像资料】

见图 6-70。

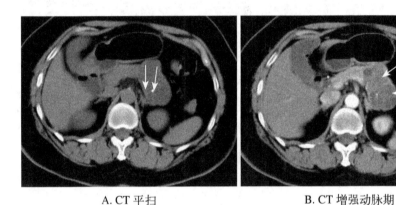

A. CT 平扫　　　　　　　　B. CT 增强动脉期

图 6-70　胰腺囊腺瘤

【影像分析】

CT 平扫发现胰腺体尾部低密度囊性肿块，内见点状钙化（图 6-70A 箭头）。增强动脉期显示肿瘤由多发微小囊状灶组成，肿瘤实性部分及间隔有强化（图 6-70B 箭头），囊腔显示更清楚。

【影像诊断】

胰体尾部囊腺瘤考虑，请随访复查。

【后续影像资料】

该例患者后续性 CT 及 MRI 检查（图 6-71）。

【影像分析】

CT 冠状位沿胰管方向的曲面 MPR 重建（图 6-71A）显示胰管（细箭头）略受推移，但未见明显扩张，肿瘤（粗箭头）与胰腺导管不沟通。磁共振 T$_2$WI（图 6-71B）显示肿瘤的包膜及分隔呈等或低信号（箭头），囊液呈高信号。

【影像诊断】

胰体尾部囊腺瘤考虑，建议随访。

【最终结果】

手术证实为胰腺体部浆液性囊腺瘤。

【概述】

随着医学影像学的发展，胰腺囊性肿瘤（pancreatic cystic neoplasms，PCNs）检出率逐年增加，受到临床医师关注，现在对这类疾病的认识也日益提高。

1. 临床表现

PCNs 以胰管或腺泡上皮细胞增生、分泌物潴留形成囊肿为主要特征，主要包括浆液性囊性肿

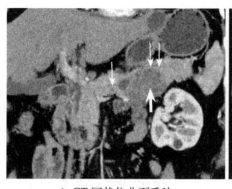 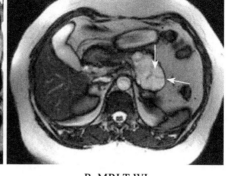

| A. CT 冠状位曲面重建 | B. MRI T₂WI |

图 6-71 胰腺囊腺瘤

瘤（serous cystic neoplasm，SCN）、黏液性囊性肿瘤（mutinous cystic neoplasm，MCN）、导管内乳头状黏液瘤（intraductal papillary mucinousneoplasm，IPMN）、实性假乳头状瘤（solidpseudopapillary neoplasm，SPN）等。根据囊液性质，PCNs 可进一步分为黏液性和非黏液性，前者主要包括 MCN 和 IPMN，有潜在或明显恶性倾向；后者主要包括 SCN 和 SPN，一般为良性或低度恶性。术前明确胰腺囊性肿瘤的性质对于临床选择处理方案非常重要。上述 4 种 PCNs 的主要临床特点见表 6-8。

表 6-8 SCN、MCN、IPMN 和 SPN 的主要特点

	SCN	MCN	IPMN	SPN
性别倾向	女性多于男性	女性远多于男性	男性略多于女性	女性远多于男性
发病高峰年龄（岁）	60~70	50~60	60~70	20~30
临床表现	常无症状，少有腹痛	偶有腹痛或腹块	急性胰腺炎、腹痛、吸收不良	常无症状，偶有腹痛，或可扪及腹块
好发部位	体尾部	体尾部	胰头、钩突	胰腺边缘部位，突出胰腺轮廓
影像学特征	多为微囊，呈蜂窝状，囊壁较薄，中心可见星状瘢痕伴钙化	多单发，囊壁较厚，可见蛋壳样钙化以及分隔、壁结节主胰管或分支胰管扩张；可见壁结节	囊实性混合，边界清晰	
囊液特征	囊液清亮、稀薄，CEA 与淀粉酶水平低	囊液黏稠，CEA 水平高，淀粉酶水平低，黏蛋白染色阳性	囊液黏稠，CEA 与淀粉酶水平高，黏蛋白染色阳性	囊液可呈血性
细胞学	富含糖原的立方形上皮细胞	柱状上皮细胞伴不同程度异型增生	柱状上皮细胞伴不同程度异型增生	分支状乳头
潜在恶性	一般无	有	有	有
治疗	出现压迫症状或 >4cm 时建议手术	建议手术治疗	主胰管型和混合型建议手术治疗，分支胰管型根据临床情况决定治疗	建议手术治疗

引自：《中华胰腺病杂志》编辑委员会. 我国胰腺囊性肿瘤共识意见（草案 2013，上海）. 中华胰腺病杂志，2014，13（2）：79-90.

2. 影像表现

影像学检查是胰腺囊性肿瘤诊断的重要依据，检查方法包括腹部超声、CT、MRI、内镜超声（EUS）、内镜下逆行性胰胆管造影术（ERCP）、PET-CT等。腹部超声常用于筛查，能够区分囊实性病变，但其易受肠气及操作者水平的影响。近年来，超声内镜发展迅速，EUS可接近囊性病变进行检查，能够较好地显示分隔、壁结节等囊腔内结构以及血流情况，并可经内镜穿刺行细胞学及囊液检查，对胰腺囊性肿瘤的诊断和鉴别诊断具有重要意义，但其开展多位于级别较高的医院，限制其普及应用。MSCT应用较为广泛，具有很高的密度分辨率和强大的图像后处理功能，能清楚显示异常的形态结构、明确病变的部位、大小、范围、钙化情况及与周围脏器关系以及发现转移灶等，对病灶的定位和定性具有重要价值。MRI对于囊性病灶显示非常敏感，对囊容物的成分推测有一定优势。MRCP可以更好地显示病灶与胰管的交通的关系，对判断病变的来源具有重要价值。核医学 ^{18}F-FDG PET-CT在胰腺囊性病灶的诊断与鉴别诊断中也具有一定价值，但临床应用较少。

（1）浆液性囊腺瘤　通常为良性，呈椭圆形或类圆形，囊壁薄且光滑，与正常胰腺分界清楚，囊壁常无钙化。根据囊的大小分为微囊型和巨囊型两种。浆液性微囊型囊腺瘤（serous microcystic adenoma，SMA）是SCN最常见的类型，常单发，多见于胰腺体尾部，由多个小囊（直径小于2 cm）组成，呈典型"蜂窝状"或"海绵状"改变，中央瘢痕多伴有局灶钙化，囊壁及间隔有较明显强化。浆液性巨囊型囊腺瘤较SMA少见，主要见于胰头部，常呈分叶状的薄壁囊性肿块，囊腔较大（直径大于2cm），通常无中央瘢痕，增强后囊壁强化不明显或轻度强化。MRI上，浆液性囊腺瘤囊液 T_1WI呈低信号，T_2WI呈高信号，间隔和囊壁显示清楚，呈等或低信号。胰周结构脂肪间隙存在，未见浸润与粘连。DWI显示囊液水分子弥散受限不明显，多呈低信号。MRCP显示病灶不与胰管相通，胰管亦无明显扩张或狭窄。

（2）黏液性囊腺瘤　常发生于胰体尾部，为圆形、类圆形或分叶状肿块。病灶由单个或数个囊腔组成。平扫病灶呈单房或多房低密度影，囊液密度较单纯水的密度高，CT可达20 HU以上。囊壁及间隔可为薄壁、厚壁或伴壁结节，实性部分可有点状或条状钙化，增强后囊壁及间隔可见轻度强化（图6-72，图6-73）。MRI上，肿瘤信号随囊液蛋白含量或是否出血而改变，T_1WI可呈高、低混杂信号，T_2WI表现为高信号。囊壁和壁结节等实性部分在 T_1WI上呈等信号，T_2WI上呈低信号，与高信号的囊液对比明显。黏液性囊腺瘤为潜在恶性的肿瘤，伴浸润性癌的比例约为20%。影像学上发现黏液性囊腺瘤肿瘤囊壁不规则增厚，出现壁结节、周边钙化以及侵犯周围组织、脏器或转移等征象，则有助于恶性的诊断（图6-74）。

能谱CT显示浆液性与黏液性囊腺瘤在囊液成分、Effective-Z及物质浓度方面有明显差异，两者的不同特征可有助于两者的鉴别诊断。此外，浆液性巨囊腺瘤多为≤1mm的薄壁，而黏液性囊腺瘤大部分囊壁厚度在2.5~10 mm之间，因此CT测量囊壁厚度可作为两者的鉴别方法之一。

（3）胰腺导管内乳头状黏液性肿瘤（IPMN）是一类起源于胰腺导管柱状上皮细胞，以分泌大量黏液并呈乳头状生长为特征的胰腺囊性肿瘤，相对少见，占囊性肿瘤10%~15%。它多发生于老年患者，尤其以60~80岁年龄段多见。病理组织学上，IPMN具有潜在恶性可能。因此，即使是无症状的患者也需接受手术治疗。临床上，大部分患者有长时间反复发作的急性胰腺炎或慢性胰腺炎病史。

影像学上，按累及部位可将IPMN分为主胰管型（main duct IPMN，MD-IPMN）、分支胰管型（branch duct IPMN，BD-IPMN）及混合型（mixed type IPMN，MT-IPMN）。MD-IPMN的典型征象为主胰管弥漫性或节段性扩张（图6-75A，图6-75B），周围胰腺实质常有萎缩，部分主胰管型（MPD）内有壁结节，胰管结石及胰腺实质钙化少见，有助于与慢性胰腺炎鉴别。BD-IPMN的典型征象为分支胰管扩张，常见于钩突，局部有

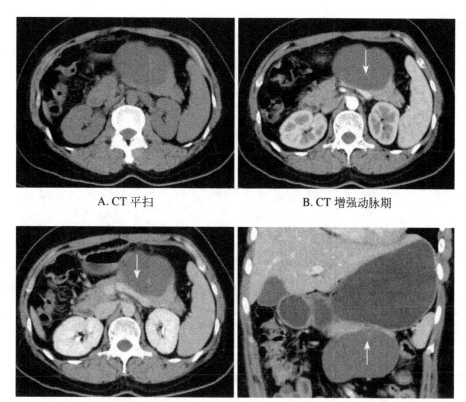

A. CT 平扫　　　　　　　　　　B. CT 增强动脉期

C. CT 增强门脉期　　　　　　　D. CT 冠状位重建

图 6-72　胰腺体部黏液性囊腺瘤，单囊型

患者，女，38 岁。CT 平扫（图 6-72A）示胰体部单个巨大囊性低密度灶，病灶与胰腺分界不清。CT 增强动脉期（图 6-72B）和门静脉期（图 6-72C），囊内见结节状轻度强化灶，冠状位 MPR 可见囊上壁小乳头状凸起（图 6-72D 箭头）

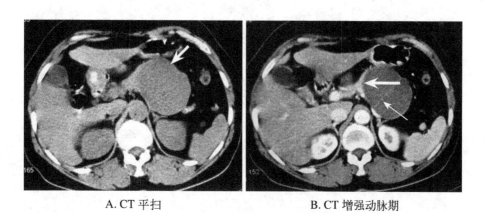

A. CT 平扫　　　　　　　　　　B. CT 增强动脉期

图 6-73　胰尾多房型黏液性囊腺瘤，局部交界性

患者，女，50 岁。CT 平扫显示胰尾见一大小约 51 mm×42 mm 的囊性肿块，密度较水高，CT 值约 20 HU，囊间隔未见显示。增强扫描（图 6-73B）示肿瘤与胰腺呈杯口状交界（粗箭头），囊壁及囊腔分隔纤细，轻度强化（细箭头），囊壁未见壁结节

多个相互交通的囊腔形成"小叶状"或"葡萄串状"（图 6-75C，图 6-75D）；较小的 BD-IPMN 需与 PPs、MCN 及慢性胰腺炎分支胰管扩张鉴别。MT-IPMN 的典型征象为分支胰管扩张延伸至 MPD（图 6-75E，图 6-75F）。囊肿与胰管交通是 IPMN 与 SCN、MCN 等其他 PCNs 鉴别的重要特征。当发生胰腺炎、MPD 直径 >15 mm、有壁结节及钙化提示 MD-IPMN 及 MT-IPMN 有恶变倾向；当囊腔 ≥ 3 cm，囊壁增厚、有壁结节及胰管扩张 ≥ 10 mm，提示 BD-IPMN 有恶变倾向。

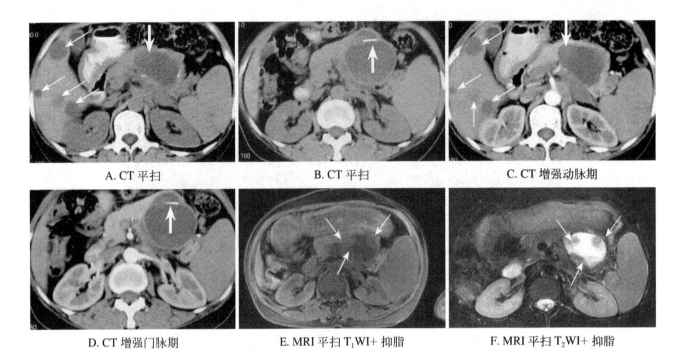

A. CT 平扫　　　　　　　　B. CT 平扫　　　　　　　　C. CT 增强动脉期

D. CT 增强门脉期　　　　E. MRI 平扫 T₁WI+ 抑脂　　　F. MRI 平扫 T₂WI+ 抑脂

图 6-74　胰体尾部黏液性囊腺癌

CT 平扫（图 6-74A，图 6-74B）示胰体囊性肿块，囊液密度不均，囊壁可疑结节影（粗箭头），囊壁及间隔可见点状或条状钙化（箭头）。肝内见多发低密度结节（细箭头）。增强动脉期（图 6-74C，图 6-74D）示囊壁及壁结节轻度强化（粗箭头），同时肝内见多发转移灶（细箭头）。MRI（图 6-74E，图 6-74F）对壁结节显示更清楚（箭头），T₁WI（E）呈等信号，T₂WI（图 6-74F）上相呈低信号，与高信号囊液信号对比明显

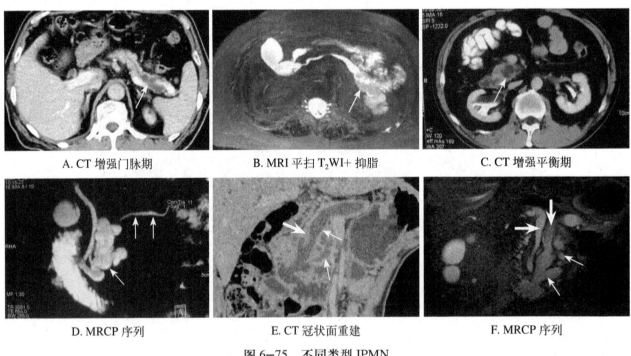

A. CT 增强门脉期　　　　B. MRI 平扫 T₂WI+ 抑脂　　　C. CT 增强平衡期

D. MRCP 序列　　　　　　E. CT 冠状面重建　　　　　　F. MRCP 序列

图 6-75　不同类型 IPMN

图 6-75A，图 6-75B 为主胰管型 IPMN，CT（图 6-75A）和 MRCP（图 6-75B）显示胰腺体尾部主胰管明显扩张（箭头），后者显示胰胆管更加清晰直观。图 6-75C，图 6-75D 为分支型 IPMN，CT（图 6-75C）示胰腺钩突部多发大小不等的囊状影（箭头），MRCP（图 6-75D）示病灶呈葡萄串状（长箭头），并与胰管沟通，主胰管形态如常（短箭头）。图 6-75E，图 6-75F 为混合型 IPMN。CT 斜冠状位重建（图 6-75E）显示主胰管和钩突部分支胰管（细箭头）明显扩张，主胰管内可见壁结节（粗箭头），MRCP（图 6-75F）显示主胰管扩张，主胰管内可见充盈缺损（粗箭头），分支胰管亦明显扩张，呈串珠状（细箭头），同时还显示胆管轻度增宽（箭头）

多层螺旋 CT（MSCT）及其后处理技术可以显示囊性病灶及其与胰管的关系，在 CT 怀疑 IPMN 时，往往需要推荐 MR 胰胆管成像（MRCP）。MRCP 对显示 IPMN 胰管的扩张程度，壁结节的大小以及囊性病变是否与胰管相交通等方面效果更佳。EUS 可以看到肿瘤对导管的浸及程度，更重要的是可以行囊内吸液活检，对确定诊断有一定作用。在 ERCP 检查中，若观察到十二指肠壶腹部溢出大量黏液样物质，在主胰管内注射对比剂后显现充盈缺损、导管扩张、分支导管的囊性扩张等情况，可以确认为 IPMN。

（4）实性假乳头状瘤（SPN）是具有潜在恶性的胰腺交界性肿瘤，其组织来源仍不明确。好发于年轻女性。典型的影像征象为单发的、边界清晰、包膜完整、质地不均的囊实性肿块。出血常见，在磁共振 T_1WI 上呈高信号，易于显示。约 1/3 患者可见不规则

钙化。增强后肿瘤实性部分中等强化，囊变出血区未见强化（图 6-76）。由于坏死及出血程度不同，影像表现也不同，少数病变可完全呈实性或囊性，需熟悉其影像表现，否则容易误诊。该肿瘤一般很少引起胰管扩张，也不与胰管沟通，肿瘤较大时可推压胰腺及邻近结构，其上游的胰腺组织很少受到影响。

3. 诊断要点

胰腺囊性肿瘤的影像诊断主要根据肿瘤的部位、数目、大小、囊腔组成、病变是否与胰管相通、有无壁结节、无钙化及强化等影像征象综合分析。同时需要结合患者性别、年龄，临床病史及实验室检查等因素。多种影像检查方法联合应用有助于全面反映肿瘤的病理基础，提高胰腺囊性肿瘤诊断的准确性。

4. 鉴别诊断

胰腺囊性肿瘤需与其他胰腺囊性病变如假性囊

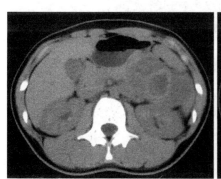

A. CT 平扫

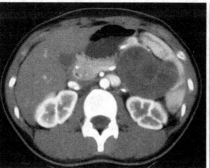

B. CT 增强动脉期

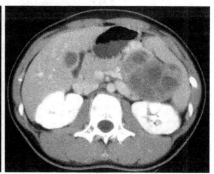

C. CT 增强延迟期

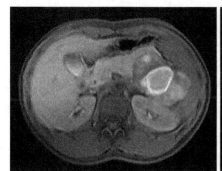

D. MRI 平扫 T_1WI+ 抑脂

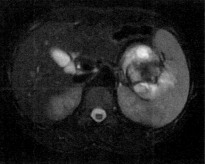

E. MRI 平扫 T_2WI+ 抑脂

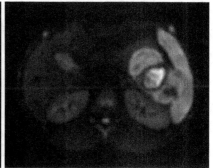

F. MRI 弥散序列（DWI）

图 6-76 胰尾实性假乳头状瘤

患者，女，15 岁。上腹胀痛，右侧腰痛，急症入院。CT 平扫（图 6-76A）示胰尾见巨大类圆形不规则等、低混杂密度影，边界尚清楚，与胰尾分界不清，肿块内部见环形高密度灶；增强动脉期（图 6-76B）和延迟期（图 6-76C）肿块实性部分呈渐进性强化，囊性部分未见强化。MRI T_1WI（图 6-76D）和 T_2WI（图 6-76E）显示肿瘤呈高混杂信号显示高低混杂信号，坏死囊变区呈长 T_1 长 T_2 信号，陈旧性出血呈短 T_1 短 T_2 信号。DWI（图 6-76F）上病灶亦呈混杂信号，实性部分弥散受限呈高信号

肿等鉴别。假性囊肿是胰腺最为常见囊性病变，常有急、慢性胰腺炎的病史，由胰腺或胰周积液未吸收完全被包裹而形成，其内容物为坏死组织、陈旧出血及胰腺分泌物等。影像学上表现为胰腺或胰周囊性病灶，常为单房液性密度，也可有分隔及钙化，也可因出血或蛋白含量高而密度较高，病灶不与胰管相通，增强后多无强化。结合病史，一般不难做出诊断（图6-77）。

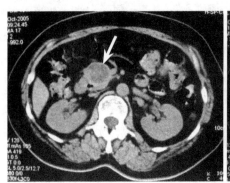

A. CT 平扫

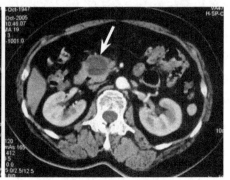

B. CT 增强动脉期

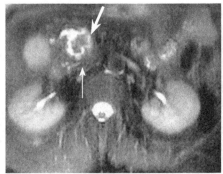

C. MRI 平扫 T₂WI+ 抑脂

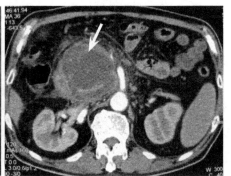

D. CT 增强动脉期

图 6-77　急性胰腺炎假性囊肿

患者，女，58 岁。1 年前急性胰腺炎病史。CT 平扫（图 6-77A）示胰头类圆形低密度灶，边界尚清，内可见片絮状稍高密度影。增强扫描（图 6-77B）病灶未见明显强化，MRI T₂WI（图 6-77C）示病灶内信号不均，中央可见低信号区，胰管于病灶后方经过（细箭头），不与病灶（粗箭头）相通。复习患者既往 CT 图像（图 6-77D），胰头囊性病灶较大（箭头），密度不均，周围脂肪间隙模糊。故本例胰头部囊性病灶诊断为假性囊肿

病例 21

【简要病史】

患者，女，68 岁。因腰痛 10 余年，加重 10 天入院。

【影像资料】

见图 6-78。

【影像分析】

CT 平扫示胰腺体部一类圆形低密度肿块，直径约 30 mm，病灶内部密度不均，边界不清，呈向后方生长趋势（图 6-78A 细箭头），胰腺体尾部略萎缩（图 6-78A 粗箭头），胰管扩张（图 6-78B 箭头）。增强动脉期（图 6-78B，图 6-78C）、延迟期（图 6-78D），肿块边缘可见不均匀轻度渐进性强化，内部均未见明显强化，肿块包绕肠系膜上动脉（图 6-78C 箭头）。沿胰管方向冠状位曲面重建显示肿块（图 6-78E 细箭头）远端实质萎缩变细，胰管见轻度扩张（图 6-78E 粗箭头），最大密度投影图显示病灶走行区脾动脉（图 6-78F 箭头）管壁毛糙、管腔不均匀性变细。

【影像诊断】

胰体癌考虑，侵犯脾动脉，建议结合 MRI 检查。

【后续影像资料】

患者入院后行 MRI 检查，肿瘤标志物 CA-199 870 U/mL，CEA 24 μg/L，CA-125 100.4 μg/L（图 6-79）。

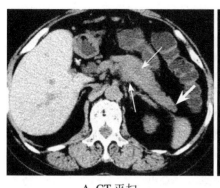
A. CT 平扫

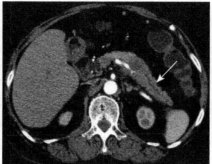
B. CT 增强动脉期

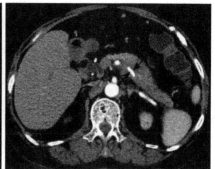
C. CT 增强动脉期

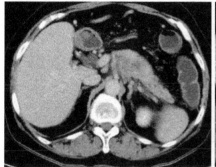
D. CT 增强延迟期

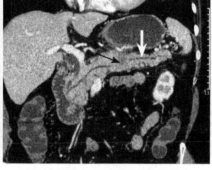
E. CT 冠状位曲面重建曲面充填

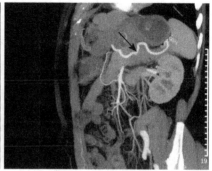
F. 最大密度投影重建图

图 6-78 胰腺导管腺癌

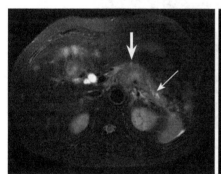
A. MRI 平扫 T₂WI+ 抑脂

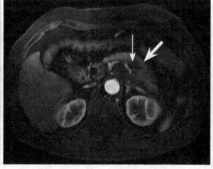
B. MRI 增强动脉期

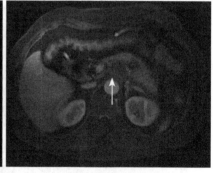
C. MRI 增强门脉期

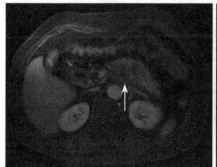
D. MRI 增强平衡期

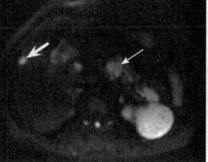
E. DWI 序列

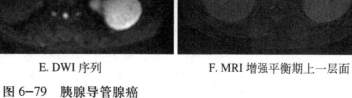
F. MRI 增强平衡期上一层面

图 6-79 胰腺导管腺癌

【影像分析】

MRI T₂WI 显示胰体部外形明显增大，并可见不规则肿块影（图 6-79A 粗箭头），信号尚均匀，胰尾胰管稍扩张（图 6-79A 细箭头），增强后与 CT 增强表现相似，呈边缘少许轻度强化，内部无明显强化，肿块呈向后生长趋势（图 6-79C，图 6-79D 箭头），包埋脾动脉（图 6-79B 细箭头）。上一层面 MRI 弥散（图 6-79E 粗箭头）显示肝右前叶一类圆形高信号影，增强（图 6-79F）呈边缘强化，提示肝脏转移，胰腺病灶弥散亦受限（图 6-79E 细箭头）。

【影像诊断】

胰腺体部癌首先考虑，向腹膜后生长，包埋脾动脉。

【最终结果】

术中见病灶包绕脾动脉，术后病理为中分化腺癌。

【概述】

胰腺癌，通常指胰腺导管腺癌，约占胰腺恶性肿瘤的 80% 以上，预后差。

1. 临床表现

早期临床症状不明显，发现时大多为中晚期，手术往往难以切除。近年来由于对胰腺癌早期诊断的研究深入及影像学检查手段的发展，能够较早发现早期或小胰腺癌（一般指直径 ≤ 2 cm）。胰腺癌具有围管性浸润和嗜神经生长这两个重要生物学特性。围管性浸润是指肿瘤容易侵犯胆总管和胰腺管，尤其是胰头癌及部分钩突部癌（图 6-80，图 6-81），患者较早表现出进行性加重的黄疸，影像学可显示胰管、胆管扩张（图 6-82A，图 6-82B）。胰体尾部癌，因其生长空间较大，且与胆管相距较远，早期可能仅表现为上腹部不适或轻度疼痛（图 6-82C，图 6-82D），而无黄疸表现。嗜神经性生

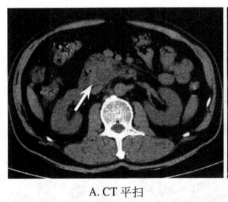
A. CT 平扫

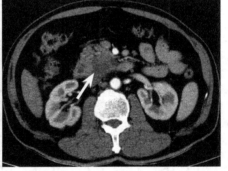
B. CT 增强动脉期

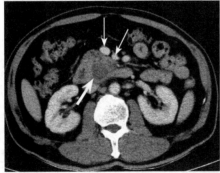
C. CT 增强门脉期

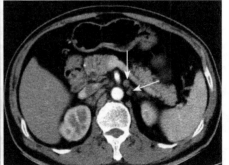
D. CT 增强平衡期

图 6-80　胰腺钩突癌

患者，男，50 岁，上腹痛。CT 平扫（图 6-80A）示胰头钩突部明显增大，边缘向外膨隆，钩突内见类圆形稍低密度结节影，边界欠清（箭头）。增强动脉期（图 6-80B）肿瘤轻度强化（箭头），门脉期（图 6-80C）呈轻度延迟强化，强化程度低于临近胰腺组织（粗箭头），肿瘤与邻近肠系膜上动、静脉分界清楚（细箭头）。图 6-80D 显示腹主动脉旁见多发小淋巴结影（箭头）

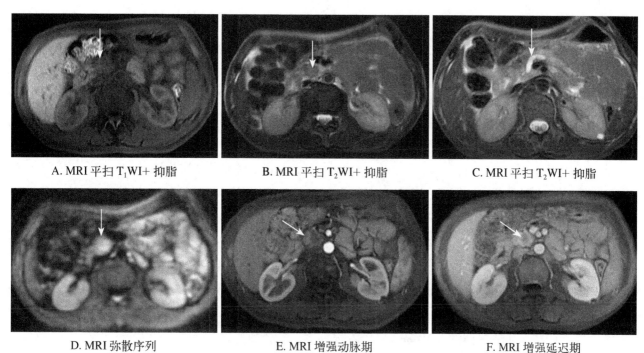

A. MRI 平扫 T₁WI+ 抑脂　　　B. MRI 平扫 T₂WI+ 抑脂　　　C. MRI 平扫 T₂WI+ 抑脂

D. MRI 弥散序列　　　E. MRI 增强动脉期　　　F. MRI 增强延迟期

图 6-81　胰头钩突癌

患者，男，63 岁。上腹部 MRI 示钩突部类圆形 T₁WI 稍低信号结节（图 6-81A 箭头），T₂WI 呈稍低信号（图 6-81B 箭头），结节远侧胰管扩张明显（图 6-81C 箭头），DWI 病灶呈类圆形高信号（图 6-81D 箭头），增强后动脉期病灶未见明显强化（图 6-81E 箭头），延迟期病灶边缘见轻度强化（图 6-81F 箭头）

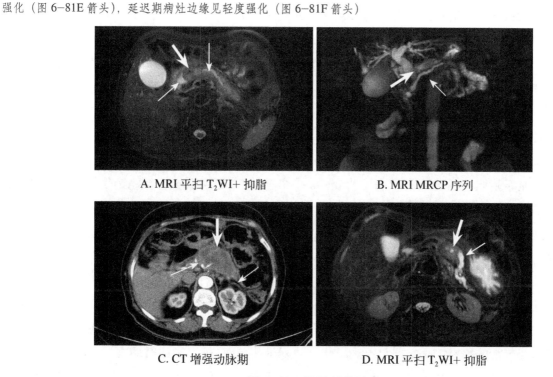

A. MRI 平扫 T₂WI+ 抑脂　　　　　　B. MRI MRCP 序列

C. CT 增强动脉期　　　　　　D. MRI 平扫 T₂WI+ 抑脂

图 6-82　胰腺导管腺癌

患者，腹胀 1 月余，皮肤黄染，CEA、CA19-9 明显升高就诊。MRI T₂WI（图 6-82A）显示胰腺头颈部肿块（粗箭头），胆总管（细长箭头）、胰腺体尾部胰管扩张（细短箭头）。MRCP（图 6-82B）示胰管（细箭头）和胆管（粗箭头）在胰头部突然截断，不能汇合，梗阻平面以上胆管树似软藤状，胰管明显扩张，呈典型"双管征"。图 6-82C：患者，女，70 岁，上腹胀痛数日入院。CT 增强动脉期示胰体不均匀轻度强化肿块（粗箭头），向腹膜后生长，包埋邻近脾动脉及肝总动脉近端（细长箭头），胰尾萎缩，胰管扩张（细短箭头）。图 6-82D：胰腺体部胰腺癌 MRI 检查，T₂WI 抑脂序列示肿瘤呈类椭圆形肿块（粗箭头），边界欠清，远侧胰管明显扩张（细箭头），胰腺实质萎缩

长与胰腺癌细胞亲神经性以及胰腺与腹腔神经丛的解剖位置极为贴近有关。故胰腺癌患者常有持续性腹痛或腰背痛等临床症状。肿瘤晚期，患者疼痛更加明显，止痛甚至成为主要的诉求和治疗目的，当药物难以控制时，需考虑腹腔神经丛阻滞或损毁手术，以提高患者生存质量。

2. 影像表现

胰腺癌常见影像学检查方法有超声、CT 和 MRI。超声检查比较便捷，由于胰腺位置深在，位于胃肠道后方，诊断准确性受气体伪影及操作者水平影响较大。多层螺旋 CT 扫描速度快，分辨率高，解剖细节显示良好，已成为胰腺肿瘤的理想的影像学检查手段。增强扫描不仅能显示肿瘤的位置、形态、大小、密度、轮廓及血供等情况，还能了解肿瘤与周围脉管系统、邻近脏器之间的关系，发现远处转移灶等。这些优点有助于胰腺癌局部侵犯及远处转移的评估，从而为临床决策提供重要的指导意见。北美放射学会推出的针对胰腺癌 MSCT 检查的结构性报告模板，使胰腺癌的特征性改变及手术可切除性判断非常清晰，受到临床医师的欢迎。MRI 可作为重要的补充手段，其多序列联合应用对于胰腺癌肿块范围显示、鉴别诊断及淋巴结和远处小转移灶地发现更加敏感。磁共振胰胆管成像 （magnetic resonance cholangiopancreatography， MRCP） 可良好显示胰胆管系统解剖和病理改变。MRCP 成功率高、无需造影剂、安全无损伤等优点，使之成为胰胆管疾病诊断的重要组成部分。MRCP 评估胰腺肿瘤的主要作用是显示胰胆管受侵程度及继发性改变，恶性肿块表现为病灶区主胰管的阻塞中断，伴有远端胰管的连续性扩张，多表现为"胰管截断征"或"双管征"，而良性征象常为病灶区的主胰管呈光滑的狭窄性改变或无异常，表现为"胰管穿透征"。核医学 PET-CT 显像，利用组织代谢摄取率的高低，可显示结节状或肿块状放射性浓聚，在胰腺恶变的诊断及早期远处转移灶的发现中具有明显的优势。

CT 表现：平扫显示胰腺局部或弥漫性形态增大，呈等或低密度肿块影，边缘不清，部分病灶内可见更低密度区，小胰腺癌平扫时多呈等密度，易漏诊。胰腺癌的间接征象包括肿瘤远侧胰腺萎缩、胰管不同程度扩张，或伴有假性潴留性囊肿等。三期增强肿块呈轻度渐进性强化或不均匀强化，尤其在胰腺期病灶与正常胰腺组织对比更加明显，胰管显示更清楚。增强检查对判断病灶与周围结构，尤其是与血管关系非常有价值。

胰腺癌的 MRI 形态学表现与 CT 表现类似，可清楚显示病灶范围及胰周浸润情况。由于 MRI 多序列联合应用，信号表现丰富，更能反映病变的病理基础。MRCP 能在局部肿块不明显时即发现胰管狭窄或截断，为病灶发现及鉴别诊断提供依据。

3. 诊断要点

① CT 或磁共振发现胰腺实质内实性肿块，增强后无明显强化；②肿块远端主胰管扩张，伴或不伴胆总管扩张、胰尾部实质萎缩等；③肿块侵犯临近血管。

4. 鉴别诊断

胰腺癌为相对乏血供的肿瘤，有时需与肿块性胰腺炎和实性假乳头状瘤等相鉴别。

（1）肿块型胰腺炎 患者往往有较长的消化不良、腹痛等临床病史，CT 表现多为边界清楚的肿块伴斑点状或粗颗粒状钙化（图 6-83），可见"胰管穿透征"，而胰腺导管腺癌钙化少见，胰腺导管表现为"胰管截断征"或"双管征"；增强扫描，胰腺癌和肿块型胰腺炎都可表现为渐进性强化，但肿块性胰腺炎的强化程度高于胰腺癌，延迟期强化程度接近周围相对正常的胰腺组织（图 6-83）。MRI 功能成像技术如弥散成像（DWI）、灌注成像（PWI）及波普成像（MRS）等，通过测量胰腺肿块标准化 ADC 值、灌注时间－信号曲线以及代谢物分析等，可为两者鉴别提供依据。核医学 PET-CT 也有助于两者的鉴别诊断，常以最大标准摄取值（SUV_{max}）> 2.5 作为恶性病灶诊断标准，恶性病灶延迟显像 ^{18}F-FDG 代谢持续升高。同时 PET-CT 为全身显像，能早期发现远处转移灶，对肿瘤分期具有重要价值。随着新型显像剂的研发应用，

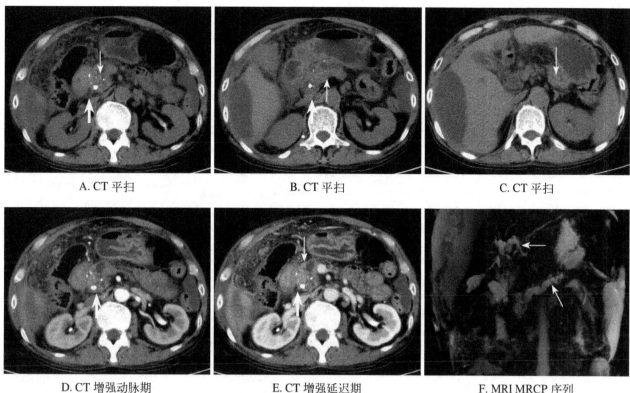

| A. CT 平扫 | B. CT 平扫 | C. CT 平扫 |

| D. CT 增强动脉期 | E. CT 增强延迟期 | F. MRI MRCP 序列 |

图 6-83 慢性肿块型胰腺炎

患者，男，55 岁。胰腺炎病史 7 年，ERCP 及胆总管置管术后 6 年（粗箭头示胆总管置管），CA19-9 正常范围。CT 平扫（图 6-83A~ 图 6-83C）示胰头部体积增大，内可见稍低密度影及多发散在的粗颗粒样钙化灶，远侧胰管张，管腔内见多发斑点状钙化（细箭头）。CT 增强动脉期（图 6-83D）肿块轻度强化，低于周围胰腺实质。延迟期（图 6-83E）强化与胰腺实质接近，扩张胰管更清晰（细箭头）。此外，该例上腹部可见多处包裹性积液，胆囊壁增厚，周围结构不清，提示合并胆囊炎。MRCP（图 6-83F）示主胰管及分支胰管扩张（长箭头），肝内胆胰管扩张（短箭头）

其临床价值将越来越大。此外，增强超声及内镜超声也能提供鉴别依据。

（2）**实性假乳头状瘤** 属于交界性肿瘤，常见于年轻女性，无特异性临床症状，肿瘤标志物 CA19-9 一般不高，发现时体积往往较大。典型影像征象为单发、边界清晰、包裹良好的囊实性肿块，肿瘤出血、钙化常见，对周围结构以推挤为主，增强后实性部分呈渐进性延迟强化，强化程度较胰腺导管腺癌高，一般不伴有胰胆管扩张，也不与胰管沟通。MRI 对肿块内出血、囊变等特征显示非常敏感，可帮助定性诊断（图 6-84）。而胰腺癌患者年龄较大，肿块边界不清，胰胆管常有侵犯，但出血和钙化征象非常少见。上述征象有助于两者鉴别。

（3）**自身免疫性胰腺炎**（autoimmune pancreatitis,AIP）（图 6-85） 其临床及影像学表现与胰腺癌有许多相似之处，均可出现梗阻性黄疸和局部肿块。当 AIP 呈局限性肿块时易误诊为胰腺癌。其主要鉴别点在于，AIP 多以弥漫为主，病变长轴与胰腺实质一致，弥散呈多发的弥散受限，主胰管累及长度亦较胰腺癌更为广泛，且 AIP 可见假包膜结构，增强后呈延迟明显强化，且强化均匀，胰腺癌的高信号区多为局限性，局部突出于胰腺轮廓外，边界较 AIP 清楚基于上述征象，可与胰腺癌相鉴别。

综上所述，当影像学发现胰腺内发现乏血供肿块，伴有围管浸润和向胰腺外侵犯（尤其是向后侵犯）、肿块远侧胰管扩张、胰腺实质萎缩等征象时，结合临床症状及肿瘤标志物 CA19-9 升高等，大多数胰腺导管腺癌诊断并不难。

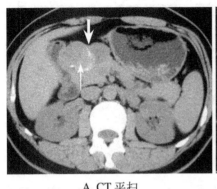
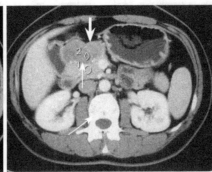
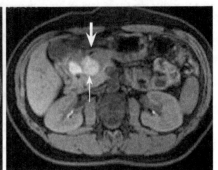

A. CT 平扫 B. CT 增强门脉期 C. MRI 平扫 T$_1$WI+ 抑脂

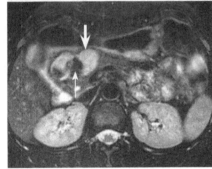
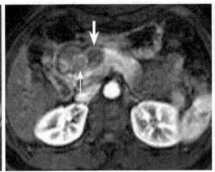
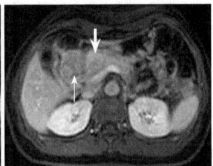

D. MRI 平扫 T$_2$WI+ 抑脂 E. MRI 增强动脉期 F. MRI 增强延迟期

图 6-84 胰腺实性假乳头状瘤伴出血、钙化

患者，女，36 岁。上腹痛数日。CT 平扫（图 6-84A）显示，胰腺头颈交界区可见高低混杂密度的囊实性肿块，向前突出胰腺轮廓外，推挤邻近结构，肿块边缘清楚。肿块内可见弧形钙化。增强门脉期（图 6-84B），实性部分有中等度强化（粗箭头），平扫所示的高密度区（细箭头）未见强化。MRI T$_1$WI 抑脂（图 6-84C）示胰头部高低混杂信号肿块影，边界尚清楚，内部见高信号灶，提示出血灶（细箭头）。T$_2$WI（图 6-84D）示出血灶呈低信号（细箭头），实性部分呈稍高信号（粗箭头），增强动脉期（图 6-84E）和延迟期（图 6-84F）示肿块边缘清楚，实性部分渐进性中等强化（粗箭头），囊变、出血区未见强化（细箭头）

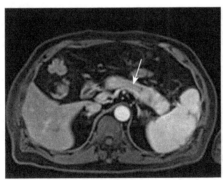
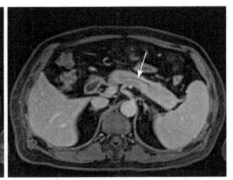

A. MRI 增强门脉期 B. MRI 增强延迟期

图 6-85 胰尾部自身免疫性胰腺炎

患者，男，57 岁。上腹不适 1 月余，MRI 增强门脉（图 6-85A）及延迟（图 6-85B）显示胰尾增厚，主胰管均匀性明显扩张（箭头），胰尾部实质强化明显、均匀

病例 22

【简要病史】

患者，女，69 岁。血糖顽固性升高 1 年余。

【影像资料】

见图 6-86。

【影像分析】

CT 平扫（图 6-86A）显示胰腺体部局部隆起，密度无明显异常，边缘尚光整。增强动脉期（图 6-86B）病灶呈明显结节样强化，CT 值约 98 HU。胰腺实质期（图 6-86C）病灶强化更明显，CT 值

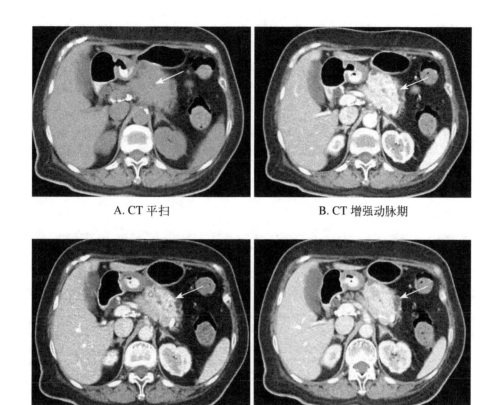

A. CT 平扫　　　　　　B. CT 增强动脉期

C. CT 增强实质期　　　　D. CT 增强延迟期

图 6-86　胰岛细胞瘤

达 129 HU，明显高于周围胰腺实质。延迟期（图 6-86D）该病灶强化程度下降（箭头），但仍高于周围胰腺实质。

【影像诊断】

胰体部富血供病变，考虑胰岛细胞瘤可能大，建议结合胰腺相关激素检查。

【最终结果】

胰体部神经内分泌瘤（胰岛素 A 细胞瘤）。

【概述】

胰岛细胞瘤现规范名称为胰腺神经内分泌肿瘤（pancreatic neuroendocrineneoplasm，pNENs），相对少见，约占原发性胰腺肿瘤的 3%。

1. 临床表现

依据激素的分泌状态和患者的临床表现，分为功能性 pNENs 和无功能性 pNENs。无功能性 pNENs 占 7%~85%，由于不产生相应的激素，早期常无临床症状，只在肿瘤生长较大并压迫周围脏器结构时，引起相关临床症状时发现。功能性 pNENs 约占 20%，主要有胰岛素瘤和胃泌素瘤，胰岛素瘤

一般位于胰腺，而胃泌素瘤多见于十二指肠或胰腺（图 6-87）；其余的功能性 pNENs 均少见，统称为罕见功能性胰腺神经内分泌肿瘤，包括生长抑素瘤、胰高血糖素瘤、生长激素瘤等。患者常有明显激素相关的临床症状。

2. 影像表现

影像学定位诊断对 pNENs 治疗是非常关键的，除可明确原发肿瘤的部位外，还可评估肿瘤周围淋巴结的状态及是否有远处转移。影像检查的手段很多，其中增强 CT 对 pNENs 诊断具有重要价值，也是临床首选的影像学方法。CT 检查应强调薄层、三期增强扫描技术（动脉期、胰腺实质期和延迟期），但对直径 <1 cm 的功能性 PNET 和转移瘤检出有时很困难。MRI 检查提高了 pNENs 的检出率和定性能力，而且无放射性辐射，对特殊人群（儿童青少年或孕妇）的检查具优势，常在 CT 诊断不明确的情况下使用。生长抑素受体显像（somatostatin receptor scintigraphy，SRS）检查、超声内镜（endoscopic uhrasonography，EUS）、激素梯度功能定位、PET 及

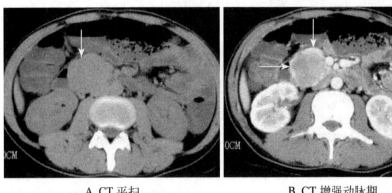

A. CT 平扫　　　　　　　　　　B. CT 增强动脉期

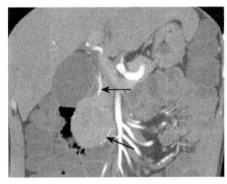　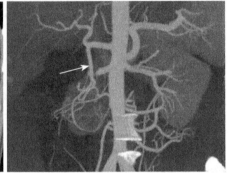

C. CT 动脉期冠状位重建　　　　D. CT 最大密度投影重建

图 6-87　胰头部血管活性肠肽瘤（VIP 瘤）

患者，男，38 岁。因"反复腹泻 1 年余伴腹泻"入院，期间出现数次"低钾"。CT 平扫（图 6-87A）显示胰头部明显肿大，内部密度尚均匀，增强动脉期显示病灶边缘强化明显（图 6-87B）。冠状面重建图显示病灶周围粗大异常供血血管（图 6-87C 箭头），最大密度投影重建图显示供血动脉来自胰十二指肠上动脉（图 6-87D 箭头）

术中超声定位等可弥补常规影像学检查的不足。临床上需依据肿瘤位置、类型、转移情况等选择不同的检查手段，同时还需结合实验室检查。对于怀疑无功能性 PNET 建议行多期增强 CT 或 MRI、血清嗜铬粒蛋白 A[（chmmogranin A，CgA），3 类证据]和胰多肽（3 类证据）检查。功能性 PNET 在肿瘤很小时患者即有明显的症状，但肿瘤定位困难，建议行 CT 或 MRI 薄层多期增强检查，尤其应包括动脉早期扫描。必要时可行生长抑素受体显像。

（1）影像检查准备　CT 检前应做相应准备和制订相应扫描技术参数。

1）扫描前，患者常需口服水等低密度对比剂将胃肠道充盈，以更好的显示病灶。少数医院使用阳性对比剂，高密度对比剂充盈的肠管易与强化的胰岛素瘤相混淆，从而导致漏诊情况的发生。

2）扫描中，由于功能性胰岛细胞瘤一般较小，因此薄层扫描很重要。对于多层螺旋 CT，一般以

2~3 mm 扫描较适宜。增强动脉期早期扫描对本病诊断尤为重要。静脉注射适宜的对比剂（多数为 1.5 mg/kg 或 120 mL，3~4 mL/ 秒），以 18~25 秒、40~45 秒和 90 秒行动脉期、胰腺实质期和平衡期三期扫描较为适宜。此扫描方案可以增加病灶与正常胰腺密度差异，从而较好显示富血供病灶，尤其是小病灶，以提高检出率，同时可与乏血供病变相鉴别。

3）扫描结束后，根据诊断需要，薄层重建后进行图像后处理，运用多平面重建、最大密度投影（MIP）和容积重建（VR）等方法，以更好的显示病灶（图 6-88）。MRI 检查前应训练患者如何正确屏气，扫描序列一般包括 T_1WI、T_2WI 压脂序列（层厚一般 4~5 mm），DWI 序列以及三期增强扫描。MRI DWI 对病灶显示具有较高敏感性，尤其对小病灶的检出具有重要价值。动态增强对病灶强化方式及肿瘤周边包膜情况等都可以明确显示。

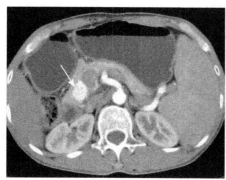
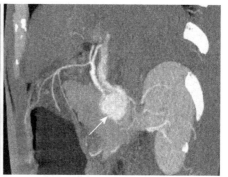

A. CT 增强动脉期　　　　　　　　　B. CT 最大密度投影重建

图 6-88　胰头部胰岛细胞瘤

患者，男，43 岁。肝硬化，2 型糖尿病病史。增强 CT 动脉期（图 6-88A）显示胰腺头部富血供结节（箭头），最大密度投影重建（图 6-88B），肿瘤（箭头）与血管关系显示清楚

（2）功能性胰岛细胞瘤　CT 平扫呈圆形或椭圆形稍低密度灶，直径常不超过 2cm，胰腺轮廓无明显改变或轻度隆起。大多数增强动脉期呈明显强化，与腹主动脉强化程度接近，门脉期呈中等或明显强化，延迟期强化下降，但仍高于正常胰腺。MRI 的 T_1WI 上，病灶呈均匀或不均匀低信号结节，T_2WI 表现为稍高信号影（图 6-89），强化模式与 CT 类似。在 DWI 序列上，病灶弥散受限而呈高信号，有助于小病灶的发现。典型的影像表现结合临床症状和实验室检查结果，术前诊断比较容易。对于微小原发病灶或转移灶，CT、MRI 检查有时难以发现，需结合实验室检查和其他影像学检查。

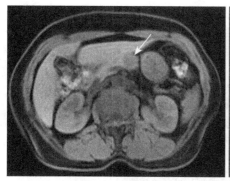
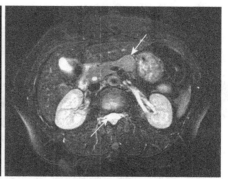

A. MRI 平扫 T_1WI+ 抑脂　　　　　B. MRI 平扫 T_2WI+ 抑脂

图 6-89　胰腺颈体交界部胰岛细胞瘤

患者，女，58 岁。MRI 显示病灶密度尚均匀，T_1WI 呈稍低信号，T_2WI 呈稍高信号

（3）无功能性胰岛细胞瘤　早期常无临床症状，肿瘤一般生长较大，直径常超过 5 cm，CT 平扫呈低密度，中心常见坏死和囊变区，密度更低。MRI 上肿瘤实性部分呈 T_1WI 低、T_2WI 高信号，囊变坏死区信号与水接近。根据囊变情况，可分为实性或囊实性胰岛细胞瘤。增强后，肿瘤实性部分呈明显强化，坏死囊变者呈不均匀或环形强化。

（4）多发性内分泌腺瘤病 1 型　少数胰腺神经内分泌瘤是多发性内分泌腺瘤病 1 型（multiple endocrineneoplasia-1，MEN-1）的表现之一。MEN-1 较为少见，属常染色体显性遗传疾病，以甲状旁腺、胰岛细胞和垂体肿瘤组成为特征。由于 MEN-1 型的临床病程在不同的患者可以完全不相同，并且多个腺体的病变可以同时或先后发生，也有的患者在出现第一个腺体的病变若干年后才发生其他腺体的病变。因此，当发现胰腺神经内分泌肿瘤时，应详细询问并了解其个人与家族病史，再进行相关检

查以确诊本病，对患病或未患病的家族成员均应进行严密随诊，定期进行相关检查。有条件的实验室可进行 menin 基因突变检测（图6-90）。

（5）胰岛细胞瘤的恶性征象　胰岛细胞瘤的大小、出血、坏死不能作为判断其生物学行为的指标。恶性征象主要取决于肿瘤的浸润和转移，尤其是肝脏和淋巴结的转移等。对于胰岛细胞瘤的良、

恶性判断，只有发生局部血管浸润、腹膜后淋巴结、肝转移等才是恶性最可靠的诊断依据。

3. 诊断要点

①增强动脉期病灶明显强化，程度明显高于正常胰腺实质；②病灶极少引起胰管扩张以及侵犯血管；③功能性胰岛细胞瘤者有相应的实验室检查指标改变。

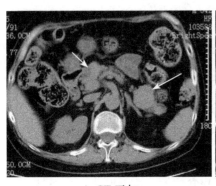

A. CT 平扫

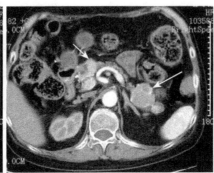

B. CT 增强动脉期

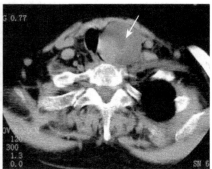

C. CT 平扫

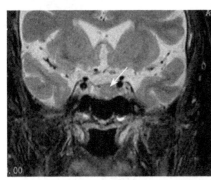

D. MRI 平扫 T₂WI+ 抑脂

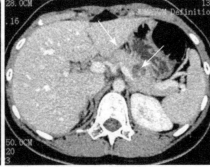

E. CT 增强动脉期

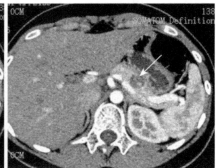

F. CT 增强动脉期

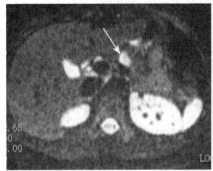

G. MRI 弥散序列

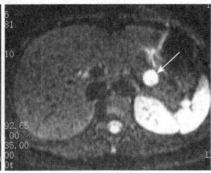

H. MRI 弥散序列

图6-90　多发性内分泌腺瘤病1型

患者，男，42岁。图6-90A、图6-90B分别为上腹部CT平扫和增强动脉期，发现胰腺头颈部（短箭头）及尾部（长箭头）各一枚富血供胰岛细胞瘤。颈部CT示左侧甲状旁腺瘤（图6-90C箭头），垂体MRI冠状位T₂WI显示垂体左侧部腺瘤（图6-90D箭头）。考虑到该病具有家族遗传性，对患者女儿进行检查（图6-90E~图6-90H），CT增强扫描发现颈部（图6-90E箭头）和体部（图6-90F箭头）各一枚病灶，胰颈病灶较小，CT仅表现局部隆起，显示欠佳。MRI DWI序列颈部病灶（图6-90G箭头）和体部病灶（图6-90H箭头）均呈高信号，胰颈小病灶显示清楚

4. 鉴别诊断

1）功能性胰岛细胞瘤　有时需要与胰腺异位副脾鉴别，两者都表现类圆形明显强化的小结节，DWI 均受限。但后者是副脾组织异位于胰腺，常位于胰腺尾部，有完整的包膜，动脉期常有脾脏特征性的斑纹状强化，三期强化模式与主脾基本一致，一般无临床症状，上述征象可与功能性胰岛细胞瘤鉴别。

2）无功能性胰岛细胞瘤　多为体积较大的囊实性肿块，需与胰腺囊腺瘤、实性假乳头状瘤等鉴别。胰腺囊腺瘤由大小不等的囊组成，囊壁及分隔可见钙化，增强后囊壁和壁结节轻度强化，强化程度低于胰岛细胞瘤。实性假乳头状瘤呈囊实性表现较多见，但该肿瘤好发于年轻女性，增强后实性部分呈渐进性强化，在 MRI 的 T_1WI 上肿块内常可见高信号区，提示出血，有助于鉴别诊断。

3）当胰腺神经内分泌肿瘤为多发病灶时，须与富血供转移瘤如肾细胞癌等鉴别，后者常有原发肿瘤病史，而没有胰腺相关激素症状和体征。

4）少数情况下，胰岛细胞瘤需与动脉瘤或血管畸形鉴别。笔者遇到上腹部血管畸形或静脉曲张的患者合并胰岛细胞瘤，低年资医师易将胰岛细胞瘤误认为扩张的血管断面，该类病例进行 CT 三维重建及磁共振检查可帮助鉴别（图 6-91）。

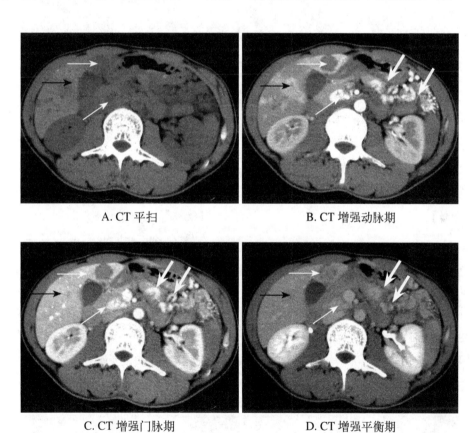

A. CT 平扫　　　　　　　B. CT 增强动脉期

C. CT 增强门脉期　　　　D. CT 增强平衡期

图 6-91　胰岛细胞瘤

患者，男，37 岁。因呕血、黑便 1 天入院。患者有反复发作性低血糖史。入院血糖 2.1 mmol/L，予 10% 葡萄糖输注后仍有低血糖症状发生。CT 平扫（图 6-91A）显示胰头钩突部可疑类椭圆形稍低密度影（细箭头），钩突形态尚在正常范围。增强动脉期（图 6-91B）、门脉期（图 6-91C）胰头部病灶呈明显强化（细箭头），左上腹胰腺体尾部走行区可见迂曲扩张的畸形血管影（粗箭头）。平衡期（图 6-91D）病灶强化程度进一步下降，仍稍高于胰腺实质（细箭头）。此外，肝左叶（白箭头）及肝右叶异常密度影（黑箭头），分别考虑血管瘤及血管畸形所致的灌注异常。该例胰腺走行区血管畸形扩张（粗箭头），与胰头部病灶（细箭头）容易混淆

四、脾脏病变

病例 23

【简要病史】

患者，男，45岁。车祸致全身多发伤，急诊入院。

【影像资料】

见图 6-92。

【影像分析】

上腹部 CT 平扫显示脾脏中央区域稍高密度影血肿影（图 6-92A 箭头），周围环绕稍低密度影；下一层面脾包膜下可见新月状高密度血肿影（图 6-92B 箭头）。由于平扫血肿为高密度，考虑可能为活动性出血。为进一步了解脾动脉情况，故建议增强 CT 复查。

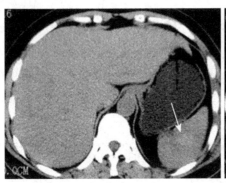 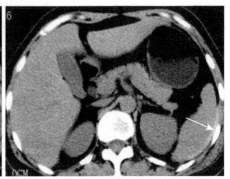

A. CT 平扫   B. CT 平扫

图 6-92 脾脏破裂

【影像诊断】

外伤性脾挫裂伤，脾脏内及脾脏包膜下血肿（活动性出血可能大），建议 CT 增强检查。

【后续影像资料】

见图 6-93。

【影像分析】

CT 增强动脉期（图 6-93A）和静脉期（图 6-93B）显示血肿周围脾叶血管破裂，造影剂外漏，血肿内部及裂口无强化。

【影像诊断】

脾脏挫裂伤，脾内血肿为活动性出血，脾包膜下血肿。

【最终结果】

脾脏挫裂伤，脾脏内及脾包膜下血肿。

【概述】

脾脏破裂（splenic rupture）是临床最常见的腹部实质性脏器损伤。

1. 临床表现

其临床症状的轻重，取决于脾脏损伤程度，就诊早晚，出血量的多少以及合并伤的类型。

根据脾破裂的病因，可将脾破裂分为外伤性、自发性及医源性三类。①外伤性：外伤是脾破裂的首

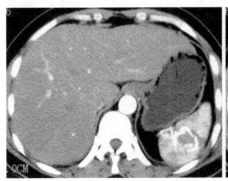 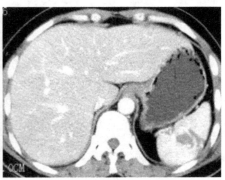

A. CT 增强动脉期   B. CT 增强门脉期

图 6-93 脾脏破裂

要原因,占所有脾破裂的80%以上。外伤性脾破裂又可以分为开放性和闭合性两类,且以闭合性损伤多见。开放性脾损伤多由划刺、子弹贯通和爆炸所致,闭合性脾损伤则多见于交通事故、工伤、高处坠落和暴力打击等。②自发性:是指无明确外伤史而发生的脾脏突然性或隐匿性破裂,占全部脾破裂患者的3%~4%。自发性脾破裂有病理脾脏和正常脾脏自发破裂之分,但多为各种原因所致充血性脾大、脾血管瘤等。③医源性:系由于手术操作或医疗器械使用不当所致,占全部脾切除术病例的1%~1.5%。

分型和分级:

1)传统分型:①中央破裂:系脾实质的深部破裂,表浅实质及脾包膜完整,而在脾髓内形成血肿,致脾脏逐渐增大,略微隆起。②包膜下破裂:系脾包膜下脾实质周围部分破裂,包膜仍完整,致血液积聚于包膜下。如脾实质继续出血,致血肿张力超过包膜承受力或由于患者活动及轻微外力均可使包膜破裂而发生延迟性脾破裂,可引起急性大出血。③真性破裂:系脾包膜与实质同时破裂,发生腹腔大出血,占临床所见脾破裂85%以上。

2)分级:由于上述传统的脾破裂分型不能准确地反映脾破裂的严重程度,随着保留性脾手术的兴起,国内外学者进一步提出了能较准确反映脾损伤程度的脾破裂分级。脾脏损伤的程度是选择脾保留手术的病理学依据,各国都有自己的分类标准,现介绍我国的4级法:Ⅰ级:脾被膜下破裂或被膜及实质轻度损伤,手术所见脾裂伤长度≤5.0 cm,深度≤1.0 cm。Ⅱ级:脾裂伤总长度>5.0 cm,深度>1.0 cm,但脾门未累及,或脾段血管受损。Ⅲ级:脾破裂伤及脾门部或脾脏部分离断,或脾叶血管受损。Ⅳ级:脾广泛破裂,或脾蒂、脾动静脉主干受损。

2.影像表现

脾破裂一般根据外伤史和临床表现即可作出诊断,然而以下几种情况应做影像检查以协助诊断,或进行评估,以确立治疗方式的选择:①自发性脾脏破裂,术前很少确诊;②延迟性脾破裂,容易误诊;③脾破裂创口小、出血量小,或包膜下破裂出血已停止,患者的临床表现较轻微,此时脾破裂

的诊断较困难;④脾破裂的严重程度及是否合并其他脏器损伤。CT目前已成为怀疑脾外伤首选的检查方法,因为CT发现脾外伤的敏感性及特异性均甚高,此外腹部外伤常常可为多组织多器官的复合外伤,且患者的病情常常危重,多带有生命支持设备,因此CT的作用就远远超过B超、MRI、血管造影等检查方法。X线片重叠较多,一般不推荐作为急诊外伤性脾破裂的检查手段。

CT检查主要表现有:①包膜下血肿:呈新月形或半月形,相应的脾外缘受压凹陷变形或锯齿状。血肿密度随时间而变低。一般2日内包膜下血肿密度等于或高于脾实质,10日后血肿密度逐渐变淡而低于脾实质。增强扫描血肿密度不变而脾实质强化;②实质内损伤:多在脾髓内形成大小不、形态不规则的血肿,周围由脾实质包绕,血肿密度随时间而变低。少数情况下,患者脾挫伤治疗后,血肿密度再增高,提示迟发型再出血,需要增强扫描,以了解脾动脉情况,有助于介入栓塞止血术前评估(图6-94);③脾破裂:当仅为脾脏局部破裂时,表现为脾脏内局限性低密度或稍高密度区,增强扫描可显示脾脏的裂口,脾叶血管破裂可见造影剂外漏。当脾脏完全破裂时,脾脏体积增大,形态失常,轮廓模糊不清,除脾实质内有出血外,98%有腹腔积血,表现为肝、脾周围及肝肾隐窝、结肠旁沟、小网膜囊内有略低密度影,CT值15~35 HU(图6-95)。

其他影像表现:B超具有高度的分辨率,腹腔积血100 mL即能确认。以下情况有助于脾破裂的诊断:①脾前有液性暗区;②脾实质出现不规则的裂隙暗带;③脾脏呈现双道轮廓征。放射性核素扫描:线状或楔形的充盈缺损是破裂的特征,脾脏外形不清楚提示有包膜下血肿。

3.诊断要点及鉴别诊断

①CT平扫表现为脾脏形态可不规则改变、边缘不清或出现弧形高密度影,实质内部密度不均,呈高低混杂密度;②增强可显示脾脏内低密度血肿影及破裂口,也可见假性动脉瘤形成、对比剂外渗;③肝、脾周围、结肠旁沟等的腹腔积液表现。

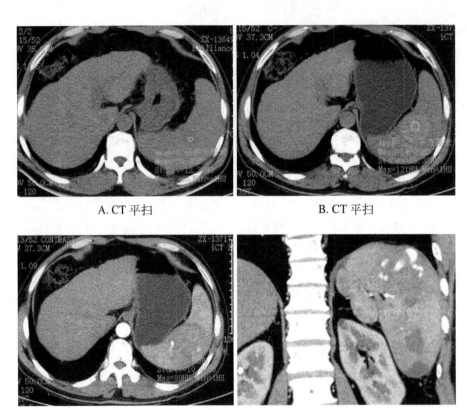

A. CT 平扫

B. CT 平扫

C. CT 增强动脉期

D. CT 冠状位重建

图 6-94　脾脏外伤并内动脉假性动脉瘤形成

患者，男，50 岁，脾脏外伤。初次 CT 平扫（图 6-94A）显示斑片状脾内低密度影，CT 值 29 HU 边缘模糊。保守治疗 2 周后，患者突感脾区胀痛。平扫 CT 复查（图 6-94B）显示原脾内低密度区密度增高，CT 值 64 HU，范围扩大。增强扫描（图 6-94C），脾脏血肿未见强化，但周围可见结节状、条状强化影，与腹主动脉强化程度一致。冠状位 MPR 重建显示血肿内及周围区域明显强化影为增粗迂曲的血管影，局部瘤样膨大（图 6-94D），提示脾内动脉假性动脉瘤形成

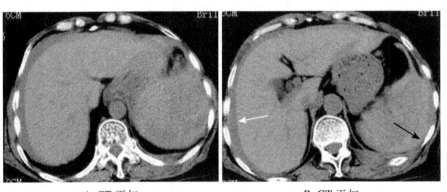

A. CT 平扫

B. CT 平扫

图 6-95　外伤性全脾破裂

CT 平扫（图 6-95A）脾脏体积增大，形态失常，轮廓模糊不清，实质内部密度不均匀，脾包膜下血肿（图 6-95B 黑箭头）；肝脾周积血（图 6-95B 白箭头）

病例 24

【简要病史】

患者，男，57 岁。肝细胞肝癌介入治疗术后复查。

【影像资料】

见图 6-96。

【影像分析】

CT 平扫显示脾脏内楔形低密度区（图 6-96A 箭头），尖端指向脾门，增强动脉期及平衡期病灶大小、形态与平扫相仿，均未见强化。另见肝内类圆形致密碘油沉积影。

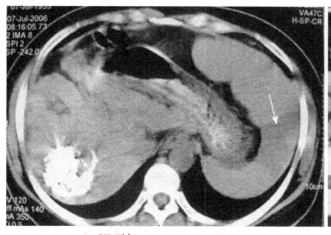
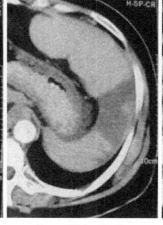
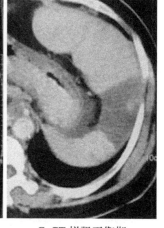

A. CT 平扫　　　　　　　　　　B. CT 增强动脉期　　　　　　　　C. CT 增强平衡期

图 6-96　脾脏梗死

【影像诊断】

肝脏介入治疗术后，脾脏部分梗死。

【最终结果】

肝癌肝动脉栓塞治疗术后，并发脾动脉不全栓塞致脾梗死。

【概述】

1. 临床表现

脾梗死（infarction of spleen）是一种少见疾病，发病率目前尚不清楚。文献研究显示，脾梗死常见的病因有血液良恶性病，出凝血障碍，如骨髓增殖性疾病、骨髓纤维化、原发性血小板增多症、浆细胞病等；其次常见的是心脏疾病，如细菌性心内膜炎、心房颤动、风湿性心脏病；还有脾门血管栓塞，如动脉瘤、动脉硬化、癌栓；由于感染性疾病、肝硬化和门脉高压等而导致脾门血管血栓形成；目前，运用部分脾动脉栓塞致脾梗死，产生部分脾切除效应也广泛应用于治疗肝硬化患者的脾功能亢进（图6-97）；医源性、外伤性脾梗死少见，如保脾的胰体尾手术，术后继发脾梗死；系统性疾病如血管炎、淀粉样变、系统性红斑狼疮等累及脾脏血管等。

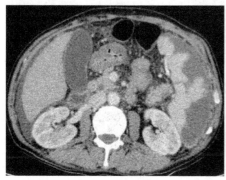
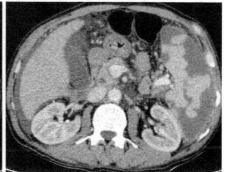

A. CT 增强平衡期　　　　　　　　　　B. CT 增强平衡期

图 6-97　脾动脉栓塞治疗术后

患者，男，53 岁。肝硬化失代偿期，脾功能亢进。部分脾动脉栓塞治疗术后复查，肝缘见游离积液，脾脏边缘见多个低密度区，增强后无强化，脾门及胃窦周围见多发迂曲增粗血管影

脾梗死临床表现多样且非特异性，但主要症状为腹痛。早期无腹部体征或仅表现为腹部不固定轻压痛，逐渐出现左上腹压痛、腹肌紧张甚至腹膜刺激征等。本病少见，但当患者出现前述典型症状，尤其是合并有心房颤动、感染性心内膜炎、心瓣膜疾病、白血病、胰腺炎、肝硬化等基础疾病时，应考虑本病，尽快行腹部影像学检查以诊断及鉴别。

2. 影像表现

影像学检查，文献报道超声诊断准确率为 66.1%，CT 平扫加增强的诊断总体准确率达 97.2%，增强 CT 的诊断准确率可达 100%。CT 是目前诊断脾梗死的首选方法，其在定位梗死灶及其范围以及有无血栓形成方面具有优势，并且还能够排除具有相同临床症状的其他疾病，因此对于难以解释的腹痛、发热，尤其是左腹痛，可完善 CT 检查以帮助鉴别诊断。

脾梗死超声主要表现为脾内单发或多发楔形低回声区，或呈蜂窝状无回声或低回声区，部分可有不规则液性区，彩色多普勒血流图（CDFI）检查显示低回声区内无血流信号。超声造影可显示脾脏内不规则或楔形的"充盈缺损"区，CT 表现早期梗死表现为脾内三角形低密度区，尖端指向脾门，边缘可清楚或稍模糊，增强后无强化，且轮廓显示更清楚。少数病灶可为不规则形，伴出血时内部可见高密度影，部分梗死可伴有脾包膜下积液。急性期后，较大梗死灶中央可伴囊性变。陈旧性梗死，因纤维收缩，脾脏体积变小，呈分叶状轮廓。

3. 诊断要点

（1）早期表现为脾内三角形或楔形低密度影，基底向外，尖端指向脾门，边缘可清楚或模糊。

（2）增强后病灶无强化，但轮廓显示更清，少数梗死灶可不规则，较大病灶可伴中央坏死。

4. 鉴别诊断

脾梗死表现较为典型，一般不难鉴别。但对于临床症状和表现不典型的病例，诊断时需与脾脏的其他疾病相鉴别。如表现为伴中央液化坏死的脾梗死应与脾脓肿鉴别，增强后脓肿壁有强化，而且可见水肿带，典型脓肿内有液平及气体影，当梗死合并感染时，鉴别困难。与脾破裂鉴别时，患者多有外伤史，CT 表现为脾轮廓不规则并可见裂隙样低密度区，同时伴有包膜下出血和积液。

病例 25

【简要病史】

患者，男，50 岁。患糖尿病 11 年，反复发热 1 周，体温最高 40.5℃，入院生化检查提示感染象。

【影像资料】

见图 6-98。

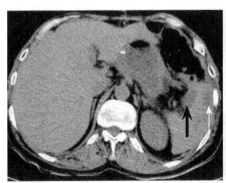 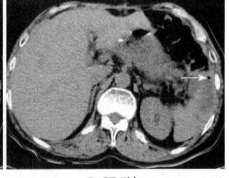

A. CT 平扫　　　　　　　　　B. CT 平扫

图 6-98　脾脏脓肿

【影像分析】

上腹部 CT 平扫显示脾脏密度不均，脾缘（图 6-98A 黑箭头）及脾内（图 6-98A 白箭头）见水样低密度灶，CT 值约 10 HU，脾前缘见小圆形气体密度影（图 6-98B 箭头）。

【影像诊断】

脾脏密度不均伴气泡影，脓肿可能大，建议增强检查。

【后续影像资料】

患者保守治疗，于入院 1 周后行上腹部 MRI 增强检查、上腹部 CT 增强检查，于入院 2 周后行脾脏脓肿引流（图 6-99～图 6-101）。

【影像分析】

图 6-99，MRI 平扫显示脾脏信号不均，内见

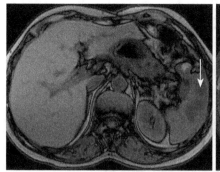

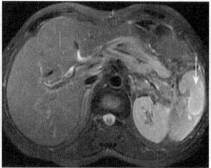

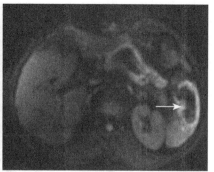

A. MRI 平扫 T₁WI+ 抑脂

$A.\ MRI\ 平扫\ T_1WI+\ 抑脂$

B. MRI 平扫 T₂WI+ 抑脂

C. MRI 弥散

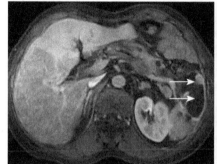

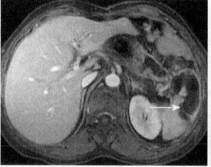

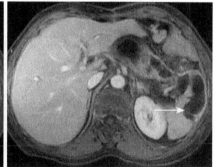

D. MRI 增强动脉期

E. MRI 增强门脉期

F. MRI 增强平衡期

图 6-99 脾脏脓肿

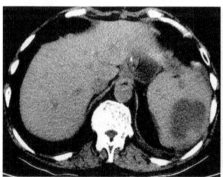

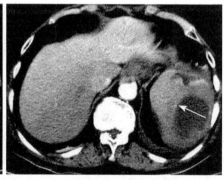

A. CT 平扫

B. CT 增强动脉期

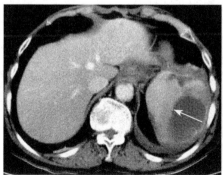

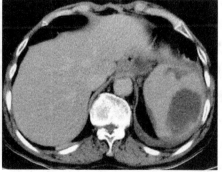

C. CT 增强门脉期

D. CT 增强平衡期

图 6-100 脾脏脓肿

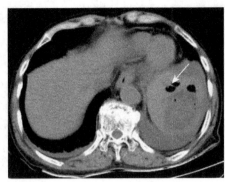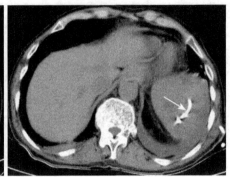

A. CT 平扫　　　　　　　　　　　　　B. CT 引导下引流术后

图 6-101　脾脏脓肿

团片状 T_1WI 低、T_2WI 稍高信号影（图 6-99A、图 6-99B 箭头），形态不规则，边界模糊，DWI 示病灶呈边缘环形高信号（图 6-99C 箭头），增强三期显示病灶壁较厚，呈边缘环状强化，对应弥散边缘的高信号，内部无明显强化。另见肝脏动脉期强化不均匀，门脉及延迟期强化均匀。

图 6-100 中 CT 平扫显示较上层面一较大低密度灶，增强后病灶内部未见明显强化，病灶壁见明显强化，并可见周围脾脏实质形成的稍低密度的水肿带（图 6-100B，图 6-100C 箭头），另见左侧胸腔少量胸腔积液。

图 6-101 在 CT 定位下，选取合适层面及合适穿刺点，消毒、铺巾后行脾脓肿穿刺引流术，术前片显示脓肿灶内散在气体影（图 6-101A 箭头），术后可见引流管位置良好（图 6-101B 箭头），位于脓腔，另见双侧胸腔积液影。

【影像诊断】

脾脏多发异常信号，考虑为脾脓肿，建议必要时腹腔引流。

【最终结果】

CT 引导下脾脓肿引流术，抽出大量脓液，最终诊断脾脏脓肿。

【概述】

脾脏脓肿（splenic abscess）首先由 Grand 和 Mousel 于 1885 年报道，非常少见，发生率为 0.14%~0.7%，男女发病率大致相同。年龄跨度较大（11 个月~87 岁），平均发病率 45 岁，以青壮年多见。多为血行性感染所致，细菌栓子经动脉血在脾脏内存留引起。少数为脾外伤梗死引起。某些引起脾脏肿大的感染性疾病或败血症、创伤及邻近器官的蔓延也可导致脾脏脓肿。

1. 临床表现

寒战、高热及左上腹疼痛为脾脏脓肿主要临床特点。95.4% 的患者有发热，同时可伴有恶心、呕吐和食欲缺乏等消化道症状。常见引起脾脓肿的致病菌见表 6-9。

脾脏脓肿可分为三类病因：①血行播散性脾脓肿，约占 75%；②脾脏外伤和梗死引起的脓肿，占 10%~25%；③邻近脏器化脓性感染直接侵袭脾脏所致的脾脏脓肿，约占 10%。脓肿早期，与周围组织无粘连。随着炎症向脾脏表面波及，常与周围脏器发生致密粘连，甚至穿入其他脏器，形成各种内外瘘和腹膜炎。偶尔可穿破膈肌引起脓胸。也可经血液循环输出带菌栓子，在身体其他部位发生转移性脓肿。由于脾脏常有不同程度肿大或附近网膜组织与病灶粘连，左上腹部常可触及肿大的脾脏或出现一边缘及界限不清的肿块。局部往往有较明显的压痛、反跳痛和腹肌紧张现象。白细胞计数及中性粒白细胞均明显偏高，出现核左移（患有脾脏功能亢进白细胞减少症的患者例外）。脾脓肿若与腹壁粘连并可向腹壁穿破，则可产生弥漫性腹膜炎和（或）中毒性休克的症状及体征。

2. 影像表现

（1）X 线　腹部 X 线片价值不大，可见左上腹软组织块影，气液平面等改变。严重者可出现左下肺肺炎、胸腔积液、左侧膈肌抬高、运动受限等表

表6-9 脾脓肿的常见致病菌、病因、症状及体征

常见病原菌	常见病因	常见症状和体征
需氧菌	感染性	发热、畏寒
链球菌	心内膜炎	腹痛（左上腹）
葡萄球菌	外科感染	胸痛
沙门菌	尿路感染	胃肠道症状
其他	肺部感染	腹水
厌氧菌	表皮感染	左膈升高
结核	未分类感染	其他
杂菌	非感染性	
无菌培养物	创伤	
其他	血红蛋白病	
	其他	

现，但特异性差。

（2）超声 圆形或卵圆形、壁不规则的、无回声或弱回声区，或内部有点、片状回声区域，伴远侧增强回声。有气体和碎屑可产生不同的回声。早期脾脏内见单个或多个不规则增强区，也可呈低回声区。随病情进展，病灶坏死、液化，出现不规则无回声区，脾脏内低或无回声团块伴气体回声也是超声诊断的主要依据。

（3）CT 脾脓肿依据单发或多发而不同，单发性表现为圆形或卵圆形低密度，CT值因脓肿内成分不同而变化，大多在20~40 HU，内可见液气平面，有时还可出现分层现象，平扫为等低密度，增强脓肿壁呈环形强化，内部不强化，增强扫描病灶随脓肿时期而有不同表现，多发脾脓肿表现为脾内多发小圆形低密度病灶，分布均匀，有些脓肿中央有致密的中心，称为"靶征"，脓肿无完整的壁，增强后多发的小脓肿均不增强。脓肿还可累及脾脏周围区域，引起腹膜增厚，腹膜腔积液（脓），也可造成脾周脓肿。

（4）MRI 未成熟脓肿T_1WI呈稍低信号，T_2WI呈高信号，DWI可见弥散受限，增强后可见病灶及周围区域强化。成熟脓肿中心脓液T_1WI呈低信号，T_2WI呈高信号，可呈环状结构，增强后

中心区域不强化，脓肿壁炎性环形强化及周围水肿带，多发病灶伴脾周或膈下积液。

3. 诊断要点

①特征表现为脓肿区内见气泡影或气液平面影；② CT或MRI平扫表现为病灶境界清或不清，增强后可见脓肿壁有强化而液化区无强化，在正常脾实质与脓肿壁之间可见到低密度水肿带。

4. 鉴别诊断

（1）脾脏淋巴瘤 CT表现为脾脏增大，内间多发或单发低密度肿块或结节，增强后脾脏明显强化，而肿块多强化不明显，低密度，常伴脾门及后腹膜淋巴结肿大。

（2）脾脏血管肉瘤 十分罕见，临床有腹痛、发热。CT表现为肿大的脾内间单发或多发大小不一，边界不清的结节状低密度，有时可见出血征象。

（3）脾脏转移瘤 脾脏内多发或单发圆形或结节状低密度灶，有轻中度不均匀强化，常可见肝脏或其他脏器转移灶。

（4）脾脏淋巴管瘤 CT可见脾脏内囊状低密度，CT值10~30 HU，内部多有粗大间隔且可见轻度强化。囊状区边缘清楚，增强扫描间隔可见强化，少有钙化。

（5）脾囊肿 可单发或多发，增强后无强化，病灶边界清晰。

（6）脾血管瘤 单发或多发低密度，边界不清，增强后病灶由外向内结节状强化，延迟扫描病灶内部对比剂充填。

病例 26

【简要病史】

患者，男，67岁。体检发现脾内占位半年，要求手术。

【影像资料】

见图6-102。

【影像分析】

CT平扫显示脾脏局部轮廓略凸起，密度未见明显改变，增强动脉期显示凸起部分强化程度明显低于正常脾脏，病灶外缘及内部见结节样明显强

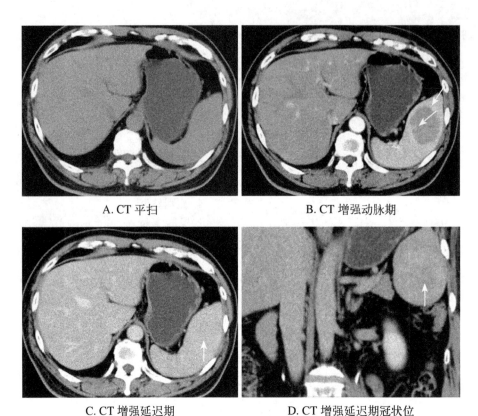

A. CT 平扫　　　　　　　　　　B. CT 增强动脉期

C. CT 增强延迟期　　　　　　　D. CT 增强延迟期冠状位

图 6-102　脾脏血管瘤

化灶（图 6-102B 箭头）；延迟期显示病灶强化程度逐渐向内充填，与正常脾脏实质几乎相仿（图 6-102C，图 6-102D 箭头）。

【影像诊断】

脾脏血管瘤考虑，建议随访复查。

【最终结果】

脾脏海绵状血管瘤。

【概述】

脾脏血管瘤（splenic hemangioma）是脾脏最常见的良性肿瘤，据尸检统计其发病率为 0.3%~14%。

1. 临床表现

发病年龄 20~60 岁，以中青年居多，无明显性别差异。大多数脾脏血管瘤较小，脾脏体积、轮廓正常（图 6-103），患者通常无临床症状，由于影像学检查偶然发现。

脾脏血管瘤的自然病程是肿瘤缓慢增长或破裂，晚期时肿瘤体积较大，继发脾脏肿大，可出现临床症状或并发症。临床表现多为左上腹无痛性肿块，可伴有上腹部胀痛。常见并发症包括破裂和脾功能亢进，肿瘤直径 > 4 cm 时比较容易破裂，自

发破裂的患者高达 25%。脾脏血管瘤可发生梗死、感染、纤维化、钙化等继发病变且可出现自发性破裂出血等严重并发症，主张行脾切除术或脾部分切除术。考虑保护脾脏免疫功能，预防术后凶险性感染的发生，对于位于上、下极或局限于某段或位于脾脏边缘，尤其是年轻人，可行节段性脾切除术，脾切除后自体脾移植也是保脾效果较佳术式。对于较小的脾脏血管瘤也可考虑行局部注射硬化剂或者射频消融治疗。

大多数学者认为脾脏血管瘤的形成基础是由于脾脏血管的组织结构先天胚胎发育异常导致，瘤体由毛细血管或海绵状血管网组成，以单发或多发（图 6-104）等多种形式表现，多数可呈卵圆形改变。脾脏血管瘤大体病理表现为暗红褐色的髓样肿物，与脾实质分界清楚，如瘤体较大或呈弥散性生长，则可造成脾脏体积增大，局部外凸，轮廓变形，内部通常有血栓、纤维化、机化、钙化、囊变及出血坏死等改变。镜下观察表现为大小不均的海绵状扩张血管，血管内皮增生，管腔内充满血液，除海绵结构外，还可以看到毛细血管样的小血管

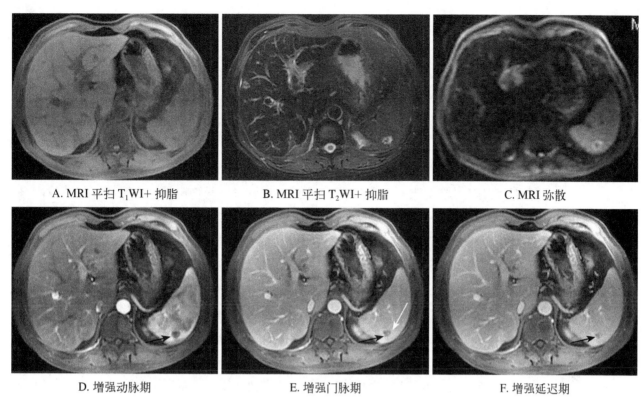

A. MRI 平扫 T₁WI+ 抑脂　　　　B. MRI 平扫 T₂WI+ 抑脂　　　　C. MRI 弥散

D. 增强动脉期　　　　E. 增强门脉期　　　　F. 增强延迟期

图 6-103　脾脏单发海绵状血管瘤

患者，男，49 岁。MRI 平扫显示脾内一小圆形异常信号，呈 T₁WI 稍低、T₂WI 高信号影，DWI 呈边缘环形高信号，病灶中央见点状 T₁WI 稍等信号影，增强后三期病灶边缘强化明显（黑箭头），造影剂逐渐向内填充，病灶体积缩小，内部点状结节亦见轻度强化（白箭头）

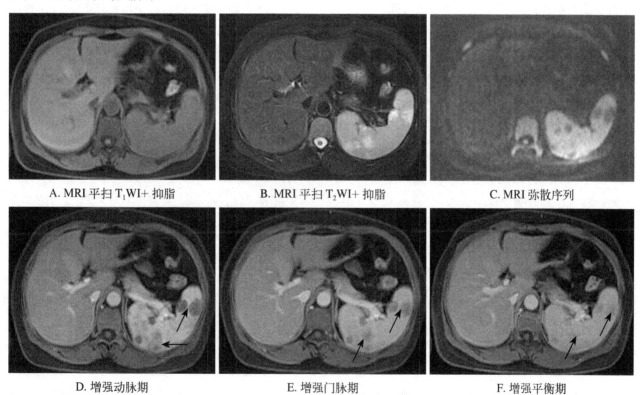

A. MRI 平扫 T₁WI+ 抑脂　　　　B. MRI 平扫 T₂WI+ 抑脂　　　　C. MRI 弥散序列

D. 增强动脉期　　　　E. 增强门脉期　　　　F. 增强平衡期

图 6-104　脾脏多发海绵状血管瘤

患者，女，51 岁。MRI 平扫显示脾脏多发类圆形异常信号，T₁WI 以等信号为主、T₂WI 呈高信号，弥散呈低信号，增强动脉期显示部分病灶边缘强化明显（图 6-104D 箭头），门脉及平衡期显示病灶强化向内部填充，平衡期病灶进一步强化（图 6-104F 箭头）

聚集，呈淤血状态。从组织学上来说，脾脏血管瘤通常无包膜，内部常由管径不等的血窦或毛细血管组成，血管内充满红细胞。有些弥漫性血管瘤病患者，血管瘤可占据整个脾脏。

2. 影像表现

脾脏血管瘤影像学一般表现为囊实性病灶，脾脏体积、轮廓可正常，或者轻至中度增大。

（1）超声　表现为脾脏内单个或多个境界清晰，边缘不规则的回声增强区，回声分布稍不均匀，可有圆点状及短管状无回区，特征为内部呈"筛网状"，强回声周边呈"裂开征"；彩色多普勒显示 2 cm 以下瘤体一般无血流信号，只在较大肿瘤周围或其内部可有脾动脉或脾静脉的分支绕行，内部无血流信号显示。

（2）CT　平扫时一般呈卵圆形的低密度或等密度样病灶，轮廓清晰，多发者大小不等。肿瘤较大时瘤体内容易出现纤维化、梗死、钙化及囊性变等，导致瘤体密度不均匀，脾脏形态及轮廓改变，部分增大。瘤体边缘可见弧形钙化，内部可出现小点状钙化。增强扫描脾脏血管瘤表现与肝脏血管瘤类似，典型表现为增强早期肿块边缘呈结节状强化，继之向中心蔓延、充填，或者表现为瘤体密度逐渐增高，最后与周围正常脾组织呈等密度改变，也可呈不均匀相对低密度。少数脾脏血管瘤早期不强化，而延迟期才渐表现为等密度、斑片状强化或环状强化，此种不同于肝脏的强化表现可能与各自的背景不同有关。因此，动态增强中延迟扫描对脾脏血管瘤定性具有重要价值。

（3）MRI　血管瘤 T_1WI 呈等或稍低信号，T_2WI 多呈均匀高信号，在重 T_2WI 上呈"灯泡征"。MR 对瘤体内纤维化、梗死、囊性变的显示优于 CT。动态增强扫描同 CT 检查相仿，增强后多从瘤体边缘逐渐向中心扩散，可完全或不完全充填，也可整个病灶在动静脉期明显强化。

3. 诊断要点

1）平扫表现等密度或为轮廓清楚的低密度灶，MRI 平扫 T_2WI 为高信号。

2）增强后呈渐近性延迟强化，延迟强化程度接近正常脾实质。

4. 鉴别诊断

（1）脾脏脉管类病变鉴别　血管瘤、血管淋巴管瘤、淋巴管瘤三者表现极为相似，但增强扫描后有所不同，三者病灶中心平扫、动脉期及门脉期的 CT 值分别依次而减，同一类型的平扫、增强及延迟 CT 值之间差值也依次而减，其中以血管瘤最为明显，血管淋巴管瘤由于含血管成分的减少次之，淋巴管瘤最不明显。

（2）以囊实性为主的脾脏病变鉴别　①转移瘤：囊壁常不规则增厚，可有壁结节，典型表现为"牛眼征"，多同时见肝脏或其他脏器转移。②脾梗死：以脾包膜为宽基底的楔形，梗死组织增强后不强化，而特征性的薄层包膜样强化是典型表现。③血管肉瘤：同时具有血管性病变明显强化和恶性肿瘤坏死的影像征象，因而病灶常呈现类圆形肿块内实性成分明显强化，坏死区不强化的特点，易发生破裂出血和肝脏转移。

（3）以实性为主的脾脏病变鉴别　①错构瘤：瘤体中央常见斑块状钙化，不含钙化的脾脏错构瘤易误诊为血管瘤，其内密度不均，渐进性延时强化是重要特征。②淋巴瘤：MRI T_2WI 上呈稍高信号，低于血管瘤信号，增强静脉期病灶显示更清楚，部分边缘不清，肿块呈软组织密度轻度筛孔样强化。

病例 27

【简要病史】

患者，女，42 岁。超声体检发现脾脏占位，拟手术来院进一步检查。

【影像资料】

见图 6-105。

【影像分析】

CT 平扫显示脾包膜下见一类圆形囊实性稍低密度灶，边界较清楚，CT 值约 22 HU，增强动脉期病灶未见明显强化，门脉期及静脉期病灶周边部分见轻中度"环状"强化（箭头），三期 CT 值分别约 22 HU、40 HU、42 HU，中央低密度无强化，CT 值约 15 HU。

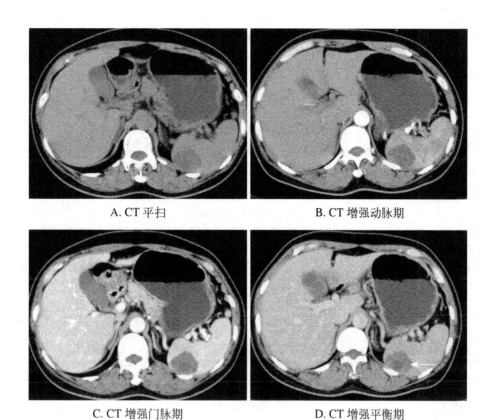

A. CT 平扫　　　　　　　　　　B. CT 增强动脉期

C. CT 增强门脉期　　　　　　　　D. CT 增强平衡期

图 6-105 脾脏淋巴管瘤

【影像诊断】

脾脏内良性病变，淋巴管瘤考虑，建议随访复查。

【最终结果】

脾脏淋巴管瘤。

【概述】

脾脏淋巴管瘤（splenic lymphangioma）是一种良性脉管性肿瘤样病变，由扩张的淋巴管构成，而不是真正的肿瘤，合并有其他部位淋巴管瘤时称为淋巴管瘤病（图 6-106）。

1. 临床表现

本病临床上少见，好发于儿童，但国内报道的成年患者并不少见，且以女性为主。由于其生长缓慢、张力较低且有一定形态可塑性，因此早期多无临床症状，在体检或其他疾病行影像学检查时偶然发现。当病灶体积较大时，压迫周围脏器而出现腹部胀痛不适，可伴发热、恶心、呕吐、体重减轻、高血压、脾功能亢进等临床表现。脾脏淋巴管瘤有不断扩大趋势，还有继发外伤性或病理性脾破裂的危险，及时手术是合理的治疗方法，而对较小的或位于上下两极的病变，特别是年轻患者，可行脾部分切除或脾切除后正常脾片自体移植。

（1）发病机制　脾脏淋巴管瘤的真正起因尚不清楚，一般认为是在先天性淋巴管发育异常的基础上发生的，淋巴管阻塞导致淋巴液淤积，使被膜下小梁及小动脉周围的淋巴管腔不断扩张而成。也可继发于外伤、手术及炎症等后天性因素引起的淋巴管损伤，导致淋巴液引流不畅最终发展而成。

（2）病理特点　大体病理上，肿物切面呈灰红或暗红色，可呈囊性、实性及蜂窝状，在实性病灶偶可见中央星型纤维样索条物。镜下示淋巴管腔扩大、淋巴组织增生、淋巴管组织结构紊乱，囊壁内衬扁平内皮细胞，并见淋巴样组织、血管、平滑肌组织、脂肪、神经。淤积于囊内的淋巴液可因含有蛋白类物质而凝结干涸，形成细腻透明的凝固物。组织学上根据淋巴管的扩展程度，可将其分为海绵状、囊状和混合型 3 类。海绵状淋巴管瘤由多发大小不等的扩张淋巴管形成，管内充盈淋巴液，管腔衬以单层扁平内皮细胞；囊状淋巴管瘤为少数明显扩张的淋巴管形成，囊壁厚薄不等，间质可见纤维

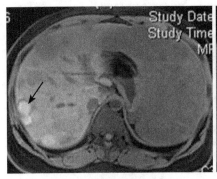
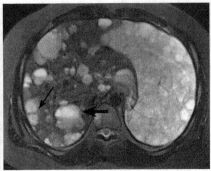
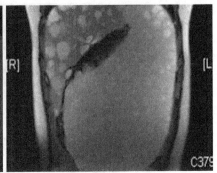

A. MRI 平扫 T₁WI+ 抑脂   B. MRI 平扫 T₂WI+ 抑脂   C. MRI 冠状位 T₂WI

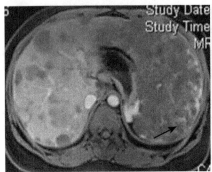
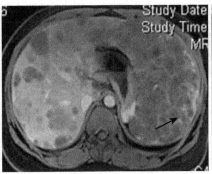
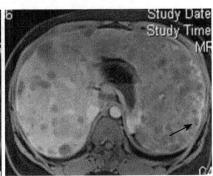

D. 增强动脉期   E. 增强门脉期   F. 增强平衡期

图 6-106 淋巴管瘤病

患者，女，24 岁，淋巴管瘤病。MRI 平扫显示脾脏体积明显增大，脾脏、肝脏弥漫性大小不等类圆形异常信号，呈 T_1WI 低、T_2WI 高信号影，增强后，部分病灶边缘可见细线样轻度强化（图 6-106D~ 图 6-106F 箭头）。所示肝脏内见部分病灶呈 T_1WI 高信号、T_2WI 高信号（图 6-106A，图 6-106B 细箭头），提示囊腔内出血，另可见部分病灶内见液－液平面影（图 6-106B 箭头）

化及胆固醇沉着；混合型表现为部分区域呈囊状结构，部分为海绵状结构，两者比例不等。根据侵犯范围，脾脏淋巴管瘤可分为两种类型：①孤立型：仅累及脾脏；②广泛型：除脾脏受累外，常累及颈部、纵隔、腹膜后腔及四肢等。弥漫性或多中心性的淋巴管瘤称为淋巴管瘤病。除脾脏外，病灶常累及软组织、肺和骨等。大多发生于头部、颈部和腋窝。

2. 影像表现

影像学上根据脾脏淋巴管瘤的数量可分为单发性、多发性和弥漫性 3 型。单发性病灶常位于脾脏被膜下，多发性病灶和弥漫性病灶累及整个脾脏者可散在分布于全脾而引起脾脏增大，轮廓局限性突出（图 6-106）。

（1）超声表现 病灶的体积大小不等，多呈无回声或低回声，也可呈稍高或中等回声，内部可见呈高回声的分隔结构，病灶多无包膜，边界欠清或

不清，彩色多普勒上可见周边点状血流信号，周围脾实质回声多无明显异常。

（2）CT 表现 单发性病灶和多发性病灶表现为形态不规则，轮廓呈分叶状改变，边缘多为模糊；囊壁薄规则、少见钙化，内部可见多房、分隔，呈类似"蜂窝状"聚集，簇状分布（图 6-107）；囊内密度往往较均匀，呈液性低密度，CT 值稍低，可出现液－液平面（图 6-106B），为出血征象；囊壁及间隔增强后动脉期及门静脉轻中度强化，延迟期持续强化，囊内容物无强化。弥漫性淋巴管瘤表现为全脾弥漫分布大小不一囊性低密度病灶，病灶间分界不清楚，难以分辨单个病灶边界，正常脾结构消失（图 6-106）。

少数脾脏海绵状淋巴管瘤在动态增强扫描上除囊壁及间隔强化外，其囊内容物也可发生强化。强化机制可能为：①脾脏海绵状淋巴管瘤是间叶组织来源，间叶组织在增强时有持续性强化特点；②囊

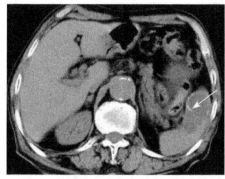

A. CT 平扫

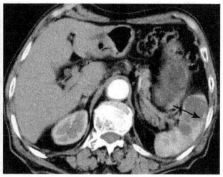

B. CT 增强动脉期

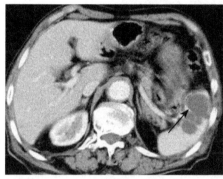

C. CT 增强门脉期

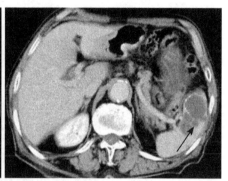

D. CT 增强平衡期

图 6-107　脾脏淋巴管瘤

患者，男，80 岁。多发囊状，囊壁线样钙化。CT 平扫显示脾内多个类圆形低密度灶，边界清楚，部分囊壁见细线样斑点状致密钙化影（图 6-107A 箭头），增强后各个病灶囊壁中度明显强化（图 6-107B~ 图 6-107D 箭头）

内容物内弥漫分布肉眼不可见细小网状间隔。

（3）MRI 表现　MR 具有较高的软组织分辨率，对囊内容物及分隔的显示优于 CT，尤其是 T_1WI 上对囊内低信号分隔敏感。囊内容物一般在 T_1WI 上呈低信号、T_2WI 上呈高信号，当伴有出血时，可出现特征性的分层液面表现；囊壁较薄，边界规则或不规则，与脾实质分界清或不清，囊内部可有网格状、簇状的纤细样分隔，囊壁及间隔在 T_1WI、T_2WI 上均呈低信号；动态增强扫描囊壁及间隔呈轻中度持续性强化。

3. 诊断要点

1）脾内单个或多个低密度灶，病灶轮廓清楚，可见细线样分隔。

2）增强后病灶周围和分隔可见强化，内部一般无强化。

4. 鉴别诊断

（1）脾囊肿　多为单一囊腔，囊内分隔少见，无囊壁及间隔强化，淋巴管瘤因含蛋白成分而密度高于囊肿。

（2）脾脓肿　平扫脓肿腔为低密度灶，伴多个脓腔时，分隔多厚薄不均，内部偶可见气泡影，增强后脓肿壁有明显强化，病灶周围可见模糊、无强化的水肿带，临床上患者有感染表现。

（3）脾转移瘤　为单发多发囊性或囊实性病灶，囊壁往往不规则增厚，脾脏转移瘤少见，多有明确原发肿瘤病史，多同时有肝脏或其他脏器转移。

病例 28

【简要病史】

患者，男，35 岁。无明显诱因左上腹间歇性胀痛 1 个月，伴左肩背部放射痛，可耐受，休息好好转。肿瘤标志物均阴性。

【影像资料】

见图 6-108。

【影像分析】

CT 平扫显示脾脏内多个类圆形异常密度灶，

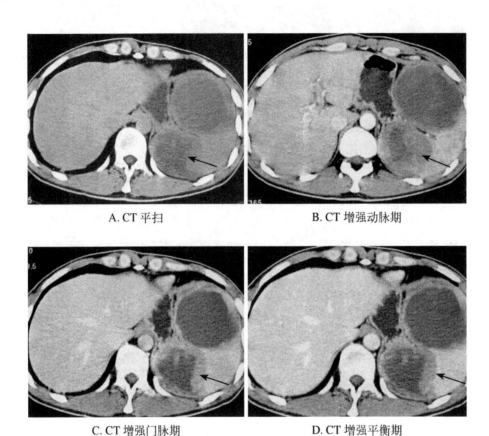

A. CT 平扫   B. CT 增强动脉期

C. CT 增强门脉期   D. CT 增强平衡期

图 6-108　脾脏淋巴瘤

呈边缘稍低密度（图 6-108A 箭头）、中央见更低密度，增强显示病灶边缘稍低密度灶可见延迟强化（图 6-108C，图 6-108D），边缘稍低密度四期 CT 值分别约：37 HU，75 HU，81 HU，83 HU（箭头），中央低密度灶无明显强化。

【影像诊断】

脾脏多发肿块，淋巴瘤考虑，请结合临床。

【最终结果】

术后病理为原发性脾脏弥漫性大 B 细胞淋巴瘤。

【概述】

脾脏淋巴瘤（splenic lymphoma）是脾脏最常见的恶性肿瘤，可为原发或继发性，脾脏原发性淋巴瘤罕见，约占淋巴瘤的 1%，但占脾脏恶性淋巴瘤的 2/3 以上。原发于脾脏的淋巴瘤定义为：首先发于脾脏及脾门淋巴结，可以有少数的腹腔淋巴结、骨髓及肝脏受累，无浅表淋巴结肿大。继发者主要由血行播散而来。

1. 临床表现

原发脾脏淋巴瘤起病较隐匿，临床表现无特异

性，可有发热、乏力、体重减轻、上腹隐痛等症状，也可合并脾大、脾功能亢进，查体主要表现为脾脏体积增大，确诊需依靠脾脏切除后病理检查。

病理上，无论霍奇金病还是非霍奇金病中晚期对脾脏大都有浸润侵犯，且其原发、继发病理类型相似，可分为 4 种类型：①弥漫浸润型：脾脏均匀弥漫增大，无明显肿块形成，镜下瘤细胞弥漫或呈小结节状分布，直径 < 1 mm；②粟粒状结节型：病灶为 1~5 mm 大小；③多发肿块型：病灶为 2~10 cm 大小；④巨块型：病灶大于 10 cm。

2. 影像表现

（1）超声　脾形态光整或欠光整、表面凹凸不平，脾或近脾门处单发或多发大小不等的实性中低回声光团或结节影，部分可见融合，伴或不伴脾大。

（2）CT　根据其病理分型，也有相应几种表现：①弥漫浸润型和粟粒结节型（图 6-109）均可表现为密度较均匀的脾脏增大，CT 值可正常或稍低，增强后可有不均匀强化；②单发结节型。表现为脾

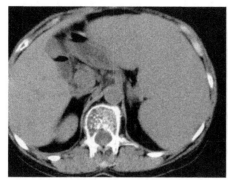
A. CT 平扫

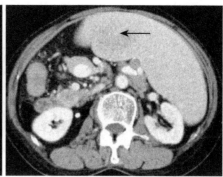
B. CT 增强门脉期

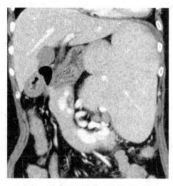
C. CT 增强门脉期冠状位重建

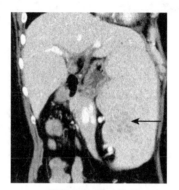
D. CT 增强门脉期冠状位重建

图 6-109 颈部原发非霍奇金淋巴瘤，弥漫粟粒型

患者，女，66 岁。CT 平扫（图 6-109A）显示脾脏体积明显肿大，密度无明显异常，轮廓无明显凹凸不平。增强门脉期显示脾脏大部分强化均匀一致，局部强化稍低（图 6-109B，图 6-109D 箭头）

脏内单发低密度灶，边界可清楚或模糊，增强后病灶轻度强化，门静脉期与明显强化的正常脾组织对比更清楚（图 6-110）。③多发肿块型（图 6-108）表现为脾脏内多发低密度灶，边界可清楚或模糊，增强后病灶强化轻度，与明显强化的正常脾组织对比更清楚；④巨块型（图 6-111，图 6-112）表现为上腹巨大占位，正常脾脏可完全消失或仅残留少许，容易与左肾上腺和肝左叶病变混淆。一般认为原发性脾脏淋巴瘤多表现为脾脏结节或肿块，而继发性脾脏淋巴瘤多表现为脾脏均质增大。有报道表明增强动脉期脾脏"花瓣样"不均匀强化对于区别病灶与正常脾脏实质较困难，因而不强调动脉期扫描。此外，单纯依靠脾大来确定有无淋巴瘤侵犯是不准确的，因为有 1/3 患者脾大而病理上无脾受侵，另有 1/3 患者脾不大但在病理上有脾受侵。

（3）MRI 病灶在 T_1WI 上以低信号为主，T_2WI 上以稍高信号为主，信号混杂，无脂肪信号，病灶可有不同程度的出血灶，在 T_1WI 为高或等信号，T_2WI 上为等或低信号。DWI 序列上，脾脏淋巴瘤与全身其他部位淋巴瘤一样，弥散明显受限，呈高信号（图 6-112）。在 MRI 动态增强扫描中，肿瘤早期呈轻度强化，随时间延迟，对比剂往病灶中央填充，与 CT 表现类似，但 MRI 它能更好显示病灶的成分。

3. 诊断要点

淋巴瘤多表现为脾脏体积增大或单发、多发低密度或混杂密度肿块，边界不清，较大病灶可见脾脏周围脏器受累；增强后病灶可见轻度渐进性强化表现。CT 或 MRI 可见其他部位的淋巴结肿大。MRI DWI 上病灶呈明显高信号有一定特征。

4. 鉴别诊断

（1）转移瘤 脾脏转移少见，常表现为单发或多发低密度灶，轻度环形强化或无强化，大多有明确的原发肿瘤病史，而且脾脏有转移时多有肝脏转移；

（2）血管瘤 脾脏血管瘤多为边界较清的低密

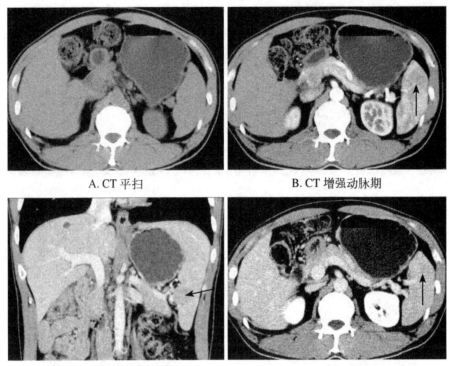

A.CT 平扫　　　　　　　　　　　　B.CT 增强动脉期

C.冠状位 CT 增强门脉期　　　　　　　D.CT 增强平衡期

图 6-110　胃角弥漫性大 B 细胞淋巴瘤脾脏浸润，单发结节

患者，男，41 岁。CT 平扫显示脾脏前后径无明显增大，密度未见明显异常，增强动脉期显示脾前下缘可疑低强化病灶（图 6-110B 箭头），门脉期冠状位重建图显示脾脏纵径增大，下极见一类圆形轻度强化灶（图 6-110C 箭头），平衡期强化程度进一步增加，与正常脾脏相仿（图 6-110D 箭头）

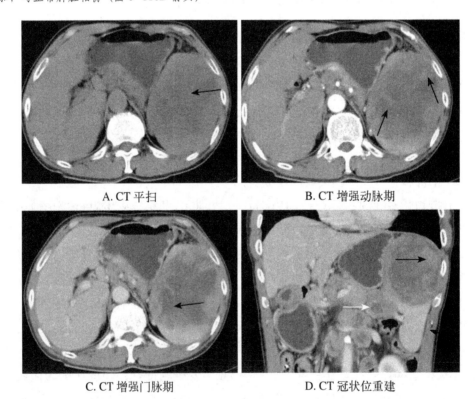

A.CT 平扫　　　　　　　　　　　　B.CT 增强动脉期

C.CT 增强门脉期　　　　　　　　　　D.CT 冠状位重建

图 6-111　脾脏非霍奇金淋巴瘤，累及胰腺及脾门淋巴结，巨块型

患者，男，29 岁。CT 平扫显示脾脏饱满，内见类圆形混杂低密度灶，边界不清；增强后病灶内部件絮片状中等强化（图 6-111B~ 图 6-111D 黑箭头），冠状位重建显示脾脏纵径亦增大，胰腺尾部密度不均，见混杂低密度灶（图 6-111D 白箭头）

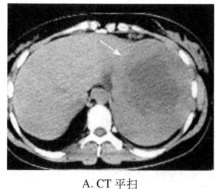

A. CT 平扫

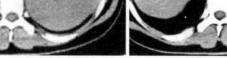

B. CT 增强动脉期

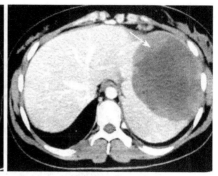

C. CT 增强门脉期

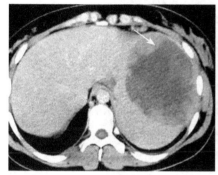

D. CT 增强延迟期

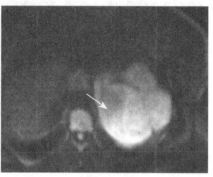

E. MRI DWI 序列

图 6-112　脾脏淋巴瘤，巨块型

患者，女，14 岁。图 6-112A CT 平扫，脾脏内见直径约 7.2 cm×5.5 cm 的巨大混杂低密度灶，边界不清（箭头）。增强后病灶内部件絮片状中等强化（图 6-112B~ 图 6-112D 箭头）。MRI DWI 序列显示脾脏病灶弥散受限，呈明显高信号（图 6-112E 箭头）。病理证实为弥漫性大 B 细胞性淋巴瘤，GCB 亚型

度，增强早期边缘结节样强化，延迟强化向病灶内充填；

（3）淋巴管瘤　淋巴管瘤为淋巴系统的先天性良性畸形，累及脾脏时，可见脾脏增大，CT 表现为脾内囊状低密度影，可见分隔，增强后病灶边缘与分隔可见强化；

（4）脾梗死　CT 平扫多为楔形或三角形低密度灶，底部位于脾脏包膜下，尖端指向脾门，增强后常无强化。

（5）脾脓肿　一般为脾脏单发低密度灶，脾脏体积无增大，增强后呈环形强化，常伴感染临床表现。

病例 29

【简要病史】

患者，男，61 岁。胃癌术后 1 年余，CT 复查。

【影像资料】

见图 6-113。

【影像分析】

胃癌胃大部切除术后。CT 平扫（图 6-113A）可见脾实质内多发低密度结节，直径 12~20 mm 不等，边缘模糊（细箭头），脾脏外形未见明显肿大。增强动脉期（图 6-113B）病灶边缘环形强化，中央可见低密度区，未见强化。门静脉期（图 6-113C、图 6-113D）病灶强化范围扩大，中央仍可见低密度区，但范围较动脉期缩小，呈"牛眼样"表现。本例肝脏左内叶与尾叶亦见一肿块（粗箭头），CT 平扫边缘模糊，直径约 35 mm×26 mm。增强表现与脾脏病灶类似，呈"牛眼样"表现。

【影像诊断】

脾脏多发结节及肝左内叶肿块，结合胃癌病史，脾脏和肝脏病灶均考虑转移瘤可能性较大。

【最终结果】

通过随访复查，肝、脾病灶增多增大，符合转移瘤。

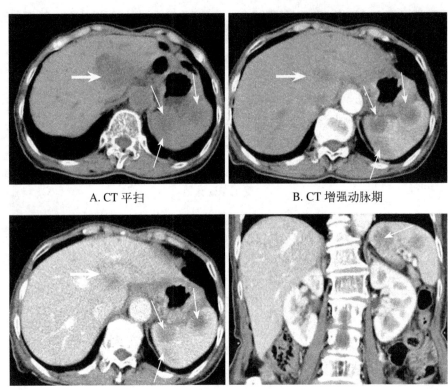

A. CT 平扫   B. CT 增强动脉期

C. CT 增强门脉期   D. 门脉期冠状位重建

图 6-113 脾转移瘤

【概述】

脾脏转移性肿瘤（splenic metastatic tumor）是指起源于上皮系统的恶性肿瘤，不包括起源于造血系统的恶性肿瘤。脾脏很少发生转移瘤，文献报道脾转移瘤仅占全身转移瘤的 2%~4%，可能与以下原因有关：①脾脏输入淋巴管少，脾动脉弯曲，脾动脉从腹主动脉分支呈锐角，阻止瘤栓进入。②脾脏经常有节律的收缩，肿瘤细胞被挤压出去。③脾脏含有丰富的淋巴网状组织，具有免疫监视能力，故脾脏转移瘤通常发生在机体抵抗力减低之时。然而，据文献尸检报告显示，晚期肿瘤患者有 50% 以上脾脏有转移，远远高于临床检出率。因此，对晚期恶性肿瘤患者脾脏常规影像检查，可提高转移性脾脏肿瘤的检测率。

肿瘤发生脾转移有血行、淋巴及种植三种途径，以血行转移为主，少数为直接侵犯。脾转移瘤血行转移多来自皮肤黑色素瘤、肺癌、乳腺癌、卵巢癌、结肠癌、前列腺癌等，多是全身广泛转移的局部表现。在原发肿瘤发现脾转移时，常伴有其他脏器转移。脾脏周围肿瘤直接侵及脾脏比较少见，

一般为左上腹脾脏附近的恶性肿瘤。最常见的是胰腺体尾部癌的直接侵犯，其次胃肠道恶性间质瘤、纤维肉瘤等恶性肿瘤侵及脾脏也有文献报道，甚至左下肺癌穿透膈肌侵及脾脏也有发生。直接侵犯机制：直接浸润或通过淋巴管经脾小梁的转移或侵犯门脉系统后经脾静脉逆行进入脾脏。

1. 临床表现

脾转移瘤通常无特殊症状，或仅仅表现为原发病症状，仅在脾脏明显增大时，可产生左上腹肿块、腹痛、食欲缺乏和消瘦等症状。少数患者可伴发继发性脾脏功能亢进、溶血性贫血、胸腔积液及恶病质等。偶有少数患者因自发性脾脏破裂呈现急性腹痛、休克征象。

脾转移性肿瘤预后一般较差。不行治疗可发生自发性破裂大出血，其死亡率为 33.3%。原发灶已切除者可行脾切除，在无其他部位转移时，原发灶未切除者可行全脾切除加原发灶切除。对于失去手术机会已广泛转移者可行放疗和化疗。

脾转移瘤可见单发或多发的结节，边界清晰，也可呈粟粒状或弥漫性浸润。一般情况下脾脏增大

不严重，甚至脾脏大小没有改变。弥漫性浸润患者脾脏增大明显。镜下可见瘤灶形态与原发肿瘤一致，微小的转移灶中癌细胞可仅位于红髓、白髓或小梁内血管，或上述几个区域均受累。癌细胞团块亦可位于脾门动脉、小梁动脉、中央动脉等动脉外膜扩张的淋巴管内。或在静脉内膜下阻塞扩张的淋巴管，癌细胞侵蚀过内膜后即可进入血液，形成血道转移，但后者较为少见。

2. 影像表现

（1）X 线　脾转移瘤可表现为左膈抬高，运动受限，胸腔积液等，但阳性率差，现已少用。

（2）超声　脾脏转移性肿瘤超声图像表现不一，可表现脾影轻度增大或不大，可表现为单个或多个实质不均、结节状低回声团块，还可表现为囊性改变。

CT 和 MRI 的检出率较高，是脾转移瘤诊断的主要影像学方法。CT 表现：分为囊肿型、结节型、巨块型、弥漫粟粒型。CT 平扫显示脾脏轻度增大或不大，脾实质内单发或多发结节或巨块病灶或弥漫浸润改变，低密度病灶多见，一般不伴钙化。少数呈等密度，平扫不能发现。增强扫描有利于发现平扫为等密度的病灶。增强动脉期脾脏强化明显，部分微小病灶不易观察，因此 CT 平扫未发现病灶并不能排除转移。增强门脉期病灶对比最为明显，呈现为境界清楚边缘不规则轻至中度强化，其强化程度不及脾实质，形似牛眼征（图 6-113），转移灶倾向于与原发病灶性质相似的特点（图 6-114）。

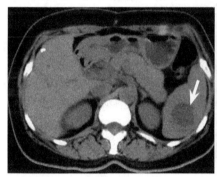
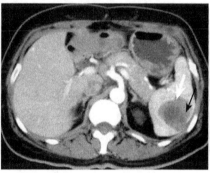
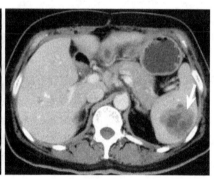

A. CT 平扫　　　　　　　　　B. CT 增强动脉期　　　　　　　　C. CT 增强门脉期

图 6-114　脾脏单发转移瘤

患者，女，51 岁，卵巢癌术后。CT 平扫（图 6-114A）呈类圆形低密度灶，边界较清楚，动脉期（图 6-114B）肿瘤边缘轻度强化，中央更低密度灶无强化，门脉期（图 6-114C）肿瘤呈囊实性表现，囊性部分与实性部分密度差异明显

（3）MRI　肿瘤在 T_1WI 上为低信号，出血则为高信号；T_2WI 为略高或高信号，也可为混杂信号；肿瘤周围可见水肿区，T_1WI 为低信号，T_2WI 为高信号。增强后肿瘤呈不均匀强化或"牛眼"状强化，周围水肿无明显强化。

3. 诊断要点

脾转移瘤是全身广泛转移的局部表现，多能同时发现脾外转移病灶，如肝转移、后腹膜淋巴结转移等。本病影像表现与原发肿瘤类似。少数转移瘤为单发病灶，有时未见肝脏等其他部位转移灶，在鉴别诊断时需要密切结合临床病史资料。

4. 鉴别诊断

（1）脾血管瘤　典型病例不难鉴别，表现为边缘清楚类圆形均匀低密度灶，增强后早期边缘强化明显，延迟扫描等密度充填。

（2）淋巴管瘤　多呈囊性，边缘清楚。

（3）脾淋巴瘤　发病年龄广、形态相仿，病灶密度较均匀，肝脏脾脏往往明显增大，增强扫描均匀强化，结合临床可有效鉴别。

（4）脾囊肿　须与囊肿型脾转移瘤鉴别，一般表现为类圆形水样低密度灶，外形规则，边界清晰，无强化。

（5）脾脓肿　多发生在边缘区，有壁厚环形强化及水肿带，结合临床病史及抗感染治疗有效可以鉴别。

（6）脾梗死　多发生在包膜下，尖端指向脾门的楔形低密度区，增强扫描无强化。

参考文献

《中华胰腺病杂志》编辑委员会. 我国胰腺囊性肿瘤共识意见（草案 2013, 上海）, 2014, 13(2): 79-90.

《中华胰腺病杂志》编辑委员会. 我国胰腺囊性肿瘤共识意见（草案 2013, 上海）, 2014, 13(2): 79-90.

曾蒙苏, 严福华, 周康荣, 等. 非功能性胰内分泌肿瘤的螺旋 CT 表现. 中华放射学杂志, 2003, 37: 528-531.

常彬霞, 邹正升, 李保森, 等. 2015 年日本胃肠病学会非酒精性脂肪性肝病 / 非酒精性脂肪性肝炎的循证医学临床治疗指南. 临床肝胆病杂志, 2015, 31(7): 1027-1030.

常恒, 袁明远, 肖湘生. 脾脏淋巴瘤的 CT 诊断. 中国医学影像技术, 2002, 18(11): 1128-1129.

陈希奎, 唐贵超, 邢小明等. 多排螺旋 CT 及 MRI 在肝门部胆管癌术前评估中的应用. 中华临床医师杂志, 2014, 8(9): 1610-1614.

程伟中, 曾蒙苏, 周建军, 等. 胰腺黏液性囊腺肿瘤的 CT 表现. 中华放射学杂志, 2008, 42: 298-301.

戴朝六, 贾昌俊. 肝海绵状血管瘤的诊治现状. 中国普外基础与临床杂志, 2016, (2): 129-133.

丁庆国, 成翠娥, 蒯新平, 等. 磁共振扩散加权成像在胰腺囊性病变中的鉴别诊断价值. 中华胰腺病杂志, 2013, 13: 382-385.

杜丽娟, 詹茜, 邵成伟, 等. 胰腺囊腺瘤与囊腺癌 39 例的 CT 影像学特征. 中华胰腺病杂志, 2011, 11: 170-172.

归薇, 杨斌, 白敏, 等. 原发脾脏淋巴瘤的病理类型与临床特征分析. 中华血液学杂志, 2011, 32(4): 272-274.

何新红, 陆建平, 汪剑, 等. MRI 对胰腺囊性肿瘤的诊断价值. 胰腺病学, 2005, 5: 7-11.

黄博, 冯变喜. 节段性脾切除术是治疗脾良性肿瘤的优先选择. 中华肝胆外科杂志, 2010, 16(6): 410-412.

黄海、何承祥、肖诗铭等急性胆囊炎与胆囊癌影像学的诊断鉴别分析. 中国 CT 和 MRI 杂志, 2014, 12(8): 49-51

急性胰腺炎诊治指南 (2014). 中华外科杂志, 2015, 53: 50-53.

江虹, 王培军, 许晓雯, 等. 320 排 CT 灌注检查对早期轻症急性胰腺炎的诊断价值. 中华胰腺病杂志, 2014, 14: 196-198.

姜洪池, 乔海泉, 李宗芳. 脾脏肿瘤外科学. 北京: 人民军医出版社, 2011.

姜世峰. 外伤性脾脏破裂的 CT 表现及其临床价值. 世界最新医学信息文摘（电子版）, 2013, (9): 236-236.

矫娜, 马捷, 孙黎明, 等. 肝门部胆管癌 MR 表现与病理、肿瘤血管生成的相关性研究. 医学影像学杂志, 2014, 24(3): 465-469.

金征宇. 医学影像学. 北京: 人民卫生出版社, 2010.

康素海, 范瑜, 张政, 等. 脾脓肿的 CT 表现. 中国医学影像学杂志, 2009, 17(5): 373-375.

李绍东, 张秀莉, 徐凯等. 3.0T 磁共振 LAVA 动态增强联合 MRCP 诊断肝外胆管癌. 中国 CT 和 MRI 杂志, 2011, 9(6): 5-7.

李松年, 主编. 现代全身 CT 诊断学. 2 版. 中国医药科技出版社, 2007.

李业钊, 苏海庆, 张霞, 等. 超声造影和增强 CT 在创伤性脾破裂诊断中的应用价值. 实用医学杂志, 2015, (12): 1932-1935.

李一鸣, 赵娇, 刘娟, 等. 脾梗死临床特点分析 137 例. 世界华人消

化杂志, 2014(11): 1607-1611.

李勇, 龚建平, 陆之安, 等. 脾脏脓肿的 CT 诊断. 苏州医学院学报, 2000, 20(10): 929-930.

林斐颢, 屠金夫, 杨继安, 等. 脾血管瘤 18 例诊断及外科治疗. 肝胆胰外科杂志, 2013, 25(1): 23-26.

林国福, 程莎莎, 梁健. CT 和 MRI 对中晚期胆囊癌周围脏器侵袭和转移的诊断价值中国普外基础与临床杂志, 2012, 19(5): 562-564.

林珊, 李坤成, 许卫. 胰岛细胞瘤的 CT 和 MRI 表现. 医学影像学杂志, 2007, 17(6): 620-622.

林晓珠, 陈克敏, 吴志远, 等. CT 能谱成像在鉴别胰腺寡囊型浆液性囊腺瘤与黏液性囊性肿瘤中的价值. 中华放射学杂志, 2011, 45: 713-717.

林振湖, 林礼务, 薛恩生, 等. 脾梗死的超声诊断. 中国医学影像技术, 2010, 26(8): 1498-1500.

蔺晨, 徐协群, 何小东, 等. 脾梗死 21 例临床分析. 中国医学科学院学报, 2014, 36(3): 321-323.

刘勃, 张增俊, 施伟东, 等. 小儿淋巴管瘤的 CT 和 MRI 诊断. 实用放射学杂志, 2011, 27(9): 1410-1413.

刘金有, 马林, 马兴刚. 胆囊结石不同成分信号变化 MRI 研究. 中国 CT 和 MRI 杂志, 2012, 10(4): 56-57.

刘宁川, 任龙. 肝内胆管癌的磁共振成像诊断价值. 实用医学影像杂志, 2015, 16(3): 185-187.

刘瑶, 张建, 左长京. 慢性肿块型胰腺炎与胰腺癌的影像学鉴别诊断. 中华胰腺病杂志, 2015, 15: 59-62.

刘哲, 张文智, 姜凯, 等. 脾脏血管瘤 27 例临床分析. 军医进修学院学报, 2009, 30(3): 299-300.

鲁珊珊, 施海彬, 徐化凤等. 肝门部胆管癌 CT 与 MRI 的综合诊断. 实用放射学杂志, 2011, 27(10): 1504-1507.

罗帝林, 赵志清, 黄春元, 等. 多层螺旋 CT 对胰腺囊腺瘤与囊腺癌的诊断价值. 放射学实践, 2014, 29: 419-422.

罗树林, 范森. 胆囊癌与慢性胆囊炎的 CT 鉴别诊断价值. 广西医学, 2015, 37(4): 552-554.

马德胜. 脾脏疾病与临床. 北京: 军事医学科学出版社, 2001.

马小龙, 汪建华, 蒋慧, 等. 胰腺实性 - 假乳头状瘤的不同类型影像学表现与病理对照分析. 中华医学杂志, 2012, 92: 170-174.

马小龙, 汪建华, 蒋慧, 等. 胰腺实性 - 假乳头状瘤的不同类型影像学表现与病理对照分析. 中华医学杂志, 2012, 92: 170-174.

马小龙, 汪建华, 蒋慧, 等. 胰腺实性 - 假乳头状瘤的不同类型影像学表现与病理对照分析. 中华医学杂志, 2012, 92: 170-174.

孟祥岩, 陈鹏, 叶勇. 脾脏淋巴管瘤的 CT 表现. 医学影像学杂志, 2015, 25(4): 647-649.

聂春晖, 孙军辉, 张岳林, 等. 巨大肝血管瘤的影像学表现及栓塞治疗. 中华消化外科杂志, 2013, 12(9): 663-667.

牛智祥. 脾脏淋巴瘤的 CT 影像学特征. 中国中西医结合影像学杂志, 2011, 09(5): 434-436.

邱钧, 马仁桂, 李志贵, 等. 选择性 MRCP 在胆囊结石术前的应用价值分析 [J]. 肝胆胰外科杂志, 2014, 26(4): 327-329.

邱伟, 王广义. 先天性肝囊肿的治疗进展. 肝胆胰外科杂志, 2009,

21(1): 81–82.

邱云峰, 杜琪威, 瞿敏, 等. 外伤性延迟性脾破裂的诊断与治疗. 中华消化外科杂志, 2014, 13(12): 943–946.

沈峰, 丁晓东, 范建高. 美国非酒精性脂肪性肝病诊疗指南简介. 中华肝脏病杂志, 2012, 20(6): 430–431.

施少华, 陈庆东, 陈哲; 等. 磁共振扩散加权成像在胆管癌及肝占位性病变鉴别诊断中的应用价值. 医学影像学杂志, 2014, 24(8): 1330–1332.

史凤霞. MSCT 对黄色肉芽肿性胆囊炎的诊断价值 (6 例报告并文献复习). 中国 CT 和 MRI 杂志, 2013, 11(6): 62–64.

宋凤麟, 逯林欣, 李彩霞, 等. 脾脓肿 19 例临床资料分析. 中华内科杂志, 2013, 52(4): 313–317.

孙承, 缪飞, 林志谦, 等. 脾脏脉管瘤的多层螺旋 CT 诊断. 医学影像学杂志, 2008, 18(10): 1143–1146.

覃夏川, 马果丰, 周良, 等. 超声引导对脾脏血管瘤的射频消融治疗分析. 西部医学, 2013, 25(4): 568–569.

唐雪峰, 张文燕, 李甘地, 等. 脾脏淋巴管瘤的临床病理观察. 中华病理学杂志, 2007, 36(2): 98–101.

汪建华, 马小龙, 涂灿, 等. MRI 弥散加权成像在自身免疫性胰腺炎与胰腺癌鉴别诊断中的价值. 中华核医学与分子影像杂志, 2014, 34(05): 405–407.

汪建华, 孙高峰, 张建, 等. 99mTc- 环丙沙星 SPECT 和 18F-FDG PET 以及 MRI 弥散加权显像检测重症胰腺炎继发感染灶的比较. 中华核医学与分子影像杂志, 2013, 33(6): 448–454.

汪建华, 涂灿, 王玉涛, 等. 胰腺异位副脾的 CT 与 MRI 检查特征. 中华消化外科杂志, 2014, 13(4): 310–314.

汪建华, 王玉涛, 马小龙, 等. 磁共振成像在自身免疫性胰腺炎诊断与鉴别诊断中的价值. 中华消化杂志, 2014, 34(04): 260–265.

王黎明, 李春伶, 高永艳. 超声造影在脾局灶性病变诊断中的应用. 中国医学影像学杂志, 2015, 8: 635–637.

王秋红, 胡洪祥. 外伤性脾破裂 80 例诊治分析. 中国临床医学, 2011, 18(4): 512–513.

王田力, 何锡芳, 郑英秋. 脾肿瘤的 CT 诊断及鉴别诊断. 实用放射学杂志, 2007, 23(17): 1130–1333.

王旭荣, 黄田业, 陈少杰. 脾脏转移瘤的螺旋 CT 诊断. 放射学实践, 2006, 21(2): 160–162.

王英伟, 王叶, 李杰, 等. 非功能性胰腺神经内分泌肿瘤的 MRI 检查特征. 中华消化外科杂志, 2014, 13: 768–770.

闻愚, 薛飞, 楚皓源, 等. 脾脓肿的治疗 (附 6 例病例报告). 中国实用医刊, 2016, 43(22): 56–58.

翁晔敏, 张锋. 腹膜结外淋巴瘤: CT 影像学表现与病理学的关系. 中国医学计算机成像杂志, 2012, 18(1): 79–84.

吴广忠, 王征宇, 常茂叶. ERCP 与 MRCP 在胆总管结石诊断中的应用. 河北医科大学学报, 2012, 16(11): 1332–1334.

吴越, 黎海亮, 曲金荣, 等. MSCT 重建技术在胰腺癌术前评估中的应用. 中华胰腺病杂志, 2014, 14: 88–90.

夏穗生, 曹秀峰, 姜洪池. 现代脾脏外科学. 南京: 江苏科学技术出版社, 2000.

夏穗生, 主编. 现代腹部外科学. 2 版. 湖北科学技术出版社. 2007.

肖冬梅. 脾破裂 B 超 32 例诊断分析. 世界最新医学信息文摘 (电子版), 2013, (27): 151–151.

徐青, 黄庆娟. 功能性胰岛细胞瘤的螺旋 CT 诊断. 临床放射学杂志, 2004, 23: 413–415.

徐玉新, 潘春霞, 陈浩林. MRI 及 MRCP 在胆管癌中的诊断价值. 医学影像学杂志, 2014, 24(9): 1552–1554.

徐越, 顾海荣, 张原. 原能谱 CT 在胆囊阴性结石中的应用分析. 实用医学影像杂志, 2016, 17(1): 66–68

许乙凯, 全显跃. 肝胆胰脾影像诊断学. 北京: 人民卫生出版社, 2006.

许乙凯, 全显跃主编. 肝胆胰脾影像诊断学. 人民卫生出版社, 2006.

许乙凯. 磁共振造影剂及临床应用. 北京: 人民卫生出版社, 2003: 493–494.

姚兴朝, 谢楠, 梁正荣, 等. CT 和 MRI 诊断早期胆囊癌的对比分析. 河南医科大学学报 (医学版), 2016, 34(1), : 35–37.

叶晓华, 杨正汉, 杨重庆, 等. 脾脏错构瘤的 CT 和 MRI 表现. 医学影像学杂志, 2009, 19(5): 567–570.

应援宁, 张立仁, 韩悦. 肝门部胆管癌的术前影像学评估. 中国医学影像技术, 2010, 26(2): 384–386.

余仲飞, 方艺, 张建, 等. 18F-FDG PET-CT 与增强 CT 在胰腺病变良恶性鉴别及胰腺癌分期中的价值对比研究. 医学影像学杂志, 2013, 28: 1236–1240.

张国伟, 周杰. 原发性脾脏肿瘤 52 例诊治体会. 肝胆外科杂志, 2012, 20(2): 102–104.

张慧明, 崔修铮, 李智宇, 等. 脾脏原发性恶性淋巴瘤 29 例临床分析. 中华普通外科杂志, 2009, 24(5): 356–358.

张坚. 急性外伤性脾破裂的 CT 诊断. 中国中西医结合影像学杂志, 2011, 09(5): 436–437.

张荣, 宋莉, 付兵等. 胆管癌的 CT、MRI 及 MRCP 诊断: 附 64 例分析. 四川医学, 2015, 36(11): 1587–1590.

张小玲, 刘起旺, 张辉, 等. MRI、MRCP 对原发性胆囊癌的诊断价值. 临床放射学杂志, 2005, 24(8): 34–36.

赵夏夏, 卢卫华, 王银, 等. 超声检查对脾占位性病变的诊断价值. 西北国防医学杂志, 2006, 27(4): 304–304.

赵月环, 王秀荣. 脾脏肿瘤的超声诊断. 中华肿瘤防治杂志, 2007, 14(6): 457–458.

郑韬, 王宜民, 李娜. 磁共振胆胰管成像在胆囊结石并发胆总管扩张患者中的应用价值. 河北医科大学学报, 2015, 36(6): 668–670.

郑忠勤, 徐燕, 徐国强. CT 动态增强扫描在胆囊癌诊断及鉴别诊断中的应用. 中国医药导报, 2013, 10(33): 114–116.

中华医学会肝病学分会, 中华医学会消化病学分会, 中华医学会感染病学分会. 原发性胆汁性肝硬化 (又名原发性胆汁性胆管炎) 诊断和治疗共识 (2015). 肝脏, 2015, 20(12): 960–968.

中华医学会肝病学分会药物性肝病学组. 药物性肝损伤诊治指南. 中华肝脏病杂志, 2015, 23(11): 810–820.

中华医学会肝病学分会脂肪肝和酒精性肝病学组. 中国非酒精性脂肪性肝病诊疗指南 (2010 年修订版). 中国医学前沿杂志 (电子版), 2012, 04(7): 4–10.

中华医学会外科学分会脾功能与脾脏外科学组. 脾脏损伤治疗方式的专家共识 (2014 版). 中华普通外科文献 (电子版), 2015, (2): 83–85.

中华医学会外科学分会胰腺外科学组. 胰腺神经内分泌肿瘤治疗指南 (2014). 中华普通外科杂志, 2015, 30(01): 80–82.

中华医学会影像技术分会, 中华医学会放射学分会. CT 检查技术专家共识. 中华放射学杂志, 2016, 50(12): 916–928.

中华医学会影像技术分会，中华医学会放射学分会. MRI 检查技术专家共识. 中华放射学杂志, 2016, 50(10): 724−739.

中华医学会肿瘤学分会胰腺癌学组（筹）. 胰腺神经内分泌肿瘤诊治专家共识. 中华肿瘤杂志, 2014, 36(09): 717−720.

周浩, 刘林祥, 王中秋. 胰腺癌神经侵犯机制及影像学评估. 中华医学杂志, 2015, 95: 712−715.

周康荣, 陈祖望. 体部磁共振成像. 上海：复旦大学出版社 2011；940−942

周康荣, 严福华, 曾蒙苏. 腹部 CT 诊断学. 上海：复旦大学出版社, 2011: 303−309.

周康荣等. 腹部 CT 诊断学. 1 版. 上海：复旦大学出版社, 2011.

周莉, 徐莹, 龚洪翰, 等. 脾脏病变的 CT 和 MRI 表现（附 8l 例报告）. 实用放射学杂志, 2011, 27(12): 1833−1836.

周涛. 16 排 CT 和 1.5T 磁共振胰胆管成像用于临床分组诊断胆囊结石合并肝外胆总管结石的随机对照分析. 中国 CT 和 MRI 杂志, 2015, 13(10): 70−72

周新华, 李宏. 脾脓肿 8 例诊治分析. 现代实用医学, 2010, 22(2): 174−175.

朱倩, 乔国梁, 晏建军, 等. 对成人肝血管瘤自然发展进程及生长方式的新认识：队列研究. 中华肝胆外科杂志, 2015, 21(11).

朱翔, 张伟强, 王立章. CT 诊断脾脏淋巴管瘤的应用价值. 医学影像学杂志, 2014, 24(5): 779−781.

朱云波, 王, 芳, 高萍宇. 脾脏淋巴管瘤的 CT 表现. 肿瘤影像学, 2016, 25(3): 283−286.

邹洪达, 刘晶玉, 金花玉. 脾脏淋巴管瘤的彩色多普勒超声表现, 中国实用医药, 2015, 10(2): 63−64.

Abbott R M, Levy A D, Aguilera N S, et al. From the archives of the AFIP: primary vascular neoplasma of the spleen: radiolgic−pathologic correlation. Radiographics, 2004, 24(4): 1137−1163.

Abbott RM, Levy AD, Aguilera NS, et al. From the archives of the AFIP: primary vascular neoplasms of the spleen: radiologic−pathologic correlation. Radiographics, 2004, 24(4): 1137−1163.

Bajenaru N, Balaban V, S vulescu F, et al. Hepatic hemangioma −review−. Journal of Medicine & Life, 2015, 8(Spec Issue): 4−11.

Balachandran A, Tamm EP, Bhosale PR, et al. Pancreatic neuroendocrine neoplasms: diagnosis and management. Abdom Imaging, 2013, 38(2): 342−357.

Balthazar EJ, Freeny PC, vanSonnenberg E. Imaging and intervention in acute pancreatitis. Radiology, 1994, 193: 297−306.

Bharwani N, Patel S, Prabhudesai S, et al. Acute pancreatitis: The role of imaging in diagnosis and management. Clin Radiol, 2011, 66(2): 164−175.

Bollen TL, Singh VK, Maurer R, et al. Comparative Evaluation of the Modified CT Severity Index and CT Severity Index in Assessing Severity of Acute Pancreatitis. AJR, 2011, 197(2): 386−392.

Brook OR, Brook A, Vollmer CM, et al. Structured Reporting of Multiphasic CT for Pancreatic Cancer: Potential Effect on Staging and Surgical Planning. Radiology. 2015, 274(2): 464−472.

Choi−J Y, J M−Lee, C B−Sirlin, et al. CT and MR Imaging Diagnosis and Staging of Hepatocellular Carcinoma: Part I. Development, Growth, and Spread: Key Pathologic and Imaging Aspects. Radiology, 2014, 272(3): 635−654.

Dachman AH, Buck JL, Krishnan J, et al. Primary non−Hodgkin's splenic lymphoma. Clin Radiol, 1998, 53(2): 137−142.

Disler DG, Chew FS. Splenic hemangioma(clinical conference). AJR Am J Roentgenol, 1991, 157: 44.

Elsayes KM, Narra VR, Mukundan G, et al. MR imaging of the spleen: spectrum of abnormalities. Radiographics, 2005, 25(4): 967−982.

El−Serag HB. Epidemiology of viral hepatitis and hepatocellular carcinoma . Gastroenterology, 2012, 142(6): 1264.

EROVIC BM, NEUCHRIST C, KANDUTSCH S, et al. CD9 expression on lymphatic vessels in head and neckmucosa. Mod Pathol, 2003, 16(10): 1028−1034.

European Association for the Study of the Liver(EASL. EASL Clinical Practice Guidelines on the management of benign liver tumours . Journal of Hepatology, 2016, 65(2): 386−398.

Giovagnoni A, Giorgi C, Goteri G. Tumours of the spleen. Cancer Imaging, 2005, 5: 73−77.

Horton KM, Hruban RH, Yeo C, et al. Multi−detectorrowCT of pancreaticislet cell tumors. Radiographics, 2006, 26(2): 453−464.

Huang B, et al. Small Intrahepatic Cholangiocarcinoma and Hepatocellular Carcinoma in Cirrhotic Livers May Share Similar Enhancement Patterns at Multiphase Dynamic MR Imaging. Radiology, 2016, 281(1): 150−157.

Husni EA. The clinical course of splenic hemangioma with emphasis on spontaneous rupture. Arch Surg, 1961, 83: 681−688.

Ingle SB, Hinge Ingle CR. Primary splenic lymphoma: Current diagnostic trends. World J Clin Cases, 2016, 4(12): 385−389.

Joo I, Lee JM, Yoon JH, et al. Nonalcoholic fatty liver disease: Intravoxel incoherent motion diffusion−weighted mr imaging−an experimental study in a rabbit model. Radiology, 2014, 270(1): 131−140.

Kinoshita LL, Yee J, Nash SR. Littoral cell angioma of the spleen: imaging features. AJR Am J Roentgenol, 2000, 174(2): 467−469.

Lee J, et al. Mass−forming Intrahepatic Cholangiocarcinoma: Diffusion−weighted Imaging as a Preoperative Prognostic Marker. Radiology, 2016, 281(1): 119−128.

Ligabue G, Besutti G, Scaglioni R, et al. Mr quantitative biomarkers of non−alcoholic fatty liver disease: Technical evolutions and future trends. Quantitative imaging in medicine and surgery, 2013, 3(4): 192−195.

Luna A, Ribes R, Caro P, et al. MRI of focal splenic lesions without and with dynamic gadolinium enhancement. AJR Am J Roentgenol, 2006, 186(6): 1533−1547.

Lv PJ, Lin XZ, Li JY, et al. Differentiation of small hepatic hemangioma from small hepatocellular carcinoma: Recently introduced spectral ct method. Radiology, 2011, 259(3): 720−729.

Matsui O, Kobayashi S, Sanada J, et al. Hepatocelluar nodules in liver cirrhosis: Hemodynamic evaluation(angiography−assisted ct)with special reference to multi−step hepatocarcinogenesis. Abdominal Imaging, 2011, 36(3): 264−272.

Nakanishi M, et al. Relationship Between Diffusion−Weighted Magnetic Resonance Imaging and Histological Tumor Grading of Hepatocellular Carcinoma. Annals of Surgical Oncology, 2012, 19(4): 1302−1309.

Noureddin M, Khoyilar C, Palmer SL. Mri, ct scan, and ultrasound in the diagnosis of nonalcoholic fatty liver disease. Journal of clinical gastroenterology, 2015, 49(4): 351−352.

Parente DB, Rodrigues RS, Paiva FF, et al. Is mr spectroscopy really the best mr−based method for the evaluation of fatty liver in diabetic patients in clinical practice?. PLoS One, 2014, 9(11): e112574.

Sahani DV, Bonaffini PA, Fernandez−Del Castillo C, Blake MA. Gastroentero−pancreatic neuroendocrine tumors: role of imaging in diagnosis and management. Radiology, 2013, 266(1): 38−61.

Sainani NI, et al. Cholangiocarcinoma: Current and Novel Imaging Techniques. RadioGraphics, 2008, 28(5): 1263−1287.

Stinton LM, Shaffer EA. Epidemiology of gallblader disease: cholelithiasis and cancer. Gut liver, 2012, 6(2): 172−187.

Sugita R, Yamazaki T, Furuta A, et al. High b−value diffusion−weighted MRI for detecting gallbladder carcinoma: preliminary study and results. Eur radiol, 2009, 19(7): 1794−1798.

Uchiyama, ozawa S, Ueno M, et al. Xanthogranulomatous cholecystitis: the use of preoperative CT findings to differentiate it froma gallbladder carcinoma. J Hepatobiliary Pancreat Surg, 2009, 16(3): 333−338.

Urrutia M, Mergo PJ, Ros LH, et al. Cystic masses of the spleen: radiologic−pathologic correlation. RadioGraphics, 1996, 16: 107−129.

Wang J, Yu JC, Kang WM, et al. Laparoscopic partial splenectomy for giant hemangioma misdiagnosed as splenic cyst: a case report. Chin Med Sci J, 2010, 25(3): 189−192.

Wang JH, Shao CW, Zuo CJ, et al. 99mTc−Ciprofloxacin is a valuable reagent for detection secondary infection of severe acute pancreatitis. The Journal of Nuclear Medicine, 2011, 52(supplement): 278.

Wang JH, Shao CW, Zuo CJ, et al. Establishment of a Secondary Infection Model of Severe Acute Pancreatitis in Swine. Pancreas, 2011, 40(1): 114−9.

Wang JH, Sun GF, Zhang J, et al. Infective severe acute pancreatitis: A comparison of 99mTc−ciprofloxacin scintigraphy and computer tomography. World J Gastroenterol, 2013, 19(30): 4897−4906.

Webster G, Pereira S. Mesh−metal stents for hilar cholangiocarci−noma. Gastrointest Endosc, 2009, 70(4): 817−818.

Willcox TM, Speer RW, Schlinkert RT, et al. Hemangioma of the spleen: presentation, diagnosis, and management. J Gastrointest Surg, 2000, 4(6): 611−613.

Yu NC, Chaudhari V, Raman SS, et al. Ct and mri improve detection of hepatocellular carcinoma, compared with ultrasound alone, in patients with cirrhosis. Clinical Gastroenterology and Hepatology, 2011, 9(2): 161−167.

Yu NC, Chaudhari V, Raman SS, et al. Ct and mri improve detection of hepatocellular carcinoma, compared with ultrasound alone, in patients with cirrhosis. Clinical Gastroenterology and Hepatology, 2011, 9(2): 161−167.

Yu SM, Ki SH, Baek HM. Nonalcoholic fatty liver disease: Correlation of the liver parenchyma fatty acid with intravoxel incoherent motion mr imaging−an experimental study in a rat model. PLoS One, 2015, 10(10): e0139874.

（俞明明　李强　杨晓彤　丁前江　汪建华　李爱静）

第七章

泌尿系统

第一节　泌尿系统正常影像解剖

一、肾脏正常影像解剖

肠道准备充分后，在肾周脂肪衬托下，平片显示的肾脏的轮廓为"八字形""蚕豆形"，外缘为凸面，边缘光滑，内缘为凹面，均匀软组织密度（图7-1）。

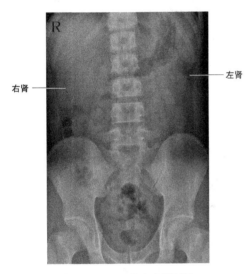

图7-1　正常双侧肾影

肾影位于第12胸椎至第3腰椎之间，右肾位置由于上方肝脏关系而低于左肾。肾长轴由内上斜向外下，其与脊柱中轴线夹角为肾脊角，正常为15°~25°。侧位片上，肾影与腰椎重叠。排泄性尿路造影可以显示肾盂肾盏及输尿管结构。经静脉注入造影剂后，经血液循环首先到达肾实质，因此肾实质首先显影，肾小盏、肾大盏、肾盂、输尿管依次显影。正常情况下，两肾同时显影，且显影密度和排泄时间基本一致。

CT平扫肾脏呈圆形或类圆形，边缘光滑锐利，肾实质、肾血管呈软组织密度影，不能分辨皮、髓质。肾盂呈水样密度，肾窦内脂肪为脂肪密度（图7-2）。肾周脂肪周围可见肾筋膜，即Gerota筋膜，表现为纤细的软组织线影。CT动态增强扫描具体表现详见第二节。

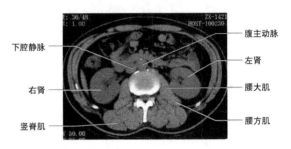

图7-2　正常肾脏CT平扫

在MRI图像上，由于肾皮质和髓质的含水量差异，在脂肪抑制T$_1$WI序列上，肾皮质信号强于肾髓质（髓质含水量＞皮质）（图7-3），皮髓质分界清。在T$_2$WI序列上，肾皮髓质信号相似，分界不清，肾髓质信号可略高（图7-4）。肾盂在MRI上信号类似于水，在T$_1$WI上为低信号，在T$_2$WI上为高信号。肾血管由于流空效应，常表现为无信号影。MRI增强检查（图7-5，图7-6），肾脏强化表现类似于CT增强三期表现。

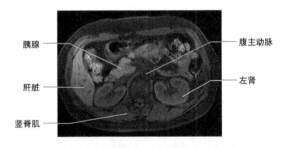

图7-3　正常肾脏MRI T$_1$WI表现

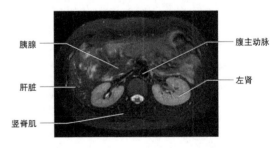

图7-4　正常肾脏MRI T$_2$WI表现

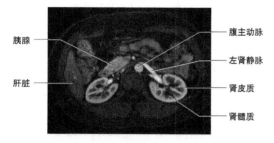

图 7-5 正常肾脏 MRI 增强表现（横断位）

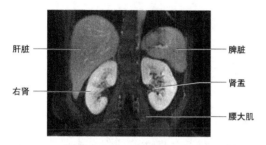

图 7-6 正常肾脏 MRI 增强表现（冠状位）

二、输尿管正常影像解剖

输尿管全长 25~30 cm，在排泄性尿路造影中呈细长条状影，轮廓光滑整齐，起于肾盂，止于膀胱，分为三段：腹段、盆段和壁内段。整段输尿管有 3 个生理性狭窄，即肾盂连接处、过髂血管处及膀胱入口处。

在 CT 平扫图像上，输尿管腹段表现为腰大肌前缘点状软组织密度或小圆形水样密度，CT 增强延迟后管腔内充盈对比剂而呈高密度。盆段输尿管常难以辨认。壁内段输尿管由外上向内下斜行进入膀胱。在 MRI 图像上，T_1WI 和 T_2WI 横断面正常输尿管形态学表现类似于 CT。

三、膀胱正常影像解剖

排泄性尿路造影中，充盈良好的膀胱一般呈圆形、类圆形或横置卵圆形。膀胱轮廓光滑平整，密度均匀一致，其顶部可因子宫或乙状结肠压迫而略显凹陷。

膀胱 CT 平扫表现与其充盈程度有关。充盈较满的膀胱，壁薄光滑，呈厚度一致的软组织密度，

腔内尿液为均匀水样低密度（图 7-7）。CT 增强后早期膀胱壁强化，延迟期膀胱腔呈均匀高密度（图 7-8）。

由于膀胱内含尿液，因此其信号类似于游离水的长 T_1 低信号和长 T_2 信号。膀胱壁在周围脂肪组织和腔内尿液的对比下，呈厚度一致的薄壁环状影，在 T_1WI 上高于腔内尿液信号，T_2WI 上低于尿液信号，类似于肌肉信号（图 7-9，图 7-10）。

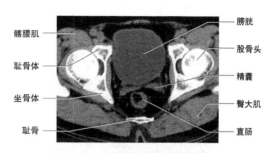

图 7-7 正常膀胱 CT 平扫表现

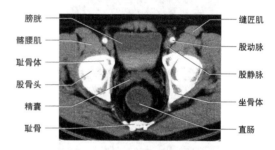

图 7-8 正常膀胱 CT 增强表现

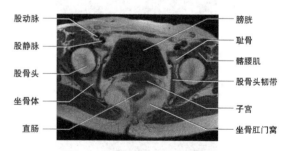

图 7-9 正常膀胱 T_1WI 表现

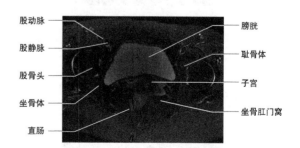

图 7-10 正常膀胱 T_2WI 表现

四、肾上腺正常影像解剖

肾上腺位于肾筋膜囊内，一般右侧肾上腺高于左侧。CT平扫（图7-11）正常肾上腺呈软组织密度，形态因人而异，常呈倒"人"字形或倒"V"形，分为肾上腺主干、内侧支与外侧支，表面光滑，无外突出结节。增强检查（图7-12）正常肾上腺呈均一强化，两侧强化程度一致。在T_1WI图像上，肾上腺信号强度类似于肝实质，T_2WI信号强度高于膈肌脚而与肝实质信号类似，增强后正常肾上腺均匀强化，两侧强化程度一致（图7-13~图7-15）。

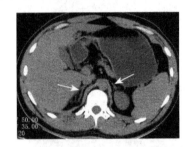

图7-11　正常肾上腺CT平扫 两侧肾上腺

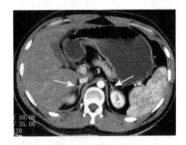

图7-12　正常肾上腺CT增强 两侧肾上腺

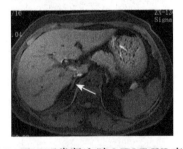

图7-13　正常肾上腺MRI T_1WI表现

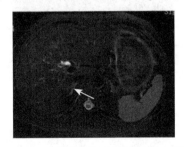

图7-14　正常肾上腺MRI T_2WI表现

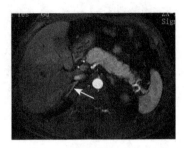

图7-15　正常肾上腺MRI增强表现

五、前列腺正常影像解剖

前列腺紧邻膀胱下缘，整体呈栗形软组织密度，其大小与年龄相关，30岁以下男性前列腺大小约为30 mm（上下径）×23 mm（前后径）×31 mm（左右径），而老年男性前列腺大小可增至50 mm×43 mm×48 mm。CT检查无法分辨前列腺各解剖带（图7-16）。

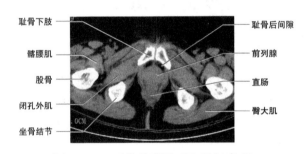

图7-16　正常前列腺CT平扫表现

在T_1WI上，前列腺呈均一低信号，不能识别各解剖带（图7-17）。在T_2WI上，尿道周围移行带（transition zone）及中央带（central zone）呈低信号，两者难以区分边界（图7-18~图7-20）。外周带（peripheral）则呈较高信号。前列腺边缘的细环状低信号影为前列腺包膜，包膜外为前列腺静脉丛（prostatic venous plexuses），两侧对称，在T_1WI上呈低信号，T_2WI上呈高信号。

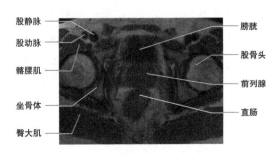

图7-17　正常前列腺MRI T_1WI表现

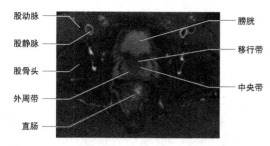

图 7-18　正常前列腺 MRI T₂WI 表现（横断面）

股动脉　股静脉　股骨头　外周带　直肠

膀胱　移行带　中央带

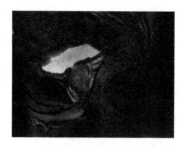

图 7-20　正常前列腺 MRI T₂WI 表现（矢状位）

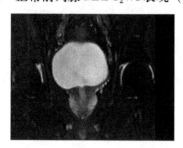

图 7-19　正常前列腺 MRI T₂WI 表现（冠状位）

（王思齐　汪建华　廖海波）

第二节　医学影像技术的合理应用及检查前准备

一、腹部卧位 X 线摄影

1. 适应证

主要用于阳性结石及治疗后复查、钙化等。

2. 技术要点

受检者仰卧于摄影台上，照射野和探测器上缘包括横膈，下缘包括耻骨联合上缘，深呼气后屏气曝光。

3. 标准影像显示

①腹部全部包括在图像内，腰椎序列投影于图像正中并对称显示；②两侧膈肌、腹壁软组织及骨盆腔均对称性地显示在图像内，椎体棘突位于图像正中；③膈肌边缘锐利，胃内液平面及可能出现的肠内液平面均可明确辨认；④肾、腰大肌、腹膜外脂肪线及骨盆影像显示清楚。

4. 排泄性尿路造影

排泄性尿路造影（excretory urography）又称静脉肾盂造影（intravenous urography），其原理是含碘对比剂注入静脉后，对比剂几乎全部由肾小球滤过而排入肾盂肾盏内，如此既能显示肾盂、输尿管和膀胱的解剖学形态，又可以大致评估肾功能，故目前仍是泌尿系疾病常用的检查方法，其价值主要在于发现造成尿路形态改变的病变，例如肾结核造成的肾盏、肾盂破坏，发育畸形所致的肾盂、输尿管异常，尿路损伤需要了解程度和范围等。然而，对于局限于肾实质内病变的发现及定性仍存在很大限度。

二、肾和肾上腺 CT 扫描技术

1. 适应证

（1）肾和肾上腺　①确定肾脏有无良恶性肿瘤及其大小、范围，有无淋巴结转移等；②肾脏炎症、脓肿及结石的大小和位置；③ CTA 诊断肾动脉狭窄及其他肾血管病变；④显示外伤后肾损伤及出血；⑤确定肾上腺有无良恶性肿瘤以及功能性疾病（如肾上腺皮质功能减退等）。

（2）腹部及腹膜后腔 观察有无腹部及腹膜后腔的淋巴结转移、炎症和血肿等。

2. 技术要点

肾及肾上腺 CT 检查前准备、扫描体位、技术方案与肝胰脾部分相同，扫描基线以肾上极为扫描基线，肾扫描范围从肾上极扫描到肾下极，肾上腺从肾上腺上缘扫描到肾门，肾脏层厚 5.00 mm，肾上腺层厚 1.25~3.00 mm。肾脏增强扫描通常行皮质期、髓质期和分泌期扫描，皮质期延迟 25~30 秒，髓质期延迟 90~110 秒，分泌期延迟 3~5 分钟。CT 泌尿系成像检查前受检者膀胱充盈，延迟时间 7.5~30 分钟，对扫描后获得的薄层轴面图像进行 MIP、SSD、VR 重组。

三、盆腔 CT 扫描技术

1. 适应证

1）诊断部分小肠、乙状结肠、直肠、膀胱、前列腺、睾丸、卵巢、子宫肿瘤及其他病变。

2）在外伤情况下，观察骨折、泌尿生殖器官损伤等。

2. 相关准备

①检查前一日晚餐少渣饮食；检查当日，禁食 4 小时以上；②检查前 1 周内禁服含有重金属的药物或进行消化道钡剂造影；③检查前 2 小时口服 1%~2% 碘对比剂 800~1 000 mL 以充盈小肠和结肠，形成良好对比，待膀胱充盈时行 CT 扫描。口服对比剂需达到盆腔内小肠全面充盈对比剂；膀胱充盈需达到膀胱内有较多尿液，膀胱形态呈类似方形，膀胱壁黏膜皱襞充分展开；④怀疑肠道疾病时，需进行清洁灌肠，使直肠、结肠无较大粪块存留，无气体积聚。

3. 技术要点

取仰卧位，扫描范围从髂嵴扫描至耻骨联合下缘。行常规螺旋扫描，急诊受检者可尽量选择较宽的探测器组合以缩短扫描时间。采用标准或软组织重建算法。根据观察器官和病变情况适当调节窗宽和窗位，窗宽 200~250 HU，窗位 30~50 HU。增强扫描常规采用静脉内注射对比剂的方法。对于需要观察供血动脉的占位性病变或观察占位性病变同血管的关系时，可以进行血管的三维后处理或血管 MIP 重组。

4. 影像质量标准

1）清晰分辨小肠、乙状结肠、直肠、膀胱、子宫和卵巢等组织与血管。

2）清晰显示器官周围的血管。

四、肾脏 MRI 技术

1. 适应证

除结石外，肾脏 MRI 的适应证基本与 CT 相同。

2. 技术要点

体部、心脏相控阵线圈。仰卧位，头先进。尽量选择薄层、高空间分辨率扫描。增强扫描常规剂量注射对比剂，再注射等量生理盐水。

3. 图像要求

①显示肾脏及其周围组织结构，肾皮质、髓质、肾盂、肾盏结构清晰显示；②无明显呼吸运动伪影、血管搏动伪影及并行采集伪影；③轴面呼吸触发快速自旋回波 fs-T_2WI 序列为必选项，在设备条件允许的情况下，轴面 T_1WI 序列优先选择水 - 脂双相位 T_1WI 或非对称回波水脂分离 T_1WI 序列；④增强扫描分别显示动脉期、静脉期及延迟期影像；⑤根据需要提供三维 T_1WI 增强三期扫描的 MPR、MIP 血管像。

五、肾上腺 MRI 技术

1. 适应证

肾上腺 MRI 检查的适应证基本与 CT 相同。

2. 技术要点

体部、心脏相控阵线圈。仰卧位，头先进。尽量选择薄层、高空间分辨率扫描。标准 T2WI 序列采用或不采用脂肪抑制。显示肾上腺及其周围组织结构，怀疑为异位嗜铬细胞瘤或肾上腺恶性肿瘤的患者扫描范围需加大。呼吸运动伪影、血管搏动伪影及并行采集伪影不影响诊断。

六、MR 尿路成像

1. 适应证

MR 尿路成像（MR urography，MRU）的适应证是尿路结石、肿瘤，膀胱肿瘤，其他原因所致的尿管梗阻，泌尿系先天性疾病和变异等。

2. 技术要点

体部相控阵线圈。仰卧位，头先进。扫描范围应包括双侧肾盂、肾盏、输尿管、膀胱；无明显呼吸运动伪影、血管搏动伪影及并行采集技术伪影。MRU 不宜单独进行，应结合平扫和（或）三维动态增强扫描技术。

七、前列腺与膀胱 MRI 技术

1. 适应证

肾上腺 MRI 检查的适应证基本与 CT 相同。

2. 技术要点

体部线圈或心脏相控阵线圈。原则为小 FOV、高分辨率扫描。常规增强扫描至少采集三期（动脉期、静脉期、延迟期），每期 15~20 秒。在设备性能允许的情况下，可选动态增强扫描，周期时间 <10 秒 / 期，扫描周期 >30 个，整个动态扫描时长约 5 分钟。DWI 扫描 b 值 >800 秒 /mm^2。

3. 图像要求

①清晰显示膀胱、前列腺、尿道及邻近脏器组织的细微结构；②平扫序列至少包括自旋回波 T$_2$WI（脂肪抑制和非脂肪抑制）和 T$_1$WI（非脂肪抑制），前列腺检查 DWI 为必需序列；③在设备性能允许的情况下，首选动态灌注增强扫描，或至少三期扫描；④无卷积伪影，无明显呼吸运动伪影、磁敏感伪影及并行采集伪影。

（王悦　陈狄洪　任方远）

第三节　主要病例

一、肾脏病变

病例 1

【简要病史】

患者，男，43 岁。因左腹隐痛 3 个月就诊。

【影像资料】

见图 7-21。

【影像表现及分析】

CT 平扫显示左肾上极一类圆形低密度影（图 7-21A 箭头），最大直径约 44 mm，边缘光整，其

内密度均匀，CT 值约 10 HU。增强扫描，该病灶无明显强化，与正常肾实质分界更加清晰、锐利（图 7-21B，图 7-21C 箭头）。

【初步印象】

左肾囊肿。

【手术结果】

B 超引导下行穿刺，抽出 15 mL 清亮色液体，病理诊断左肾单纯性囊肿。

【最终结果】

左肾囊肿。

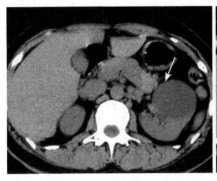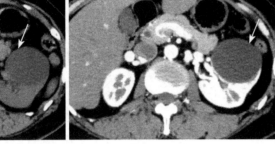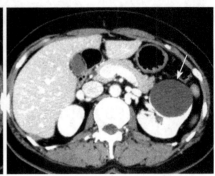

| A. CT 平扫 | B. 皮质期 | C. 实质期 |

图 7-21　左肾囊肿

【概述】

肾脏是人体内最易发生囊肿的器官之一。单纯性肾囊肿是最常见的肾良性病变，占所有无症状肾肿物的 70% 以上。囊肿自肾实质产生，突出肾皮质表面，外观呈蓝色，但也可位于肾皮质深层或髓质。囊壁薄，为单层扁平上皮，囊内含清亮浆液性液体，与集合系统不相通，可伴出血、感染。囊壁厚而不光滑，液体为血性者，提示有恶变的可能。镜检可发现囊壁有重度的纤维变性及玻璃变性，还可见到钙化区域，邻近肾组织也受压发生纤维变性。Bosniak 建立了一种临床应用较多的分型方法，有助于其诊断、鉴别诊断和处理（表 7-1）。

表 7-1　肾脏囊性肿物的 Bosniak 分型表

Bosniak 分型	影像学特征	恶性率	处理
I	水样密度，均质，无分隔，无钙化，不增强	无	除有症状外无需处理，不需随访观察
II	薄的分隔，细小、线性钙化，不增强，高密度病变但不增强	0%~5%	定期复查
III	较厚或不规则分隔，较多或者不规则钙化，轻到中度异质性，无强化	50%	手术切除
IV	厚壁或结节状，显著异质性，有增强	75%~90%	手术切除

1. 临床表现

患者多无症状，常偶然发现。较大的囊肿对正常肾实质有压迫征象。位于肾下极的巨大肾囊肿，可压迫输尿管引起梗阻、积液和感染。如有感染，囊壁可增厚、纤维化、钙化。本病的发生原因尚不完全清楚，可能与先天性肾小球、肾小管结构异常和后天性损伤感染有关。

2. 影像表现

超声是肾囊肿的首选影像检查方法。增强 CT 和 MRI 对于复杂囊肿的定性判断具有重要价值。单纯性肾囊肿影像诊断主要从发病部位、大小形态及生长方式、信号特征、增强扫描、间接征象和继发改变等多方面进行分析。

（1）发病部位　囊肿多位于肾皮质的浅、深部或髓质。

（2）大小、形态及生长方式　囊肿多形态规则，圆形或椭圆形，边缘光滑，大小从数个毫米到数十厘米不等，生长缓慢。

（3）密度与信号特征　囊液密度均匀，接近水的密度，CT 值从 10~20 HU 不等，MRI 为均匀的长 T_1、长 T_2 信号。当囊肿伴出血时，囊液密度增高。MRI T_1WI 上一般呈高信号，但出血时间不同信号也会有所不同。

（4）间接征象和继发改变　囊肿较大时可表现为集合系统受压及肾轮廓的表现，引起轻度积水。血管造影多显示为肾内血管的推移、抱球及乏血管区。受外伤后，囊肿可破裂；感染后，囊壁可增厚、纤维化。

（5）增强 CT　病灶扫描病灶无强化，伴发感染时囊壁可有强化。

3. 诊断要点

肾实质内边缘锐利的类圆形均匀水样囊性低密度区，无强化。

4. 鉴别诊断

肾囊肿要与囊性肾癌鉴别。囊性肾癌是有囊性表现的特殊类型肾癌，囊壁不规则增厚，可伴有壁上实性结节及钙化灶，增强后结节和囊壁出现早期强化（图7-22）。少数囊性肾癌颇似肾囊肿，肿瘤均匀变薄，但部分边界与正常肾实质分界欠清晰，典型呈浸润改变。另外出现淋巴结转移、静脉瘤栓也有助于进一步确诊。

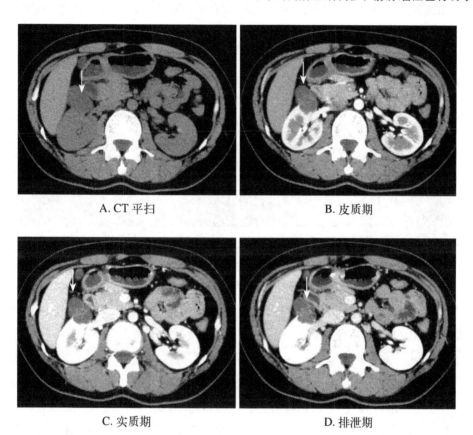

A. CT 平扫　　　　B. 皮质期

C. 实质期　　　　D. 排泄期

图 7-22　囊性肾癌 CT 表现

CT 平扫示右肾上极突出前缘的囊性低密度肿块，呈分叶状，约 32 mm×27 mm，与正常肾实质分界略模糊（图 7-22A 箭头）。增强扫描病灶呈分隔状持续强化，分隔影粗细不匀（图 7-22B~ 图 7-22D 箭头）。术后病理为（右肾）低度恶性潜能多房性囊性肾细胞肿瘤

病例 2

【简要病史】

患者，男，59 岁。黑便 1 月余入院，体检全腹无压痛及反跳痛，肝脾肋下未及，双肾区无叩击痛，病理反射未引出，双下肢无水肿。辅助检查尿检红细胞 5 个 /μL，尿蛋白阴性，尿酸碱度 5.5，尿潜血（+），尿胆红素阴性。

【影像资料】

见图 7-23。

【影像分析】

双肾 CT 平扫示双侧肾实质内多个大小不一的类圆形低密度影，最大者直径约 5.7 cm，CT 值约 9 HU，病灶边界清晰、光整，密度均匀，肾小盏内伴有结节样致密影（图 7-23A 箭头）；增强后三期扫描（图 7-23B~ 图 7-23D），病灶均无强化，边界显示更加清晰、锐利（直箭头）。肾实质可见明显强化（弯箭头），双侧肾盏有轻度扩张。

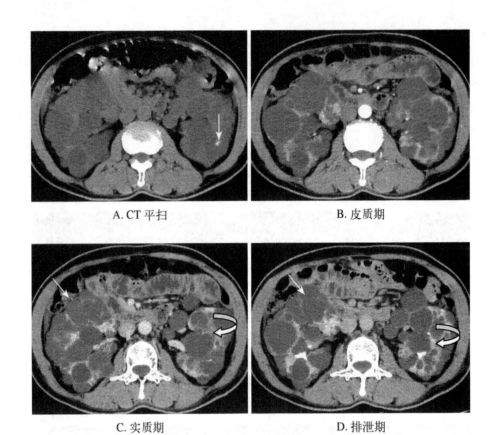

A. CT 平扫　　　　　　　　　　　B. 皮质期

C. 实质期　　　　　　　　　　　D. 排泄期

图 7-23　多囊肾 CT 图像

【影像诊断】

双肾多发囊性灶，多囊肾首先考虑。

【最终结果】

追问病史，患者 5 年前在外院确诊多囊肾，有家族史。随访观察 5 年，双肾囊性病灶大小形态无明显变化，最终考虑双侧多囊肾伴结石。

【概述】

多囊肾系遗传性病变，其发病率约为 1/500，且仅 1/6 的患者在生前因有症状而被发现。根据遗传学研究，多囊肾分常染色体显性遗传多囊肾（ADPKD）（成人型）和常染色体隐性遗传性多囊肾（ARPKD）（婴儿型），其中成人型常合并多囊肝。病理大体解剖上多囊肾肾脏实质内充满数不清大小不等的与外界不相通的圆形囊肿，囊内含有液体，小的肉眼看不到，大的可有数厘米，甚至达 10 cm，故称之为多囊肾。大多数囊肿之间仍可辨认较正常肾实质存在。

1. 临床表现

ADPKD 是多系统全身性疾病，其病变除肾脏外，可有心血管系统、消化系统及其他系统异常。典型的症状出现于 30~50 岁，以疼痛、腹部肿块和肾功能损害为最主要表现。

2. 影像表现

超声是多囊肾首选影像检查方法。CT 和 MRI 增强对于残存肾功能的判断以及合并症的发现具有重要价值。多囊肾影像诊断主要从发病部位、病灶大小形态及生长方式、信号特征、增强扫描、继发改变和间接征象等多方面进行分析。

（1）发病部位　囊肿多位于肾皮质的浅、深部或髓质。

（2）囊肿大小、形态及生长方式　双肾布满多发大小不等、圆形或卵圆形水样低密度病灶，囊肿边缘光滑，随病变进展，囊肿增大，且数目增多。

（3）密度与信号特征　囊液密度多接近水的密度，MRI 为均匀长 T_1、长 T_2 信号。部分囊内可呈出血性信号，部分囊肿蛋白含量较高，在 T_1WI 可呈不同程度高信号。

（4）继发改变和间接征象　集合系统受多发的囊肿压迫、移位，肾脏轮廓增大且不规则。当囊肿出现感染、出血时，MRI可表现囊肿信号不均匀、囊壁增厚、囊内液-液平面等征象。

（5）增强扫描 病灶扫描病灶一般不强化。

3. 诊断要点

有家族遗传史，影像学上双肾无数大小不一囊肿，无法明确数目，常同时合并多囊肝。

4. 鉴别诊断

多发肾囊肿：多发肾囊肿多为圆形或椭圆形，可累及双肾，相对多囊肾而言囊肿数目较少，正常

肾实质保留较多，肾功能多正常，常无高血压或家族遗传史等。

病例 3

【简要病史】

患者，男，68岁。无明显症状，体检发现左肾占位，双侧肾区无叩击痛。

【影像资料】

见图7-24。

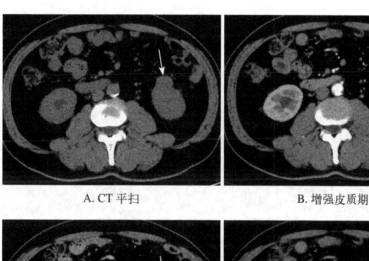

A. CT平扫　　　　　　　　B. 增强皮质期

C. 实质期　　　　　　　　D. 排泄期

图7-24　左肾透明细胞癌

【影像分析】

CT平扫显示左肾下极实质内见一类圆形等密度肿块影，大小约19mm×24mm，CT值约40HU，病灶与正常肾实质分界不清，并突出于肾轮廓之外（图7-24A箭头）。三期增强病灶强化模式呈"快进快出"表现。皮质期病灶呈明显不均匀强化，CT值约140HU（图7-24B箭头），实质期病灶密度略有下降，CT值约110HU（图7-24C箭头），排泄期病灶密度明显下降，CT值约68HU，低于正常肾实质（图7-24D箭头）。病灶与肾实质

分界欠清晰，无明显坏死或囊变区。肾周脂肪间隙稍模糊，可见条索样密度增高影。

【影像诊断】

左肾肿块，肾癌可能大。

【手术结果】

手术病理证实左肾透明细胞癌。

【最终结果】

左肾透明细胞癌。

【概述】

肾细胞癌（简称肾癌）是成人肾脏最常见的

恶性肿瘤，占全部肾脏恶性肿瘤的 85%~95%。临床上早期肾癌多无明显症状，常在查体时偶然发现。肿瘤来源于肾小管上皮细胞，肿瘤形态多为圆形，大小不一，其细胞亚型主要包括透明细胞癌、乳头状细胞癌、嫌色细胞癌和集合管癌等。

1. 临床表现

典型表现为无痛性血尿和腹部肿块，早期可无症状。

2. 影像表现

超声是肾肿瘤首选影像检查方法。CT 和 MRI 动态增强对于肾肿瘤的定位、病理亚型推测、分期等评估具有重要价值。肾细胞癌影像诊断主要从发病部位、病灶大小形态及生长方式、信号特征、间接征象、增强扫描等多方面进行分析。

（1）发病部位　多数为单侧单病灶，少数可多发或双侧发生，肿块多位于肾实质内，可突出于肾轮廓之外。

（2）肿瘤大小形态及生长方式　肿块数毫米到数十厘米不等，一般为类圆形，可见分叶，呈膨胀性或浸润性生长。

（3）密度及信号特征　病灶较小时，多呈等或稍低密度，较均匀，当出现出血、坏死时密度可不均匀（图 7-25）。MRI 上，肿块呈 T_1WI 稍低信号，T_2WI 稍高信号，有假包膜形成时，在 T_2WI 及增强图像上呈低信号环。

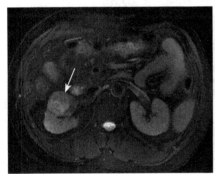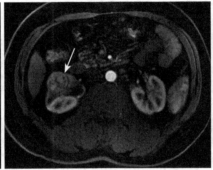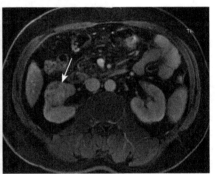

A. 脂肪抑制 T_2WI　　　　　　　B. MR 增强皮质期　　　　　　　C. MR 增强实质期

图 7-25　右肾透明细胞癌

患者，男，49 岁。T_2WI 显示右肾上极一类圆形肿块影，病灶突出于肾轮廓之外，大小约 35 mm × 38 mm，呈长 T_2 信号改变，肿块与肾实质分界尚清晰，周围可见一环形的低信号圈（图 7-25A 箭头）。增强后动脉期病灶呈明显不均匀强化，强化程度与肾皮质类似（图 7-25B 箭头），实质期病灶强化变均匀，信号强度略低于肾皮质，周围环形低信号圈显示清晰（图 7-25C 箭头）

（4）增强 CT　肿瘤强化表现与病理学亚型有关。常见的透明细胞癌在增强皮质期明显强化，CT 值上升幅度超过 20 HU，排泄期强化程度下降，呈"快进快出"表现。部分肾细胞癌有假包膜形成，增强后显示更加明显。MRI 动态增强表现与 CT 相仿。

（5）间接征象　肾脏轮廓的改变，肿瘤突破包膜可侵犯肾周脂肪与肾周筋膜，肾静脉、下腔静脉可出现瘤栓，肾门淋巴结可有转移。

3. 诊断要点

肾脏实性肿块，假包膜征，增强扫描强化表现与病理学亚型相关。

4. 鉴别诊断

（1）肾嗜酸细胞瘤　良性肾上皮细胞瘤，较少见，病灶内常有特征性的星芒状纤维瘢痕表现，增强后有延迟强化为其特征（图 7-26）。

（2）肾血管平滑肌脂肪瘤　是肾脏常见的良性错构型肿瘤，由多种密度成分组成，其中含特征性的成熟脂肪成分。该肿瘤可双肾多发，部分病例伴有结节硬化。增强扫描瘤内血管成分可明显增强，接近血管的密度，平滑肌成分也有增强，而脂肪则不强化，CT 值仍保持负值（图 7-27）。

（3）肾脓肿及肾周脓肿　脓肿含脓腔及慢性肉芽组织，临床上有腰痛、发热、感染性改变等特

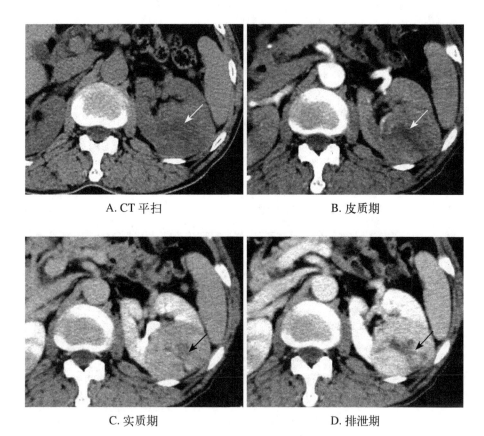

A. CT 平扫   B. 皮质期

C. 实质期   D. 排泄期

图 7-26 左肾嗜酸细胞瘤

CT 平扫显示左肾上极类圆形软组织肿块，呈略低密度，中央区可见更低密度影（图 7-26A 白箭头）。动脉期整个病灶及中央更低密度区均无明显强化（图 7-26B 白箭头），实质期病灶明显强化，其内可见星芒状低密度，为纤维瘢痕组织（图 7-26C 黑箭头），延迟期病灶强化趋于均匀，纤维瘢痕有轻度延迟强化（图 7-26D 黑箭头）。手术结果证实为左肾嗜酸细胞瘤

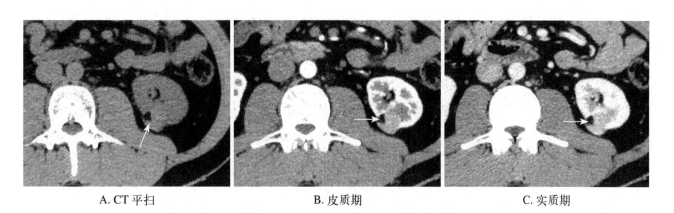

A. CT 平扫   B. 皮质期   C. 实质期

图 7-27 左肾血管平滑肌脂肪瘤

CT 平扫左肾上极类圆形等密度肿块，低密度为脂肪密度影（图 7-27A 箭头），增强后肿块大部分呈均匀持续强化，脂肪部分不强化（图 7-27B、图 7-27C）。手术结果证实为肾血管平滑肌脂肪瘤

点。脓肿外形不规则，边缘模糊，有渗出性改变。增强后可见厚薄不均的脓肿壁，有强化，中央为不强化的低密度坏死区。肾脓肿累及肾脏周围间隙时，肾周间隙可模糊不清，肾周筋膜可增厚，其他肾旁结构亦可受累。

（4）乳头状细胞与嫌色细胞癌　该两者肾癌是比较少见的两个亚型，占 7%~10%，生长缓慢，平扫呈等密度或稍高密度肿块，边界清晰，密度均匀，强化程度多低于肾皮质，但与肾髓质强化程度相似，总体来讲病灶强化程度多呈"缓慢升高"

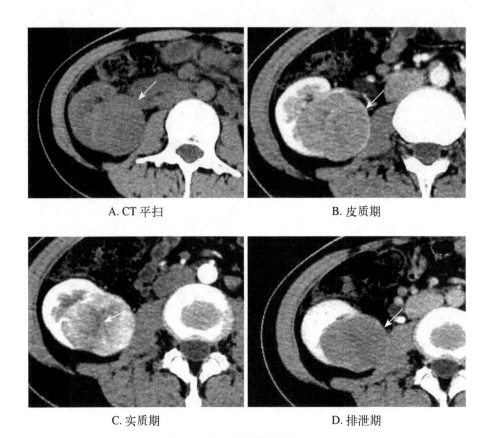

A. CT 平扫　　　　　　　　　　　　B. 皮质期

C. 实质期　　　　　　　　　　　　D. 排泄期

图 7-28　右肾嫌色细胞癌

CT 平扫显示右肾下极偏内侧一个类圆形等密度肿块影，最大径约 67 mm×75 mm，边缘光整，密度均匀，肿块膨出于肾脏轮廓之外（图 7-28A 箭头）。增强动脉期示肿块轻度强化（图 7-28B 箭头）。实质期与延迟期病灶整体渐进性强化，其内部可见"放射状"低密度影（图 7-28C，图 7-28D 箭头），为纤维瘢痕组织。手术病理证实为右肾嫌色细胞癌

型，有时实质期达强化峰值。嫌色细胞癌中央可出现轮辐状强化或轮辐状中心瘢痕，有一定特征，T_2WI 上该肿瘤的信号较透明细胞癌低，提示富含纤维成分（图 7-28）。

病例 4

【简要病史】

患者，男，55 岁。因间歇性无痛性血尿入院，全程无排尿疼痛，无畏寒发热，查体，双肾区无隆起、无叩击痛，尿蛋白（+），尿潜血（++），沉渣红细胞定量 93 个 /μL。

【影像资料】

见图 7-29。

【影像分析】

双肾 CT 平扫（图 7-29A）示右肾盂内一不规则形等密度肿块影，约 22 mm×31 mm，病灶占据整个肾盂，下延伸至输尿管起始段，右肾上组小盏

扩张（箭头）。增强皮质期（图 7-29B）病灶呈轻度不均匀强化，CT 值约 65 HU。实质期病灶持续强化，CT 值约 90 HU，部分层面肾窦脂肪间隙消失，右肾下级皮髓质界面欠清晰，右输尿管起始段管壁增厚（图 7-29C 白箭头），实质期冠状面重建右侧肾盂内及右输尿管起始段内呈充盈缺损（图 7-29D 箭头）

【影像诊断】

右肾盂占位，肾盂癌可能大。

【手术结果】

手术病理为右肾盂移行上皮细胞癌。

【最终结果】

右肾盂移行上皮细胞癌。

【概述】

肾盂癌是起源于尿路上皮的恶性肿瘤，占所有肾肿瘤的 7%~10%，多见于中老年，男女之比为 3:1。肾盂癌绝大多数为移行细胞癌，约占 90%，

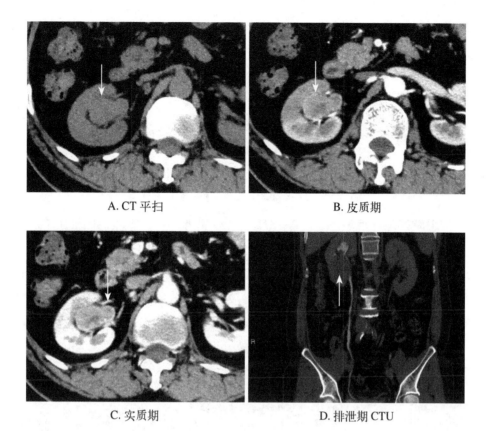

A. CT 平扫　　　　　　　　B. 皮质期

C. 实质期　　　　　　　　D. 排泄期 CTU

图 7-29　右肾盂移行上皮细胞癌

鳞状上皮癌约为 8%，腺癌不到 1%。肾盂癌可呈菜花状、乳头状、或广基浸润生长，且有沿黏膜表面浸润种植的倾向。

1. 临床表现

早期最重要的症状为无痛性肉眼血尿，少数患者因肿瘤阻塞肾盂输尿管交界处后可引起腰部不适、隐痛及胀痛，偶可因凝血块或肿瘤脱落物引起肾绞痛，因肿瘤长大或梗阻引起积水出现腰部包块者少见，少部分患者可有尿路刺激症状，晚期患者出现贫血及恶病质。

2. 影像表现

超声是肾盂肿瘤首选影像检查方法。CT 和 MRI 增强对于肾盂肿瘤的定位、分期等评估具有重要价值。CTU 或 MRU 可直观地显示病变，并观察肾盂积水、肾盂外结构侵犯情况。肾盂癌影像诊断主要从发病部位、病灶形态大小及生长方式、信号特点、增强扫描、间接征象和继发表现等几方面来分析。

（1）发病部位　局限在肾盏、肾盂内的软组织肿块。

（2）肿瘤大小形态及生长方式　不规则形、圆形或类圆形软组织块，大小不一，可呈膨胀性生长或浸润性生长。

（3）密度及信号特征　CT 密度通常低于肾实质而高于尿液，MRI T_1WI 多呈稍低信号，T_2WI 稍高信号，囊变、坏死或出血时信号可混杂。

（4）增强扫描　肿瘤一般为乏血供，增强早期强化不明显，肾盂期病变持续强化，充盈像相对肾盂肾盏为低密度或低信号充盈缺损。CTU 或 MRU 可较好地显示病变，并观察肾盂积水情况。

（5）间接征象和继发表现　肾窦脂肪受压移位或消失，肾外形一般不改变，可致梗阻性肾盂积水。肾盂癌可沿输尿管向下播散至输尿管各段以及膀胱。

3. 诊断要点

中老年男性患者发生无症状血尿，影像学上发现局限于肾盂肾盏的肿瘤，增强实质期轻中度强化，排泄期 CTU 或 MRU 表现为肾盂肾盏内充盈缺损，要高度怀疑肾盂癌可能。肿瘤晚期可向肾盂外侵犯或向输尿管、膀胱种植。

4. 鉴别诊断

（1）肾结石　CT平扫时密度高于软组织，可达100~250 HU，不强化。

（2）黄色肉芽肿性肾盂肾炎　表现较为特殊的慢性肾盂肾炎，可表现为肾盂、肾盏扩张，其内密度较高，酷似肾盂癌，约80%合并肾盂或者肾盏内结石，肾实质及周围软组织可有炎症改变。CT增强扫描肾盏内无增强，可合并肾功能减退。

（3）肾盂血肿　临床上可出现血尿，尿路造影显示肾盂内不规则充盈缺损。CT平扫大多数血肿密度较高，增强后病灶无强化，动态复查有助于诊断。

（4）肾细胞癌　晚期肾实质肿瘤可侵犯肾盂，

酷似肾盂肿瘤，但其中心位置一般仍然位于肾实质区，血供一般来说较肾盂癌丰富，增强扫描肿块增强幅度较显著。另外，肾盂癌一般不影响肾轮廓的改变，而肾癌肿块多突出于肾脏表现，致肾形态异常。

病例5

【简要病史】

患者，女，49岁。因排尿不适2年伴加重尿痛1个月入院，查体：双肾区无叩击痛，双肾区无隆起，双输尿管行程区无压痛。尿检：尿抗酸杆菌2次阳性，尿潜血（++），wbc（+++），沉渣红细胞175个/μL。

【影像资料】

见图7-30。

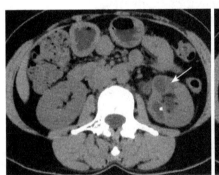
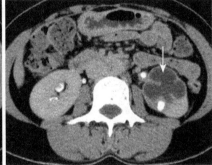
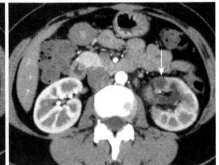

A. CT平扫（1）　　　　B. CT平扫（2）　　　　C. CT增强皮质期

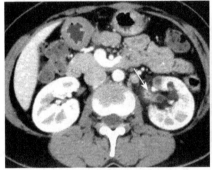
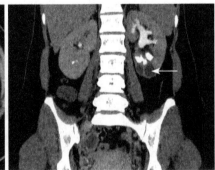

D. CT增强实质期　　　E. CT增强冠状重建

图7-30　左肾结核

【影像分析】

双肾平扫左肾可见多个大小不一的类圆形低密度影，并伴有小点状高密度影，全程输尿管壁增厚（图7-30A箭头）。增强扫描示病灶低密度影边缘有轻度

强化，呈"花朵样"改变，左输尿管上段管壁轻度强化（图7-30B，图7-30C箭头），周围有少许条索样渗出灶。冠状位重建示左肾下极多个低密度灶，部分有对比剂进入，左侧肾盏扩张（图7-30D箭头）。

【影像诊断】

左肾结核可能。

【后续治疗】

尿中找抗酸杆菌两次阳性，入院后经抗痨治疗后，症状明显改善好转。

【最终结果】

左肾下极、左输尿管上段结核。

【概述】

在泌尿系结核中，肾结核是最为常见、最先发生的。本病多发生在20~40岁的青壮年，男女比例约为2:1。临床上所见的肾结核多以单侧为主，约占85%以上，双侧肾结核在临床上约占10%。

1. 临床表现

肾结核的病变过程缓慢，早期多无明显症状。随着病变的进展，临床可表现为膀胱刺激症状、血尿、脓尿、腰痛及全身症状等，其中膀胱刺激症状被认为是最早出现和最主要的症状。排除有引起膀胱炎的明显原因外，都应考虑肾结核的可能，必须做进一步的系统性检查。

2. 影像表现

肾结核影像诊断主要从病变早期、进展期、晚期的影像征象来分析。

（1）早期 肾轮廓增大，肾脏强化减弱或延迟，随着结核肉芽肿的发展，肾实质内出现低密度灶，肾小盏破坏，边缘不整，增强后有轻度强化。

（2）进展期 病灶扩大，肾实质内出现多发空洞或囊状低密度影，大小不等的扩张肾盏围绕相对狭小的肾盂形成"花瓣状"，肉芽肿内见不规则或弥漫性高密度钙化灶。空洞壁可强化，延迟增强后有对比剂进入。肾周筋膜增粗，输尿管管壁增厚。

（3）晚期 结核钙化呈大块状、结节状、小点状，甚至全肾不规则钙化，轮廓缩小，即"自截肾"（图7-31）。

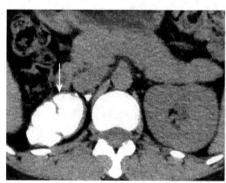 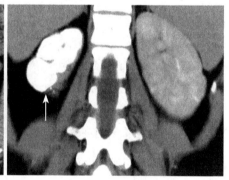

A. CT平扫　　　　　　　　B. CT延迟期冠状位

图7-31　右肾自截

患者，男，76岁。肾结核10余年。平扫CT示右肾萎缩，右肾呈大片状钙化影（图7-31A箭头）。排泄期右肾实质接近消失，功能基本丧失（图7-31B）

3. 诊断要点

多见于青壮年男性，尿液中可查到抗酸杆菌。肾结核不同时期病理改变不同，影像学表现亦各不相同，熟悉各期影像学表现并结合临床，方可作出准确诊断。

4. 鉴别诊断

（1）慢性肾盂肾炎 ①泌尿系感染病史；②进行性肾功能不全和高血压表现；③尿细菌培养出致病菌。

（2）肾脏肿瘤 ①血尿为无痛性；②无尿路刺激症状；③尿液检查无特殊表现；④影像学检查可显示肾内占位。

病例6

【简要病史】

患者，女，52岁。反复肉眼血尿2年余，少尿伴双下肢水肿1周。查体：右肾区叩击痛，右肾于右肋下可及，WBC 13.84×10^8/L，中性粒细胞84.8%以上。

【影像资料】

见图 7-32。

【影像分析】

右肾弥漫性增大，实质内可见多个大小不一的圆形低密度影，边缘模糊，并见结石影，病灶与右肝分界不清（图 7-32A，图 7-32B 箭头）。增强后病灶囊壁有中等度进行性强化，坏死区无强化，受累及的右肝边缘亦有轻度不均匀强化，边缘模糊，肾周筋膜增厚（图 7-32C、图 7-32D 箭头）。

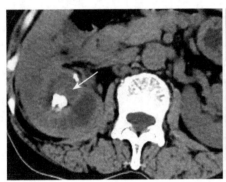

A. CT 平扫

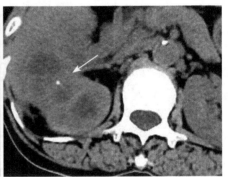

B. CT 平扫

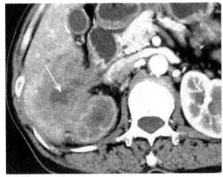

C. CT 增强静脉期

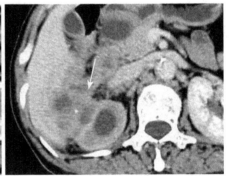

D. CT 增强延迟期

图 7-32　右肾黄色肉芽性肾盂肾炎

【最终结果】

手术病理证实为右肾黄色肉芽性肾盂肾炎。

【概述】

黄色肉芽肿性肾盂肾炎是一种少见的特殊类型的肾盂肾炎，可分为弥漫型和局限型。黄色肉芽肿性肾盂肾炎病理特征是肾实质损害、肉芽肿性脓肿及肾间质大量含脂肪的巨噬细胞聚积。炎症始于肾盂，进而延伸至周围髓质和皮质，形成多个脓腔，脓腔周围有黄色肉芽组织围绕而得名。

1. 临床表现

本病几乎总是单侧发病，临床症状以反复低热、局部疼痛、肿块及白细胞增高为特点，并常有血沉加速和贫血。多伴有肾或输尿管结石。

2. 影像表现

黄色肉芽肿性肾盂肾炎影像表现主要根据病变的分型来分析。

（1）局灶型　肾实质内局限性囊性肿块，可伴有出血、坏死；增强后壁可见强化，坏死区无强化；常伴有肾周受累，引起肾周筋膜及腰大肌等部位的炎症性粘连增厚等改变。

（2）弥漫型　病肾增大，轮廓不规整；肾盂难于分辨，肾窦脂肪减少，被纤维组织所代替；集合系统结石；肾实质内多个囊实性占位；增强后病灶边缘强化，坏死区无强化，肾收集系统扩张、积液；肾周筋膜增厚粘连。

（3）MRI 表现　肾轮廓增大，肾实质多个或单个的囊状占位的异常信号，T_1 加权像为混杂的中低信号，T$_2$加权像为不均匀的高信号，注射Gd-DTPA后，可见脓腔壁不规则强化，常伴有肾周组织的炎症、肾结石和肾积水的表现。

3. 诊断要点

根据分型，可表现局部或弥漫性改变，增强扫描中心无强化或边缘轻度强化，肾盂变小，肾盏不规则扩张，常有尿路感染、肾铸形结石病史。

4. 鉴别诊断

（1）肾结核 肾实质结核脓肿常有点状或壳状钙化，肾小盏破坏常有空洞形成或相连，晚期肾结核肾轮廓缩小，肾周组织炎症浸润较少，肾盂和输尿管壁增厚较有特征。

（2）肾肿瘤 黄色肉芽肿性肾盂肾炎的影像表现可酷似肾肿瘤，尤其是少血供低密度的肿瘤，但通常肾肿瘤的密度较黄色肉芽肿性肾盂肾炎高，周围无炎性表现，增强扫描表现也有所不同。

（3）肾脓肿 两者均可侵犯肾周和肾旁组织，临床上有发热和肾区疼痛、血白细胞升高及脓尿等。有时鉴别困难，但脓肿呈圆形较均匀的

低密度占位，增强扫描出现环状强化，有助于鉴别诊断。

二、输尿管及膀胱病变

病例 7

【简要病史】

患者，女，72岁，血尿半月余。体检：心肺听诊无殊，腹平软，膀胱耻骨上未及，双肾未及，肾区无叩击痛。

【影像资料】

见图7-33。

【影像分析】

右侧输尿管末段可见一椭圆形软组织结节影，约15 mm×11 mm（图7-33A 箭头），增强后病灶呈轻度均匀强化（图7-33B 箭头），实质期与排泄期病灶持续强化，冠状位重建图像（图7-33C，图7-33D）病灶显示更加清晰（长箭头），上方输尿管及肾盂肾盏明显扩张（短箭头）。

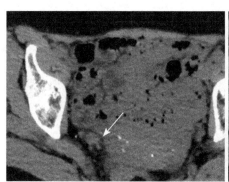
A. CT 平扫

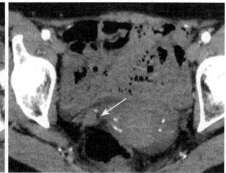
B. CT 增强动脉期

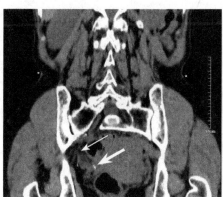
C. CT 增强静脉期冠状位

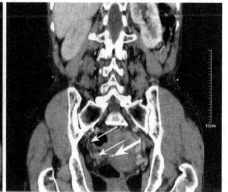
D. CT 增强延迟期冠状位

图7-33 右输尿管末段尿路上皮癌

【影像诊断】

右输尿管下段肿瘤可能大，伴同侧输尿管积水。

【病理资料】

手术病理证实：(右输尿管末段) 浸润性尿路上皮癌，高级别，肿块大小约 1.5 cm×1.6 cm×0.5 cm；癌组织浸润至外膜 34βE12 (+)，ER (−)，GCDFP-15 (−)，Ki-67 (85%+)，P504s (−)，p53 (强 +)，p63 (+)，CK20 (−)。

【最终结果】

右输尿管末段浸润性尿路上皮癌 (高级别)。

【概述】

原发输尿管癌较少见，仅占上尿路肿瘤的 1%~3%。输尿管癌可单发或多发，亦可见双侧发生，大部分为恶性，90% 以上是移行细胞癌，鳞癌、腺癌相对少见。

1. 临床表现

输尿管癌最常见症状为血尿，可能为肉眼或镜下血尿。腰痛并不常见，可能由于肿瘤自身或血块阻塞的结果。少数患者无症状，为体格检查时经超声发现肾积水而就诊。

2. 影像表现

输尿管肿瘤的影像检查首选 CT。CT 尿路成像 (CTU) 目前已经基本取代静脉尿路造影，病变检出率较高。MRI 尿路成像适用于无法行 CTU 的患者。输尿管癌影像表现主要从肿瘤的发病部位、形态大小、生长方式、信号特点、增强方式及间接征象来分析。

(1) 发病部位　多为单侧，双侧少见，75% 位于输尿管下段，左输尿管下 1/3 段为常见好发部位。逆行尿路造影大多可显示输尿管肿瘤所在管腔内的充盈缺损或局限性狭窄，病变以上输尿管和/或肾盂肾盏不同程度的积水。

(2) 形态大小及生长方式　输尿管内软组织结节或肿块；输尿管壁偏心样增厚或不均匀环形厚，病变处输尿管肿瘤与周围组织分界不清。

(3) 密度及信号特点　CT 扫描呈等高密度增软组织结节，MRI 肿瘤在 T_1WI 上呈等信号，T_2WI 为等或稍高信号。

(4) 增强方式　肿瘤轻、中度持续强化。

(5) 间接征象　CTU 与 MRU 显示梗阻端呈"杯口样"充盈缺损、不规则状或"鸟嘴样"形态及以上尿路梗阻情况。

3. 诊断要点

输尿管软组织结节或肿块，管壁不规则增厚，相应管腔狭窄、截断，邻近结构受累，增强后轻、中度强化，CTU 与 MRU 显示梗阻端呈"杯口样"充盈缺损，病变以上输尿管、肾盂积水。

4. 鉴别诊断

(1) 输尿管结石　CT 密度明显高于软组织密度，结石所在部分的输尿管壁可增厚。

(2) 输尿管转移瘤　需结合病史，包括累及或直接蔓延至输尿管的肿瘤，比如宫颈癌、前列腺癌、膀胱癌、结肠癌或子宫体肿瘤，多表现为输尿管壁不规则增厚或软组织块。

(3) 输尿管结核　多继发于肾结核，尿路造影有较特征性的改变，病变范围较长，呈"串珠状"或"虫蚀状"管腔狭窄，管壁不规则，结合病史有助于鉴别。

病例 8

【简要病史】

患者，男，39 岁。上腹胀痛伴恶心、呕吐 2 天急诊入院，血清淀粉酶 210 U (Somogyi)。

【影像资料】

见图 7-34。

【影像分析】

CT 平扫示膀胱右后壁可见一不规则等密度肿块影，大小约 25 mm×38 mm，表面呈"菜花状"改变，基底部较宽，其内密度均匀 (图 7-34A 箭头)。增强后病灶呈明显不均匀持续强化，整个轮廓显示更加清晰 (图 7-34B，图 7-34C 箭头)。延迟期膀胱内充满造影剂，肿块表现为低密度充盈缺损影 (图 7-34D 箭头)。

【影像诊断】

膀胱恶性肿瘤可能大，请结合膀胱镜检查。

【手术结果】

经尿道膀胱肿瘤电切。麻醉后，置入电子切

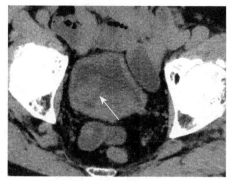

A. CT 平扫

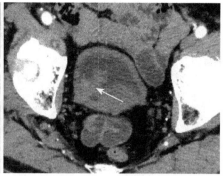

B. CT 增强动脉期

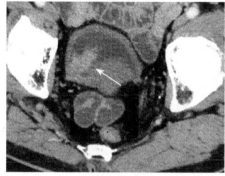

C. CT 增强静脉期

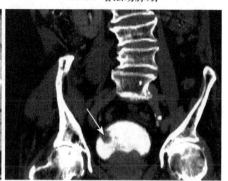

D. CT 增强延迟期冠状位重建

图 7-34 膀胱癌

镜，见膀胱右侧有约 4.0 mm × 4.0 mm 菜花样肿瘤，有蒂，切除肿瘤。

【最终结果】

病理证实为膀胱低级别尿路上皮乳头状癌。

【概述】

膀胱癌是指发生在膀胱黏膜上的恶性肿瘤，可发生于任何年龄，发病率随年龄增长而增加，高发年龄为 50~70 岁，吸烟是最为肯定的致病危险因素。膀胱癌多为移行细胞癌，少数为鳞癌和腺癌，常发生于膀胱三角区和侧壁、后壁。形态上，多数膀胱肿瘤为息肉状或乳头状、菜花状肿块，突向腔内生长，宽基底（良性膀胱肿瘤大多数基部较窄），可有蒂，发生于输尿管开口处可引起肾盂积水。

1. 临床表现

90% 以上患者最初临床表现是血尿，合并感染者可能有膀胱刺激征。

2. 影像表现

膀胱癌影像学上主要从发病部位、肿块形态、影像学特征等进行分析。

（1）发病部位　好发部位为膀胱三角区及双侧壁、后壁。

（2）形态　肿瘤多呈不规则的"菜花状"结节，病变广泛时需与膀胱炎鉴别。

（3）CT　平扫示膀胱壁不均匀增厚，典型者为菜花状的软组织肿块突入膀胱腔，可有蒂，钙化少见。若突破膀胱壁，周围可形成软组织肿块，脂肪间隙消失。增强后多表现为明显持续强化。CTU 可多角度观察肿块的形态、与输尿管开口关系及周围组织浸润程度，现基本取代 IVP 检查方法。

（4）MRI　T_1WI 呈等信号，T_2WI 呈稍高信号，低于尿液信号，DWI 呈高信号（图 7-42）。增强后肿瘤呈多表现为明显持续强化，动脉期可见肿瘤信号高于膀胱壁，利于肿瘤判断及分期。与 CTU 比较，MRU 易显示膀胱壁及壁外浸润情况。

3. 诊断要点

中老年患者，有无痛性肉眼血尿病史，影像学发现膀胱壁不规则增厚及突入腔内肿块，表面可不规则，血供丰富，增强后有明显强化时要高度怀疑膀胱癌的可能。

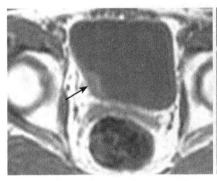

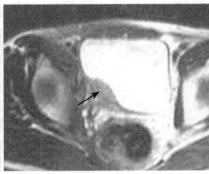

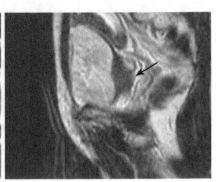

A. MR 平扫 T₁WI　　　　　B. MR 平扫 T₂WI　　　　　C. MR 平扫矢状位

图 7-35 膀胱癌

患者，男，60 岁。全程肉眼血尿 1 天，B 超示膀胱占位。MRI T₁WI 显示膀胱右后壁见一不规则形肿块，约 31 mm×
12 mm，表面不规则，呈宽基底附着于膀胱后壁上（图 7-35A 黑箭头）；T2WI 示肿块在高信号尿液衬托下略低信号影（图
7-35B 黑箭头）；矢状位显示病灶上下生长（图 7-35C 黑箭头）

4. 鉴别诊断

（1）膀胱乳头状瘤　一般较小，有蒂，肿瘤表现光滑，膀胱壁无浸润改变，这些改变在超声、CT 及 MRI 均可显示，但尚难以与无浸润的小乳头状癌鉴别（图 7-36）。

（2）膀胱炎　膀胱壁充血、水肿、上皮增生及肉芽组织形成，膀胱壁弥漫性或局限性增厚，厚度均匀或不均匀，但表面多较光整，一般均可与膀胱癌鉴别。

（3）子宫内膜异位　育龄妇女发生子宫内膜异

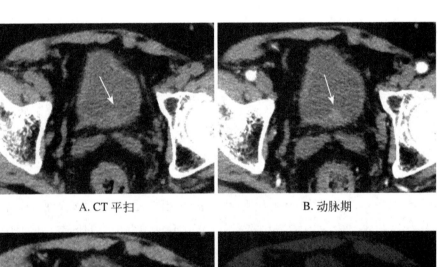

A. CT 平扫　　　　　　　　　　　　　　　B. 动脉期

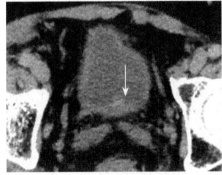

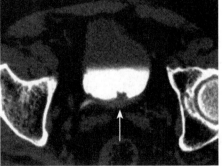

C. 静脉期　　　　　　　　　　　　　　　D. 延迟期

图 7-36　膀胱内翻乳头瘤

患者，男，56 岁。B 超发现膀胱占位。CT 平扫膀胱后壁乳头状小结节，宽基底，表面欠光整（图 7-36A 箭头），CT 值约
35 HU。增强后动脉期病灶轻度不均匀强化（图 7-36B 箭头），CT 值约 60 HU，静脉期 CT 值约 52 HU（图 7-36C 箭头），
病灶呈表面凹凸不平的结节状充盈缺损（图 7-36D 箭头）。手术证实为膀胱内翻乳头瘤，细胞生长活跃

位,常与人工流产或分娩等病史有密切关系。临床可表现为周期性血尿或尿痛、排尿困难等。膀胱造影表现为不规则充盈缺损,超声和CT扫描均可显示膀胱和子宫及附件边界不清。其影像表现与膀胱癌有时不易区分,但膀胱癌好发年龄为50岁以上。

鉴别诊断的关键要结合临床。

(4)膀胱血块 临床上常有血尿病史,常表现为膀胱内高密度肿块,可随体位变动而移动,始终位于膀胱近地侧,增强后不强化(图7-37)。

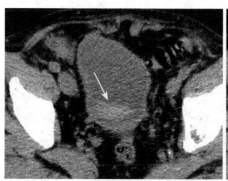 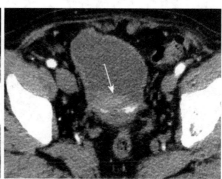

A. CT平扫   B. 动脉期

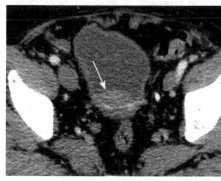 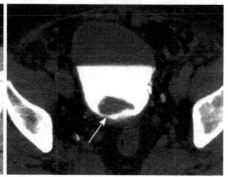

C. 静脉期   D. 充盈期

图7-37 膀胱内凝血块

患者,男,79岁,血尿1周。CT平扫膀胱后壁有一椭圆形肿块,表面光整,CT密度较高,CT值约68 HU(图7-37A箭头)。增强后肿块无明显强化(图7-37B~图7-37D箭头)。随访证实为膀胱内凝血块

病例9

【简要病史】

患者,男,45岁(图7-38A)。反复腰背部疼痛两年,再发一天,伴畏寒发热。

患者,男,46岁(图7-38B)。反复右腰背部酸胀不适10月余,无尿频尿急尿痛,无肉眼血尿,尿常规:尿蛋白阴性,WBC阴性,沉渣红细胞定量57个/μL。

患者,男,77岁(图7-38C)。反复肉眼血尿2年,再发1周入院,体检:膀胱耻骨上联合未及,压痛明显,沉渣红细胞定量5 375个/μL。

【影像资料】

见图7-38。

【影像分析】

图7-38A:右侧肾盂肾盏内可见"鹿角状"高密度影填充(箭头),左侧肾盂肾盏扩张。

图7-38B:右侧输尿管上段见一"黄豆样"高密度影(箭头),上方输尿管及右侧肾盂肾盏扩张。

图7-38C,图7-38D:膀胱内可见一"鸽蛋样"高密度影(箭头),边缘光整。骨窗下观察病灶呈同心圆状排列(箭头)。

【最终结果】

图7-38A为右肾结石伴左肾积水。

图7-38B为右输尿管上段结石伴右肾积水。

图7-38C、图7-38D为膀胱结石。

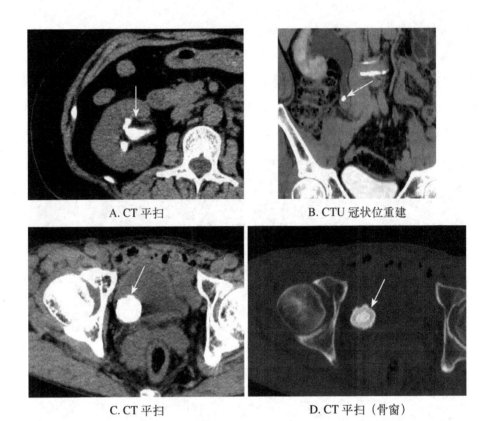

A. CT 平扫　　　　　　　　　B. CTU 冠状位重建

C. CT 平扫　　　　　　　　　D. CT 平扫（骨窗）

图 7-38　泌尿系结石

【概述】

泌尿系结石临床常见。结石可单发或多发。泌尿系结石往往有多种成分组成，其中包括草酸钙、磷酸钙、胱氨酸盐、尿酸盐、碳酸钙等，但多以某一种成分为主。

1. 肾结石

（1）临床表现　肾结石典型症状为疼痛、血尿。其疼痛为肾绞痛、钝痛，常向下腹部和会阴部放射。血尿多为镜下血尿，极少发生肉眼血尿。当结石继发感染和梗阻性肾积水时，则出现相应临床改变。

（2）影像表现　超声是肾结石的首选影像学检查。影像检查目的是要确定结石的大小位置，两侧肾的功能和肾积水的程度等。

1）X 线：90% 的肾结石能够在 X 线片上显影，称为阳性结石。表现为肾窦区或其邻近部位的高密度影，可为单个或多个，单侧或双侧。形态多种多样，可为类圆、类方、三角形、鹿角状或珊瑚状及桑葚状。结石大小悬殊，可小至米粒，可大至蚕豆，但巨大者罕见。

2）超声：是肾结石的首选影像学检查。表现为肾窦区单发或多发点状或团状强回声，且后方伴声影。鹿角状结石则显示为不规则树枝状或珊瑚状强回声。肾结石继发肾积水时，可见不规则无回声区，即扩张的肾盂和肾盏。

3）CT 和 MRI：CT 平扫发现肾结石的分辨力比 X 线片高得多，可作为 X 线检查的重要补充。CT 不但能够检出阳性结石，亦可检出阴性结石，阴性结石的 CT 值也常常高于肾实质，无增强效应。能谱 CT 和双源 CT 可分析结石成分。MRI 图像上钙化性结石在 T_1 和 T_2 加权像上均为低信号，不含钙的结石在 T_1 和 T_2 加权像上为等或略高信号。MRU 可发现结石所致的梗阻上方肾盏、肾盂扩张、积水。

2. 输尿管结石

输尿管结石绝大多数源自肾结石，且易停留在生理狭窄处，即输尿管与肾盂连接部、输尿管与髂血管交叉部及输尿管的膀胱入口处。输尿管结石除造成黏膜刺激和引起出血外，常导致上方尿路不同程度扩张积水。输尿管结石与肾结石相似，男多于女，好发于 20~50 岁，男性多见。

（1）临床表现　主要症状为突发性腹痛和血尿，疼痛呈钝痛或绞痛，绞痛较肾结石更典型、更剧烈、更具放射性，发作时半数有肉眼血尿，可有感染症状。当引起明显肾积水时，腹部可触及肿块。

（2）影像表现

1）X线：X线片可发现输尿管阳性结石，典型的结石多呈圆形或卵圆形，边缘较光滑，其长轴多与输尿管走行一致，且易见于输尿管三个生理狭窄部位。尿路造影可进一步证实平片结石影位于输尿管内，并能显示阴性结石，为输尿管内充盈缺损，同时还可检出结石上方输尿管及肾盂肾盏不同程度扩张积水。

2）超声：典型结石表现为输尿管走行区特别是在生理狭窄处的小团块状或斑点状强回声，后伴声影，其上方扩张的输尿管呈无回声区。

3）CT和MRI：CT是首选影像学检查，平扫即可检出输尿管走行区内的高密度影，通常较小，横断面呈点状或结节状，其上下径一般大于横径和前后径。上方的输尿管常有不同程度扩张，并于高密度影处呈突然截断。MRI显示结石不如CT。CTU有助于发现部分结石、以及评估结石所致的肾、输尿管积水以及输尿管外情况，被认为是术前输尿管结石影像诊断的金标准。

3. 膀胱结石

膀胱结石主要见于男性，多为10岁以下儿童和老年人。结石分为原发和继发两种，前者形成于膀胱，后者是由肾结石或输尿管结石下降而成。

（1）临床表现　主要症状包括疼痛、排尿中断、尿频、尿急和血尿等。

（2）影像表现

1）X线：膀胱结石多发阳性结石，X线片即可显示，表现为耻骨联合上方圆形、横置椭圆或星状致密影，单发或多发，大小不等，边缘光滑或毛糙，密度均匀、不均或分层，可随体位改变而移动。

2）超声：结石表现为膀胱腔内强回声团并后方伴声影，其常随体位而移动。

3）CT和MRI：CT表现为膀胱腔内致密影，具有移动性，并易于反映膀胱炎等继发改变及膀胱周围改变。一般不需MRI检查。

病例10
【简要病史】

女性，47岁，无明显诱因晨起面部红肿数年，血压200/400 mmHg。

【影像资料】

见图7-39。

【影像分析】

CT平扫显示左侧肾上腺增厚，内支为著，右侧肾上腺大小、形态尚可（图7-39A箭头）。增强后左侧肾上腺动脉期明显均匀强化（图7-39B箭头），延迟后持续强化（图7-39C箭头）。

【影像诊断】

左侧肾上腺增生，请结合实验室检查。

【最终结果】

患者实验室检查皮质醇644 nmol/L，ACTH 124 ng/L，小剂量地塞米松抑制实验无抑制反应，大剂量地塞米松抑制实验可抑制，儿茶酚胺正常。符合左肾上腺增生，皮质醇增多症临床表现。最终临床确诊为左侧肾上腺增生。

【肾上腺增生概述】

肾上腺增生绝大多数发生在皮质，少数为髓

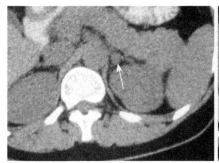 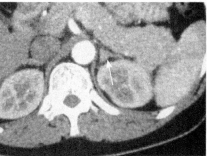 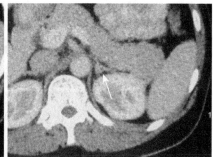

A. CT平扫　　　　　B. CT动脉期　　　　　C. CT延迟期

7-39　左侧肾上腺增生

质。肾上腺长度变异很大，而其厚度变异较小，因此，肾上腺增生一般以厚度作为评判的标准。肾上腺皮质增生可分为弥漫性增生和结节型增生，肾上腺皮质增生通常为双侧弥漫性增生。

1. 临床表现

主要包括 Cushing 综合征、Conn 综合征、先天性肾上腺皮质增生症以及髓质嗜酪细胞广泛增生引起高儿茶酚胺血症等。

2. 影像表现

薄层 CT 是肾上腺增生的首选影像学检查。MRI 是重要的进一步检查手段。肾上腺增生的影像学诊断主要从发病部位、病变大小形态及生长方式、信号特征、增强扫描等多方面进行分析。

（1）部位：单侧或双侧肾上腺增生。

（2）形态大小：肾上腺弥漫性或结节状增粗，呈长、粗、弯曲、结节或三角形，厚于同侧膈肌。

（3）密度/信号：增生肾上腺呈等密度或等信号，边缘光整。

（4）增强模式：增生肾上腺与正常的肾上腺组织强化程度无明显差异。

3. 诊断要点

单侧或双侧肾上腺弥漫性或结节性增生，结合患者临床激素水平及症状，可作出明确诊断。

4. 鉴别诊断

（1）肾上腺转移瘤　转移瘤多有原发病史，肿瘤边缘不规则，密度或信号不均匀。

（2）肾上腺腺瘤　一般富脂腺瘤密度较低，易于鉴别。乏脂腺瘤有时易与增生结节混淆，肾上腺增生多双侧、弥漫性增粗，而腺瘤多单侧发病，对侧肾上腺常有萎缩，可资鉴别。

病例 11

【简要病史】

患者，男，47 岁。半月前因"高血压病"来医院就诊，查双肾超声示左肾上腺旁等回声结节。

【影像资料】

见图 7-40。

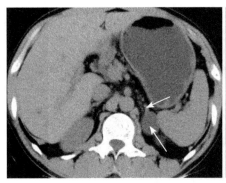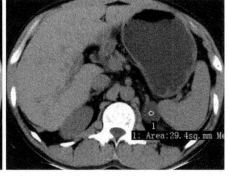

A. CT 平扫　　　　　　　　　　B. CT 平扫

图 7-40　左侧肾上腺腺瘤

【影像分析】

CT 平扫显示左肾上腺大小约 20 mm × 30 mm 结节状稍低密度影（图 7-40 长箭头），CT 值约 −1 HU。病灶边界清楚，密度均匀，内侧可见线状残余肾上腺影（图 7-40 短箭头）与之相连。所见肝、胆、胰腺和脾脏未见异常。

【影像诊断】

左肾上腺占位，建议 MRI 增强检查。

【后续影像资料】

见图 7-41。

【最终结果】

本院手术行一侧肾上腺切除术，最终病例证实为左侧肾上腺皮质腺瘤。

【概述】

肾上腺腺瘤通常是单侧单发，直径 1~5 cm，分为功能性和无功能性两种。功能性腺瘤可分为

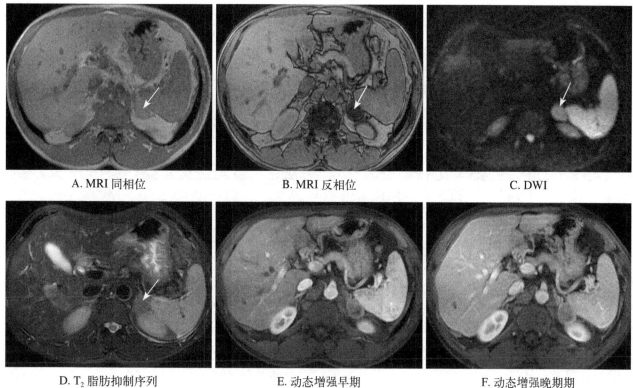

A. MRI 同相位　　　　　　　B. MRI 反相位　　　　　　　C. DWI

D. T₂ 脂肪抑制序列　　　　　E. 动态增强早期　　　　　　F. 动态增强晚期期

图 7-41　同一患者 MRI

左侧肾上腺可见一类圆形异常信号影，大小约为 27 mm×24 mm×23 mm，边界尚光整，T_1WI 同相位呈稍低信号，反相位信号下降明显（图 7-41A，图 7-41B 箭头），DWI 呈略高信号影（图 7-41C 箭头），T_2WI 为稍高信号（图 7-41D 箭头）。增强后左侧肾上腺肿块见环形强化（图 7-41E 箭头），延迟后肿块内部信号有所减低（图 7-41F 箭头），肿块与左侧肾脏尚有分界

Cushing 腺瘤和 Conn 腺瘤。病理上腺瘤多呈类圆形，有包膜，包膜完整，切面为橘黄色，内含丰富脂类物质。

1. 临床表现

功能性肾上腺皮质腺瘤可引起醛固酮增多症或库欣综合征，主要表现为虎背熊腰、满月脸以及引起发作性高血压伴交感神经兴奋为主要表现的内分泌疾病，表现为心动过速、多汗、体位性低血压、呼吸加速、心悸，部分患者还可表现为恶心、呕吐、上腹部疼痛、视力障碍等。无功能性则往往肿瘤较大时发现，临床无症状。

2. 影像表现

肾上腺皮质腺瘤影像诊断主要从发病部位、病灶大小形态及生长方式、信号特征、增强扫描等方面进行分析。

（1）部位　肾上腺皮质腺瘤位于肾上腺区，与肾上腺侧肢相连或位于两侧肢之间。

（2）形态　边缘光滑的圆形、椭圆形、水滴状影，有完整包膜，质地均匀，很少有出血或坏死，正常肾上腺实质可缩小。

（3）密度或信号　与瘤体内含有的脂肪成分有关，表现为整个肿瘤 CT 密度普遍较低，CT 值低于 10HU，MRI 正反相成像能明确提示其富含脂肪成分，偶见钙化（图 7-42）。

（4）增强 CT　腺瘤于强化后廓清速度快，呈快进快出表现，一般边缘强化明显高于中央部。

3. 诊断要点

肾上腺区圆形、卵圆形低密度肿块，大多富含脂质，MRI 反相位信号减低，增强后呈"快速廓清"表现（图 7-42）。部分患者可出现皮质醇增多症或醛固酮增多症等临床表现。

4. 鉴别诊断

（1）结节状肾上腺增生　双侧肾上腺增粗多见，局部增生结节，其密度／信号与正常肾上腺组

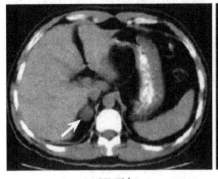
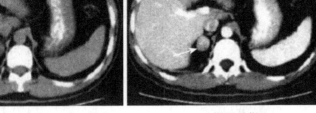
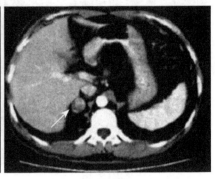

| A. CT 平扫 | B. 增强早期 | C. 延迟期 |

图 7-42 右侧肾上腺腺瘤

患者，女，40 岁。右侧肾上腺可见类圆形低密度影，大小约 19 mm×18 mm，边界清楚，CT 值约 –2 HU（图 7-42A 箭头）。增强后动脉期病变明显强化，CT 值约 64 HU，延迟期强化减退，CT 值 45~50 HU（图 7-42B、图 7-42C 箭头）

织相似，增强表现也相仿。

（2）嗜铬细胞瘤　临床上以阵发性高血压为特征，T_2WI 为明显高信号，密度、信号多不均匀，增强后呈显著持续强化。

（3）髓样脂肪瘤　肿瘤内可见成熟脂肪密度/信号，MRI 脂肪抑制序列信号下降明显。而腺瘤中含有脂质成分，非成熟脂肪，故同反相位序列信号下降明显。增强扫描髓样脂肪瘤中的脂肪成分不强化，而腺瘤脂质成分可强化，可资鉴别。

病例 12

【简要病史】

患者，女，37 岁。发现左腰腹部包块 1 个月入院。患者既往体健。CT 检查（外院）提示左腹膜后巨大肿物，体积约 24 cm×18 cm×12 cm，呈浸润性生长，中央见不规则坏死区。

【影像资料】

见图 7-43。

【影像分析】

MRI 显示左肾上极巨大肿块，大小约 25 cm×20 cm，T_1WI 呈混杂低信号，中央大片高信号区（图 7-43A 箭头），提示病变出血，反相位图像实质部分信号改变不明显，中央出血区仍为高信号（图 7-43B 箭头）。T_2WI 肿瘤整体呈高信号，其内可见不规则条状低信号影（图 7-43C 箭头）。冠状位图像（图 7-43D）显示病变与邻近脾脏（长箭

头）、肾脏（短箭头）尚有分界。

【影像诊断】

左侧肾上腺区巨大肿块，肾上腺皮质腺癌可能，请结合临床。

【病理资料】

肿瘤大体病理观：肿瘤呈类圆形结节状、分叶状，切面以灰白、灰黄为主，质软，肿瘤内可见斑点或斑片状出血、囊变区。

【最终结果】

手术病理证实为左侧肾上腺皮质腺癌。

【概述】

肾上腺皮质癌（primary adrenocortical carcinoma, PACC）是少见的原发于肾上腺上皮源性恶性肿瘤，好发于儿童和青壮年。肾上腺皮质腺癌体积多较大，大部分肿瘤边缘光整，瘤体内多有出血、坏死液化、囊性变，少数伴有钙化，部分肿瘤内可见纤维瘢痕组织。肿瘤包膜常见，晚期可突破包膜向周围浸润、破坏，亦可出现远处转移。肿瘤多呈分叶或不规则状，与邻近正常结构不清，大多数肿瘤体积巨大。

1. 临床表现

肾上腺皮质腺癌功能亢进者占 30%~50%，常分泌多种皮质激素，其中主要分泌皮质醇。功能性肾上腺皮质腺癌临床迅速发展成库欣综合征，女性男性化。肿瘤侵袭性明显，预后差，平均生存约 28 个月。

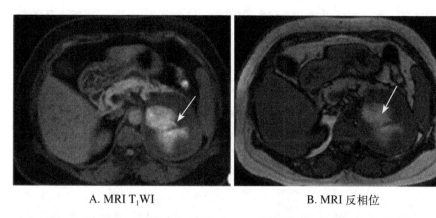

| A. MRI T$_1$WI | B. MRI 反相位 |

| C. MRI T$_2$WI | D. MRI T$_2$WI 冠状位 |

图 7-43 左侧肾上腺皮质腺癌

2. 影像表现

CT 和 MRI 是肾上腺皮质腺癌主要的影像检查方法，两者各有优势，常联合应用。影像诊断主要从发病部位、病灶大小形态及生长方式、信号特征、增强扫描等多方面进行分析。

（1）部位和周围侵犯　皮质腺癌位于肾上腺区，易侵犯邻近器官组织结构，肾静脉、下腔静脉及肝受累常见，可见局部淋巴结或肺转移。

（2）形态　肿块体积较大，直径 4~18 cm，肿块形态多不规则，易出现分叶状。可有包膜，部分肿瘤可突破包膜，甚至肾周筋膜，但仍可以显示清晰的边界，与形成假包膜有关。

（3）密度与信号　肿瘤以实性为主，实性部分多位于肿瘤周边，容易伴出血、坏死，少数可伴有钙化。MRI 对肿瘤成分分析非常有帮助，多序列综合应用对肿瘤包膜结构、出血、脂质成分及瘢痕结构显示优于 CT，T$_1$WI 上出血为高信号。T$_2$WI 上瘢痕呈低信号，囊变坏死成高信号，易于区分。

（4）增强 CT　肿瘤实质部分动态强化模式为渐进性持续强化，对比剂廓清较慢。动脉期可见肿瘤明显强化，血供丰富，实质内可见条状血管影穿行；静脉期和延迟期病灶强化区域扩大，部分肿瘤中央可见星芒状或十字形无明显强化，及包膜强化。MRI 显示病变浸润邻近器官更为明显，病灶质地为混杂信号，含有出血坏死、囊变及钙化，故增强后不均匀明显强化，MRI 多方位扫描对其定位更加直观、准确。

3. 诊断要点

肾上腺区混杂密度/信号实性肿块，形态不规则，边缘光整，易出血、坏死、囊变，部分病灶内可见纤维瘢痕组织，后者在肾上腺其他肿瘤中非常少见。动态增强不均匀延迟强化，对比剂廓清缓慢，强化程度为中等度（图 7-44）。肿瘤晚期可侵犯周围脂肪间隙、邻近脏器受浸润，并发生远处转移。

4. 鉴别诊断

（1）肾上腺皮质腺瘤　具备良性肿瘤特征，边界清晰，体积较小，无邻近组织的浸润及远处转移。含脂质成分，CT 密度较低，MRI 正反相位成像发现脂质成分有助于诊断。

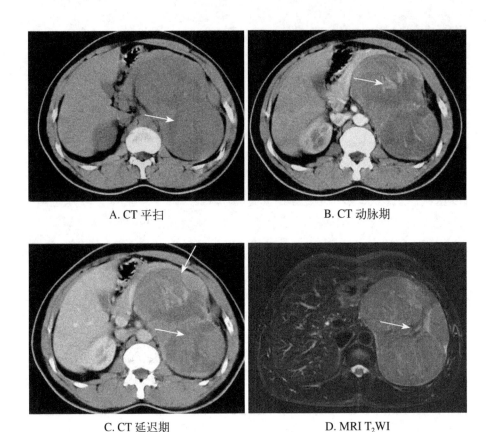

A. CT 平扫   B. CT 动脉期

C. CT 延迟期   D. MRI T₂WI

图 7-44　左侧肾上腺皮质腺癌

患者，男，35 岁。CT 平扫示左侧肾上腺区巨大肿块，边界清楚，肿块密度不均中央见星芒状低密度影（图 7-44A 箭头），其内可见点状高密度影。CT 增强扫描动脉期可见肿块强化，瘤实质内可见丰富的血管影穿行（图 7-44B 箭头），静脉期像可见肿瘤不均匀强化，中央星芒状低密度影未见明显强化（图 7-44C 长箭头），仍呈较低密度，包膜延迟强化（图 7-44C 短箭头）。MRI T₂WI 肿瘤内部可见不规则条状低信号影，提示纤维瘢痕组织（图 7-44D 箭头）

（2）嗜铬细胞瘤　肿瘤虽然也多呈囊实性表现，但实性成分明显强化，强化程度是肾上腺常见肿瘤中最明显的，且持续强化。

（3）肾上腺转移瘤　常见于老年人，多有原发肿瘤病史，肿块多为双侧，肿块体积较肾上腺皮质腺癌小，但其密度 / 信号不均匀，增强扫描部分呈不规则厚壁环状强化为其特点。

病例 13

【简要病史】

患者，女，52 岁。发现左肺占位数天。

【影像资料】

见图 7-45。

【影像分析】

CT 平扫显示双侧肾上腺区软组织密度肿块影，大小分别为 41 mm × 22 mm 和 25 mm × 12 mm，肿块形态不规则，密度不均匀（图 7-45A 箭头），增强时病灶呈动脉期明显不均匀强化，CT 值约 70 HU，延迟后强化有所减低（图 7-45B，图 7-45C 箭头）。图 7-45D 为肺部 CT，左肺上叶见不规则分叶状结节影，大小约 27 mm × 15 mm，周围可见短毛刺，邻近胸膜牵拉（图 7-45 箭头）。

【影像诊断】

左肺上叶结节以及双侧肾上腺肿块，首先考虑左上肺周围型肺癌伴双侧肾上腺转移，建议肺部结节穿刺活检。

【最终结果】

患者行 CT 引导下肺穿刺活检，证实左肺上叶病变为小细胞肺癌，随访证实为左上肺肺癌伴双侧肾上腺转移。

【概述】

肾上腺是肿瘤转移的好发部位，仅次于肺、

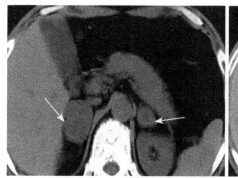
A. 肾上腺 CT 平扫

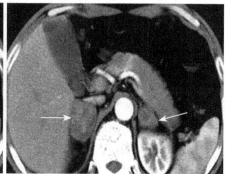
B. CT 增强动脉期

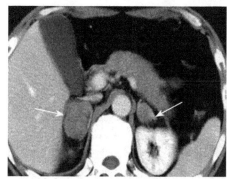
C. CT 增强门脉期

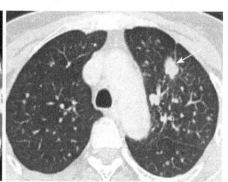
D. 肺部 CT 平扫

图 7-45 肺癌双侧肾上腺转移

肝、骨居第四位，全身各部位原发癌转移到肾上腺的发病率高达 26%~50%。肾上腺转移瘤多为血行转移，且血供丰富，瘤体生长迅速。原发癌以肺癌、肝癌、胃肠道癌及肾癌多见。

1. 临床表现

肾上腺转移瘤一般无相应症状，肿瘤较大时可引起局部不适，极少数患者由于肿瘤破坏双侧肾上腺腺体严重而导致继发性肾上腺皮质功能减退症状。

2. 影像表现

肾上腺转移影像诊断主要从发病部位、病灶大小形态及生长方式、信号特征、增强扫描等多方面进行分析。

（1）发病部位 双侧或单侧肾上腺区结节或肿块，边缘清楚，多数患者无相关临床症状。

（2）肿瘤大小及形态 肿瘤体积大小不一，双侧肾上腺区同时发生时肿块往往大小不同。肿瘤形态多样，可呈类圆形、椭圆形和不规则形，边缘多数清楚。直径大于 50 mm 的肿块，形态则多不规则则呈分叶状，边缘多模糊不清。

（3）肿瘤内部密度及增强特点 较大肿块密度不均匀，增强扫描内部密度不均匀，肿块呈实性膨胀性生长，生长速度较快。

（4）邻近结构改变 肿块向周围组织浸润时可累及下腔静脉，侵及腰大肌或与脾脏、胰尾部及肾上极脂肪间隙消失、模糊。

3. 诊断要点

有原发肿瘤病史，双侧或一侧肾上腺出现多发结节或肿块影，大小不等。大多边界清晰，少数边缘毛糙不清并侵犯周围结构，平扫及增强扫描肿块密度多不均匀。

4. 鉴别诊断

（1）原发性肾上腺无功能腺瘤 多见单侧发生，体积较小，多数生长缓慢，病灶内密度均匀，极少伴出血、坏死。

（2）嗜铬细胞瘤 多为单发圆形或类圆形较大病灶，边缘光滑，密度不均匀，增强扫描不均匀强化，肿瘤生长缓慢，内可见囊变坏死，患者可有高血压表现。

（3）肾上腺皮质癌　少见，可有腹痛、腹部包块及库欣综合征等。该病发现时肿瘤体积往往大，但包膜多完整。而转移瘤多有原发肿瘤病史，常双侧发病，边界不清，无包膜结构。

（4）淋巴瘤　绝大多数淋巴瘤双侧发生，CT 表现为密度均匀的软组织肿块，囊变坏死少见；MRI 信号具有一定特征性，弥散明显受限，DWI 呈高信号。淋巴瘤多伴有后腹膜淋巴结肿大，而非引流区淋巴结，增强扫描呈渐进性延迟强化。

病例 14

【简要病史】

患者，男，65 岁。发现左侧肾上腺占位 2 年，查体 Bp：120/70 mmHg。

【影像资料】

见图 7-46。

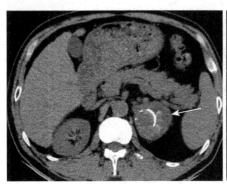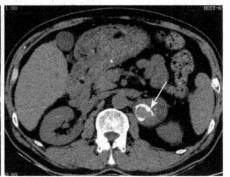

A. CT 平扫（1）　　　　　　　　B. CT 平扫（2）

图 7-46　左侧肾上腺占位

【影像分析】

CT 平扫显示左侧肾上腺见类圆形混杂密度影，内见环形、条形、斑片状高密度影，大小约 46 mm×41 mm，边界清（图 7-46A，图 7-46B 箭头）。

【影像诊断】

左侧肾上腺占位伴钙化，伴出血，建议 MRI 增强检查。

【后续影像资料】

见图 7-47。

【最终结果】

手术病理证实为左侧肾上腺嗜铬细胞瘤。

【概述】

嗜铬细胞瘤（pheochromocytoma）是起源于交感神经嗜铬细胞的一种神经内分泌肿瘤。肾上腺髓质是嗜铬细胞瘤的主要发生部位，占全部嗜铬细胞瘤的 90% 左右。肾上腺外嗜铬细胞瘤也称副神经节瘤，占 10% 左右，常位于腹主动脉旁、后纵隔、颈总动脉旁或膀胱壁。按功能分类，有功能嗜铬细胞瘤占 90%，余 10% 为无功能肿瘤。嗜铬细胞瘤也称 4 个 10% 肿瘤，即 10% 肿瘤异位、10% 为双侧、10% 多发、10% 恶性肿瘤。

1. 临床表现

嗜铬细胞瘤可发生在任何年龄，峰值为 20~40 岁。有功能者典型临床表现为阵发性高血压、头痛、心悸、多汗和皮肤苍白，发作数分钟后症状缓解。实验室检查 24 h 尿儿茶酚胺的代谢产物香草基扁桃酸明显高于正常值。

2. 影像表现

嗜铬细胞瘤影像诊断主要从发病部位、病灶大小形态及生长方式、信号特征、增强扫描等方面进行分析。

（1）部位　多为单发，如为恶性，则体积可较大，可转移至淋巴结及远处脏器，预后不良。

（2）形态　病灶多为圆形、椭圆形，边界清楚，少数为分叶状，多在 3~5 cm 大小，大于 5 cm 者要警惕恶性可能。

（3）密度及信号特征　小病灶质地均匀，大病

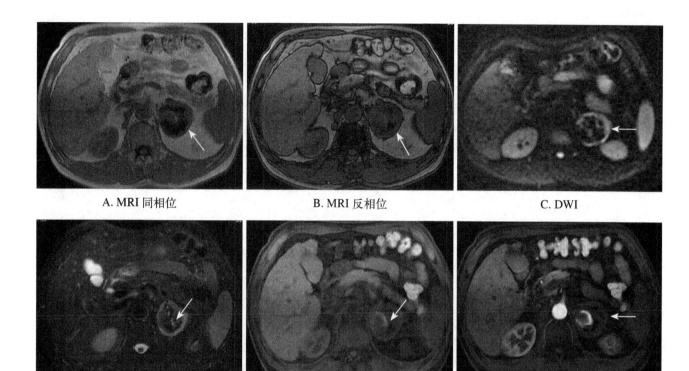

A. MRI 同相位　　　　　　B. MRI 反相位　　　　　　C. DWI

D. T₂ 脂肪抑制序列　　　　E. T₁WI　　　　　　F. 增强早期轴位

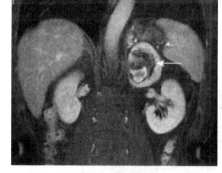

G. 增强晚期矢状位

图 7-47　左侧肾上腺占位 MRI 图像

左侧肾上腺区可见一类圆形异常信号肿块影，边界尚光整，直径约 50 mm，信号不均匀，同相位及反相位信号改变不明显（图 7-47A，图 7-47B 箭头），DWI 图像肿块边缘弥散受限（图 7-47C 箭头），T₂WI 呈等低信号影（图 7-47D 箭头），内见局限性高信号影，T₁WI 呈等信号影，内见高信号影（图 7-47E 箭头）。增强扫描肿块动脉期轻度强化，延迟期持续不均匀强化，冠状位重建显示肿块边界清晰，与邻近组织有分界（图 7-47F，图 7-47G 箭头）。腹膜后未见明显淋巴结肿大

灶易出血坏死、囊变，密度/信号不均，可有钙化。

（4）增强 CT　嗜铬细胞血供丰富，增强其实质部分呈明显持续强化，廓清较慢，密度不均匀，中央更低密度区为坏死、囊变，边缘清晰（图 7-48）。故亦有认为其特点为肿瘤明显强化和囊变。

（5）MRI　T₁WI 显示嗜铬细胞瘤与肝信号类似或略低，T₂WI 呈明显高信号，可见"灯泡征"，增强扫描病灶明显、快速强化，但对比剂廓清缓慢，坏死囊变区增强后无强化。

3. 诊断要点

临床上具有阵发性高血压表现，实验室检查儿茶酚胺增高；肿瘤常有囊变，增强后显著强化，廓清缓慢，强化程度高于其他肾上腺常见的肿瘤。

MRI T₂WI 信号明显高信号，高于其他肾上腺肿瘤，呈"灯泡征"，有一定特征。

4. 鉴别诊断

（1）原发性肾上腺无功能腺瘤　多见单侧发生，体积较小，多数生长缓慢，病灶内密度均匀，极少伴出血、坏死。

（2）转移瘤　双侧或单侧，增强扫描不均匀强化，有原发肿瘤病史。

（3）肾上腺皮质癌　少见，可有腹痛、腹部包块及库欣综合征等。该病发现时肿瘤体积一般较大，但包膜多完整，强化一般不如嗜铬细胞瘤。

（4）淋巴瘤　多为双侧发生，CT 表现为密度均匀，囊变坏死少见；MRI 信号具有一定特征性，

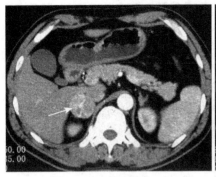 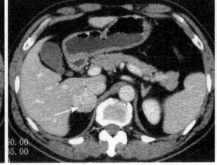 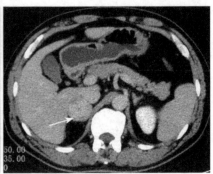

A. CT 动脉期   B. CT 门静脉期   C. CT 延迟期

图 7-48 右侧肾上腺嗜铬细胞瘤

CT 增强扫描示病灶边界清楚，大小约 32 mm×36 mm，增强后病灶明显强化，三期 CT 值分别为 108 HU、128 HU、110 HU，其内斑点状更低密度区无强化（图 7-48A~ 图 7-48C 箭头）

弥散明显受限，DWI 呈高信号。淋巴瘤多伴有后腹膜淋巴结肿大，而非引流区淋巴结，增强扫描呈渐进性延迟强化。

病例 15

【简要病史】

患者，女，45 岁。泡沫尿 2 年余，下肢水肿 4 天，伴乏力。

【影像资料】

见图 7-49。

【影像分析】

平扫 CT 显示左侧肾上腺处见长径约 86 mm 的混杂密度影，边界清，CT 值约 -78 Hu（图 7-49A 箭头），提示含有成熟的脂肪成分。增强后可见不均匀强化（图 7-49 B~ 图 7-49D 箭头）。所示后腹膜区未见肿大淋巴结，未见明显腹腔积液。

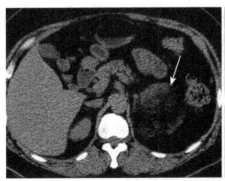 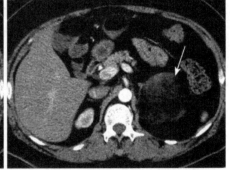

A. CT 平扫   B. 增强动脉期

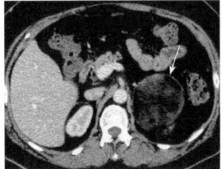 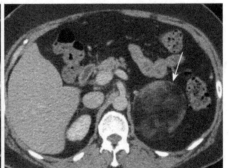

C. 门静脉期   D. 延迟期

图 7-49 左侧肾上腺髓样脂肪瘤

【影像诊断】

左侧肾上腺区髓样脂肪瘤。

【后续影像资料】

见图 7-50。

【最终结果】

手术病理证实为左侧肾上腺髓样脂肪瘤。

【概述】

肾上腺髓样脂肪瘤（adrenal myelolipoma，AML）又称肾上腺髓质脂肪瘤，组织学上由成熟脂肪细胞和骨髓造血组织按不同比例混合构成，是一种少见良性肿瘤，大多为体检时偶然发现。好发于 50~70 岁中老年，无明显性别差异，其病因和发病机制至今尚不明确。

1.临床表现

AML 一般无临床症状，少数因瘤体较大压迫瘤旁脏器而出现一些非特异性压迫症状。

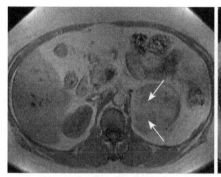

A. T₁WI 同相位图

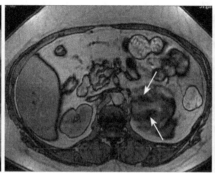

B. T₁WI 反相位图

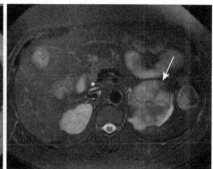

C. T₂WI

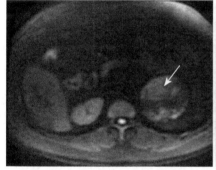

D. DWI

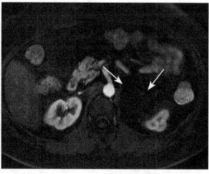

E. 增强动脉期

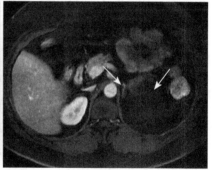

F. 门静脉期

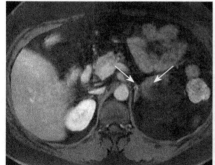

G. 平衡期

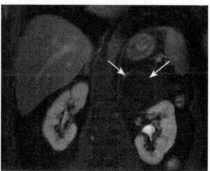

H. 冠状位

图 7-50 左侧肾上腺髓样脂肪瘤

左侧肾上腺区可见类圆形肿块影，大小约 81 mm×73 mm，边界清楚，内部信号混杂，T₁WI 同反相位可见多发斑片状信号下降区域（图 7-50A、图 7-50B 箭头），提示含有脂质成分。T₂WI 压脂像病灶呈高低混杂信号（图 7-50C 箭头）。DWI 示弥散部分受限（图 7-50D 箭头）。增强后病灶边缘局部斑片样强化（图 7-50E~ 图 7-50H 箭头），大部分区域未见明显强化（图 7-50E~ 图 7-50H 长箭头），病变与左侧肾上腺关系紧密，相邻左肾受压

2. 影像表现

CT 和 MRI 对肾上腺髓样脂肪瘤的诊断非常准确，大多数情况下可以做到准确的定性诊断。影像分析主要从发病部位、病灶大小形态及生长方式、信号特征、增强扫描等方面进行分析。

（1）部位　单侧上腺区多见，10% 为双侧，偶见于肾上腺外。

（2）形态大小　圆形、类圆形或分叶状，有包膜，境界清晰，多在 5 cm 以下。

（3）密度/信号　呈混杂密度/信号，脂肪组织 CT 值从 −120~−40 HU，MRI 成像 T_1WI 与 T_2WI 均呈高信号，脂肪抑制序列或化学位移成像的反相位上信号明显降低呈低信号。另可见分隔状、斑片状软组织成分。约 20% 的病例可见钙化。

（4）增强 CT　肿块内软组织成分有轻、中等度强化，脂肪不强化。

3. 诊断要点

肾上腺区含成熟脂肪成分肿块，诊断通常不难。

4. 鉴别诊断

（1）肾上腺腺瘤　一般腺瘤含有脂质成分，而非成熟脂肪，形态呈结节状，多小于 2 cm。CT 值通常在 10~20 HU，相对 AML，其密度均匀，增强后对比剂廓清较迅速。

（2）腹膜后脂肪肉瘤　当脂肪肉瘤位于肾上腺邻近区域，需要进行鉴别。通常脂肪肉瘤密度不均匀、形态不规则，且向周围组织呈侵袭性生长，这种恶性生物学行为与良性的髓样脂肪瘤明显不同。此外，脂肪肉瘤可见钙化。

（3）肾脏血管平滑肌脂肪瘤　肾血管平滑肌脂肪瘤亦含有成熟脂肪，较大者与推挤肾上腺紧贴，可能误诊。但它可有肾外形改变，CT 多平面重组/MRI 多方位成像有助于明确定位和定位。增强或血管造影可明确血供来源，帮助鉴别。

三、前列腺病变：前列腺增生、前列腺癌

病例 16

【简要病史】

患者，男，65 岁。反复尿频、尿痛、血尿 1 年余，PSA 正常。

【影像资料】

见图 7-51。

【影像分析】

CT 平扫图像显示前列腺体积增大，大小 57 mm × 44 mm，包膜完整，实质密度均匀，CT 值约 36 HU（图 7-51A 箭头）；增强 CT 显示前列腺中央区不均匀强化，周围区未见明显强化，CT 值约 45 HU（图 7-51B 箭头）。

【影像诊断】

前列腺增生，建议 MRI 检查。

【后续影像资料】

见图 7-52。

【最终结果】

穿刺活检证实为前列腺增生。

【概述】

良性前列腺增生（benign prostatic hyperplasia,

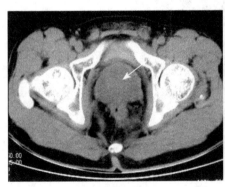
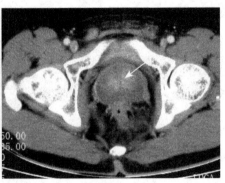

A. 盆腔 CT 平扫　　　　　　　　　　B. 盆腔 CT 增强

图 7-51　前列腺增生

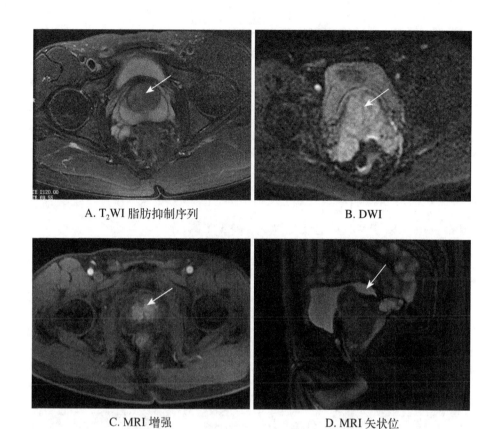

A. T$_2$WI 脂肪抑制序列 B. DWI

C. MRI 增强 D. MRI 矢状位

图 7-52 前列腺增生

T$_2$WI 示前列腺形态略不规则，体积稍增大，大小约 53 mm × 49 mm × 54 mm（中央带信号不均匀，见点片状高信号影，外周带形态可，未见明显变薄 7-52A 箭头）；弥散图像未见明显受限（图 7-52B 箭头）。增强扫描中央带不均匀明显强化，外周带病灶未见强化（图 7-52C，图 7-52D 箭头），MRI 矢状位显示前列腺上缘高于耻骨联合上缘，约 2.9 cm，局部突入膀胱内（图 7-52C 箭头）

BPH）是引起中老年男性排尿障碍原因中最为常见的良性疾病。组织学上 BPH 的发病率随年龄的增长而增加，最初通常发生在 40 岁以后，到 60 岁时 >50%，80 岁时高达 83%。前列腺增生主要发生在移行带，外周带呈受压改变。

1. 临床表现

当前列腺压迫邻近尿道时可出现不同程度膀胱梗阻症状，主要变现为尿频、尿急、排尿困难、夜尿增多、残余尿量增多。随着年龄的增长，排尿困难等症状也随之加重，部分患者晚期可有肾盂积水和肾功能不全。

2. 影像表现

超声是前列腺病变的首选影像检查方法。MRI 解剖结构显示清楚，多序列和多方位成像，尤其是弥散和波谱成像对前列腺疾病定性诊断非常有价值。CT 与 X 线检查有辐射，解剖结构显示不如

MRI，一般不作为主要的检查手段。前列腺增生影像诊断主要从前列腺大小、形态、增强 CT、信号特征等多方面进行分析。

（1）大小 青壮年上下及左右径小于 3 cm，60 岁以上者上下及左右径小于 5 cm；轴位扫描前列腺上界不超过耻骨联合上方 2 cm，超出以上数值则要考虑前列腺增大。

（2）形态 前列腺体积增大，但两侧对称、边缘光滑、清晰。移行带与中央带增大，外周带受压变窄，膀胱可受压。

（3）增强 CT 呈不均匀明显强化，随时间延迟晚期强化趋向均匀。

（4）信号特征 前列腺体积增大，T$_1$WI 呈均匀低信号，T$_2$WI 上以腺体增生为主为高信号，以间质增生为主为低信号。腺体增生者常有假包膜形成，为包绕中央区的环状低信号。MRI 灌注成像表

现 PWI 高灌注，SI-T 曲线表现信号强度下降幅度明显大于外周带。BPH 在 MRS 上胆碱和胆碱化合物水平一般不升高或下降。

3. 诊断要点

前列腺增生 MRI 表现为前列腺中央腺体增大，信号不均匀，外周伴有完整的低信号假包膜带。

4. 鉴别诊断

前列腺增生主要与前列腺癌相鉴别。前列腺癌多发生于周围带，在 MRI T_2WI 上呈低信号，与常发生于中央腺区的腺体增生结节，一般情况下容易鉴别。但前列腺基质增生结节无论是位于中央带或周围带均表现为低信号，如未见肿瘤侵袭性生长，有时很难与前列腺癌鉴别。动态增强 MRI、DWI 和 MRS 检查有助于前列腺癌与前列腺增生的鉴别。

病例 17

【简要病史】

患者，男，55 岁。反复尿频 1 年，加重 6 天，PSA 增高。

【影像资料】

见图 7-53。

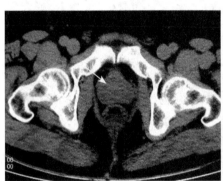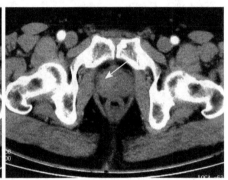

A. 盆腔 CT 平扫　　　　　　　　B. 盆腔 CT 增强

图 7-53　前列腺癌 CT 图像

【影像分析】

CT 平扫显示前列腺形态可，大小约 49 mm × 38 mm，前列腺右侧外周部平扫密度略减低，CT 值约 39 HU，包膜稍隆起（图 7-53A 箭头）。增强扫描右侧外周部可疑结节状强化灶，CT 值 63 HU，外缘尚光整（图 7-53B 箭头）。

【影像诊断】

前列腺右侧外周部结节，建议 MRI 检查。

【后续影像资料】

见图 7-54。

【最终结果】

手术病理证实为前列腺腺癌。

【概述】

前列腺癌多发生于老年男性，在我国发病率较欧美国家低，但有逐年上升趋势，原因可能与年龄、遗传、激素水平、饮食等因素有关。前列腺癌绝大多数为腺癌，70%~75% 发生部位在外周带，早期可表现为肉眼难识别的小结节，癌结节增大后可融合成肿块，形态不规则，边界不清。镜下有腺泡状、筛状、实性表现，前者多见，可突破包膜侵犯邻近相邻区域，常可累及后方精囊，还可以发生淋巴结转移及血行转移，血行转移大多数可通过椎旁静脉系统发生骨转移，多数呈成骨性表现。

1. 临床表现

发病早期可无明显症状，晚期有血尿、会阴部疼痛、排尿困难等表现，偶尔伴类癌综合征。近年来血清前列腺特异性抗原（PSA）检测和腔内超声的普及，前列腺癌检出率有明显上升，亦能发现部分早期病变。

2. 影像表现

超声是前列腺病变的首选影像检查方法。CT 在诊断前列腺癌尤其是早期诊断上存在一定限度，

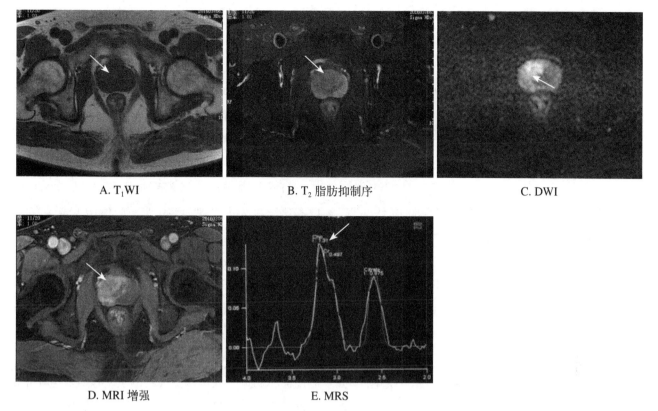

A. T₁WI   B. T₂脂肪抑制序   C. DWI

D. MRI 增强   E. MRS

图 7-54 前列腺癌 MRI 和 MRS 图像

右侧外周带内见结节状等 T₁稍长 T₂信号影，边界欠清，大小约 36 mm×30 mm×27 mm（图 7-54A，图 7-54B 箭头），弥散呈高信号（图 7-54C 箭头），增强后明显强化（图 7-54D 箭头）。MRS 显示右侧外周带胆碱（Cho）峰升高，枸橼酸（Cit）峰降低（图 7-54E 箭头）。

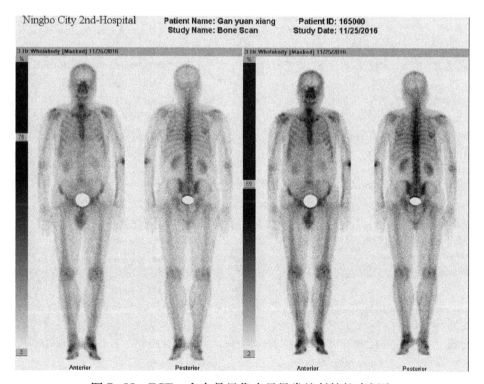

图 7-55 ECT 全身骨显像未见异常放射性核素摄取

MRI 可疑清楚显示解剖结构，多序列和多方位成像，尤其是弥散和波谱成像对前列腺疾病定性诊断非常有价值。前列腺癌影像诊断主要从病灶部位、MRI 信号特点、弥散成像、MRS 及增强方式等方面分析。

（1）发病部位　主要发生在前列腺外周带（75%），可为单发或多发。

（2）信号特点　T_1WI 呈等信号，难以识别肿瘤，T_2WI 正常高信号周围带内出现低信号结节，发生在中央带或移行带的结节与增生结节相似。DWI 检查病灶表现为高信号。

（3）MRI　胆碱（Cho）明显增高，枸橼酸（Cit）峰降低，（Cho+Cr）/Cit 的比值显著增高。

（4）灌注成像　肿瘤区域可表现为血容量和血流量增加。

（5）增强 CT　增强早期病灶多快速强化，延迟后对比剂快速流出信号减低，时间信号曲线多呈速升下降型。

3.诊断要点

MRI 检查前列腺外周带发现低信号结节，弥散信号受限，胆碱 Cho 和肌醇 Cr 水平升高，枸橼酸 Cit 下降，增强后早期强化，结合血 PSA 水平升高，可作出前列腺癌诊断。

4.鉴别诊断

（1）前列腺增生　前列腺体积增大，T_2WI 上以腺体增生为主表现为高信号。腺体增生者常有假包膜形成，为包绕中央区的环状低信号。动态增强呈缓慢上升型或速升平台型。BPH 在 MRS 上胆碱和胆碱化合物水平一般不升高或下降。

（2）前列腺炎　T_2WI 像上弥漫低信号，增强后呈延迟强化，弥散多不受限，MRS 有助于诊断。

（3）前列腺肉瘤　较为少见，多发生于年轻人，肿瘤体积明显增大，病变进展迅速，容易发生坏死，早期发生转移等特点，可与前列腺癌相鉴别。

（陈狄洪　任志豪　任方远　汪建华）

参考文献

白人驹，张雪林．医学影像诊断学．北京：人民卫生出版社，2011：468-474

白人驹，张雪林．医学影像诊断学．北京：人民卫生出版社，2011：490-502.

陈自谦，杨熙章，钟群．临床医师影像读片指南系列图谱　腹部分册．北京：军事医学科学技术出版社，2015：565-568.

陈自谦，杨熙章，钟群．临床医师影像读片指南系列图谱　腹部分册．北京：军事医学科学技术出版社，2015：309-350.

冯亮，陈君坤，卢光明，许健．CT 读片指南．江苏：江苏科学技术出版社，2000：381-382

冯亮，陈君坤，卢光明，许健．CT 读片指南．江苏：江苏科学技术出版社，2000：383-385

格 - 艾放射诊断学．张敏鸣主译．北京：人民军医出版社．2015：849-870.

胡国祥，王成刚，朱磊，等．乳头状肾细胞癌的影像学诊断价值．中国临床医学，2012，19(2)：156-159.

焦次来，王宇翔，胡桂荣，等．肾上腺转移瘤的 CT 诊断．实用医学影像杂志，2009，10(4)：245-246.

李松娜，欧侠兴，彭光明．囊性肾癌的 CT 诊断．实用放射学杂志，2012，28(7)：1069-1071.

李小双，周浩，崔文静，等．肾上腺髓样脂肪瘤 CT 与 MRI 表现及误诊分析．实用放射学杂志，2016，32(6)：888-891.

刘衡，黄可忻，柏永华，等．肾上腺恶性肿瘤的 CT、MRI 表现及其病理基础．实用放射学杂志，2016，32(7)：1077-1080.

卢陈英，纪建松，胡祥华，等．多房囊性肾细胞癌的 CT 及 MRI 表现．中国临床医学影像杂志，2012，23(3)：818-821.

马小龙，汪建华，蒋慧，等．肾上腺皮质癌的 CT 表现．中国医学影像技术，2012，28(3)：558-561.

全冠民，陈敏，袁涛．CT 和 MRI 诊断重点、热点问题精讲．北京：人民军医出版社，2012：388-399.

任方远，田建明，李康印，等．CT 灌注成像在肾细胞癌诊断中的应用．实用放射学杂志，2008，24(04)：505-508.

任方远，郑唯强，田建明，等．肾细胞癌与良性肾肿瘤组织微血管密度和血管内皮细胞生长因子表达的对比研究．实用医学杂志．2008，24(18)：3132-3134.

唐翠松，汤光宇，李伟，等．64 层容积 CT 尿路造影对输尿管梗阻性疾病的诊断．实用放射学杂志，2012，28(1)：65-68.

唐钢琴．多层螺旋 CT 对肾上腺嗜铬细胞瘤的诊断价值．医学影像学杂志，2016，26(3)：492-495.

汪建华，丁前江，马小龙，等．肾上腺原发性皮质腺癌的 CT 与 MRI 表现及其病理基础．中华放射学杂志，2016，50(11)：882-885.

王玉涛，白延军，汪建华，等．肾集合管癌的 CT 影像学特征 [J]. 中华全科医学, 2015, 13(11): 1832-1835.

王玉涛, 邓生德, 汪建华, 等. 原发性输尿管癌与非特异性输尿管炎的 MSCT 诊断. 实用放射学杂志, 2014, 10(1): 1699-1702.

吴丙丙, 李桃玲, 胡凯, 等. 肾上腺髓样脂肪瘤的多层螺旋 CT 诊断及鉴别诊断. 实用医学影像杂志. 2015, 16(5): 412-414.

夏燕娜, 郭华, 谭红娜. 肾脏嫌色细胞癌的 MSCT 特征与病理对照分析, 实用放射学杂志, 2014, 30(05), 826-829.

杨滨, 董健, 王鹤, 等. 多排螺旋 CT 对膀胱癌患者盆腔淋巴结转移的诊断价值. 实用放射学杂志, 2012, 28(12): 1842-1844.

袁建华, 章士正, 许顺良. 放射科管理与技术规范. 2 版. 杭州: 浙江大学出版社, 2016: 144-155.

张建军, 程广, 刘铁. 非增强螺旋 CT 与 B 超在泌尿系统结石诊断中的价值比较. 放射学实践, 2007, 22: 594-596.

张伟, 黄甫幼田, 薛鹏. 多层螺旋 CT 对不典型肾癌的诊断价值. 中国临床医学影像学杂志, 2012, 23(08): 559-562.

中华放射学杂志前列腺疾病诊疗工作组. 前列腺癌 MR 检查和诊断共识. 中华放射学杂志, 2014, 48(7): 531-534.

中华医学会影像技术分会, 中华医学会放射学分会. CT 检查技术专家共识. 中华放射学杂志, 2016, 50(12): 916-928.

中华医学会影像技术分会, 中华医学会放射学分会. MRI 检查技术专家共识. 中华放射学杂志, 2016, 50(10): 724-739.

中华医学会影像技术分会, 中华医学会放射学分会. 数字 X 线摄影检查技术专家共识. 中华放射学杂志, 2016, 50(7): 483-494.

周康荣, 陈祖望. 体部磁共振成像. 上海: 上海医科大学出版社, 2000.

周康荣, 陈祖望. 体部磁共振成像. 上海医科大学出版社, 2000: 1038-1044.

周康荣, 严福华. 腹部 CT 诊断学. 上海: 复旦大学出版社, 2011.

周述玲, 胡胜利, 王有宏, 等. 肾结核的影像表现与鉴别诊断 [J]. 医学影像学杂志, 2010, 20(11): 1664-1667.

周小勇, 罗良平. 膀胱癌 64 排 CT 分期与病理对照分析. 中国 CT 和 MRI 杂志, 2012, 10(4): 74-77.

祝安惠, 王继琛, 王鹤, 等. 多层螺旋 CT 结合 Bosniak 分级在肾囊性肿物诊断中的价值. 临床放射学杂志, 2008, 27(10): 1356-1360.

Barentsz J, Villers A, Schouten M. ESUR prostate MR guidelines. Author reply. European Radiology, 2013, 23(8): 2322-2323.

Vourganti S, Agarwal PK, Bodner DR, et al. Ultrasonographicevaluation of renal infections. Radio Clin North Am, 2006, 44(6): 763-775.

第八章

女性生殖、乳腺

第一节　女性生殖、乳腺正常影像解剖

一、女性生殖正常影像解剖

1. 子宫的解剖

子宫位于小骨盆腔，子宫全形如倒置扁梨形，分为子宫底、子宫体及子宫颈。子宫上端钝圆，为子宫底，下端较细，为子宫颈，子宫颈的下 1/3 突入阴道，为子宫颈阴道部。子宫内为子宫腔，全长约 7 cm，分为子宫体腔、峡管及颈管三部分。子宫底两侧有输卵管和卵巢。

子宫体壁由内膜层、肌层及浆膜层所组成。内膜层受卵巢激素的影响，呈周期性变化。肌层很厚，由平滑肌构成，肌纤维排列很不规则，有环形、纵行、螺旋形等。肌束之间有许多弹性结缔组织，并含有大量血管。子宫底部及体部的外面被浆膜层所覆盖，与肌层紧贴不能分离。子宫峡部的腹膜比较疏松，此处腹膜向前覆盖于膀胱顶部，形成一反折，称为膀胱子宫反折；向后覆盖于直肠前壁，形成直肠凹陷。子宫前后壁的腹膜向两侧延伸至子宫两旁会合而成阔韧带。子宫颈由内膜层、肌层及外膜层组成。子宫颈管内膜所分泌的黏液受卵巢激素的影响有周期性的改变。正常情况下子宫颈鳞状上皮与子宫颈管内膜柱状上皮以子宫颈外口为分界。外膜则是纤维膜。

2. 正常 CT 表现

子宫呈方锥形或椭圆形（图 8-1），边缘光滑，密度与盆壁肌肉几乎相等，但当宫腔内有分泌液时，其中央可呈略低密度；增强扫描子宫肌层呈明显的均匀强化，内膜也呈均匀强化，但不及肌层强化明显，宫腔无强化。子宫颈表现为与宫体类似的软组织密度影，横断位上呈扁圆形，增强扫描可见较明显的强化。宫角向盆壁两侧伸展的索带状结构，则为阔韧带、圆韧带、输卵管等结构，内粗外细，平扫和增强扫描其密度与子宫相仿。卵巢在育龄期，CT 扫描在部分个体可识别正常卵巢，位于子宫侧壁与髋臼内壁之间，呈卵圆形较低的不均匀软组织密度，于排卵前期因有成熟卵泡而最容易显示，增强检查强化不明显，CT 检查正常输卵管不能显示。

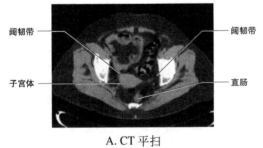

A. CT 平扫　　　　　　　　　　　B. CT 增强

图 8-1　女性生殖系统正常 CT 表现

3. 正常 MRI 表现

MRI（尤其是矢状位图像）显示子宫、阴道的效果最佳（图 8-2）。T_1 加权像（T_1WI）能清楚分辨子宫和阴道的形态结构，但子宫各层结构信号对比不明显，不能明确区分各层结构，而 T_2 加权像（T_2WI）则能确定子宫各层次区带的解剖、子宫的病理改变以及显示阴道与膀胱、直肠的关系。

子宫结构在 T_2WI 上显示清晰，可分为内膜层、子宫肌层和结合带三层结构，各层结构 MRI 信号可因年龄、月经周期和是否绝经等情况而有所变

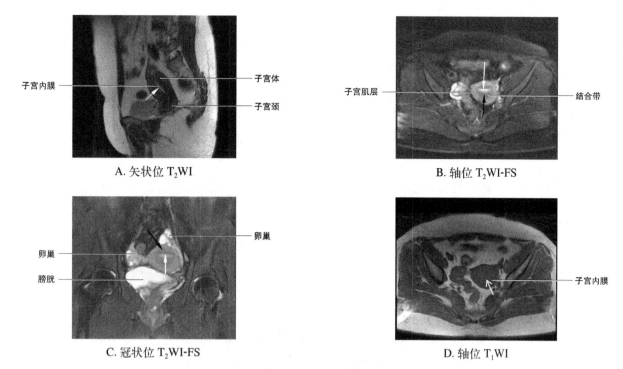

A. 矢状位 T₂WI

子宫内膜　子宫体　子宫颈

B. 轴位 T₂WI-FS

子宫肌层　结合带

C. 冠状位 T₂WI-FS

卵巢　膀胱　卵巢

D. 轴位 T₁WI

子宫内膜

图 8-2　女性生殖系统正常 MRI 表现

子宫内膜在 T₁WI 上呈略高信号，T₂WI 上呈长带样高信号（白箭头），结合带位于子宫内膜与肌层之间，在 T₂WI 上显示清晰，表现为内膜与肌层之间的一条低信号带（黑箭头）

化。在通常情况下，子宫内膜在 T₁WI 上呈略高信号，T₂WI 上呈长带样高信号，有时高信号包含宫腔内分泌液。子宫内膜在不同的周期厚薄不一，修复期最薄，厚度仅 1~3 mm，分泌期最厚，一般为 4~6 mm，但不超过 10 mm。在生育期内膜信号较高，绝经期后随着宫体萎缩，内膜变薄，信号降低。子宫肌层在 T₁WI 上通常为略低信号，T₂WI 上为中等信号。在月经周期的不同时期内，肌层的信号强度也可有一定变化。T₂WI 上分泌期子宫肌层的信号比增殖期稍高，青春期与绝经期后子宫肌层为中等信号，生育期则为高信号。子宫肌层厚度一般为 1~3 cm（从子宫外缘至子宫内膜外缘包括结合带）。结合带（或称暗带）位于子宫内膜与肌层之间，在 T₂WI 上显示清晰，表现为内膜与肌层之间的一条低信号带，宽度 2~8 mm，是由纵行的平滑肌构成，该层系致密肌纤维束，其细胞外间隙小，不受月经周期的影响而发生信号或厚度的变化，该带作为一个部位标志对于子宫内膜癌的分期具有重大意义。但在初潮前少女和绝经后女性，T₂WI 只能显示内膜和肌层，结合带不明显。子宫颈在 T₂

加权像上也可清楚显示 3 层结构，三层结构分别与子宫体部的内膜、结合带及肌层相延续，因而可清楚地观测宫颈是否受到肿瘤的侵犯，并作为 MRI 分期判断的相关依据。

MRI 检查，卵巢的识别与是否绝经有关，其中绝经期前成年女性 96% 可识别正常卵巢。绝经后由于卵巢萎缩和缺乏卵泡，因而卵巢多难以识别。T₁WI 上，卵巢呈卵圆形均匀信号结构，和周围高信号后脂肪组织形成明显对比，然而不易与邻近含液肠曲鉴别；T₂WI 上，其周边卵泡呈高信号，而内部的中央基质呈低信号。无论 T₁WI 或 T₂WI 上，正常输卵管均难以识别。

二、乳腺正常影像解剖

1. 乳腺解剖

成人乳房由皮肤、皮下脂肪纤维结缔组织以及乳腺组织共同组成。乳腺组织被包裹在浅筋膜浅层和深层之间，乳腺组织被结缔组织、脂肪分隔为 15~20 个乳腺叶，每个乳腺叶以乳头为中心呈轮辐样放射状排列，每个腺叶汇聚成一个输乳管。每一腺叶由若干个腺小叶组成，乳腺小叶是乳腺结构与功能的基本单位，由10~15个末梢膨大的腺泡、与腺泡相连的腺泡管及与腺泡管相连的终末导管共同组成。

在皮下、浅筋膜浅层和深层间存在韧带样的条索样纤维结缔组织，称为Cooper韧带，走行于乳腺腺叶间的空隙中，起到维持乳房半圆形或者锥形外形。该韧带在乳房上半部分相对明显，称为乳房悬韧带，对乳房起到悬吊的作用。

2. 乳腺正常 X 线表现

正常乳腺的X线表现个体差异大，不同年龄阶段影像表现不同（图8-3），美国放射学会（ARC）制定的乳腺影像报告和数据系统（BI-RADS）将乳腺分为4型：脂肪型（乳腺内几乎全部为脂肪组织，腺体组织<25%），少量纤维腺体型（乳腺内散在腺体组织，占25%~50%），不均匀致密型（乳腺呈不均匀致密表现，腺体组织50%~75%），极度致密型（乳腺非常致密，腺体组织>75%）。

X线钼靶图像上，腺体影像是由许多小叶及纤维组织间质融合而成的片状致密影，边缘较模糊。皮下脂肪位于皮肤与浅筋膜浅层之间，X线表现为高度透亮带，其内交错、纤细而密度较淡的线样影为纤维间隔、血管及悬韧带。

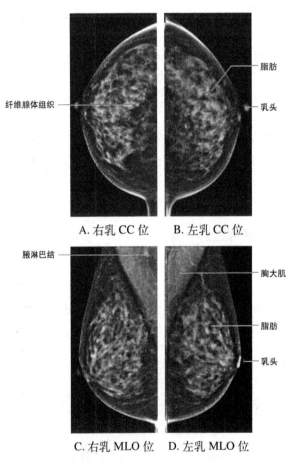

A. 右乳 CC 位　　B. 左乳 CC 位

C. 右乳 MLO 位　　D. 左乳 MLO 位

图 8-3　乳腺正常 X 线表现

3. 乳腺正常 MRI 表现

MRI可以直观地显示乳腺形态和组织构成（图8-4）。乳腺MRI表现因所用脉冲序列不同而有所差别。脂肪和纤维腺体的MRI信号差别显著、对比清晰，并且能够显示乳腺的组织层次、与皮肤胸壁的关系。脂肪在T_1WI上呈明显高信号，T_2WI上信号略有减低，但仍呈高信号，脂肪抑制序列上呈低信号。由腺体和纤维间质构成的

复合结构在 T_1WI 上低于脂肪组织，但略高于肌肉信号，T_2WI 上纤维腺体的 T_2 信号也高于肌肉组织。动态增强 T_1WI 扫描时，正常乳腺实质通常表现为轻度、渐进性强化且增加幅度不超过增强前信号强度的 1/3，如在经期或经前期也可呈中度或者重度强化表现。

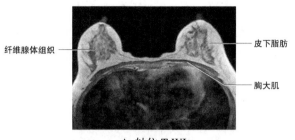

A. 轴位 T_1WI

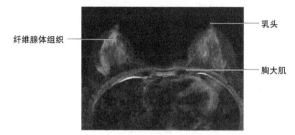

B. 轴位 T_2WI-FS

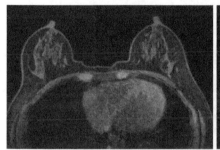

C. 轴位 T_1WI-FS

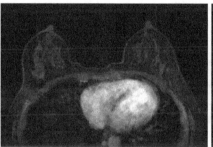

D. 轴位 T_1WI 增强第一期

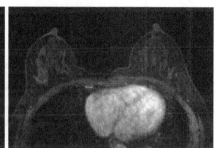

E. 轴位 T_1WI 增强第二期

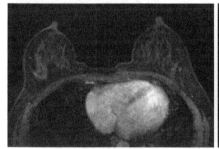

F. 轴位 T_1WI 增强第三期

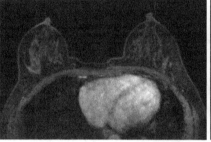

G. 轴位 T_1WI 增强第四期

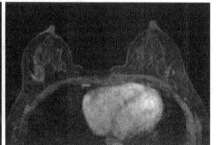

H. 轴位 T_1WI 增强第五期

图 8-4 乳腺正常 MR 表现

（范林音 邵国良）

第二节 医学影像技术的合理应用及检查准备

一、乳腺影像检查

乳腺影像检查对于早期检出和早期诊断乳腺癌具有重要价值，临床常用的乳腺影像检查方法包括乳腺超声、乳腺 X 线检查和乳腺 MRI 等。乳腺 X 线检查诊断费用较低、操作简便，可以显示乳腺内肿块和细小钙化，是首选的乳腺疾病筛查方法；但对致密型乳腺、近胸壁肿块的显示不佳。乳腺 MRI 组织分辨率高，可应用多序列、多参数、动态增强扫描方法等，显示病灶大小、形态、数目和位置优于其他影像检查方法；但检查费时、费用较高、对钙化显示不佳，常不作为首选检查方法。

1. X 线检查

（1）适应证　适用于筛查性人群和诊断性患者的乳腺检查：①有乳腺癌家族史。②有乳腺疾病（尤其是乳腺癌）病史。③有乳腺肿块、局部增厚、异常乳头溢液、皮肤异常、局部疼痛或肿胀症状。④乳腺超声或其他相关检查发现乳腺异常。⑤ 40 岁以上女性（尤其未生育及高龄生育）每 1~2 年例行体检，月经初潮年龄在 12 岁前、绝经年龄超过 55 岁及其他乳腺癌高危人群筛查起始年龄可适当提前。

2. 禁忌证

①乳腺炎急性期、乳腺术后或外伤后伤口未愈。②妊娠期（尤其是孕早期 3 个月）。③青春期。④经前期。⑤巨大肿瘤难以压迫、恶性肿瘤皮肤破溃面积大的患者应根据临床权衡决定。

3. 乳腺 X 线摄影检查技术

（1）检查前准备

1）患者准备：检查前除去上衣（包括佩饰），充分暴露乳腺及腋窝，尤其需要清除乳腺或腋窝区域外敷的药物和黏附于皮肤上的污渍；了解乳腺 X 线检查的过程及注意事项；在病情允许的情况下，检查最佳时间是月经来潮后 7~10 天。

2）设备准备：了解乳腺 X 线摄影机的性能、规格、特点和各部件的使用注意事项；确保机房环境条件（温度、湿度等）符合设备要求；严格遵守操作规则，正确熟练地操作，以保证人机安全；机房内（尤其是摄影台和乳腺压迫板）保持清洁；在曝光过程中，禁止临时调节各种技术按钮，以免损坏设备；每日检查结束后关闭设备，机架复位，确保安全无误；定期对机器进行校准和保养，使用体模摄影观测图像质量是否达标。

（2）体位　乳腺常规体位包括头尾位和内外斜位，对于头尾位与内外斜位摄影显示不良或未包全的乳腺实质，可以根据病灶的位置选择以下补充体位：乳腺侧位摄影（包括外内侧位和内外侧位）、乳沟位摄影、乳腺扩展头尾位、乳腺尾头位、乳腺腋尾位、切线位。对于假体植入后的乳腺 X 线摄影，除常规头尾位和内外斜位外，可采用 Eklund 法摄影，目的是避免假体与乳腺组织重叠遮掩病灶，具体方法为将假体尽量向胸壁方向挤推，同时向外牵拉乳腺，使乳腺实质组织尽量充分显示于曝光野内，有利于显示其中的病灶。应告知受检者乳腺压迫的重要性以便配合，乳腺压迫适度，不要使患者感觉过度疼痛。

（3）乳腺点压放大摄影　为评价常规乳腺 X 线片中显示出的局灶性微小改变，可进一步行特殊摄影检查，包括点压摄影、放大摄影或两者结合的点压放大摄影。点压摄影通常结合小焦点放大摄影来提高乳腺细节的分辨率。根据标准体位乳腺影像，确定病变的具体位置和范围选择压迫板。

（4）乳腺导管造影　乳腺导管造影主要用于病理性乳头溢液。乳腺导管造影可了解溢液导管管径、腔内占位及管壁破损侵蚀情况，帮助确定导管有否病变及其位置、范围等。

2. 乳腺 MRI 检查

（1）适应证

①乳房囊性增生病变、囊肿、乳腺小腺瘤、乳腺癌、乳腺假体等。②评价乳腺 X 线摄影或超声检查上的可疑异常表现，为鉴别诊断提供有价值的信息及发现隐性乳腺癌。③乳腺癌的分期及评估乳腺癌新辅助化疗疗效。④保乳术后复发的监测。⑤高危人群乳腺癌筛查。⑥乳房成形术后对植入假体评估及随访。⑦腋窝淋巴结转移，原发灶不明者。⑧ MRI 引导下的穿刺活检。

（2）禁忌证

①体内有起搏器、外科金属夹子等铁磁性物质以及其他不得接近强磁场者。②妊娠期妇女。③幽闭恐惧症者。④具有对任何钆螯合物过敏史。⑤危重患者或需要使用生命监护设备的重症患者。

（3）检查前准备

1）患者准备：核对申请单，确认受检者信息，确认检查部位、目的、方案；评估检查适应证、禁忌证及风险；去除影响检查的随身物品，特别是金属物；换上宽大的检查服；告知受检者检查过程及时间，以取得配合。

2）设备准备：推荐采用高场（1.5 T 及以上）扫描设备，以便获得较好的信噪比和脂肪抑制效果。采用专用的乳腺线圈，在设备条件允许的情况下，推荐采用相控阵线圈及并行采集技术，行双乳同时成像以便获得较好的时间分辨率和空间分辨率。

（4）技术要点 采用乳腺专用环形线圈、多通道阵列线圈。俯卧位，头先进。定位中心对准线圈中心及两侧乳头连线。轴面扫描为主，辅以矢状面扫描。平扫序列：轴面 fs-T_2WI（STIR）、三维梯度回波序列 T_1WI 或快速自旋回波序列 T_1WI、DWI，必要时加扫矢状面 fs-T_2WI。增强扫描序列：轴面三维 fs-T_1WI 梯度回波序列多期动态扫描，每期 60~90 秒。

（5）图像要求 ①乳腺结构清晰显示，脂肪抑制均匀、完全；②无明显运动伪影、磁敏感伪影；③三维 T_1WI 梯度回波多期动态增强扫描序列扫描要求提供增强减影图像、T_1 灌注时间－信号强度曲线分析结果以及 MPR、MIP 重组多期增强血管图像。

二、子宫及附件 CT 检查技术

子宫及附件 CT 检查适应证、相关准备、检查技术、图像处理及影像质量标准见第七章第二节三、盆腔 CT 扫描技术的相关内容。

三、子宫及附件 MRI 检查技术

1. 适应证
基本与 CT 类似。

2. 技术要点
体部线圈或心脏相控阵线圈。仰卧位，足先进或头先进。定位中心对准线圈中心及耻骨联合中点上缘上 2 cm。原则为小 FOV、高分辨率扫描。常规三期增强扫描采用高压注射器或手推注对比剂，动态灌注增强扫描需要采用双筒高压注射器静脉团注对比剂并配合使用等量生理盐水。

3. 图像要求
①清晰显示子宫、两侧附件及膀胱、直肠等邻近组织的细微结构；②平扫序列至少包括自旋回波 T_2WI（脂肪抑制和非脂肪抑制）和 T_1WI；③在设备性能允许的情况下，首选动态灌注增强扫描，或至少三期扫描；④无卷积伪影，无明显呼吸运动伪影、磁敏感伪影及并行采集伪影。

（王悦 吴利江 任方远）

第三节 主要病例

一、子宫肿瘤及附件病变

病例 1
【简要病史】
患者，女，52 岁。下腹部不适 1 年。

【影像资料】
见图 8-5。

【影像分析】
子宫形态不规则，后壁可见类圆形占位灶，信号不均，T_2WI 上呈明显低信号为主，边界清，大

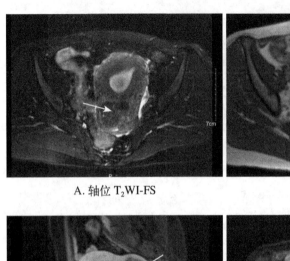
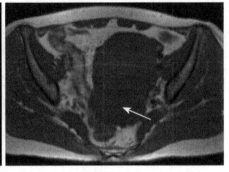

A. 轴位 T₂WI-FS

B. 轴位 T₁WI

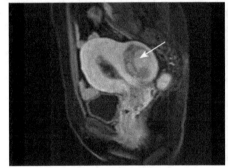
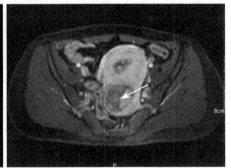

C. 矢状位 T₁WI 增强

D. 轴位 T₁WI 增强

图 8-5　子宫肌壁间平滑肌瘤

小约 52 mm×40 mm（图 8-5A），T₁WI 上等信号，显示不清（图 8-5B），增强后明显不均质强化（图 8-5C，图 8-5D）。

【影像诊断】

子宫后壁占位灶，肌瘤首先考虑。

【最终结果】

子宫肌壁间平滑肌瘤。

【概述】

子宫肌瘤（uterine leiomyoma）又称子宫平滑肌瘤，是子宫最常见的良性肿瘤，好发于 30~50 岁，可能与长期过度的雌激素刺激有关。肌瘤常为多发，大小不等。按照所在部位可分为黏膜下、肌壁间和浆膜下肌瘤，多发生于子宫体，也可发生在宫颈部位。病理上，主要由旋涡状排列的平滑肌细胞构成，并有不等量的胶原、细胞外基质和纤维组织。肌瘤本身无包膜，压迫周围子宫肌壁组织似"包膜"。当肌瘤生长过快而血运供给不足时，可发生各种继发变性：玻璃样变性、黏液样变性、脂肪样变性等，也可发生坏死、囊变、出血、钙化等。肌瘤临床上多数无症状，但黏膜下肌瘤容易产生症状：月经量过多，经期长，周期缩短等。肌瘤根据生长部位不同及大小不同可产生不同的压迫症状。

超声检查通常作为子宫肌瘤的筛查方法，为首选检查方法，准确率高、费用低、操作简单，但难以识别较小肌瘤，对判断肌瘤变性及早期恶变不敏感。CT 检查空间分辨率高、直观、较全面，在分辨脂肪、出血、钙化成分上具有优势，但对判断肌瘤变性不敏感。MRI 是发现和诊断子宫肌瘤的最敏感方法，能准确发现肌瘤，并显示其大小、位置和数目，应作为主要检查方法。肌瘤的主要 CT/MRI 表现为：

1. 影像表现

（1）CT　影像表现取决于肌瘤的大小、部位及有无变性。

1）基本表现为子宫增大，轮廓不规则，多发较大肌瘤可使子宫轮廓呈分叶状表现，宫腔受压移位或变形（图 8-6）。

2）肌瘤密度取决于平滑肌细胞和纤维结缔组织的构成比例和变性情况，一般情况下平扫 CT 密度与子宫肌一致，但最终要看肿瘤有无变性及变性

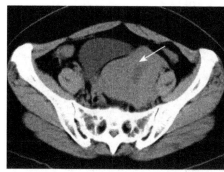 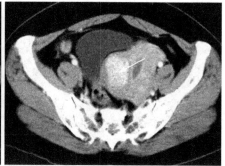

A. CT 平扫　　　　　　　　　　　　　B. CT 增强

图 8-6　子宫肌瘤

患者，女，47 岁。子宫体增大，右侧壁可见肿块影，边界不清，增强后明显强化，大小约 55 mm×45 mm

类型，CT 多表现为不均匀略低密度。

3）增强扫描肌瘤可有不同程度强化，含纤维结缔组织成分多的肌瘤血供相对少，多略低于正常子宫肌的强化，以平滑肌为主的肌瘤强化较明显，有透明变性或囊变时瘤内可见小片状低密度区或囊变区。

4）肿瘤较大时边缘可见低密度的薄环围绕。约 10% 子宫肌瘤发生钙化，主要见于绝经后退变的肌瘤。

（2）MRI　在 T_1WI 上，子宫肌瘤的信号强度类似子宫肌，呈等信号；在 T_2WI 上典型肌瘤呈明显低信号（图 8-5）。子宫肌瘤有继发变性者，因变性类型及范围不同，而表现各异，主要表现不均匀高低混杂信号，最常见的变性是玻璃样变（T_2WI 上为低信号），囊变和黏液样变性（T_2WI 上为高信号），瘤内出血不常见，其典型表现为 T_1WI 上高信号，T_2WI 上高信号或信号多样化，这取决于出血的时间，有脂肪成分的平滑肌瘤称为脂肪平滑肌瘤，瘤内检出明显的脂肪成分是诊断的关键。

2. 诊断要点

CT 检查发现子宫轮廓不规则，有时伴有密度不均匀及钙化等征象，增强后明显不均匀强化，要考虑到子宫肌瘤的可能。肌瘤的特征性 MRI 表现为 T_2WI 上类圆形低信号或低信号为主的结节或肿块。

3. 鉴别诊断

结合临床症状及影像学检查，肌瘤诊断不难，主要需与卵巢肿瘤、子宫腺肌症等鉴别。

（1）卵巢肿瘤　多呈囊性改变，位于子宫一侧，临床上多无月经改变。

（2）子宫腺肌症　多有继发性痛经伴进行性加重，子宫多呈均匀性增大，有时可与子宫肌瘤并存。

病例 2

【简要病史】

患者，女，41 岁。痛经 1 年，1 年前超声提示右侧卵巢低回声区，直径约 23 mm，定期复查发现逐渐增大，现直径约 45 mm。

【影像资料】

见图 8-7。

【影像分析】

右侧宫旁见一大小约 52 mm×41 mm 短 T_1 短 T_2 圆形肿块影（图 8-7A，图 8-7B），边界尚清，信号尚均匀，增强后未见明显强化（图 8-7C，图 8-7D）。

【影像诊断】

右侧宫旁占位灶，考虑巧克力囊肿可能性大。

【最终结果】

（右）卵巢子宫内膜异位囊肿。

【概述】

子宫内膜异位症（endometriosis）：子宫内膜发生在正常子宫内膜位置以外的任何其他器官时称子宫内膜异位症。当异位的子宫内膜位于子宫体的肌层时称子宫腺肌症。而当异位的子宫内膜发生在

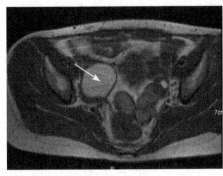

A. 轴位 T_1WI

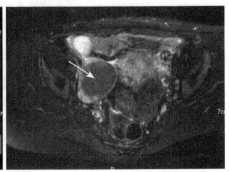

B. 轴位 T_2WI-FS

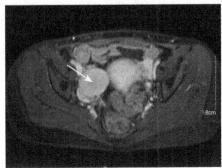

C. 轴位 T_1WI 增强

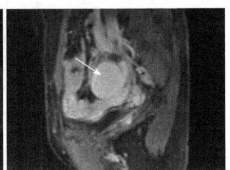

D. 矢状位 T_1WI 增强

图 8-7 （右）卵巢子宫内膜异位囊肿

子宫以外的其他任何部位时称外在性子宫内膜异位症，常见于卵巢、子宫浆膜、直肠阴道隔、子宫直肠隐窝、输卵管、膀胱、肠壁等。子宫内膜异位症是一种常见的妇科病，多见于 25~45 岁的妇女。

1. 外在性子宫内膜异位症

子宫内膜异位症约 80% 位于卵巢，卵巢内异位内膜病灶受到卵巢激素影响，发生周期性反复出血，而形成新旧血液混杂、大小不等的潴留性囊肿，囊肿内含褐色糊状陈旧血液，故常称为巧克力囊肿。主要症状有渐进性痛经、月经失调、不孕，囊肿可因囊内压力过高而破裂，可引起腹痛和腹膜刺激征象。

（1）影像表现

1）CT：①通常表现为盆腔内囊性肿块内积血表现。囊内积血密度由于出血时间不同而异。如果近期有出血可见分层现象。②囊肿易破裂，反复破裂堆积，继而产生明显的纤维化，多数病灶因周围组织黏连成为轮廓不清的囊性肿块。③增强表现为囊壁不规则强化而囊内容物无强化。

2）MRI：①由于病灶内反复出血，而积血的

时间与成分不同，造成囊液成分复杂，MRI 信号因此高低多样化（图 8-8）。②囊肿边缘与子宫周围可见纤维组织增生和粘连，因此形成信号不均匀且边界模糊不规则囊实性肿块。③由于重力作用，囊液和细胞成分出现分层，形成液 - 液平面。④增强扫描，囊肿周围黏连带和腔内分隔可见强化。

（2）诊断要点 卵巢子宫内膜异位囊肿常随月经周期变化而变化，影像学表现多种多样，常伴积血，积血因出血时间不同而表现不同，卵巢周围广泛粘连是其特征性改变。

（3）鉴别诊断 主要需与卵巢囊肿、卵巢囊腺瘤、卵巢囊腺癌进行鉴别。

1）卵巢囊肿：表现为边界清晰锐利的圆形、卵圆形薄壁囊肿，内部密度 / 信号均匀，呈水样密度 / 信号，增强后，壁呈规则环形强化，内无强化，与卵巢子宫内膜异位囊肿不同。

2）卵巢囊腺瘤：典型表现为盆腔内较大的多发囊性肿块，壁和内隔薄而均一。

3）卵巢囊腺癌：典型表现为盆腔内或腹盆腔内较大囊实性肿块，壁和内隔厚而不均匀并有明显

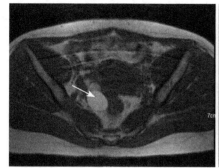

A. 轴位 T₁WI

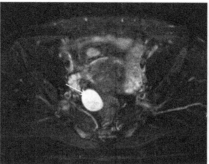

B. 轴位 T₂WI-FS

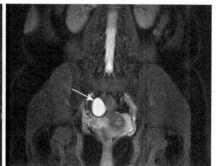

C. 冠状位 T₂WI-FS

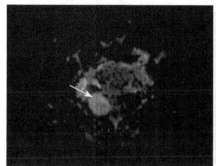

D. 轴位 ADC

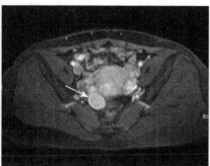

E. 轴位 T₁WI 增强

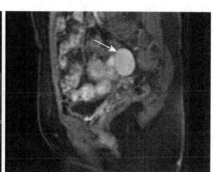

F. 矢状位 T₁WI 增强

图 8-8　卵巢子宫内膜异位囊肿

患者，女，34 岁。右侧宫旁可见异常信号结节，边界清，大小约 32 mm×23 mm，T_1WI 为不均匀稍高信号（图 8-8A），T_2WI-FS 高信号（图 8-8B，图 8-8C），增强后未见明显强化（图 8-8E，图 8-8F）

2. 子宫腺肌症

子宫腺肌症指子宫内膜基部直接侵入相邻子宫肌层，为良性病变，病因不清，普遍认为与子宫内膜损伤有关，刮宫、妊娠、分娩等机械性损伤导致子宫内膜从基底层向下生长侵入子宫肌层。分为弥散型和局限型。前者子宫呈均匀增大，局限型子宫呈不均匀增大。异位的内膜主要分布在内膜周围的肌层，在增厚的子宫壁中有大小不等的小腔，有的小腔内含黄色、棕色或血性液体，小腔周围有增生肥大的平滑肌。子宫腺肌症常见于多产妇女，临床症状常与经期有关，表现为痛经、月经过多和阴道不规则出血。子宫腺肌症需与子宫肌瘤鉴别，前者唯一的治疗方法为手术切除，而后者行肌瘤摘除术或介入治疗可保留子宫。影像检查可提供重要的鉴别诊断信息。

（1）影像表现

1）CT：缺乏特征性 CT 表现，诊断有一定难度，CT 仅可显示子宫增大。

2）MRI：T_2WI 是诊断子宫腺肌症的最佳序列。子宫腺肌症的 MRI 图像表现为：①主要表现 T_2WI 上低信号结合带局限性或弥漫性增厚且外缘不清。结合带的厚度大于 12 mm 有肯定诊断价值，超过此范围即认为有增厚。②局灶性或弥散型子宫腺肌病较具特征性表现是增厚的结合带内散在点状短 T_1 和长 T_2 高信号灶。

（2）诊断要点　对于子宫腺肌症，MRI 检查特征性表现是增厚的结合带内散在点状短 T_1 和长 T_2 高信号灶，结合临床症状，多可做出诊断。MRI 检查可明确病变的部位、范围及深度，可指导临床治疗。

病例 3

【简要病史】

患者，女，42 岁。阴道不规则出血半月，色鲜红，量少。

【影像资料】

见图 8-9。

【影像分析】

矢状位 T₂WI（图 8-9A）宫腔内见软组织增厚影，示肿瘤与肌层相比呈高信号（白箭头）；轴位 T₁WI（图 8-9B）示肿瘤与肌层相比呈略高信号（白箭头）；轴位及冠状位 T₂WI-FS（图 8-9C，图 8-9D）示右侧子宫角处结合带低信号欠连续（白箭头）；DWI 显示肿瘤为高信号，ADC 图为低信号，弥散受限（图 8-9E，图 8-9F）；轴位 T₁WI-FS 增强、矢状位 T₁WI-FS 增强（图 8-9G，图 8-9H）示肿瘤不均强化，轴位示右侧子宫角处内膜下强化不连续（白箭头）。

【影像诊断】

宫腔占位灶，子宫内膜癌考虑，侵犯浅肌层。

【最终结果】

子宫内膜癌，Ⅰa期，侵犯浅肌层。

【概述】

子宫内膜癌（endometrial carcinoma）是女性生殖系统常见的恶性肿瘤，发病率仅次于宫颈癌。病理上腺癌占绝大多数。肿瘤最初位于子宫内膜，可发生溃疡和坏死，其后向外侵犯子宫肌，并可向下延伸侵犯宫颈。当肿瘤穿破浆膜后，能直接累及宫旁组织、膀胱和邻近肠管。淋巴转移是常见的转移

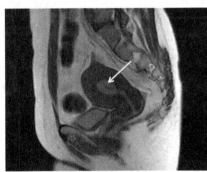

A. 矢状位 T₂WI

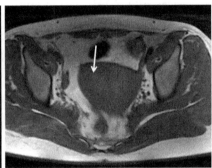

B. 轴位 T₁WI

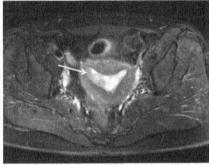

C. 轴位 T₂WI-FS

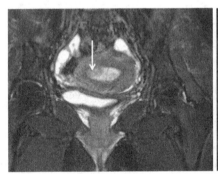

D. 冠状位 T₂WI-FS

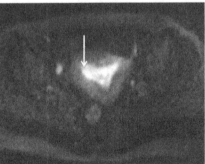

E. 轴位 DWI

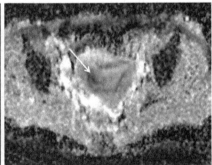

F. 轴位 ADC

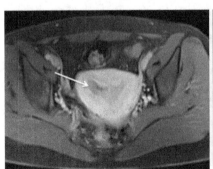

G. 轴位 T₁WI-FS 增强

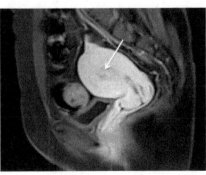

H. 矢状位 T₁WI-FS 增强

图 8-9 子宫内膜癌

途径，血行转移和腹膜直接侵犯均较少见。临床上子宫内膜癌依其侵犯范围分为四期（表 8-1）。子宫内膜癌发病的峰值年龄为 55~65 岁。主要症状是阴道不规则出血，特别是绝经后女性，出现白带增多并血性和脓性分泌物。子宫内膜癌临床诊断主要依靠刮宫和细胞学检查，特别是在肿瘤早期，影

表 8-1　子宫内膜癌临床分期（FIGO，2009）

FIGO 分期	分期描述
I	肿瘤局限于子宫体
I a	肿瘤浸润深度 < 1/2 肌层
I b	肿瘤浸润深度 ≥ 1/2 肌层
II	肿瘤侵犯宫颈基质，但无宫体外蔓延
III	肿瘤局部和（或）区域扩散
III a	肿瘤累及浆膜层和（或）附件★
III b	阴道和（或）宫旁受累★
III c	盆腔淋巴结和（或）腹主动脉旁淋巴结转移★
III c1	盆腔淋巴结阳性
III c2	腹主动脉旁淋巴结阳性和（或）盆腔淋巴结阳性
IV	肿瘤侵及膀胱和（或）直肠黏膜，和（或）远处转移
IV a	肿瘤侵及膀胱或直肠黏膜
IV b	远处转移，包括腹腔内和（或）腹股沟淋巴结转移

仅有宫颈内膜腺体受累归为 I 期，而不再是 II 期。
★细胞学检查阳性应单独地报告并没有改变分期

像学检查的目的在于评估肿瘤侵犯子宫的深度、范围、淋巴结转移及远隔性转移，以便采取适当的治疗方案和估计预后。

1. 影像表现

（1）CT 扫描　对于子宫内膜癌早期病变和肌层浸润深度的评估作用有限，但对确定淋巴结及远处转移方面有较大价值。根据国际妇产科联合会（FIGO）2009 年制订的子宫内膜癌的新分期方案，子宫内膜癌在 CT 上的各期表现如下。

1）I 期

A. 病灶局限在宫腔内，子宫大小可正常，也可表现为子宫体局部或弥漫性增大或宫腔扩大改变（图 8-10）。

B. CT 平扫因肿瘤密度与子宫肌组织密度相似，难以显示，容易漏诊（图 8-11）。

C. CT 增强扫描，子宫内膜癌病灶与周围正常子宫内膜组织和肌组织的明显强化相比较，表现为低密度影。

D. 当肿瘤侵及肌层时，可表现为向肌层伸延的低密度灶，但需仔细观察。

2）II 期：见图 8-12。

A. 该期子宫内膜癌侵犯宫颈，表现为宫体增大伴宫颈增大，但宫颈边缘尚光整。

B. 增强扫描肿瘤可有不均匀强化，但相较正常肌组织，可表现为不均匀低密度。

C. 子宫内膜癌阻塞宫颈内口时可见到宫腔积水、积血或积脓，CT 上表现为宫腔扩大，内含水

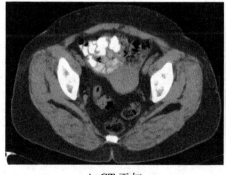 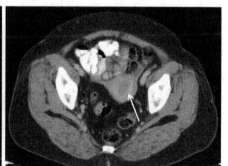

A. CT 平扫　　　　　　　　　　　　B. CT 增强

图 8-10　子宫内膜癌，I a 期，侵犯浅肌层

CT 平扫（图 8-10A）子宫体积增大，子宫内膜癌病灶密度与子宫肌组织密度相似，显示不清；CT 增强（图 8-10B）病灶与周围正常子宫内膜组织和肌组织的明显强化相比较，表现为低密度影，病灶与肌肉分界模糊不清（箭头）

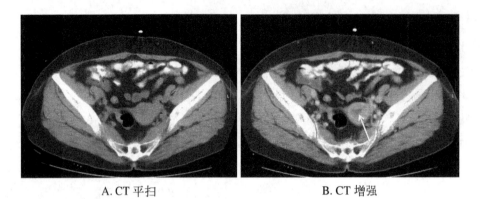

A. CT 平扫　　　　　　　　　　　　　　　　B. CT 增强

图 8-11　子宫内膜癌，Ⅰb 期，侵犯深肌层

CT 平扫（图 8-11A）子宫体积略饱满，子宫内膜癌病灶密度与子宫肌组织密度相比略低，边界不清；CT 增强（图 8-11B）增强扫描病灶与周围正常子宫内膜组织和肌组织的明显强化相比较，表现为低密度影，病灶与肌肉分界模糊不清（箭头）

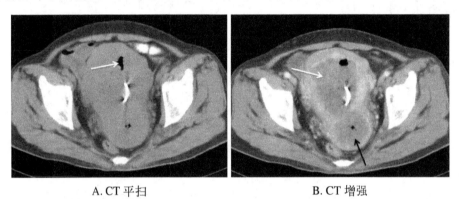

A. CT 平扫　　　　　　　　　　　　　　　　B. CT 增强

图 8-12　子宫内膜癌，Ⅱ期，侵犯宫颈基质

CT 平扫（图 8-12A）子宫宫体及宫颈均不规则增大，内见气体影（白箭头），宫颈边缘尚光整；CT 增强（图 8-12B）增强扫描　肿瘤不均匀强化，相较正常肌组织，表现为不均匀低密度（白箭头），肿瘤从子宫体向宫颈延伸，子宫内口、子宫颈管扩大、变形，宫颈受侵（黑箭头），宫颈边缘尚光整

样密度影或低密度区，如见到气体则支持为脓液。

　　3）Ⅲ～Ⅳ期：病灶侵及到宫旁组织和邻近组织。Ⅲ期表现为宫旁（图 8-13）和阴道旁低密度脂肪影消失，代之不规则软组织肿块；Ⅳ期，肿瘤侵犯膀胱、直肠、盆壁时，CT 表现为这些脏器与子宫之间脂肪间隙消失，界限不清，可见结节状软组织肿块，肿块可突入膀胱或直肠，增强扫描有助于判断肿块的确切边界。

　　（2）MR　是目前诊断子宫内膜癌的一种有效的影像学方法，特别是其对子宫内膜癌的术前评估有较高的价值，异常的 MR 征象与临床分期有非常好的对应性。在子宫内膜癌 MR 的诊断中，观测的主要参数包括：病灶的信号、大小、范围，子宫内膜的厚度，结合带的完整性，病灶有无侵犯宫颈、宫旁组织和盆壁，盆腔内、主动脉旁有无肿大淋巴结。

而在 T_2WI 表现为低信号的结合带的完整性是评估子宫肌层侵犯的重要标志，完整结合带存在则基本可以排除有肌层的侵犯。各期 MR 的表现如下：

　　1）Ⅰ期：子宫内膜癌局限于子宫体内（图 8-14）。根据子宫肌层受侵的深度，Ⅰa 期子宫内膜癌为无肌层浸润或子宫肌层浸润的深度 <50%；Ⅰb 期为子宫肌层浸润的深度 ≥ 50%（图 8-15）。Ⅰa 期子宫内膜癌的 MRI 可完全正常，或者表现为子宫内膜条带状增宽，内膜厚度超过正常值的上限（生育期妇女正常子宫内膜的厚度不超过 10 mm，绝经期不超过 3 mm），增厚内膜 T_2WI 可呈均匀较高信号，可为局灶性或弥漫性。当结合带中断或肿瘤越过结合带在肌层内出现异常信号时表明肿瘤已侵犯到肌层，肌层的侵犯在常规 MRI 上以 T_2WI 观测为佳，可见高信号病灶侵及邻近的低信号结合带和肌

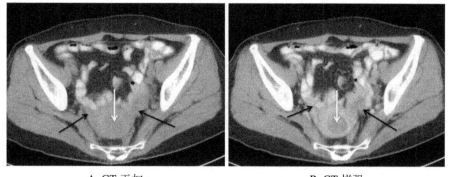

A. CT 平扫　　　　　　　　　　B. CT 增强

图 8-13　子宫内膜癌，Ⅲ期，侵犯双侧输卵管及卵巢

CT 平扫（图 8-13A）子宫增大，子宫内膜癌病灶成相对低密度（白箭头），两侧附件区见低密度区，左侧较明显（黑箭头）；CT 增强（图 8-13B）肿瘤不均匀强化，但相较正常肌组织，表现为不均匀低密度（白箭头），两侧附件区低密度影均有轻度强化（黑箭头）

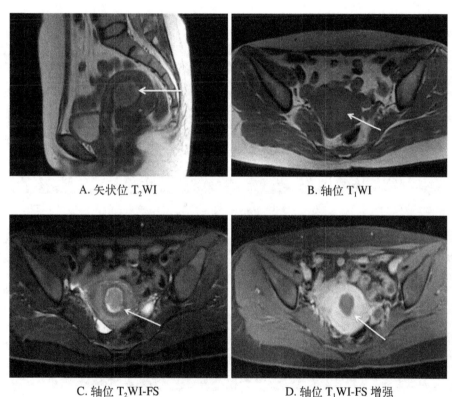

A. 矢状位 T₂WI　　　　　　　　B. 轴位 T₁WI

C. 轴位 T₂WI-FS　　　　　　　　D. 轴位 T₁WI-FS 增强

图 8-14　子宫内膜癌，Ⅰa 期，侵犯浅肌层

矢状位 T₂WI（图 8-14A）示肿瘤与肌层相比呈高信号（白箭头），低信号结合带显示尚完整；轴位 T₁WI（图 8-14B）示肿瘤与肌层相比呈略高信号（白箭头）；轴位 T₂WI-FS（图 8-14C）示子宫左后壁结合带低信号不连续（白箭头）；轴位 T₁WI-FS 增强（图 8-14D）动态增强延迟期示肿瘤轻度强化，与肌层强化相比呈低信号，子宫左后壁肿瘤与肌层交界面不光整（白箭头）

层内。如 T₂WI 结合 DCE 或 DWI 技术，其准确率将明显提高。对于绝经后和老年妇女，由于内膜薄、结合带模糊、子宫三层肌肉结构欠清晰，在判断肌层浸润深度方面，需结合 MRI 动态增强扫描内膜下的强化带是否完整来综合评估，动态增强早期图像

内膜下强化连续判为无肌层侵犯，否则判为肌层侵犯；当内膜下强化与结合带均未显示时，则可观察动态增强延迟期图像上肿瘤与肌层的交界面，交界面光滑判为无肌层侵犯，否则判为肌层侵犯。

2）Ⅱ期：子宫颈受侵是诊断的依据（图 8-16）。

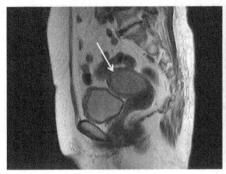
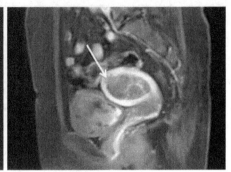

A 矢状位 T₂WI   B 矢状位 T₁WI-FS 增强

图 8-15 子宫内膜癌，Ⅰb 期，侵犯深肌层

矢状位 T₂WI（图 8-15A）宫腔增大，肌层变薄，肿瘤与肌层相比呈高信号，肿瘤向前壁肌层伸入生长，子宫前壁低信号结合带明显破坏消失（白箭头）；矢状位 T₁WI-FS 增强（图 8-15B）示肿瘤轻度不均强化，与肌层强化相比呈低信号，显示浸润肌层深度 ≥ 1/2（白箭头）

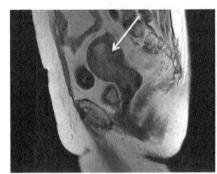
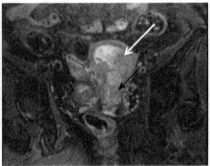
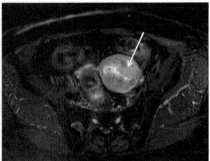

A. 矢状位 T₂WI   B. 冠状位 T₂WI-FS   C. 轴位 T₂WI-FS

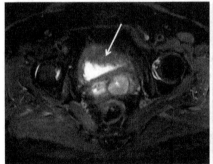
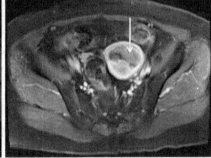
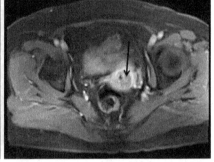

D. 轴位 T₂WI-FS   E. 轴位 T₁WI 增强   F. 轴位 T₁WI 增强

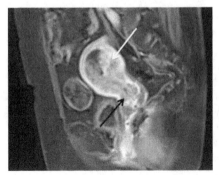

G. 矢状位 T₁WI 增强

图 8-16　子宫内膜癌，Ⅱ期，侵犯宫颈基质

矢状位 T₂WI、冠状位及轴位 T₂WI-FS（图 8-16A～图 8-16D）宫腔增大，肌层变薄，宫体肿瘤呈弥漫性，肿瘤与肌层相比呈混杂高信号，肿瘤向肌层伸入生长，子宫低信号结合带明显破坏消失（白箭头），显示浸润肌层深度 ≥ 1/2（白箭头），宫颈受侵（黑箭头）。轴位及矢状位 T₁WI 增强（图 8-12E～图 8-12G）肿瘤明显不均匀强化（白箭头），肿瘤从子宫体向宫颈延伸、子宫内口、子宫颈管扩大、变形，宫颈受侵（黑箭头），宫颈边缘尚光整

肿瘤从子宫体向宫颈内延伸，如果 T₂WI 显示肿瘤信号侵犯宫颈低信号基质内，或动态增强早期图像显示宫颈黏膜上皮线状强化不连续判为宫颈侵犯。此时，MRI 可见子宫颈基质 T₂WI 低信号的轮廓不完整，其内出现异常信号；与子宫体内膜连续的病变使子宫内口、子宫颈管扩大、变形。

3）Ⅲ、Ⅳ期：Ⅲ期 MRI 显示肿瘤病灶直接侵犯子宫浆膜面，并侵及子宫旁脂肪间隙，表现为子宫不均匀性增大、边缘不规则，增大的子宫呈不均匀性混杂信号，脂肪间隙内软组织结节，如累及附件即可见肿块影（图 8-17）。Ⅳ期侵犯膀胱及直肠时可见肿块与膀胱和直肠壁分界不清，黏膜破坏。病灶中心可有液化、坏死，盆腔或腹主动脉旁可见肿大的淋巴结。

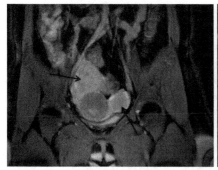
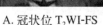
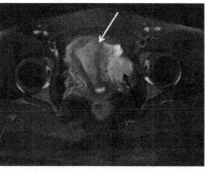
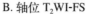
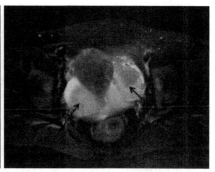

A. 冠状位 T₂WI-FS   B. 轴位 T₂WI-FS   C. 轴位 T₂WI-FS

图 8-17　子宫内膜癌，Ⅲ期，双侧附件转移

冠状位及轴位 T₂WI-FS（图 8-17A~ 图 8-17C）示肿瘤与肌层相比呈高信号，子宫左侧壁及左侧子宫角处结合带低信号不光整（白箭头）；双侧附件区占位灶，信号不均（黑箭头）

2. 诊断要点

子宫内膜癌临床诊断主要依靠刮宫和细胞学检查，特别是在肿瘤早期，影像学检查的目的在于评估肿瘤侵犯子宫的深度、范围、淋巴结转移及远隔性转移，以便采取适当的治疗方案和估计预后。

CT 检查价值有限，MRI 在 T₂WI 上表现为低信号的结合带的完整性是评估子宫肌层侵犯的重要标志，完整结合带存在则基本可以排除有肌层的侵犯。

3. 鉴别诊断

子宫内膜癌须与子宫内膜增生、息肉、黏膜下子宫肌瘤及血凝块等疾病鉴别。这些病变均可引起子宫内膜增厚或使宫腔宽度增加。

1）子宫内膜增生为绝经后妇女阴道流血最常见的原因，部分患者有雌激素替代疗法病史，大多数绝经后妇女子宫内膜厚度 <8 mm，有雌激素替代疗法病史者可达 10 mm，子宫内膜增生者的内膜增厚往往是均匀的、广泛的，且结合带完整，而子宫内膜癌的内膜增厚往往是局限的和不对称的，这或可提供鉴别。

2）内膜息肉患者中约 3.5% 可发展为内膜癌，MRI 上不易与子宫内膜癌区别，必要时可作活检以鉴别之。黏膜下肌瘤在 T₁WI 呈略低或等信号，T₂WI 多为均匀低信号，轮廓规整，边界清楚，CT 上如果见到肿瘤内有钙化和脂肪变性是良性平滑肌瘤的证据。

3）宫腔积血表现为宫腔内短 T₁ 和长 T₂ 信号，CT 上子宫腔呈较高密度。宫腔积液表现为宫腔内长 T₁ 和长 T₂ 信号，信号与膀胱尿液类似。同时，无论宫腔积液或积血，CT 或 MR 增强扫描图像两者均无强化，也有助于鉴别。

4. 延伸阅读

子宫内膜癌的国际妇产科联合会（FIGO，2009）手术病理分期、TNM 分期与 MRI 征象（表 8-2）。

表 8-2　子宫内膜癌 TNM 分期与 MRI 征象

TNM 分期	FIGO 分期	临床表现	MRI 征象
T₁	I	肿瘤局限于宫体	
T₁ₐ、T₁ᵦ	I A	肿瘤限于内膜或浸润子宫肌层 < 1/2	子宫内膜增厚呈条带状，并有局灶性或弥漫性的信号异常，结合带完整；或肿瘤的异常信号扩展到子宫肌层 <50%，内膜与肌层间结合带不完整或完全消失
T₁c	I B	浸润子宫肌层 ≥ 1/2	肿瘤的异常信号扩展到子宫肌层 > 50%，连接带完全破坏消失，但子宫外肌层和外形轮廓正常
T₂	I	侵及宫颈管但未超出子宫	宫颈内口和宫颈管增宽，但低信号的宫颈基质完整
T₂	II	侵犯宫颈基质，但无宫体外蔓延	宫颈基质的低信号部分或全部消失
T₃	III	肿瘤侵及子宫外，但未侵及真骨盆外，局部和（或）区域淋巴结转移	
T₃ₐ	III A	累及浆膜和（或）附件，腹水或腹腔冲洗液细胞学阳性	子宫外肌层的完整性和连续性中断或消失，子宫外形轮廓不规则
T₃ᵦ	III B	阴道转移（直接蔓延或转移）	阴道壁的低信号消失为高信号的肿瘤替代
T₄	IV	肿瘤扩展到真骨盆外，侵及膀胱和（或）直肠黏膜	
	IV A	侵及膀胱和（或）直肠黏膜	膀胱和直肠壁的低信号带中断或消失
N₁	III C	盆腔和（或）主动脉旁淋巴结转移（区域淋巴结 > 1.0cm）	盆腔和（或）主动脉旁可见肿大淋巴结
M₁	IV B	远处转移	可见远处转移灶

病例 4

【简要病史】

患者，女，69 岁，绝经后阴道流血 2 月余。

【影像资料】

见图 8-18。

【影像分析】

宫颈见边界不清异常信号灶，以宫颈前唇为主，T₂WI 呈稍高信号，宫颈结合带破坏（图 8-18B 箭头），阴道前穹窿受累，增强后不均强化（图 8-18C，图 8-18D 箭头）。

【影像诊断】

宫颈癌考虑，阴道穹窿部受累。

【最终结果】

（宫颈）中分化鳞状细胞癌。

【概述】

宫颈癌（cervical carcinoma）是我国女性生殖系统最常见的恶性肿瘤之一，病因不十分清楚，研究表明可能与乳头状病毒感染有关，常见于 35~55 岁。宫颈癌多发生在鳞状上皮与柱状上皮移行处，多为鳞状上皮癌，约占 90%，余为腺癌或鳞腺癌。可直接侵犯宫旁组织，病变晚期，输尿管、膀胱和直肠均可受累。宫颈癌主要以直接浸润和淋巴道转移为主，血行转移少见。接触性出血是宫颈癌早期的主要症状，随着肿瘤的生长，则可发生不规则阴道出血和白带增多等症状。妇科检查，可见宫颈糜烂、菜花或结节状肿物。宫颈癌早期诊断主要依据临床检查及液基细胞学检查，影像学检查主要用于宫颈癌的分期，而宫颈癌的治疗方案取决于肿瘤的分期，因此，治疗前准确评估肿瘤的范围及期别是制定合理治疗方案的关键，目前采用国际妇产科的手术分期方案（表 8-3）。

1. 影像表现

（1）CT　主要表现为局限于宫颈或累及子宫和

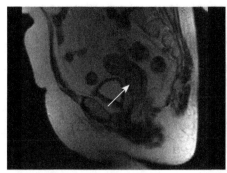
A. 矢状位 T₂WI

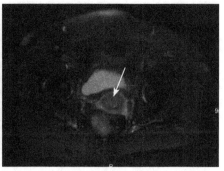
B. 轴位 T₂WI-FS

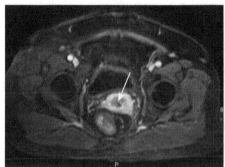
C. 轴位 T₁WI 增强

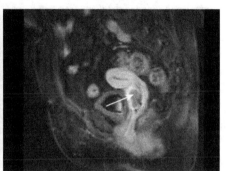
D. 矢状位 T₁WI 增强

图 8-18 （宫颈）中分化鳞状细胞癌

表 8-3 宫颈癌临床分期（FIGO，2009）

FIGO 分期	分期描述
I	肿瘤局限于宫颈
I a	显微镜下浸润癌
I b	病灶局限于宫颈，有或无子宫体侵犯
II	肿瘤延伸超过宫颈，但未达盆壁和阴道下 1/3
II a	肿瘤累及阴道的上部和（或）中部 1/3，无宫旁浸润
II b	有宫旁浸润
III	肿瘤延伸至盆壁或阴道下 1/3
III a	肿瘤延伸至阴道下 1/3
III b	肿瘤侵犯骨盆壁或引起一侧或双侧输尿管梗阻
IV	肿瘤延伸超过真盆腔或侵犯膀胱、直肠黏膜
IV a	肿瘤侵犯膀胱、直肠
IV b	远处转移，包括腹腔内和（或）腹股沟淋巴结转移或其他实质性脏器转移

宫旁的软组织块影，向周围侵犯程度的不同而有相应的宫旁浸润的影像表现。但 CT 对于宫颈癌早期病变和肌层浸润深度的评估作用有限，主要对确定淋巴结及远处转移方面有价值。

（2）MRI 由于 MRI 检查可明确显示正常宫颈各带解剖及宫颈与阴道分界，因此对肿瘤范围显示明显优于 CT 检查，在此主要描述宫颈癌 MRI 表现，大多数诊断信息由 T₂ 加权像提供。

1）I a 期：MRI 检查不能识别微小肿瘤。

2）I b 期：病灶平扫 T₁WI 为等信号，T₂WI 多呈不均匀中高信号，T₂WI 显示肿瘤周围正常宫颈的基质环形低信号完整是一可靠征象。

3）II a 期：肿瘤累及阴道的上部和（或）中部 1/3，T₂WI 上，受浸润的阴道壁为高信号，而正常部分为低信号，增强后强化明显，弥散受限（图 8-19）。

4）II b 期：子宫旁浸润，无论 T₂WI 还是 T₁WI 均可显示子宫旁浸润。

5）III a 期：高信号肿瘤延伸至阴道下 1/3 部（因为此区域淋巴结引流不同，需检查腹股沟淋巴结）（图 8-20）。

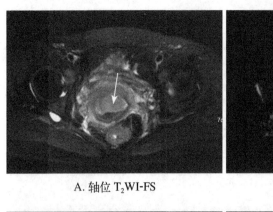
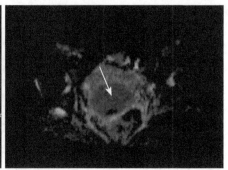

A. 轴位 T₂WI-FS　　　　　　　　　　　B. 轴位 ADC

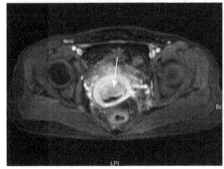
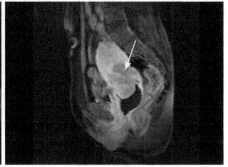

C. 轴位 T₁WI 增强　　　　　　　　　　D. 矢状位 T₁WI 增强

图 8-19　宫颈癌（1）

患者，女，45 岁。宫颈软组织肿块，呈稍长 T₂ 信号（图 8-19A），ADC 值低（图 8-19B），增强后呈明显不均质强化（图 8-19C，图 8-19D），病灶向上累及宫体下部（图 8-19D 箭头）

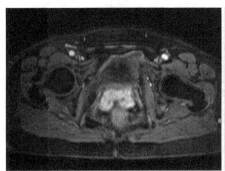
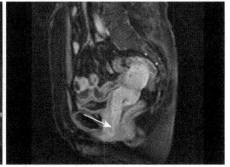

A. 轴位 T₁WI 增强　　　　　　　　　　B. 矢状位 T₁WI 增强

图 8-20　宫颈癌（2）

患者，女，55 岁。宫颈占位灶，矢状位可见宫颈肿瘤延伸至阴道下 1/3 部（图 8-20B 箭头）

6）Ⅲb 期：肿瘤侵犯骨盆壁或引起一侧或双侧输尿管梗阻，出现肾积水，盆壁肌受累表现为高信号。

7）Ⅳa 期：表现膀胱或直肠周围脂肪界面消失，正常膀胱壁或直肠壁的低信号有中断，或这些器官的黏膜信号中断，乃至出现膀胱壁或直肠壁的增厚或直肠壁的增厚或腔内肿块。

8）Ⅳb 期：远处转移，包括腹腔内和（或）腹股沟淋巴结转移或其他实质性脏器转移。

绝大多数宫颈癌病灶在 DWI 上表现为局限性高信号，易与正常子宫颈以及邻近结构区别。宫颈癌治疗后可复发，常见复发部位为阴道上端，在 T₂WI 上呈显著高信号，而放疗后纤维化则呈较低信号。

2. 诊断要点

宫颈癌早期临床诊断主要依靠临床检查和液基

细胞学检查，影像学检查的主要目的在于宫颈癌的分期，评估肿瘤侵犯范围、明确有无宫旁浸润、盆壁或周围器官受侵及淋巴结转移及远隔性转移情况。CT 检查对诊断宫颈癌的价值有限，MRI 是首选的影像学检查方法，它有助于宫颈癌分期，还有助于鉴别治疗后肿瘤复发与纤维化。

3. 鉴别诊断

注意与子宫内膜癌侵及宫颈鉴别。

宫颈癌向下侵及阴道壁需与侵及宫颈的晚期阴道癌鉴别。

病例 5

【简要病史】

患者，女，39 岁，发现卵巢囊性病灶 1 年余。

【影像资料】

见图 8-21。

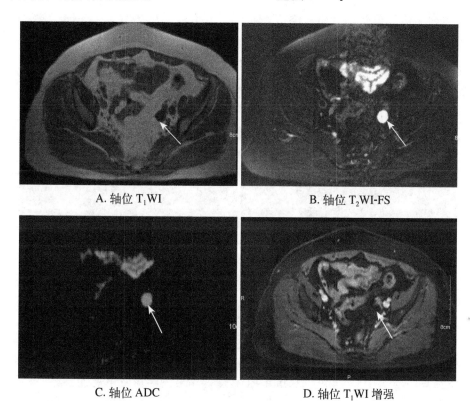

A. 轴位 T_1WI　　　　　　B. 轴位 T_2WI-FS

C. 轴位 ADC　　　　　　D. 轴位 T_1WI 增强

图 8-21　卵巢囊肿

【影像分析】

左侧宫旁囊性结节灶，边界清，直径约 17 mm，T_1WI 为低信号（图 8-21A），T_2WI 呈高信号（图 8-21B），ADC 值高（图 8-21C），增强后未见强化（图 8-21D 箭头）。

【影像诊断】

左侧宫旁囊性病灶，卵巢囊肿首先考虑。

【最终结果】

（左卵巢）良性囊性病变（符合滤泡囊肿）。

【概述】

卵巢囊肿（ovarian cyst）是女性生殖系统较常见的良性病变，分为单纯性囊肿和功能性囊肿，后者可为滤泡囊肿、黄体囊肿和黄素囊肿等，与女性雌激素水平有关。多数囊肿为单侧性，部分可为双侧性。囊肿大小不等，多为单房性、壁薄、无分隔。然而，多囊性卵巢为双侧性，且呈多房性，呈周边分布多发小囊，代表未排的卵泡，为下丘脑无周期性活动所致。临床上，卵巢囊肿常无症状，功能性者可有月经异常，多囊性卵巢表现为多毛、不孕、月经不规则及继发性闭经等。

1. 影像表现

（1）CT　典型表现为附件区均一水样低密度肿块，呈圆形或椭圆形，边缘光滑，壁薄，无内隔。多囊性卵巢显示体积增大，其内可见多个小的低密度区，大小不一，呈蜂窝状表现。

（2）MRI 囊壁薄而光滑。MRI 在显示病变的成分方面具有优势：①囊肿大多数 T_1WI 上呈低信号，而 T_2WI 上为非常高信号；②如囊内含蛋白物质较多，T_1WI 和 T_2WI 上均可为高信号。③多囊性卵巢 T_2WI 上表现为卵巢被膜下有多发类圆形高信号小囊；④增强后囊壁强化，囊内容物未见强化。

2. 诊断要点

卵巢囊肿常表现为边界清楚的肿块，密度/信号均匀，无强化，CT 和 MRI 检查均易做出诊断，但多不能确定囊肿的类型。MRI 在显示病变的成分方面具有明显优势。

3. 鉴别诊断

卵巢囊肿表现典型者易于诊断，极少数囊肿伴有囊内分隔，需与卵巢囊腺瘤进行鉴别，后者常常较大，表现为盆腔内囊性肿块，呈分房状，壁和内隔薄而均一，而卵巢囊肿常体积较小。

病例 6

【简要病史】

患者，女，40 岁。当地医院体检超声发现卵巢肿块 1 周。

【影像资料】

见图 8-22。

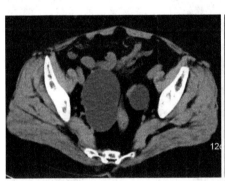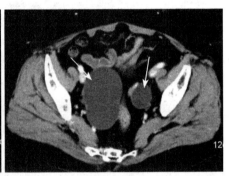

A. CT 平扫   B. CT 增强

图 8-22 卵巢良性囊性病变

【影像分析】

双侧宫旁分别见一大小约 81 mm×54 mm 和 32 mm×27 mm 水样低密度灶，边界清，增强后无强化。

【影像诊断】

双侧宫旁囊性病灶，倾向良性，卵巢囊肿或囊腺瘤可能。

【最终结果】

（左、右）卵巢良性囊性病变（符合浆液性囊腺瘤）。

【概述】

卵巢常见的良性肿瘤有浆液性囊腺瘤、黏液性囊腺瘤和囊性畸胎瘤，恶性肿瘤则以浆液性囊腺癌和黏液性囊腺癌最为常见。

1. 浆液性囊腺瘤和黏液性囊腺瘤

浆液性囊腺瘤（serous cystadenoma）和黏液性囊腺瘤（mucinous cystadenoma）较常见，浆液性囊腺瘤可为多房或单房性，黏液性囊腺瘤多数为多房，囊壁和内隔均较光滑；浆液性囊腺瘤可含有钙化，恶变率较高，可达 30%~50%，黏液性囊腺瘤钙化发生率较浆液性囊腺瘤低；这两种肿瘤常常较大，直径多大于 10 cm。发病年龄多以生育年龄居多，多数无症状，肿块较大时有腹部不适或隐痛、腹部包块等症状。

（1）影像表现

1）CT：①卵巢区薄壁、边界光滑的单房或多房囊性肿块，肿块巨大者可占据大部分盆腹腔（图 8-23），肿块呈水样低密度，其中黏液性密度较高，如为多房状，各房密度可略有差异。②浆液性囊腺瘤壁和内隔多较薄且均匀一致（图 8-24），少数者较厚或有小的乳头状软组织突起。③黏液性囊腺瘤内分隔粗细不均，部分边缘毛糙，部分子囊内见囊

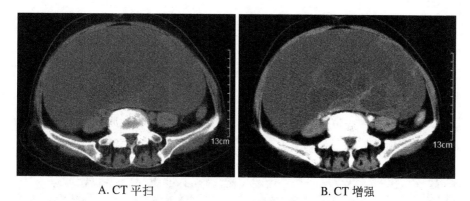

A. CT 平扫　　　　　　　　　　B. CT 增强

图 8-23　黏液性囊腺瘤

肿块巨大占据大部分盆腹腔

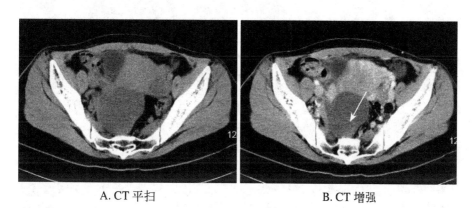

A. CT 平扫　　　　　　　　　　B. CT 增强

图 8-24　浆液性囊腺瘤

壁和内隔较薄且均匀一致（图 8-24B 箭头）

内囊，为黏液性囊腺瘤的特征性表现。④增强检查，间隔及囊壁发生强化。

2）MRI：这两种肿瘤均表现为边界清楚的肿块，大小不等，常为多房状，各房信号可稍不一样。浆液性囊腺瘤表现为 T_1WI 低信号和 T_2WI 高信号；黏液性者由于含黏蛋白而致肿瘤在 T_1WI 上信号强度有不同程度增高，T_2WI 上仍呈较高信号，不同分房间信号可不同。增强后肿瘤囊壁、间隔及结节发生强化。

（2）诊断要点　表现为盆腔内较大的分房性囊性肿块，壁和内隔薄而均一或粗细不均，内呈液体密度（或信号），据此，CT/MRI 检查可作出诊断。

（3）鉴别诊断

1）卵巢囊肿：表现为单发多见，呈圆形或卵圆形，体积较小，一般为单房。

2）卵巢子宫内膜异位囊肿：临床有典型的周期性痛经史，囊肿信号因出血的时间不同而表现为多种信号改变；由于周围渗出物导致与周围组织粘连，因此，囊灶周围边界显示欠清，这也是其特征之一。

3）卵巢囊腺癌：大多是从囊腺瘤恶变而来，多为囊实性病变，且常以实性为主，多呈不规则形，囊壁多厚薄不均，密度/信号多不均匀，可有壁结节及实变区强化，周围结构可有侵犯改变，常伴有腹水、大网膜及淋巴结转移等。

2. 卵巢囊性畸胎瘤

囊性畸胎瘤（cystic teratoma）是卵巢常见的良性肿瘤，又称为皮样囊肿，由分化好的外、中、内胚层来源的组织构成，以外胚层组织最多。肿瘤呈囊性，表面光滑，囊壁较厚，内含皮脂样物质、脂肪、毛发，并可有牙齿或骨组织。临床上，卵巢囊性畸胎瘤可见于任何年龄，通常无症状，大者可产生腹胀、腹部隐痛和压迫症状，部分病例因肿瘤蒂扭转、囊壁破裂发生急腹症症状。卵巢未成熟畸胎瘤占畸胎瘤的1%，为恶性肿瘤。

（1）影像表现

1）CT：表现为盆腔内边界清楚的混杂密度肿块，内含脂肪密度影，为特征性征象（图8-25），根据肿瘤内含脂肪含量，可分为：脂肪瘤型、液脂型、头结节型（由脂肪成分及大小不等的头结节构成）、液性为主型、囊肿型。液脂型肿块内可见脂肪－液面，偶可在界面处见漂浮物，代表毛发团。畸胎瘤囊壁厚薄一般较均匀，头结节型可发生局限性增厚，呈结节状突向腔内。部分可见高密度骨组织（图8-26）。囊肿型无明确脂肪成分和钙化，仅含蛋白样液体而呈略高密度，不具特征。

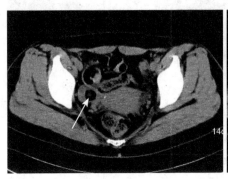
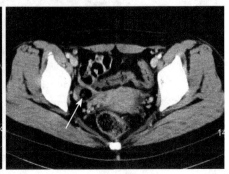

A. CT 平扫　　　　　　　　　　B. CT 增强

图8-25　卵巢囊性成熟性畸胎瘤（1）

（右）内见明显脂肪密度

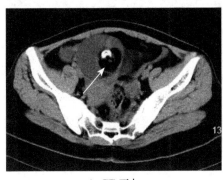
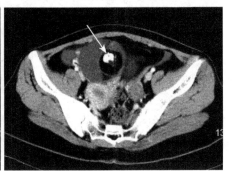

A. CT 平扫　　　　　　　　　　B. CT 增强

图8-26　卵巢囊性成熟性畸胎瘤（2）

（右）内见明显脂肪密度及骨密度影

2）MRI：表现为盆腔内混杂信号肿块。其特征是肿块内含有脂肪信号灶，即 T_1WI 上为高信号，T_2WI-FS 为低信号，且在各种序列上均与皮下脂肪信号相同（图8-27）；此外，MRI 检查同样可发现脂肪－液平面、由囊壁向内突入的壁结节（图8-28）等。

（2）诊断要点　卵巢囊性畸胎瘤的特征性表现为盆腔内不均质肿块，可伴脂肪、骨、牙齿、软组织和液体成分，CT/MRI 检查通常不难做出诊断。

3.卵巢浆液性囊腺癌与黏液性囊腺癌

卵巢癌是卵巢最常见的恶性肿瘤，主要为浆液性囊腺癌（serous cystadenocarcinoma）和黏液性囊腺癌（mucinous cystadenocarcinoma），而其他类型卵巢癌均少见。其中浆液性囊腺癌最为多见，占全部卵巢恶性肿瘤的50%，易侵犯双侧。卵巢癌早期无症状，发现时多属晚期，常有压迫症状，并且往往已有局部侵犯、腹膜腔的直接种植或淋巴转移。在腹膜直接种植中，黏液性囊腺癌可形成腹腔假性黏液瘤。

卵巢癌临床分期如下：

Ⅰ期：肿瘤局限于卵巢。

Ⅱ期：肿瘤有盆腔内延伸，累及子宫、输卵管

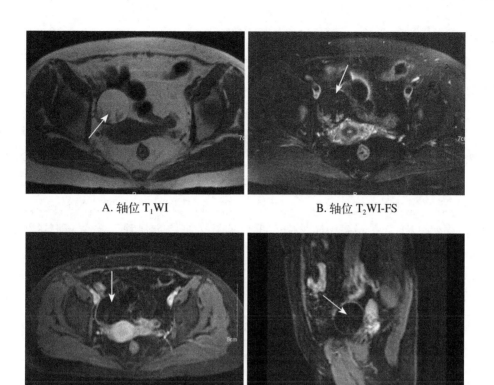

A. 轴位 T₁WI

B. 轴位 T₂WI-FS

C. 轴位 T₁WI 增强

D. 矢状位 T₁WI 增强

图 8-27 卵巢囊性成熟性畸胎瘤 (3)

(图 8-27A~ 图 8-27D)(右侧附件区肿块，边界清，大小约 48 mm×40 mm，内含有脂肪信号灶，即 T₁WI 上为高信号，T₂WI-FS 为低信号，增强后未见明显强化

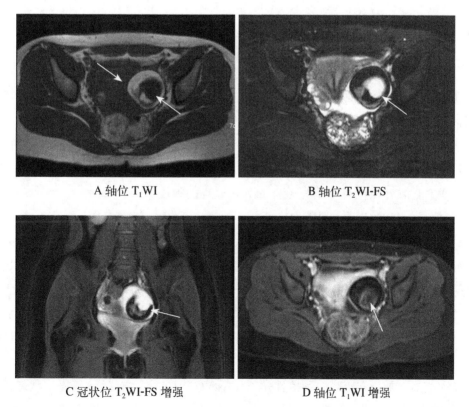

A 轴位 T₁WI

B 轴位 T₂WI-FS

C 冠状位 T₂WI-FS 增强

D 轴位 T₁WI 增强

图 8-28 卵巢囊性成熟性畸胎瘤 (左)

可见囊壁向内突入的壁结节

或盆腔其他组织。

Ⅲ期：肿瘤发生腹膜腔转移，包括系膜、网膜和（或）腹膜后、腹股沟淋巴结转移，肝表面转移。

Ⅳ期：发生远隔性转移，包括胸部、肝脏转移，肝转移需累及实质。

（1）影像表现

1）CT：①表现为盆腹腔内较大囊实性肿块，囊性、实性部分形态不规则，密度不均匀，间隔和囊壁不规则增厚、厚薄不均；②增强扫描肿瘤的间隔、囊壁及实性部分强化明显（图8-29）。③多数肿瘤并有显著量腹水。④肿瘤发生局部侵犯、腹膜腔的直接种植和淋巴转移时有相对应的影像学表现：

侵犯邻近的器官，如膀胱、子宫、结肠时，造成各脏器周围脂肪密度增高，边缘模糊，轮廓不清；如输尿管受累，则发生肾积水；肿瘤发生腹膜腔转移时，直接征象为腹盆部肠系膜、脏器的浆膜面、壁腹膜表面形成多发小结节或团块；大网膜弥漫性增厚、密度增高，严重时形如饼状，成为网膜饼；黏液性囊腺癌的黏液性物质破裂入腹膜腔后发生种植性转移时，形成腹腔假性黏液瘤，表现为盆、腹腔内低密度肿块，当位于肝脏外缘处时，呈分隔状表现，致肝表面形成多个扇形压迹；此外，还可发现腹膜后和腹股沟淋巴结转移或肝转移等远处转移征象。

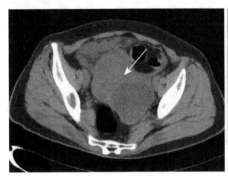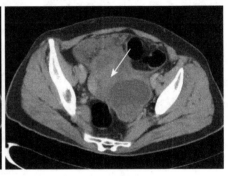

A. CT平扫　　　　　　　　　　　　　　B. CT增强

图8-29　黏液性囊腺癌

盆腔囊实性肿块，边界尚清，增强后间隔、囊壁及实性部分有强化

2）MRI：肿瘤的形态学表现类似CT检查所见，①通常表现为不规则的囊实性肿块，浆液性者囊液视其内容而在T_1WI上表现为低至高信号，而T_2WI上均显示为高信号，黏液性者由于含黏蛋白而致肿瘤在T_1WI上信号强度有不同程度增高，T_2WI上仍呈较高信号。②囊内隔和囊壁形态不规则，增强后强化，而其内囊液无强化。③MRI检查同样能发现腹腔的种植性转移、淋巴结转移和邻近结构的直接侵犯。

（2）诊断要点　卵巢囊腺癌多表现为盆腔或盆腹腔内较大囊实性肿块，壁和内隔厚而不规则并有明显的实体部分，CT/MRI检查多可作出诊断，并能显示肿瘤的浸润范围、是否有腹膜腔种植性转移和淋巴结转移，以指导临床分期及治疗。

（3）鉴别诊断　与卵巢囊腺瘤的主要鉴别点

在于后者以囊性为主，囊壁及内隔常常较薄且规则，密度/信号多均匀，不伴有实性部分，周围结构不伴侵犯改变，无腹水、大网膜及淋巴结转移等征象。但有时两者鉴别困难，这也是影像学检查的限度。

4. 卵巢转移癌

卵巢有丰富的血供，是转移好发部位之一，可来自肿瘤直接延伸、腹腔种植、淋巴或血行转移，其中原发瘤多为胃肠道，其次为乳腺及生殖系统肿瘤。胃肠道卵巢转移瘤常称为库肯勃（Krukenberg）瘤，占卵巢全部恶性肿瘤的4%~10%，常为双侧性。卵巢转移瘤易发生于30~50岁，与绝经前卵巢血供丰富有关。有时转移瘤症状较原发瘤更明显，表现下腹部肿块，生长迅速，并有腹胀和腹痛，常出现腹水或胸水。

（1）影像表现

1）CT：显示双侧或单侧卵巢囊实性、实性、囊性肿块，常并有腹水和（或）胸水（图8-30A），增强后实性部分、囊壁及间隔强化（图8-30B），还可发现其他脏器转移，并有可能发现原发瘤。

2）MRI：①卵巢肿块可呈长 T_1 和 T_2 表现，或者混杂信号，肿块内可有更长 T_1、长 T_2 信号灶，代表瘤内坏死囊变。②有明确原发恶性肿

瘤、特别是胃肠道或乳腺的恶性肿瘤，若CT或MRI检查显示双侧卵巢肿块，应考虑到卵巢转移瘤。

（2）诊断要点

有明确原发恶性肿瘤、特别是胃肠道或乳腺的恶性肿瘤，若发现双侧卵巢肿块并有腹水和（或）胸水，需考虑卵巢转移瘤。若原发恶性肿瘤不明确，则与卵巢原发恶性肿瘤难以鉴别。

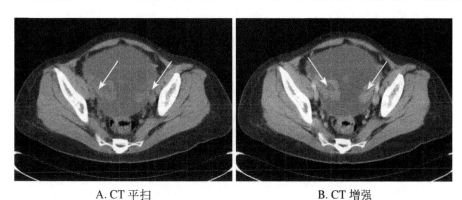

A. CT 平扫　　　　　　　　　　　B. CT 增强

图8-30　乳腺浸润性小叶癌双侧卵巢转移

双侧卵巢可见囊实性肿块，伴大量腹水，增强后肿块强化

二、乳腺疾病

病例 1

【简要病史】

患者，女，29岁。3个月前无明显诱因出现右乳肿块，伴右乳头溢液，色清量少，外院钼靶会诊提示：右乳宽域性非对称性致密影，请结合其他检查，BI-RADS：0。

【影像资料】

见图8-31。

【影像分析】

T_1WI 上右乳内下象限见边界不清的片状低信号影（图8-31A），T_2WI 上呈高信号（图8-31B），增强后早期及晚期（图8-31C，图8-31D）呈段样分布斑片状非肿块样渐进性强化，以延迟强化为主。

【影像诊断】

右乳内下象限异常信号影，BI-RADS：4A。

【最终结果】

（右）乳腺腺病伴导管扩张、导管周较多炎症

细胞浸润，小区可见多核巨细胞及泡沫样组织细胞反应。

【概述】

乳腺增生并非炎症性或肿瘤性疾病，多发在20~40岁卵巢功能活跃的妇女，常为双侧发病，临床症状与月经周期有关，乳腺胀痛和乳腺内肿块在经前期明显。病因尚不完全清楚，一般认为与卵巢功能失调有关，孕激素减少、雌激素过高，或两者比例失调，其次与乳腺实质中雌孕激素受体的质和量有关，一般组织学上将乳腺增生描述为一类以乳腺组织增生和退行性病变，伴有上皮和结缔组织的异常组合，包括囊性增生病、小叶增生、腺病和纤维性病，是女性乳腺多见的一类临床症候群。有少部分出现非典型增生或发展成原位癌，甚至最终演变成为浸润性乳腺癌，但这个过程并非呈线性进展。

在乳腺增生影像学诊断中，选择正确的检查时间很重要。由于乳腺腺体组织随月经周期变化而有所变化，某些妇女在月经前有生理性的乳腺增生改

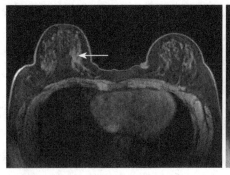

A. 轴位 T_1WI-FS

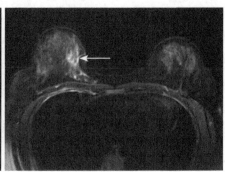

B. 轴位 T_2WI-FS

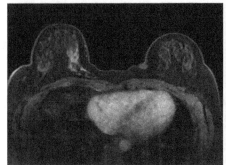

C. 轴位 T_1WI 增强早期

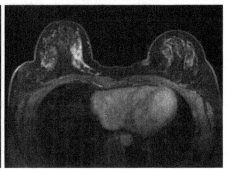

D. 轴位 T_1WI 增强后期

图 8-31　乳腺腺病

变，所以要在月经后一周行影像学检查。乳腺增生的影像学诊断应密切结合临床资料，如患者年龄、临床症状、体征、生育史及月经情况等。

1. 影像表现

（1）X 线　X 线钼靶表现因乳腺增生成分不同而异，缺少特征性。

1）通常表现为乳腺内局限性或弥漫性片状、棉絮状或团片状致密影（图 8-32），或大小不等的结节状影，边界不清。少数可形成肿块样致密影，但缺乏锐利边缘。

2）可出现钙盐沉积，表现为边界清楚的点状钙化，可群集状或弥漫性分布，无分枝状、杆状或铸型等典型恶性钙化特征。

3）当小乳管高度扩张、分泌物潴留形成囊肿时，表现为圆形或卵圆形密度较纤维瘤略淡或近似的阴影，边缘光滑，局限性或弥漫性分布，边缘弧线样钙化亦为囊肿的特征性 X 线表现。

（2）MRI　①动态增强后多数病变表现为区域性、弥漫性分布斑片状或斑点状的渐进性强化，随强化时间的延长强化程度和强化范围逐渐增高和扩

大，强化程度通常与增生的严重程度成正比。②囊肿在 T_2WI 上呈高信号，一般不强化，少数囊肿如有感染时，其囊壁可有强化。

2. 诊断要点

（1）患者多为 30~40 岁，病变常为双乳，临床症状与月经周期有关，经前乳腺胀痛和乳腺肿块较明显。

（2）X 线钼靶片　增生的乳腺组织多表现为弥漫性片状或结节状致密影，可伴边界清、形态规则的良性钙化灶。

（3）MRI 检查　增生腺体多表现为渐进性强化，随强化时间的延长强化程度和范围逐渐增高和扩大。

3. 鉴别诊断

1）局限性乳腺增生，需与乳腺癌鉴别，后者具有毛刺、分叶、恶性钙化、快进快出强化模式等恶性征象，与乳腺增生不同。

2）小乳管高度扩张、分泌物潴留则形成囊肿，因部分囊肿密度近似于纤维腺瘤，X 线钼靶片常常难以准确区分囊肿和纤维腺瘤，超声或 MRI 检查可对囊肿和纤维腺瘤作出可靠的鉴别诊断。

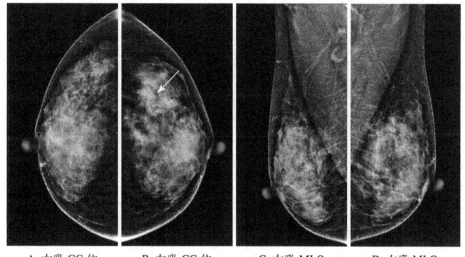

A. 右乳 CC 位　　B. 左乳 CC 位　　C. 右乳 MLO　　D. 左乳 MLO

图 8-32　乳腺腺病伴部分导管扩张及导管上皮增生

患者，女，47 岁。左乳外侧可见局灶性非对称性团片状致密影，边界模糊不清

病例 2

【简要病史】

患者，女，26 岁。无意中发现右侧乳房结节 1 月余，查体：右乳外上象限肿块，质较硬，边界清，移动度可。

【影像资料】

见图 8-33。

【影像分析】

右乳外上象限可见肿块影，边缘清，可见晕圈征，内见粗大爆米花样钙化。

【影像诊断】

右乳外上占位灶，纤维腺瘤首先考虑。BI-

RADS：2。

【最终结果】

（右）乳腺纤维腺瘤。

【概述】

乳腺纤维腺瘤是常见的乳腺良性肿瘤，是来源于乳腺小叶内纤维组织和腺上皮的一种良性双向分化的肿瘤，多发生在四十岁以下的妇女，可见于一侧或两侧，也可多发。纤维腺瘤的病因及发病机制尚不十分清楚，但多数专家认为与以下因素有关：①雌激素水平失衡；②局部乳腺组织对雌激素过度敏感；③饮食及身体因素；④遗传因素。主要临床表现是乳房肿块，肿块边界清，可推动，多为患者

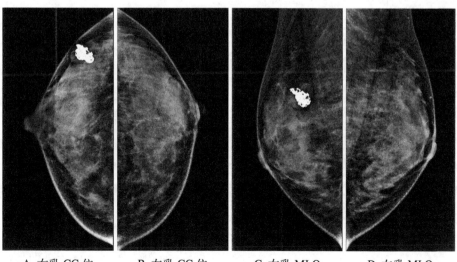

A. 右乳 CC 位　　B. 左乳 CC 位　　C. 右乳 MLO　　D. 左乳 MLO

图 8-33　乳腺纤维腺瘤

无意间摸到或查体检查出来，一般不伴有疼痛感。

1. 影像表现

（1）X 线 ①纤维腺瘤多表现为圆形或卵圆形肿块（图 8-33），部分可呈分叶状，边缘光滑，密度与腺体相似，有时可见晕圈征，为肿瘤周围被推压的脂肪组织。②部分纤维腺瘤在 X 线上可见钙化，多由血运障碍、组织坏死而形成，钙化位于肿块的边缘或中心，呈蛋壳状、粗颗粒状或爆米花样（图 8-33），钙化可逐渐发展，相互融合成为大块状钙化或骨化，占据肿块的大部或全部。③纤维腺瘤的 X 线检出率，因肿瘤的位置大小、病理特征、钙化情况及乳腺腺体类型而异。如在致密型乳腺中，由于纤维腺瘤本身的密度近似于正常腺体组织，检出及诊断困难，需结合超声或 MRI 检查。

（2）MRI 纤维腺瘤的 MRI 表现取决于其组织成分。①平扫 T_1WI 上，肿瘤多表现为卵圆形或圆形低信号或中等信号，边缘清晰。② T_2WI 平扫上信号高低不一，可呈高信号（细胞成分多者或有黏液变性者），或低信号（纤维成分含量多者），钙化区无信号。③约 64% 的纤维腺瘤内有胶原纤维形成的分隔，分隔在 T_2WI 上表现为低或中等信号强度，此征象为纤维腺瘤较特征性表现。④ DWI 常呈高信号，ADC 值较高。⑤动态增强检查，纤维腺瘤表现亦可各异，大多数（80%）表现为缓慢性、渐进性、均匀强化或由中心向外扩散的离心样强化；而硬化、纤维成分较多的纤维腺瘤呈轻度强化或不强化；肿瘤内细胞丰富者亦可呈快速显著均匀强化；所以准确诊断除依据强化程度、时间－信号强化曲线类型外，还需结合病变形态学等表现进行综合判断。

2. 诊断要点

（1）患者多为 40 岁以下的年轻女性；常偶然发现。

（2）X 线检查 表现为圆形或类圆形肿块，边缘清，可伴分叶，可伴粗大良性钙化灶。

（3）MRI 大多数表现为缓慢渐进性强化，强化曲线为流入型。

3. 鉴别诊断

（1）乳腺增生 多伴有乳房胀痛感，可随月经周期而发生变化，经前期明显，经后可缓解；影像上表现为单侧或双侧的斑片状、团块状影，部分可成结节状改变，边缘不清。与乳腺纤维腺瘤不同。

（2）乳腺癌 两者均可伴乳腺肿块，但乳腺癌肿块质硬、活动差、生长迅速，常伴同侧腋窝淋巴结肿大。X 线检查，典型乳腺癌肿块表现为边缘不清、伴分叶、毛刺征，伴（或不伴）分支状、杆状团簇状分布的恶性钙化灶；MRI 动态增强检查，乳腺癌多表现为快速显著强化伴造影剂流出，时间－信号强度曲线多呈流出型或平台型；与纤维腺瘤不同。

病例 3

【简要病史】

患者，女，28 岁。产后 1 年发现右乳肿块，胀痛。查体：右乳肿块，质中，边界尚可，有压痛。

【影像资料】

见图 8-34。

【影像分析】

右乳头后方偏内侧肿块，边缘光滑，T_1WI、T_2WI 上表现为混杂信号（图 8-34A，图 8-34B），增强后囊壁强化，囊壁略厚（图 8-34C，图 8-34D）。

【影像诊断】

右乳头后方占位灶，结合病史，积乳囊肿首先考虑。BI-RADS：3。

【最终结果】

（右）乳腺积乳囊肿。

【概述】

积乳囊肿（galactocele）又称为乳汁潴留囊肿，多发生于哺乳期妇女，泌乳期一支或多支乳腺导管阻塞引起乳汁淤积，使导管呈囊状扩张形成囊肿。病因很多，临床上较常见的是乳腺结构不良、哺乳方式习惯不当、炎症或肿瘤压迫等引起导管阻塞造成。积乳囊肿因其的内容物为乳汁或乳酪样物而不同于一般囊肿。

1. 影像表现

（1）X 线 表现为圆形或卵圆形肿块，边缘光滑锐利。根据积乳囊肿形成的时间及内容物成分不

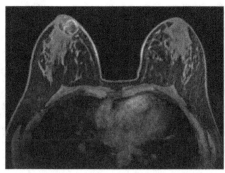

A. 轴位 T₁WI-FS

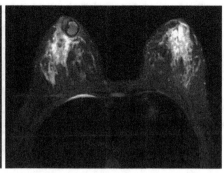

B. 轴位 T₂WI-FS

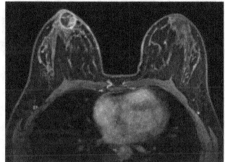

C. 轴位 T₁WI 增强

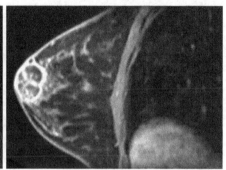

D. 矢状位 T₁WI 增强

图 8-34　乳腺积乳囊肿

同，X 线上呈现不同密度。①形成较早期、水分较多时，可表现为致密肿块，密度均匀或不均匀，其内可因脂肪聚积而出现小透亮区，囊壁周围可有完整或不完整的透亮环，此种表现类型可称为致密型积乳囊肿。②积乳时间较长时，水分吸收，乳液稠厚，或积乳囊肿内含大量脂肪或脂质成分，则表现为部分或全部高度透亮的囊性结构，囊壁光滑整齐，此型可称为透亮积乳囊肿。积乳囊肿壁略厚，可见蛋壳样钙化。

(2) MRI　积乳囊肿表现主要取决于囊肿内容物成分：积乳囊肿内水分含量较多时，在 MRI 上可呈典型液体信号特征，即在 T₁WI 上表现为低信号，在 T₂WI 上表现为高信号；如积乳囊肿类脂肪和脂质成分含量较高，则在 T₁WI 和 T₂WI 均可表现明显高信号。增强磁共振检查积乳囊肿的囊壁可有轻至中度强化。

2. 诊断要点

1) 积乳囊肿多与哺乳有关。

2) 囊肿的形态学具有良性肿块的特征，边缘清晰、形态规则；X 线钼靶及 MRI 的表现取决于囊肿内容物成分。

3) 增强检查，囊壁轻到中度强化，内容物无强化。

3. 鉴别诊断

1) 致密型积乳囊肿与乳腺囊肿、纤维腺瘤等良性肿瘤的鉴别：积乳囊肿的发生与哺乳有关，其内可伴有因脂肪堆积而出现的小透亮区。

2) 透亮型积乳囊肿与脂肪瘤、错构瘤的鉴别：积乳囊肿多较小，壁较厚伴轻到中度强化；脂肪瘤常较大，壁菲薄，内可伴纤细分隔；错构瘤常呈混杂密度或信号肿块影。

病例 4

【简要病史】

患者，女，52 岁。右乳溢液 1 年，当地医院超声提示：右乳囊实性肿块，BI-RADS：3。

【影像资料】

见图 8-35。

【影像分析】

右乳头内后方见一直径约 15 mm 肿块，边缘清晰，T₁WI 上呈中低信号（图 8-35A），T₂WI 上

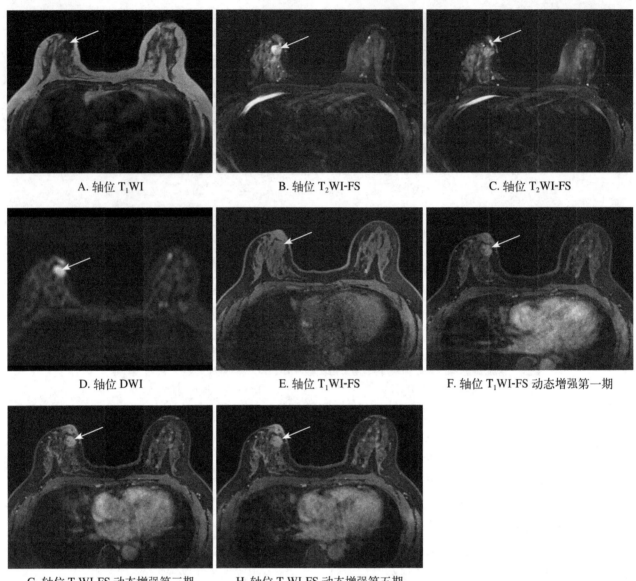

A. 轴位 T₁WI

B. 轴位 T₂WI-FS

C. 轴位 T₂WI-FS

D. 轴位 DWI

E. 轴位 T₁WI-FS

F. 轴位 T₁WI-FS 动态增强第一期

G. 轴位 T₁WI-FS 动态增强第三期

H. 轴位 T₁WI-FS 动态增强第五期

图 8-35　导管内乳头状瘤伴导管上皮增生

呈高信号（图 8-35B），T₂WI 可见扩张积液的乳导管显影（图 8-35C 箭头），肿块弥散受限（图 8-35D），增强后明显强化（图 8-35F~ 图 8-35H 分别为动态增强扫描的第一、三、五期）。

【影像诊断】

右乳头内后方肿块伴邻近乳导管扩张改变，导管内乳头状肿瘤首先考虑，BI-RADS：4。

【最终结果】

（右乳头旁）导管内乳头状瘤伴导管上皮增生，大汗腺化生。

【概述】

乳腺导管内乳头状瘤（breast intraductal apilloma）是较常见的乳腺良性上皮样肿瘤，乳腺导管上皮增生突入导管内，呈乳头状生长，中心以纤维脉管轴为支撑，肿瘤可位于导管系统的任何位置，按发生部位分为中央型乳头状瘤（发生于乳晕区大导管内，占 90%）及外周型乳头状瘤（发生在终末导管小叶单位的），当腺管样生长方式占优势且伴有明显硬化时，即为硬化性乳头状瘤。本病常见于经产妇，以 40~50 岁多见。发病原因目前认为与卵巢内分泌失调、雌激素过度刺激导管上皮有关。小部分导管内乳头状瘤可癌变，其中，中央型癌变概率低。临床表现，多数导管内乳头状瘤患者有乳头溢液，可为血性或浆液性。乳腺导管造影是诊断大导管乳头状瘤的重要检查方法。尽管乳头状瘤呈良性病变表现，影像技术也不能可靠地排除其为恶性肿瘤的可能，因此应当进行组织学检查。

（1）影像表现

1）X线：①较小的乳头状瘤在常规乳腺X线片上常无阳性征像，较大的乳头状瘤可表现为乳腺内肿块，乳晕下区域或外周圆形或卵圆形肿块，边缘清楚

或不清（图8-36）。②大导管内乳头状瘤常伴有导管扩张，但扩张导管多位于近乳晕的部分，而不一定在肿瘤梗阻的远端，考虑与上皮的分泌、吸收功能失调有关，而不是单纯梗阻引起的机械性改变。③乳腺导管造影是表现为扩张的乳导管中断，断端呈光滑杯口状，导管腔内可见类圆形或卵圆形充盈缺损，管壁光滑；无蒂的乳头状瘤可表现为导管壁不规则。

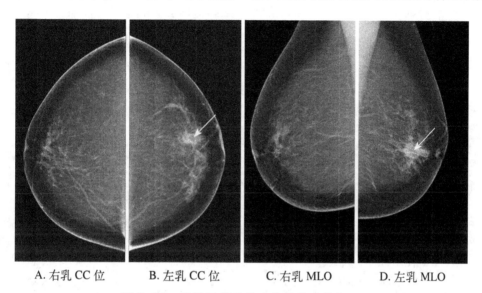

A. 右乳CC位　　B. 左乳CC位　　C. 右乳MLO　　D. 左乳MLO

图8-36　乳腺导管内乳头状瘤伴大片坏死

患者，女，56岁。左乳中央区见一肿块影，边缘略毛糙，大小约14 mm×22 mm，距乳头约21 mm，内可见条状钙化影

2）MRI：①乳头状瘤在MRI T_1WI 上多呈中低信号，T_2WI 上呈中高信号，边缘清楚，纤维含量较高的乳头状瘤，如硬化性乳头状瘤，可表现为 T_1WI、T_2WI 低信号，扩张的导管信号表现不一，蛋白含量高者多呈 T_1WI、T_2WI 高信号，含量低者则 T_1WI 低、T_2WI 高信号。②增强扫描乳头状瘤呈现不同程度强化：纤维成分多、硬化性的乳头状瘤无明显强化，而细胞成分多、非硬化性的乳头状瘤可有明显强化，部分乳头状瘤在动态增强后的时间－信号强度曲线可呈流出型。③DWI常呈高信号。④重 T_2WI 可使扩张积液的乳导管显影，所见类似乳腺导管造影。

（2）诊断要点

1）患者常因乳头溢液就诊，可为浆液性或血性。

2）多位于乳晕下大导管处。

3）导管造影表现典型，表现为扩张的导管突然中断，断端呈光滑杯口状，腔内见类圆形或卵圆形

充盈缺损。重 T_2WI 序列所见类似于乳腺导管造影。

（3）鉴别诊断

1）与乳腺良性肿瘤鉴别：导管内乳头状瘤患者常伴乳头溢液，肿瘤体积较小，多位于乳晕下大导管处，X线、MRI的典型表现，可与其他良性肿瘤鉴别。

2）乳腺癌：部分乳头状瘤动态增强后的时间－信号强度曲线呈流出型，需与乳腺癌进行鉴别，但后者早期强化率通常较高，且形态上具有分叶、毛刺征象，不伴相应乳导管扩张，可伴同侧腋窝淋巴结肿大。

病例5

【简要病史】

患者，女，39岁。发现左乳肿块1年，无痛，肿块增大缓慢。查体：肿块质地硬，边界不清，活动欠佳。

【影像资料】

见图 8-37。

【影像分析】

1. X 线

左乳内下象限可见肿块影，边缘模糊不清，可见毛刺，周围结构扭曲，病灶内可见细点状钙化影（图 8-37A~ 图 8-37D）。2. MRI

左乳内下象限可见肿块影，边缘模糊，可见毛刺（图 8-37E，图 8-37F），动态增强后早期即强化明显（图 8-37G~ 图 8-37K）。

【影像诊断】

左乳肿块，乳腺癌考虑，BI-RADS：4。

【最终结果】

（左）乳腺浸润性导管癌（Ⅲ级）。

【乳腺癌概述】

乳腺癌（breast carcinoma）好发于绝经前后的 40~60 岁妇女，偶有男性乳腺癌发生。乳腺癌约占乳腺恶性肿瘤的 98%，病理学上通常将乳腺癌分为三类：①非浸润性癌；②浸润性非特殊型癌；③浸润性特殊型癌，病理类型有导管原位癌、小叶原位

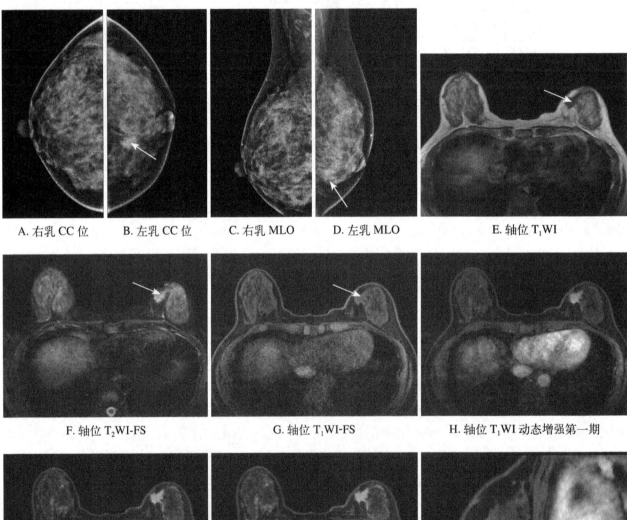

A. 右乳 CC 位　　B. 左乳 CC 位　　C. 右乳 MLO　　D. 左乳 MLO　　E. 轴位 T_1WI

F. 轴位 T_2WI-FS　　G. 轴位 T_1WI-FS　　H. 轴位 T_1WI 动态增强第一期

I. 轴位 T_1WI 动态增强第三期　　J. 轴位 T_1WI 动态增强第五期　　K. 矢状位 T_1WI 增强

图 8-37 （左）乳腺浸润性导管癌

癌、非特殊型浸润性导管癌、浸润性小叶癌、黏液腺癌、髓样癌、炎症性癌、乳头 Paget 病等，其中浸润性导管癌最为常见，占乳腺癌的 65%~80%，占女性恶性肿瘤的 7%~10%，发病率仅次于宫颈癌，发病原因认为主要是由于卵巢内分泌失调，雌激素分泌过多而保护乳腺的黄体酮减少，雌激素反复刺激乳腺小叶所致。炎性乳癌是乳癌发病过程中的一个特殊病变，不是一个独立的病理诊断类型，组织学可见于各种类型的乳腺癌，但大多数是分化差的浸润性导管癌，典型的病理特点为乳腺及皮肤组织内大量淋巴管癌栓形成，恶性度高，易发生转移。

影像学检查的首要目的是早期检查和早期诊断乳腺癌，X 线和超声检查为乳腺癌的基础影像学检查方法，前者对乳腺癌钙化的检出有突出优势，后者有助于检查致密型乳腺中的病变。MRI 检查对致密型乳腺内瘤灶的观察及对多中心、多灶性病变的检出、对胸壁侵犯和胸骨后、纵隔、腋窝淋巴结转移的显示要优于其他方法，这对乳腺癌的诊断、术

前分期及临床选择适当的治疗方案非常有价值。

1. 影像表现

（1）X 线　乳腺癌常见的 X 线直接征象包括：肿块、钙化、结构扭曲、非对称性致密影等。间接征象包括：皮肤增厚或回缩（酒窝征）、乳头及乳晕异常、导管扩张、瘤周水肿、异常增粗的血管、肿大淋巴结等。

1）肿块及非对称性致密影：肿块及致密影在 X 线上显示率因乳腺腺体类型及肿瘤病理类型而异，在脂肪型乳腺显示率高；非对称性致密影边缘模糊，局灶性分布或宽域性分布；肿块的形态多呈圆形、卵圆形或不规则形，边缘模糊，常有长短不一的毛刺，毛刺的形态表现多样，可为较短小的尖角状突起或呈粗长触须状、细长状、蟹足状、火焰状及不规则形等；部分低度恶性肿瘤因其恶性程度较低，生长方式接近良性肿瘤，因此也常常表现为边缘清晰，如髓样癌（图 8-38，图 8-39）、乳头状瘤等。

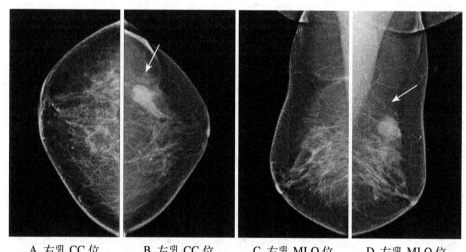

| A. 右乳 CC 位 | B. 左乳 CC 位 | C. 右乳 MLO 位 | D. 左乳 MLO 位 |

图 8-38　（左）乳腺外上象限浸润性癌伴有髓样特征（髓样癌）

患者，女，71 岁。发现左乳肿块 3 月余，查体：左乳外上象限肿块，质硬，活动性差，与周围分界一般。X 线：右乳外上象限可见肿块影，部分边缘光滑

2）肿块或致密影内均可伴或不伴有钙化，如多形性、分支状、沙粒状、粗糙不均质等钙化（图 8-40）。钙化是乳腺癌另一个常见的 X 线征象，部分乳腺癌（大多数导管原位癌）钙化为其最主要的影像征象，甚至是唯一征象（图 8-41），表现为团簇状、线状、段样或区域性分布的细小沙粒状、分

支状、多形性或粗糙不均质钙化，总之钙化可单独存在，亦可位于肿块及致密影内。

3）结构扭曲是指乳腺实质发生扭曲、紊乱，但无明显肿块，可伴或不伴钙化，浸润性小叶癌表现为结构扭曲较其他类型乳腺癌常见（图 8-42）。结构扭曲可见于乳腺癌，也可见与良性病变，如慢

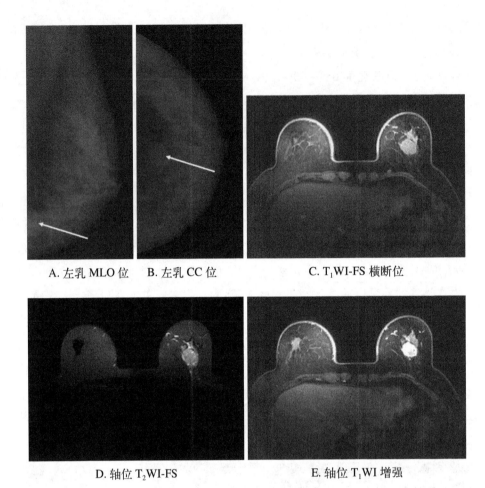

A. 左乳 MLO 位　　B. 左乳 CC 位　　C. T₁WI-FS 横断位

D. 轴位 T₂WI-FS　　　　　　E. 轴位 T₁WI 增强

图 8-39　（左）乳下象限髓样癌

患者，女，48 岁。发现左乳肿块 2 月余，查体：左乳外上象限肿块，质硬，活动性差。X 线：左乳下象限可见肿块影，边缘光滑（图 8-39A，图 8-39B）；MRI：左乳肿块，边缘光整，增强后强化明显（图 8-39E）

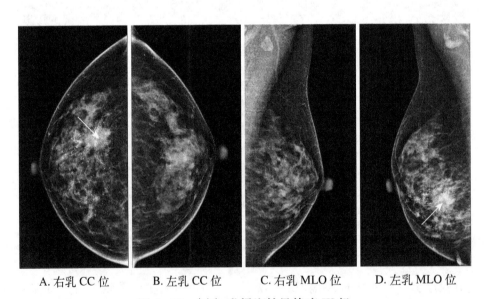

A. 右乳 CC 位　　B. 左乳 CC 位　　C. 右乳 MLO 位　　D. 左乳 MLO 位

图 8-40　（右）乳浸润性导管癌 III 级

患者，女，50 岁。3 年前无意间发现右乳肿块，未重视，自觉近期肿块增大明显，查体：右乳外下触及肿块，质硬，界欠清，活动性可。X 线：右乳外下象限可见肿块影，边缘不清，可见毛刺，其内可见多发多形性钙化影，其周围右乳下象限可见区域分布大量多形性钙化影（白色箭头）

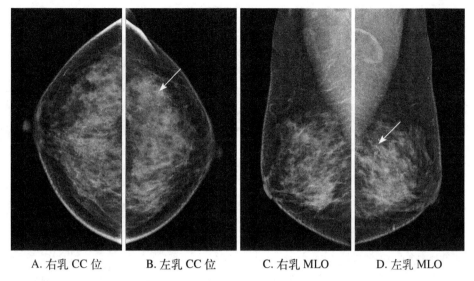

A. 右乳 CC 位　　B. 左乳 CC 位　　C. 右乳 MLO　　D. 左乳 MLO

图 8-41　（左）乳腺导管原位癌

患者，女，49 岁。左乳房溢血 1 个月。X 线：左乳外上象限团簇状分布多形性钙化影

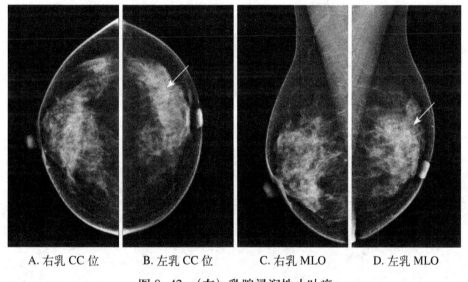

A. 右乳 CC 位　　B. 左乳 CC 位　　C. 右乳 MLO　　D. 左乳 MLO

图 8-42　（左）乳腺浸润性小叶癌

患者，女，49 岁。X 线：左乳外上象限局部腺体纠集紊乱

性炎症、手术瘢痕、放疗后改变等，应注意鉴别，结构扭曲如能除外手术或放疗后，应考虑乳腺癌，需行活检。

4）X 线上，乳腺癌可伴随的间接征象还包括皮肤增厚或回缩、乳头及乳晕异常、导管扩张、瘤周水肿、悬韧带增厚、异常增粗的血管、肿大淋巴结等。

（2）MRI

1）乳腺癌在平扫 T_1WI 上多表现为低信号或中等信号，少数呈高信号（提示肿瘤分泌大量黏蛋白或出血）；在 T_2WI 上，其信号通常不均匀且信号强度取决于肿瘤内部成分，成胶原纤维所占比例越大则信号强度越低，细胞和水含量高则信号越强。

2）肿块形状多不规则，可见毛刺或蟹足样改变。MRI 对小钙化显示不直观。

3）动态增强扫描对乳腺癌诊断和鉴别诊断尤为重要，比较平扫，肿瘤的检出率明显提高，并且病灶显示的更清楚，如表现为肿块性病变的乳腺癌，肿瘤边缘的毛刺、蟹足样等结构表现地更清楚，肿块内部的强化多不均匀或呈边缘强化，部分病灶强化方式可由边缘强化向中心渗透，呈向心样强化，乳腺癌强化初期信号趋于快速明显增高或中等增高，时间－信号强度曲线常呈流出型或平台型，良、恶性病变在强化表现上仍存在一定的重叠，某些良性病变可表现类似恶性肿瘤的强化方式，反之亦然。

4）表现为非肿块性病变的乳腺癌（例如致密影或钙化为主要特点的乳腺癌），增强后病变区可呈线状、段性、区域分布强化，特别多见于导管内原位癌（图8-43）。

5）在DWI上，乳腺癌多呈高信号，ADC值较低。值得注意的是部分乳腺病变于DWI上呈高信号，但测得ADC值较高，因此要考虑到DWI部分病变呈高信号是因为T$_2$效应，而并非扩散能力降低（如乳腺黏液癌，DWI呈明显的高信号，但ADC值不低，稍高于正常乳腺组织ADC值，于黏液癌本身特殊病理组织成分有关）（图8-44）。

6）当乳腺癌灶位置较深时，可能侵犯胸肌及其筋膜，可固定于胸壁。当侵犯皮肤、韧带等时也可以很清晰地看到相应的影像学征象。

2. 诊断要点

1）患者多为40~60岁女性，触诊肿块质硬、边界不清、活动度差。

2）乳腺癌常见的X线直接征象包括：肿块、钙化、结构扭曲、非对称性致密影等。间接征象包括：皮肤增厚或回缩（酒窝征）、乳头及乳晕异常、导管扩张、瘤周水肿、异常增粗的血管、肿大淋巴结等。

3）MRI动脉增强检查，早期强化率一般较高，时间－信号强度曲线常为流出型或平台型。

3. 鉴别诊断

（1）纤维腺瘤　后者多发生于40岁以下女性，多无明显症状，肿块边界清，活动度好；影像学表现为圆形、类圆形肿块，边缘清，密度均匀，部分可伴粗大良性钙化灶；MRI动态增强检查，大多数纤维腺瘤表现为渐进性均匀强化或由中心向外围扩散的离心性强化。

（2）导管内乳头状瘤　部分导管内乳头状瘤动态增强后的时间－信号强度曲线呈流出型，需与乳腺癌进行鉴别，但导管内乳头状瘤MRI动脉增强

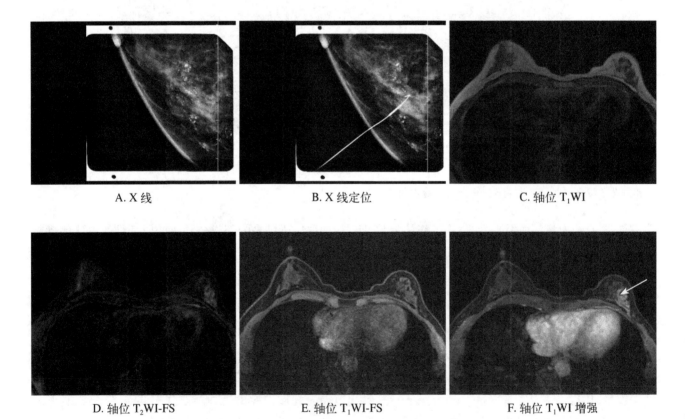

A. X线　　　　　　　　　　B. X线定位　　　　　　　　C. 轴位T$_1$WI

D. 轴位T$_2$WI-FS　　　　　　E. 轴位T$_1$WI-FS　　　　　　F. 轴位T$_1$WI增强

图8-43　（左）乳腺导管原位癌Ⅱ（低－中级别）

患者，女，48岁。当地医院体检发现左乳下象限深部簇状钙化灶，X线钙化定位：左乳外下象限团簇状分布多形性钙化灶（图8-43A、图8-43B）。MRI：左乳外下象限段样分布非肿块样强化（图8-43F）

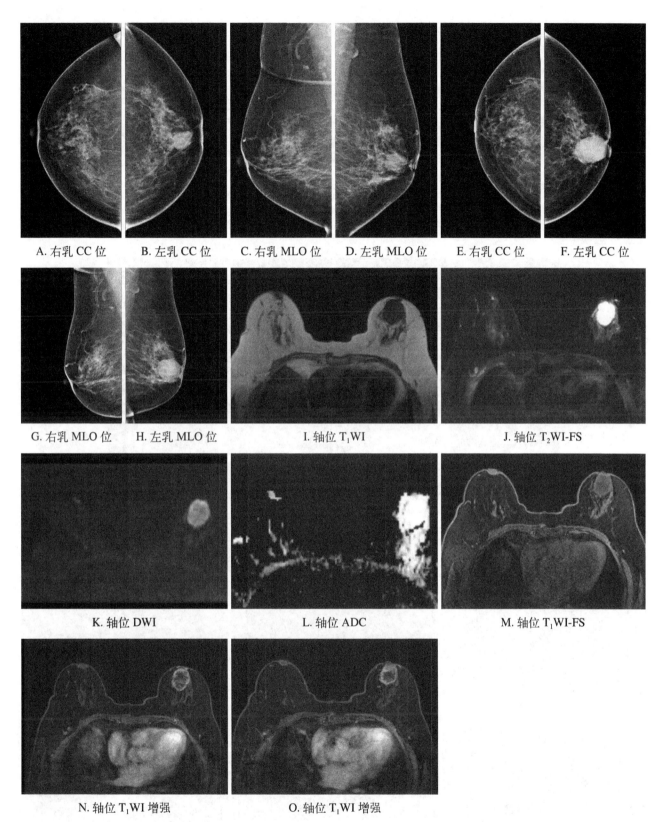

A. 右乳 CC 位   B. 左乳 CC 位   C. 右乳 MLO 位   D. 左乳 MLO 位   E. 右乳 CC 位   F. 左乳 CC 位

G. 右乳 MLO 位   H. 左乳 MLO 位   I. 轴位 T_1WI J. 轴位 T_2WI-FS

K. 轴位 DWI   L. 轴位 ADC   M. 轴位 T_1WI-FS

N. 轴位 T_1WI 增强   O. 轴位 T_1WI 增强

图 8-44 （左）乳腺中央区黏液癌（累及乳头处及乳头下乳腺组织）

患者，女，67 岁。无意中触及左乳肿块，X 线（图 8-44 A~ 图 8-44 D）：左乳头后方肿块，边缘尚清，大小约 25 mm×20 mm，肿块内及周围可见多枚小点状钙化影；左乳头后方肿块，BI-RADS：4B。患者拒绝进一步诊疗。9 个月后患者自觉肿块增大，X 线（图 8-44 E~ 图 8-44H）左乳头后方肿块，边缘尚清，大小约 38 mm×30 mm，肿块内及周围可见多枚小点状钙化影，左乳头凹陷。MRI（图 8-44I~ 图 8-44O）：左乳头后方肿块影，边缘尚清，弥散不受限，增强后边缘强化为主，内见不强化囊性区

检查早期强化率常不如乳腺癌高；临床多伴有乳头溢液，肿块多位于乳晕下大导管处，且乳头状瘤边缘清，无毛刺、分叶征象，无分支、杆状等恶性钙化征象。

【延伸阅读】

病例 1

【简要病史】

患者，女，35 岁。左乳房无意中撞伤后出现疼痛不适 2 个月，呈刺痛，后疼痛逐渐缓解，自检触及肿块。查体：左乳内上象限可及一 4 cm 大小肿块，质硬，活动度差，无压痛，做腋下触及一大小约 1 cm 肿大淋巴结。血象正常。

【影像资料】

见图 8-45。

【影像分析】

图 8-45A~ 图 8-45D 示 X 线左乳内象限可见非对称性致密影，边界模糊不清，对应局部皮肤略

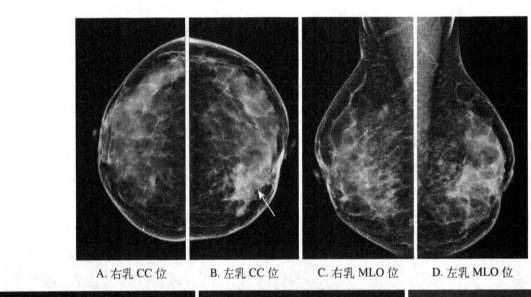

A. 右乳 CC 位　　B. 左乳 CC 位　　C. 右乳 MLO 位　　D. 左乳 MLO 位

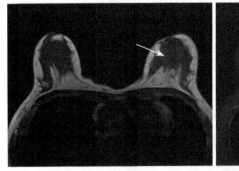　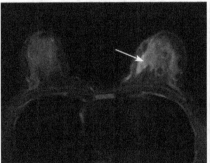　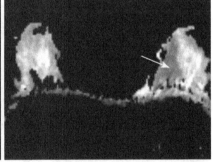

E. 轴位 T₁WI　　　　　　　　F. 轴位 T₂WI-FS　　　　　　　G. 轴位 ADC

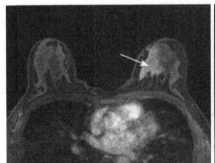　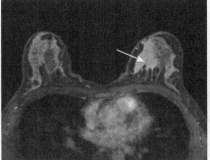　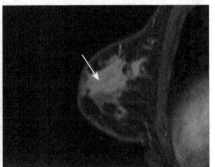

H. 轴位 T₁WI 增强早期　　　I. 轴位 T₁WI 增强后期　　　J. 矢状位 T₁WI 增强后期

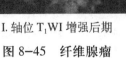

图 8-45　纤维腺瘤

增厚。图 8-45 E 示 T₁WI 左乳内上象限表现为不规则、边界不清的片状低信号影，图 8-45F 示 T₂WI 上呈稍高信号，邻近皮肤略增厚，图 8-45G 示 ADC 值减低，图 8-45H~ 图 8-45J 示增强后呈段样分布非肿块样强化，大部分内部强化均匀，且以延迟强化为主。

【影像诊断】

（1）X 线 左乳内象限非对称性致密影，请结合其他检查，BI-RADS：0。

（2）MRI 左乳内侧非肿块样强化，首先考虑炎性改变，建议复查对照，BI-RADS：4A。

【最终结果】

（左）乳腺小叶周围炎伴脓肿形成及多核巨细胞反应（符合肉芽肿性小叶性乳腺炎）。

【概述】

常见的乳腺炎性疾病包括急性乳腺炎、慢性乳腺炎和浆细胞性乳腺炎。

急性乳腺炎、慢性乳腺炎属于非特异性乳腺炎，好发于产后 2~6 周哺乳期妇女或妊娠妇女，尤其是初产妇。非哺乳期妇女患此病一般是免疫力下降所致。致病菌多为金黄色葡萄球菌或链球菌。常见感染途径有：细菌由乳头破口或皲裂侵入，沿淋巴管蔓延至腺体和小叶间的脂肪纤维组织引起感染化脓；直接进入乳腺导管，在淤积的乳汁内繁殖引起感染；经血液循环入侵腺体，常继发产后盆腔感染或其他炎性病变。急性乳腺炎具有典型的症状及体征，乳房局部红肿热痛，常伴有发热、白细胞增多等，所以很少需行影像学检查；并且对于乳腺炎患者，由于 X 线投照中需对乳房施加一定的压迫，可能促使炎症扩散，故对急性乳腺炎患者应尽量避免 X 线检查。MRI 检查无须压迫，可作为首选方法。急性乳腺炎若治疗不及时可形成慢性乳腺炎或乳腺脓肿。脓肿可向外溃破，或形成乳瘘，亦可穿破乳导管，脓液经乳导管从乳头排出，也可向深部乳腺与胸肌间的疏松结缔组织，形成乳腺后脓肿。

浆细胞性乳腺炎是一种乳腺无菌性炎症性疾病，病因不清，可能与自身免疫有关。以乳腺导管明显扩张，管周纤维化和多量炎细胞浸润，特别是

浆细胞浸润为特征。好发于中年女性，发病单侧为主，多位于乳晕后区。初期发热，乳房胀痛，皮肤水肿不明显，随病情延续疼痛及肿胀逐渐减轻。

1. 影像表现

（1）X 线

1）急性乳腺炎常累及乳腺的某一区段或全乳，表现为局灶或宽域分布致密影，边缘模糊，血供增加，皮下静脉血管增粗扩张，患处皮肤增厚，对应皮下脂肪层模糊，并出现较粗大的网状结构（炎性淋巴管炎所致）。

2）慢性乳腺炎病变较急性局限，密度较急性稍增浓，皮肤增厚减轻。有些病例形成脓肿者，可见肿块影，初期脓肿边界不清，以后脓肿的界限逐渐趋于清楚，乳晕下脓肿可发生乳头凹陷改变。

3）浆细胞性乳腺炎局限型表现为乳晕下区均匀致密影，边界不清，轮廓不规则，有时呈火焰状；弥漫型表现为乳腺密度增高，腺体结构模糊，病灶与乳晕后面相连为其特点。

（2）MRI

1）急性或慢性乳腺炎，T₁WI 表现为不规则、边界不清的片状低信号影，T₂WI 上呈中等或高信号，皮肤增厚，增强后病变区呈为轻度至中度强化，且以延迟强化为主。

2）乳腺脓肿在 MRI 上较具特征，T₁WI 低信号，T₂WI 呈中等或高信号，边缘清晰或部分边缘清晰，壁较厚，增强 MRI 典型脓肿壁呈厚薄均匀的环形强化，多为中度、均匀、延迟强化，中心为无强化的低信号区，脓液的 ADC 值较低（图 8-46）；脓肿不同时期，壁的厚薄以及强化程度亦可不同。

2. 诊断要点

1）急性慢性好发于产后 2~6 周哺乳期妇女或妊娠妇女，尤其是初产妇。

2）乳腺炎不同时期影像表现不同。

病例 2

【简要病史】

患者，女，34 岁，体检。

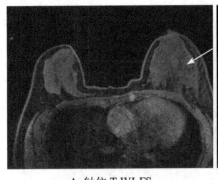
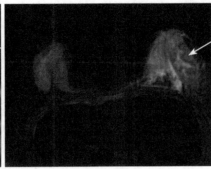
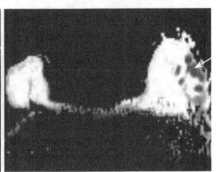

A. 轴位 T₁WI-FS　　　　　　　B. 轴位 T₂WI-FS　　　　　　　C. 轴位 ADC

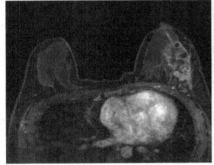
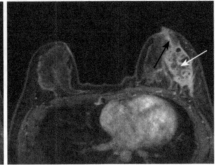
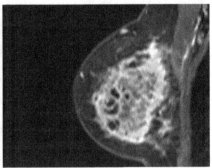

D. 轴位 T₁WI 增强早期　　　　E. 轴位 T₁WI 增强后期　　　　F. 矢状位 T₁WI 增强后期

图 8-46　乳腺炎性病变伴脓肿及肉芽肿形成（肉芽肿性小叶性乳腺炎）

患者，女，28 岁。左乳胀痛、压痛，略微触及肿块 2 周。平扫左乳外象限可见区域分布大片状异常信号影，边缘欠清，T₁WI 呈稍低信号，T₂WI-FS 呈混杂高信号，内见多发囊性病灶，边缘部分清晰，壁略厚（白箭头）（图 8-46A、图 8-46B），囊内脓液的 ADC 值较低（图 8-46C）；（图 8-46D~ 图 8-46F）增强后病变区中度强化，且以延迟强化为主，脓肿壁呈厚薄均匀的环形强化（白箭头），病灶与乳头间见扩张导管影（黑箭头）

【影像资料】

见图 8-47。

【影像分析】

左乳外上象限近胸壁可见肿块影，界清，可见脂肪密度影。

【影像诊断】

左乳外上象限肿块，脂肪瘤或错构瘤考虑，BI-RADS：3。

【最终结果】

（左）乳腺脂肪瘤。

【概述】

乳腺脂肪瘤（lipoma of the breast）是一种由分化成熟的脂肪细胞构成的良性肿瘤，其间有纤维组织分隔，周围有纤细的完整包膜。患者多为中年以上的妇女，一般无明显症状。可单发或多发，外形多种多样，触诊时表现为柔软、光滑、可活动的肿块，界限清晰，脂肪瘤生长缓慢，在发展过程中有时可钙化，液化或自行萎缩。

1. 影像表现

（1）X 线　①脂肪瘤在 X 线上多表现为圆形、卵圆形或分叶状脂肪密度样影；②边缘可见以较纤细而致密的包膜，如果肿块较小周围纤维包膜不清时，X 线不易发现；③在肿块透亮影内有时可见纤细的纤维分隔。④通常脂肪瘤在 X 线检查中的表现具有特异征象，可以做出诊断，因此不需进行 MRI 检查，必要时加照局部加压点片或行 MRI 检查，以排除病变周围腺体组织重叠的干扰。

（2）MRI　①脂肪瘤在 T₁WI 和 T₂WI 均呈高信号，信号强度和皮下脂肪信号相同，在脂肪抑制序列上呈低信号；②其内无正常导管、腺体结构，可见等或稍低信号的纤维分隔，有时可见肿瘤周围的低信号包膜。③增强后脂肪瘤本身无强化，而肿瘤内的分隔可轻度强化。

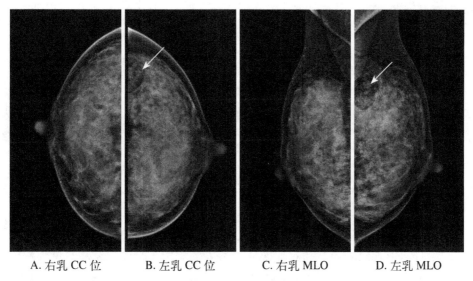

A. 右乳 CC 位   B. 左乳 CC 位   C. 右乳 MLO   D. 左乳 MLO

图 8-47 （左）乳腺脂肪瘤

2. 诊断要点

脂肪瘤在 X 线片上多表现为圆形脂肪密度样影，通常脂肪瘤在 X 线检查中的表现具有特异征象，可以做出诊断，因此不需进行 MRI 检查。

3. 鉴别诊断

乳腺脂肪瘤需与错构瘤特别是含有多量脂肪组织的错构瘤鉴别：脂肪瘤内不含纤维腺样组织，在透亮区内常可见纤细的纤维分隔；而错构瘤表现特点为混杂密度，其内包括低密度的脂肪组织和较高密度的纤维腺样组织。乳腺脂肪瘤还需与透亮型积乳囊肿鉴别：脂肪瘤多发生在中、老年妇女，积乳囊肿常发生在哺乳期妇女；脂肪瘤的周围有纤细而致密的包膜，而积乳囊肿的囊壁略厚；脂肪瘤的透亮区内可见纤细的纤维分隔，而积乳囊肿则无。

病例 3

【简要病史】

患者，女，38 岁。右乳内上象限腺纤维腺瘤微创切除术后 10 个月，发现右乳内上象限肿块。查体：右乳内上肿块，界欠清，质韧实，活动性可，无压痛。

【影像资料】

见图 8-48。

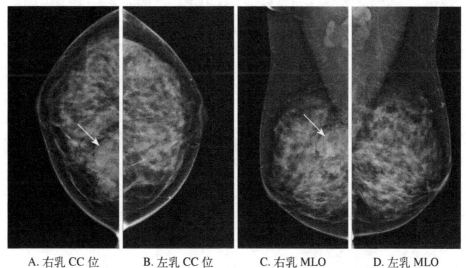

A. 右乳 CC 位   B. 左乳 CC 位   C. 右乳 MLO   D. 左乳 MLO

图 8-48 纤维上皮性肿瘤

【影像分析】

右乳内侧见一肿块，边缘较清晰，长径约40 mm，局部可见分叶，周围可见晕圈征。

【影像诊断】

右乳占位灶，叶状肿瘤首先考虑，BI-RADS：4。

【最终结果】

（右）乳原手术瘢痕区下方见纤维上皮性肿瘤，间质富于细胞、增生较活跃（结合病史，可符合叶状肿瘤复发）。

【概述】

乳腺叶状肿瘤（phyllodes tumor of the breast）是一种由间质细胞和上皮两种成分共同组成的特殊类型肿瘤，该病由 Muller 于 1838 年首先描述，因肿瘤切面呈肉样具有囊状分叶状特殊外观而命名为叶状囊肉瘤，2003 年 WHO 将其命名为乳腺叶状肿瘤。肿瘤间质细胞过度增生构成了肿瘤的本质，而上皮只是包裹在其中的非肿瘤性导管，但所有叶状肿瘤的组织中都应含有上皮结构，无上皮结构即非叶状肿瘤，只能是中胚叶组织的肉瘤，故诊断根据间质细胞的过度增生程度、核异型性和核分裂相的多寡将叶状肿瘤分为良性、交界性、恶性，但病理上三者的分界也是模糊的，且容易误诊为纤维腺瘤，导致手术范围不够，术后容易复发，因此纤维腺瘤术后短期复发的，首先要考虑到该病。目前叶状肿瘤的发病原因尚不十分清楚，多数学者认为主要与雌激素和代谢紊乱有关。叶状肿瘤通常于 40~59 岁妇女多见，比发生纤维腺瘤的患者评价年龄大 20 岁左右。多为单侧发病，表现为无痛性可触及肿块，边界清，活动度可，生长缓慢，部分病例肿块在短期内迅速增长。

1. 影像表现

（1）X 线

1）叶状肿瘤的 X 线表现依肿瘤的大小不同而异：肿瘤较小时，不易与纤维腺瘤区分，多表现为边缘光滑的圆形或卵圆形，密度均匀。肿瘤较大时，表现为分叶状、高密度、边缘清晰的肿块，此征象为叶状肿瘤较特征性表现。

2）患乳血供可有明显增加，出现粗大的静脉影。

3）肿瘤生长较大时通常对邻近组织呈挤压改变，表面皮肤被下方肿块顶起而变得菲薄（图 8-49）。

4）一般无边缘浸润、毛刺及邻近皮肤增厚、乳头回缩、周围结构扭曲等类似乳腺癌的恶性征象。

5）肿瘤内可出现钙化，钙化发生率远低于纤维腺瘤，钙化可成粗大不规则、点状、片状或者环

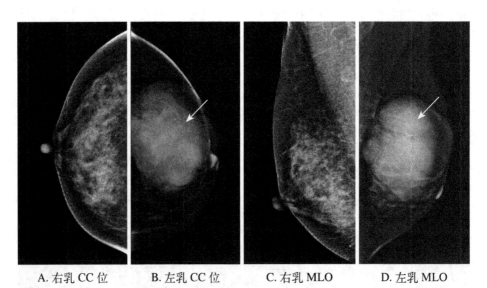

| A. 右乳 CC 位 | B. 左乳 CC 位 | C. 右乳 MLO | D. 左乳 MLO |

图 8-49 （左）乳腺交界性叶状肿瘤

患者，女，54 岁。无意间发现左乳肿块，质硬，活动度一般。X 线：左乳内巨大肿块，边缘尚清，大小约 100 mm×80 mm，其内见少许点状钙化影，表面皮肤顶起略显菲薄

形,可能是肿瘤的快速生长不利于钙化的产生。

(2) MRI ①平扫,多数叶状肿瘤表现为边缘清楚的类圆形或分叶状肿块,T_1WI 上为低信号,当叶状肿瘤内有出血、坏死、囊变时其信号相应发生变化,信号不均匀;T_2WI 上表现为不均匀较高信号。②动态增强 MRI 检查,肿瘤实性部分于动态增强的早期多呈明显渐进性强化,延迟时相时间-信号强度曲线多为持续型或平台型,并可见无强化

的囊腔和其间分隔。③瘤体内出现囊状结构是叶状肿瘤较为特征性表现。④叶状肿瘤弥散受限(图 8-50)。⑤ MRS 检查多可见明显增高的胆碱峰,可能与其在短期内迅速生长有关。

2. 鉴别诊断

叶状肿瘤与其他乳腺肉瘤可有相似的表现,如边缘亦较光滑、锐利,但其他乳腺肉瘤分叶状表现及血供增加不如叶状肿瘤显著。

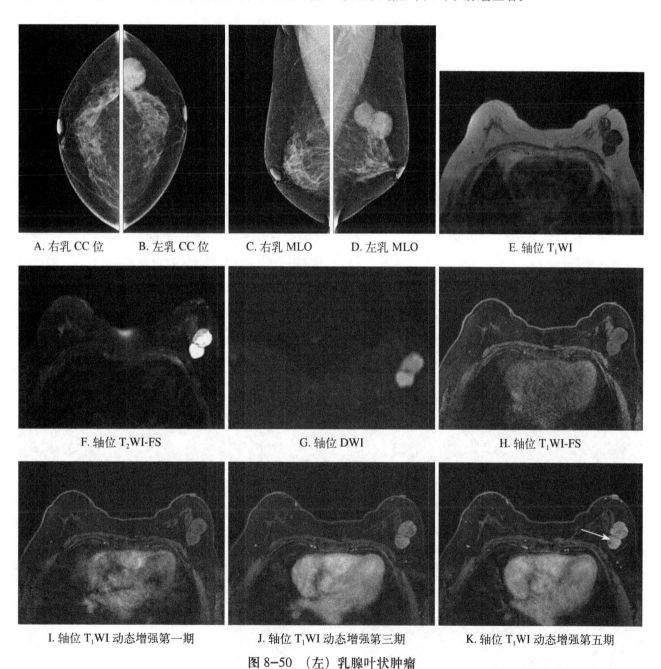

A. 右乳 CC 位 B. 左乳 CC 位 C. 右乳 MLO D. 左乳 MLO E. 轴位 T_1WI

F. 轴位 T_2WI-FS G. 轴位 DWI H. 轴位 T_1WI-FS

I. 轴位 T_1WI 动态增强第一期 J. 轴位 T_1WI 动态增强第三期 K. 轴位 T_1WI 动态增强第五期

图 8-50 (左)乳腺叶状肿瘤

患者,女,74 岁。无意间发现左乳肿块,质硬,活动度尚可。X 线:左乳外上象限肿块,呈葫芦状,边缘清(图 8-50A~图 8-50D)。MRI:左乳外上象限边界清楚肿块影,边缘清,大小约 42 mm×25 mm,弥散受限(图 8-50G),动态增强多呈明显渐进性强化(图 8-50I~图 8-50K),病灶内部强化不均,可见无强化小囊性区(图 8-50K 箭头)

病例 4

【简要病史】

患者，女，57 岁。发现左乳肿物半月余，查体：左乳外上象限肿块，质硬，边界尚清，活动度可。

【影像资料】

见图 8-51。

【影像分析】

（1）X 线　左乳内外斜位示上象限深部近胸大肌可见一局灶性非对称性致密影，边缘尚清，径约 1.4 cm，内隐约可见少许模糊钙化影。

（2）MRI　左乳外上象限可见一肿块影，边缘局部欠清，ADC 值低，增强后强化明显。

【影像诊断】

左乳上象限局灶性非对称性致密影，BI-RADS：0。

左乳外上象限肿块，BI-RADS：4。

【最终结果】

（左）乳腺外上象限软骨肉瘤。

【概述】

乳腺肉瘤比较罕见，起源于导管周围或小叶周围基质，与其他软组织内的原发性恶性间充质肿瘤的表现一致。乳腺肉瘤的病理类型繁多，包括纤维肉瘤、恶性纤维组织细胞瘤、血管肉瘤、脂肪肉瘤、平滑肌肉瘤、横纹肉瘤、软骨肉瘤、骨肉瘤等，恶性程度均高，生长迅速，形态学特点与其他部位的肉瘤相似，大多无明显特异性表现，大部分乳腺肉瘤在临床上只是可触及肿物，只有很小部分乳腺肉瘤在临床及影像上有一定的特征，故在此仅叙述小部分乳腺肉瘤的相对特异性表现。

乳腺血管肉瘤也称恶性血管内皮瘤，是起于血管内皮细胞或血管内皮细胞分化的间叶细胞的恶性肿瘤，常发生在乳腺小叶或周围的毛血管。该瘤好发于 30~40 岁年轻妇女及多产妇，妊娠、哺乳期妇女及乳腺保乳术后放疗患者发病率明显高于正常人群，其发生可能与雌激素水平有关，与长期慢性淋巴水肿、电离辐射、化学接触等因素有关。通常表现为短期内迅速增大的乳房肿物，伴或不伴疼痛，少数病例无明显肿块，仅表现为弥漫性全乳肿大或持续性皮下出血。瘤组织表浅处皮肤可呈紫蓝色或紫红色改变，被认为是乳腺血管肉瘤较特异性表现，边界不清，质地较

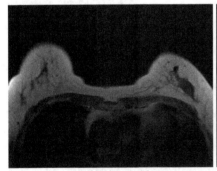
A. 轴位 T₁WI

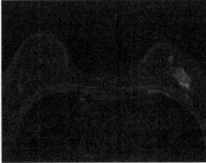
B. 轴位 T₂WI-FS

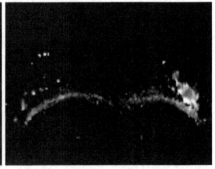
C. 轴位 ADC

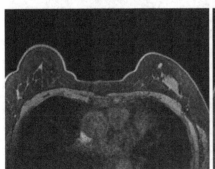
D. 轴位 T₁WI-FS

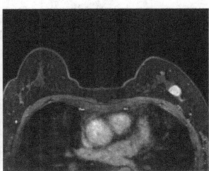
E. 轴位 T₁WI 增强

图 8-51　（左）乳腺外上象限软骨肉瘤

软，活动度好，与皮肤或胸壁无粘连。

乳腺骨肉瘤约 40% 是由纤维腺瘤和叶状肿瘤的纤维成分骨化后恶变而来的。临床与影像学表现易误诊为钙化性纤维腺瘤。

原发乳腺脂肪肉瘤非常罕见，必须于叶状肿瘤化生的脂肪肉瘤区别，叶状肿瘤除肉瘤成分外，还必须有上皮成分。

1. 影像表现

（1）X 线　乳腺血管肉瘤 X 线表现缺乏特异性，一般肿块多较大，常呈分叶状，边缘锐利或模糊或有微小分叶，密度均匀或不均匀，有时因肿块较大而仅见大范围的密度异常增高影，不伴典型乳腺癌常见的细小钙化，若累及皮肤，可造成局限皮肤增厚，但罕见水肿或橘皮样改变。骨肉瘤 X 线上可见瘤内粗大钙化。脂肪肉瘤内有时可见脂肪密度（图 8-52）。

（2）MRI　乳腺血管肉瘤在 T_1WI 是低信号，T_2WI 呈高信号，增强后肿瘤强化比较明显，肿瘤内的囊性出血灶在 T_2WI 上表现为点状或片状高信号，具有一定特征。脂肪肉瘤内有时可见脂肪信号。

2. 诊断要点及鉴别诊断

总之大部分肉瘤影像学表现缺乏特异性（图 8-53），诊断主要依靠病理诊断。

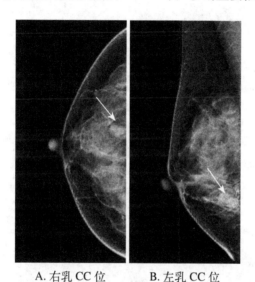

A. 右乳 CC 位　　　B. 左乳 CC 位

图 8-52　（右）乳腺间叶源性肿瘤（符合脂肪肉瘤）

患者，女，49 岁。右乳外下象限可见混杂密度肿块影，内可见脂肪密度影，边缘部分欠清

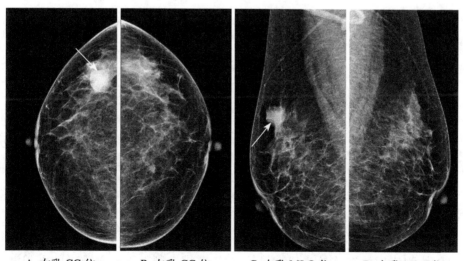

A. 右乳 CC 位　　B. 左乳 CC 位　　C. 右乳 MLO 位　　D. 左乳 MLO 位

图 8-53　（右）乳腺外上象限淋巴造血系统肿瘤

患者，女，52 岁。右乳外上象限可见肿块影，边缘部分欠清

病例 5

【简要病史】

患者，女，66 岁。发现双乳肿块 2 年余。查体：双乳中央区分别触及一个肿块，约 5 cm×5 cm 大小，质中，边界欠清，活动度好。当地医院钼钯提示双乳占位，叶状肿瘤首先考虑。

【影像资料】

见图 5-54。

【影像分析】

右乳外象限及左乳中央区可见巨大肿块，边缘光整，信号均匀（图 8-54A，图 8-54B），弥散受限极其明显（图 8-54C，图 8-54D），增强后强化均匀（图 8-54E~G）。

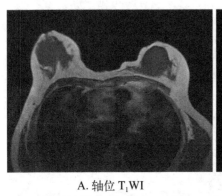
A. 轴位 T$_1$WI

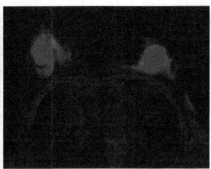
B. 轴位 T$_2$WI-FS

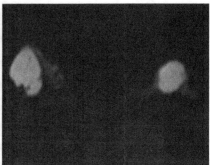
C. 轴位 DWI

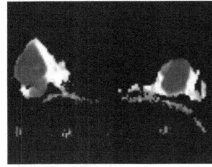
D. 轴位 ADC

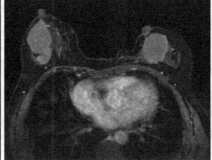
E. 轴位 T$_1$WI 增强

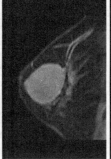
F. 矢状位 T$_1$WI 增强　　G.矢状位 T$_1$WI 增强

图 8-54　乳腺高级别 B 细胞淋巴瘤

【影像诊断】

双乳占位灶，建议结合穿刺。BI-RADS：4

【最终结果】

乳腺高级别 B 细胞淋巴瘤（符合弥漫性大 B 细胞淋巴瘤）。

【概述】

原发性乳腺淋巴瘤（primary malignant lymphoma of breast，PMLB）是发生于淋巴组织的恶性肿瘤。发病年龄跨度大，平均发病年龄约 38 岁，较乳腺癌发病年龄为轻。PMLB 的诊断多按 Vigliotti 的标准：①乳腺肿块的病理检查结果为恶性淋巴瘤；②首发于乳腺；③与乳腺淋巴瘤同时发生或随后累及区域淋巴结，但不同时存在乳腺外淋巴瘤；④既往无其他部位淋巴瘤病史，并除外全身淋巴瘤及白血病。PMLB 发病率低，其低发病率可能与此部位正常情况下缺乏淋巴组织有关。病理类型绝大多数是 B 细胞来源的非霍奇金淋巴瘤，其中以弥漫性大 B 细胞型（DLBCL）和黏膜相关结外边缘区淋巴瘤最为常见。淋巴瘤的病因是不明确的，但研究表明免疫功能失调、感染因素、遗传因素和淋巴瘤发生有一定的相关性。妊娠哺乳期乳腺淋巴瘤可能和怀孕期间免疫系统处于抑制状态有关，同时怀孕期间高水平的孕激素也有可能参与其发病机制，原发于孕期的乳腺淋巴瘤通常发展迅速。

乳腺癌和淋巴瘤的治疗理念是完全不同的：目

前认为原发性乳腺淋巴瘤是全身疾病，其主要威胁来自于远处播散转移，所以应采取以全身化疗为主的治疗，淋巴瘤对化疗较敏感（图8-55，图8-56），即使手术也是以取得病理标本以明确诊断分型为目的，无须行根治性手术或整个乳房切除，而且，乳腺根治术对淋巴瘤生存率无明显提高；其次，乳腺根治术对患者的损伤大，甚至会使后续进

行的化、放疗延迟，从而影响预后。所以说术前正确诊断乳腺淋巴瘤或者提示淋巴瘤存在的可能性，可避免不必要的根治性手术。

1. 影像表现

（1）X线　X线表现无明显特异性，分为结节肿块型及弥漫型，前者呈乳腺内边缘清楚的结节肿块，基本无毛刺、钙化。后者乳腺普遍密度增高，

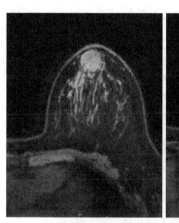

A. 轴位 T_1WI 增强　　　　　B. 轴位 T_1WI 增强

图 8-55　左乳淋巴瘤

图 8-55A 治疗前，图 8-55B 治疗后，左乳淋巴瘤癌灶（高度侵袭性 B 细胞性淋巴瘤）治疗后已不明显

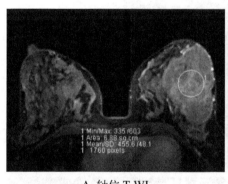
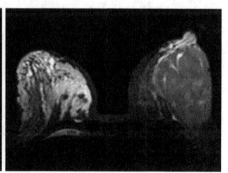

A. 轴位 T_1WI　　　　　　　B. 轴位 T_2WI-FS

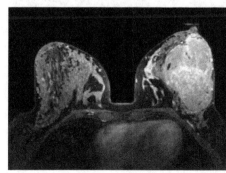
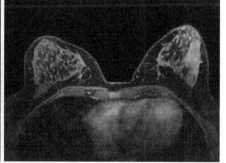

C. 轴位 T_1WI 增强　　　　　D. 轴位 T_1WI 增强

图 8-56　左乳淋巴瘤

治疗前（图 8-56A~ 图 8-56C），治疗后（图 8-56D），左乳淋巴瘤（弥漫大 B 细胞性淋巴瘤）治疗后较前明显缩小

皮肤增厚，整个乳腺受侵。皮下脂肪层因淋巴管扩张呈粗网状。

（2）MRI 结节肿块型，形态呈圆形、卵圆形或不规则形，轮廓较清晰，毛刺少见，T_2WI 多呈稍高信号，内部较少出现退变坏死区，故质地较均匀，影像上信号均匀，弥散加权呈明显高信号，增强后强化明显（图 8-57），弥漫型病变范围广（图

8-58），其他局部体征如乳头凹陷、乳头溢液非常罕见。

2. 诊断要点

无明显特异性，与其他边界清晰的肿块难鉴别，只是如果肿块边界清晰、无毛刺、无钙化、信号均匀、弥散受限明显，要考虑到有原发淋巴瘤可能，建议粗针穿刺。

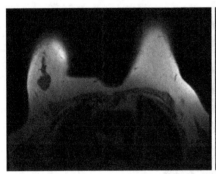 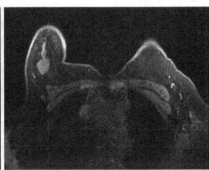 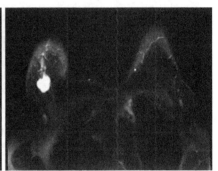

A. 轴位 T_1WI B. 轴位 T_1WI-FS   C. 轴位 T_2WI-FS

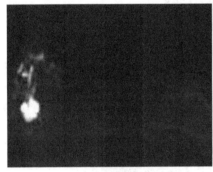 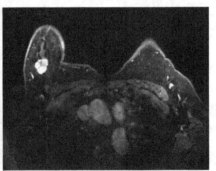

D. 轴位 DWI   E. 轴位 T_1WI 增强

图 8-57 右乳淋巴瘤

患者，女，69 岁。MRI：右乳上象限可见肿块影，边缘较清晰，呈浅分叶，T_2WI 呈高信号，信号均匀（图 8-57C），DWI上呈明显高信号（图 8-57D），增强后强化明显（图 8-57E）

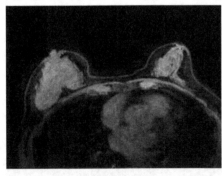 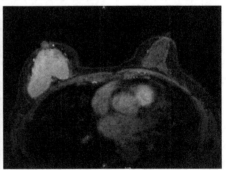

A. 轴位 T_1WI B. 轴位 T_1WI 增强

图 8-58 右乳淋巴瘤

患者，女，62 岁，右乳可见弥漫分布巨大肿块影，边缘清，信号尚均匀，增强后强化明显

参考文献

Andreas Adam, Adrian K.Dixon. 格－艾 放射诊断学. 张敏鸣等主译. 6 版. 北京：人民军医出版社, 2015.

Uwe Fischer M.D. 实用磁共振乳腺成像. 陈军等主译. 北京：中国医药科技出版社, 2010.

白人驹, 张雪林. 医学影像诊断学.3 版. 北京：人民卫生出版社, 2011.

陈丽娟, 苗华栋. 3.0TMR 动态增强与扩散加权成像诊断子宫内膜癌肌层受侵的对比研究. 临床放射学杂志, 2013, 32(4): 522-526.

程流泉, 龙莉艳. 乳腺 MRI 手册. 北京：人民军医出版社, 2013.

董冰, 白人驹. MRI 三维动态增强与扩散加权成像在子宫内膜癌分期与分级中的应用. 中国医学影像学杂志, 2012,20(6): 431-434, 436.

郭启勇, 王振常. 放射影像学. 北京：人民卫生出版社, 2015.

韩本谊, 陈允硕, 赵亚娥, 等. 乳腺疾病钼靶 X 线诊断图谱. 上海：第二军医大学出版社, 2012.

黄萨, 韩冰, 宫心扣, 等. 依据 FIGO2009 新分期评价子宫内膜癌磁共振分期准确性. 临床放射学杂志, 2012,31(9): 1290-1293.

卢光明. 临床 CT 鉴别诊断. 南京：江苏科学技术出版社, 2011.

罗娅红, 彭卫军, 叶兆祥, 于韬. 乳腺影像诊断学. 沈阳：辽宁科学技术出版社, 2016.

全冠民, 张继, 王振常. 全身 CT 诊断必读. 北京：人民军医出版社, 2015.

沈镇宙, 陆劲松, 邵志敏. 乳腺疾病综合诊断学. 上海：上海科学技术出版社, 2012.

孙青, 张成琪. 肿瘤影像学与病理学诊断. 北京：人民军医出版社, 2013.

杨正汉, 冯逢, 王霄英. 磁共振成像技术指南. 2 版. 北京：人民军医出版社, 2011.

越波, 李小毛, 向阳. 子宫肿瘤. 北京：人民军医出版社, 2011.

中华医学会影像技术分会, 中华医学会放射学分会. CT 检查技术专家共识. 中华放射学杂志, 2016, 50(12): 916-928.

中华医学会影像技术分会, 中华医学会放射学分会. MRI 检查技术专家共识. 中华放射学杂志, 2016, 50(10): 724-739.

中华医学会影像技术分会, 中华医学会放射学分会. 乳腺影像检查技术专家共识. 中华放射学杂志, 2016, 50(8): 561-565.

周纯武. 肿瘤影像诊断图谱. 北京：人民卫生出版社, 2011.

周康荣, 严福华, 曾蒙苏. 腹部 CT 诊断学. 上海：复旦大学出版社, 2011.

Kaneda S, Fujii S, Fukunaga T, et al. Myometrial invasion by endometrial carcinoma: evaluation with 3.0T Mr imaging. Abdom Imaging, 2011, 36(5): 612-628.

（范林音　邵国良）

第九章

骨与关节

第一节　骨与关节正常影像解剖

骨骼肌肉系统由骨、关节和骨骼肌组成。骨组织是人体内最坚韧致密的组织，全身骨凭借关节连接起来构成人体支架，相互协调完成人体各项运动。

一、骨的正常影像解剖

1. X 线

（1）骨膜　正常骨膜和骨周围的软组织密度相同，X 线片上难以辨认。

（2）骨皮质　骨皮质为密质骨，密度均匀，在骨干中段最厚，向两端逐渐变薄。骨皮质内缘和骨松质连续，外缘光整，在肌腱附着处可出现隆起或凹凸不平。骨的滋养动脉穿过骨皮质时形成一条纤细的隧道，在 X 线片上可因投照体位不同显示为圆形、卵圆形或细条状低密度影，后者容易误诊为骨折。较大的管状骨的滋养动脉的走行方向（由骨外向骨内）在上肢均朝向肘关节，在下肢均背离膝关节。

（3）骨松质　影像上由骨小梁和其间的骨髓构成，X 线片上显示为网格状骨纹理，密度低于骨皮质。骨小梁的排列、粗细和数量因人和部位而异，排列方向和负重、肌肉张力及特殊功能有关。在压力作用下，一部分骨小梁排列与压力线一致，称为压力曲线；另一部分与张力方向一致，称张力曲线。在股骨近段和跟骨 X 线片上可清楚见到这种不同方向的骨小梁。

（4）骨髓腔　常因骨皮质和小梁的遮盖而现实不清，骨髓腔的骨干段可显示为边界不清，较为透亮的带状区。

骨骼肌肉系统的肌肉、肌腱、韧带、关节囊、关节软骨、血管及神经等软组织，由于其密度差异很小，缺乏天然对比，在 X 线片上无法显示各软组织的形态和结构。可通过引入高密度的碘对比剂显示血管结构，肌肉、肌腱等软组织均表现为中等密度而难以分辨（图 9-1）。

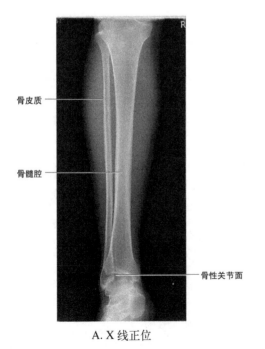

骨皮质

骨髓腔

骨性关节面

A. X 线正位

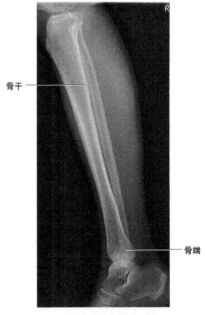

骨干

骨端

B. X 线侧位

图 9-1　右胫腓骨 X 线解剖

2. CT

躯干四肢CT检查一般行横断扫描，MSCT扫描并应用不同的后处理技术，还可行多方位或三维立体显示（图9-2）。在以骨算法重建并骨窗显示的CT图像上，可以很好地观察骨皮质和骨小梁，前者表现为致密的线状或带状影，而后者表现为细密的网状影。骨干骨髓腔因骨髓内的脂肪成分而表现为低密度。

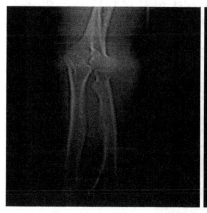 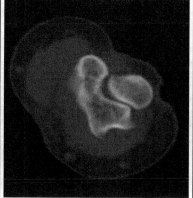 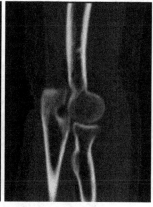 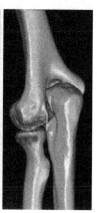

A. X线正位   B. CT轴位   C. CT矢状位   D. VR图

图9-2 左肘关节多平面重建及三维重建图像

图9-2D 彩图

CT不仅可以显示软组织结构横断面解剖的空间关系，而且可以分辨密度差别较小的脂肪、肌肉和血管等组织和器官。CT图像上，躯干和四肢最外层是线样中等密度的皮肤，深部为后薄不一低密度的皮下脂肪层，其内是中等密度的肌肉。借助肌肉之间的低密度肌间隔，可分辨各肌肉的解剖位置和相互关系。血管和神经多走行于肌肉间隙，在周围脂肪组织衬托下呈中等密度的小类圆形或索条影，增强扫描血管呈高密度。关节囊及附近的肌腱、韧带在周围脂肪间隙的衬托下呈中等密度（图9-3）。

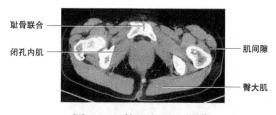

耻骨联合
闭孔内肌
肌间隙
臀大肌

图9-3 软组织CT图像

3. MRI

MRI具有良好的软组织分辨率，加之其多方位、多参数成像的优势，可显示X线片甚至CT不能显示或显示不佳的结构，如关节软骨、关节囊内外韧带、椎间盘和骨髓等，还可显示X线和CT无法显示的部分病变早期的病理变化，如软组织水肿、骨髓病变、肌腱和韧带变性等。增强MRI检查、磁共振血管造影和灌注成像等可以提供组织血供和血流动力学方面的信息。因此，MRI在骨骼肌肉系统得到越来越广泛的应用。MRI常用序列主要有T_1WI、T_2WI、脂肪抑制（STIR）、质子加权（PdWI）、弥散加权成像（DWI）及增强扫描等。脂肪抑制序列通过抑制脂肪信号，可更好地显示骨挫伤、肌肉损伤及软骨损伤。

（1）骨髓 由造血细胞及脂肪组织构成，骨松质骨小梁构成骨髓中细胞的支架。依据骨髓各成分比例不同，可以分为红骨髓和黄骨髓两类。正常情况下，黄骨髓所含脂肪比例明显高于红骨髓，T_1WI上表现为与皮下脂肪相似的高信号，红骨髓信号介于皮下脂肪和肌肉之间；T_2WI上红黄骨髓相似，其信号高于肌肉而小于水（图9-4）。新生儿骨髓大部分为红骨髓，随着生长发育的进行，四肢骨骨髓自远端向近端转化为黄骨髓。儿童期，骨髓中脂肪与造血细胞混合分布，T_1WI信号可不均匀，呈斑片状高低混杂信号。青春期，仅中轴骨及股骨、肱骨近端有红骨髓分布。成年人上述部位的红骨髓均可转化为黄骨髓。脊椎内红骨髓成分中可含脂肪团，表现为 T_1WI 类圆形高信号区，类似于椎体内血管瘤。

（2）骨皮质、骨膜和关节软骨　由于骨皮质中自由水质子含量很少，因此在任何序列上均表现为低信号。骨膜是紧贴非关节面处骨皮质外表面的一层菲薄纤维膜，正常情况下不能显示。关节（透明）软骨是由软骨细胞、胶原纤维、水和蛋白多糖等成分构成的复杂的层状结构。SE 序列 T_1WI、PdWI 上，关节软骨呈介于肌肉和脂肪之间的中等信号强度，T_2WI 上关节软骨为相对低信号，与高信号关节内液体形成对比（图 9-5）。脂肪抑制 T_1WI 是观察关节软骨较为理想的序列，可以增加关节软骨和邻近结构的对比度，此时关节软骨为高信号，关节积液中等信号，软骨下骨板及骨髓为低信号。

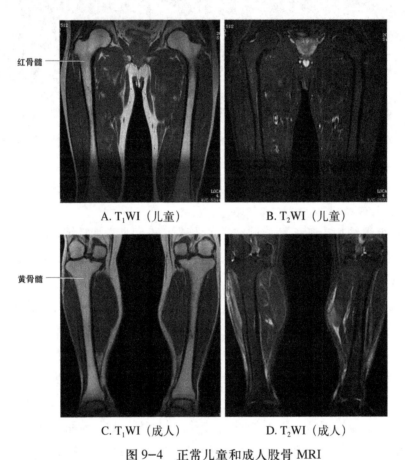

红骨髓

黄骨髓

A. T_1WI（儿童）　　　　B. T_2WI（儿童）

C. T_1WI（成人）　　　　D. T_2WI（成人）

图 9-4　正常儿童和成人股骨 MRI

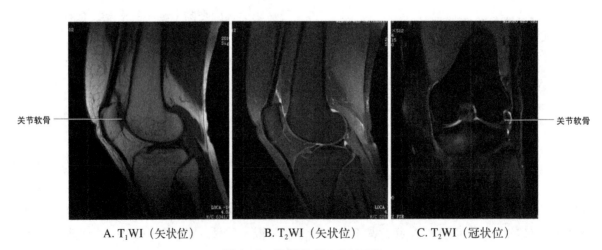

关节软骨　　　　　　　　　　　　　　　　　　　　　　关节软骨

A. T_1WI（矢状位）　　　　B. T_2WI（矢状位）　　　　C. T_2WI（冠状位）

图 9-5　关节软骨 MRI 图像

（3）滑膜 正常滑膜通常很薄，常规MRI上难以识别。有时在较粗厚的纤维性关节囊衬托下，滑膜可以表现为菲薄的低信号结构。正常滑膜在增强扫描图像上不会发生强化或者仅有轻度强化。正常关节、关节隐窝、滑囊和腱鞘内通常都含有一定体积滑液，表现为T_1WI低于肌肉的信号，T_2WI上高信号影（图9-6箭头）。

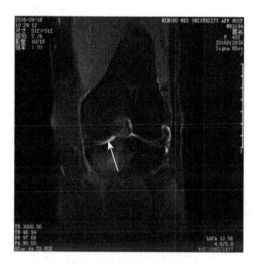

图9-6 膝关节 T_2WI

（4）纤维软骨、肌腱及韧带 关节内数种支持结构如关节盘、半月板及关节唇都由纤维软骨构成。正常纤维软骨在绝大多数序列上呈低信号，且正常纤维软骨尚有一定的形态特征，如膝关节半月板的断面呈三角形或弯弓状；肩胛盂唇通常呈三角形，可因关节伸展和旋转程度不同而呈圆或平板状。

正常肌腱在所有序列上均表现为均匀一致的低信号影。MRI上正常肌腱边缘光滑，典型者断面为圆、椭圆或扁平状，在与肌腱－骨连接处肌腱变得宽大以加大与骨的接触面，且可因其为肌腱、纤维软骨的混合成分而信号不均。绝大多数韧带与肌腱的组成成分相似，故所有序列上也表现为低信号影（图9-7箭头）。

（5）肌肉 肌肉与肌肉之间通常被含脂肪的间隔相隔。每一块肌肉由肌束构成，肌束与肌束之间含有脂肪的结缔组织分隔。T_1WI上高信号的肌肉间间隔内脂肪与相对低信号肌肉形成自然对比，有助于辨认不同的肌肉。

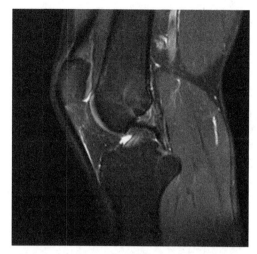

A. T_2WI

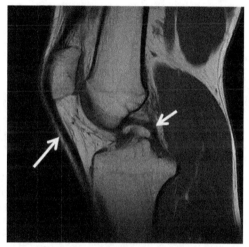

B. T_1WI

图9-7 膝关节矢状位（长箭头为髌韧带，短箭头为后交叉韧带）

骨及关节周围的肌肉、脂肪和纤维组织间隔在MRI上清晰可见，肌肉在T_1WI上呈中等偏低信号，在T_2WI上呈低信号；脂肪组织在T_1WI和T_2WI上均呈高信号；纤维组织间隔、肌腱和韧带等在各种序列尚均为低信号。血管因其较快的血流速度而出现流空效应，在SE的T_1WI和T_2WI上表现为位于肌间隙的低或无信号的圆形或条状结构，部分粗大神经可显示为中等信号。

二、关节正常影像解剖

1. X线表现
X线上关节由骨性关节面、关节间隙及关节囊构成，部分大关节可以辨识韧带、关节内外脂肪层等关节附属构成。

（1）骨性关节面 X线片所见的关节面实际上是由关节软骨深层的菲薄钙化带和薄层致密骨质组成的骨性关节面，表现为边缘锐利光滑的线样致密影，通常凹侧骨性关节面较凸侧厚。

（2）关节间隙 为两个相对骨端的骨性关节面之间的透亮间隙，因关节软骨与其他软组织密度一致而不能辨别，X线片显示的关节间隙实际上代表关节组成骨骨端的关节软骨和解剖学上真正的关节腔。

（3）关节囊 因其密度和周围软组织相同而在平片上不能显示，有时在关节囊外脂肪衬托下可见其边缘。

（4）关节附属结构 某些大关节，如膝、踝髌

关节周围的韧带，可在临近脂肪组织的对比下显示，如髌韧带；关节内脂肪位于关节囊内外层之间，见于大关节，如肘关节囊前后两个脂肪垫及膝关节的髌下脂肪垫；关节外脂肪层位于关节囊和周围肌肉中之间，层次清楚，可衬托关节囊的轮廓。

2. CT 表现

CT 能很好地显示关节骨端和骨性关节面，后者表现为线样高密度影，关节软骨常不能显示。关节间隙为关节骨端间的低密度影，正常关节腔内含少量滑液，在 CT 上难以辨认。当关节间隙与扫描层面平行时常难以显示，进行矢状位或冠状面重建图后可清楚显示（图 9-8）。在适当窗宽、窗位时可见中等密度的关节囊、周围肌肉和囊内外韧带等。

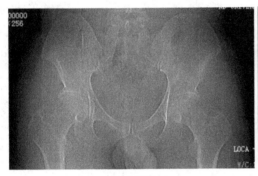

A. X 线片

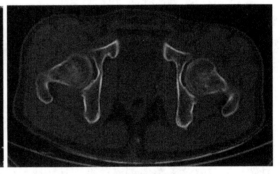

B. CT 横断位

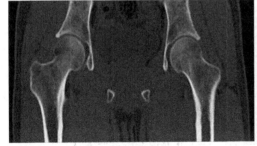

C. CT 冠状位

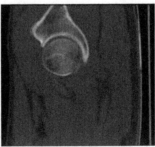

D. CT 矢状位

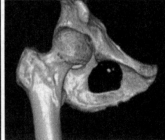

E. VR

图 9-8 髋关节影像

图 9-8E 彩图

3. MRI

MRI 对软组织显示较好，加之其多方位、多参数成像的优势，可显示 X 线片甚至 CT 不能显示或显示不佳的结构，如关节软骨、半月板、关节囊内外韧带、椎间盘和骨髓等，对于关节内病变，如少量关节腔积液、肌腱和韧带的变性等，显示也较有优势。

三、各部位正常影像解剖

1. 手腕骨

（1）指骨 属短管状骨，各有一个骨骺，位于基底部。

（2）掌骨 亦属短管状骨，各有一个骨骺，除第 1 掌骨的骨骺位于基底部外其余的均位于远端。

第 1 掌骨最短而第 2 掌骨最长。

（3）腕骨和腕关节 腕骨共 8 块，排列成远近两列，但并不在一个平面上，而是背侧面凸隆，掌侧面凹陷形成腕骨沟，各腕骨的相邻面都有关节软骨覆盖，彼此形成腕骨间关节、腕关节包括桡腕关节、腕骨间关节和腕掌关节，尺骨远端和腕骨间有一个关节盘（图 9-9）。

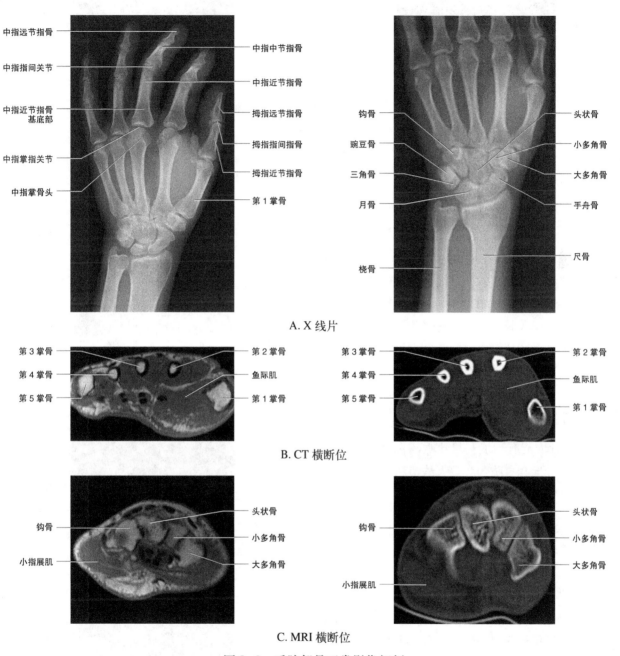

A. X 线片

B. CT 横断位

C. MRI 横断位

图 9-9 手腕部骨正常影像解剖

2. 肘部

肘关节由肱桡、肱尺和近段尺桡三个关节组成。X 线正位片上肱桡关节间隙显示清楚，侧位片上可显示肱尺关节全部（图 9-10）。肱骨前面有冠突窝、后面有鹰嘴窝，两窝前后相对，其间骨质很薄，有时甚至为一小孔，为滑车上孔；侧位片上两窝皮质靠拢呈"X"形。肘关节有两个囊内脂肪垫分别位于冠突窝和鹰嘴窝，在正常侧位片上前者可以见到；肘关节肿胀时脂肪垫受推移使得两者都可见到。肘部二次骨化较多，如肱骨小头及滑车外侧

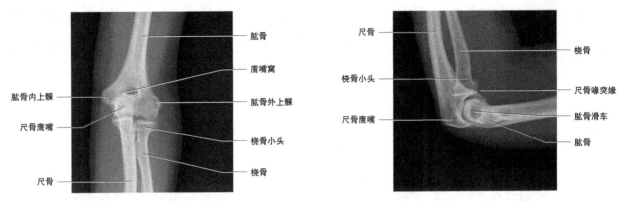

图 9-10　肘关节正侧位影像解剖（A：正位，B：侧位）

部、滑车内侧部、内上髁和外上髁骨化中心，桡骨小头骨化中心和鹰嘴骨化中心。

3. 肩胛部

肩胛部由锁骨、肩胛骨、肩锁关节和肩关节组成。锁骨呈"S"形，锁骨体为膜内成骨，其内侧段下缘骨质凹陷，称为菱形窝。肩胛骨体部成倒置的三角形，脊柱缘外侧相当于冈下窝，骨质菲薄甚至见不到，易误为骨质破坏。肩锁关节由锁骨的肩峰端和肩胛骨的肩峰构成，两骨端下缘平齐，上缘锁骨端高出约1/3。肩关节由肱骨头和肩胛盂构成。正位片上肩胛盂的前缘在内侧，后缘在外侧，后者与肱骨头有部分重叠，重叠部呈双凸球镜样（图9-11）。锁骨内端有一半月状骨骺，其出现和愈合均较迟。肱骨近端有肱骨头、大结节和小结节三个骨骺，在投照时若肱骨头内外旋的程度不同，骺线形状各异，勿误为肱骨近端骨折。

4. 足踝部

（1）趾骨　属短管状骨，各骨只有一个骨骺，位于基底部。

（2）跖骨　亦为短管状骨，各有一个骨骺，除第1跖骨骨骺位于基底部外，其余4个跖骨的骨骺位于远端。第1跖骨最粗短，第2跖骨最长。

（3）跗骨　共有7块，每块有多个面，其中某些面为关节面，覆有关节软骨，有些面因韧带、肌腱附着而呈粗糙状。距骨下面和跟骨构成前、后距跟关节，其间有一不规则间隙称为跗骨窦。跟骨形成骨的跟部，其前内侧面有一个明显的突出部分，用来支持距骨叫载距突。跟骨与其他跗骨不同，它

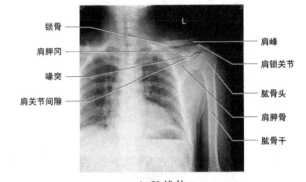

A. X 线片

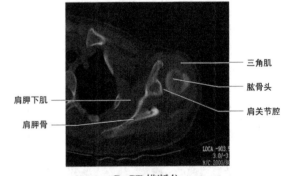

B. CT 横断位

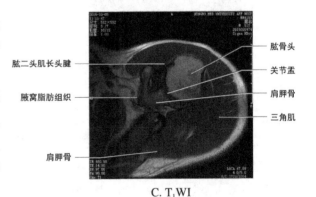

C. T₁WI

图 9-11　左肩关节影像解剖

在跟骨结节处有一个二次骨化中心。从解剖看，足骨借关节、韧带和肌肉紧密相连，在纵横方向都形成凸向上方的弓形，称足弓。足弓可分为：内侧纵弓，其最高点在距骨头；外侧纵弓，其最高点在骰骨；横弓，最高点在中间楔骨（图9-12）。

（4）踝关节　由胫腓骨下段与距骨滑车构成（图9-12）。

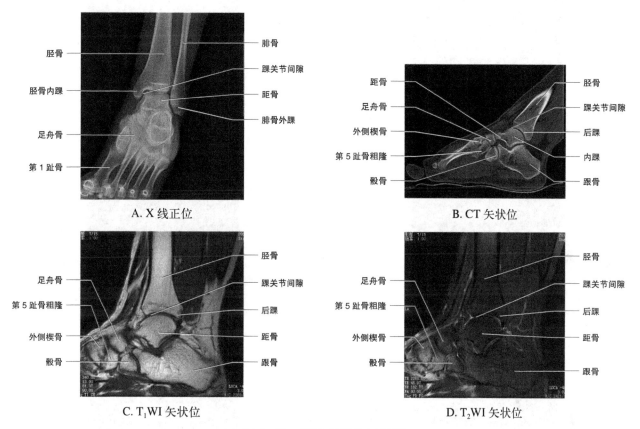

图9-12　踝关节影像解剖图

（5）膝部　膝关节是人体最大最复杂的关节，由股骨髁、髌骨、关节内半月板及交叉韧带和若干滑液囊构成。胫骨上端两髁间有脊状隆起称为髁间隆起，两髁前下方有胫骨粗隆，是髌韧带的附着处。在膝关节的侧位片上，股骨内髁比外髁大。髌骨为全身最大的籽骨，位于股四头肌腱内，其前面粗涩，后面光滑覆有关节软骨，与股骨髌骨面形成关节（图9-13）。髌骨上方有髌上滑液囊，膝关节积液时常增大。髌骨下方有髌下脂肪垫，在侧位片上显示为髌骨下方的较低密度透亮区，半月板和交叉韧带在平片上不能显示。

（6）髋部　髋关节由髋臼和股骨头构成。股骨头为球形，正位片上有一浅凹即股骨头凹。股骨胫干以粗隆间嵴为界，髋关节囊前面附着于粗隆间线，后面附着于股骨颈中下1/3交界处，股骨颈大部分在关节囊内（图9-14）。

7. 胸骨

胸骨由胸骨柄、胸骨体和剑突三部分组成。胸骨柄上方两侧各有以关节面与锁骨形成胸锁关节。柄和体部两侧有多个肋切迹，分别于两侧1~7肋软骨相连接。正位片上除柄外其他部分不能见到，故常用斜位和侧位观察。

8. 肋骨

肋骨包括头、颈、结节、体和肋软骨五个部分。肋骨变异较多，详见呼吸系统。

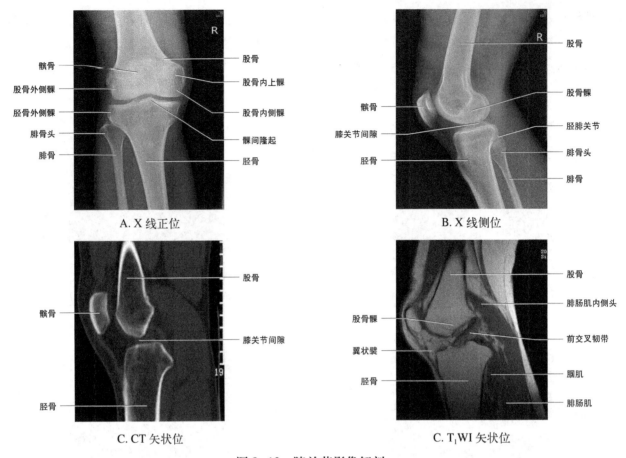

A. X 线正位

B. X 线侧位

C. CT 矢状位

C. T₁WI 矢状位

图 9-13　膝关节影像解剖

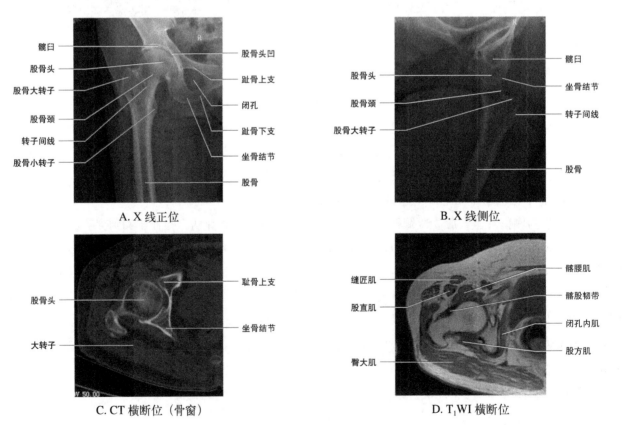

A. X 线正位

B. X 线侧位

C. CT 横断位（骨窗）

D. T₁WI 横断位

图 9-14　右髋关节影像解剖

（郭丽萍　任方远）

第二节　医学影像技术的合理应用及患者准备

一、医学影像技术的合理应用

骨骼肌肉系统的影像学检查方法包括透视、摄片、特殊造影、计算机体层摄影（CT）、磁共振成像（MRI）、超声（US）和放射性核素骨扫描等。不同的影像学技术各有优缺点，临床及影像医生要充分了解各种成像方法的特点和优势，以便合理、科学地选择成像方法。

骨骼内含有大量钙盐物质，具有良好的自然对比，因此X线成像在骨骼系统的应用中具有极大优势。X线片检查在骨关节系统中对比度、清晰度好，方便简单易操作，设备要求相对较低，费用低廉，故目前仍是骨关节系统的常规和主要检查方法。

CT能较好地显示骨质结构、骨髓腔和周围软组织的情况，以及病变与邻近组织的解剖关系。CT多平面重建和三维后处理可以显示结构复杂的骨关节，如腕关节、骶髂关节、膝关节等，有助于发现隐匿性及微小病变，同时也可以显示普通X线片不能显示的软组织病变及病变内囊性、脂肪和钙化等成分，有助于疾病的诊断及鉴别诊断，临床应用普遍。CT扫描主要用于骨关节肿瘤、感染性疾患、骨折（尤其是显示不佳或隐匿性骨折）、先天性疾病及变异、某些骨髓疾患，如缺血性坏死等的诊断和鉴别诊断等，同时也可在CT引导下行活检和介入性治疗，但CT对某些未发生明显组织结构形态学改变的病变仍有局限性，如软骨及肌腱韧带的损伤、部分内分泌代谢性骨疾患等，需要结合普通X线检查和MRI检查。

因骨骼内氢质子含量较少，骨MRI成像效果受限，但骨髓、肌肉、肌腱及韧带等组织内含有大量的氢质子，且可多参数和多方位成像及组织分辨率高等优势，能直观、清晰显示和判断软骨、半月板、肌腱韧带、滑膜、关节囊和骨髓组织等结构的病变以及以上结构的微小及早期损伤，对肿瘤内微小征象和对临近组织的侵犯也可清晰显示，有助于动态监测病变进展过程及疗效评价，实现早期诊断、早期治疗的目的。但因MRI检查耗时较长，费用昂贵，对钙化、骨化、纤维组织和骨的微细结构等观察不如平片和CT，且部分患者术后有金属植入物，因此应严格把握适应证和禁忌证，在普通X线检查和CT检查仍不能明确诊断、需要观察病变微小及早期改变时，可用MRI进一步检查。

核医学显像对骨代谢及肿瘤转移具有较高的显示能力，在肿瘤的良恶性鉴别和肿瘤的转移、临床分期方面具有优势；超声检查主要用于周围血管病变。

二、X线摄影技术

1. 适应证

骨关节先天性疾病，外伤性疾病（如：骨折、脱位、异物等），肿瘤及肿瘤样病变，感染性疾病（如骨髓炎、骨结核、骨缺血性坏死等），系统性及代谢性疾病，部分软组织疾病等。

2. 技术要点

1）至少包括一个邻近关节，并使正、侧位关节显示在同一水平面上。进行骨病摄影时，适当加大照射野，尽量包括病变所累积的范围。

2）在不影响X线管负荷的原则下，尽量采用小焦点，以提高X线图像的清晰度。

3）摄影时尽量使肢体贴近探测器，并且与探测器平行。摄影部位与探测器不能贴近时，根据X线机负荷相应增加源－像距离，同样可收到放大率小、清晰度高的效果。不能平行时，可运用几何学投影原理尽量避免影像变形。

4）通常中心线应垂直于探测器，并对准摄影部位的中心。当摄影部位与探测器成角时，中心线应垂直肢体和探测器夹角的分角面，利用斜射线进行摄影。倾斜中心线的摄影体位，应使倾斜方向平行于滤线栅条，以避免栅条切割X线。

5）X线管对准摄影部位后，固定各个旋钮，防止X线管移动。为避免肢体移动，在使肢体处于较舒适的姿势后给予固定。受检者保持肢体不动。探测器应放置稳妥，体位摆好后迅速曝光。

6）摄影前需要了解受检者的病史及临床诊断，根据摄影部位的密度和厚度等具体情况，选择较合适的曝光条件。婴幼儿及不合作的受检者应尽可能缩短曝光时间。

7）脊柱摄影时，利用棉垫等矫正物使受检者脊柱保持正常的生理曲度，并使X线与椎间隙平行，减少影像失真。当被检部位厚度相差悬殊时，利用X线管阳极效应或在体厚较薄的一侧放置楔形铝板进行补偿。

三、特殊 X 线摄影部位或技术

1. 第 1、第 2 颈椎张口位

（1）适应证　显示第1、第2颈椎及环枢关节和枢椎齿突，常用于外伤及某些先天性疾病等。

（2）技术要点　①受检者仰卧于摄影台上，双上肢放于身旁，头颅正中矢状面垂直台面并与台面中线重合；②头后仰，使上颌门齿咬面至乳突尖的连线垂直于台面；③照射野和探测器包括第1、2颈椎上下缘；④通过两嘴角连线中点，垂直射入探测器中心。

（3）标准影像显示　①第1、第2颈椎于上、下齿列之间显示，第2颈椎位于其正中；②上、中切牙牙冠与枕骨底部相重，第2颈椎齿突不与枕骨重叠，单独清晰显示；③齿突与第1颈椎两侧块间隙对称，寰枕关节呈切线状显示。

2. 颈椎斜位

（1）适应证　观察椎间孔、小关节及椎弓根情况。

（2）技术要点　①受检者取站立位，身体旋转使冠状面与探测器成45°~50°，下颌稍前伸，上肢尽

量下垂；②颈椎长轴置于探测器长轴中线；③后前斜位观察同侧椎间孔，前后斜位观察对侧椎间孔，左、右标记应注明清楚；④照射野和探测器包括整个颈椎；⑤中心线经甲状软骨平面颈部的中点，水平方向垂直射入探测器中心。

（3）标准影像显示　①显示颈椎斜位影像，第1~7颈椎显示于图像正中；②近检测器侧椎间孔、椎弓根显示清晰，椎间孔显示于椎体与棘突之间，椎弓根位于椎体正中；③椎体骨质

3. 腰椎斜位

（1）适应证　观察腰椎椎弓根峡部、上下关节突及其关节间隙、椎体和椎孔的情况。

（2）技术要点　①受检者侧卧于摄影台上，近台面侧髋部及膝部弯曲，对侧下肢伸直；②身体后倾，使冠状面与台面约成45°，腰椎长轴对准台面中线；③照射野和探测器上缘包括第11胸椎，下缘包括上部骶椎；④常规拍摄左、右两侧后斜位，便于两侧对比观察。

（3）标准影像显示　①第1~第5腰椎及腰骶关节呈斜位，于图像正中显示；②各椎弓根投影于椎体正中或前1/3处，检测椎间关节间隙呈切线状的单边显示，投影于椎体后1/3处；③椎间隙显示良好，第3腰椎上、下面的两侧缘应重合为一致密线状影；④与椎体相重叠的椎弓部结构，应显示清晰分明。

（4）腕关节外展位

1）适应证：主要用于观察舟状骨的情况。

2）技术要点：①受检者面向摄影台就座，自然屈肘，掌心向下；②腕部平放于与检查床呈20°的板上（或用沙袋垫高20°），手掌尽量向尺侧偏移；③中心线对尺骨和桡骨茎突连线中点，垂直射入探测器中心。

3）标准影像显示：①显示为舟骨长轴展开影像，与其他骨的邻接面清晰可见；②影像包括掌骨与尺桡骨远端，舟骨标准正位显示；③骨小梁及周围软组织清楚显示。

（5）跟骨轴位

1）适应证：主要用于观察跟骨情况。

2）技术要点：①受检者仰卧或坐于摄影台上，被检测下肢伸直；②小腿长轴与摄影台面长轴一致，踝部极度背屈，踝关节置于探测器中心；③照射野和探测器包括整个跟骨；④源－像距离为 100.0 cm；⑤中心线向头侧倾斜 35°~45°，射线通过第 3 跖骨基底部对准跟距关节射入探测器中心。

3）标准影像显示：①跟骨轴位影像，跟骨体和跟骨各突出均显示清晰；②全跟骨显示于图像正中，显示被检测跟骨的骨质、关节面及周围软组织；③骨小梁、周围软组织显示清晰。

四、脊柱 CT 扫描技术

1. 适应证

1）各种原因引起的椎管狭窄及椎管内占位性病变。

2）椎间盘变性或病变。

3）椎骨外伤（如骨折、脱位等），特别是观察碎骨片的情况、金属异物的位置以及脊髓的损伤情况。

4）椎骨骨病（如结核、良恶性肿瘤等）以及椎旁肿瘤对椎骨的侵犯情况。

5）椎骨及脊髓的先天性变异。

6）协助进行介入放射检查。

2. 技术要点

仰卧位，身体置于检查床中间。颈椎扫描：头部略垫高，使椎体尽可能与床面平行，双臂置于身体两侧，双肩尽量向下。胸椎扫描：患者双手抱头。腰椎扫描：用专用的腿垫将受检者的双腿抬高，使腰椎的生理弧度尽可能与床面平行。颈椎和腰椎常规扫描侧位定位像，胸椎扫描正位或侧位定位像。胸椎和腰椎要显示出骶骨，便于计数椎体。若以观察椎体和椎旁组织为主，则扫描基线应平行椎体；若以观察椎间盘为主，则扫描基线应平行相应的椎间盘。扫描范围：颈椎椎体扫描时应包括全部颈椎，颈椎椎间盘扫描则需包括所有颈椎间盘，胸椎扫描时应包括全部椎体及椎间盘，腰椎和骶尾椎应包含所有椎体，腰椎间盘常规包括 L2~L3、L3~L4、L4~L5、L5~S1

共 4 个椎间盘。脊柱常规不进行增强扫描。

脊柱的显示和摄影需同时采用椎体窗和骨窗。三维后处理：①椎间盘图像重组：对于容积数据采集的检查，需要重组椎间盘图像，使用 MPR 重组，层面平行椎间隙；② VR 图像三维重组：颈椎、胸椎、腰椎可以重组三维立体骨结构图像；③ MPR 重组：矢状面 MPR 重组，重建层厚和层间距为 2~3 mm。

五、四肢骨关节及软组织 CT 扫描技术

1. 适应证

（1）骨折　显示骨折碎片、移位、出血、血肿、异物以及相邻组织等。

（2）骨肿瘤　显示肿瘤部位、形态、大小、范围及血供等，有助于对肿瘤进行定性诊断。

（3）其他骨病　如骨髓炎、骨结核、骨缺血性坏死等，可显示骨皮质和骨髓质形态与密度改变，同时可观察病变与周围组织的关系。

（4）软组织疾病　可利用 CT 密度分辨率高的优势来确定软组织病变的部位、大小、形态以及与周围组织结构的关系。

（5）半月板损伤　显示半月板的形态、密度等。

2. 技术要点

通常检查上肢选择头先进；检查下肢选择足先进；检查四肢骨折或占位时，以病变部位为中心，扫描范围包括邻近的一个关节。扫描定位像以正位像为主，为了准确定位可以增加侧位像扫描。定位像应包含一侧关节及相邻长骨。在定位像上设定扫描范围。关节的扫描应包含相邻长骨的一部位，并包含相邻的关节。增强扫描按常规速度和剂量注射对比剂。

六、上肢与下肢 CTA

1. 适应证

上肢与下肢 CTA 用于显示肢体血管病变以及血管与软组织肿块间的关系等。

2. 技术要点

上肢动脉 CTA 首选仰卧位，上臂上举。无法

上举双臂的受检者，需要将上臂自然放于身体两侧，双手手心向上，身体置于床正中。使用螺旋扫描，标准算法重建。重建层厚 1.0~1.5 mm，层间距 0.7~1.2 mm。扫描范围需包全病变组织和一个相邻关节。选择健侧的肘正中静脉，以避免对比剂产生的伪影和静脉血管对动脉血管的影响；需要检查双上臂，可选择足部设置通道。对比剂碘浓度 300~370 mg/mL，注射流率 3.0~4.0 mL/ 秒，总量 60.0~80.0 mL。先采用双筒高压注射器注射 20.0 mL 生理盐水作为试注射，注射对比剂后再注射 30.0 ml 生理盐水冲刷。采用对比剂智能跟踪技术（bolus-tracking），监测层面选择主动脉弓层面，ROI 预置于主动脉弓，阈值设为 100~150 HU，扫描时需要注意扫描方向，即沿目标血管的血流方向进行扫描。需进行 MPR、MIP、VR 等二维和三维图像后处理。

下肢动脉 CTA 选用仰卧位，足先进，上臂上举或自然放到腹侧，身体置于床面正中。采用螺旋扫描，标准算法重建。重建层厚 1~1.5 mm，层间距 0.7~1.2 mm。扫描范围需从髂嵴到足背，通过设置 X 线管的旋转时间和扫描螺距将曝光时间控制在 20~25 秒。选择肘正中静脉团注对比剂，对比剂碘浓度 300~370 mg/mL，总量 80~100 mL。采用双筒高压注射器以双流率方案注射，先注射 20.0 ml 生理盐水作为试注射，然后以 3.0~4.0 mL/ 秒的流率注射对比剂 60.0 mL，再以 2.0~3.0 mL/ 秒的流率注射对比剂 30.0~40.0 mL。对比剂智能跟踪技术（bolus-tracking），选择腹主动脉髂动脉分叉以上层面，ROI 预置于腹主动脉，阈值为 100~150 HU，诊断延迟时间为 7 秒。小剂量同层扫描时间曲线测定法，自肘静脉注射 20 mL 对比剂，在动脉水平进行同层动态扫描，测量动脉的时间密度曲线。需进行 MPR、MIP、VR 等二维和三维图像后处理。

七、脊柱 MR 检查技术

1. 适应证

基本同 CT 类似，对各种原因引起的椎管狭窄及椎管内占位性病变、椎间盘变性或病变、椎骨骨病（如结核、良恶性肿瘤等）以及椎旁肿瘤对椎骨的侵犯情况等显示 MRI 有优势。

2. 技术要点

（1）颈椎 MRI　脊柱线圈，颈椎 MRI 还需颈线圈、头颈联合线圈。仰卧位，头先进。矢状面 T_2WI、T_1WI，观察椎骨及周围软组织则必须加 fs-T_2WI，扫描基线平行于颈髓正中矢状面，扫描范围包含 C1~Th2 椎体及两侧附件；轴面 T_2WI 序列，椎间盘病变扫描基线平行于椎间盘，每个椎间盘扫描 3~5 层；椎体及颈髓病变扫描基线平行于椎体横轴或垂直于颈髓纵轴，扫描范围自颅底斜坡至 C7 水平或覆盖病变区域；必要时加扫冠状面 T_2WI、T_1WI。增强扫描轴面、矢状面、冠状面 fs-T_1WI 均需扫描。矢状面扫描相位编码方向设置为上下方向，以减少脑脊液流动伪影对脊髓观察的影响。增强扫描静脉注射常规剂量的钆对比剂。

图像要求：①显示全部颈椎椎体、椎间盘及两侧附件、椎旁软组织等结构；②无明显吞咽运动伪影、血管搏动及脑脊液流动伪影。

（2）胸椎 MRI　脊柱线圈。仰卧位，头先进。矢状面 T_2WI、T_1WI，观察椎骨及其周围软组织必须增加 fs-T_2WI（推荐 STIR），扫描基线平行于胸髓纵轴，范围覆盖胸椎椎体及椎体两侧附件，范围为 C7~L1 水平。轴面 T_2WI，椎间盘病变扫描基线平行于椎间盘，椎体或脊髓病变扫描基线平行椎体横轴或垂直胸髓纵轴。范围自 Th1~Th12 椎体水平或覆盖 ROI。脊柱畸形加扫冠状面 T_2WI 或 T_1WI。扫描大视野包括 C1 或 L5 矢状面 T_2WI 1~5 层，用于准确定位胸椎体节段。增强扫描矢状面、轴面、冠状面 fs-T_1WI 均需扫描。矢状面扫描相位编码方向设置为上下方向。增强扫描静脉注射常规剂量的钆对比剂。

图像要求：①显示全部胸椎体、椎间盘、附件及椎旁软组织，两侧对称显示；②提供能准确定位胸椎体的矢状面 T_2WI 定位像；③椎体前方设置预饱和带以减少心脏大血管搏动伪影；④心血管搏动伪影、脑脊液流动伪影不影响诊断。

（3）腰椎 MRI　线圈、体位和扫描序列同胸椎，扫描基线平行于腰椎管矢状面，范围覆盖腰椎体及两侧横突，Th12~S2 水平。轴面 T_2WI，椎间盘病变扫描基线平行于椎间盘，每个椎间盘扫描 3~5 层，需覆盖整个椎间隙及相应节段的整个椎间孔。椎体或椎管病变扫描基线平行于椎体横轴或垂直于腰椎管纵轴，范围覆盖 ROI 或 L1~S1 椎体水平。脊柱畸形加扫冠状面 T_2WI 或 T_1WI；T_1WI 有任何异常高信号时，加 fs-T_1WI。

图像要求：①显示全部腰椎至 S2 椎体、椎管及椎旁软组织等结构，两侧对称结构应在同一层面显示；②腰椎体前方设置预饱和带；无明显腹部呼吸运动伪影、血管搏动及脑脊液流动伪影等。

（4）骶尾椎 MRI 线圈、体位和扫描序列同胸椎，扫描基线平行于椎管矢状面，范围覆盖骶椎椎体两侧，L3 至全部尾椎。轴面：T_2WI 序列。扫描基线依次平行于各骶椎、尾椎椎间隙或平行于椎体横轴。扫描范围覆盖骶椎、尾椎或 ROI。斜冠状面：fs-T_2WI。扫描基线平行于骶椎椎管冠状面，范围包含骶尾骨前后缘。附加序列：T_1WI 有高信号病灶时，加 T_1WI 脂肪抑制序列。

图像要求：①显示全部骶尾椎椎体，两侧对称结构对称显示；②在骶尾椎骨前方设置预饱和带饱和盆腔信号；无明显运动伪影。

（5）腰椎管水成像技术要点及要求 线圈、体位胸椎，定位中心对准线圈中心及髂前上棘连线中点。冠状面三维 T_2WI 水成像序列、二维厚层块单次激励快速自旋回波水成像序列。

图像要求：①清晰显示 L1~S3 椎管或 ROI 段椎管；②背景组织抑制良好，提供 MPR、MIP 并多角度旋转三维椎管像。

八、四肢及骨关节 MRI 扫描技术

1. 适应证

基本与 CT 类似，MRI 在骨关节肿瘤、感染性病变、半月板疾病和软组织疾病方面有其优势。

2. 基本原则

根据病变性质及部位选择在主要优势方位上同

层厚、同层间隔扫描的 2~3 个不同序列，主要用于定性诊断，辅以另外 2 个方位的 1~2 个序列，用于辅助定位诊断。骨骼、软骨、滑膜病变以质子脂肪抑制（protein density weighted imaging，PDWI）-fs、T_2WI、T_1WI、三维梯度回波序列组合为主，软组织病变以 fs-T_2WI、T_2WI、T_1WI 序列组合为主。

3. 肩关节 MRI 技术

肩关节专用线圈、四肢关节软线圈或体部相控阵线圈。头先进，仰卧位，被检测肩关节对侧身体抬高 30°，使被检测肩关节紧贴检查床并尽量位于床中心。定位中心对准线圈中心及肱骨头，薄层、高分辨率扫描，平扫及增强均需包括轴面、斜冠状面和斜矢状面扫描。关节腔造影：穿刺并向关节腔注射用生理盐水稀释 100~500 倍的钆对比剂，采用 fs-T_1WI 序列，扫描上述平扫的 3 个方位，必要时可加扫外展外旋位。

图像要求：①显示肩关节骨性结构及软组织结构，关节唇、肱骨头、肩锁关节、冈上肌腱、冈下肌腱及肱二头肌长头肌腱等显示清晰；②扫描方位标准，无明显运动伪影。

4. 上臂、前臂、大腿、小腿的 MRI 技术

四肢关节软线圈、正交线圈、心脏或体部相控阵线圈。仰卧位，头先进。小 FOV、薄层、高分辨率扫描，根据病变性质和部位选择以轴面为主（冠状面和矢状面为辅）或相反。如见异常高信号，需要在同方位加扫 fs-T_1WI。冠状面及矢状面 FOV 应包含 1 个邻近关节。增强扫描 fs-T_1WI 轴面、冠状面及矢状面均需扫描。静脉注射常规剂量钆对比剂。

图像要求：①显示相应长骨及其软组织结构，冠状面及矢状面 FOV 至少包含 1 个关节；②运动伪影、血管搏动伪影不影响诊断。

5. 膝关节 MRI 技术

膝关节专用线圈或用软线圈包裹。仰卧位，头先进或足先进。被检测膝关节屈曲 10°~15°，使前交叉韧带处于拉直状态。扫描方位包括矢状面、冠状面及轴面，行小 FOV、薄层、高分辨率扫描（尤其是关节软骨、滑膜病变），必要可考虑加扫斜矢

状面 PDWI-fs 或轻度 fs-T2W、三维梯度回波 fs-T_1WI 序列。增强扫描冠状面、斜矢状面、轴面 fs-T_1WI 均需扫描。

图像要求：①显示膝关节的骨性结构、软组织结构、关节韧带、半月板等；②伪影不影响诊断。

6.外周血管 MRA

（1）全身血管 MRA 技术要点及要求　全身血管 MRA 指一次成像获取自心脏、主动脉弓至小腿的血管成像，一般需注射对比剂分 3~4 段采集，然后经后处理拼接合成全身血管整体像。体部相控阵线圈与下肢血管线圈组合、一体化体部大线圈、体线圈。仰卧位，头先进或足先进，小腿、大腿适当垫高，使其与胸腹部血管处于同一水平。定位中心对准颈胸段及该段线圈中心。冠状面扫描，选用三维扰相梯度回波序列。各段的序列及参数相同并保持联动锁定状态。

图像要求：①心脏及各段血管靶时相准确，动脉像无静脉像污染；②背景组织信号抑制良好，血管对比剂浓度饱满；③提供各段、各期血管 MIP 重组多角度旋转三维成像，设备条件具备的应提供无缝拼接的全身血管整体像；④根据病变情况，提供病变区域血管局部原始图像或 MPR 重组像；⑤伪影不影响诊断。

（2）四肢血管三维动态增强 MRA 技术要点及要求　体部或心脏相控阵线圈、下肢线圈、表面线圈、软线圈等。仰卧位，头先进或足先进。上肢血管一般采用头先进，下肢血管采用足先进或头先进均可。大腿和小腿血管一起扫描时，适当垫高小腿使之与大腿血管处于同一水平面。一般行冠状面扫描，选用三维扰相梯度回波序列。多段扫描时各段的序列及参数相同并保持联动锁定状态。

图像要求：①显示肢体末端血管；②血管靶时相准确，动脉像无静脉像污染；背景组织信号抑制良好，血管对比剂浓度饱满；③提供各段、各期血管后处理 MIP 重组三维像，并多角度旋转，设备条件具备的应提供无缝拼接的血管整体像；④双下肢血管成像显示范围应包括双侧髂动脉起始部至足背动脉；⑤伪影不影响诊断。

（王悦　吴利江　任方远）

第三节　主要病例

一、骨关节外伤

病例 1

【简要病史】

肩部撞击外伤，致肩部畸形，局部疼痛。

【影像资料】

见图 9-15。

【影像分析】

左侧锁骨中 1/3 处骨皮质中断，断端错位、对线不良（图 9-15A，图 9-15B 箭头）。

【影像诊断】

锁骨中 1/3 段粉碎性骨折，对位对线不良。

【最终结果】

锁骨中 1/3 段粉碎性骨折，行手术内固定。

【概述】

锁骨临床较常见，骨折原因主要是外力或跌倒时，外力传导或直接外力作用于锁骨薄弱处致骨折。一般锁骨骨折分三等分，分别是内 1/3、中 1/3 和外 1/3 锁骨骨折，好发部位为中 1/3 或中外 1/3 交界处。

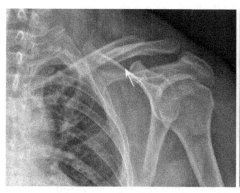
A. X 线正位

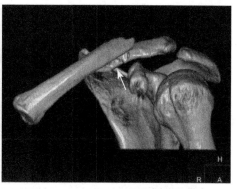
B. CT 三维重建图（VR）

图 9-15B
彩图

图 9-15 左锁骨骨折

1. 临床表现

局部肿胀、皮下淤血、压痛或有畸形，畸形处可触到移位的骨折断端。

2. 影像表现

X 线表现主要是骨皮质延续性中断或不规则，可伴随骨形态改变，断端可有移位、分离及嵌插畸形，造成对位对线不佳。如儿童或青少年骨折，因骨质结构的关系，往往为青枝骨折多见，骨皮质扭曲或皱折，骨皮质尚连续（图 9-16）。MSCT 结合三维重建可以更好地显示骨折及错位、成角分离等情况。

3. 诊断要点

1）X 线片、CT 可显示锁骨骨折及断端的错位、分离、重叠、成角，并可观察整复、手术效果及愈合情况。

2）儿童或青少年骨折，可表现为青枝骨折，要注意骨形态及骨结构的改变。

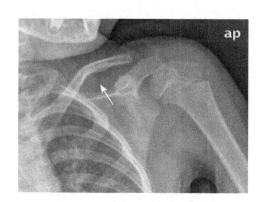

图 9-16 儿童锁骨青枝骨折

左锁骨 X 线正位示锁骨中段形态弯曲，骨皮质皱褶，部分中断，见线状低密度影（如箭所示）

（3）除观察骨折本身外，还要仔细观察周边软组织的改变、有无碎骨片及关节脱位等。

病例 2

【简要病史】

肩背部撞伤致局部疼痛，软组织肿胀。

【影像资料】

见图 9-17。

【影像分析】

X 线片示左肩胛骨外侧缘骨皮质中断，见线状低密度影（图 9-17A 箭头）。CT 重建见肩胛骨冈下窝骨皮质中断、错位，边缘锐利，呈裂隙状（图 9-17B 箭头）。CT 三维重建示肩胛骨两断端分离、重叠（图 9-17C 箭头）。MRI 斜冠位 T_2 抑脂加权示肩胛骨骨小梁区信号增高，局部软组织肿胀，见不规则线状低信号影（图 9-17D 箭头）。

【影像诊断】

左侧肩胛骨冈下骨折。

【最终结果】

左侧肩胛骨冈下骨折、分离，手术内固定。

【概述】

肩胛骨为三角形扁骨，内侧缘和上缘为菲薄的骨质，外侧缘较厚实，并为大群肌肉所包绕。根据骨折发生的解剖部位可分为喙突骨折、肩峰骨折、肩胛盂、肩胛颈骨折和肩胛骨体骨折，以肩胛骨体骨折常见。

1. 临床表现

肩胛区疼痛明显，肿胀，有骨擦感。

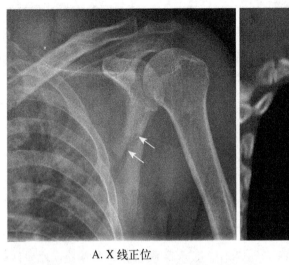
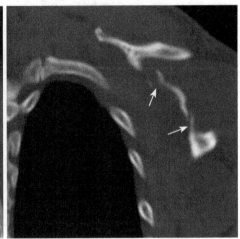

A. X 线正位　　　　　　　　　B. CT 冠状重建

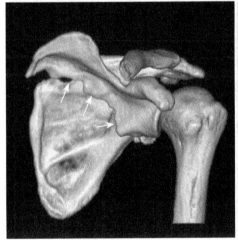
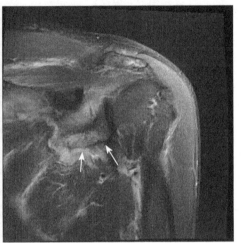

C. CT 三维重建（VR）　　　　　D. 冠状位 T₂WI

图 9-17　左肩胛骨骨折

图 9-17
彩图

2. 影像表现

（1）X 线　肩胛骨边缘骨皮质不连续，骨折线呈"T"字形，或"V"字形。粉碎性骨折可累及肩峰、肩胛冈等，断端可向外上移位或者骨折片旋转。如果发现肩胛体部有横行骨折线位于肩胛盂下方，要注意观察肩胛骨内缘和肩胛冈有无骨折线。混合型肩胛骨骨折常合并肋骨骨折和血气胸。

（2）CT 和 MRI　表现与 X 线表现类似，结合三维重建可更好地显示移位、旋转情况。肩胛骨骨折一般无需行 MRI 检查，MRI 有助于显示周边软组织的损伤情况，如肌肉肿胀，显示肌间隙增宽，局部软组织呈片及网格状长 T₁ 长 T₂ 信号，若合并急性出血，则呈短 T₁ 长 T₂ 信号肿块影。

（3）诊断要点

1）肩胛骨骨皮质不连续，骨折线呈"T"形或"V"形。

2）粉碎性骨折可累及肩峰、肩胛冈等，断端向外上移位或者骨折片旋转，必要时可行 CT 检查，要注意有无合并胸部损伤。

病例 3

【简要病史】

肩部外伤致肩部软组织肿，活动受限。

【影像资料】

见图 9-18。

【影像分析】

X 线正位示右侧肱盂关节对位消失，肱骨前下移位。右侧肱骨大结节见线状低密度影，骨皮质及

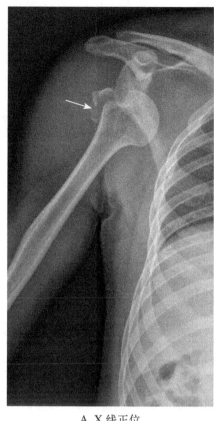

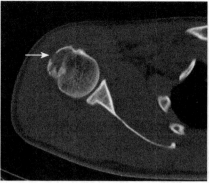

B. CT 横断位

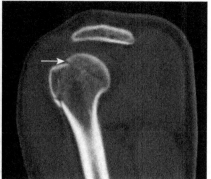

C. CT 冠状位重建

A. X 线正位

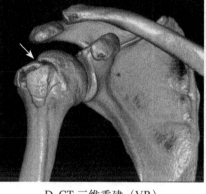

D. CT 三维重建（VR）

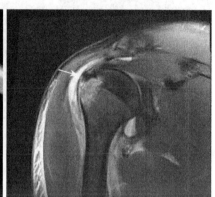

E. 冠状位 T₂WI

图 9-18　右肱骨大结节骨折

图 9-18D 彩图

骨小梁中断、分离（图 9-18A 箭头）。关节复位后 CT 扫描及重建示肱骨大结节分离，骨质断裂，见线状低密度影（图 9-18B~ 图 9-18D 箭头）。MRI 示肱骨大结节区 T₂ 抑脂加权信号增高，见线状低信号影，局部软组织肿胀，三角肌下滑囊积液，关节囊少量积液（图 9-18E 箭头）。

【影像诊断】

右肱骨大结节骨折并周围软组织损伤（X 线片另伴右侧肩关节前脱位）。

【最终结果】

右侧肱骨大结节骨折。

【概述】

肱骨大结节骨折多因外力致冈上肌的猛力收缩上提造成的撕裂性骨折，也可外力直接撞伤致骨折、分离，以成人多见。

1. 临床表现

主要表现局部疼痛、肿胀、关节活动受限，尤以肩关节外展外旋时最为明显。

2. 影像表现

X 线及 CT 表现为肱骨大结节处骨皮质中断，骨小梁断裂，由于冈上肌及冈下肌的作用，常引起碎骨片移位、分离。MRI 上可观察有肩袖损伤，甚至撕裂表现。

3. 诊断要点

1）肱骨大结节骨皮质、骨小梁中断，可见线状低密度影，骨折块可向后上移位。

2）儿童或青少年大结节处骨骺未闭合，要注意区分正常骨骺与骨碎片。

病例 4

【简要病史】

肩部外伤致局部肿痛。

【影像资料】

见图 9-19。

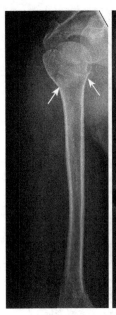
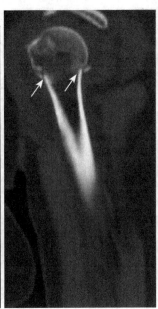
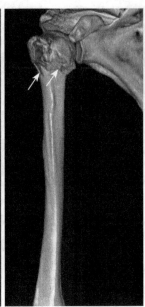
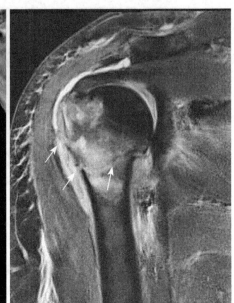

A. X 线正位　　　　　B. CT 冠状位重建　　　　　C. CT 三维重　　　　　D. 冠状位 FS T₂WI

图 9-19　右肱骨外科颈骨折　　　　　图 9-19C 彩图

【影像分析】

X 线正位示右侧肱骨上段外科颈骨皮质断，见线状低密度影（图 9-19A 箭头）。CT 扫描及重建示肱骨外科颈骨皮质中断，轻度嵌插（图 9-19B，图 9-19C 箭头）。MRI 示右侧肱骨上段外科颈抑脂 T_2 高信号，周边骨水肿明显，周边软组织肿胀，三角肌下滑囊积液（图 9-19D 箭头）。

【影像诊断】

右肱骨外科颈骨折。

【最终结果】

右肱骨外科颈骨折。

【概述】

肱骨外科颈为肱骨干骨皮质与肱骨头骨松质交接处，易发生骨折，故名外科颈骨折，任何年龄均可发生，多见于成人，尤其骨质疏松者好发。

1. 临床表现

患肩有疼痛、肿胀、压痛，但仍保持肩部外观。

2. 影像表现

X 线片可见骨折线，多为横行，分内收型与外展型。前者正位上显示外侧皮质分离，内侧皮质嵌压。后者为内侧皮质分离，外侧皮质嵌压。侧位表现两者均无明显向前或向后成角。如骨骺尚未融合，可合并骨骺分离及外科颈青枝骨折。老年性骨折可表现为嵌压或嵌插骨折，骨折线不明显，常表现骨皮质及骨小梁连续性或完整性中断，局部密度增高。CT 表现相似，结合三维重建对显示骨皮质及骨小梁断裂及嵌压更直接、明显。MRI 常能显示隐形骨折及骨损伤，还能显示周边软组织损伤，呈片状、网格状 T_2 高信号表现。

3. 诊断要点

结合外伤史，肱骨外科颈骨折 X 线片做出相应诊断不难，必要时可行 CT 和 MRI 检查，进一步明确移位、嵌插和软组织损伤情况。

病例 5

【简要病史】

两位患者，均跌伤致上臂畸形，活动受限。

【影像资料】

见图 9-20。

【影像分析】

患者 1：右侧肱骨下段骨皮质中断，碎骨片分离，断端成角畸形，对位对线不良（图 9-20A，图 9-20B 箭头）。

患者 2：右侧肱骨中段骨皮质中断，骨折线呈螺旋形；外旋畸形，对位对线不良（图 9-20C，图 9-20D 箭头）。

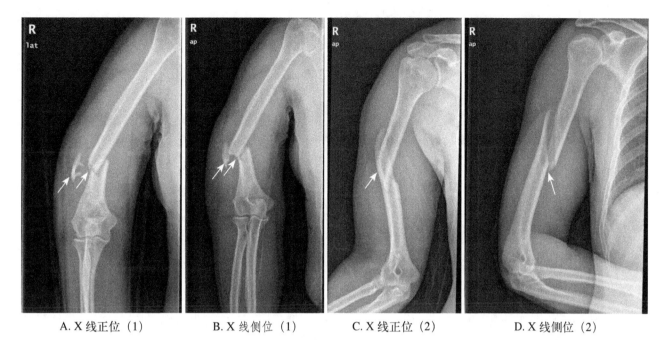

A. X线正位（1）　　　B. X线侧位（1）　　　C. X线正位（2）　　　D. X线侧位（2）

图 9-20　肱骨骨折

【影像诊断】

患者 1：右侧肱骨下段粉碎性骨折。

患者 2：右侧肱骨中段螺旋形骨折。

【最终结果】

患者 1：肱骨下段粉碎性骨折。

患者 2：肱骨中段螺旋形骨折。

【概述】

肱骨外科颈以下至肱骨髁上为肱骨干，骨折发病率占全身骨折 3%~5%，多发生于年青年人，直接暴力以横断或粉碎骨折多见，间接暴力以蝶形或斜形、螺旋形多见。

1. 临床表现

上臂肿胀，疼痛，缩短或成角畸形，常出现异常活动或骨擦音。伴桡神经损伤时，出现垂腕，伸拇、伸掌指关节功能丧失。

2. 影像表现

骨皮质及骨小梁连续性中断，常伴移位、分离或成角。斜形不全性骨折少见，但要与肱骨中下段的斜形骨滋养血管沟影鉴别。儿童青少年的青枝骨折要仔细观察骨皮质的连续性，避免漏诊。

3. 诊断要点

结合外伤史，典型者 X 线片做出相应诊断不难，CT 结合三维重建有助于进一步观察骨折及移位和软组织损伤情况。

病例 6

【简要病史】

外伤致肘关节畸形，活动受限，局部肿痛明显。

【影像资料】

见图 9-21。

【影像分析】

X 线侧位片示骨髁上骨皮质中断，远段后倾成角，髁上角增大（图 9-21 箭头）。

【影像诊断】

肱骨髁上骨折（伸直型）。

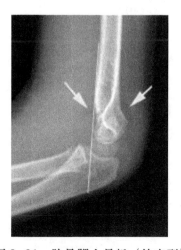

图 9-21　肱骨髁上骨折（伸直型）

【最终结果】

肱骨髁上骨折（伸直型），人工复位，石膏外固定。

【概述】

肱骨远端髁上部扁而宽，后有鹰嘴窝，前有喙突窝，两者间仅有一层菲薄的骨质，在解剖上是薄弱部位，易发生于10岁以下的小儿，约占67%，其次老年人。

1. 临床表现

肘关节局部不能活动，肿胀明显。肘部骨性三角关系存在，有时可在肘窝触到肱骨骨折端。当肱骨髁上骨折处理不当时容易引起Volkmann缺血性肌挛缩或肘内翻畸形。

2. 影像表现

典型髁上骨折X线诊断不难，不典型或细微骨折X线可表现为：髁上骨皮质轻微成角、皱折；肱骨远端侧位"X"形致密线中断、折裂；关节囊脂肪影上移出现"八"字征（关节内积液或积血，常有骨折）。婴幼儿时呈肱骨远端全骺分离，X线上仅显示骨骺分离，肱骨干与肱骨远端骨骺的对位对线关系发生异常，而肱骨远端骨骺与尺桡骨近端对位关系仍正常，故临床检查肘后三角正常。CT可进一步显示骨折征象。MRI有助于了解骨骺、关节损伤。

3. 诊断要点

结合外伤史，典型者X线片做出相应诊断不难，对于不典型者以及有必要了解软组织、关节损伤时可行CT和MRI检查。

病例7

【简要病史】

前臂外伤致前臂畸形、肿痛。

【影像资料】

见图9-22。

【影像分析】

X线侧位片示左尺桡骨中上段骨皮质中断，尺骨错位，对位欠佳（图9-22A箭）。CT重建示尺桡骨中上段骨皮质中断，尺骨错位，对位欠佳（图

9-22B箭头）。

【影像诊断】

左尺桡骨中上段骨折。

【最终结果】

左侧尺桡骨中上段骨折，石膏复查固定。

【概述】

尺桡骨（前臂）双骨折多为直接暴力所致，可呈横断、粉碎或多节骨折，可合并严重的软组织损伤。尺桡骨骨折后断端间可发生重叠、旋转、成角或侧方移位，错位方式与暴力的方向及骨折部分骨骼肌作用有关。

1. 临床表现

前臂局部肿胀畸形及压痛，可有骨擦音及异常活动，前臂活动受限。

2. 影像表现

X线及CT表现为尺桡骨骨皮质中断，骨小梁断裂。尺桡骨双骨折为直接暴力作用时，常表现为双骨骨折线大致在同一水平横断骨折。如果是间接外力，则多呈斜形或螺旋形骨折，骨折不在同一水平，以上1/3多见。如桡骨上段与尺骨下段骨折常合并旋前、旋后改变。

3. 诊断要点

结合外伤史和影像学表现，可作出明确诊断。

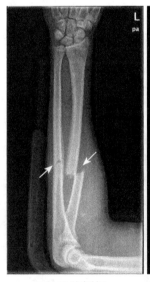 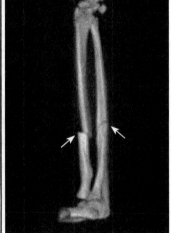

A. X线侧位　　　　　B. CT三维重建（VR）

图9-22　左尺桡骨中上段骨折

病例 8

【简要病史】

前臂外伤致右前臂畸形，肿痛，右肘关节畸形且活动受限。

【影像资料】

见图 9-23。

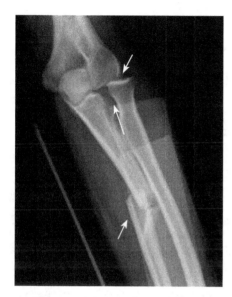

图 9-23 右侧 Monteggia 骨折

【影像分析】

X 线片示右尺骨上 1/3 处骨皮质中断，断端对位、对线不良，向桡侧成角；右尺桡骨上关节间隙明显增宽，对位不佳，肘桡关节对位不佳（图 9-23 箭头）。

【影像诊断】

右尺骨上段骨折并尺桡骨上关节及肱桡关节脱位，考虑为 Monteggia 骨折。

【最终结果】

右侧 Monteggia 骨折。

【概述】

Monteggia 骨折是指尺骨上段骨折合并桡骨小头脱位，现包括尺骨骨折合并尺桡上关节脱位。临床上常常忽略桡骨小头脱位，当尺骨骨折摄片时，在正、侧位应包括桡骨全长，即包括桡骨上、下端的肘关节与腕关节。

1. 临床表现

肘关节肿胀、疼痛、压痛、畸形、功能障碍，可扣及骨摩擦音。

2. 影像表现

Monteggia 骨折 X 线、CT 基本表现与其他长管状骨类似，本骨折的特点是合并尺桡骨上关节脱位。尺骨骨折成角方向就是桡骨头脱位的方向，以此分伸展型和屈曲型。前者为尺骨骨折向桡侧成角，桡骨小头亦向前外方脱位。屈曲型则尺骨骨折向背侧成角，桡骨小头向后脱位。MRI 观察尺桡上关节脱位致环状韧带损伤、撕裂及肘关节桡侧侧副韧带损伤等软组织损伤有优势。

3. 诊断要点

X 线片包括上下关节，结合病史，骨折本身诊断不难，必要时行 CT、MRI 检查，以进一步明确软组织、血管神经损伤情况。

病例 9

【简要病史】

右手掌撑地外伤，致右前臂及腕部畸形、肿痛。

【影像资料】

见图 9-24。

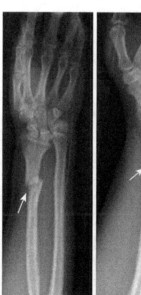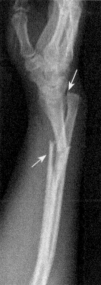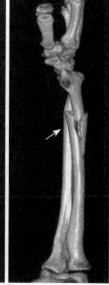

A. X 线正位　　B. X 线侧位　　C. CT 三维重建（VR）

图 9-24 右侧 Galeazzi 骨折

图 9-24C 彩图

【影像分析】

X 线正侧位片示右桡骨下段骨皮质中断，见横行骨折钱，轻度错位，向掌侧成角畸形；右尺骨远端向背侧远侧移位，右尺桡下关节对位消失（图9-24A，图9-24B箭头）。CT三维重建示右桡骨远侧1/3处骨皮质断裂（图9-24C箭头）。

【影像诊断】

右侧Galeazzi骨折。

【最终结果】

右侧Galeazzi骨折。

【概述】

Galeazzi骨折是指桡骨下1/3段处骨折合并尺桡骨下关节脱位，又称盖氏骨折，较少见。Galeazzi骨折大多为前臂极度旋前、手掌触地跌倒所致。外力通过腕关节沿桡骨方向传导，造成三角软骨盘、尺侧副韧带撕裂而发生尺桡下关节脱位，并伴桡骨干骨折。桡骨骨折多为横断或斜行，同时尺桡下关节脱位。

1. 临床表现

症状和体征与创伤严重程度有关。移位不显著的骨折仅有疼痛、肿胀和压痛。如移位明显，桡骨将出现短缩和成角，下尺桡关节压痛，尺骨头膨出。

2. 影像表现

桡骨骨折X线、CT表现与其他长管状骨类似，桡骨骨折线以横行与斜形多见，Galeazzi骨折的特点是合并尺桡骨下关节脱位，可伴有尺骨茎突骨折。儿童Galeazzi骨折常为桡骨下段的青枝骨折合并尺骨下端骨骺分离而不发生尺桡下关节脱位。MRI检查可进一步观察腕关节损伤情况，特别是尺侧三角纤维软骨复合体损伤与撕裂、移位，表现为在PDWI及T_2WI低信号软骨盘周边及韧带内线状、条状高信号影，关节间隙积液。

3. 诊断要点

结合外伤史，典型者X线片做出相应诊断不难，对于不典型者以及有必要了解软组织、关节损伤时可行CT和MRI检查。

病例10

【简要病史】

两例均为外伤致手腕部畸形。

【影像资料】

见图9-25。

【影像分析】

患者1：桡骨远段距关节面约17 mm处骨皮质中断，骨小梁断裂，关节面见纵裂线状低密度影，断端远侧轻度背倾（图9-25A，图9-25B箭头）。

患者2：桡骨远段距关节面20 mm处骨皮质中断，骨小梁断裂，断端嵌插，远侧部分掌倾（图9-25C，图9-25D箭头）。

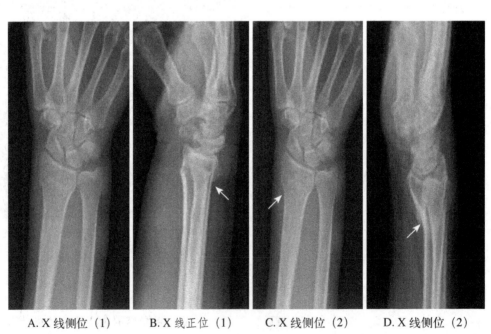

A. X线侧位（1）　　B. X线正位（1）　　C. X线侧位（2）　　D. X线侧位（2）

图9-25　Colles骨折和Smith骨折

【影像诊断】

患者1：腕关节Colles骨折。

患者2：腕关节Smith骨折。

【最终结果】

分别为Colles、Smith骨折，石膏复位固定。

【概述】

Colles骨折是指发生在桡骨远端骨折，多为间接暴力致伤，为腕关节背伸着地所致桡骨远端骨折。如桡骨远端所受暴力与Colles骨折相反，远侧断端则向掌侧移位，向背侧成角，称为Smith骨折。

1. 临床表现

腕部剧痛、肿胀，手指处于半屈曲休息位。Colles骨折典型体征包括银叉状畸形、枪刺状畸形和直尺试验阳性。Smith骨折成角方向与Colles骨折相反。

2. 影像表现

X线、CT表现除局部骨质断裂外，Colles骨折向背侧成角，远端向桡背侧移位，可合并尺骨茎突骨折，骨折线可累及关节面。Smith骨折向掌侧移位并成角，又称反Colles骨折。MRI可补充提供腕关节和软组织损伤情况，如：尺桡韧带撕裂、三角软骨盘损伤等。

3. 诊断要点

结合外伤史，典型者X线片做出相应诊断不难，对于不典型者以及有必要了解软组织、关节损伤时可行CT和MRI检查。

病例11

【简要病史】

滑倒左手掌撑地致局部肿痛明显，活动时加重。

【影像资料】

见图9-26。

【影像分析】

左腕关节X线正位示舟状骨颈部密度增高，形态欠规则（图9-26A箭头）。尺偏位见线状骨折线，舟状骨颈部骨皮质中断，位置可（图9-26B箭头）。CT扫描及重建示舟状骨见线状骨折线，骨皮质及骨小梁中断，局部皮质欠光整、凹陷，位置可（图9-26C，图9-26D箭头）。

【影像诊断】

左腕舟状骨骨折。

【最终结果】

左腕舟状骨骨折。

【概述】

舟状骨骨折在腕骨中最常见，好发于青壮年。舟状骨中段最窄，骨折常见。因舟状骨的滋养血管都是从结节部及中部进入，此处骨折可致远侧部缺血发生骨坏死，因此舟状骨骨折或怀疑骨折，必须短期（7~10天）复查。

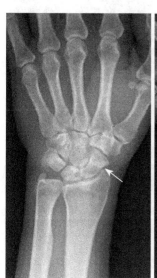 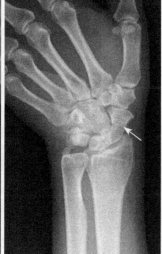 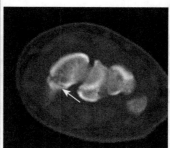 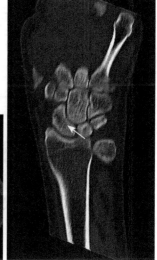

A. X线正位　　　　　　B. X线尺偏斜位　　　　　　C. CT轴位　　　　　　D. CT冠状位

图9-26 左腕舟状骨骨折

1.临床表现

腕关节局部肿胀，疼痛，活动受限并疼痛加重。鼻咽窝处及舟骨结节处有压痛。第2．第3掌骨头纵向叩击痛。

2.影像表现

怀疑舟状骨骨折时，必须含舟状骨专用体位摄片（手腕背倾25°，腕部尺偏位，将舟状骨长轴平行于胶片）。舟状骨为不规则骨折，骨折要与血管沟鉴别。骨折不除外或隐性骨折可能时，必须拍片复查或CT二维、三维重建检查。

X线表现为横断形骨折线，骨皮质与骨小梁中断，可因摄片体位或骨折嵌插，呈高密度。CT能进一步提供确切的骨折征象及与周边腕骨的关系。

MRI有助于观察腕骨韧带损伤情况，特别是可以早期发现舟状骨缺血坏死。

3.诊断要点

结合外伤史，腕关节舟状骨骨折典型者X线片做出相应诊断不难，对于不典型者可行CT检查，需要了解软组织损伤、早期缺血坏死时时可行MRI检查，或予以短期复查。

病例 12

【简要病史】

拳击伤致右侧尺侧掌缘疼痛。

【影像资料】

见图9-27。

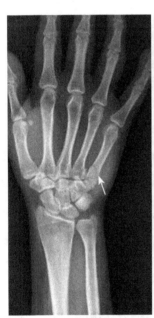 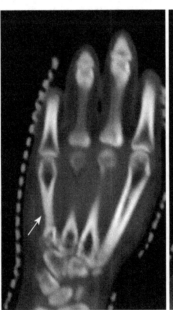 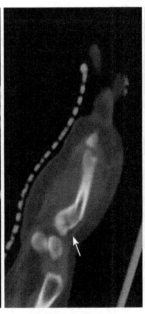 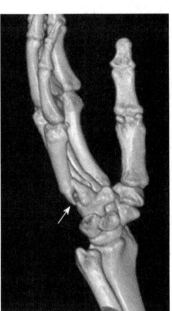

A.X线正位　　　　B.CT冠状位　　　　C.CT矢状位　　　　D.CT重建

图9-27　右手第5掌骨骨折

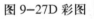
图9-27D 彩图

【影像分析】

X线正位片右手第五掌近段见线状低密度影，骨皮质中断（图9-27A箭头）。CT扫描及重建示第5掌骨近端骨皮质及骨小梁中断，向掌侧成角畸形，对位对线欠佳（图9-27B~图9-27D箭头）。

【影像诊断】

右手第5掌骨近段骨折。

【最终结果】

右手第5掌骨近段骨折，复位石膏外固定。

【概述】

掌指骨骨折发生率高，可单发或多发，骨折类型多样，并可向各方位错位、成角。

1.临床表现

骨折处肿胀，可淤青，疼痛，活动受限，局部压痛明显。

2.影像表现

X线表现为掌指骨皮骨质或骨小梁断裂，可见横行或短斜形骨折线。CT与MRI常能进一步提供微小骨折征象以及观察复位愈合情况。

【诊断要点】

结合外伤史，典型者 X 线片做出相应诊断不难，对于不典型或怀疑有微小骨折者可行 CT 和 MRI 检查。

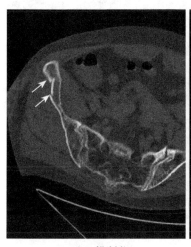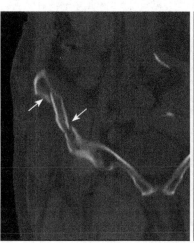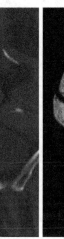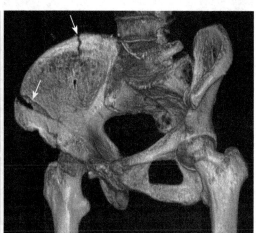

A. CT 横断位　　　　　　　　B. CT 冠状位重建　　　　　　　C. CT 三维重建

图 9-28　右侧髂骨骨折

图 9-28C 彩图

【影像分析】

CT 扫描及重建示右侧髂骨翼见多个线状低密度影，骨皮质及骨小梁中断，髂嵴中断，髂翼变形、分离（图 9-28A~ 图 9-28C 箭头）。

【影像诊断】

右侧髂骨骨折。

【最终结果】

右侧髂骨骨折。

【概述】

骨盆是由骶椎、尾椎、髂骨、耻骨和坐骨组成的闭合性骨环状结构，是连接躯干和下肢的桥梁。骨盆骨折常为直接外力和间接外力的复合性暴力致伤，常见于交通意外。

1. 临床表现

临床上患者有严重外伤史，尤其是骨盆受挤压的外伤史。疼痛广泛，活动下肢或坐位时加重。常并发腹膜后血肿。骨盆挤压分离试验阳性。

2. 影像表现

X 线表现骨皮质或骨小梁不连续，因重叠较多，微小骨折容易漏诊。CT 能提供直接的骨折征象以

及血肿等并发症，有助于诊断。

3. 诊断要点

一般均有严重外伤史。除 X 线片外，怀疑骨盆骨折者一般建议行 CT 检查，以明确诊断。

病例 14

【简要病史】

跌倒致右侧髋部活动受限，局部压痛明显。

【影像资料】

见图 9-29。

【影像分析】

CT 示右侧股骨颈部骨皮质中断，部分嵌插部分分离，股骨颈短缩（图 9-29A~ 图 9-29C 箭头）。

【影像诊断】

右侧股骨颈骨折。

【最终结果】

右侧股骨颈骨折，内收畸形，行人工全髋关节置换术。

【概述】

股骨颈骨折是指股骨头下至股骨颈基底部之间

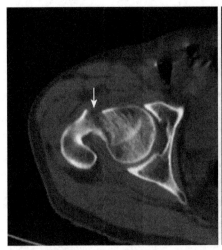
A. CT 横断位

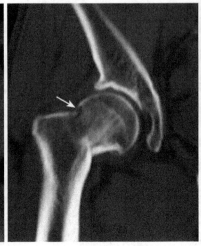
B. CT 冠状位重建

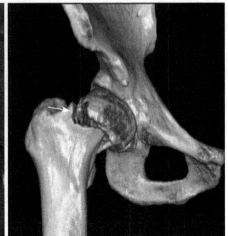
C. CT 三维重建（VR）

图 9-29　右侧股骨颈骨折

图 9-29C 彩图

的骨折，是髋关节创伤中最常见的类型，常见于老年女性。机制为摔倒或撞击作用力对股骨颈产生成角和旋转的应力导致骨折，并引起嵌插、旋转和错位。按骨折发生部分可分为关节囊内型与囊外型，前者包括头下型、头颈型、颈中型；后者为基底型又称关节外骨折，不同的骨折类型与患者预后密切相关。

1. 临床表现

临床主要表现髋部疼痛，不敢站立和走路。患肢多有轻度屈髋屈膝及外旋畸形。

2. 影像表现

X 线片基本上能明确诊断，可见骨折线，若有嵌插则可表现为线状、带状致密影，股骨颈缩短。CT 可进一步明确骨折情况，特别是嵌插型骨折。

3. 诊断要点

结合外伤史，典型者 X 线片做出诊断不难，对于不典型者以及有必要了解软组织、关节损伤时可行 CT 和 MRI 检查。

病例 15

【简要病史】

滑倒跌伤致左侧髋部肿痛、变形。

【影像资料】

见图 9-30。

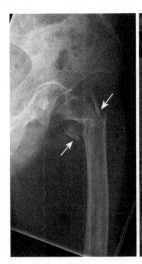
A. X 线正位

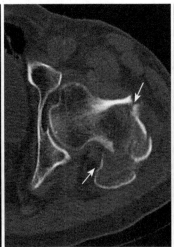
B. CT 横断位

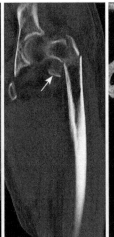
C. CT 冠状位重建

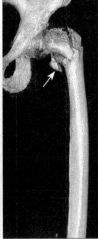
D. CT 三维重建

图 9-30D
彩图

图 9-30　左股骨粗隆间骨折

【影像分析】

X线正位表现左侧股骨粗隆区骨皮质中断，碎骨片分离（图9-30A箭头）。CT示股骨粗隆间骨皮质碎裂，错位，分离，内收成角畸形（图9-30B~图9-30D箭头）。

【影像诊断】

左侧股骨粗隆间粉碎性骨折。

【最终结果】

左侧股骨粗隆间粉碎性骨折。

【概述】

股骨粗隆间骨折是指大转子与小转子间的骨折，多由直接或间接外力导致，少数可呈撕脱性骨折。

1. 临床表现

外伤后局部疼痛、肿胀、压痛和功能障碍均较明显，有时髋外侧可见皮下淤血斑，伤后患肢活动受限，不能站立、行走。

2. 诊断要点

X线检查可以明确大部分骨折，但如果骨折不明显或仅有不规则裂隙，X线检查易漏诊，CT有助于进一步检出骨折征象。

病例16

【简要病史】

大腿撞伤畸形，活动受限，疼痛明显。

【影像资料】

见图9-31。

【影像分析】

X线片示右侧股骨下段呈螺旋形骨皮质中断、错位，对位对线不良（图9-31A，图9-31B箭头）。CT示右侧股骨下段骨皮质中断，见多条线状低密度影，错位明显（图9-31C~图9-31D箭头）。

【影像诊断】

右侧股骨中下段粉碎性骨折。

【最终结果】

右侧股骨中下段粉碎性骨折，内固定复位。

【概述】

股骨干骨折多见于小儿及青壮年，由直接或间接猛烈暴力所致。股骨干骨折错位、成角及短缩、旋转多较明显，并可累周边软组织损伤。

1. 临床表现

患肢疼痛、局部肿胀、成角畸形、异常活动、肢体功能受限及纵向叩击痛或骨擦音。

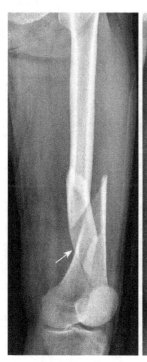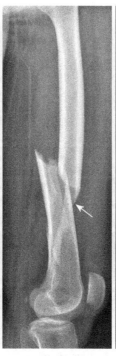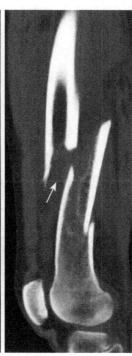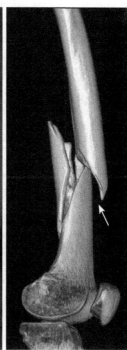

图9-31D
彩图

A. X线正位　　　　B. X线侧位　　　　C. CT重建　　　　D. CT三维重建

图9-31　右侧股骨中下段粉碎性骨折

2. 影像表现

股骨干连续中断，可有骨折错位、成角及短缩、旋转，CT 结合三维重建可更准确、直观显示骨折及其旋转、错位、成角情况。

3. 诊断要点

结合外伤史，典型者 X 线片做出相应诊断不难，必要时可行 CT 和 MRI 检查，以进一步明确诊断。

病例 17

【简要病史】

车祸撞击致膝部肿痛，活动受限。

【影像资料】

见图 9-32。

【影像分析】

CT 示髌骨碎裂、分离，局部软组织肿（图 9-32A，图 9-32B 箭头）。MRI 示髌骨形态不完整，局部信号增高，分离；髌骨周边软组织肿明显，髌上及髌下韧带明显松弛（图 9-32C，图 9-32D 箭头）。

【影像诊断】

髌骨粉碎性骨折。

【最终结果】

髌骨粉碎性骨折。

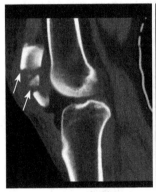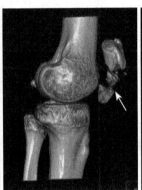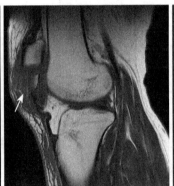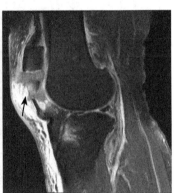

| A. CT 矢状位重建 | B. CT VR 重建 | C. T₁WI 矢状位 | D. FS T₂WI 矢状位 |

图 9-32　髌骨骨折

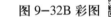
图 9-32B 彩图

【髌骨骨折概述】

髌骨是位于肌四头肌肌腱内的籽骨，其作用是加强伸膝运动。直接外力所致的骨折常为粉碎性骨折，股四头肌突然强烈收缩的间接暴力多发横行骨折或撕脱骨折；髌骨骨折常引起关节内出血。

1. 临床表现

髌骨骨折后髌前皮下淤血、肿胀，严重者皮肤可发生水疱。活动时膝关节剧痛，有时可感觉到骨擦感。部分有移位的骨折可触及骨折线间隙。

2. 影像表现

髌骨内可见横断或星形、纵行的骨折线。星形骨折骨折移位不明显，X 线检查容易漏诊。纵行骨折较少见，轴位片清晰显示。CT 可显示各种类型髌骨骨折。MRI 不仅可以发现隐性骨折，还能提示髌骨周边韧带、肌腱、支持带的损伤情况，表现为 T₂WI 低信号的韧带、肌腱、支持带内出现信号增高影，

以上结构可松弛、卷缩，周边滑囊积液积血表现。

3. 诊断要点

结合外伤史，典型者 X 线片做出相应诊断不难，对于不典型者以及有必要了解软组织、关节损伤时可行 CT 和 MRI 检查。

病例 18

【简要病史】

高处坠落致左膝部疼痛，活动受限。

【影像资料】

见图 9-33。

【影像分析】

X 线正位片示左侧胫骨上端外侧平台骨皮质凹陷，关节面皮质不连续（图 9-33A 箭头）。CT 示左侧胫骨外侧平台骨皮质及骨小梁断裂，见纵行线状低密度影，关节面受损（图 9-33B~图 9-33D 箭头）。

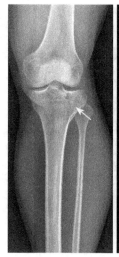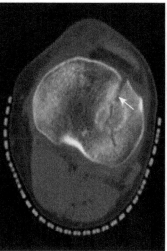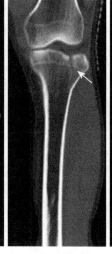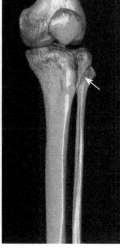

图 9-33D
彩图

| A. X 线正位 | B. CT 轴位 | C. CT 冠状位 | D. CT 三维重建 |

图 9-33　左股骨平台骨折

【影像诊断】

左侧胫骨平台骨折。

【最终结果】

左侧胫骨平台骨折。

【概述】

胫骨上端骨质较为疏松，当直接暴力撞击膝关节内外侧迫使膝外翻或内翻，或者高处坠落等间接暴力，易致胫骨平台塌陷骨折，常合并前后交叉韧带及半月板损伤，撕裂。

1. 临床表现

外伤后膝关节肿胀疼痛、活动障碍，合并侧副韧带断裂者，侧方稳定性试验为阳性。

2. 影像表现

X 线片示骨皮质及骨小梁中断，平台凹陷，轻

者不明显 X 线片容易漏诊，CT 结合三维重建容易发现。MRI 可敏感准确地显示关节软骨、半月板、侧副韧带损伤或断裂。

3. 诊断要点

结合外伤史，典型者 X 线片做出相应诊断不难，对于不典型者以及有必要了解软组织、关节损伤时可行 CT 和 MRI 检查。

病例 19

【简要病史】

患者 1 跑步时不慎扭伤致右踝部肿痛；患者 2 车祸撞伤致右踝部肿痛且畸形。

【影像资料】

见图 9-34。

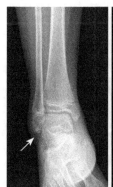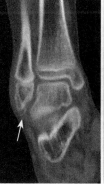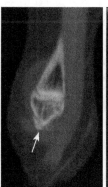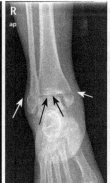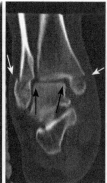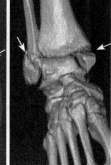

| A. X 线正位（1） | B. CT 冠状位（1） | C. CT 矢状位（1） | D. X 线正位（2） | E. CT 冠状位（2） | F. CT 三维重建（2） |

图 9-34　右踝关节骨折

图 9-34F 彩图

【影像分析】

患者1：X线正位片示右侧外踝骨骺旁见小片游离休，边缘欠规则，母骨相应处骨质缺损（图9-34A箭头）。CT示右侧外踝骨骺处见线状低密度影及分离小骨片，位置可（图9-34B，图9-34C箭头）。

患者2：X线正侧位示右踝内外踝双踝骨皮质中断，见线状低密度影（图9-34D箭头）。CT示右侧内外踝骨质不连续，距骨与胫骨对位欠佳，向外侧轻度移位，关节间隙欠规则（图9-34E，图9-34F箭头）。

【影像诊断】

患者1：右侧外踝骨骺撕脱性骨折。

患者2：右踝关节双踝骨折，伴踝关节侧方脱位。

【最终结果】

患者1：右侧外踝骨骺剥脱骨折。

患者2：右踝关节双踝骨折，伴踝关节侧方脱位。

【概述】

踝关节骨折多由间接或直接暴力引起，多见于青壮年。骨折可引起踝部诸骨内侧三角韧带、外侧韧带、胫腓下前后韧带的损伤和撕裂，引起相应的踝关节表现及后遗症。

1.临床表现

踝关节外伤后主要表现为踝部疼痛、肿胀，皮下可出现瘀癍、青紫，活动受限，不能行走。检查可见踝关节畸形，内踝或外踝有明显压痛，并可有骨擦音。

2.诊断要点

X线片示踝关节骨质连续性中断，可见骨折线或者撕脱小骨片。对于不典型或不明显骨折，CT有助于进一步明确诊断。需要了解软组织、关节损伤时可行MRI检查。

病例20

【简要病史】

无明显外伤史，感觉右足疼痛。

【影像资料】

见图9-35。

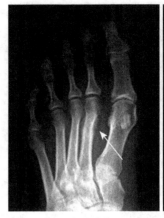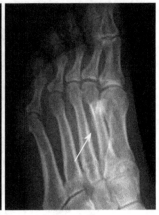

A. X线正位　　　　　　B. X线斜位

图9-35　右足第2跖骨疲劳性骨折

【影像分析】

X线片示右足第2跖骨远段骨干见局部骨皮质增厚增粗，骨痂增生，周边结构清晰（图9-35A，图9-35B箭头）。

【影像诊断】

右足第2跖骨疲劳性骨折。

【最终结果】

右足第2跖骨疲劳性骨折，嘱减少活动，隔期复查。

【概述】

疲劳性骨折多数临床上无典型外伤病史，部分患者表现为损伤部位出现逐渐加重的疼痛，疼痛在训练中或训练结束时尤为明显。体检有局部压痛及轻度骨性隆起，但无反常活动，少数可见局部软组织肿胀。

1.影像表现

早期X线片常为阴性，容易漏诊或误诊。

（1）X线和CT　X线一般可在3~4周内发现骨膜反应，即表现为骨折裂缝部骨痂形成。晚期由于骨折以修复为主，可发现大量骨痂形成、骨皮质增厚。CT显示骨折线及骨膜增生的敏感性高于平片。

（2）MRI　对早期疲劳性骨折有重要价值。早期的骨膜水肿显示较好。局限性或弥漫性长 T_1 长 T_2 信号骨髓水肿代表骨小梁的微骨折，是疲劳骨折的最早期表现（图9-36）。进一步发展可显示骨折

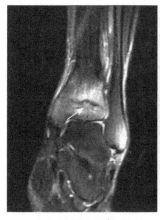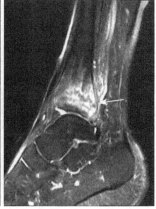

A. FS T₂WI 冠状位　　　B. FS T₂WI 矢状位

图 9-36　右胫骨下端疲劳性骨折

MRI 抑脂 T₂WI 示右侧胫骨下端斑片状信号增高，其内见条状低信号影（箭头），骨膜无明显异常改变

线，表现为 T₁WI 与 STIR 见在骨髓水肿高信号区见到与骨皮质相连的低信号带，具有较高的诊断价值。

2. 诊断要点

疲劳骨折的诊断需综合考虑其典型的发生部位、临床症状和相应的影像学表现，必要时要随访复查。

3. 鉴别诊断

（1）恶性肿瘤　影像学可见骨质破坏、软组织肿块影及周围软组织受压移位等改变，而不是只表现为水肿。

（2）感染性病变　可显示髓腔内窦道或软组织

内脓肿，关节面的感染要注意是否有关节腔积液，部分还可有全身症状。

（3）骨梗死　MRI 水肿明显，水肿内匐行的线状长 T₁ 短 T₂ 信号为其特征性征象。如鉴别仍有困难，可于休息 1~2 周后复查 X 线，如为疲劳骨折，此时会出现硬化带，且临床症状会有缓解。

病例 21

【简要病史】

高处坠落致左足跟疼痛。

【影像资料】

见图 9-37。

【影像分析】

X 线片示左侧跟骨骨皮质及骨小梁断裂，见多条状线状低密度影，位置尚可（图 9-37A 箭头）。CT 示左侧足跟骨皮质中断，见线状低密度影（图 9-37B，图 9-37C 箭头）。

【影像诊断】

左侧跟骨粉碎性骨折。

【最终结果】

左侧跟骨骨折，行内固定术。

【概述】

跟骨骨折临床较常见，常由直接外力所致。临床表现为足跟疼痛，不能站立、行走。局部肿胀、压痛、畸形或摸到骨擦音。

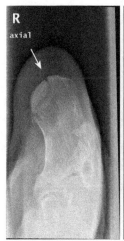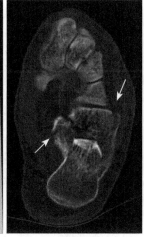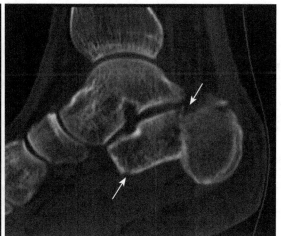

A. X 线斜位　　　　　　B. CT 轴位　　　　　　　C. CT 矢状位重建

图 9-37　左跟骨骨折

1.影像表现

X线和CT表现为局部骨皮质中断，骨小梁分离，可见线状裂隙样低密度影，因跟骨为松质骨，可伴有压缩、嵌插改变，此征象CT表现更明显，呈线状或带状增密影。MR有助于发现隐性骨折和软组织损伤。

2.诊断要点

典型跟骨骨折诊断容易，少数诊断困难或需了解软组织损伤者可行CT和MRI检查，以明确诊断。

病例22

【简要病史】

跌伤致前臂疼痛。

【影像资料】

见图9-38。

【影像分析】

X线片示右侧桡骨远侧干骺端骨皮质欠连续，骨皮质和骨小梁隆起、扭曲（图9-24A，9-24B箭头）。CT示右侧桡骨远侧干骺端骨皮质扭曲，局部密度增高，位置良好（图9-24C箭头）。

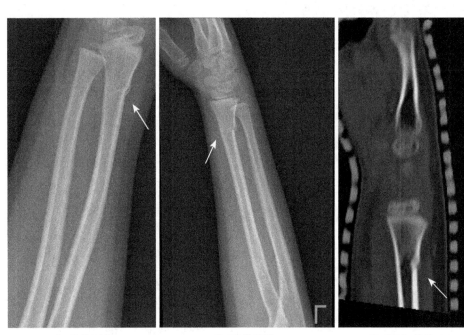

A.X线正位　　　　　B.X线侧位　　　　　C.CT矢状位

图9-38　右桡骨青枝骨折

【影像诊断】

右侧桡骨干骺端青枝骨折。

【最终结果】

右侧桡骨干骺端青枝骨折。

【概述】

青枝骨折一般见于儿童，"青枝"是形容在植物的青嫩枝折断时会发生折而不断。儿童的骨骼中含有较多的有机物，外面包裹的骨外膜厚且弹性和韧性好，不容易折断，遭受暴力发生骨折就会出现与植物青枝一样折而不断，故称之为青枝骨折，常见于桡、尺骨骨折。

1.临床表现

患肢局部肿痛、压痛明显，活动受限，可合并局部变形。

2.影像表现

X线与CT仅表现为局部骨皮质和骨小梁扭曲，骨折线不明显，或只引起骨皮质发生皱折、凹陷或隆突，骨质和骨膜部分断裂，可成角畸形。

3.诊断要点

典型者诊断容易，少数诊断困难或需了解软组织损伤者可行CT和MRI检查。

病例 23

【简要病史】

患儿，男，1岁半。外伤致右侧肘关节畸形、疼痛。

【影像资料】

见图 9-39。

【影像分析】

术前 X 线片示右肱骨与右尺骨鹰嘴距离增大（图 9-39A），MRI 示右肱骨远端骨骺全骺分离，骨骺向背侧移位（图 9-39B，长箭为肱骨干下段，短箭为分离之骨骺）。术后 X 线片示右肘关节正常关系恢复（图 9-39C）。

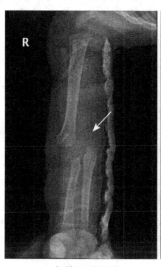
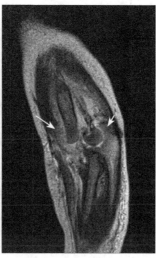
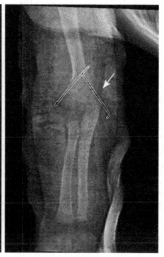

| A. 术前 X 线正位 | B. T$_2$WI 矢状位 | C. 术后 X 线正位 |

图 9-39 右肱骨远端骨骺全骺分离

【影像诊断】

右肱骨远端骨骺全骺分离。

【最终结果】

右肱骨远端骨骺全骺分离。

【概述】

骨骺损伤是儿童骨折特有的类型，骨骺损伤可导致进行性成角畸形和肢体短缩等并发症，因此必须早诊断早治疗。

1. 临床表现

外伤后局部呈现肿胀、疼痛及压痛，可伴有活动受限及畸形等。

2. 影像表现

因正常骨骺组织在 X 线和 CT 图像上的显示特点，临床工作中必须要熟悉正常骨骺的解剖和闭合时间，熟悉骨化中心与干骺端的关系。

MRI 对于骨骺损伤诊断方面具有一定优势：①骨骺骨折：MRI 可清晰显示骨折线范围、走行及是否累及骺板，并对骺板分离及移位情况显示良好。②骨髓水肿：骨髓水肿在 MRI 上呈斑片状或线条状，T$_1$WI 为低信号，FS-PDWI 为高信号，3D-DESS 为稍高信号，FS-PDWI 显示效果最好。③关节软骨损伤：FS-PDWI 序列关节软骨表现为较高信号，与周围被抑制低信号的骨髓对比清晰，对软骨形态显示较好。

3. 诊断要点

1）X 线仍是骨骺损伤的常规检查，MRI 对骨骺骨折线的显示、水肿较 X 线与 CT 敏感。

2）MRI 显示外伤性骨髓水肿及关节软骨损伤提示邻近骨骺可能发生不典型的骨骺损伤。

二、头面部及躯干骨骨折

病例 24

【简要病史】

车祸致下颌前颌部肿痛，出血，门牙松动。

【影像资料】

见图 9-40。

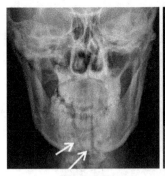
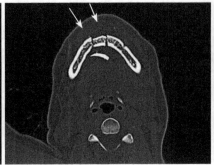
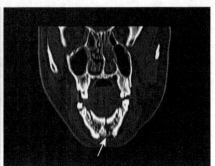

| A. X 线正位 | B. CT 横轴位 | C. CT 冠状位重建 |

图 9-40　下颌骨颏部骨折

【影像分析】

X 线片示下颌骨中央颏部见多条状线状低密度影，骨皮质中断，呈裂缝样（图 9-40A 箭头）。CT 示下颌骨颏部骨皮质中断，见线状低密度影，位置好（图 9-40B，图 9-40C 箭头）。

【影像诊断】

下颌骨颏部骨折。

【最终结果】

下颌骨颏部骨折，行内固定复位。

【概述】

下颌骨居于面下部的突出位置，其骨折发生率居颌骨骨折的首位，多由交通事故、跌打或运动意外所致。

1. 临床表现

骨折部位出现疼痛、肿胀、皮下淤斑，可伴有牙齿松动、折断、移位等。

2. 影像表现

X 线片表现为下颌骨连续性中断。X 线片可明确骨折的类型、范围，但面部组织解剖复杂，影像重叠部分较多，诊断准确性受限。CT 可准确显示骨折情况，对大部分骨折能清楚显示，对细小碎骨片、断端及移位亦显示较好，还可三维重建，显示更加直观、准确，对临床治疗具有指导意义。MRI 对颞颌关节损伤显示良好。

3. 诊断要点

X 线片表现为下颌骨连续性中断，对显示不佳者可行 CT 检查，有必要了解软组织、关节损伤时可行 MRI 检查。

病例 25

【简要病史】

鼻部外伤，局部肿痛，变形。

【影像资料】

见图 9-41。

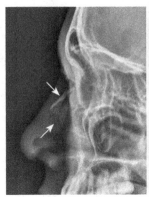
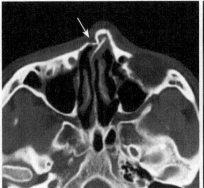
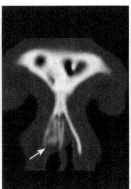
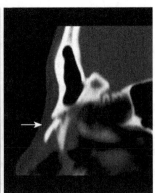

| A. X 线侧位 | B. CT 横轴位 | C. CT 冠状位 | D. CT 矢状位 |

图 9-41　鼻骨骨折

【影像分析】

X线示鼻骨显示鼻骨重叠区密度不均，并见线状低密度影（图9-41A箭头），CT示鼻骨右侧侧块回陷，骨皮质中断、移位（图9-41B~图9-41D箭头）。

【影像诊断】

鼻骨骨折。

【最终结果】

鼻骨骨折，填塞复位固定。

【概述】

鼻骨由左右两块骨片组成，上部分为骨质成分，下部分为软骨成分。鼻骨菲薄，骨折临床不少见。

1. 临床表现

外伤后外鼻畸形、肿胀，常伴有鼻出血，量多少不等。

2. 影像表现

鼻骨X线侧位片可直接观察到有移位的横断骨折、凹陷骨折、粉碎性骨折及骨折断端移位明显的双侧鼻骨骨折，对双侧鼻骨骨折断端分离不明显、骨碎片较小及隐性骨折易漏诊。鼻骨CT有助于显示X线上表现不典型的鼻骨骨折，另外也有助于显示周围组织和器官损伤。

3. 诊断要点

1）典型鼻骨骨折X线诊断容易，对显示不佳者可行CT检查，有助于明确诊断。

2）骨折线呈裂隙状，要与颅缝区别。除解剖位置和形态学区别外，骨折常伴有错位，重叠或塌陷。

病例26

【简要病史】

撞伤或车祸致胸部疼痛，呼吸时加重或呼吸困难。

【影像资料】

见图9-42。

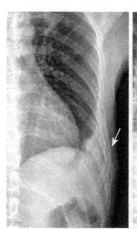
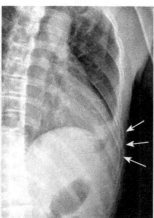
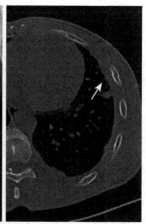

A. 左肋骨正位   B. 左肋骨斜位   C. CT横轴位骨窗

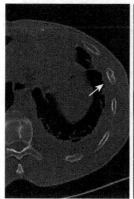
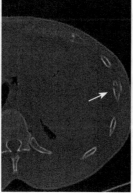
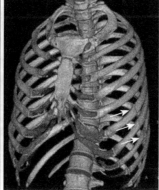
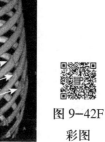

图9-42F
彩图

D. CT横轴位   E. CT横轴位（不同层面）   F. CT VR重建

图9-42 左侧肋骨骨折

【影像分析】

X线片示左侧第 6~ 第 8 肋骨皮质中断，其中第 8 肋骨骨片分离，断端对位对线尚可（图 9-42A，图 9-42B 箭头）。CT 示肋骨骨皮质中断、凹陷，第 8 肋骨小骨片略分离（图 9-42C~ 图 9-42F 箭头）。

【影像诊断】

左侧第 6~ 第 8 肋骨骨折。

【最终结果】

左侧第 6~ 第 8 肋骨骨折。

【概述】

肋骨骨折为胸部直接暴力或挤压胸廓间接、胸部肌肉强力收缩所致，多为横形或斜形，可单发或多发。肋骨骨折有可能刺破胸膜和肺组织，引起气胸、肺挫裂伤和纵隔损伤。

1. 临床表现

局部疼痛，且随咳嗽，深呼吸或身体转动等运动而加重，有时患者可自己听到骨摩擦声或感觉到骨摩擦感。

2. 影像表现

肋骨骨折 X 线及 CT 表现为肋骨的连续性中断，可见横形或斜形线状低密度影，CT 横断位和三维重建显示更清楚，另要注意有无合并胸腔和肺部的损伤。

3. 诊断要点

结合外伤史，典型肋骨骨折 X 线片做出相应诊断不难，对于不典型者以及需要了解软组织、胸肺损伤时可行 CT 检查。

病例 27

【简要病史】

击伤或撞伤致前胸部疼痛，呼吸痛明显。

【影像资料】

见图 9-43。

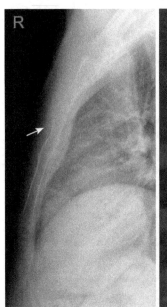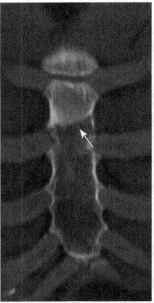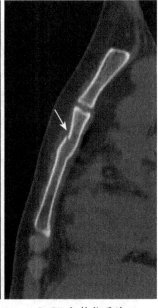

A. X 线侧位　　　　　B. CT 冠状位重建　　　　　C. CT 矢状位重建

图 9-43　胸骨骨折

【影像分析】

X线片示胸骨体部上段骨皮质中断，骨小梁断裂，局部变形、凹陷（图 9-43A 箭头）。CT 示胸骨体上段骨皮质中断，见线状低密度影，位置可，三位重建示局部凹陷，移位不著（图 9-43B，图 9-43C 箭头）。

【影像诊断】

胸骨体上段骨折。

【最终结果】

胸骨体上段骨折。

【概述】

胸骨骨折多为强大的钝性直接暴力引起，如汽车方向盘撞击等、胸部的挤压伤等，因此，除胸骨骨折本身外，要注意有无合并肋骨骨折和胸肺部损伤。

1. 临床表现

胸骨外伤处肿胀、压痛，可伴有呼吸道、胸腔血管或脊柱损伤引起相应的症状和体征。

2. 诊断要点

（1）临床有外伤史。

（2）胸骨骨质不连续，骨折线以横形多见。胸骨周围解剖结构复杂，重叠较多，临床上除常规行X线检查，常需行CT检查。

病例 28

【简要病史】

车祸撞伤致头颈部活动受限，疼痛。

【影像资料】

见图9-44。

【影像分析】

CT示枢椎齿状突处见线状低密度骨折线，位置尚好，寰枢关节左右间隙不对称，前间隙略增宽（图9-44A~图9-44C箭头）。

【影像诊断】

枢椎齿状突骨折，并寰枢关节半脱位。

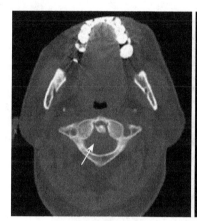 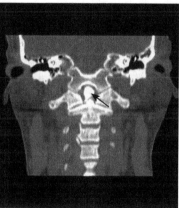 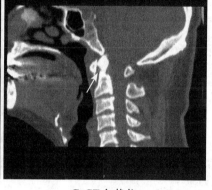

A. CT横轴位　　　　　　B. CT冠状位　　　　　　C. CT矢状位

图9-44 齿状突骨折

【最终结果】

枢椎齿状突骨折，并寰枢关节半脱位。

【概述】

齿状突骨折多属于过屈创伤，但是有时引起颈椎过伸的外力亦可造成损伤。过屈时齿状突前移，可伴有寰枢关节前半脱位，过伸时齿状突后移，伴寰枢关节向后半脱位。

1. 临床表现

枕部和颈后疼痛，并常有枕大神经分布区域的放射痛。有15%~33%的患者有神经系统症状，其中以轻度截瘫和神经痛最为常见，严重者可发生呼吸骤停，当场死亡。

2. 影像表现

X线检查常摄颈椎正位片、开口位片。枢椎骨折X线表现为骨皮质中断，见线状低密度影，常发生移位，以开口位、侧位易显示。齿状突伴骨折可随寰椎可向前错位，也可为寰椎后弓前移，与枢椎棘突间距加大。CT结合三维重建显示更清晰、准确。MRI可显示齿状突骨折及寰枢关节关系外，还能评估脊髓及周边韧带损伤。

3. 诊断要点

除结合临床外伤史外，因局部解剖结构复杂，重叠较多，临床上除常规行X线检查，常需行CT和MRI检查，以明确诊断和评估脊髓损伤情况。

4. 鉴别诊断

齿状突骨折需要与齿状突骨鉴别，后者为一边缘平滑、硬化的卵圆或圆形小骨，它与枢椎之间的横行裂隙多较宽。

病例 29

【简要病史】

两位患者均为车祸致腰背部痛，运动受限。

【影像资料】

见图 9-45。

【影像分析】

患者 1：腰椎 X 线正侧位示第 12 胸椎上缘略扁，呈楔形改变，局部密度增高（图 9-45A，图 9-45B）。

患者 2：CT 示第 12 胸椎～第 3 腰椎体形态欠规则，变扁且上缘骨皮质中断，骨松质压缩增密，胸 12 椎体后缘突向椎管，局部变形，椎管变窄。骶椎中段约第 2、第 3 节区骨皮质中断，轻度成角改变（图 9-45C～图 9-45F 箭头）。MRI 示见第 11 胸椎～第 3 腰椎体呈条状长 T_1 长 T_2 信号，第三骶椎处小片长 T_1 长 T_2 信号，生理曲度欠连续，软组织渗出明显，脊髓及马尾未见明显异常征象（图 9-45G～图 9-45H 箭头）。

【影像诊断】

患者 1：第 12 胸椎体压缩性骨折。

患者 2：第 11 胸椎～第 3 腰椎体压缩骨折，骶椎骨折。

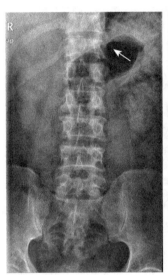
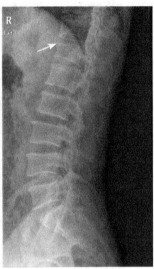
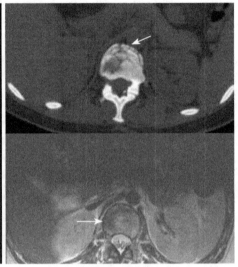

A. X 线正位   B. X 线侧位   C. CT/MRI 横轴位

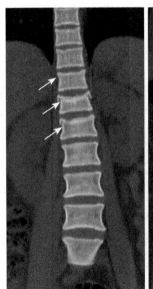
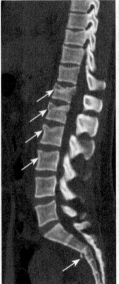
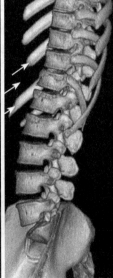
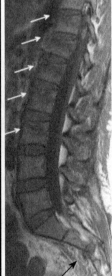
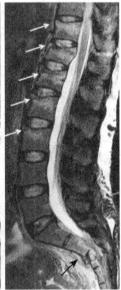

D. CT 冠状位   E. CT 矢状位   F. CT 三维重建   G. T_1WI 矢状位   H. T_2WI 矢状位

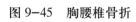

图 9-45　胸腰椎骨折

图 9-45F 彩图

【最终结果】

患者 1：第 12 胸椎体压缩性骨折。

患者 2：第 11 胸椎～第 3 腰椎体压缩骨折，骶椎骨折。

【概述】

脊柱骨折临床常见，多数为间接暴力或直接撞击所致。临床可表现局部肿胀、压痛和畸形，部分合并有下肢截瘫和大小便异常。

1. 影像表现

压缩性骨折 X 线片上椎体呈压缩性改变，椎体前缘和双侧缘骨皮质中断、成角，可有嵌入及皱褶征象，皮质呈台阶状隆起，椎体内见骨小梁断裂或嵌插性致密影。由于压缩致椎体变形可造成脊柱后凸或滑移。爆裂性骨折 X 线片上椎体爆裂，可见碎骨片和椎弓根间距增大，椎体横径增宽，碎片可进入椎管引起椎管变形变窄，可致脊髓损伤。CT 和 MRI 可弥补平片的不足，对骨性椎管结构改变以及对脊髓和神经根的压迫、损伤显示更清晰、准确。

2. 诊断要点

结合外伤史，典型椎体骨折 X 线片诊断不难，对于不典型者以及需要了解脊髓及软组织损伤时可行 CT 和 MRI 检查。

病例 30

【简要病史】

跌倒臀部着地，致骶尾区疼痛。

【影像资料】

见图 9-46。

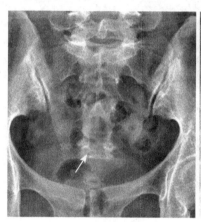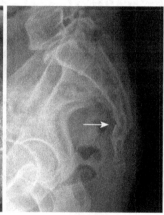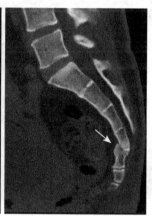

A. X 线正位　　　　　　B. X 线侧位　　　　　　C. CT 横断位

图 9-46 骶椎骨折

【影像分析】

X 线正侧位示骶椎生理弧度中断，第 5 骶椎椎体骨皮质中断，骨小梁断裂，见线状低密度影，断端对位对线不良（图 9-46A，图 9-46B 箭头）。CT 示第 5 骶椎椎体见线状低密度影，断端有错位（图 9-46C 箭头）。

【影像诊断】

第 5 骶椎椎体骨折。

【最终结果】

第 5 骶椎椎体骨折。

【概述】

骶骨骨折外伤暴力较大。根据作用力的不同，骨折形态不尽相同。常引起骨折的外伤如仰面跌倒、臀部着地多致横形骨折，车祸等暴力外伤时，因骨盆挤压常致纵形骨折。

1. 临床表现

骶骨骨折的症状视受损程度和部位不同而有所不同，主要表现为骶骨处持续性疼痛，坐位时加剧，喜取站位，或是一侧臀部就座。波及骶孔的骨折可刺激骶神经支而出现马鞍区感觉过敏、刺痛、麻木及感觉减退等各种异常征象。

2. 影像表现

骶椎生理弧度中断或不连续，可见线状低密度骨折线，骨折可有移位和成角，CT 显示更佳。

3. 诊断要点

X 线为常规检查方法，当有怀疑骨折时通常需要行 CT 扫描和三维重建，以更好地观察骨折和软组织损伤情况。

病例 31

【简要病史】

腰骶部疼痛，不能久立。

【影像资料】

见图 9-47。

【影像分析】

X 线腰椎侧位示双侧椎弓根重叠区骨皮质中断，见线状低密度影，略分离（图 9-47A、图 9-47AB 长箭头），第 5 腰椎椎体向前滑移约 1/4（图 9-47A、图 9-47B 短箭头）；正位片显示不清。CT 示第 5 腰椎椎体双侧椎弓峡部断裂，边缘硬化，断端欠光整，第 5 腰椎椎体轻度向前滑移，腰 5/ 骶 1 椎间隙变窄、硬化明显（图 9-47C~ 图 9-47E 长、短箭头）。

【影像诊断】

第 5 腰椎椎弓狭部崩裂，伴 I 度向前滑移。

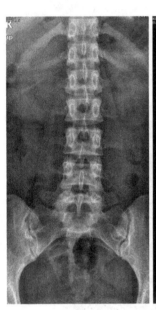
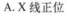
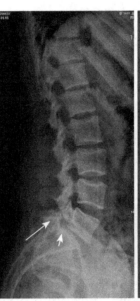
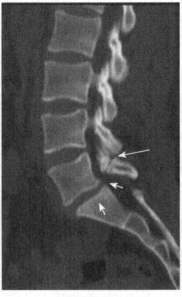
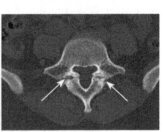
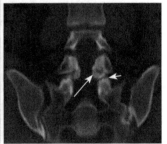

A. X 线正位 　　B. X 线侧位 　　C. CT 矢状位 　D. CT 横轴位 　E. CT 冠状位

图 9-47　椎弓狭部崩裂

【最终结果】

第 5 腰椎椎弓狭部崩裂，伴 I 度向前滑移。

【概述】

椎弓崩裂是指椎弓的上下关节突之间部分骨质断裂。

1. 临床表现

上腰椎椎弓崩裂的一般症状主要是腰背痛，较重者可压迫神经根、马尾神经而引起放射性痛、肌肉运动乏力、大小便功能障碍、甚至瘫痪等神经功能障碍症状和体征。

2. 影像表现

X 线表现侧位峡部骨皮质不连，甚至滑移。斜位见项圈征（斜位片时椎体的前、后、上、下关节突及椎弓、棘突构成"小狗"，狭部相当于狗颈部，见线状低密度影，似项圈影），当滑移时椎体向前滑移，椎体棘突无移动。CT 表现为单侧或是双侧峡部出现低密度骨皮质及骨小梁中断，狭部不连续呈裂隙样影，即"裂隙征"，裂隙延伸至椎管，其断端呈不规则"锯齿状"，边缘骨质硬化、膨大，部分可伴有碎骨块，邻近小关节增生退变，局部椎管左右径及侧隐窝不同程度狭窄。脊柱患椎椎体向前滑移，患椎棘突较上、下椎体的棘突滑移不明显。

3. 诊断要点

X 线多可明确诊断，CT 扫描和三维重建可更好地观察崩裂和滑移情况。

病例 32

【简要病史】

无症状，偶然发现。

【影像资料】

见图 9-48。

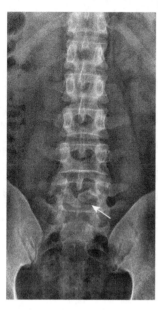

图 9-48 腰椎正位片

【影像分析】

X 线正位片示第 5 腰椎椎体双侧椎板不连，边缘规则，见完整骨皮质结构（图 9-48 箭头）。

【影像诊断】

第 5 腰椎椎体隐裂。

【概述】

脊柱隐裂为常见的先天性脊柱畸形，是指一个或数个椎骨的椎板未完全闭合，形成"裂隙"，即隐性脊柱裂，简称脊柱隐裂。

1. 临床表现

脊柱隐裂一般无症状，但少数可有脊髓或神经根受累症状，需注意有无脊髓脊膜膨出。

2. 诊断要点

X 线上表现为患椎双侧椎弓板不连，边缘规则、光整，棘突缺如或游离，其上下相邻椎体棘突可肥大。若有症状，则需行 CT、MRI 进一步检查。

病例 33

【简要病史】

外伤致肩部形态改变，局部疼痛。

【影像资料】

见图 9-49。

【影像分析】

X 线正位 +CT 重建示左侧锁骨肩峰端与肩胛骨肩峰对位关系消失，间隙增宽（图 9-49A，图 9-49B 箭头）。

【影像诊断】

左侧肩锁关节脱位。

【最终结果】

左侧肩锁关节脱位。

【概述】

肩锁关节损伤会引起肩锁韧带与喙锁韧带损伤，不同程度的损伤可造成上肢与肩胛骨下移程度的改变，引起相应的临床症状。

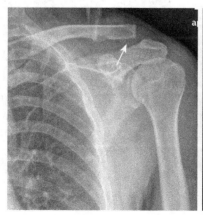
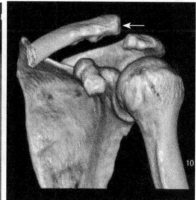

A. X 线正位　　　　　　　B. CT 三维重建

图 9-49B 彩图

图 9-49 左肩锁关节脱位

1.临床表现

主要表现局部疼痛、肿胀及压痛，伤肢外展或上举均较困难，前屈和后伸运动亦受限。

2.诊断要点

（1）X线为常规检查方法，摄健侧对比观察有助于诊断，必要时可行CT扫描和三维重建，以更好地观察脱位情况。

（2）X线与CT表现为肩锁关节间隙和喙锁间距增宽，锁骨远端可有移位。MRI有助于显示关节结构与韧带损伤情况。

病例 34

【简要病史】

外伤后右肩部疼痛，形态改变固定。

【影像资料】

见图9-50。

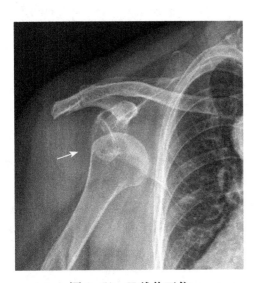

图 9-50 X 线片正位

【影像分析】

X线正位片示右侧肱骨头与肩胛骨对位关节消失，肱骨向前下移位（图9-50箭头）。

【影像诊断】

右侧肩关节前脱位。

【最终结果】

右侧肩关节前脱位，手法复位。

【概述】

肩关节脱位临床常见，分为全脱位、半脱位。

临床上肩关节脱位呈典型的方形肩。依据肱骨头位置分为前脱位与后脱位，以前脱位常见，约占90%以上。

1.临床表现

患肩肿胀，疼痛，活动受限，呈方肩畸形，关节盂空虚，搭肩试验阳性。

2.影像表现

X线片上肩关节正常结构消失，前脱位表现为肱骨头脱位于关节盂前，后脱位为肱骨头位于关节盂窝后部。肩关节后脱位因结构重叠，X线易漏诊，CT及MRI可明确。MRI还可以显示肩关节周边结构如盂唇、盂肱韧带、肩袖的损伤或撕裂。

3.诊断要点

X线检查为常规检查方法，后脱位易漏诊，CT和MRI检查可更好地观察脱位和周围骨质、软组织损伤情况。

病例 35

【简要病史】

左肘关节撞击至关节畸形，活动受限。

【影像资料】

见图9-51。

【影像分析】

X线片示左侧肱桡关节面向内后侧移，尺骨鹰嘴向后移位，关节面对位消失，关节间隙消失；尺

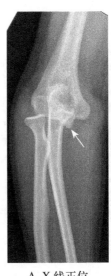
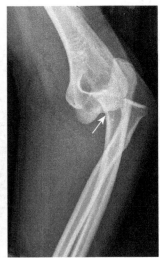

A.X线正位　　　　　B.X线侧位

图 9-51　左肘关节脱位

桡骨上关节对位关节系存在（图 9-51A，图 9-51B 箭头）。

【影像诊断】

左侧肘关节脱位。

【最终结果】

左侧肘关节脱位，手法复位，嘱复查。

【概述】

肘关节脱位临床较常见。根据损伤后尺桡骨位置变化，肘关节脱位可分为后脱位、前脱位、侧方脱位和爆裂性脱位。

1. 临床表现

患肘肿痛，关节置于半屈曲状，弹性固定。

2. 诊断要点

（1）X 线、CT 表现为肱桡关节对位消失，尺骨环形切迹与肱骨滑车分离，尺骨鹰嘴与冠状突移位，与相应关节窝对位消失。尺桡骨上关节间隙可合并增宽或分离、错位。MRI 可进一步观察肘关节周边内外副韧带及环状韧带信号及形态改变、关节腔积液等征象。

（2）儿童骨骺未愈合，需仔细观察，必要时可行 MRI 检查，以观察脱位和软组织情况。

病例 36

【简要病史】

右手手指扭伤致指骨畸形，活动受限。

【影像资料】

见图 9-52。

【影像分析】

X 线片示右手中指及无名指近侧指间关节对位消失，中节指骨向后内多位，关节间隙消失，未见明显骨折征象（图 9-52A，图 9-52B 箭头）。

【影像诊断】

右手中指及无名指近侧指间关节脱位。

【最终结果】

右手中指及无名指近侧指间关节脱位。

【概述】

指间关节脱位多数由于外力指手指过度伸展损伤所致，以近侧指间关节脱位常见。

1. 临床表现

患指肿痛，关节畸形，活动受限。

2. 诊断要点

X 线显示指骨对位消失，关节间隙不对称或变形，可合并关节面边缘骨剥脱，必要时可行 CT 扫描和三维重建。

病例 37

【简要病史】

右膝关节外伤致关节变形、疼痛，活动受限。

【影像资料】

见图 9-53。

【影像分析】

X 线片示右膝关节股骨远端及胫骨平台关节对位消失，关节间隙不对称，诸骨未见明确骨折征象（图 9-53A，图 9-53B 箭头）。

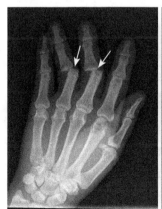
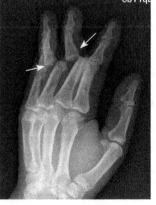

A. X 线正位　　　　　　B. X 线斜位

图 9-52　右手中指及无名指近侧指间关节脱位

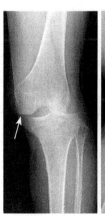

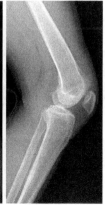

A. X 线正位　　　　　　B. X 线侧位

图 9-53　右膝关节脱位

【影像诊断】

右侧膝关节脱位。

【最终结果】

右侧膝关节脱位，手法复位，嘱复查。

【概述】

膝关节脱位为强大外力作用的结果，常伴周围软组织结构的损伤。

1. 临床表现

患膝疼痛剧烈、变形，局部触痛明显，皮下有波动空虚感，前后抽屉试验、内外翻应力试验、过伸应力试验均阳性。

2. 影像表现

X线表现为膝关节正常关节结构消失，关节间隙不等宽。CT可进一步显示脱位和明确有无合并骨折，MRI除可评估关节脱位情况，还能评估关节韧带、半月板和关节软骨损伤。关节软骨在PDWI显示清晰，呈略高信号，较关节液信号低，较软组织高。损伤时，局部或全层见斑片状更高T_2信号，如撕裂呈裂隙或线样水样高信号。

3. 诊断要点

X线为常规检查方法，多可明确诊断，CT和MRI检查可更好地观察脱位和周围骨质、软组织损伤情况。

病例 38

【简要病史】

右踝关节外伤后疼痛、畸形，活动受限。

【影像资料】

见图9-54。

【影像分析】

X线示右侧踝关节内外踝骨皮质中断，关节面对位消失，呈前上脱位；关节间隙不等宽（图9-54A，图9-54B箭头）。

【影像诊断】

右侧踝关节脱位合并内外踝骨折。

【最终结果】

右侧踝关节脱位合并内外踝骨折。

【概述】

踝关节脱位临床不多见，常伴有踝关节内外、

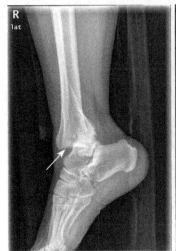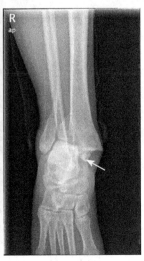

A. X线侧位　　　　　　B. X线正位

图9-54　右侧踝关节脱位合并内外踝骨折

前后多踝骨折、滑移等。

1. 临床表现

患踝部疼痛、肿胀、畸形和触痛，患肢局部可短缩。

2. 诊断要点

（1）踝关节脱位X线表现与其他大关节类似，但不同之处在于踝关节脱位均与不同程度、不同类型的骨折并存。

（2）X线及CT可显示脱位和骨折情况，MRI则有助于明确踝关节周边软组织的损伤情况，如：内踝三角韧带、腓侧韧带、内外踝肌腱的损伤、撕裂和积液等。

三、骨良恶性肿瘤或肿瘤样疾病

病例 39

【简要病史】

前额部乳头状突起物多年，光整，质硬。

【影像资料】

见图9-55。

【影像分析】

颅脑CT平扫显示脑实质未见明显异常密度影，骨窗示额骨外板可见一局限性丘状骨性突起，与颅骨外板广基底相连（图9-55A～图9-55C箭头）。

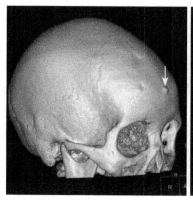

图 9-55A
彩图

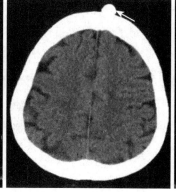

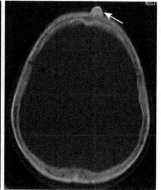

A. CT 三维重建　　　　　　B. CT 横轴位　　　　　　C. CT 横轴位

图 9-55　额骨骨瘤

【影像诊断】

额骨骨瘤。

【最终结果】

额骨骨瘤。

【概述】

骨瘤是一种生长缓慢的良性成骨性骨肿瘤，质硬，有骨膜覆盖，基底与骨组织相连，可有宽广基底或带蒂。切面为骨组织。根据骨密度不同，分为象牙骨型（即致密骨型）及海绵骨型（即松质骨型），前者多见。

1. 临床表现

一般无自觉症状。若肿块过大者，则出现畸形，或压迫邻近组织、器官，产生相应的症状。

2. 影像表现

（1）X 线　致密型骨瘤为半球状致密性骨性突起，松质型骨瘤较少见，瘤体边缘致密，其内见骨松质，似板障结构，边缘锐利与骨皮质相续，无骨膜及周边骨改变，无软组织改变。骨旁骨瘤生长于骨的表面，表现高密度影象牙质样硬化的肿块，边缘锐利清晰。

（2）CT　表现与 X 线相似，CT 能更好显示骨肿瘤的结构特征，CT 还可发现隐蔽部位的骨瘤，如鼻窦、外耳道骨瘤。

（3）MR　一般不常用于骨瘤检查，SE T_1WI 及 T_2WI 均呈低信号，无明显软组织改变。

3. 诊断要点

致密、均匀、光整、锐利骨性瘤状结构，无骨质破坏，无骨膜及软组织改变。

4. 鉴别诊断

1）发生于颅骨内板的骨瘤需与脑膜瘤、骨化的脑血肿和硬膜下血肿鉴别：脑膜瘤引起骨质变化的范围较大，发展快，边界不如骨瘤清楚，密度一般也没有骨瘤致密均匀。血肿钙化或骨化多表现为局限性邻近颅板的高密度影，结合病史不难鉴别。

2）长骨单发骨旁骨瘤应与骨旁骨肉瘤、宽基底的骨软骨瘤（特别是松质型骨瘤）、皮质旁骨化性肌炎、肢骨纹状增生症鉴别。骨旁骨肉瘤边界不如骨瘤清楚，内部密度没有骨瘤致密、均匀，常有骨膜增生及软组织肿块影。宽基底的骨软骨瘤病灶骨皮质及松质骨与母骨骨结构完整延续。成熟骨化性肌炎有特征性带状形态，中心或内部常有不成熟骨化区呈相对低密度影，与骨皮质区能见状裂隙样低密度区。肢骨纹状增生症呈节段性骨皮质增厚，骨旁与骨内同时受累，常可达关节端。

病例 40

【简要病史】

右膝不适，稍有痛感。来院检查。

【影像资料】

见图 9-56。

【影像分析】

右膝关节正侧位片示右侧胫骨上段外侧见不规则透亮影，其边界尚清晰（图 9-56A，图 9-56B）。

CT 示胫骨上端见一偏心性、横向生长的囊状低密度占位，边缘锐利，无钙化无硬化，无明显骨膜改变和软组织肿块，关节面显示清晰（图 9-56C，图 9-56E）。MRI 示右侧胫骨上端见偏心稍长 T_1、长 T_2 信号灶，其内见小囊状高信号皂泡样影，边缘规则，锐利，轻度膨胀，骨皮质变薄，无破坏，无骨膜及软组织肿块影（图 9-56F，图 9-56G）。

【影像诊断】

右侧胫骨上段占位性病变，骨巨细胞瘤可能大。

【最终结果】

术后病理结合免疫组化：骨巨细胞瘤合并动脉瘤样骨囊肿。

【概述】

骨巨细胞瘤是常见的骨肿瘤之一，好发于 20~40 岁青壮年人。肿瘤好发于四肢长骨骨端和骨突部，即愈合后的骨骺部，尤其是股骨远端、胫骨近端和桡骨远端，一般为单发，偶有多发。

1. 临床表现

患部疼痛和压痛，骨质膨胀变薄，压之可有捏乒乓球感。

2. 影像表现

（1）X 线

1）肿瘤多呈局限性、膨胀性、多房性骨质破坏，可有"肥皂泡"样改变，紧邻骨性关节面，呈偏心性生长，边界一般清楚，硬化边少见。

2）肿瘤常位于长管状骨端，少数发生于手足骨及中轴骨。

3）肿瘤生长直达骨性关节面下，且有横向膨胀的倾向，其最大径线常与骨干垂直。骨破坏区内无钙化或骨化影，一般无骨膜新生骨。

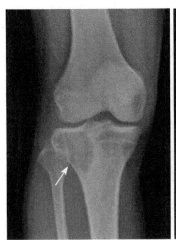
A. X 线正位

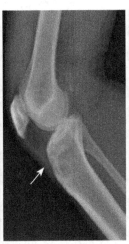
B. X 线侧位

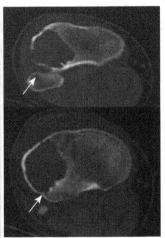
C. CT 横轴位

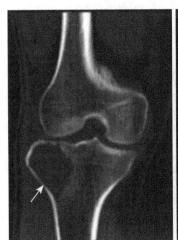
D. CT 冠状位

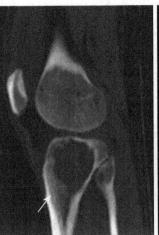
E. CT 矢状位

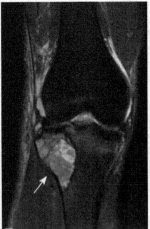
F. FST$_2$WI 矢状位

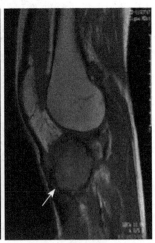
G. T$_1$WI 矢状位

图 9-56　右胫骨上段骨巨细胞瘤

骨巨细胞瘤目前认为是交界性肿瘤，X 线片上以下征象提示恶性可能：①有较明显的侵袭性表现，如肿瘤与正常骨交界处模糊，有虫噬状、筛孔样骨破坏，骨性包壳和骨嵴残缺不全；②骨膜新生骨较显著，甚至有 Codman 三角；③软组织肿块较大，超出骨性包壳的轮廓；④患者年龄较大，疼痛持续加重，肿瘤突然生长迅速并有恶病质表现。

（2）CT　CT 克服了平片的二维重叠问题，能更清楚显示肿瘤的范围和骨质破坏情况。肿瘤内部为软组织密度结构，密度不均，增强后肿瘤实质区呈明显强化。

（3）MRI　在 MRI 图像上，多数肿瘤边界清楚，部分有低信号环征。瘤体 MRI 信号无特异性，T_1WI 呈均匀的等或低信号，高信号区则提示亚急性、慢性出血可能。T_2WI 上瘤体信号不均匀，呈混杂等高信号。MRI 常显示液－液平，比 CT 更易显示。增强扫描病灶可有不同程度的强化。

3. **诊断要点**　肿瘤好发年龄 20~40 岁，以长管状影骨端多见。肿瘤局限性、膨胀性、多房性骨质破坏，硬化边不多见，横向膨胀倾向。

4. **鉴别诊断**

（1）动脉瘤样骨囊肿　亦可膨胀性生长，多有硬化边和骨嵴分格，MRI 可见液－液平征象。常可与其他病变同时存在，如骨巨细胞瘤合并动脉瘤样骨囊肿。

（2）棕色瘤　发生于任何骨骼的单发性或多发性的病变，呈低密度溶骨性病变，边界清楚或模糊，可有硬化环形成，呈膨胀性生长，很少有骨膜反应，增强扫描病灶明显强化。但常有骨膜下骨吸收及甲旁亢表现。

（3）内生软骨瘤　好发于短管状骨，呈膨胀形生长，边界清晰，其内密度欠均匀，可见细钙化影，边缘有硬化。

（4）脊索瘤　骨破坏区见粗大骨嵴及散在钙化，有较大软组织肿块影，信号不均。

（5）纤维来源的溶骨性肉瘤及恶性纤维组织细胞瘤　CT 及 MRI 可见骨皮质破坏、周围软组织肿胀及骨膜改变等恶性征象。

病例 41

【简要病史】

两位患者均为小腿触及突起物，触之光整，无痛，来院检查。

【影像资料】

见图 9-57。

【影像分析】

患者 1：CT 示右侧股骨下端可见结节样骨性突起，病灶边界清楚，并可见与股骨骨皮质连续，周围软组织未见明显异常（图 9-57A~ 图 9-57C 箭头）。

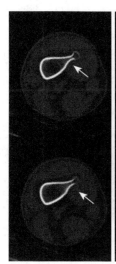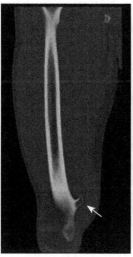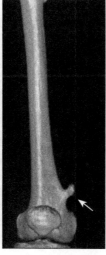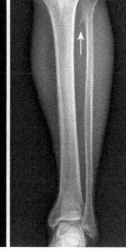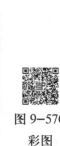

| A. CT 横轴位 | B. CT 矢状位 | C. CT 三维重建 | D. X 线正位 |

图 9-57C
彩图

图 9-57　股骨骨软骨瘤

患者 2：X 线示左腓骨上段近骨端处见骨性突起影，骨皮质与母骨连续，骨小梁完整，朝向骨干生长，顶端光整，硬化边清晰，无明显软组织肿块及骨膜改变（图 9-57D 箭头）。

【影像诊断】

患者 1：右侧股骨下端骨软骨瘤。

患者 2：腓骨近端外生骨软骨瘤。

【最终结果】

患者 1：右股骨下段骨软骨瘤，定期影像学随访观察。

患者 2：术后病理示腓骨近端外生骨软骨瘤。

【概述】

骨软骨瘤又名外生骨疣，是最常见的骨肿瘤，特征是在表面覆以软骨帽的骨性突起物。骨软骨瘤分为单发和多发型，单发者又称外生骨疣，较多见。病理上肿瘤由骨性基底、软骨帽和纤维包膜三部分构成。

1. 临床表现

多无症状，常因偶然摸到肿块，或 X 线检查发现肿瘤，瘤体较大时可产生相应的压迫症状。

2. 影像表现

（1）X 线　分为骨性基底和软骨帽两部分。基底分为宽基底及带蒂。前者表现为骨皮质向外突起的骨性赘生物，发生于长管状骨者多背离关节生长，其内可见骨小梁，且与母骨的小梁相延续。基底部顶端稍膨大，表面光滑或呈结节状。基底部顶缘为不规则的致密线。软骨帽在 X 线片上不显示。当软骨发生钙化后，基底顶缘外可见点状或环形钙化影。

（2）CT　表现为边界清楚的骨性肿块。骨性基底的骨皮质和骨松质均与母体骨相延续，表面有软组织密度的软骨帽覆盖。软骨帽边缘光整可以见到点状或环形钙化。增强扫描病灶无明显强化或轻度强化。

（3）MRI　肿瘤形态学特点和 X 线、CT 相同，骨性基底部的信号特点与母体骨相同，软骨帽在压脂 T_2WI 及梯度回波序列像上表现为高信号，信号特点与关节透明软骨相似。在软骨帽周围出现窄带

状低信号区即表示纤维膜。若出现不同程度的低信号区提示软骨的钙化。由于 MRI 能确定软骨帽的厚度，对估计骨软骨瘤是否恶变有一定帮助。

3. 诊断要点

长管状骨干骺端带蒂或宽基底、背离关节生长、内有与起源骨相延续的皮质和小梁结构的骨性突起是骨软骨瘤的典型 X 线征象，据此可作出明确诊断。

4. 鉴别诊断

1）软骨肉瘤好发于四肢长骨，部分为皮质旁型，肿瘤分叶状，有纤维包膜，其内为软骨，伴有不规钙化。

2）依据诊断要点，可与骨瘤、骨膜软骨瘤、骨旁骨肉瘤、软组织骨肉瘤与皮质旁骨化性肌炎等骨性肿块鉴别。

病例 42

【简要病史】

2 位患者，右手掌局部增厚、突起，拍片检查。

【影像资料】

见图 9-58。

【影像分析】

患者 1：X 线示右手第三掌内远段局部增粗，见骨髓腔为主中心性膨胀性骨破坏，边缘清晰，锐利，无硬化，其内密度欠均匀，部分呈模糊增密影，呈云絮状态；骨皮质变薄但连续，无明显骨膜及软组织改变（图 9-58A，图 9-58B）。

患者 2：X 线示右手第三掌骨远段皮质旁见一向外突起的低密度影，无明显软组织及骨膜改变（图 9-58C，图 9-58D）。

【影像诊断】

患者 1：右手第三掌内良性骨肿瘤或肿瘤样病变，可能为内生软骨瘤或骨囊肿

患者 2：右手第三掌骨远段皮质旁病变，外生骨软骨瘤可能。

【最终结果】

患者 1：手术病理证实为右手第三掌骨内生软骨瘤。

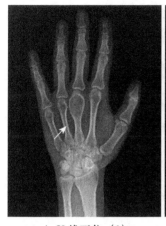
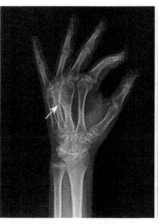
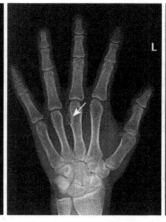
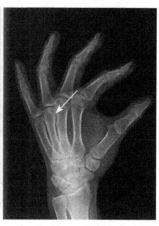

A. X线正位（1）　　　　B. X线斜位（1）　　　　C. X线正位（2）　　　　D. X线斜位（2）

图9-58　右手软骨瘤

患者2：手术病理证实为右手第三掌骨远端皮质型软骨瘤。

【概述】

软骨瘤根据发病部位可分内生性软骨瘤和外生性软骨瘤（又称骨膜或骨皮质旁软骨瘤）。单发的内生性软骨瘤多见于干骺和骨干髓腔。多发性软骨瘤可发生于骨髓腔、骨皮质旁骨膜，以骨髓腔多见。Ollier病是多发软骨瘤合并有软骨发育障碍和肢体畸形，有单侧发病倾向。多发性软骨瘤并发软组织血管瘤称为Maffucci综合征。

1. 临床表现

临床上软骨瘤多发于青少年，起病缓慢，早期无明显症状，局部逐渐膨胀，特别是指（趾）部，可发生畸形及伴有酸胀感，可因外伤致病理性骨折。

2. 影像表现

软骨瘤影像学诊断主要从发生部位、肿瘤结构形态、边缘密度、生长方式、骨膜及软组织改变等方面进行综合分析。

（1）常见部位　短管状骨折（指骨、掌骨）。

（2）生长方式　发生短管状骨中心的有轻度膨胀，骨膜及骨皮质区的软骨瘤膨胀明显。

（3）形态边缘　呈圆形或类圆形，边界清，有硬化；皮质旁肿瘤破坏区呈圆形多房，周边可有骨嵴。

（4）钙化　瘤区基质钙化呈小环形，点状或不规则钙化，以中心部明显。

（5）无软组织肿块及骨膜改变。

CT观察瘤软骨钙化及骨皮质侵蚀优于X线片。MRI图像上，肿瘤成熟的软骨基质在T_1WI上呈稍低信号或等信号（因软骨基底的比例不同可呈现信号的不均匀性），在T_2WI呈分叶状高信号，可不均匀，钙化及纤维化呈低信号，肿块边缘可见低信号环。

3. 诊断要点

以短管状管及长骨骨干多见，囊状膨胀性骨破坏，边缘硬化，病灶区见基质钙化，无明显骨膜及软组织改变。

4. 鉴别诊断

（1）软骨肉瘤　与低度恶性高分化软骨肉瘤鉴别困难。肿瘤较大，有软组织肿块，骨膜反应，肿瘤周边有浸润征象，特别是骨皮质破坏改变，要考虑软骨肉瘤可能。

（2）骨软骨瘤　与载瘤骨的关系有助于鉴别诊断。

（3）骨囊肿及骨巨细胞瘤　好发部位有所不同，基质钙化有助于鉴别诊断。

病例43

【简要病史】

患者1：男，8岁，右腕关节疼痛肿胀伴活动障碍1月余。

患者2：男，27岁，右膝关节疼痛肿胀伴半月余。

【影像资料】

见图 9-59。

【影像分析】

患者 1：X 线片示左侧尺骨远端骨皮质毛糙，呈虫蚀样骨质破坏，骨质密度增高，周围可见软组织团块影，大小约 48 mm×23 mm，境界欠清，内可见云絮状、斑片状高密度瘤骨形成（图 9-59A，图 9-59B）。

患者 2：X 线片示右侧胫骨上端见一较大骨质破坏区及软组织密度影，局部骨皮质不规则，局部骨小梁欠规则，密度不均（图 9-59C，图 9-59D）。CT 示胫骨上端骨质破坏，边缘欠规则，密度不均，骨皮质破坏，局部见不规则肿块影及散在高密度影（图 9-59E）。

【影像诊断】

患者 1：左侧尺骨远端团块影，考虑骨肉瘤可能大。

患者 2：右侧胫骨上端恶性骨肿瘤可能大，溶骨型或混合型骨肉瘤考虑。

【最终结果】

患者 1：手术证实为左侧尺骨远端骨肉瘤。

患者 2：手术证实为右侧胫骨上端骨肉瘤。

【概述】

骨肉瘤是最常见的原发恶性骨肿瘤，青少年儿童好发。病理上骨肉瘤主要成分是肿瘤性成骨细胞、肿瘤样骨样组织和瘤骨，还可有多少不等的肿瘤样软骨组织和纤维组织。

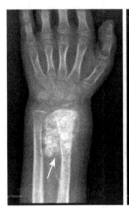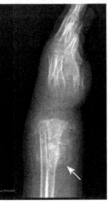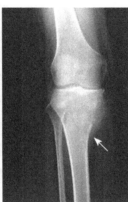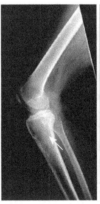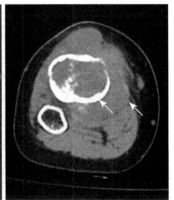

A. X 线正位（腕关节）B. X 线侧位（腕关节）　C. X 线正位（膝关节）　D. X 线侧位（膝关节）　　E. CT 横轴位（膝关节）

图 9-59　骨肉瘤

1. 临床表现

局部疼痛、肿胀和运动障碍是骨肉瘤的三大主要症状，另可有发热、不适、体重下降、贫血等症状。实验室检查多数有碱性磷酸酶明显升高。

2. 影像表现

骨肉瘤的影像学诊断主要从好发部位、肿瘤结构形态、边缘密度、瘤骨、生长方式、增强方式、骨膜及软组织改变等方面进行综合分析。

（1）部位　骨肉瘤可发生于任何骨，最常发生于股骨和胫骨。肿瘤好发于长骨干骺端，尤其是股骨远端和胫骨近端最多见。

（2）骨质破坏　多始于干骺端中央或边缘部分，骨松质呈小斑片状骨破坏，皮质边缘示小而密集的虫噬样破坏区，在皮质内表现为哈佛氏管扩张而呈筛孔状破坏。之后骨破坏区融合扩大形成大片的骨缺损。

（3）瘤骨　骨破坏区和软组织肿块内的瘤骨是骨肉瘤本质的表现，也是影像诊断的重要依据。瘤骨的形态主要有：①云絮状：密度较低，边界模糊，是分化较差的瘤骨；②斑块状：密度较高，边界清楚，多见于髓腔内或肿瘤的中心部，为分化较好的瘤骨；③针状：为多数细长骨化影，大小不一，边界清楚或模糊，彼此平行或呈辐射状，位于骨外软组织肿块内。

（4）软组织肿块　表示肿瘤已经侵犯骨外软组织，肿块多呈圆形或半圆形，境界多不清楚。在软组织肿块内可见瘤骨。

（5）骨膜新生骨和 Codman 三角　骨肉瘤可引起各种形态的骨膜新生骨和 Codman 三角，两者虽是骨肉瘤常见而重要的征象，但并非特异，也可见于其他骨肿瘤和非肿瘤性病变。

据骨质破坏和瘤骨的多寡，骨肉瘤可分为三种类型：①成骨型：有大量的肿瘤新生骨形成。X 线片见骨内大量云絮状、斑块状瘤骨，密度较高，明显时呈大片象牙质改变。软组织肿块内也有较多的瘤骨。骨破坏一般并不显著。骨膜新生骨较明显。②溶骨型：以骨质破坏为主。早期常表现为筛孔样骨质破坏，以后进展为虫蚀状、大片状。广泛的溶骨性破坏易引起病理性骨折。一般仍可见少量瘤骨及骨膜新生骨，如瘤骨显示不明确，会给 X 线诊断带来困难。③混合型：硬化型与溶骨型的 X 线征象并存。

CT 可清楚显示软组织肿块，发现肿瘤骨较平片敏感，瘤骨分布在骨质破坏区和软组织肿块内，形态与平片所见相似，密度差别较大，从几十至数百 HU 或更高。增强扫描肿瘤的实质部分（非骨化的部分）可有较明显的强化。

MRI 图像上骨质破坏、骨膜反应、瘤骨和瘤软骨钙化在 T_2WI 上显示最好，其形态与 CT 所见相似，但 MRI 显示细小、淡薄的骨化或钙化的能力不及 CT。大多数骨肉瘤在 T_1WI 表现为不均匀的低信号，T_2WI 上表现为不均匀的高信号，肿块外形不规则，边缘多不清楚，MRI 的多平面成像可以清楚地显示肿瘤与周围正常结构如肌肉、血管、神经等的关系，也能清楚显示肿瘤的髓腔内以及向骨骺和关节腔的蔓延。

3. 诊断要点

1）肿瘤内瘤骨，骨骺或骨皮质骨破坏，恶性骨膜反应呈放射状、层状或 Codman 三角，软组织肿块。

2）常规 X 线摄影通常可以满足显示各类型肿瘤特征与鉴别诊断的要求，CT 与 MRI 有助于确定肿瘤在骨内及软组织内的范围及治疗效果评价。

4. 鉴别诊断

（1）与成骨性病变鉴别

1）成骨性骨转移瘤：有原发肿瘤病史，发病年龄一般较大，好发于躯干骨和四肢长骨骨端。表现为骨松质内多发性骨硬化灶，境界清楚，骨破坏少见，骨皮质一般不受累。

2）化脓性骨髓炎：骨肉瘤与化脓性骨髓炎的征象有很多相似分析，如两者均匀弥漫性骨质破坏、较明显的新生骨和广泛的骨膜反应，有时鉴别存在一定难度，以下几点有助于鉴别：

A. 骨髓炎的骨破坏、新生骨和骨膜反应从早期到晚期的变化是有规律的，即早期骨破坏模糊，新生骨密度低，骨膜反应轻微，到晚期骨破坏清楚，新生骨密度高，骨膜新生骨光滑完整；骨肉瘤则相反，新生的骨质又可被破坏，骨膜反应不是趋向修复而是继续破坏。

B. 骨髓炎的骨增生和骨破坏是联系在一起的，即骨破坏的周围有骨增生，而增生的骨中有破坏。骨肉瘤的骨增生和破坏不一定具有这种联系。

C. 骨髓炎早期有较广泛的软组织肿胀，当骨破坏出现后肿胀反而消退；而骨肉瘤在穿破骨皮质后往往形成明显的软组织肿块。

D. 动态观察，骨肉瘤是稳定进展；骨髓炎急性期进展迅速，而在慢性期发展缓慢，治疗后可处于相对稳定状态。

（2）与溶骨性病变鉴别

1）骨巨细胞瘤：以已与骨干愈合后的骨骺部多见，发病年龄多在 20~40 岁。起病缓慢，症状较轻。X 线表现为偏心性膨胀性骨破坏，骨破坏区内无新生骨。若进展较快，骨壳可不完整，但发病年龄、部位和破坏区内无瘤骨影等仍有重要参考价值。

2）骨纤维肉瘤：发病年龄相对较大，好发于骨干，呈溶骨性破坏，骨膜反应一般较少，破坏区内无瘤骨形成。

3）溶骨性骨转移：发病年龄较大，好发于躯干骨和四肢长骨骨端，常为多发性，较少出现骨膜反应和软组织肿块。

病例 44

【简要病史】

患者，男，29 岁。体检发现右侧肩胛骨膨胀性改变；查体未见明显异常。

【影像资料】

见图 9-60。

【影像分析】

X 线示右侧肩胛骨区见不规则增密影，边缘欠清晰，无明显软组织肿块影（图 9-60A）。CT 示右侧肩胛骨上部内示类不甚规则的骨质破坏区，其内见点状钙化（图 9-60B，图 9-60C）。

【影像诊断】

右侧肩胛骨恶性肿瘤可能是软骨瘤或软骨肉瘤。

【最终结果】

手术病理证实为右侧肩胛骨软骨肉瘤。

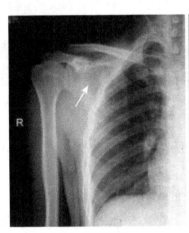 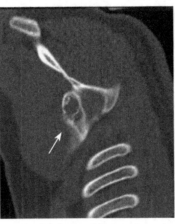 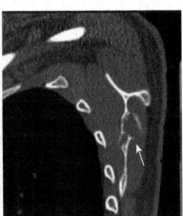

A. X 线正位　　　　　　　　　B. CT 冠状位　　　　　　　　　C. CT 矢状位

图 9-60　右肩胛骨软骨肉瘤

【概述】

软骨肉瘤是起源于软骨或成软骨结缔组织的一种较常见的骨恶性肿瘤。发病率仅次于骨肉瘤。大体标本切面肿瘤呈分叶状，部分病例可有出血、黏液样变及囊性变。镜下对高度恶性及分化差的软骨肉瘤诊断容易，而区分低度恶性及分化较好的软骨肉瘤与内生软骨瘤则存在难度。

1. 临床表现

早期患处不适，随后可出现肿胀及肿块，局部疼痛，晚期可出现静脉曲张，局部皮肤温度升高及充血发红。

2. 影像表现

（1）X 线　骨质破坏区边界多不清楚，少数边缘可有硬化。邻近骨皮质可有不同程度的膨胀、变薄，骨皮质或骨性包壳可被破坏并形成大小不等的软组织肿块。骨破坏区和软组织肿块内可见数量不等、分布不均、疏密不一或密集成堆或稀疏散在的钙化影。钙化表现为密度不均的边缘清楚或模糊的环形、半环形或沙砾样影，其中环形钙化影具有确定其为软骨来源的定性价值，也可见到斑片状的软骨内骨化征象。分化差的肿瘤可能仅见数个散在的点状钙化甚至见不到钙化影。肿瘤的非钙化部分密度均匀，呈软组织密度。偶尔可见骨膜新生骨和 Codman 三角。

（2）CT　CT 显示骨质破坏、钙化的效果优于 X 线，有助于定性诊断。软骨肉瘤的典型 CT 表现仍为点状、环形或半环形钙化。肿瘤非钙化部分的密度可不均匀，肿瘤内还可见到坏死、囊变等表现，而且软组织内的不均匀高密度是恶性肿瘤的征象。增强扫描肿瘤多呈轻中度强化。

（3）MRI　T_1WI 软骨肉瘤表现为等或低信号，恶性度高的信号强度常更低；T_2WI 恶性度低的肿瘤因含透明软骨而呈均匀的高信号，钙化和骨化均呈低信号。增强扫描肿瘤多呈轻中度强化。

3. 诊断要点

骨膨胀性破坏性病变；肿瘤基质内有小环状与逗点状的钙化；软组织肿块。继发性软骨肉瘤在原有良性病变的基础上发生，如内生软骨瘤、外生骨疣等。

4. 鉴别诊断

（1）骨肉瘤 两者都引起骨破坏和软组织肿块，后者瘤骨为致密无结构无形成影，而软骨肉瘤中非软骨基质样钙化以点条状、逗点状及小条片状不规则钙化为主。

（2）软骨瘤 低度恶性软骨肉瘤在组织学上有时难与软骨瘤区别。肿瘤部位有助于良恶性的判断，位于长骨、中轴骨、肩胛骨和骨盆等处的软骨肿瘤尤其体积较大者，即使影像学表现为良性也应看做是低度恶性；位于手足各骨的肿瘤多为良性，恶性相对少见。

（3）骨软骨瘤 外生性多见，瘤体结构与载瘤骨皮质及骨小梁无间断，无骨膜及软组织肿块。

病例 45

【简要病史】

患者，女，68岁，确诊右肺癌并保守治疗半年余。

【影像资料】

见图9-61。

【影像分析】

CT示部分胸、腰椎椎体及其附件、部分肋骨内可见多发局限性高密度影，边界较清，周围骨皮

质尚完整，未见软组织肿块形成（图9-61A，图9-61B）。

【影像诊断】

肺癌伴肝转移、多发椎体及附件成骨性转移。

【概述】

骨转移性肿瘤是指骨外其他脏器、组织的恶性肿瘤转移至骨的肿瘤，但不包括原发性多发性骨肿瘤（如骨髓瘤）。骨转移性肿瘤多见多见于中老年人。临床上患者有原发恶性肿瘤的病史。

1. 临床表现

患处疼痛，多为持续性，夜间加重。有时可出现肿块、病理性骨折和压迫症状。另外可有体重减轻、贫血、发热和血沉加快等全身表现。

2. 影像表现

骨转移瘤的X线表现可分为溶骨性、成骨性和混合性，以溶骨性常见。CT显示骨转移瘤远较X线片敏感，还能清楚显示局部软组织肿块的范围、大小以及邻近脏器的关系。

（1）溶骨性转移瘤 骨质破坏表现为骨松质或（和）骨皮质的低密度缺损区，边缘较清楚，无硬化，常伴有局限性软组织肿块。发生于长骨时，多位于骨干或邻近的干骺端，表现为骨松质中多发或单发的斑片状骨质破坏，一般无骨膜新生骨和软组织肿块，常并发病理性骨折。如发生于脊椎，则可见椎体广泛性破坏，常因承重而被压扁，但椎间隙多保持完整。

（2）成骨性转移瘤 常多发，表现为骨松质内斑点状、片状、结节状或面团状高密度影，密度均

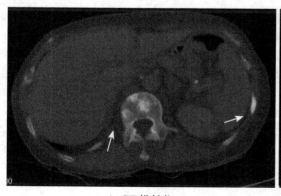
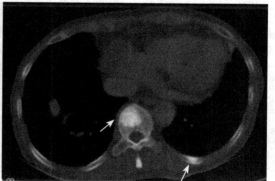

A. CT横轴位　　　　　　　　　　　　B. CT横轴位（不同层面）

图9-61 肺癌多发骨转移

匀，边界清楚或不清楚而逐渐移行于正常骨结构中，骨皮质多完整，骨轮廓多无改变，一般无软组织肿块，少有骨膜新生骨。发生于椎体时，椎体常不被压缩、变扁。

（3）混合性转移瘤　兼有溶骨性和成骨性的骨质改变。

MRI对显示骨髓组织中的肿瘤组织及其周围水肿敏感，因此能检出X线片和CT甚至核素骨显像中不易发现的转移灶。大多数骨转移瘤在T_1WI上呈低信号；在T_2WI上呈程度不同的高信号，脂肪抑制序列可以清楚显示。成骨性转移在T_1WI和T_2WI上一般均呈低信号。

3. 诊断要点

1）绝大多数病例有原发性病灶，以老年人多见。

2）多数转移性骨肿瘤累及中轴骨（如：颅骨、脊柱、骨盆及长骨近侧段）多见。骨转移性肿瘤常为多发的溶骨性为主，少数为成骨型如前列腺癌。常无或仅有很小的软组织肿块；骨膜反应少见。

4. 鉴别诊断

（1）溶骨性转移瘤　需要与部分导致骨质破坏的原发肿瘤鉴别，要结合病灶部位、数量、影像学特征和病史进行分析诊断。

（2）成骨性转移瘤　需与骨肉瘤鉴别，成骨性转移瘤内无瘤骨，无骨质增生，骨膜反应少见，软组织肿块内钙化或瘤骨较少见。

（3）骨及椎体结核　椎体结核以侵犯边缘为主，椎弓根累及少见；常有细点状死骨及残留骨质，

伴有不同程度骨质硬化，骨膜改变，相邻椎体可因废用而骨质疏松；椎间盘破坏，椎体变窄，周边见寒性脓肿。

（4）多发骨髓瘤　破坏区边界较溶骨性破坏清楚，发生于椎体的常不先侵犯椎弓根，软组织肿块少见。

病例 46

【简要病史】

无明显体征，体检中发现。

【影像资料】

见图 9-62。

【影像分析】

X线示右侧肱骨上段见一不规则低密度影，边缘欠规则，界清，其内密度均匀，无明显骨膜及软组织改变（图 9-62A）。CT示右侧肱骨上段类圆形均匀低密度灶，边缘规则，清晰，无硬化，CT值约 23 HU，无骨膜改变（图 9-62B）。MRI示右侧肱骨上段一类圆形囊状信号灶，呈均匀T_1低信号，T_2高信号，周边清晰规则，骨形态及周边软组织未见异常改变（图 9-62C，图 9-62E）。

【影像诊断】

右侧肱骨上段骨囊肿。

【最终结果】

手术证实右侧肱骨上段骨囊肿。

【概述】

单纯性骨囊肿是一种原因不明的肿瘤样病变，

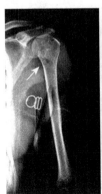 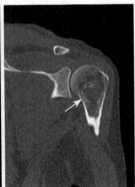 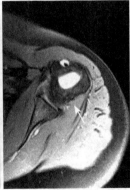 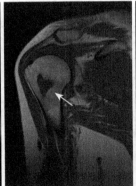 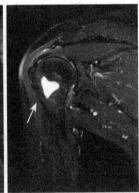

A. X线正位　　　B. CT 冠状位　　　C. FS T_2WI 横轴位　　　D. T_1WI 冠状位　　　E. FS T_2WI 冠状位

图 9-62　右肱骨骨囊肿

好发年龄为 4~20 岁,好发部位为股骨颈、股骨上端和肱骨上端。病理大体上为单个单房囊性溶骨性破坏,偶可多发。

1. 临床表现

一般无明显症状,多数因病理性骨折,出现疼痛、肿胀、功能障碍而就诊。

2. 影像表现

X 线及 CT 表现为好发于长管状管干骺端,一般不超过骺板,局部呈透亮低密度改变,呈骨内中心型分布,边缘规整,界清,少数可伴有硬化,一般无骨膜反应,当合并病理性骨折时可有骨膜反应。MRI 显示为 T_1WI 低至中等信号,T_2WI 为均匀高信号的液体囊状特征。并发病理性骨折时可见骨片陷落征(指病变区内可见到骨折的骨皮质碎片)。

3. 诊断要点

长管状管干骺端界清且光整的囊状低密度区,呈均匀的液性信号及密度特点,尚长骨纵轴发展,一般不超过骺板,合并病理性骨折时可见骨膜反应及碎骨片陷落征。

4. 鉴别诊断

(1) 骨脓肿 可有骨膜反应和骨质硬化改变。

(2) 内生软骨瘤 单发性内生软骨瘤以掌指骨多见,破坏区膨胀较明显,且可见钙化;合并骨折无明显骨碎片陷落征改变。

(3) 良性纤维类肿瘤或肿瘤样病变 X 线征象

可相似,CT 和 MRI 有助鉴别。

(4) 动脉瘤样骨囊肿 骨破坏膨胀明显,可见骨嵴、分隔、硬化,MRI 可见液 - 液平。

(5) 骨腱鞘囊肿 好发于持重骨关节区,呈囊状骨破坏,界清,有硬化,MRI 壁可见强化。

病例 47

【简要病史】

颌面部畸形。

【影像资料】

见图 9-63。

【影像分析】

CT 示右侧下颌骨、上颌骨及颅骨增大,变形,骨皮质增厚,以外板层明显,其内见多个不规则低密度影(图 9-63A~ 图 9-63C 箭头)。

【影像诊断】

颅面部多发病变,骨纤维结构不良可能大。

【最终结果】

骨纤维结构不良。

【概述】

骨纤维结构不良是增生的纤维化组织代替正常骨组织的一种疾病,可分为单骨型、多骨型及 Albright 综合征。病理肉眼观察受累骨的髓腔被坚韧且有弹性的灰白色或棕红色结缔组织所代替,部分可有液化囊变,出血及软骨小结节,部分骨化。

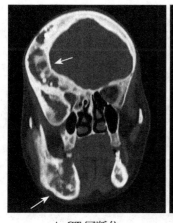 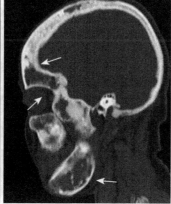 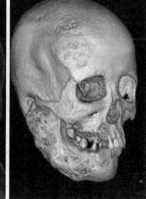

A. CT 冠断位　　　　　　　B. CT 矢状位　　　　　　C. CT 三维重建

图 9-63C 彩图

图 9-63 颅骨骨纤维结构不良

1. 临床表现

骨纤维异样增殖症的症状与年龄、病程及受损部分有关。病变可无症状，亦可有疼痛、功能障碍、畸形或病理性骨折等表现。Albright 综合征另可见皮肤色素沉着、性早熟。

2. 影像表现

（1）X 线和 CT　膨胀性生长，边界不清；髓腔磨玻璃状，皮质厚薄不一，密度不均，有硬化，囊变；边缘硬化、内部密度不均的囊状改变；伴有条状骨纹及钙化的毛玻璃样改变；有粗大骨纹呈丝瓜筋样改变；骨形态膨胀变形，弯曲畸形；无明显骨膜及软组织肿块征象。局部解剖结构改变，腔道变形缩小。

（2）MRI　可反映病变的组织学特征，纤维组织呈等低 T_1 信号，T_2 呈高信号；钙化、硬化呈更低 T_1 和 T_2 信号；坏死囊变呈长 T_1 长 T_2 信号，出血呈短 T_1 长 T_2 信号。

3. 诊断要点

骨形态改变，膨胀、变形，无骨膜及软组织改变。骨髓腔磨玻璃状或丝瓜筋样破坏，密度不均，可见条状骨纹或钙化影。若发生在头面骨处，常合并面形、自然窦腔变窄等改变；颅骨改变以外板及板障明显。

4. 鉴别诊断

（1）孤立性骨囊肿　与单囊性表现的骨纤维异样增殖症在发病年龄、好发部位、临床症状及 X 线所见均较类似。但骨囊肿多为中心性生长，很少呈偏心性、皮质下生长，常呈卵圆形，典型者为均匀一致的密度减低区，病灶不呈毛玻璃状，一般无砂粒样钙化。

（2）骨巨细胞瘤　多发于 20~40 岁，基本为单骨发病，好发于长骨骨端部，有明显横向生长趋势，典型者呈皂泡样改变，囊腔内无新生骨和钙化斑。

（3）畸形性骨炎　多见于老年人，发生于长管骨者，其骨纹理粗大呈网眼状，无边缘硬化之囊性改变；股骨呈绒毛状增厚，内有囊状稀疏区和钙化斑点。发生于颅骨典型改变为外板增厚呈绒毛状，内可见密度不均的虫蚀样破坏，或有大小不等的棉团状致密影，表现为"骨性狮面"。血清碱性磷酸酶及尿钙增高，可资鉴别。

（4）骨化性纤维瘤　多累及额骨和颅骨，病变边界清晰有硬化缘，以骨组织为主时密度较高与骨质相似，以纤维组织为主时则透亮较高，内可有密集或散在的骨化或钙化斑点，有时可呈磨玻璃改变，病变较骨纤维界常增殖症局限，且多属硬化型。

病例 48

【简要病史】

偶然发现，无明显临床体征。

【影像资料】

见图 9-64。

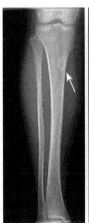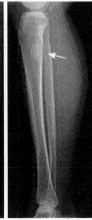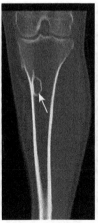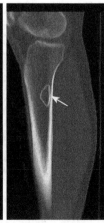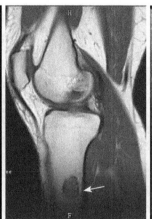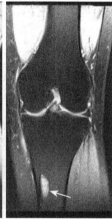

A. X线正位　　B. X线侧位　　C. CT 冠状位　　D. CT 矢状位　　E. T_1WI 矢状位　　F. T_2WI 冠状位

图 9-64　右胫骨非骨化性纤维瘤

【影像分析】

X线示胫骨上段椭圆形低密度区，其内密度均匀，边缘有轻硬化，形态规则，无明显骨膜及软组织改变（图9-64A，图9-64B箭头）。CT示胫骨上段见类圆形均匀低密度破坏影，无钙化无液化，边缘见薄硬化圈，骨皮质质完整（图9-64C，图9-64D箭头）。MR示病灶区呈等T_1长T_2均匀信号影，边缘见线环状低信号影，周边软组织及骨膜未见明显异常改变（图9-64E，图9-64F箭头）。

【影像诊断】

右胫骨非骨化性纤维瘤。

【最终结果】

手术证实为右胫骨非骨化性纤维瘤。

【概述】

非骨化性纤维瘤临床较较常见，好发年龄在10~20岁，以下肢长骨最多见。

1. 临床表现

常无症状，部分患者可有患肢不适、疼痛等症状。

2. 影像表现

（1）X线 多表现为单房或多房样骨质破坏腔，长轴与骨干平行，密度较均匀，有不规则的骨性间隔，有硬化边缘，皮质可有膨胀变薄，无骨膜反应。纤维骨皮质缺损局限于骨皮质，无膨胀。

（2）CT 皮质型表现为偏心的圆形或椭圆形或花边样骨质破坏，界清，无骨性分隔，亦无死骨、钙化，肿瘤的髓腔侧可见半弧形硬化，肿瘤侧骨皮

质变薄。髓质型表现为不规则的膨胀性生长的低密度区占据大部分髓腔，周围可见厚薄不一的硬化边缘，皮质变薄。

（3）MRI 肿瘤位于长管状骨近干骺端，呈囊状异常信号影，内可见分隔，边缘可见硬化带，T_1WI呈低信号、T_2WI呈稍低信号、T_2WI SPAIR呈高信号。

3. 诊断要点

长骨骨干或干骺端（随年龄增长向骨干移行）处以骨皮质为主圆形或椭圆形低密度缺损影，内部密度均匀，无钙化无骨化；边界清晰，常伴有硬化。病灶通常较小，无软组织肿块征象。

4. 鉴别诊断

（1）动脉瘤样骨囊肿 囊腔一般较大，膨胀显著。CT、MRI有液-液平面。

（2）纤维结构不良 病变呈毛玻璃样密度，范围大，骨可变形、弯曲。

（3）骨囊肿 单房结构，CT或MRI呈水样密度或信号。

四、骨关节感染性病变

病例49

【简要病史】

右侧大腿肿痛2月余，伴局部皮肤溃烂、流脓。

【影像资料】

见图9-65。

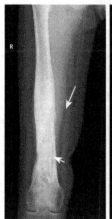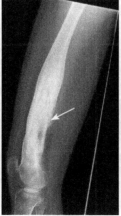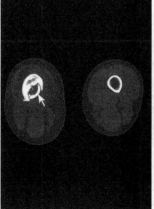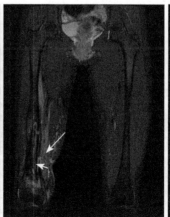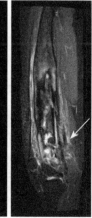

A. X线正位　　B. X线侧位　　C. CT横轴位　　D. FS T_2WI冠状位　　E. FS T_2WI矢状位

图9-65 右股骨慢性骨髓炎

【影像分析】

X 线示右侧股骨中下段骨干增粗，密度增高，其内见一较大死骨（图 9-65A 短箭头），周边无明显骨膜改变及软组织肿块影（图 9-65A，图 9-65B 箭头）。CT 示增粗硬化的骨内有高密度的死骨影（图 9-65C 箭头）。MRI 示增粗硬化的骨呈低信号影，内见条状分离的低信号死骨影，周边见条状及小片样长 T_1 长 T_2 信号影，右侧大腿软组织肿呈高信号影（图 9-65D，图 9-65E 箭头）。

【影像诊断】

右股骨慢性骨髓炎，并死骨形成，可疑骨内小脓肿。

【最终结果】

手术证实右股骨慢性骨髓炎，大块死骨形成，骨内脓肿形成。

【概述】

化脓性骨髓炎是临床常见的骨感染性疾病，多为血源性感染，也可以是外伤或手术感染直接引起。包括急性与慢性化脓性骨髓炎。主要病理表现为伴有明显骨吸收和死骨形成的化脓性病灶。

1. 临床表现

急性骨髓炎起病时高热、局部疼痛，转为慢性骨髓炎时会有溃破、流脓、有死骨或空洞形成。如有窦道，伤口长期不愈，偶有小块死骨排出。

2. 影像表现

（1）软组织肿胀　肌肉间隙模糊消失，皮下组织与肌肉间的分界不清，皮下脂肪层内出现致密的条纹状和网状阴影，CT 和 MRI，尤其是 MRI 显示更佳，对制定外科手术计划很有帮助。

（2）骨质破坏　骨小梁变疏松、模糊，继而破坏、消失，呈边缘模糊的低密度区或透明区，骨皮质吸收，并向周围扩散。

（3）死骨形成　X 线片上表现为高密度致密影，死骨的形态、大小不一，可呈小片或长条状，甚至整个骨干均可成为死骨。CT 上死骨为孤立的浓密骨块，被低密度脓腔所包绕。MRI 在发现细微的骨皮质破坏和小的死骨上稍逊于 CT，但 MRI 易于区分骨髓腔内的炎性渗出和正常的脂肪骨髓，骨髓内

出现病变有助于诊断急性骨髓炎。

（4）骨膜反应　葱皮样、花边状和骨针样等密度不均、边缘不整、厚薄不一的致密新生骨。MRI 图像上骨膜反应表现为与骨皮质相平行的细线状高信号，外侧为骨膜骨化的低信号线。骨膜新生骨围绕骨干的全部或大部称包壳（骨柩）。包壳被穿破可见边缘不整的瘘孔。窦道在 CT 上为细小的含气管道，增强扫描窦道壁强化。

3. 诊断要点

1）临床体征明显，软组织肿胀，骨质破坏，死骨形成，骨膜反应明显。

2）MRI 骨髓腔内原来表现为正常的 T_1WI 和 T_2WI 高信号显示为长 T_1、长 T_2 炎性水肿信号，为急性骨髓炎的早期表现。

3）慢性期骨髓增生及骨膜增生明显，可形成骨柩。

4. 鉴别诊断

（1）畸形性骨炎　系全身性骨病，老年人多见，主要表现骨皮质增厚，变形，血清碱性磷酸酶增高，无显著感染病史。

（2）硬化型骨梅毒　梅毒性骨膜炎病变广泛，以多发，硬化为主，血清康瓦反应阳性。

（3）尤文氏肉瘤　好发于儿童的骨盆带及长骨骨干。髓腔、皮质虫蚀样骨破坏伴广泛性、多形性骨膜反应和软组织肿块。

病例 50

【简要病史】

乏力、腰部疼痛不适 2 月余。

【影像资料】

见图 9-66。

【影像分析】

第 3～第 4 腰椎间盘变窄，第 3～第 4 腰椎体骨质破坏，右侧腰大肌肿大（图 9-66A 箭头）。CT 示椎体骨质破坏，死骨形成（图 9-66B 短箭头），两侧腰大肌见低密度影，为冷脓肿形成（图 9-66B 箭头）。

【影像诊断】

腰椎结核。

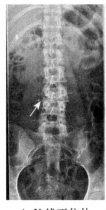

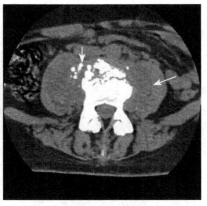

A. X线正位片　　　　　B. CT横断位

图9-66　腰椎结核

【最终结果】

腰椎结核，临床药物治疗并随访。

【概述】

骨结核系继发性结核病，肺部常可见原发病变。患处多持续性骨质疏松为其特征，部分病变可合并冷性脓肿形成。好发于脊柱，单发多见。

1. 临床表现

起病缓慢，低热，乏力，盗汗，消瘦，食欲缺乏及贫血等症状。也有起病急骤，高热及毒血症状。局部疼痛、功能障碍、肿胀，随着病变的发展，可出现畸形。

1. 影像表现

（1）骨质破坏　骨结核骨质破坏形态多样，可表现为碎裂型、溶骨型、前纵韧带骨膜下或边缘型等。

（2）死骨形成　多表现为骨质破坏区内沙粒状高密度影。

（3）寒性脓肿　多见于脊柱（椎旁及腰大肌脓肿），表现为椎体周围低密度影，腰大肌内类圆形低密度影，可单侧或双侧。脓肿内可有碎骨片或不规则钙化灶。MRI呈长T_1长T_2无结构信号，边界一般较清楚。典型的冷脓肿呈蜂窝状，GD-DTPA增强后呈环状强化。

（4）椎间盘破坏　见于脊柱。表现为椎间盘局限性、低密度改变，边缘模糊，间杂相邻椎体骨质破坏。

（5）手或脚短管状骨破坏　可呈梭形增大，即骨气臌症，又称囊性TB，多见儿童。

3. 诊断要点

（1）骨结核为继发型结核，70%肺见结核原发灶，缓慢起病，病程较长。

（2）多发生于血运丰富的骨松质，以干骺端及椎体多见。

（3）骨质破坏形态多样，呈进行性骨质破坏伴脓肿形成，以持重处明显。

（4）死骨呈细点状小死骨为主，可吸收。

（5）骨膜反应轻微。

（6）软组织肿及寒性脓肿，以椎体处明显，强化后不均匀强化，且见局部骨质破坏。

4. 鉴别诊断

（1）溶骨性脊椎转移瘤：多见于老年及有原发恶性肿瘤患者，骨质破坏区欠清晰，内少有死骨。可有局限椎旁肿块而无纵向椎旁及腰大肌脓肿。

（2）化脓性脊柱炎：临床起病急，有高热，寒战等病史，早期以骨质破坏为主，晚期可形成粗大骨梁。

病例51

【简要病史】

双手对称性酸痛，关节肿，活动减低。

【影像资料】

见图9-67。

【影像分析】

X线表现示双掌指关节及腕关节为主小关节呈对称性密度增高，模糊，关节面模糊，关节间隙变窄，呈对称性，所示诸手指骨及腕骨骨质疏松（图9-67A，图9-67B箭头）。

【影像诊断】

双手及腕关节类风湿性关节炎可能大。

【最终结果】

类风湿因子阳性，临床确诊为类风湿性关节炎。

【概述】

类风湿性关节炎（rheumatoid arthritis，RA）是一种非特异性炎症，其特征性的表现为对称性、周围性、多关节慢性炎性病变；局部关节反复肿痛、胀痛，导致关节软骨破坏、纤维强直，最后形成畸

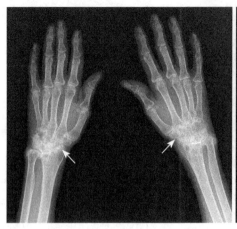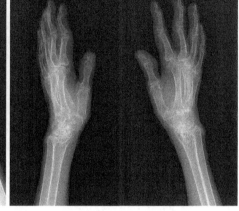

A. X 线正位   B. X 线斜位

图 9-67 双手类风湿性关节炎

形。手足小关节是最早、最常受累的部位。掌指关节及近侧指间关节最先受累及。病理上现普遍认为滑膜增殖是最早期阶段，然后血管翳形成，关节周围骨质去矿化，软骨破坏，软骨下骨侵蚀，最后纤维性强直与骨性强直。

1. 临床表现

好发于 20~40 岁女性，病变开始于手足小关节，尤其是近端指（趾）间关节和掌指关节，常多发性对称性发病，并向心性侵犯近侧关节。临床症状包括关节痛、肿胀和晨僵，最后可发展为关节强直和畸形。实验室检查 70%~80% 类风湿因子阳性。

2. 影像表现

X 线片在 RA 诊断中具有重要的临床价值，被纳入 1987 年美国类风湿病协会（ARC）修订的 RA 诊断标准，2009 年为早期诊断 RA，又将滑膜炎列入诊断指标，而滑膜炎的诊断也主要依赖于影像学技术。

（1）X 线及 CT　①早期：腕关节、近指关节（以掌指关节及腕关节最为常见）肿胀，关节间隙增宽，骨质密度减低，并且伴有软骨破坏。幼年型多见于 2~16 岁早期以持重大关节为主，膝关节多见。②进展期：骨关节面侵蚀起于关节面周边部分，继而延及关节面全部，并累及邻近的骨质。关节软骨破坏，关节间隙变窄。③晚期：X 线呈现普遍性骨质疏松，并出现脱位或半脱位。关节软骨破坏，关节间隙消失，并可骨性强直。

（2）MRI　①滑膜增厚：正常情况下滑膜在 MRI 上不能显示，一旦显示关节腔内的滑膜，常提示有滑膜增厚。滑膜炎时含水量增加，在 T_1WI 上呈中至低信号，在 T_2WI 上呈高信号，压脂 T_2WI 能更清楚地显示病变范。滑膜增厚与关节积液难以区分时，增强扫描可鉴别，增厚滑膜中至明显强化，积液不强化。②骨髓水肿：MRI 表现为骨髓在 T_2WI 上呈斑片状信号增高，边界不清。③软骨及骨侵蚀：软骨侵蚀表现与增厚滑膜分界不清，T_1WI 结合压脂 T_2WI 可显示软骨信号减低或升高。骨侵蚀在 MRI 上可表现为关节面边缘不规则缺损。④周围软组织受累：MRI 可清晰显示长 T_1 长 T_2 信号的软组织损伤，并可明确病变累及的范围和程度。

3. 诊断要点

1）典型的临床表现，类风湿因子阳性。

2）具有较高诊断意义的 X 线征象为：对称性四肢小关节受累，以手腕关节累及最多、最早；受累关节骨端骨质疏松；软骨破坏致关节间隙变窄及软骨下骨质穿凿样破坏；末节指间关节极少累及。

3）MRI 表现为滑膜增厚、软骨及骨侵犯征象。

4. 鉴别诊断

（1）老年性退行性骨关节病　可发生多关节间隙变窄，多无关节边缘骨质穿凿样破坏，而以关节边缘骨质增生为主，骨质疏松较普遍，而 RA 的骨质疏松多限于受侵肿胀的关节处。

（2）痛风性关节炎 血中尿酸增高，呈间歇性发作，以男性多见，大部分以第1跖趾关节先受累，早期关节间隙不变窄，晚期形成痛风结节。

（3）牛皮癣关节改变 多有牛皮癣皮肤病史，多累及手足远侧指（趾），多累及手足远侧关节不对称。韧带附着处骨质增生。

病例 52

【简要病史】

腰骶部疼痛、不适，活动受限10年余。

【影像资料】

见图9-68。

【影像分析】

X线及CT片示脊柱弯曲度增大，以后凸明显，所示胸腰椎呈竹节样改变，小关节模糊消失。双侧骶骨关节强直，骨小梁交通，关节间隙消失；关节显示不清（图9-68A~图9-68D箭头）。

【影像诊断】

强直性脊柱炎，双侧骶髂关节骨性强直。

【最终结果】

强直性脊柱炎。

【概述】

强直性脊柱炎（ankylosing spondylitis，AS）是一种原因不明的慢性非特异性炎症，病理上以慢性破坏性滑膜炎为特征，主要累及中轴骨。病变常开始于骶髂关节，向上侵及腰椎、胸椎，主要累及中轴骨。

1. 临床表现

发病年龄多在10~40岁，男性多见，发病隐匿，类风湿因子阴性，随后病变处关节有炎性疼痛，伴有关节周围肌肉痉挛，有僵硬感，晨起明显，晚期整个脊柱和下肢变成僵硬的弓形，向前屈曲[5]。

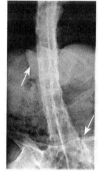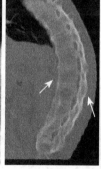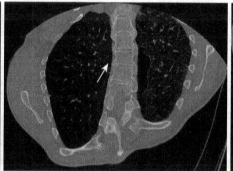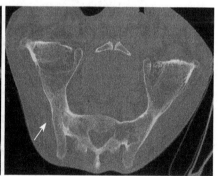

A. X线正位　　　B. CT矢状位　　　C. CT冠状位

图9-68 强直性脊柱炎

2. 影像表现

（1）X线 骶髂关节常为最早受累关节，一般双侧对称性发病，起自下2/3关节。关节面模糊，随后关节髂骨缘出现侵蚀性破坏，呈虫咬状，边缘增生硬化，关节间隙假增宽，关节面下囊变、反应性骨硬化、髋臼和股骨头关节面外缘骨质增生及骨性强直。随着病变进展，病变向上侵及腰椎、胸椎，脊柱韧带可出现钙化，骨赘形成，关节强直。韧带的广泛骨化和脊柱两侧的骨桥形成，使得在X线片和CT上呈"竹节"状改变，此征象较具特征性。

（2）CT表现 主要用于骶髂关节检查，可比平片更能清楚显示关节面的轮廓和关节面侵蚀灶。

MRI可早期显示骨髓水肿和软骨破坏，有助于早期诊断。当累及脊柱发生脊柱炎，以连续的椎体角为基础的长T_1长T_2骨髓水肿为表现的中轴骨损伤是特点。

3. 诊断要点

中青年男性，腰骶部疼痛，晨起明显，活动后缓解。双侧骶髂关节面骨质破坏、增生硬化，竹节样椎体。

4. 鉴别诊断

（1）类风湿性关节炎 多见于青年女性，80%类风湿因子呈阳性，主要见于四肢小关节，脊柱多见于颈椎，椎旁韧带钙化少见。

（2）致密性骨炎　见于女性，妊娠或产后发病较多，表现为骶髂关节髂骨侧的局限性骨硬化，不累及骶髂关节间隙及骶骨，髂骨硬化边缘与正常骨分界清楚，无骨质破坏，不侵犯脊柱。

（3）骶髂关节结核　一般累及单侧骶髂关节，关节面骨质破坏，破坏区内见沙粒样死骨，软骨下无骨质增生或硬化。

五、骨关节退行性病

病例 53

【简要病史】

颈椎酸痛，活动受限；右手有时有麻木感。

【影像资料】

见图 6-69。

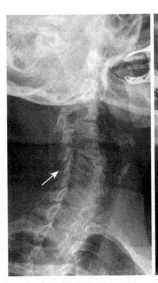
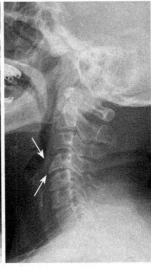
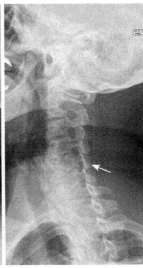

A. 左前斜位　　　　B. 侧位　　　　C. 右前斜位

图 9-69　颈椎退行性改变

【影像分析】

X 线片示颈椎生理曲度略变直，第 4、第 5 颈椎体边缘骨质增生，椎间隙略窄，部分椎间孔变形（图 9-69A~ 图 9-69C 箭头）。

【影像诊断】

颈椎退行性改变。

【最终结果】

颈椎退行性改变。

病例 54

【简要病史】

腰骶部酸痛，活动受限；右腿有时有痛感。

【影像资料】

见图 9-70。

【影像分析】

X 线片示腰椎生理曲度存在，椎间边缘见骨质增生，椎间隙略变窄，密度均匀，小关节模糊（图

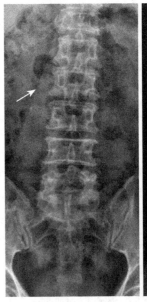
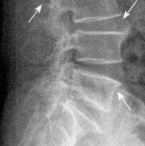

A. X 线正位　　　　B. X 线侧位

图 9-70　腰椎退行性改变

9-70A，图 9-70B 箭头）。

【影像诊断】

腰椎退行性改变。

【最终结果】

腰椎退行性改变。

【概述】

脊椎退行性改变多为生理性老化的正常过程，包括椎间盘、椎间关节、韧带和椎体等的退行性改变，以下位颈椎和下位腰椎最常见。骨质增生、脊柱椎间盘退变则是最常见的病理改变，纤维关节、韧带或附着点骨质增生也较常见，可造成神经变性与损害，脊柱不稳与滑脱。

1. 临床表现

局部疼痛，若有椎间盘膨突出，则可伴发相应症状，部分患者还可表现为椎管狭窄及神经受损症状。

2. 影像表现

1）脊柱生理弯曲度变直甚至反弓。

2）椎体小关节模糊增生，可合并脊椎滑移。

3）椎体骨质增生，甚至骨桥形成；椎管及椎间孔变形变窄。

4）椎间隙变窄，CT 与 MR 可显示椎间盘变性及形态改变，椎管、椎间孔可变窄。

3. 诊断要点

典型脊柱退行性改变 X 线诊断不难，CT、MRI 有助于了解椎间盘及椎管狭窄情况。

病例 55

【简要病史】

右膝关节酸痛，走路及上楼梯加剧。

【影像资料】

见图 9-71。

【影像分析】

X 线片示右膝关节关节面对位，关节间隙变窄，内侧明显；股骨及胫骨、髌骨关节面硬化，边缘见骨质增生，髁间隆突变尖，周边软组织显示正常（图 9-71A，图 9-71B 箭头）。

【影像诊断】

右膝关节退行性改变。

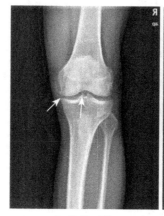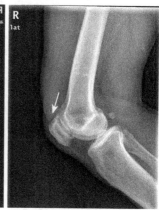

A. X 线正位　　　　　　B. X 线侧位

图 9-71　右膝关节退行性改变

【最终结果】

右膝关节退行性改变。

【概述】

膝关节退行性骨关节病临床常见，多发生于老年患者。起病缓慢者膝关节疼痛不严重，可持续性隐痛，气温降低时疼痛加重，部分患者可见关节积液，局部肿胀、压痛。病理上早期可表现为软骨肿胀、厚度变薄，表面纤维化，随后可出现软骨的溃疡与裂隙，此时可显示较明显的软骨缺失与剥脱。软骨退变引起应力分布异常，导致软骨下骨硬化、坏死或囊变，以及骨质增生，骨赘形成。

1. 影像表现

（1）X 线和 CT　膝关节关节间隙变窄；软骨下骨硬化和软骨下囊变或假囊肿；骨质增生，早期表现为胫骨髁间隆突增生变尖，晚期骨边缘变尖和骨赘形成；关节鼠。

（2）MRI　膝关节所组成骨关节软骨水肿、破坏，软骨下骨质水肿，可伴半月板损伤。

2. 诊断要点

膝关节退行性改变影像诊断不难，MRI 有助于了解软骨、半月板等软组织情况。

六、骨代谢病

病例 56

【简要病史】

身体不适，且多次骨折，原因检查。

【影像资料】

见图 9-72。

【影像分析】

X 线及 CT 示全身中心骨及外周骨均骨质疏松，散在多发的骨膜下及肌腱韧带附着区可见多个囊状骨破坏；右侧桡骨、左侧肱骨、腰椎多处见肿块性囊状骨破坏，边缘清晰，无明显硬化或钙化，其内密度均匀（图 9-72A~ 图 9-72E 箭头）。MRI 呈水样信号（图 9-72F 箭头）。

【影像诊断】

全身弥漫性骨质疏松，多发骨质吸收，散在多个囊性骨破坏，提示全身代谢性骨关节改变。

【最终结果】

原发性甲状旁腺功能亢进性骨改变，伴棕色瘤形成。

【概述】

原发性甲状旁腺功能亢进（primary hyperparathyroidism，PHPT）又称甲旁亢，为甲状旁腺分泌过多的甲状旁腺激素，导致血钙增高和血磷降低，并引起骨骼、肾脏等多系统病变的全身性疾病，可累及任何骨骼，以骨代谢活跃部位明显[5, 12]。

1. 临床表现

全身疼痛、酸痛，体检时可有长骨部位压痛，发生自发性骨折，尤其在囊性病变部位，多发生在

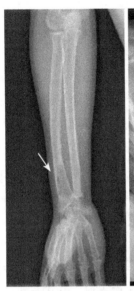 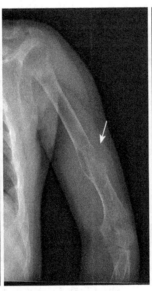 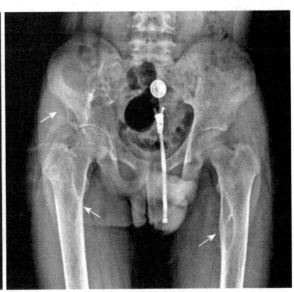

A. 尺桡骨 X 线正位　　B. 肱骨 X 线正位　　　　　　　C. 骨盆 X 线正位

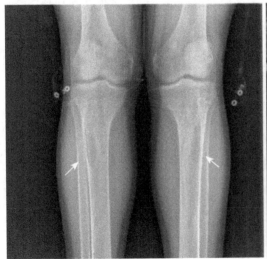 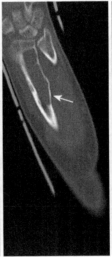 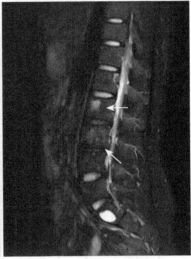

D. 胫腓骨中上段 X 线正位　　E. 尺桡骨 CT 冠状位　　F. 腰椎 FST₂WI 矢状位

图 9-72　原发性甲状旁腺功能亢进性骨改变

长骨。常可伴多系统表现，如：泌尿系统结石、消化不良等。

2. 影像表现

PHPT 可累及全身任何骨骼，X 线表现如下：①骨质疏松：骨质密度弥漫性减低，为本病早期唯一的征象，贯穿疾病的整个发展过程。然而骨质疏松可见于多种疾病，对诊断本病无特异性。②骨质软化：在骨质疏松的背景下，骨小梁结构模糊，严重者骨骼变形，脊椎可呈鱼脊样改变偶见假骨折线征象。③骨质吸收破坏：骨质吸收可发生于不同部位，包括骨膜下、皮质内、骨内膜、软骨下及韧带下等，以骨膜下吸收最具特征性，是诊断 PHPT 重要而可靠的影像学征象，最常见于第二、三指中节指骨桡侧，表现为骨皮质外侧呈花边状、虫蚀状改变。软骨下骨吸收主要见于骶髂关节、胸锁关节、肩锁关节。④纤维囊性骨炎：也称为"棕色瘤"，可为多发，囊肿边缘锐利，体积较大时邻近骨皮质变薄，可出现硬化缘改变。⑤软组织钙化。⑥病理性骨折。

3. 诊断要点

1）血 PTH、血钙及碱性磷酸酶显著升高，血磷降低，尿钙和尿磷增加。

2）全身弥漫性骨质疏松，进展期表现为骨吸收（骨膜下骨、软骨下骨与骨皮质骨吸收），可有软组织钙化。

3）纤维囊性骨炎（棕色瘤）。

4. 鉴别诊断

棕色瘤影像学表现与大数骨溶骨性骨病或骨肿瘤表现相似，鉴别需要结合全身的骨改变及实验室检查。

七、椎间盘突出及脊髓损伤

病例 57　椎间盘突出

【简要病史】

患者，男，64 岁，腰痛伴右下肢放射痛 2 个月。

【影像资料】

见图 9-73。

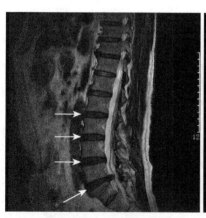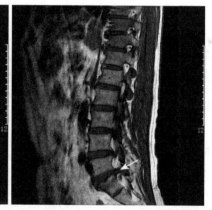

A. MR 平扫矢状位 T₂WI　　　　　　　　B. MR 平扫矢状位 T₁WI

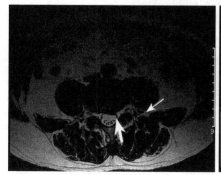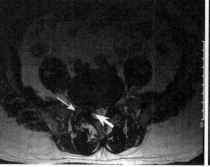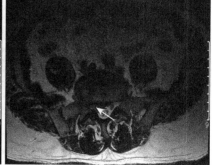

C. MR 平扫轴位 T₂WI　　　　　　D. MR 平扫轴位 T₂WI　　　　　　E. MR 平扫轴位 T₂WI

图 9-73　椎间盘后外侧型突出

【影像分析】

MR 平扫矢状位 T_2WI（图 9-73A）显示 L2~S1 椎间盘信号减低，L5~S1 椎间盘呈舌状向后突出，矢状位 T_2WI（图 9-73B）显示突出椎间盘窄基底与椎间盘相连，椎管狭窄。MR 轴位 T_2WI（图 9-73D）L5/S1 椎间盘向右后外侧突出（粗箭头），出椎间孔神经根明显受压（细箭头），轴位 T_2WI（图 9-73E）显示硬膜囊及两侧神经根受压，右侧神经根受压为甚（箭）。MR 轴位 T_2WI（图 9-73C）显示 L4~L5 椎间盘向左后外侧突出，硬膜囊前缘及左侧神经根受压（粗箭头），椎间孔内神经根未见明显受压（细箭头）。

【影像诊断】

L4~L5、L5~S1 椎间盘后外侧型突出伴椎管狭窄，腰椎间盘变性。

【手术结果】

L5~S1 椎间盘后外侧型突出伴椎管狭窄。

【最终结果】

L4~L5、L5~S1 椎间盘后外侧型突出伴椎管狭窄，腰椎间盘变性。

【概述】

腰椎间盘突出症（lumbar disc herniation，LDH）是指纤维环的完整性破坏，髓核发生移位，可突破或不突破纤维环，超出椎体边缘后压迫神经组织引发一系列症状的过程，发生原因主要与外力作用、椎间盘退变及椎间盘本身解剖结构有关，多发生于中老年人，临床症状主要表现为腰痛、下肢麻木、步态不稳或马尾综合征。

1. 影像表现

椎间盘突出症影像分型：椎间盘膨出、椎间盘凸出、椎间盘脱出及髓核游离等，根据突出物的形态及突出位置分为 Schmorl 结节、中央型、后外侧型及极外侧型。

MRI 检查可以很好地显示椎间盘突出部位、大小形态、信号特征、硬膜囊及神经根受压等一系列改变，是椎间盘突出症首选检查方法，椎间盘突出症的影像表现主要从椎间盘信号改变、突出物直接征象、硬膜囊及神经根受压等间接征象、椎体及关节突骨质改变伴随征象等各方面进行。

（1）椎间盘信号改变　椎间盘突出症与椎间盘退变密切相关，变性椎间盘在 T_2WI 上信号减低，低于正常椎间盘信号，椎间盘真空现象在 T_1WI 和 T_2WI 均呈无信号区。

（2）椎间盘突出直接征象

1）椎间盘膨出：矢状位上变性椎间盘向后膨出，轴位显示椎间盘对称性膨出，边缘光滑，无局部突出。

2）椎间盘突出：椎间盘边缘局限性软组织阴影并与椎间盘相连，中央型椎间盘突出为髓核通过纤维环后部中央凸出，后外侧型突出为椎间盘突出常见部位，突出髓核位于纤维环后部中线两侧，极外侧型为突出髓核位于椎间孔或椎间孔以外，突出髓核呈 T_1WI 等信号 T_2WI 等低信号。

3）髓核游离：脱出的髓核与纤维环分离，离开椎间盘平面进入上下椎管，呈 T_1WI 等信号 T_2WI 等低信号，游离髓核因有炎性肉芽组织包绕，增强后病灶边缘呈环形强化、中央部分无明显强化。

（3）间接征象　硬膜囊前脂肪间隙消失、硬膜囊及神经根受压，侧隐窝、神经根管及椎管狭窄，颈椎椎间盘突出常常引起脊髓不同程度损伤，脊髓型颈椎病常规 MRI 主要通过颈髓受压变形及 T_2WI 异常信号来判断颈髓损伤的范围和程度，有学者认为磁共振扩散张量成像（DTI）技术较常规 MRI 能早期、定量、准确评估脊髓损伤程度（图 9-74）。

（4）伴随征象　CT 可以很好的显示椎体及关节突关节骨质增生。

2. 鉴别诊断

髓核游离要与椎管内肿瘤鉴别。游离髓核呈 T1WI 等信号 T2WI 等低信号，增强扫描病灶边缘不规则环形强化，中央部分无明显强化，而椎管内肿瘤呈 T2WI 高信号、均匀或不均匀不同程度强化。

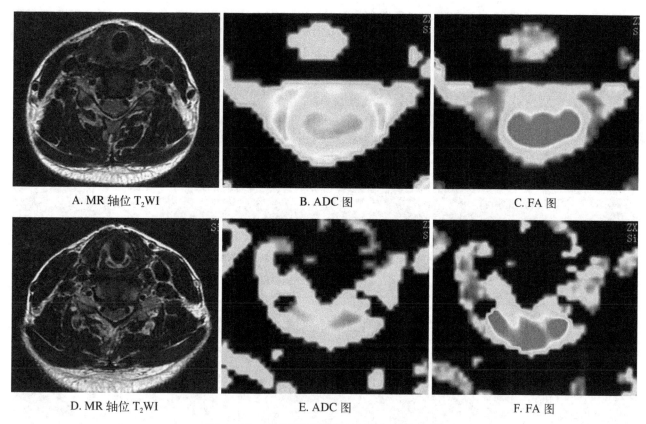

A. MR 轴位 T₂WI　　　　　B. ADC 图　　　　　C. FA 图

D. MR 轴位 T₂WI　　　　　E. ADC 图　　　　　F. FA 图

图 9-74　脊椎型颈椎病 T₂WI 与功能成像

图 9-74A~ 图 9-74C：患者，女，27 岁，健康志愿者。轴位 T₂WI（图 9-74A）示颈髓形态、信号正常，ADC 图（9-74B）示颈髓呈蓝绿色信号，前方脑脊液呈红黄色信号，ADC 值为 0.781×10^{-3} mm²/s，FA 图（9-74C）示颈髓呈深红色信号，前方脑脊液呈蓝绿色信号，FA 值为 0.793。图 9-74D~ 图 9-74F：患者，女，35 岁，脊髓型颈椎病患者。轴位 T₂WI（图 9-74D）示颈椎间盘突出，颈髓受压，信号正常，ADC 图（图 9-74E）示颈髓变扁，主要呈绿色信号，前方脑脊液的红黄色信号消失，ADC 值为 1.15×10^{-3} mm²/s，FA 图（图 9-74F）示颈髓变扁，信号变浅，呈红黄色信号，前方脑脊液的蓝绿色信号消失，FA 值为 0.562

图 9-74B，图 9-74C，图 9-74E，图 9-74F 彩图

病例 58　脊髓损伤

【简要病史】

高处坠落后意识不清、截瘫 3 天。专科情况：脊柱胸腰段稍侧凸畸形，骶脊肌紧张，自腹股沟平面以下感觉完全丧失，肛诊示括约肌松弛，肛周及肛门深感觉丧失，球海绵体反射及肛门反射丧失，双下肢肌力 0 级，双上肢反射正常，腹壁反射、提睾反射、双膝、踝反射消失，巴彬斯等病理征未引出。

【影像资料】

图 9-75。

【影像分析】

MR 矢状位（图 9-75A，图 9-75B）显示 T12 椎体压缩楔形变，呈不均匀 T₁WI 低信号 T₂WI 高信号，骨折累及脊柱前中柱，脊髓增粗，内见大片状 T₂WI 高信号水肿（粗箭头），内见小斑片状 T₁WI 高信号出血灶（细箭头），脊髓后方硬膜下见纵行条状 T₁WI 高信号 T₂WI 高信号，提示硬膜下出血（黑箭头），相应 T11~T12 椎间盘形态失常，提示椎间盘损伤，MR 轴位（图 9-75C、图 9-75D）显示髓内见不规则 T₂WI 高信号脊髓水肿，相应平面脊髓向右推移（箭头）。CT 扫描（图 9-75E、图 9-75F）T12 椎体压缩，椎体前后径增大，骨折累及后柱，骨折块突向椎管。

【影像诊断】

T12 脊椎爆裂性骨折并脊髓挫裂伤、硬膜下出血。

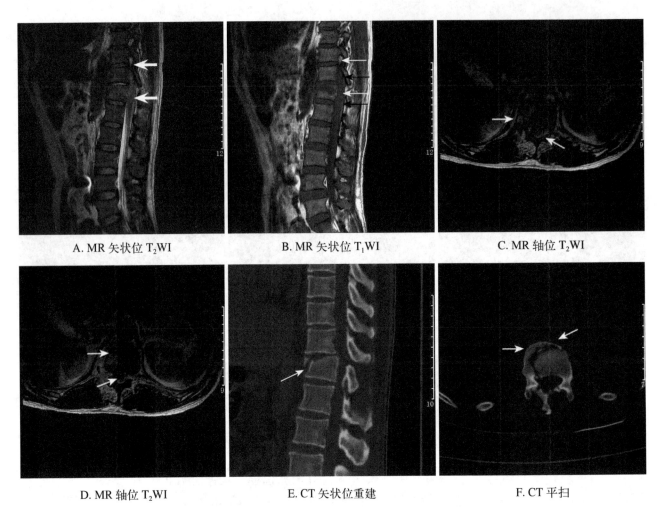

A. MR 矢状位 T₂WI　　　　　B. MR 矢状位 T₁WI　　　　　C. MR 轴位 T₂WI

D. MR 轴位 T₂WI　　　　　E. CT 矢状位重建　　　　　F. CT 平扫

图 9-75　脊椎爆裂性骨折并脊髓挫裂伤、硬膜下出血

【最终诊断】

T12 脊椎爆裂性骨折并脊髓挫裂伤、硬膜下出血。

【概述】

脊髓损伤（spinal cord injury，SCI）是由于各种原因导致的脊髓结构、功能的损害。损伤平面以下运动、感觉功能部分或完全丧失，是一种较常见的致残致死率较高的疾病，伤情严重复杂，预后较差，甚至造成终生残废或危及生命。常规 MRI 不仅可以观察创伤后脊髓形态、信号改变，而且可以观察椎管内其他情况来判断脊髓损伤程度，磁共振弥散张量成像（MR-DTI）和磁敏感加权成像（SWI）对脊髓损伤的早期诊断、治疗和预后均具有重要价值。

1. 影像表现

脊髓损伤的影像诊断主要从损伤脊髓的形态、信号改变、椎间盘损伤、椎管内其他结构损伤情况

及椎体损伤情况等多方面进行分析。

（1）脊髓损伤后形态

1）脊髓增粗肿胀。

2）脊髓压迫　脱位的椎体、椎体及附件骨折等可引起脊髓受压，严重的脊髓压迫可造成脊髓撕裂或横断。

（2）脊髓信号改变

脊髓损伤包括脊髓水肿、出血、挫裂伤。

1）脊髓水肿：是脊髓损伤的早期表现，可以单独存在、也可与出血并存，呈 T₁WI 低信号 T₂WI 高信号，病灶可局限、可广泛。

2）脊髓挫裂伤：脊髓出血与水肿并存，表现为脊髓信号不均匀，见局限或广泛性 T₁ 低等信号 T₂WI 高信号水肿，内见局灶或散在脊髓出血，脊髓出血信号因出血的时间不同表现不同，急性出血（<3 天）呈 T₁WI 等低信号 T₂WI 低信号，亚急性期

（>3天）呈T_1WI高信号、高信号由外周向中心扩展。

（3）硬膜外或硬膜下血肿　硬膜外血肿多合并椎体及附件骨折，硬膜外及硬膜下血肿随出血时间不同而表现不同信号。

（4）椎间盘损伤　骨折椎体上方或下方椎间盘形态、信号改变。

（5）椎体损伤　脊椎急性骨折MRI表现为椎体压缩变扁，骨折线呈T_1WI、T_2WI均为低信号，椎体信号改变呈T_1WI低信号T_2WI呈不均匀高信号，以压脂像显示较好。CT亦能很好地显示椎体及附件骨折、骨折块突入椎管、椎管狭窄及小关节脱位等。

2. 诊断要点

① X线检查仍是脊柱、脊髓损伤的常规检查；② CT能很好地地显示椎体及附件骨折、骨折块突入椎管、椎管狭窄及小关节脱位等情况；③ MRI是目前显示脊髓损伤、出血的最佳技术，已在脊髓损伤中得到广泛应用。

（葛祖峰　马小龙　张静　邱铁峰　吴利江　任方远）

参考文献

Adam Greenspan. 骨关节影像学—临床实践方法. 4版. 程晓光主译. 北京：中国医药科技出版社. 2011.

白人驹, 张雪林. 医学影像诊断学. 3版. 北京：人民卫生出版社. 2001.

陈克敏, 陆勇. 骨与关节影像学. 上海：上海世纪出版股份有限公司. 2015.

丁建平. 骨与关节损伤影像诊断图谱. 北京：人民卫生出版社. 2006.

方义杰, 洪国斌, 卢慧芳, 等. 棕色瘤的临床病理特征及影像学表现. 中华医学杂志, 2015, 95(45): 3691-3964.

李世海, 阿松, 唐茁月, 席增华. 多层CT诊断坐骨结核九例. 中华放射学杂志, 2016, 50(3): 229-230.

张敏鸣. 格－艾放射诊断学. 6版. 北京：人民军医出版社. 2015.

中华医学会影像技术分会, 中华医学会放射学分会. CT检查技术专家共识. 中华放射学杂志, 2016, 50(12): 916-928.

中华医学会影像技术分会, 中华医学会放射学分会. MRI检查技术专家共识. 中华放射学杂志, 2016, 50(10): 724-739.

中华医学会影像技术分会, 中华医学会放射学分会. 数字X线摄影检查技术专家共识. 中华放射学杂志, 2016, 50(7): 483-494.

Arnett FC, Edworthy SM, Bloch DA, et al. The American Rheumatism Association 1987 revised criteria for the classification of rheumatoid arthritis. Arthritis Rheum, 1988, 31(3): 315-324.

Villeneuve E, Emery P. Rheumatoid arthritis: what has changed. Skeletal Radiology, 2009, 38(11): 109-112.

第十章

介入放射学

血管性疾病涵盖了广泛的疾病实体，主要分为动脉性血管病变，毛细血管性病变和静脉性血管病变，目前成人血管性疾病主要集中在动脉段和静脉段，而毛细血管性疾病以儿童为主。发生于动脉系统的疾病，较常见的是动脉粥样硬化；发生在静脉系统的血管性疾病，较常见的是静脉曲张，静脉血栓形成。因为血管栓塞化疗术在肿瘤临床治疗中的重要性，因而肿瘤的动脉化疗栓塞也纳入本章节阐述范围。血管性疾病介入治疗主要是针对血管性疾病造成的后果，而非治疗疾病的原因。本节简要概述介入放射学的基本理念，常用介入器械，并分享常见血管性疾病的介入治疗，包括常见动脉系统（头颈部、胸腹部、四肢动脉）和静脉系统（上／下腔静脉）的造影术、血管球囊扩张／支架成形术和常见疾病的血管栓塞术（动脉 出血栓塞、动脉瘤栓塞术和脾功能亢进动脉栓塞术）典型病例及影像分析及常见肿瘤性疾病的介入治疗。

第一节　介入放射学概况

介入放射学（interventional radiology，IR）是在医学影像设备的导引下进行经皮穿刺、经皮或经腔道插管进行疾病诊断和微创治疗的技术，主要包括以下几个内容。

一、造影术

指经皮穿刺血管或人体腔道，将导管引入血管或腔道进行造影，显示病变部位，进行定位、定性诊断，是血管性疾病诊断的金标准。主要包括：①各种良、恶性疾病肿瘤的诊断；②各种血管病变，包括血管畸形、动脉瘤、血管狭窄或闭塞、出血、血管损伤或破裂等造影诊断；③异常血管通道形成的诊断和血液血流动力学评估，如门静脉高压患者的脾－肾分流形成、颈内动脉海绵窦瘘血流动力学异常的评估；④经皮穿刺非血管腔道造影，包括胆道梗阻经皮穿刺胆管造影（PTC）、经皮穿刺脓肿或囊腔造影术等。

二、血管性介入诊疗技术

指采用经皮穿刺人体动脉或静脉、将介入放射学器械输送至病变部位局部进行各类血管腔内治疗，包括以下内容：①经导管动脉药物灌注术：通过动脉插管将导管投送至靶器官，提高局部血药浓度，包括一次性冲击灌注术、动脉阻滞灌注术、动脉升压药物灌注术、长期持续药物灌注术等多种方法。②经导管动脉栓塞术：是经导管将栓塞材料选择性、可控制性的输送至病变器官血管内，使之发生闭塞，中断血液循环，以达到控制出血、治疗肿瘤和血管性病变或消除患病器官功能的目的。常用于各种良、恶性肿瘤、外伤性血管破裂出血、器官灭能、血管畸形和血管瘤等栓塞治疗。③经皮穿刺血管成形术：是采用经皮穿刺并利用多种介入技术，治疗各种原因引起的血管狭窄或闭塞性病变的方法，包括球囊血管成形术、血管支架置入术、经皮激光血管成形术、粥样动脉斑块旋切术和经皮穿刺血栓消融术等。④经颈静脉穿刺肝内门－体静脉分流术：采用经颈静脉穿刺等技术，在肝静脉和门静脉间建立有效的分流道，以降低门静脉压力，是治疗门静脉高压、食管胃底静脉曲张破裂出血的重要技术。⑤经皮穿刺导管药盒系统置入术：采用经皮穿刺插管和导管交换等技术，将导管药盒系统置入患者皮下，为各种不能手术的中晚期肿瘤患者提供长期、规律性化疗/栓塞的机会，目前主要用于恶性肿瘤的治疗。⑥上/下腔静脉滤器置入术：通过在上/下腔静脉内置入静脉滤器，可以有效截获来自上/下腔静脉和髂股静脉的血栓，防止上肢/下肢深静脉血栓形成患者防止血栓脱落、造成肺栓塞的主要方法，是抗凝治疗和溶栓治疗的必要补充。⑦经皮血管内异物和血栓取出术：采用经皮穿刺插管和导管交换等技术，采用抓捕器，取出停留在血管内的异物和血栓的治疗技术，适用于多种原因导致的血管内异物和血栓残留。

三、非血管性介入诊疗技术

非血管性介入诊疗技术主要包括：①经皮活检术：包括胸部（肺、心脏、胸膜、纵隔）、腹部（腹部脏器实质性肿块、腹膜后肿块和其他不明原因的腹腔肿块）、肌肉骨骼（包括四肢、头颅、脊柱、肋骨、胸骨等骨骼以及软组织肿块）及其他部位如甲状腺、乳房和眼眶病变等部位的影像（CT、MRI、超声）引导下的经皮穿刺活检技术。②经皮抽吸引流术：包括各部位器官脓肿、囊肿、胆管引流和肾盂造瘘等。③经皮非血管腔道成形术：包括消化道、胆管、气管、输尿管等腔道成形术、支架置入术及经阴道输卵管再通术等。④经皮骨成形术：包括经皮穿刺椎体成形术（骨水泥注射、球囊成形）、骨缺损骨水泥修补术和股骨头缺血坏死经皮穿刺骨水泥注射术等。⑤经皮穿刺物理、化学治疗：包括各种良恶性肿瘤经皮穿刺射频消融术、无水乙醇注射术、冷冻术、激光、经皮穿刺神经阻滞/毁损术、经皮穿刺脏器部分毁损术（脾功能亢进经皮穿刺部分性射频消融术）、经皮穿刺放射性粒子植入术等。⑥经皮穿刺造瘘术：包括经皮穿刺胃造瘘术、肠腔造瘘术、肾盂和膀胱造瘘术等。⑦介入黏堵术：包括输卵管黏堵术、肛瘘黏堵术和气管残端 - 胸腔瘘黏堵术等。⑧结石和异物取出术：包括泌尿道、胆管以及气管和消化道异物取出术等。

总之，介入放射学是一门迅速发展的新兴学科，它涉及领域逐渐遍及各个临床学科，由于具有微创、快速、安全有效的特点，介入放射学在临床上的地位日益上升，已经成为继外科学、内科学之外的第三大重要临床学科。

第二节 介入治疗常用器械

介入放射学诊疗技术是在医学影像设备的引导下，借助各种器械来完成的。介入治疗中常用器械简要介绍如下：

一、穿刺针

穿刺针的主要作用是将导丝及导管引入血管或人体其他腔道，如胆管，输尿管等。不同的部位介入治疗的方式不同，所用的穿刺针在结构和用法也有所不同，目前常用的穿刺针包括血管穿刺针、PTCD 穿刺针套装、TIPSS 专用 RUPS-100 穿刺针和骨穿刺针等。穿刺针针径用 G（Gauge）表示，代表穿刺针外径，如 18 G、20 G 等，总体原则上是以最小的穿刺针外径达到最满意的效果（图10-1，表 10-1）。

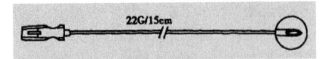

A. 经皮穿刺针

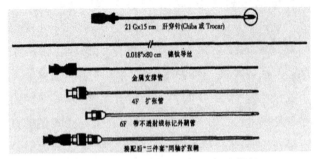

B. 经皮穿刺胆道引流术（PTC）套管针

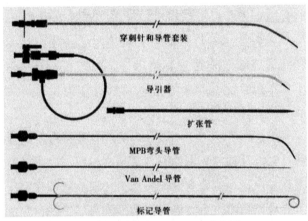

C. TIPSS 术专用 RUPS-100 穿刺针

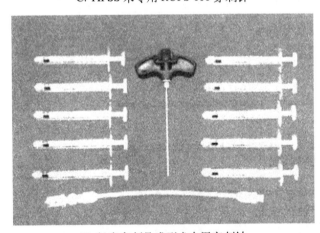

D. 经皮穿刺骨成形术专用穿刺针

图 10-1　介入治疗中常用的穿刺针

二、导丝

导丝（guide wire），通常在一根直钢丝内芯上精细缠绕不锈钢丝制成，其主要作用是引导导管进入血管或者选择性插管，是导管选择性插入的重要器材。根据导丝的物理特性不同，可以分为超滑导丝、超硬导丝、超长交换导丝、微导丝等。根据导丝的形态，可以分为直导丝、J 型导丝等。导丝的直径通常是 0.018~0.038 inch（0.46~0.97 mm），成人一般用 0.035~0.038 inch（0.89~0.97 mm）导丝，与 5~7F 导管相匹配。各种外径的穿刺针与导丝粗细匹配见表 10-2。

表 10-1　穿刺针的号数与内外径对比

号（G）	内径		外径	
	inch	mm	inch	mm
12	0.091	2.31	0.104	2.64
13	0.077	1.96	0.092	2.34
14	0.071	1.80	0.080	2.03
15	0.059	1.50	0.072	1.83
16	0.052	1.32	0.064	1.63
17	0.046	1.16	0.056	1.42
18	0.042	1.06	0.048	1.22
19	0.031	0.78	0.040	1.02
20	0.025	0.64	0.036	0.91
21	0.022	0.56	0.032	0.82
22	0.018	0.45	0.028	0.71
23	0.015	0.38	0.024	0.61

表 10-2　导管与导丝匹配对比

	导丝直径		导管外径
inch		mm	F
0.018		0.45	3，4
0.021		0.53	4，5
0.025		0.64	4，5
0.028		0.71	5，6
0.032		0.81	5，6
0.035		0.89	5，6
0.038		0.97	6，7
0.045		1.14	6，7
0.047		1.19	7，8
0.052		1.32	7，8，9

三、导管

导管是介入放射学重要器械之一，导管的质量和形状选择是否合适，往往决定介入手术成败与否。介入用的导管应具备以下条件：①具备合适的硬度、弹性、扭力和柔软性；②良好的记忆性，在改变形状后，能够很快恢复形状记忆；③管壁光滑，导管壁摩擦系数小，利于导管和导丝顺利通过；④无毒，无活性，无抗原性；⑤具备良好的不透 X 线性，具有良好的跟踪性。

根据导管的具体用途，可以分为普通导管、微导管、导引导管等。普通导管即平常所说的造影导管，除了具备血管造影的作用外，兼有介入治疗的功能，如经导管灌注化疗药物、注射栓塞剂等。微导管，通常在微导丝引导下进入血管末梢分枝。导引导管则是为各种微导管超选择性插管铺路，常用于各类神经介入治疗技术。导管一般分为头、体、尾三部分。导管头端一般为端空，也有导管有侧孔，如猪尾巴导管，其头端逐渐变细，体部逐渐增粗，但内径一样。导管的外形多样，可以简单分为：单弯导管、反弯导管、双弯导管、三弯导管、特殊弯曲导管等，分别用于不同部位病灶的介入治疗。导管管径用 French（缩写为 F）表示，也可以用 inch（英寸）、mm（毫米）表示。三种单位的换算如下：1 F=0.333 mm= 0.013 3 inch。

四、栓塞材料

栓塞材料是指经导管注入血管腔，造成人为栓塞，使血管发生闭塞，中断血液供应，从而达到控制出血、治疗肿瘤和血管性病变，或者消除病变器官功能的一类物质。理想的栓塞材料应具备以下条件：①无毒或者低毒、无致畸或致癌；②无抗原性；③良好的组织相容性；④易于通过血管运送；⑤有良好的不透 X 线性；⑥易于通过不同规格的导管；⑦易于获得；⑧能诱发血栓形成；⑨具有低浓度和低黏度特性。不同的栓塞材料物理化学特性各异，因而在选择栓塞材料时，必须因人而异，因病而异，选择最适合的栓塞材料，并进行小心操作，减少栓塞并发症的发生。

根据血栓材料的物理特性，可以分为大型栓塞材料、颗粒栓塞材料、液体栓塞材料、磁性栓塞材料和放射学栓塞材料等。

大型栓塞材料以弹簧圈和可脱落球囊为代表，此类栓塞材料能通过内径细小的导管，出导管后膨胀或盘曲成形，栓塞较导管直径大得多的血管或血管瘤腔。颗粒栓塞材料主要包括可吸收性栓塞剂，如明胶海绵、淀粉、葡聚糖、壳聚糖、中药白芨等；不可吸收性颗粒栓塞材料包括 PVA（polyvinyl alcohol，PVA）栓塞材料、栓塞微球等。可吸收性栓塞材料的栓塞时间通常为 2 周到 2 月不等，适用于良恶性肿瘤术前栓塞、急诊栓塞止血、需要多次重复栓塞者。不可吸收性颗粒栓塞材料常用于血供丰富的肿瘤及某些血管畸形的永久血管内栓塞。液态栓塞剂包括碘化油（iodinated oil）、无水乙醇、鱼肝油酸钠、甲基丙烯酸 −2− 羟基乙酯（HEMA）、组织胶（NBCA）和 Onyx 胶等。磁性栓塞剂通常为葡聚糖磁性复合物微球，可用于栓塞治疗，并能产生磁场诱导热疗；此外，磁性栓塞剂在磁场中产生的温度有抑制恶性肿瘤生长的作用，与化疗药物联合应用可以发挥抗肿瘤协同作用。放射性栓塞剂通常采用玻璃与放射性核素高温烧制，其负载的核素有 32P、90Y、186Re 等，其释放的射线通常为单一 β 射线，穿透距离短，不会损伤周围组织，因而在肿瘤治疗中具有血管栓塞加内照射治疗协同作用。磁性栓塞剂目前处于临床试验阶段，主要在动物实验中应用。

第三节 血管性疾病介入治疗病例分析

一、常见部位动脉造影技术

1. 头颈部动脉造影

【简要病史】

患者，男，45 岁。2007 年曾于外院行"脑肿瘤"切除术，具体不详。1 年前无明显诱因出现头部不适，记忆力下降，当时未予注意，未行诊治。3 个月前发现左侧眼球突出，并出现视物模糊症状，因家庭经济原因未行治疗。现眼球突出及视物模糊症状逐渐加重，今为进一步治疗入院。我院门诊 MRI 示：左侧前颅窝底巨大实性占位灶，考虑脑膜瘤可

能（不典型脑膜瘤 II 级可能）。入院后行头颈动脉造影术（图 10-2）。

【影像资料】

见图 10-2。

【影像表现及分析】

左侧颈内动脉前后位 DSA 造影（图 10-2A）及侧位 DSA 造影（图 10-2B）示左颈内动脉走行及各分支未见明显异常。将导管退至左颈总动脉进行 DSA 造影见左侧颈外动脉分支上颌骨走行异常（图 10-2C 箭头），将微导管超选择至左侧上颌骨内动脉，行 DSA 造影显示不规则肿瘤染色影（图 10-2D 箭头）。

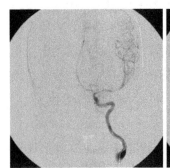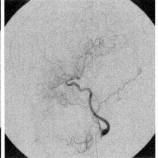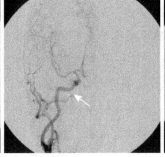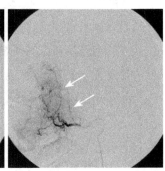

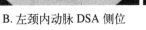
B. 左颈内动脉 DSA 侧位　　C. 左颈外动脉 DSA 前后位　　D. 左侧上颌动脉 DSA 侧位

图 10-2　左侧颈内、外动脉 DSA 造影图像

2. 胸腹部动脉造影

【简要病史】

患者，男，55 岁。因"突发胸部疼痛"就诊，急诊 CT 提示"胸主动脉瘤"。遂于 DSA 下行胸主动脉瘤覆膜支架置入术（图 10-3）。

【影像资料】

见图 10-3。

【影像表现及分析】

经皮穿刺后，并将黄金标记猪尾导管置于主动脉弓升部行主动脉造影，见胸主动脉增宽，走行稍迂曲，降主动脉与主动脉弓交界处见不规则溃疡形成（图 10-3A 箭头），有破溃的风险，遂于透视下

行胸主动脉覆膜支架置入术（图 10-3B 箭头）。复行腹主动脉及其分支动脉造影，影像显示腹主动脉及两侧髂动脉走行迂曲，未见明确主动脉瘤形成（图 10-3C 箭头）。

3. 四肢动脉造影

【简要病史】

患者，男，55 岁。因"右下肢跛行 2 个月，加重 1 周"入院。

【影像资料】

见图 10-3，图 10-4。

【影像表现和分析】

将猪尾巴导管置于腹主动脉行双下肢动脉造影

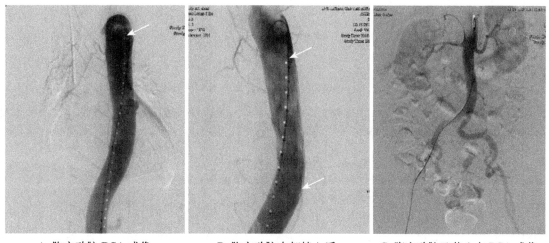

A. 胸主动脉 DSA 成像　　　B. 胸主动脉支架植入后　　　C. 腹主动脉及其分支 DSA 成像

图 10-3　胸主动脉、腹主动脉及其分支 DSA 造影图像

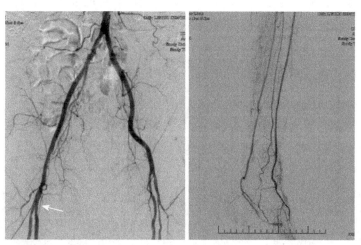

A. 两侧股动脉及其分支 DSA 图像　　　B. 右侧下肢动脉 DSA 图像

图 10-4　下肢动脉造影图像

（图 10-4）显示两侧股动脉通畅，右侧胫前动脉及胫后动脉开口处稍有狭窄（图 10-4A 箭头），左侧胫前动脉及胫后动脉走行基本正常。行右侧下肢动脉造影显示右侧胫前动脉、胫后动脉、腓动脉走行正常，未见明确动脉狭窄征象。

【概述】

通过导管将造影剂通过高压注射器注入心腔、大血管或外周血管，使之在 X 线照射下显影，并用数字血管减影的摄影方式将这一显影过程记录下来，通过观察心腔、大血管或外周血管的充盈情况及显影顺序，可以了解心腔、血管的形态和功能，是多种心脏疾病和血管疾病的"诊断金标准"。

全身各处的动脉都可以进行动脉造影。动脉造影后血管显影清晰与否与造影剂的种类及注射速度有很大关系。心脏和大血管造影需要用高压注射器注入造影剂，可对造影剂的剂量及注射速度进行控制；行小血管造影时，可以采用手推注射。造影剂的剂量以显影清晰而毒性最小为原则。

动脉造影可能的并发症包括：穿刺相关并发症，如穿刺点出血，血肿等；造影剂相关并发症，如造影剂过敏，造影剂肾病等；心律失常；导管打结、断裂；心脏或大血管穿孔；心跳停搏、休克，严重者可以导致患者死亡。当出现动脉造影相关并发症时，必须谨慎积极处理，保证患者安全。

二、经皮腔内血管成形术

【简要病史】

患者，女，74 岁。5 年前无诱因下出现肢端麻木，伴针刺样疼痛，视物模糊，5 天前剪趾甲后出现右足趾破溃，5 天来右足破溃逐渐加重，流脓，右足第 2、第 3 趾发黑坏疽，足背皮肤发红发烫，3 天前出现发热，畏寒寒战。有高血压、糖尿病病史 18 年，未行特殊治疗。

【影像资料】

见图 10-5。

【影像表现及分析】

图 10-5A 示右足背破溃流脓，右足第 2、第 3 趾发黑坏疽，符合糖尿病动脉粥样硬化伴动脉狭窄表现。术中右下肢动脉造影显示胫前动脉部分狭窄（图 10-5B 大箭头），胫后动脉及腓动脉下段闭塞，并见少量侧支循环形成（图 10-5B）。在导丝引导下，引入球囊，分段扩张狭窄动脉（图 10-5C），球囊扩张完成后，复行下肢动脉造影显示胫前动脉（图 10-5D 细箭头）和胫后动脉（图 10-5D 粗箭头）畅通，有大量侧支循环再通。腓动脉未见显示。术后 2 周行右足第 2、第 3 趾切除加局部皮瓣修复，术后愈合可。

【概述】

从 1964 年 Dotter 等成功应用同轴导管技术扩张狭窄的动脉开始，奠定了经皮腔内血管成形术（percutaneous transluminal angioplasty，PTA）的基础。PTA 的概念定义为采用经皮穿刺并利用导管技术，治疗各种原因引起的血管狭窄或闭塞性病变的方法。与最开始的同轴导管比较，当今的 PTA 技术，由于采用了新技术，在血管性疾病的治疗中，几乎取代了近 50% 的传统血管外科手术，这些新技

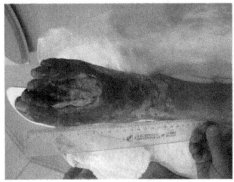

A. 糖尿病动脉粥样硬化性下肢动脉狭窄后右足术前图像

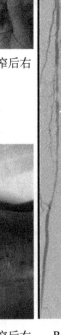

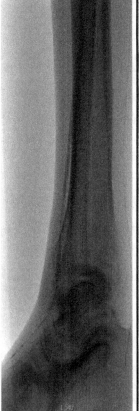

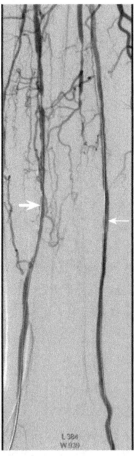

E. 糖尿病动脉粥样硬化性下肢动脉狭窄后右足术后 1 月后图像

B、C. 术前右下肢动脉 DSA 正位及侧位图像

D. 球囊扩张术后 DSA 正位图像

图 10-5 下肢动脉硬化性狭窄球囊扩张术

图 10-5A，图 10-5E 彩图

术包括经皮血管内支架置入术（intravascular stent）、经皮激光血管成形术（laser-assisted angioplasty）、经皮血管旋切术（percutaneous atherectomy）和经皮血栓消融术（mechanical thrombectomy）等。通过这些技术，扩大了PTA治疗适应范围，并极大地提高了对该类疾病的治疗水平。

影响PTA技术成功率的因素包括：病变长度、病变部位和病理性质。一般来说，病变短、向心性病变、狭窄性病变、病变未累积血管开口处的病变、伴有钙化者技术成功率较长的病变、偏心性病变、闭塞性病变技术成功率高。PTA临床成功率与血管的长期通畅率有关，一般来说，发生于大血管的短病变、且其他部位的血管病变轻微者，通畅率高。控制糖尿病、心血管病的危险因素有助于提高PTA的长期通畅率，增加PTA临床疗效。

三、血管栓塞术

1. 动脉出血栓塞术

【简要病史】

患者，男，51岁。因"经皮右肾内镜取石术后1周，突发失血性休克4小时"入院。于我院行急诊肾动脉栓塞治疗（图10-6）。

【影像资料】

见图10-6。

【影像表现及分析】

术前CT平扫显示右肾皮质欠光整，右肾盂及膀胱内可见高密度出血征象（图10-6A，图10-6B箭头）。术中DSA造影显示右肾下极动脉出血征象（造影剂外溢，图10-6C箭头），遂予以弹簧圈进行栓塞止血，复行DSA造影未见明确残余出血征象（图10-6D箭头）。

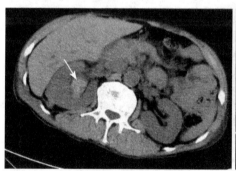

A. 双肾CT平扫图像

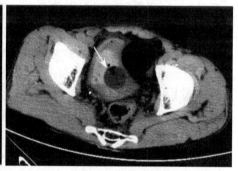

B. 盆腔平扫CT图像

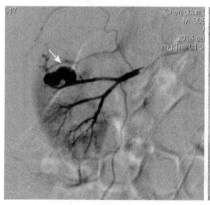

C. 肾动脉栓塞术前DSA图像

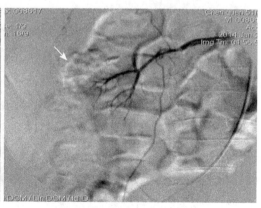

D. 肾动脉栓塞术后DSA图像

图10-6 双肾CT平扫及术中DSA图像

【概述】

肾动脉栓塞术的适应证是经皮肾穿刺后出血，如活检、肾造口、肾取石等，其他如创伤性出血、肾细胞癌术前栓塞、出血性肾血管平滑肌脂肪瘤、严重的难以控制的肾病综合征也属于肾动脉栓塞的适应证。禁忌证包括无法纠正的出血倾向。肾动脉栓塞术的并发症包括：肾动脉痉挛、导丝引起的肾动脉穿孔、非靶器官如肾上腺误栓、肠坏死、急性肾衰竭、栓塞后综合征和肾梗死后脓肿形成等。

对于不明原因、不同部位的出血，动脉血管造影及介入治疗是积极有效的诊疗手段，尤其是对动脉瘤、血管畸形等血管性病变，病变呈隐匿性，常规方法难以诊断，术后复发率高，选择性动脉造影和栓塞治疗是最可靠的诊断和治疗方法。对于溃疡性病变等慢性病理过程，灌注治疗、栓塞治疗只能起到暂时性止血作用，大多数患者仍需手术。恶性肿瘤持续生长、复发也是引起出血复发的原因。因此对于临床上出血性疾病，要综合患者临床表现进行个体化治疗，必要时需要结合手术、化疗等综合性治疗。

2. 脾功能亢进动脉栓塞术

【简要病史】

患者，男，45 岁。因"肝恶性肿瘤 2 次介入后 40 余天"入院。入院后查甲胎蛋白：15 441.10 ng/mL；查血常规：白细胞 2.9×10^9/L，红细胞 4.66×10^{12}/L，血小板 49×10^9/L。既往有乙肝、肝硬化病史多年，现行"恩替卡韦 0.5 mg 口服，每日 1 次"抗病毒治疗。

【影像表现及分析】

经皮穿刺后将导管植入脾动脉内（图 10-7A），并行动脉造影示脾脏皮质髓质显影（图 10-7B），经导管注入明胶海绵颗粒，复行 DSA 示脾脏部分皮质髓质不显示，提示部分栓塞成功（图 10-7C）。术后 1 月行 CT 平扫示脾脏边缘部分呈低密度改变，为栓塞后梗死的脾脏组织（图 10-7D）。

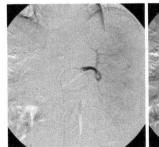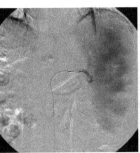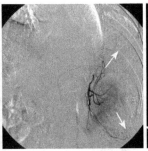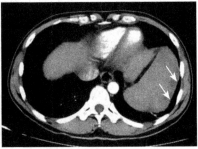

A.脾亢术前 DSA 动脉期图像　B.脾亢术前 DSA 平衡期图像　C.脾亢术后 DSA 动脉期图像　　D. 脾亢术后 1 个月 CT 平扫图像

图 10-7　脾动脉栓塞 DSA 图像及术后 1 个月随访 CT 图像

脾动脉栓塞后部分脾脏染色消失（图 10-7C 箭头），1 个月后复查 CT 显示脾脏部分皮质呈低密度，提示栓塞坏死（图 10-7D 箭头）

【概述】

脾脏功能亢进（hypersplenism），简称脾亢，是脾脏肿大伴红细胞、白细胞及血小板一种或多种减少，骨髓呈增生状态，脾切除后可恢复的一组综合征，其特征如下：①脾大；②一种或多种血细胞减少；③骨髓造血细胞增生。脾脏功能亢进病因有原发性和继发性两种。原发性脾亢原因不明，继发性脾亢原因可能如下：①感染性疾病，如疟疾、血吸虫病、急性病毒性肝炎等；②门静脉高压症，如门脉性肝硬化、肝癌伴大的门静脉癌栓形成等引发起的门静脉高压；③造血系统疾病及淋巴网状系统恶性肿瘤；④结缔组织病，包括组织细胞增生症、系统性红斑狼疮等。如脾亢患者血液学改变不明显，

一般无需治疗。

对于伴有严重血液学改变患者，传统方法有手术切除或脾区放疗。与传统方法比较，采用脾动脉栓塞术治疗门静脉高压症有脾功能亢进创伤小，脾脏缩小及外周细胞降低情况改善迅速，长期随访显示其安全有效，并发症少，目前已广泛应用于脾功能亢进的治疗首选方法。对于 β^0/β^{0-} 地中海贫血或经放射性核素检查证实血细胞主要在脾外破坏的一些疾病，不宜采用脾栓塞治疗。

脾动脉栓塞的介入治疗方法有以下几种：①脾动脉主干栓塞；②脾段动脉栓塞；③脾动脉末梢性栓塞（又称为脾脏功能性栓塞）。栓塞材料一般选用明胶海绵或聚乙烯醇颗粒等。

脾动脉栓塞术的常见并发症包括：脾脓肿、误栓、左下胸腔积液及左下肺炎、栓塞后综合征，包括一过性发热、左上腹不适、食欲缺乏、腹痛等，一般1周内可以自行缓解。选择性栓塞脾脏中下极可以减少膈下脓肿、左下胸腔积液、左下肺炎等并发症，即使产生坏死，很快能被周围的大网膜包

裹，不易弥散引起全腹膜炎。

脾动脉栓塞治疗对脾亢引起的白细胞、红细胞和血小板减少近期疗效可达90%以上，半年复发率20%~30%。如有必要，可以2~3个月后再次行脾动脉栓塞治疗。

第四节 肿瘤性疾病经动脉途径介入治疗

一、经导管肝动脉化疗栓塞术

【简要病史】

患者，男，61岁。因"发现肝脏占位3天"入院。入院后查AFP 48 955 ng/mL。既往有慢性乙型病毒性肝炎病史多年，未行正规抗病毒治疗。入院

后予以肝动脉载药微球化疗栓塞术。

【影像资料】

见图10-8。

【影像表现和分析】

上腹部CT平扫（图10-8A）和CT增强动脉期（图10-8B）提示肝右下叶见类圆形占位（箭

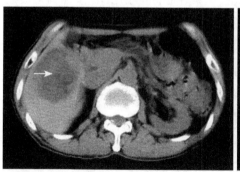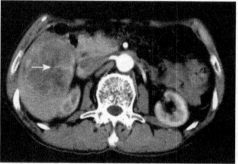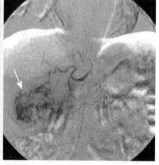

A. 肝脏CT平扫图像　　B. 肝脏CT增强动脉期图像　　C. 肝动脉DSA造影图像

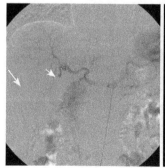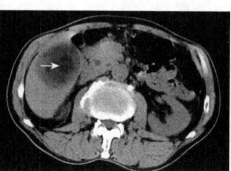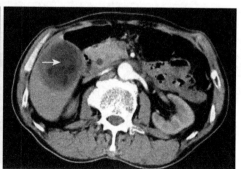

D. 肝动脉栓塞后DSA图像　　E. 肝动脉栓塞1个月后CT平扫图像　　F. 肝动脉栓塞1个月后CT增强图像

图10-8 上腹部CT图像及DSA图像

头），CT 平扫呈低、等混杂密度，边界清楚，增强后不均匀强化。行肝动脉 DSA 造影示右肝团块状肿瘤染色，边界较清晰，肿瘤主要由肝右动脉分支供血（图 10-8C 箭头）。明确肿瘤供血动脉后，经导管注入载奥沙利铂－载药药微球（100~300 μm 直径）1 支。复行肝动脉造影显示肿瘤染色消失（图 10-8D 大箭头），肝右动脉分枝主干保留（图 10-8D 小箭头）。术毕。1 个月后复查上腹部 CT 示右肝肿瘤中心大部分坏死（图 10-8E 箭头），增强扫描未见明显肿瘤染色（图 10-8F 箭头）。

【后续资料】

6 个月后复查未见明确肿瘤存活。

【概述】

正常肝脏接受肝动脉和门静脉双重血供，以门静脉供血为主，占 75%~80%，肝动脉仅占 20%~25%。与此相反，肝癌以肝动脉供血为主，有 90%~95% 来自肝动脉，这也是肝癌肝动脉化疗栓塞术的基础。通过栓塞肝动脉，可以阻断或减少肝癌的主要血供，使肿瘤发生坏死、缩小以至消失，而正常肝组织不会受到严重影响。将抗癌药物和栓塞剂，如超液化碘化油、载药微球结合在一起注入肝动脉，既可以栓塞肿瘤组织末梢分支，阻断血供，又可缓慢释放化疗药物起到杀伤肿瘤细胞的作用，并可以显著降低体循环的化疗药物浓度，减少全身化疗毒性。到目前为止，肝 TACE 治疗已经成为不可切除的肝恶性肿瘤的首选推荐姑息治疗。其适应证包括：①肝肿瘤切除术前栓塞可使肿瘤缩小，有利于肿瘤完全切除，同时能够明确病灶数目，控制转移；②不能切除的中、晚期肝癌，无严重肝、肾功能障碍，无门静脉主干完全阻塞；③小肝癌；④外科手术失败或外科术后复发者；⑤控制疼痛、出血及动静脉瘘；⑥肝癌切除术后的预防性肝动脉化疗栓塞术。然而，常规碘化油－化疗药物栓塞治疗长期疗效不显著，5 年生存期短。为了改进传统肝 TACE 治疗的疗效，载药微球－肝 TACE 治疗近年来取得了很大的进展。通过在微球表面或内部负载化疗药物，一方面可以永久栓塞肝肿瘤血管，达到类似于"外科结扎"的效果；另一方面，

荷载于载药微球上的化疗药物可以在肿瘤局部缓慢释放 21~24 天，而常规碘化油栓塞治疗药物释放时间仅为几小时，因而理论上治疗肝肿瘤效果更佳。随着载药微球肝 TACE 在临床上应用增多，载药微球－肝 TACE 治疗是否可以增加肝癌患者长期生存率仍存在争议，何种肝癌患者能从其中获益更多，仍有待进一步大型临床试验证实。

二、肺癌经动脉介入治疗

【简要病史】

患者，男，72 岁。因健康体检于当地医院行胸部 CT 检查示"右肺中央型肺癌"，支气管镜病理示"鳞状细胞癌"。门诊拟"右肺癌"收住院。入院后行支气管动脉灌注化疗术介入治疗。

【影像表现及分析】

胸部 CT 增强图像显示右上肺团块状占位，远端肺组织肺不张，肺炎（图 10-9A 箭头）。经皮穿刺，将导管开口端置于右支气管动脉开口行 DSA 造影示右肺门大片肿瘤染色（图 10-9B 箭头），遂予以吉西他滨＋顺铂局部灌注化疗。2 个月后复查胸部 CT 增强示右肺门肿块较前次 CT 增强图像明显缩小（图 10-9C），复行 DSA 造影示右肺门染色较上次明显较少（图 10-9D 箭头），遂予以支气管动脉灌注化疗术。之后 2 月复查示右肺门肿块明显缩小（图 10-9E 箭头）。

【概述】

肺癌是源于支气管黏膜或腺体的恶性肿瘤，发病率高，死亡率高。虽然近几十年来，肺癌的治疗手段有了明显的改进，但其 5 年生存率仍很低。

1987 年，我国刘子江教授首先报道了经支气管动脉灌注 CDDP 治疗不能手术的肺癌。超选择性支气管动脉灌注化疗与全身系统化疗比较，肺癌组织局部药物浓度增高；由于显著的局部肿瘤负荷减少，使肺或其他部位的转移灶对化疗更加敏感，增加机体对肿瘤的免疫力。支气管动脉灌注化疗术的适应证包括：①肺癌手术切除前局部化疗以增加疗效；②不能手术切除的Ⅲ期肺癌及有手术禁忌证或

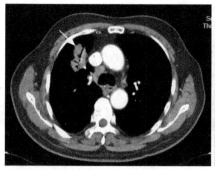

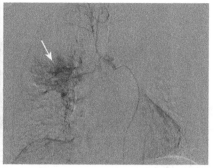

A. 支气管动脉栓塞前 CT 增强图像　　　　　　　　B. 支气管动脉造影 DSA 图像

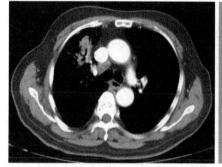

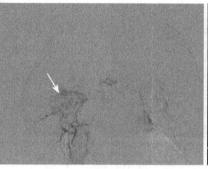

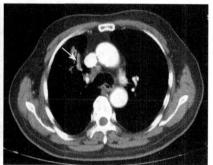

C.支气管动脉栓塞后 1 个月胸部 CT 图像　　　D. 支气管动脉造影 DSA 图像　　　E. 支气管动脉栓塞后 2 个月胸部 CT 图像

图 10-9　胸部 CT 增强及支气管动脉栓塞图像

各种原因不能手术的 I～Ⅱ期肺癌患者；③肺癌合并大咯血、行支气管动脉栓塞术止血。④手术切除后行局部化疗，或肺癌术后复发及肺内转移者。尽管经皮穿刺支气管动脉灌注化疗术在肺癌的治疗中具有重要的作用，但近年来其在临床中的应用有减少的趋势。一方面，由于肺癌化疗、放疗及分子靶向药物的进展，采用化疗、放疗及分子靶向等综合治疗肺癌取得了较好的治疗效果；另一方面，缺少循证医学的证据支持，使得支气管动脉化疗栓塞的地位有所降低。使用标准化的局部化疗方案，进行大型临床试验研究，将有助于支气管动脉化疗栓塞术这一经典肺癌治疗方法在临床中的推广应用。

三、妇科恶性肿瘤经动脉介入治疗

【简要病史】

患者，女，31 岁。因"宫颈癌"1 年半前与当地医院行宫颈癌根治术（子宫广切＋左附件切除＋盆腔淋巴结清扫术），术后病理：宫颈中低分化鳞状细胞癌（肿块 4 cm×3.5 cm×5 cm），累及肌壁 2/3 处，脉管内见瘤栓，颈体交界处累及，左右宫旁阴性，阴道壁累及，淋巴结阴性。术后予"盆腔野大放疗"，总剂量 45 Gy。1 年前于当地医院复查盆腔 MRI：宫颈癌术后，盆腔内软组织占位，考虑复发转移灶可能大。诊断"宫颈癌复发"，先后于我院行 3 周期化疗（方案：TP）。门诊拟诊"宫颈癌复发化疗后"收入院。根据既往治疗经过，予以盆腔肿瘤灌注化疗术。

【影像资料】

见图 10-10。

【影像表现及分析】

盆腔增强 CT 示盆腔右侧，膀胱－直肠间不规则软组织肿块影，增强后中度强化（图 10-10A 箭头）。术中 DSA 造影显示左侧盆腔未见明显肿瘤染色（图 10-10B），右侧盆腔见不规则片状肿瘤染色影（图 10-10C 箭头）。予以化疗栓塞后（化疗方案：顺铂 40 mg，并用少量明胶海绵进行栓塞），1 个月后复查见右侧盆腔染色比较前一月明显减弱，仍可见少量肿瘤染色（图 10-10D 箭头）。予以再次化

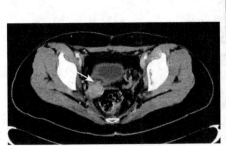
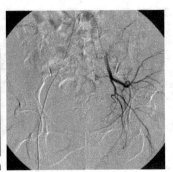

A. 盆腔 CT 增强图像　　　　　B. 左侧髂内动脉造影 DSA 图像

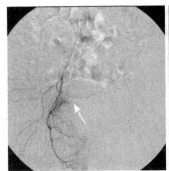
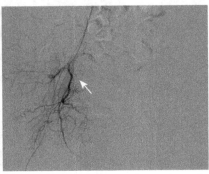
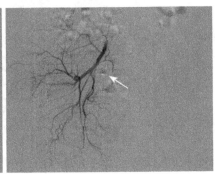

C. 右侧髂内动脉造影 DSA 图像　D. 左侧髂内动脉栓塞后 1 个月 DSA 图像　E. 左侧髂内动脉栓塞后 2 个月 DSA 图像

图 10-10　腹部 CT 增强图像及 DSA 术中图像

疗栓塞后 2 个月复查，左侧盆腔未见明确肿瘤染色（图 10-10E 箭头）。

【后续资料】

末次盆腔动脉化疗栓塞后 6 个月复查，未见明确盆腔肿瘤存活。

【概述】

宫颈癌是女性首位的恶性肿瘤，如有外科手术机会，宫颈癌外科切除是首选的治疗方法。然而，宫颈癌外科术后复发率高，经皮穿刺盆腔动脉灌注化疗术通过将导管直接插入供应子宫和附件等盆腔生殖器官的髂内动脉，甚至可超选择进入子宫动脉内，通过 DSA 造影可以清楚显示盆腔肿瘤复发的大小和浸润范围，局部注入化疗药及栓塞治疗后，往往可以取得很好的肿瘤控制效果。与全身静脉化疗比较，经皮穿刺盆腔动脉灌注化疗栓塞具有局部药物浓度高、全身反应轻的优点。其适应证包括：①中晚期、不能手术切除的宫颈癌；②术前或估计可二期切除者；③术后复发者；④合并大出血。除了单纯进行盆腔动脉灌注化疗栓塞术外，我院采用静脉化疗（紫杉醇）联合盆腔动脉灌注化疗栓塞术

亦取得良好的治疗效果。

四、肝血管瘤经动脉介入治疗

【简要病史】

女，40 岁，因"体检发现左肝肿瘤 2 年半"入院。半年前我院复查 CT 提示：左肝血管瘤较前明显增大。遂于我科行肝血管瘤栓塞治疗。

【影像资料】

见图 10-11。

【影像表现及分析】

上腹部 CT 平扫显示肝右叶巨大类圆形低密度影，边界清楚（图 10-11A），CT 增强动脉期（图 10-11B）及静脉期（图 10-11C）显示病灶向心性强化，逐渐向中央充填，符合典型的肝血管瘤影像表现。术中 DSA 造影显示肝右叶不规则造影剂强化，血管紊乱，呈"枯枝挂果征"改变（图 10-11D 箭头）。经肝血管瘤供血导管注入"平阳霉素 - 碘化油"乳剂，直至血流缓慢。复行 DSA 摄片示肝血管瘤内碘化油在肿瘤边缘沉积，中心碘化油沉

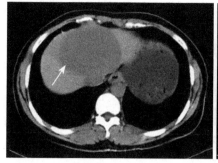

A. 上腹部 CT 平扫图像

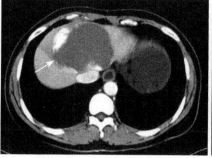

B. 上腹部 CT 增强动脉期

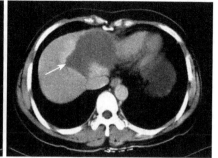

C. 上腹部 CT 增强延迟期

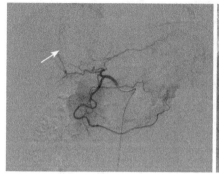

D. 肝动脉造影 DSA 图像

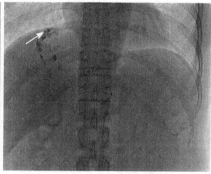

E. 肝动脉栓塞术后图像

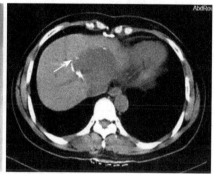

F. 肝动脉栓塞后 2 个月 CT 图像

图 10-11 上腹部 CT 增强及介入治疗图像

积不显著（图 10-11E 箭头）。术后 2 个月复查上腹部 CT 平扫示血管瘤较前缩小，肿瘤边缘有少量碘化油沉积（图 10-11F 箭头）。

【后续资料】

患者经肝血管瘤化疗栓塞治疗后病灶缩小，予以第二次化疗栓塞。

【概述】

肝血管瘤（hepatic hemangioma）是肝脏最常见的良性肿瘤，以 30~50 岁多见，男女发病比例约为 1:3。肝血管瘤发病原因不明，多数学者认为与先天发育有关。大多数病例瘤体生长缓慢，只需定期观察。如果肝血管瘤短期内生长迅速，必须进一步明确原因，并进行积极干预治疗。

肝血管瘤可单发或多发，大小不一，常位于肝右叶，呈紫红色或紫蓝色，质地柔软，边界清楚，切面呈网状。根据肝血管瘤的形态，可以分为 4 型：①海绵状血管瘤；②硬化型血管瘤；③肝毛细血管瘤；④血管内皮细胞瘤。其中，血管内皮细胞瘤少见，介于肝良性血管瘤与肝血管内皮细胞肉瘤之间。

小血管瘤可无临床症状，常因其他原因进行腹部影像学检查时发现。当瘤体直径发展至 > 4cm 时，可牵拉肝包膜或压迫胃肠道等邻近组织器官而出现上腹部隐痛、餐后饱胀感、恶心呕吐等症状。肝血管瘤躲在肝外包膜下自发生长，有自发或创伤性破裂出血可能。一旦破裂，病死率达 70% 以上。此病例尚可合并血小板减少或低纤维蛋白血症，即 kasabach-Merritt 综合征，常见于儿童，可能与巨大血管瘤内近期血栓形成消耗了大量的凝血因子有关。大于 4 cm 的血管瘤，常被称为巨大血管瘤。

既往多采用外科手术方法切除肝血管瘤，目前临床上多倾向采用经导管肝动脉栓塞治疗。临床实践表明，采用肝动脉化疗栓塞治疗肝血管瘤是一种有效的治疗方法。肝血管瘤是否需要治疗，取决于患者的临床症状和严重程度，以及肿瘤的生长速度和有无恶变。一般认为肝血管瘤生长缓慢，预后良好，对于无症状者大多不需要治疗，可行医学观察。当患者因疾病存在而产生心理压力，严重影响工作和生活时应考虑治疗；对于有明显临床症状、生长迅速、肿瘤 > 4 cm 或不能排除肝癌者，应进行治疗。

肝血管瘤介入治疗的禁忌证包括：①严重肝肾

功不全者；②病灶单发，且直径小于 4 cm 者；③使用无水乙醇等液态栓塞剂时，导管头端不能避开胃十二指肠动脉者。必须要注意到，经导管肝动脉栓塞术是肝血管瘤非手术治疗的一种有效方法，具有适应证宽、损伤小、恢复快、疗效高的优点，且可以对复发性病灶进行重复治疗。减少肝血管瘤并发症发生、开发研究新型栓塞剂、疗效的长期观察和随访，仍有很多的工作要做。

第五节　空腔脏器疾病介入治疗

本节主要介绍经皮穿刺胆道引流术和内支架植入术。

【简要病史】

患者，男，74 岁。1 个月前被人发现皮肤巩膜黄染，10 天前皮肤巩膜黄染进行性加重，于外院查 TBIL 450.3 μmol/L，DBIL 284.5 μmol/L，IBIL 166 μmol/L，PA 145 mg/L，ALB 34.8 g/L；查上腹部 CT：肝左叶占位；肝内胆管轻度扩张；查上腹部 MRI：肝左叶临近肝门部见大小约 5.8 cm×4.4 cm×5 cm 块状长 T_1 长 T_2 信号，诊断为：肝左叶近肝门部占位，考虑为恶性肿瘤，胆管癌可能行大，继发肝内胆管扩张；查 AFP 5.03 ng/mL，CEA > 199 U/mL。门诊拟"肝恶性肿瘤，梗阻性黄疸，胆汁淤积症"收住院。

【影像资料】

见图 10-12。

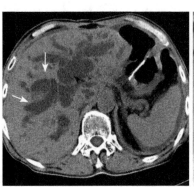
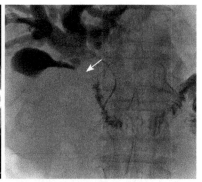

A. 上腹部 CT 平扫图像　　B. PTCD 术中 DSA 图像

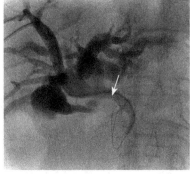
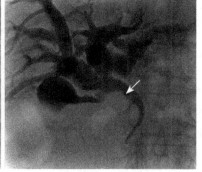

C. PTCD 术中胆道支架植入术中图像　D. PTCD 术中胆道支架植入术后图像

图 10-12　上腹部 CT 平扫及 PTCD 加支架置入术图像

【影像结果及分析】

上腹部 CT 提示肝内胆管明显扩张，成"枯藤样"改变（图 10-12A 箭头）。经皮穿刺后注入造影剂，显示肝内胆管明显扩张，肝门部肿块压迫，肝总管及胆总管未显影（图 10-12B 白色箭头）。引入导丝穿过肝门部，经将其置于胆总管内。引入超硬交换导丝，在超硬导丝引导下，置入支架于肝总管上段，释放支架（图 10-12C 白色箭头）。复行胆管造影显示支架扩张良好，造影剂从肝总管流入胆总管（图 10-12D 白色箭头）。

【概述】

经皮穿刺胆管引流（percutaneous transhepatic cholangial drainage，PTCD）及内支架植入术是指通过穿刺针、导管和导丝等器材，在影像设备引导下，经皮穿刺胆管，并置入相应的内外引流管或内支架，使胆汁流向体外或十二指肠等一系列技术，主要用于各种胆管良、恶性梗阻性病变的诊断和治疗。与外科手术比较，该技术微创，安全，即使患者全身情况差，也可以进行引流治疗，是目前治疗良恶性梗阻性黄疸的首选的姑息性治疗手段。PTCD 的适应证包括：①胆管和（或）其周围组织恶性病变压迫胆管引起的阻塞性黄疸；②胆管结石、炎症或胆管手术引起的胆管狭窄，胆汁引流不畅所致的阻塞性黄疸；③急性梗阻性化脓性胆管炎。PTCD 在以下情况下不宜应用：①穿刺部位皮肤感染；②主要脏器功能不全；③大量腹水，明显出血倾向；④呼吸困难，不能很好地屏气配合治疗；⑤穿刺路径有占位性病变或血管性病变。经皮穿刺胆管内支架植入术通常在 PTCD 术后 7~14 天后进行，如无明确胆道严重感染，也可在 PTCD 术后立即行胆道支架植入，但术者需要考虑患者的具体情况，避免相关并发症的发生，使患者最大程度的从治疗中获益。

第六节 CT 引导下介入治疗技术

一、CT 引导下肿瘤穿刺活检术

病例 1

【简要病史】

患者，男，60 岁。因"外院超声检查提示肝脏多发占位"入院。入院后查上腹部 CT 增强：肝内多发占位，肝脏转移瘤考虑。

【影像表现及分析】

上腹部 CT 平扫提示肝脏右前叶巨块型低密度影，边界不清（图 10-13A 箭头），明确肿瘤定位后，经预先确定好的穿刺点引入穿刺活检针，CT 扫描明确活检针针尖位于肿瘤内后，取 3.3 cm × 0.1 cm 组织条 1 条（图 10-13B）。术毕，复行 CT 扫描排除肝脏破裂，肝脏包膜下出血等并发症（图 10-13C），患者安返病房。术后病理提示：中分化腺癌，考虑原发性肝癌（图 10-13D）。

【后续资料】

进行 2 次 TACE 治疗后，肿瘤无进展。

病例 2

【简要病史】

患者，男，43 岁。因"肺癌化放疗后复发化疗后 2 周"入院。患者 4 年前外院 CT 检查提示右下肺门支气管开口处软组织肿块，大小约 4.6 cm × 3.5 cm，本院气管镜咬检病理示：（中间支气管）少量破碎癌变鳞状上皮。先后于我院行 GP 方案化疗 4 周期，右肺门肿瘤及纵隔淋巴结调强放疗 1 周期。之后与我院行 GP 方案化疗 3 周期，因出现化疗耐

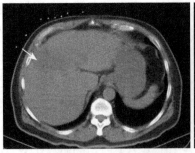
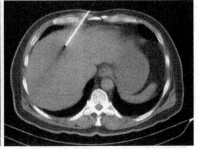

A. 上腹部 CT 平扫定位图像　　　　　B. 穿刺针刺入病灶后 CT 平扫图像

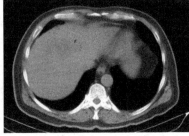
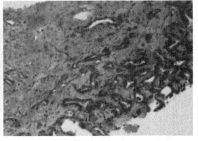

图 10-13D
彩图

C. 穿刺活检术后后 CT 平扫图像　　　D. 术后病理图像（H&E，200×）

图 10-13　CT 引导下肝穿刺活检及术后病理图像

药，最后一次化疗更改化疗方案为 GC。本次入院后检查提示肿瘤进展（PR）。为了进一步明确患者肺癌病理类型及基因检测，遂于我科行肺肿瘤穿刺活检术。

【影像资料】
见图 10-14。

【影像表现及分析】
胸部 CT 平扫提示右下肺结节影（图 10-14A：肺

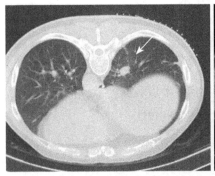
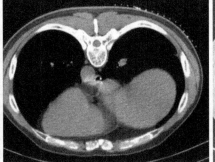
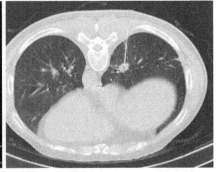

A. 胸部 CT 平扫肺窗图像　　　　B. 胸部 CT 平扫纵隔窗图像　　　　C. 穿刺针刺入后 CT 图像

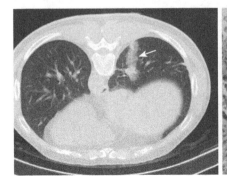
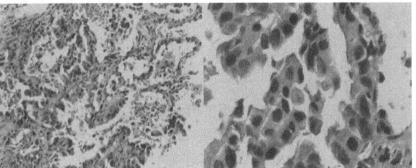

D. 穿刺检查后 CT 图像　　　　　　　　　E. 术后病理图像

图 10-14　CT 引导下肺穿刺活检及术后病理图像

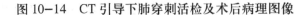

图 10-14E 彩图

窗，图 10-14B：纵隔窗），明确肿瘤定位后（图 10-14A 白色箭头），经预先确定的穿刺点导入穿刺针肺肿瘤内（图 10-14C），取出 1.3 cm×0.1 cm 组织条 1 条。术毕，拔出穿刺针。复行 CT 扫描提示针道少量出血（图 10-14D 白色箭头），无气胸、血胸等并发症发生（图 10-14D）。病理结果显示：（右肺）腺癌。分子检测结果：EGFR 基因（ARMS）（肿瘤样本中检测到 EGFR 基因 *Ex21 L858R* 突变，未发现其他已知突变）。

【后续治疗】

患者肿瘤基因监测提示 EGFR 21 外显子突变，是分子靶向药"易瑞沙"治疗敏感人群，遂推荐行"易瑞沙"分子靶向治疗。

病例 3

【简要病史】

患者，女，77 岁。因"皮肤巩膜黄疸 1 个月，进行性加重 2 周"入院。入院后查上腹部 CT：胰腺头部低密度结节，伴胆总管、肝内胆管、胰管扩张。予以 PTCD 引流术缓解黄疸症状。为了进一步明确胰腺病灶情况，遂于 CT 引导下行胰腺占位经皮穿刺活检术。

【影像资料】

见图 10-15。

【影像表现及分析】

上腹部 CT 平扫示胰头部位低密度结节灶，边界稍模糊（图 10-15A 白色箭头），邻近胆总管内见 PTCD 引流管影。确定穿刺定位点后，按照设定的穿刺路径，将穿刺针刺入胰腺占位内（图 10-15B），取 1.3 cm×0.1 cm 组织条送病理。拔出穿刺针，复行 CT 扫描未见明确出血征象（图 10-15C）。术后病理结果示：胰腺小条增生纤维，脂肪组织内间少量散在轻度异型退变腺体组织。患者拒绝行第 2 次胰腺肿瘤病理穿刺活检。

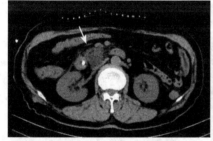

A. 上腹部 CT 平扫定位图像

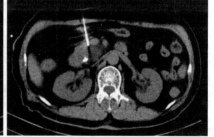

B. 穿刺针刺入后 CT 平扫图像

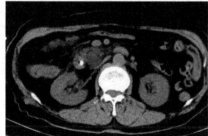

C. 穿刺活检结束后 CT 平扫图像

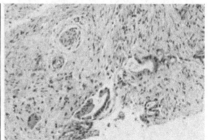

D. 术后病理图像（HE 染色，100 倍）

图 10-15D 彩图

图 10-15　CT 引导下胰腺占位穿刺活检术及术后病理图像

【概述】

1976 年，Haaga 等首次报道了 CT 引导下经皮穿刺活检，与其他影像技术如 X 线透视、超声、MRI 等比较，CT 引导具有更方便准确的优点，奠定了 CT 在介入性放射学领域内的作用和地位。随着近年来 CT 引导下穿刺活检技术的应用和推广，几乎可以从人体任何部位、组织器官取得标本，进行病理诊断。扩大活检靶区近年来亦有进展，以往认为的血管瘤、血管性疾病、包虫病等既往穿刺活检的禁忌证，目前已有部分单位进行操作。活检技术是诊断和鉴别诊断的重要手段之一，尤其是在恶性肿瘤治疗方面，对治疗计划的制定、预后的判断和治疗后随访具有重要参考意义，对于临床科研资料和教学资料的积累亦有重要作用。

CT 引导下穿刺活检术安全有效，并发症少。但 CT 介入技术不可避免引起某些并发症，如气胸、出血感染、肿瘤播散与种植等。选择恰当穿刺层面和穿刺点，选择多点多向穿刺，穿刺时避免损伤邻近血管、神经和内脏器官，选择适合的穿刺针的型号，术中采用无水酒精局部注射等，有助于提高 CT 引导下穿刺活检的安全性和阳性率，减少穿刺后肿瘤细胞种植播散等不良反应。

二、CT 引导下积液置管引流术

【简要病史】

患者，男，60 岁。因"胃癌伴肝转移介入治疗后 1 月余"入院。患者 5 年前外院明确诊断为胃底后壁及小弯巨大溃疡型癌，术后病理为胃体小弯溃疡型低－中分化腺癌，术后予以化疗及对症治疗。2 个月前我院 CT 提示"胃癌术后，右肝巨大占位，胃癌转移瘤考虑"，并于我科行肝肿瘤 TACE 治疗。1 周前患者外院 CT 提示"右肝肿瘤介入后，病灶内见较多气体密度，考虑肝脓肿形成"。遂于 CT 引导下行肝脓肿引流术。

【影像表现及分析】

上腹部 CT 平扫显示肝右叶巨大肝脓肿，脓腔内大量积气，脓腔壁较厚，内壁粗糙（图 10-16A 白色箭头）。在 CT 引导下导入穿刺针，交换导丝，植入肝脓肿引流管，固定引流管（图 10-16B）。术后予以敏感抗生素对症处理。CT 引导肝脓肿引流术后 2 个月复查，肝脓肿体积较前明显变小，有少量积气，遂拔出引流管（图 10-16C 白色箭头）。

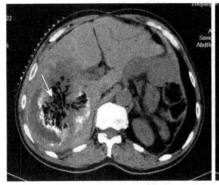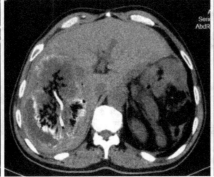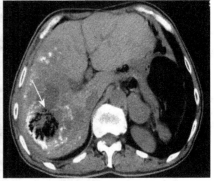

A. 肝脓肿定位 CT 图像　　　　B. 引流管置入后 CT 图像　　　　C. 引流管置入后 2 个月 CT 图像

图 10-16　肝脓肿 CT 引导下穿刺引流图像

【概述】

经皮肝穿刺引流术是外科针对术后脓肿等并发症的常用的安全的治疗方法。传统内科方法治疗术后脓肿有很高的病死率。在影像引导下将穿刺针直接刺入肝脓肿内，然后进行置管引流，有助于减少穿刺次数，减少患者穿刺手术并发症，改善患者生活质量。在肝脓肿抽吸引流的过程中，对于无明显感染的引流液，一般可以一次性尽量抽吸干净。对于已有明确感染的液体，一般主张留置较粗（8~10F）的引流管进行连续引流，可以保证坏死组织和较黏稠脓液得到成分的引流，同时也可以避免引流管较粗导致的肝脏破裂出血。既往建议每日使用抗生素盐水进行导管冲洗。然而，并无循证医学证据表明使用抗生素进行脓腔冲洗有助于脓腔感染的控制，因而在临床上已不建议不使用抗生素脓腔冲洗。使用脓腔负压吸引，有助于脓腔脓液引流，缩短肝脓肿患者康复时间。导管一般保留到每日引流量小于 5 mL，患者一般情况好转后，方可拔出引流管。拔管时应通过导管进行脓肿造影，明确脓腔闭合情况。如果经久未愈的肝脓肿，可以尝试外科治疗，但仍需大型临床试验证实其患者临床获益率。

三、CT 引导下肿瘤消融术

1. CT 引导下无水酒精消融术

【简要病史】

患者，男，53 岁。因"肝癌末次介入后 1 个月"入院。患者外院明确诊断为"肝内多发肿块"，2 个月前于我科行肝肿瘤 TACE 治疗。本次入院后查 AFP 105 ng/mL，查上腹部 CT 增强：肝内多发肿瘤存活。患者一般情况较差，PS 评分 2 分，拒绝再次 TACE 治疗。结合患者病情及一般情况，遂予以 CT 引导下无水酒精消融术治疗。

【影像表现及分析】

上腹部 CT 平扫显示肝右前叶下方低密度肿瘤影（图 10-17A 箭头），伴有胆囊结石。明确肿瘤位置后，在 CT 引导下刺入无水酒精针（图 10-17B），确定针尖位于肿瘤内后，从内往外注入无水酒精约 20 mL（图 10-17C，图 10-17D）。术毕，复行 CT 扫描未见明确肝破裂、干包膜下出血等并发症发生。

【概述】

对于无外科手术机会的肝癌患者，TACE 是一种疗效确切的治疗方法，但肿瘤往往难以达到完全坏死的程度；多次 TACE 后可能出现肝动脉狭窄、闭塞，难以再次进行 TACE 治疗；此外，对于无包膜、血供少的结节及周围的卫星灶、转移性病灶效果亦有限。经皮穿刺无水乙醇注入术（percutaneous ethanol Injection，PEI）是最早的用于肝肿瘤消融治疗技术之一。PEI 的作用机制主要是利用无水酒精可以使肿瘤细胞脱水、蛋白质变性发生凝固性坏死继而发生纤维化；无水酒精进入肿瘤血管可以使肿瘤血管内皮细胞坏死、血小板微血栓形成，进而发生肿瘤缺血性坏死。

PEI 的适应证包括：小肝癌合并以下因素，无外科手术机会患者：①重度肝硬化或伴有其他严重心、肺、肾功能不全等疾病，无法耐受手术者；②肿块位于肝门区或位置过深，无法手术或手术后肝功能损伤严重者；③多结节型肝癌或散发于肝左右叶或同一肝叶的不同肝段者。大肝癌（＞3 cm）

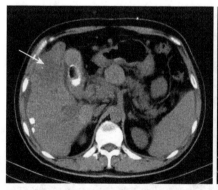

A. 上腹部 CT 平扫图像

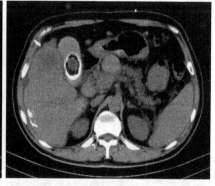

B. 穿刺针刺入后上腹部 CT 平扫图像

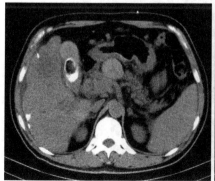

C. 多点注入无水酒精 CT 平扫图像

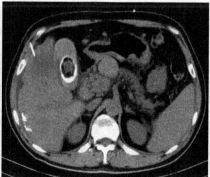

D. 多点注入无水酒精 CT 平扫图像

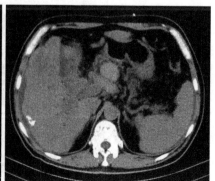

E. 无水酒精注入后 CT 平扫图像

图 10-17　上腹部 CT 平扫及无水酒精注入后 CT 图像

具备以下条件之一：①与其他非手术疗法联合应用；②肿块占肝脏面积60%以下；③癌栓位于门静脉2级分支以下，癌结节在2个以下；④脾功能亢进；⑤TACE后的残留灶和复发灶及外科手术后的复发灶。PEI对肝功能影响小于TACE，所以部分Child C级患者也可以进行PEI治疗。PEI的禁忌证包括：①大量腹腔积液、凝血功能差及肝外转移；②一般情况差，有明显的肝功能衰竭、恶液质状态或明显肝萎缩；③包膜下肝癌，注射乙醇易弥散至腹膜腔者；④肝内外主干癌栓填塞；⑤乙醇过敏患者。PEI的并发症包括：腹痛、发热、肝功能损伤、乙醇中毒；严重并发症包括腹腔出血、腹腔积液、胸腔积液、黄疸、肝坏死和一过性低血压、针道转移等。

PEI的不足之处在于肿瘤细胞供血丰富，大量血液会冲刷停留于病灶内的乙醇，从而减弱乙醇对瘤细胞的脱水和凝固性坏死作用；PEI需要多次较大量注射才能发挥疗效；较大的肿瘤内多有质地不匀的纤维分隔影响乙醇扩散，降低治疗效果，同时也增加了治疗不良反应，如肝功能损害、针道种

植、血管或胆管损伤等。使用PEI与其他治疗方法联合，或对PEI技术进行改进，有助于提高PEI治疗效果。

2.CT引导下肿瘤射频消融术

【简要病史】

患者，女，65岁。2年前于外院因"大便次数增多伴反复便血2天，加重3天"在当地医院诊断为"直肠癌"，术后病理示：溃疡型中分化腺癌。先后于外院行多次化疗。1年前于外院"肝转移"，先后于我科行TACE治疗2次。本次入院后查上腹部CT：直肠癌肝转移瘤介入术后，右肝病灶不均匀强化，提示肿瘤存活可能。肝硬化，脾大。

【影像表现及分析】

上腹部CT增强动脉期显示肝右后叶病灶轻度强化（图10-18A箭头），静脉期病灶强化明显减退（图10-18B箭头），呈典型"快进快出"肿瘤表现。在CT引导下将射频针准确置于肝右后叶肿瘤内，明确射频针位于肿瘤内后（图10-18C），行射频消融12分钟。复行CT扫描显示病灶气化征象，提示肿瘤坏死（图10-18D箭头）。

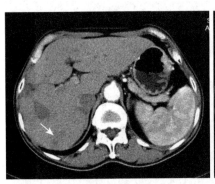

A. 上腹部CT平扫图像

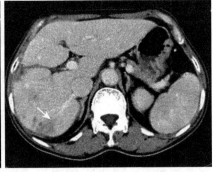

B. 上腹部CT增强静脉期图像

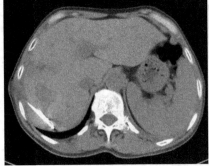

C. 穿刺针刺入后CT平扫图像

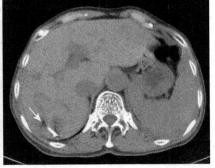

D. 射频消融术中CT平扫图像

图10-18　CT引导下肝肿瘤射频消融CT图像

【概述】

射频消融（radiofrequency Ablation，RFA）是一种热凝固疗法，应用于软组织肿瘤治疗已有多年。RFA的基本原理是高频交变电流，通过射频发射仪、射频电极、机体及回路电极构成电流环路，引起组织内离子震荡摩擦产热（90~100℃），使电极针周围组织发生凝固性坏死，达到肿瘤消融的目的。大量研究显示，对于小于3 cm的肝恶性肿瘤，射频消融的结果不弱于肝癌外科切除术。

射频消融的常见并发症包括：疼痛、发热、黄疸、腹腔积液、射频治疗引起病灶周围肝组织坏死，导致肝功能减退；气胸；空腔脏器穿孔；肝脓肿、心血管意外、电极板烫伤、皮下穿刺针刀癌肿转移等。

尽管射频消融治疗在肿瘤临床治疗的疗效已经得到认可，但射频消融范围较小、受组织碳化影响大、消融时间较长的缺点。对射频消融设备及射频消融治疗过程进行创新，如采用多根射频消融设备联合应用、往肝癌组织内注入生理盐水或联合TACE治疗，有助于增加肿瘤局部总热能沉积，改善组织热传导，降低肿瘤耐受度，减少靶组织灌注血流，提高射频消融肿瘤疗效等。

3. CT引导下肿瘤微波消融术

【简要病史】

患者，女，63岁。因"肝癌末次介入后近3个月"入院。患者5月前明确诊断肝癌，先后于我科行2次肝动脉化疗栓塞术。入院后CT提示肝内巨块型肝癌，肿瘤存活。考虑到患者肿瘤大，遂行肝肿瘤微波消融术介入治疗。

【影像资料】

见图10-19。

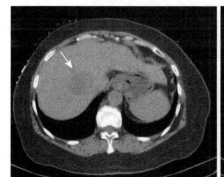 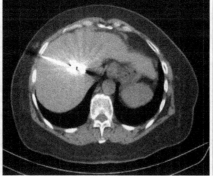 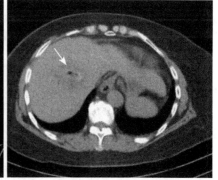

A. 上腹部CT平扫图像　　　　B. 穿刺针刺入后CT图像　　　　C. 微波消融术后CT图像

图10-19　CT引导下肝肿瘤微波消融治疗图像

【影像表现及分析】

CT平扫定位像明确肝脏肿瘤位置及穿刺定位点（图10-19A箭头），经CT穿刺定位点刺入肝肿瘤内（图10-19B），并行微波消融。复行CT扫描显示肝肿瘤去病灶气化，坏死（图10-19C箭头），肿瘤坏死区与周围正常肝组织分界清晰。

【概述】

经皮微波凝固疗法（percutaneous microwave coagulation therapy，PMCT）最早用于术中凝固止血。随着微波消融设备的发展，单根微波消融天线的消融范围已经从做早期的直径2 cm左右到当代微波消融设备的6 cm左右，大大拓宽了肝癌热消融治疗的范围。与其他热消融技术比较，微波消融治疗的突出优点是消融范围大，消融时间短，消融时不受碳化组织影响。PMCT的原理是利用肿瘤组织较正常组织含水量多、微血管交换能力差、营养缺乏、慢性缺氧等特点，在植入式微波天线局部产生高频电磁场，受到微波辐射的肿瘤组织中带点离子和水分子震动产生高热，将微波能转化为热能，在极短的时间内产生高达65~100℃的局部高温，导致肿瘤组织变性、凝固剂坏死，达到原位灭活或局部根治的目的。此外，微波固化可以有效刺激机体抗肿瘤细胞免疫力，增强肝癌患者局部的免疫应答。近年来研究表明，微波消融尚有抑制细胞生长、降低细胞存活率的功能。

微波消融的适应证如下：无手术适应证的小肝癌；肝癌合并肝硬化，Child 分级 A 或 B 级；丧失手术机会的原发性肝癌，肿瘤直径 ≤ 6.0 cm 的单发结节，或多结节数目少于 3 个；手术未能切除或术后残余、复发性肝癌；转移性肝癌（转移性直径 ≤ 6.0 cm，数目少于 3 个）。微波消融禁忌证如下：弥漫性肝癌、巨块型肝癌；重度黄疸、腹腔积液；严重肝肾功能损伤。微波消融并发症如下：术中腹部热感、轻度疼痛；肝包膜下出血、腹腔积液、胸腔积液、皮肤烫伤等。

因微波消融的独特优势，目前微波消融在临床上应用有日益增多的趋势。随着新一代微波消融设备的研发，活体微波消融示踪平台的进展，微波消融技术在肿瘤热消融治疗，尤其是巨块型恶性肿瘤的消融治疗，将会占有一席之地。

3. CT 引导下肿瘤冰冻消融术

【简要病史】

患者，男，54 岁。因"发现腹腔内肿块 8 月余"入院，入院后诊断为腹腔恶性间皮瘤病，化疗后持续增大。

【影像资料】

见图 10-20。

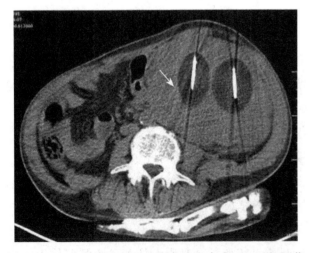

图 10-20　CT 引导下冷冻消融治疗术中 CT 平扫图像
微波消融治疗术中 CT 图像

【影像分析】

CT 平扫显示腹腔巨大肿块，呈低密度，边界不清（箭头）。在 CT 引导下将 2 根冷冻消融针刺入肿瘤实质内，冷冻消融 12 分钟后，复行 CT 扫描可见明确冰球形态，消融部分肿瘤坏死。

【概述】

自从 1963 年 Cooper 首先报道采用液态氮冷冻治疗恶性肿瘤以来，随着冷冻设备和技术的改进，冷冻治疗有了很大的发展，目前，冷冻治疗已经广泛应用于各种脏器良恶性肿瘤的治疗，如胃癌、肺癌、直肠肛管癌和肝癌等。冷冻治疗的原理主要是冷冻探头温度快速下降到 −190℃，可以导致细胞脱水、粒子浓度和 PH 改变、蛋白质变性、细胞结构改变，促使细胞凋亡。冷冻治疗可以调动人体免疫功能，对抑制肝癌的转移或对已经转移的癌细胞产生免疫作用。

冷冻消融治疗的优点在于肝细胞不可逆的凝固性坏死；肝癌邻近大血管，解冻后可以复通，不容易导致破裂出血；复发性肝癌冷冻治疗可以避免再次外科手术而导致肝功能衰竭的发生；"低温效应"和反复冷冻治疗的"增效反应"可以激发机体的免疫功能。与其他消融治疗比较，冷冻消融治疗的突出优点是增强机体免疫功能，其作用机制可能如下：冷冻治疗大量的破坏肿瘤组织，使机体免疫系统肿瘤负荷减轻，有利于解除患者的免疫抑制状态；冷冻治疗在毁损局部肿瘤的同时，改变了肿瘤抗原的不显著性，或释放出可溶性肿瘤抗原，刺激机体免疫系统产生免疫应答，促进机体免疫平衡的恢复。此外，冷冻消融治疗患者一般无痛觉，无需特殊镇痛处理。

冷冻消融治疗的并发症包括：医源性冷冻损伤，包括肝破裂、胆漏、出血及邻近组织损伤；低体温综合征；肌蛋白血症；发热；肝肾功能损害等。如果冷冻范围超过 30%~35%，则可以产生一些严重并发症，如血小板减少、DIC、肾衰和 ARDS 等。在选择冷冻消融治疗时，应考虑其优点和弊端，操作时小心谨慎，避免并发症发生。

第七节 介入放射学特殊技术

1. 下腔静脉滤器植入术

【简要病史】

患者，女，52岁。因"子宫肌瘤术后10个月，盆腔肉瘤化疗后20天，右下肢肿胀3天"入院。查体：右下肢肿胀。辅助检查：超声检查提示右下肢深静脉血栓形成。遂于我科行下腔静脉滤器植入术。

【影像资料】

见图10-21。

【影像表现及分析】

于DSA下行下腔静脉造影显示下腔静脉通畅，左右肾静脉显示清晰（图10-21A箭头）。明确左右肾静脉位置后，植入伞状静脉滤器于下腔静脉内（图10-21B白色箭头）。复行下腔静脉造影显示下腔静脉通畅，滤器释放位置准确。

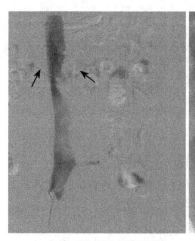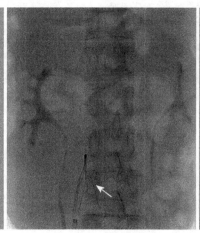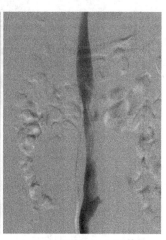

A. 术前下腔静脉造影图像　　　　B. 术中滤器释放后图像　　　　C. 术后下腔静脉造影图像

图10-21 下腔静脉滤器植入术DSA图像

【概述】

深静脉血栓脱落造成肺动脉栓塞，是其严重的并发症，也是临床猝死的常见原因。75%~90%的肺动脉血栓来源于下肢和髂静脉。目前深静脉血栓形成的治疗主要是抗凝。下腔静脉滤器植入是有效地阻止血栓脱落风险的治疗方法，可以增加栓子截获率，并保持下腔静脉通畅。此外，采用经皮穿刺的方法，患者创伤小，死亡率明显降低。

腔静脉滤器植入术的适应证包括：①抗凝治疗禁忌证；②抗凝治疗失败或有严重并发症；③慢性肺动脉高压伴有高凝状态；④下腔静脉或髂静脉内有活动性血栓；⑤反复血栓形成的老年人；⑥重大创伤或大手术前预防肺栓塞。

如有以下情况，可以列为腔静脉滤器植入禁忌证：①难以纠正的严重凝血功能障碍；②菌血症或未经治疗的感染；③下腔静脉变异或直径大小与滤器应用不匹配；④滤器植入途径有血栓形成；⑤广泛肺栓塞患者，病情垂危者；⑥其他，如孕妇，以防辐射损害胎儿。

本例中患者明确下肢深静脉血栓形成，有肺栓塞风险，且需要进一步化疗。为保证患者生命安全，入院后行腔静脉滤器植入术。术后患者一般情况恢复良好，半年后随访无肺动脉栓塞发生。

2. 经皮穿刺椎体成形术

【简要病史】

患者，男，62岁。因"肺癌末次化疗后6周，腰背部剧烈疼痛，加重 1 周"入院。入院后查右下肺中央型肺癌，伴阻塞性肺炎，胸腰椎多发转移。ECT 提示多发骨转移。查体：第 3 腰椎体处压痛，NRS 评分 7 分。明确诊断后，予以第 3 腰椎椎体经皮椎体成形术。

【影像表现及分析】

在 DSA 透视下，将经皮穿刺针刺入第 3 腰椎

体内，行侧位（图 10-22A）和正位（图 10-22B）X 线片明确穿刺针位于病变椎体内。经穿刺针注入骨水泥。术毕，复行侧位（图 10-22C）和正位（图 10-22D）X 线片明确骨水泥在椎体内（图 10-22C~ 图 10-22D 箭头），无骨水泥外渗并发症。

【后续资料】

患者腰背部疼痛明显缓解，NRS 评分 2 分。

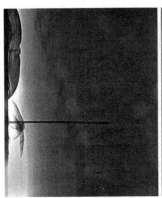 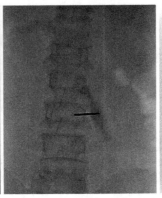 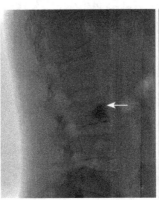 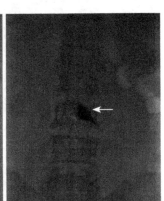

| A. 穿刺针刺入后侧位 X 线图像 | B. 穿刺针刺入后正位 X 线图像 | C. 骨水泥注入后侧位 X 线图像 | D. 骨水泥注入后正位 X 线图像 |

图 10-22 经皮穿刺椎体成形术 DSA 图像

【概述】

经皮椎体成形术（percutaneous vertebroplasty，PVP）通过在影像引导下向骨折或骨质破坏的椎体中注入骨水泥，同时达到缓解患者疼痛、重建骨骼生物强度的目的。PVP 治疗椎体骨转移瘤具有创伤小、疗效好、并发症少，临床疗效确切的优点。

PVP 主要适应证如下：①有高度椎体坍塌危险的转移性椎体溶骨性破坏预防性治疗；②术后肿瘤复发的姑息性治疗；③转移瘤引起椎体压缩性骨折及剧烈局部机械性疼痛、保守治疗无效的患者，但不应有硬膜外侵犯；④有临床症状或影像学检查表明血管瘤为侵袭性的椎体血管瘤；⑤骨质疏松引起的椎体压缩性骨折；⑥有外科手术禁忌，如体质衰弱、并发症或多节段椎体病变而不适合手术或无法切除者；⑦拒绝外科手术。

PVP 禁忌证包括：①骨水泥或对比剂过敏者；②严重肝、肾功能不全，凝血功能及心功能不全；③合并有手术附近区域的感染以及不能耐受俯卧位；④明显椎体坍塌低于原高度的 1/3 以下，可以造成

PVP 技术的困难；⑤广泛椎体破坏，尤其是椎体后骨皮质完全破坏者；⑥肿瘤导致脊柱椎管退化引起的脊髓病变者；⑦肿瘤突入椎管内形成椎管内占位，压迫神经和脊髓，或骨折导致神经根或脊髓受压，有明显的神经症状，需要外科手术减压；⑧成骨型椎体转移瘤。

本例中患者为肺癌晚期胸腰椎骨转移患者，目前主要临床症状为腰背部疼痛，患者拒绝放疗。采用腰椎 PVP 术后患者疼痛症状得到明显缓解，生存质量明显改善。行椎体 PVP 术时应当明确"疼痛椎体"，行 PVP 时要细心操作，避免 PVP 术并发症如骨水泥渗漏、肺栓塞等发生。

3. 经皮穿刺放射性粒子植入术

【简要病史】

患者，女，53 岁。因"左侧阔韧带肉瘤术后化疗后肺继发恶性肿瘤末次介入术后 4 月余"入院。术后 4 年于我院行 CT 检查提示肺内多发结节，考虑转移瘤。查女性肿瘤全套：细胞角蛋白 19（CYF211）：5.76 ng/mL，NSE：23.7 ng/mL，鳞状上

皮细胞癌抗原：1.70 ng/mL，HE-4：239.40 pmol/L。

【影像资料】

见图 10-23。

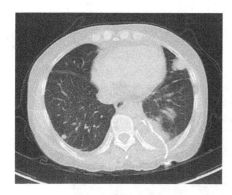

图 10-23 胸部 CT 平扫图像

【影像表现及分析】

两肺见多个大小不等结节影，以左下肺为主，符合转移瘤表现；左侧胸腔引流管置入术后，左侧仍有少量胸腔积液。

【初步印象】

左侧阔韧带肉瘤术后化疗后肺多发转移瘤，左侧胸腔积液引流术后。

【后续影像资料】

入院后第 2 天性肺部肿瘤粒子植入术（图 10-24）。

【概述】

放射性粒子组织间近距离治疗肿瘤已有百年历史。1901 年 Pierre Curie 首先提出近距离治疗术（brachytherapy），定义为将具有包壳的放射性核素埋入组织间进行放射性治疗。放射性粒子组织间植入具有对一定肿瘤体积准确的、剂量均匀的治疗，而周围正常组织的剂量小，因而在正常组织损伤很小的情况下，可以对恶性肿瘤进行有效的治疗。放射性粒子组织间近距离治疗肿瘤具有较好的临床疗效，独特的剂量分布优势，成为近年来国内外开展的肿瘤综合治疗中的一项热门治疗技术。本例中患者原发病灶为左侧阔韧带肉瘤，术后出现肿瘤复发，行多次化疗后出现耐药，暂无其他治疗方法。因而采用放射性 ^{125}I 粒子性胸部转移瘤粒子植入术。术后 1 个月复查提示肿瘤明显缩小，提示治疗有效。行胸部放射性粒子植入术应注意其并发症，如气胸、血胸、肺部感染、粒子移位等。如有并发症发生，需第一时间紧急处理，必要时多学科综合治疗。

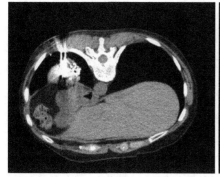 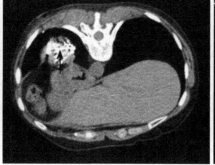 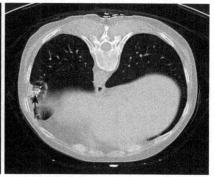

A. 粒子植入术中上腹部 CT 平扫图像　　B. 粒子植入术后上腹部 CT 平扫图像　　C. 粒子植入术后 1 月上腹部 CT 平扫图像

图 10-24 肺肿瘤放射性粒子植入术

按照预先粒子植入计划，在 CT 引导下植入穿刺针，并将放射性 ^{125}I 粒子植入到预定的肿瘤内（图 10-24A）。术毕，复行 CT 扫描明确肿瘤内粒子分布情况（图 10-24B 箭头）。术后 1 个月复行 CT 检查，植入粒子肿瘤明显缩小，肿瘤内粒子聚集（图 10-24C 箭头）

4. 经颈静脉肝内-门体静脉分流术（TIPSS）技术

【简要病史】

患者，男，49 岁。1 个月前劳力后出现呕血、便血，于当地医院诊断为消化道出血，乙肝肝硬化，食管胃底静脉出血。于该院查胃镜：食管贲门静脉曲张，慢性萎缩性胃炎伴糜烂。查上腹部 CT 增强：肝硬化，脾大，门静脉高压，食管胃底静脉曲张。于当地医院予以药物止血、抑酸治疗后一般情况有所好转。入院后诊断为：消化道出血、门静脉高压、乙肝肝硬化、食管胃底静脉曲张。入院后查血氨 96 μmol/L。既往有慢性乙型病毒性肝炎病史，2 年前开始行"恩替卡韦 0.5 mg 口服，每日 1 次"抗病毒治疗。

【影像表现及分析】

上腹部 CT 增强门静脉期显示食管胃底静脉丛曲张、肝硬化、脾功能亢进表现（图 10-25A），冠状面重建显示食管胃底静脉丛曲张更为明显（图 10-25B 箭头）。

【初步印象】

肝硬化，脾大，门静脉高压，食管胃底静脉曲张。

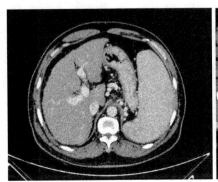
A. 上腹部 CT 平扫图像

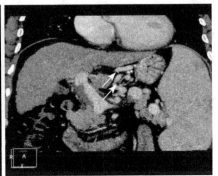
B. 上腹部 CT 平扫图像冠状面重建

图 10-25　上腹部 CT 增强图像（门静脉期）

【后续影像资料】

根据患者病史、既往治疗经过，有 TIPSS 治疗指针，遂于 DSA 下行 TIPSS 治疗。

【影像表现及分析】

经颈静脉穿刺形成肝静脉-门静脉通道（图 10-26C），在导管引导下植入 TIPSS 专用支架（图 10-26D），并释放支架。复行弹簧圈栓塞胃左静脉（图 10-26E 箭头）。

【影像诊断】

肝硬化，脾大，门静脉高压，食管胃底静脉曲张（图 10-27）。

【影像表现及分析】

TIPSS 术后 3 个月复查上腹部 CT 增强显示 TIPSS 支架通畅（箭头），食管胃底静脉丛曲张消失。

【影像诊断】

肝硬化，脾大，门静脉高压，食管胃底静脉曲张 TIPSS 术后。

【概述】

正常门静脉压力在 5~10 mmHg，而门-体静脉压力梯度为 3~6 mmHg。当前者超过 11 mmHg，

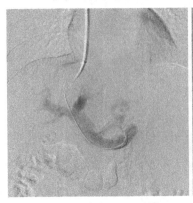
C. TIPSS 术中 DSA 造影

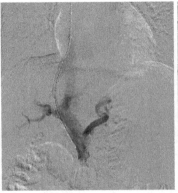
D. TIPSS 术中支架植入后造影

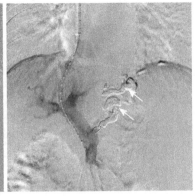
E. 胃左静脉栓塞后造影图像

图 10-26　TIPSS 术中 DSA 图像

或者后者超过 6 mmHg 时，即为门静脉高压。空腹状态下，门静脉血流量达 1 000 mL/min，占肝脏血流的 75%~80%。门静脉高压的治疗十分棘手，传统的药物灌注、经皮穿刺肝门静脉－胃冠状静脉栓塞术、内镜下硬化剂注射术等均仅暂时性降低门静脉压力，控制食管胃底静脉曲张破裂出血。传统外科门－体静脉分流术术后患者死亡率高，肝性脑病等并发症发生率高。

经颈静脉肝内－门体静脉分流术（transjugular intrahepatic portosystemic shunt，TIPSS）是利用介入器材（穿刺针、球囊导管及内支架）在肝静脉和门静脉之间建立有效的分流道，以降低门静脉压力，是治疗门静脉高压、食管胃底静脉曲张破裂出血的一项新技术。其主要步骤如下：①门静脉定位；②穿刺右颈内静脉建立输送通道；③穿刺门静脉；④球囊扩张穿刺通道并置入内支架。TIPSS 技术能够较好的降低门静脉压力，控制急性曲张静脉破裂出血，减少腹水，其技术成功率为 95%~100%。TIPSS 技术不成功的原因包括门静脉闭塞，肝静脉解剖结构异常和技术因素等。TIPSS 术后内支架分

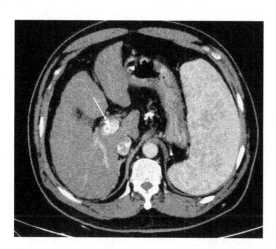

图 10-27　TIPSS 术后 3 个月 CT 复查图像

流道狭窄、肝功能变差、肝性脑病等并发症发生率仍较高，特别是分流道的通畅率低是制约 TIPSS 疗效的一大瓶颈，但随着近年来 TIPSS 专用植入支架的发展，TIPSS 术后分流道 1 年通畅率已有明显提高。TIPSS 术后 30 天病死率为 3%~15%，肝性脑病发病率为 25%~30%。

TIPSS 的适应证包括：①急性食管胃底静脉曲张破裂大出血，并经内镜治疗无效者，包括肝移植患者等待供肝期发生食管胃底静脉曲张破裂出血的患者。②反复门静脉高压性静脉曲张大出血，经硬化剂治疗无效者。③外科行门体分流术风险极大者。④外科门腔分流术通道闭塞者。⑤顽固性肝硬化腹水者。

TIPSS 不适宜应用的情况包括如下：①门静脉瘤栓、血栓形成；②肿瘤压迫或其他原因导致下腔静脉闭塞；③富血供肝脏肿瘤；④凝血功能异常，经内科治疗难以纠正；⑤急性肝功能衰竭、肝性脑病，以及肝脏多囊性疾病；⑥心、肺功能衰竭，特别是右肾衰竭，中心静脉压明显升高者；⑦感染及败血症；⑧大量腹水。

本例中，患者为壮年男性，无 TIPSS 介入治疗禁忌，术中过程顺利，术后一般情况恢复良好，因而是成功的 TIPSS 手术。但必须要注意的是，TIPSS 手术存在短期和长期并发症。其短期并发症包括：①腹腔内出血；②胆管损伤、胆血症或黄疸；③败血症；④急性心包填塞；⑤其他如房颤、心功能不全、肺水肿及短暂性肾衰竭。其长期并发症包括：①肝性脑病和肝功能不全；② TIPSS 术后通道再狭窄。TIPSS 能够有效降低门静脉压力，控制曲张静脉破裂出血，减少腹水，但需要结合患者基础状况和治疗目的来确定是否手术。

（文颂　李强　汪建华　邵国良）

参考文献

郭启勇等. 介入放射学. 3 版. 北京－人民卫生出版社, 2010: 8.

李麟苏等. 介入放射学－基础与方法. 北京：人民卫生出版社, 2005: 10

李说, 颜志平, 罗建均, 等. 经 TIPS 途径治疗急性、亚急性门静脉血栓临床疗效. 介入放射学杂志, 2009, 18(8): 581−583.

刘嵘, 王建华, 颜志平, 等. 原发性肝癌综合介入治疗后存活 5 年以上 56 例患者临床分析. 介入放射学杂志, 2007, 16(3): 155−158.

吕维富. 现代介入影像与治疗学. 合肥：安徽科学技术出版社, 2009: 9

王建华. 呼唤规范化的肝癌介入治疗. 介入放射学杂志, 2007, 16(3): 145−147.

Jakobs TF, Hoffmann RT, Tatsch K, et al. Developments and perspectives in radioablative techniques. Radiologe, 2007, 47(12): 1083−1088.

Liu F, Meng Z, Shao G, et al. Patterns of sorafenib and TACE treatment of unresectable hepatocellular carcinoma in a Chinese population: subgroup analysis of the GIDEON study. Mol Biol Rep, 2016.

Noppen N. Interventional palliative treatment options for lung cancer. Ann Oncol, 2002, 13(4): 247−250.

Petre EN, Solomon SB, Sofocleous CT. The role of percutaneous image-guided ablation for lung tumors. Radiol Med, 2014, 119(7): 541−548.

Sharma A, Abtin F, Shepard JA. Image−guided ablative therapies for lung cancer. Radiol Clin North Am, 2012, 50(5): 975−999.

Trojan J, Zangos S, Schnitzbauer AA. Diagnostics and Treatment of Hepatocellular Carcinoma in 2016: Standards and Developments. V isc Med, 2016, 32(2): 116−120.

Zhou B, Yan Z, Liu R, et al. Prospective Study of Transcatheter Arterial Chemoembolization(TACE)with Ginsenoside Rg3 versus TACE Alone for the Treatment of Patients with Advanced Hepatocellular Carcinoma. Radiology, 2016, 280(2): 630−639.